# Obstetrícia

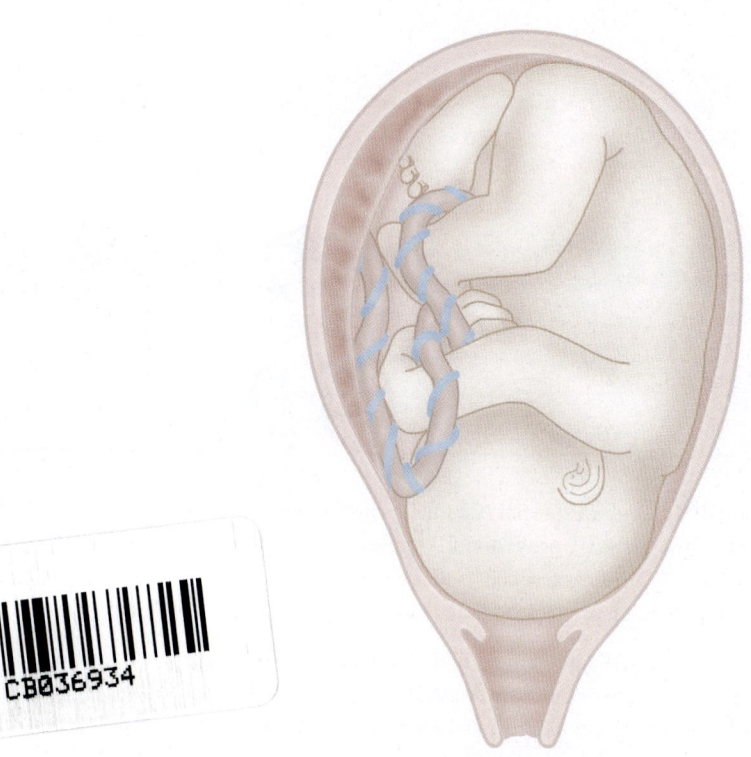

CB036934

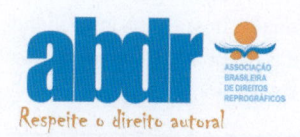

**abdr**
ASSOCIAÇÃO BRASILEIRA DE DIREITOS REPROGRÁFICOS
Respeite o direito autoral

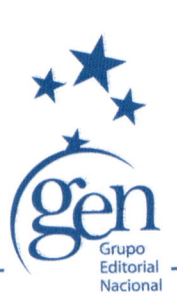

Grupo
Editorial
Nacional

O GEN | Grupo Editorial Nacional – maior plataforma editorial brasileira no segmento científico, técnico e profissional – publica conteúdos nas áreas de ciências da saúde, exatas, humanas, jurídicas e sociais aplicadas, além de prover serviços direcionados à educação continuada e à preparação para concursos.

As editoras que integram o GEN, das mais respeitadas no mercado editorial, construíram catálogos inigualáveis, com obras decisivas para a formação acadêmica e o aperfeiçoamento de várias gerações de profissionais e estudantes, tendo se tornado sinônimo de qualidade e seriedade.

A missão do GEN e dos núcleos de conteúdo que o compõem é prover a melhor informação científica e distribuí-la de maneira flexível e conveniente, a preços justos, gerando benefícios e servindo a autores, docentes, livreiros, funcionários, colaboradores e acionistas.

Nosso comportamento ético incondicional e nossa responsabilidade social e ambiental são reforçados pela natureza educacional de nossa atividade e dão sustentabilidade ao crescimento contínuo e à rentabilidade do grupo.

# Obstetrícia

## Nelson Sass

Professor Associado Livre-Docente do Departamento de Obstetrícia da Escola Paulista de Medicina – Universidade Federal de São Paulo (UNIFESP). Chefe da Clínica Obstétrica do Hospital Municipal e Maternidade Escola Dr. Mario de Moraes Altenfelder Silva (Vila Nova Cachoeirinha) da Secretaria Municipal da Saúde de São Paulo (SP). Professor Adjunto da disciplina de Ginecologia e Obstetrícia da Universidade de Mogi das Cruzes. Representante do Brasil e Membro do Executive Board da ISSHP (International Society for the Study of Hypertension in Pregnancy).

## Leandro Gustavo de Oliveira

Mestre e Doutor em Ciências pela Universidade Federal de São Paulo. Doutorado Sanduíche na Universidade de Newcastle – Inglaterra. Pós-doutorado em Imunologia da Gravidez e Pré-eclâmpsia, disciplina de Nefrologia da UNIFESP.

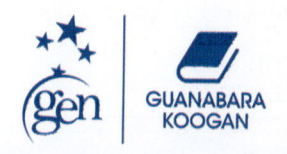

■ Ficha catalográfica

S264o

Sass, Nelson
Obstetrícia / Nelson Sass e Leandro Gustavo de Oliveira. – 1. ed. – [Reimpr.] – Rio de Janeiro: Guanabara Koogan, 2017.
il.

ISBN 978-85-277-2339-8

1. Obstetrícia. I. Oliveira, Leandro Gustavo de. II. Título.

13-04261 CDD: 618.2
CDU: 618.2

# Colaboradores

**Adalberto Kiochi Aguemi**
Especialista em Tocoginecologia pela FEBRASGO e em Acupuntura pelo Colégio Médico Brasileiro de Acupuntura. Gerente Assistencial da Maternidade Escola de Vila Nova Cachoeirinha.

**Alexandre Pitorri**
Médico Preceptor da Clínica Obstétrica da Maternidade Escola de Vila Nova Cachoeirinha.

**Ana Carolina Rabachini Caetano**
Pós-Graduanda do Departamento de Obstetrícia da Escola Paulista de Medicina – UNIFESP.

**Antonio Fernandes Moron**
Professor Titular do Departamento de Obstetrícia da Escola Paulista de Medicina – UNIFESP.

**Carla Dellabarba Petricelli**
Fisioterapeuta Mestre em Ciências da Saúde e Especialista em Reabilitação do Assoalho Pélvico e Tratamento da Incontinência Urinária pela Universidade Federal de São Paulo – UNIFESP.

**Carla Fagundes Silva de Paula**
Mestre em Ciências pela Universidade de São Paulo. Habilitada em Ultrassonografia em Medicina Interna, Ginecologia e Obstetrícia pela Sociedade Brasileira de Ultrassonografia – SBU. Médica Preceptora da Clínica Obstétrica da Maternidade Escola de Vila Nova Cachoeirinha.

**Carlos Augusto Irineu de Souza Barradas**
Ex-Médico Residente da Clínica Obstétrica da Maternidade Escola de Vila Nova Cachoeirinha.

**Carlos Eduardo Negrão**
Médico Assistente da Clínica Obstétrica da Maternidade Escola de Vila Nova Cachoeirinha.

**Célia Regina de Souza Bezerra Sakano**
Mestre em Ginecologia pela Escola Paulista de Medicina – UNIFESP. Médica Citopatologista e Supervisora do Laboratório de Técnica Histológica do Departamento de Patologia – UNIFESP.

**Cláudio Romero Farias Marinho**
Professor Doutor do Departamento de Parasitologia do Instituto de Ciências Biomédicas da Universidade de São Paulo – USP.

**Cristião Fernando Rosas**
Médico Assistente da Clínica Obstétrica da Maternidade Escola de Vila Nova Cachoeirinha.

**Daniel Born**
Doutor em Cardiologia e Médico da disciplina Cardiologia da Escola Paulista de Medicina – UNIFESP.

**Dayana Couto Ferreira**
Médica Residente da Clínica Obstétrica da Maternidade Escola de Vila Nova Cachoeirinha.

**Denise Steiner**
Professora Titular da disciplina Dermatologia da Universidade de Mogi das Cruzes. Doutora em Dermatologia pela Unicamp. Presidente da Sociedade Brasileira de Dermatologia (2013-2014).

**Edmir José Marin**
Professor Auxiliar da disciplina Ginecologia e Obstetrícia da Universidade de Mogi das Cruzes.

**Eduardo Baiochi**
Doutor em Ciências pelo Departamento de Obstetrícia da Escola Paulista de Medicina – UNIFESP. Médico Preceptor da Clínica Obstétrica da Maternidade Escola de Vila Nova Cachoeirinha.

**Eduardo Cordioli**
Mestre em Ciências pela Escola Paulista de Medicina – UNIFESP. Presidente da Comissão Nacional de Urgências Obstétricas – Febrasgo.

**Eduardo de Souza**
Professor Associado Livre-Docente do departamento de Obstetrícia da Escola Paulista de Medicina – UNIFESP.

**Elisa Chalem**
Psicóloga Hospitalar Preceptora da Clínica Obstétrica da Maternidade Escola de Vila Nova Cachoeirinha.

## Elizabeth Kazuko Watanabe
Professora Assistente da Área de Obstetrícia da Faculdade de Ciências Médicas e da Saúde da PUC-Sorocaba – SP. Mestre em Ciências pela Escola Paulista de Medicina – UNIFESP. Médica Preceptora da Clínica Obstétrica da Maternidade Escola de Vila Nova Cachoeirinha.

## Enoch Quinderé de Sá Barreto
Mestre em Ciências pela Escola Paulista de Medicina – UNIFESP. Especialista em Medicina Fetal pela UNIFESP e Febrasgo. Médico Preceptor da Clínica Obstétrica da Maternidade Escola de Vila Nova Cachoeirinha.

## Fernanda Borges Hisaba
Residente e Especialista em Medicina Fetal pela Escola Paulista de Medicina – UNIFESP. Médica do Setor de Medicina Fetal do Complexo Hospitalar Santa Joana – Pró-Matre.

## Fernanda Rebouças Pinheiro
Ex-Médica Residente da Clínica Obstétrica da Maternidade Escola de Vila Nova Cachoeirinha.

## Francisco Lázaro Pereira de Sousa
Doutor em Ciências pelo Programa de Pós-Graduação em Obstetrícia da Universidade Federal de São Paulo. Professor da disciplina Ginecologia e Obstetrícia do Centro Universitário Lusíada – Santos/SP.

## Gabriela Araújo Calabone
Médica Preceptora da Clínica Obstétrica da Maternidade Escola de Vila Nova Cachoeirinha.

## Gilberto Nagahama
Médico Preceptor da Clínica Obstétrica da Maternidade Escola de Vila Nova Cachoeirinha. Coordenador Clínico da Casa da Gestante de Alto Risco da Maternidade Escola de Vila Nova Cachoeirinha.

## Giuliana Nunes Petti
Ex-Médica Residente da Clínica Obstétrica da Maternidade Escola de Vila Nova Cachoeirinha.

## Grecy Kenj
Médica Preceptora da Clínica Obstétrica da Maternidade Escola de Vila Nova Cachoeirinha.

## Guilherme Negrão de Souza
Doutor em Ciências pela Escola Paulista de Medicina – UNIFESP. Coordenador da Residência Médica do Hospital Maternidade Leonor Mendes de Barros. Professor da Universidade Cidade de São Paulo – UNICID.

## Henri Augusto Korkes
Mestre em Ciências pela Escola Paulista de Medicina – UNIFESP. Médico Preceptor da Clínica Obstétrica da Maternidade Escola de Vila Nova Cachoeirinha.

## Herbene José Figuinha Milani
Mestre em Ciências pela Escola Paulista de Medicina – UNIFESP. Especialista em Medicina Fetal pela UNIFESP e Febrasgo.

## Izildinha Maestá
Professora Livre-Docente do Departamento de Ginecologia e Obstetrícia da Faculdade de Medicina de Botucatu – UNESP. Responsável pelo Setor de Doença Trofoblástica Gestacional.

## João Bortoletti Filho
Mestre em Ciências pela Escola Paulista de Medicina – UNIFESP. Especialista em Ginecologia, Obstetrícia e Medicina Fetal pela Febrasgo.

## José Benedito Bragagnolo Rizzi
Médico Preceptor da Clínica Obstétrica da Maternidade Escola de Vila Nova Cachoeirinha. Coordenador Clínico da Casa da Gestante de Alto Risco da Maternidade Escola de Vila Nova Cachoeirinha.

## José Carlos Peraçoli
Professor Titular de Obstetrícia do Departamento de Ginecologia e Obstetrícia da Faculdade de Medicina de Botucatu – UNESP. Responsável pelo Setor de Hipertensão Arterial e Gravidez da Faculdade de Medicina de Botucatu da Universidade Estadual Paulista.

## José Martins Siqueira
Vice-Diretor Clínico do Hospital Municipal Vereador José Storopoli. Médico Preceptor do Internato de Obstetrícia no Hospital Municipal Vereador José Storopoli – UNIFESP. Ex-Médico Residente da Maternidade Escola de Vila Nova Cachoeirinha.

## Júlio Elito Junior
Professor Associado Livre-Docente do Departamento de Obstetrícia da Escola Paulista de Medicina – UNIFESP.

**Jurandir Piassi Passos**
Mestre em Ciências e Médico da disciplina Medicina Fetal da Escola Paulista de Medicina – UNIFESP.

**Jussara Leiko Sato**
Professora Assistente da disciplina Ginecologia e Obstetrícia da Universidade de Mogi das Cruzes. Mestre em Ciências pela Escola Paulista de Medicina – UNIFESP. Médica Preceptora da Clínica Obstétrica da Maternidade Escola de Vila Nova Cachoeirinha.

**Karina de Falco Martins**
Ginecologista, Obstetra e Homeopata, Mestre em Ciências pela Escola Paulista de Medicina – UNIFESP. Médica Preceptora da Clínica Obstétrica da Maternidade Escola de Vila Nova Cachoeirinha.

**Karina Kajden Haratz**
Mestre em Ciências pela Escola Paulista de Medicina – UNIFESP. Especialista em Medicina Fetal pela UNIFESP e Febrasgo.

**Ligia Vilalva Figueira**
Ex-Médica Residente da Clínica Obstétrica da Maternidade Escola de Vila Nova Cachoeirinha.

**Livia Rosa Mouallen**
Ex-Médica Residente da Clínica Obstétrica da Maternidade Escola de Vila Nova Cachoeirinha.

**Luciano Marcondes Machado Nardozza**
Professor Associado Livre-Docente do Departamento de Obstetrícia da Escola Paulista de Medicina – UNIFESP.

**Luiz Camano**
Professor Titular do Departamento de Obstetrícia da Escola Paulista de Medicina – UNIFESP.

**Luiz Felipe Bagnatori Braga**
Médico Preceptor da Clínica Obstétrica da Maternidade Escola de Vila Nova Cachoeirinha.

**Luiz Kulay Junior**
Professor Titular do Departamento de Obstetrícia da Escola Paulista de Medicina – UNIFESP.

**Maria dos Anjos Mesquita**
Mestre em Ciências da Saúde pelo IAMSPE. Médica Neonatologista Preceptora da Clínica Neonatal da Maternidade Escola de Vila Nova Cachoeirinha.

**Maria Isabel de Moraes Pinto**
Professora Livre-Docente e Chefe do Laboratório de Pesquisas da disciplina Infectologia Pediátrica da Escola Paulista de Medicina – UNIFESP. Médica do Centro de Referência para Imunobiológicos Especiais (CRIE) – UNIFESP.

**Maria Regina Torloni**
Doutora em Ciências pela Universidade Federal de São Paulo. Médica do Centro Cochrane do Brasil.

**Maria Rita de Souza Mesquita**
Doutora em Ciências e Médica Preceptora do Departamento de Obstetrícia da Escola Paulista de Medicina – UNIFESP.

**Mario Augusto S. Bueno Piotto**
Médico Preceptor da Clínica Ginecológica da Maternidade Escola de Vila Nova Cachoeirinha.

**Mary Uchiyama Nakamura**
Professora Associada Livre-Docente do Departamento de Obstetrícia da Escola Paulista de Medicina – UNIFESP.

**Maurício Mendes Barbosa**
Doutor em Ciências pela Universidade Federal de São Paulo – UNIFESP. Especialista em Ginecologia, Obstetrícia e Medicina Fetal pela Febrasgo.

**Milton Sakano**
Médico Preceptor da Clínica Obstétrica da Maternidade Escola de Vila Nova Cachoeirinha.

**Miriam Raquel Diniz Zanetti**
Fisioterapeuta Doutora em Ciências e Especialista em Fisiologia do Exercício pela Universidade Federal de São Paulo – UNIFESP. Professora e supervisora de estágio da Fundação Instituto de Ensino para Osasco – UNIFIEO.

**Miriam Ribeiro de Faria Silveira**
Médica Neonatologista Preceptora da Clínica Neonatal da Maternidade Escola de Vila Nova Cachoeirinha.

**Osmar Ribeiro Colás**
Médico Tocoginecologista e Mestre em Obstetrícia pela Escola Paulista de Medicina – UNIFESP. Coordenador do Programa de Violência Sexual e Aborto Previsto em Lei da UNIFESP. Secretário da Comissão de Violência Sexual e Aborto Previsto em Lei da Febrasgo.

**Paula Rossa Todorovic**
Médica Preceptora da Clínica Obstétrica da Maternidade Escola de Vila Nova Cachoeirinha.

**Paulo Alexandre Chinen**
Doutor em Ciências pela Universidade Federal de São Paulo – UNIFESP. Especialista em Ginecologia, Obstetrícia e Medicina fetal pela Febrasgo.

**Paulo Roberto Corsi**
Mestre e Doutor em Cirurgia e Especialista em Cirurgia Geral do Aparelho Digestivo e Coloproctologia pela Faculdade de Ciências Médicas da Santa Casa de São Paulo (SP). Médico Cirurgião Preceptor da Maternidade Escola de Vila Nova Cachoeirinha.

**Paulo Sérgio Cossi**
Mestre em Ciências pela Escola Paulista de Medicina – UNIFESP. Especialista em Ginecologia, Obstetrícia e Medicina Fetal pela Febrasgo.

**Pedro Luiz Lacórdia**
Médico Tocoginecologista Especialista em Homeopatia e Antroposofia. Mestre em Obstetrícia pela Escola Paulista de Medicina – UNIFESP. Médico Preceptor do Setor de Oncologia Clínica do Departamento de Ginecologia – UNIFESP.

**Priscylla Carolynne O. Macedo**
Ex-Residente da Maternidade Escola de Vila Nova Cachoeirinha.

**Raquel Doria Ramos Richetti**
Médica Preceptora da Clínica Obstétrica da Maternidade Escola de Vila Nova Cachoeirinha.

**Raquel Keiko de Luca Ito**
Médica Infectologista Pediátrica Coordenadora do Serviço de Controle de Infecção Hospitalar da Maternidade Escola de Vila Nova Cachoeirinha.

**Renato Barboza**
Professor Auxiliar do Centro Multidisciplinar do Campus Floresta da Universidade Federal do Acre – UFAC.

**Rodrigo Medeiros de Souza**
Professor Auxiliar do Centro Multidisciplinar do Campus Floresta da Universidade Federal do Acre – UFAC.

**Rubia Marques**
Pós-Graduada em Sexualidade Humana (Universidade de São Paulo), Administração Hospitalar (Faculdade de Medicina de Itajubá) e Medicina do Trabalho (Fundação Camiliana de São Paulo). Médica Preceptora da Clínica Obstétrica da Maternidade Escola de Vila Nova Cachoeirinha.

**Sandro Sendin Mitsuhiro**
Psiquiatra Doutor em Ciências pela Universidade Federal de São Paulo – UNIFESP. Professor Afiliado da Escola Paulista de Medicina – UNIFESP.

**Sérgio Mancini Nicolau**
Professor Associado Livre-Docente do Departamento de Ginecologia da Escola Paulista de Medicina – UNIFESP.

**Sue Yazaki Sun**
Professora Adjunta Doutora do Departamento de Obstetrícia da Escola Paulista de Medicina – UNIFESP. Responsável pelo Setor de Neoplasias na Gestação.

**Suiane da Costa Negreiros do Valle**
Professora Adjunta do Centro Multidisciplinar do Campus Floresta da Universidade Federal do Acre – UFAC.

**Susane Mei Hwang**
Professora Auxiliar da disciplina Ginecologia e Obstetrícia da Universidade de Mogi das Cruzes. Médica Preceptora da Clínica Obstétrica da Maternidade Escola de Vila Nova Cachoeirinha.

**Thaís Alquezar Facca**
Mestre em Ciências pela Universidade Federal de São Paulo – UNIFESP. Pós-Graduanda do curso de Doutorado do Programa de Pós-Graduação em Obstetrícia da UNIFESP e integrante do Grupo de Hipertensão Arterial e Nefropatias.

**Vera Denise de Toledo Leme**
Médica Preceptora da Clínica Obstétrica da Maternidade Escola de Vila Nova Cachoeirinha.

**Wagner José Gonçalves**
Professor Associado Livre-Docente do Departamento de Ginecologia da Escola Paulista de Medicina – UNIFESP.

**Wagner Jou Hisaba**
Mestre e Doutor em Ciências pela Universidade Federal de São Paulo – UNIFESP. Especialista em Ginecologia, Obstetrícia e Medicina Fetal pela Febrasgo. Médico da disciplina Medicina Fetal da Escola Paulista de Medicina – UNIFESP.

# Apresentação

Elaborada com texto claro e objetivo, *Obstetrícia* não pretende ser um tratado, mas, sim, servir como um guia prático para todos aqueles que se iniciam na especialidade, principalmente médicos residentes e alunos de internato. Esta obra tem como plataforma principal e fonte inspiradora o compartilhamento da ampla experiência acumulada ao longo de nossas atividades na Maternidade Escola de Vila Nova Cachoeirinha, cujo corpo clínico conjuga competência técnica notável e postura emblemática que resultam na prática obstétrica em sua melhor dimensão.

Ao relacionar os itens que compõem a obra, procuramos selecionar temas que são enfrentados na rotina de enfermarias e na assistência ao parto de todos os serviços de obstetrícia. Buscamos também incluir tópicos que atendessem às demandas específicas de cada região brasileira, tornando este livro útil em todo o território nacional. Na seleção dos diversos colaboradores, priorizou-se a experiência acumulada na prática obstétrica real, associada ao convívio diuturno com médicos em formação e especialização.

É importante enfatizar que esta obra adotou como eixo central a medicina com base em evidências. Acreditamos que esta opção se sobrepõe às opiniões de especialistas ou doutrinas personalistas, uma vez que as práticas preconizadas têm base sólida na tradicional epidemiologia clínica e certamente reduzem a incerteza diante de decisões.

Na realização desta obra foi fundamental o apoio de toda a equipe da Editora Guanabara Koogan, em especial Renata Giacon e Juliana Affonso. Também foram importantes as intervenções sempre amistosas de nosso agente literário Ramilson Almeida e o trabalho de elaboração das figuras por Renato Bibiana Sass.

Este livro é dedicado aos jovens que se iniciam na especialidade, assumem-se como herdeiros do conhecimento atual e reconhecem na obstetrícia, área de suma importância no contexto da saúde pública e do próprio desenvolvimento do país. No futuro, por sua própria dedicação e interesse, terão capacitação para ampliar este conhecimento e, então, transmiti-lo aos seus sucessores.

**Nelson Sass**
**Leandro Gustavo de Oliveira**

# Sumário

# Parte 1
# Fisiologia Obstétrica

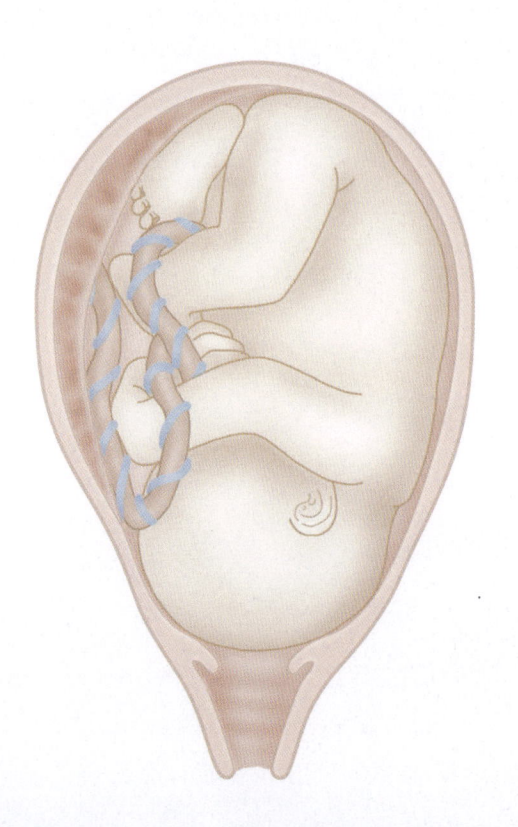

# 1 Alterações Fisiológicas no Organismo Materno

*Edmir José Marin | Jussara Leiko Sato | Nelson Sass*

## ▶ Introdução

Um dos aspectos mais fascinantes da fisiologia é retratado nas modificações pelas quais transcorre o organismo feminino na gestação, de maneira a possibilitar a evolução harmoniosa de um novo ser humano. Para tanto, é exigida uma série de fenômenos muito complexos no corpo da mãe, incluindo questões de ordem imunológica, endócrina e anatômica, com o intuito de garantir a acomodação e o desenvolvimento do bebê de modo equilibrado.

O pleno conhecimento dessas alterações é importante por duas razões: a primeira é que vários aspectos da fisiologia da gravidez podem ser interpretados como anormais e culminar em intervenções desnecessárias e, muitas vezes, prejudiciais; a segunda é que, como o processo reprodutivo exige o máximo da capacidade orgânica, pode facilitar ou agravar processos patológicos latentes ou doenças preexistentes, exigindo do obstetra o pleno conhecimento das inter-relações, para poder diagnosticar como uma possível patologia pode interferir no desenvolvimento da gestação e vice-versa.

Assim, propomos, neste capítulo, discutir os pontos mais relevantes dessas questões e tornar possível seu manejo clínico de modo eficiente.

## ▶ Modificações gravídicas locais

A seguir, serão discutidas questões sobre as alterações ocorridas nos órgãos reprodutores femininos internos e externos e nas mamas.

### ▪ Útero

#### Corpo uterino | Miométrio

As modificações uterinas são notáveis e ocorrem para se adaptar à evolução anatômica do feto e de suas necessidades nutricionais. Assim, o volume original desse órgão, que é de cerca de 90 $cc^3$, chega ao fim da gestação com um volume superior a 5 $\ell$. Da mesma maneira, partindo de seu peso basal, de aproximadamente 70 g, exibe, ao fim da gestação, peso superior a 1 kg.

O aumento de volume, provavelmente mediado pela ação estrogênica, se dá por intermédio da hiperplasia, da hipertrofia e do consequente estiramento das fibras musculares da parede uterina, além do aumento de tecido conjuntivo existente entre as fibras musculares e o incremento de vasos sanguíneos, linfáticos e do próprio sistema nervoso.

O aumento de massa muscular uterina é mais evidente no corpo e no istmo, já que o colo do útero é pobre em fibras musculares e rico em colágeno. O conjunto de modificações é responsável pela sensação global de amolecimento do corpo, tanto na palpação abdominal como no toque vaginal combinado. Com relação ao colo uterino, o amolecimento cervical destaca-se na semiologia obstétrica, por representar um dos sinais mais típicos para o diagnóstico da gravidez.

O alongamento do corpo uterino ocorre pela conformação anular das fibras miometriais predominantemente verticais e descendentes a partir do fundo, sendo que, na área correspondente ao segmento inferior, progressivamente percorre trajetória horizontal. Esta disposição das fibras facilita a abertura da área do segmento inferior na cesárea, uma vez que a simples divulsão das fibras por manobra digital torna possível a abertura da cavidade uterina, por isso a definição de "cesárea segmentar transversa".

A área correspondente ao istmo no útero se expande gradativamente a partir do fim do primeiro trimestre e alcança o máximo de extensão ao fim do período expulsivo. Seu limite inferior é o orifício interno do colo uterino, e o superior é descrito classicamente como o anel de Bandl ou anel de constrição, limite nem sempre evidente.

Na ultrassonografia, o limite superior do segmento é definido pelo plano da cúpula vesical moderadamente repleta, porém a observação de bordas placentárias que ultrapassam esse limite define a presença de placenta prévia.

Como referido anteriormente, o fim do período expulsivo determina o limite máximo da expansão do segmento inferior. Para que essa expansão ocorra, verifica-se um afilamento dessa área, que pode alcançar dimensões milimétricas ao final. Esse aspecto justifica o cuidado para se evitar interpretações equivocadas de um fenômeno natural e associá-lo ao risco de ruptura uterina, justificando cesáreas desnecessárias. Caso se opte pela observação do segmento inferior no parto por meio de ultrassom, os achados devem ser interpretados com muita cautela. Por outro lado, a extensão do segmento alcançando a cicatriz umbilical e associada ao retesamento dos ligamentos redondos pode ser indício sugestivo de iminência de ruptura uterina.

À medida que o útero cresce e se exterioriza da pélvis, perde sua característica de ante ou retroversão. Porém, nas fases iniciais, o amolecimento do istmo acentua a anteversão de modo a comprimir a bexiga e ocasionar polaciúria, que não deve ser confundida com infecção urinária. O útero vai ocupando gradativamente a cavidade abdominal e, pela posição do sigmoide, tende a deslocar-se para a direita. Esse comportamento resulta em compressão mecânica mais acentuada do ureter direito, estase e, até mesmo, dilatação pielocalicial. Além disso, a partir do segundo trimestre, muitas gestantes não suportam o decúbito dorsal horizontal em vista da compressão da veia cava inferior e redução do débito cardíaco (síndrome da hipotensão supina). Isso justifica a recomendação para que gestantes se acomodem em decúbito lateral esquerdo.

Em vista da expansão do volume uterino, os ligamentos redondos também se ampliam e se tornam mais calibrosos, sendo palpáveis, quando anteriores, nas faces laterais do útero em topografia de fossas ilíacas. A sensação palpatória do ligamento ocorre quando este está anterior; todavia, o sinal de Palm indica que a posição do ligamento é oposta à implantação placentária, ou seja, quando este é palpável e anterior, a placenta é posterior. Portanto, quando o ligamento não é identificado, por estar mais posterior, significa que a placenta é anterior. Em vista da dextrorrotação uterina, em geral, o ligamento esquerdo é mais facilmente palpável.[1]

### *Corpo uterino | Endométrio*

O endométrio exibe características basicamente pautadas pela ação progestacional, ou seja, padrão hipersecretor, com extensa vacuolização citoplasmática, distensão das glândulas de modo a suprir as necessidades iniciais do ovo implantado. Verificam-se também modificações histológicas denominadas como reação de Arias-Stella, constituída por núcleos grandes, hipercromáticos, que fazem saliência no lúmen glandular. Essas alterações são típicas da gestação e podem servir de elemento diagnóstico. Lembrar que curetagens uterinas realizadas em condições clínicas diagnosticadas inicialmente, como abortamento, podem revelar, na análise histológica, a presença dessa reação. Diante desse achado, o diagnóstico pode ser gravidez ectópica, o que significa que o trofoblasto, mesmo implantado em área extrauterina, é capaz de induzir as modificações endometriais usuais.

Nas fases iniciais do desenvolvimento do embrião, a cavidade uterina não está totalmente preenchida, mas são descritas as seguintes áreas topográficas da decídua:

- basal: aquela na qual se deu a nidação
- capsular: aquela que recobre o ovo
- marginal: a que se encontra no limite entre a basal e capsular
- parietal: que reveste o restante da cavidade[2] (Figura 1.1).

É importante saber que a cavidade uterina será totalmente ocupada a partir do contato da decídua basal com a parietal, com aproximadamente 16 semanas de gestação. Até então, é possível identificar, no ultrassom, áreas anecoides correspondentes a esse espaço e frequentemente definidas por ultrassonografistas com cultura obstétrica pífia como "descolamento ovular". Muitas pacientes consideradas normais, sem nenhuma clínica, são submetidas à ultrassonografia e recebem um laudo com tal descrição, causando enorme ansiedade e, muitas vezes, ações terapêuticas desnecessárias.

## ▪ Colo uterino

O colo é constituído fundamentalmente por tecido conjuntivo (colágeno) e por poucas fibras musculares. As modificações estruturais resultam em consistência amolecida, típica da gravidez (sinal de Goodell). Durante a gestação, permanece longo, fechado (impérvio) e posteriorizado. Com a instalação do parto, ocorrem mudanças estruturais notáveis, resultando em progressiva anteriorização, afilamento (esvaecimento) e dilatação e tornando possível sua incorporação ao canal de parto quando completamente dilatado (10 cm). Considerando que o esvaecimento e a dilatação são fenô-

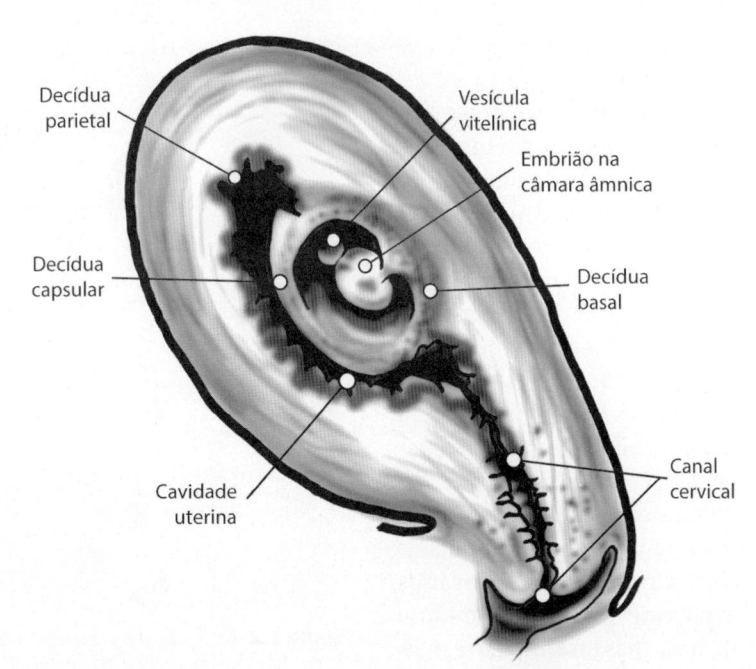

**Figura 1.1** Decidualização endometrial. Note as diversas porções recobrindo a cavidade uterina, envolvendo o saco amniótico e os espaços que serão progressivamente ocupados.

menos bioquímicos (colagenólise), a prática comum do uso de antiespasmódicos para corrigir "distocia cervical" necessita de ensaios clínicos que assegurem sua eficácia.

No que diz respeito ao aspecto da ectocérvice, a ação hormonal determina a eversão da junção escamocolunar, resultando, muitas vezes, em ectopias razoavelmente extensas. Tais achados devem ser interpretados com cautela, e não há indicação de tratamento por meio de cauterização. Algumas vezes, o epitélio glandular sofre modificação decidual, resultando em ectopias exuberantes, às vezes vegetantes, que podem ser confundidas com carcinoma cervical.

No canal cervical, seu revestimento glandular produz muco em grande quantidade, com características típicas da gravidez (espesso, opaco e viscoso), constituindo um tampão que fecha o canal (rolha de Schröder). Na fase final da gestação, nos pródromos de parto, as modificações cervicais desprendem esse tampão, levando à queixa de corrimento ou confusão com ruptura das membranas. Além disso, causa ansiedade nas pacientes quando vem acompanhado de discreto sangramento.

### • Ovários

Exibem aumento do volume em decorrência da vascularização. Em geral, na inspeção durante a cesárea, é identificada em um dos ovários a presença de área hiperêmica e sobrelevada na superfície ovariana, correspondente ao corpo lúteo atrófico. Este tem função primordial para a manutenção da gestação até 7 semanas, devido à produção de progesterona. A partir de então, o trofoblasto é capaz de suprir as necessidades hormonais, porém mesmo a ooforectomia bilateral após 16 semanas não afeta a evolução gestacional.

As gonadotrofinas coriônicas são capazes de induzir o crescimento de múltiplos cistos tecaluteínicos. Não é raro identificar ovários aumentados de volume e multicísticos mesmo em gestações normais, mas esse aspecto é mais comum quando ocorre maior concentração de gonadotrofinas, tal como em gestações múltiplas ou doença trofoblástica gestacional. Esses achados não devem ser abordados cirurgicamente, todavia, ocorre regressão completa após o parto.

### • Tubas uterinas

As tubas ficam com coloração mais violácea, e as fímbrias, edemaciadas e congestas.

### • Vagina e vulva

As paredes vaginais aumentam sua espessura, preparando-se para o momento de distensão no parto. O aumento de vascularização e transudação provoca maior produção de conteúdo vaginal, levando à desagradável sensação de umidade. Tais aspectos não devem ser confundidos com corrimentos vaginais e tratados desnecessariamente. Tanto a vagina quanto a vulva sofrem hipertrofia, entretanto, a vascularização exuberante na área produz coloração roxa em ambas (respectivamente, sinal de Kluge e sinal de Jacquemier ou Chadwick) (Figura 1.2).

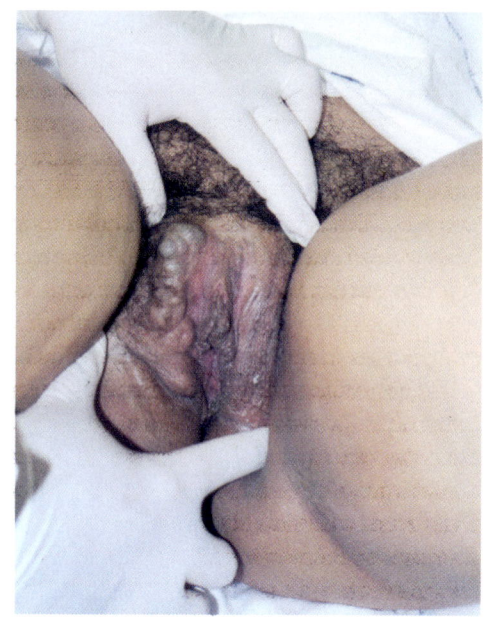

**Figura 1.2** Modificações vulvares. Note o tom arroxeado da mucosa da vulva e do vestíbulo e a presença de varizes vulvares no grande lábio direito. (Cedida pelo Prof. Edmir Marin.)

Além da transudação das paredes vaginais, a produção de muco cervical é maior, somando-se ao conteúdo já aumentado. O pH vaginal é ácido (3,5 a 6), resultado da formação de ácido láctico a partir do glicogênio presente no epitélio vaginal por ação de lactobacilos.

Em vista da elevação progressiva da pressão no território da veia cava inferior, podem se instalar dilatações varicosas na região vulvar. É possível causar dor localizada e, principalmente entre multíparas, alcançar grandes dimensões (Figura 1.2). As varizes vulvares não contraindicam o parto vaginal, mas devem ser foco de cuidadosa hemostasia. Nesses casos, a episiotomia ou perineotomia devem ser utilizadas, mas somente quando absolutamente necessárias.

## ▪ Mamas

Mesmo com poucas semanas de gestação, a gestante já nota hipersensibilidade mamária. Na dependência do estímulo hormonal, a mama cresce, sendo verificada hipertrofia das áreas glandulares. Esse preparo demanda aumento da vascularização, entretanto, a drenagem venosa superficial pode ser vista sob a pele, formando a rede venosa de Haller (Figura 1.3). O aumento de volume pode produzir estrias na pele.

O mamilo aumenta de volume, altera sua pigmentação e torna-se mais erétil. A aréola pode aumentar de extensão e também de pigmentação, porém, ao redor da mesma, per-

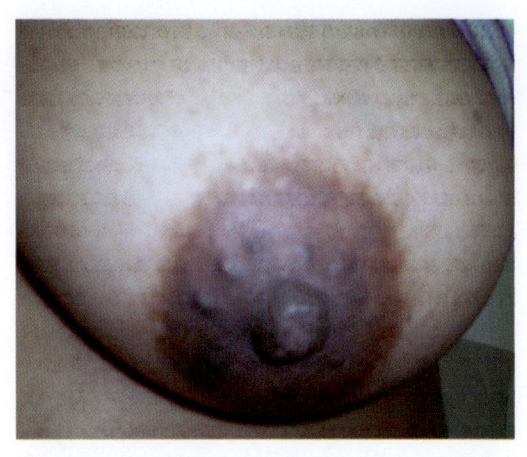

**Figura 1.4** Modificações mamárias. Note a aréola secundária circundando a principal, além de papilas ao redor do mamilo (tubérculos de Montgomery). (Cedida pelo Prof. Edmir Marin.)

cebe-se um halo mais claro. Na aréola, ocorre aumento das glândulas sebáceas, dando origem a papilas salientes ao redor dos mamilos (tubérculos de Montgomery) (Figura 1.4).

A partir da 20ª semana, podemos notar secreção mamária serosa, incolor, que recebe o nome de colostro. Durante o pré-natal, é importante enfatizar a importância da lactação natural exclusiva e ressaltar que o volume das mamas na gestação não tem nenhuma correlação com a produção láctea no puerpério.

## ▶ Alterações gerais

Nesta seção são descritas as principais alterações ocorridas nos diversos órgãos e sistemas do corpo feminino.

### ▪ Pele

Em vista da maior perfusão superficial da pele, verifica-se notável crescimento de pelos superficiais na face (lanugem) e circundando a raiz dos cabelos. Também se acentua a pilificação ao redor dos mamilos e no abdome. Após o parto, pode ocorrer queda de cabelos, devido à regressão do *status* gravídico.

A maior perfusão da pele resulta em aumento da temperatura da mesma, e maior sudorese se

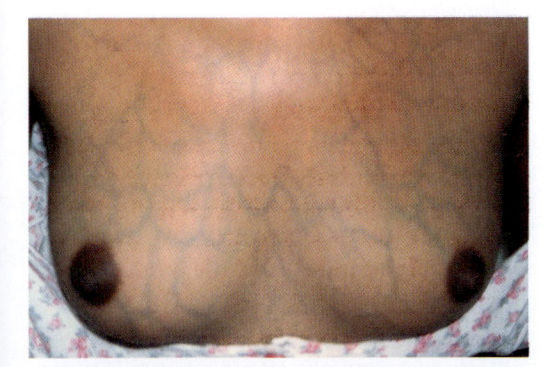

**Figura 1.3** Mamas gravídicas com intensa vascularização superficial (rede de Haller). (Cedida pelo Prof. Edmir Marin.)

estende às mãos. O fluxo capilar periférico se eleva nas mucosas nasais, podendo resultar em sensação de congestão nasal e sangramentos.

Um das características marcantes da gestação é a hiperpigmentação de áreas específicas, tais como face (cloasma gravídico), aréolas mamárias, abdome e região genital. Não se conhece plenamente sua etiologia, mas aparentemente decorre do aumento do hormônio melanina estimulante, do estrógeno e da progesterona. Essa pigmentação acentuada tende a desaparecer após o parto, porém pode ser exacerbada ou se tornar definitiva pela exposição ao sol (Figura 1.5).

Em virtude da distensão pelo aumento progressivo do útero e do tecido celular subcutâneo, ocorre ruptura das fibras elásticas e aparecimento de estrias (Figura 1.6). Sua intensidade depende de componentes intrínsecos à paciente e fatores que aumentam a dis-

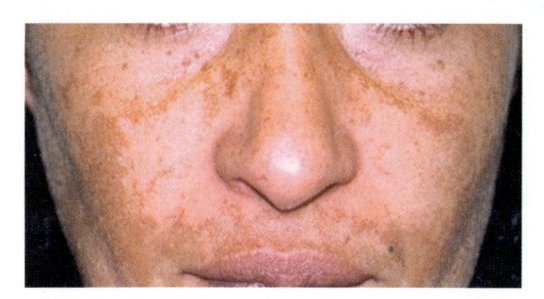

**Figura 1.5** Hiperpigmentação na face localizada no nariz (cloasma). (Cedida pelo Prof. Edmir Marin.)

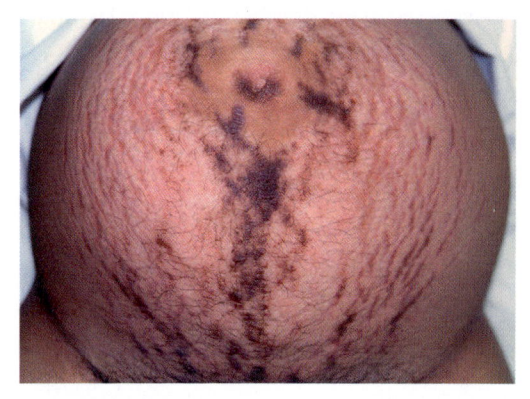

**Figura 1.6** Estrias recentes no abdome. Note áreas de hiperpigmentação na linha média e periumbilical. (Cedida pelo Prof. Edmir Marin.)

tensão da pele, como quantidade de líquido amniótico, gestação múltipla, obesidade e peso fetal. Ainda que o abdome seja o local mais frequente, o aumento do volume das mamas e a obesidade facilitam a ocorrência de estrias nas coxas e mamas.

## Sistema musculoesquelético

A distribuição de líquidos no espaço extravascular (embebição gravídica) acarreta maior frouxidão de ligamentos e sinostoses. Essas alterações provocam maior instabilidade articular, facilitando entorses nos membros inferiores e justificando a recomendação de calçados adequados. Do mesmo modo, a compressão exercida na região dos punhos pode causar sensação de dor e formigamento nas mãos, por ocasionar pressão no túnel do carpo. O relaxamento das sinostoses sacroilíacas e do púbis provoca instabilidade da bacia, contribuindo para desconforto local e andar bamboleante da grávida.[3]

À medida que o útero cresce, torna-se necessária uma nova ordenação do equilíbrio postural, fazendo com que o eixo de gravidade fique à frente, em virtude do volume uterino e das mamas. Para haver equilíbrio, a gestante aumenta a lordose lombar e a cifose costal, além de manter o afastamento dos membros inferiores. Tais características ocasionam dores lombares pela sobrecarga da musculatura que sustenta essas adaptações e pelo andar peculiar denominado *marcha anserina*.

## Sistema cardiovascular

Os fenômenos mais notáveis no sistema cardiovascular são representados pela progressiva redução da resistência periférica e pela elevação do volume plasmático decorrente da hemodiluição.

Provavelmente mediada pela progesterona, a adaptação circulatória resulta em queda da pressão arterial. À medida que a circulação placentária se desenvolve, também auxilia nessa redução, em razão da baixa resistência circulatória nesse local. Assim, são comuns níveis pressóricos bastante reduzidos com relação aos níveis pré-gestacionais. Tais achados não necessitam de ações terapêuticas, mas, muitas vezes, gestantes têm sintomas relacionados com a hipotensão postural, agravada pela redução da reatividade vascular, que podem ser atenuados com hidratação adequada. A queda dos níveis pressóricos ocorre mesmo entre pacientes hipertensas crônicas, justificando reduções ou até suspensão das doses de hipotensores utilizados. Nessas pacientes, são comuns queixas de hipotensão postural relacionadas com as doses inadequadas desses medicamentos.

Com relação à pressão venosa central, é necessário ressaltar que a mesma é reduzida em vista da diminuição do retorno venoso decretado pela compressão da cava inferior. Esse conhecimento é fundamental para que se evitem reposições de volume de modo inadequado diante de valores reduzidos da pressão venosa central aferida em punções venosas centrais.

Para a manutenção do débito cardíaco, ocorre elevação da frequência cardíaca e do volume plasmático. A frequência cardíaca chega a seu valor máximo no término da gestação, exibindo valores em torno de 85 bpm ou mais. A elevação do débito cardíaco não acontece de maneira proporcional à elevação da frequência, mas sim pela expansão do volume plasmático. Este é mais intenso nos dois primeiros trimestres e menos acentuado no fim da gestação, ainda que se mantenha em elevação. Em gestações únicas, estima-se que o volume final seja 50% maior que o volume pré-gestacional, e o mesmo será mais intenso em gestações múltiplas, com cerca de 70% na dupla e 96% na tripla.

Se, por um lado, a expansão do volume e a hemodiluição por redução do hematócrito parecem ser fundamentais para a segurança materna no parto, em gestantes portadoras de cardiopatias representam enorme risco de descompensação e instalação de edema agudo do pulmão. Nessas pacientes, quanto mais precocemente ocorrer descompensação cardíaca, mais crítica é a tolerância funcional do cora-

ção, exigindo ações efetivas para diminuir riscos maternos (ver Capítulo 60, *Cardiopatias*).

O conjunto de modificações do coração em virtude da gestação implica algumas características anatômicas que precisam ser conhecidas. Por intermédio dos raios X, verifica-se discreto aumento da área cardíaca por hipertrofia muscular e modificação da forma, em virtude de dextrorrotação por elevação do diafragma. Também se encontra no eletrocardiograma desvio do eixo elétrico para a esquerda, devido à alteração de posição do coração.

Em vista dessas adaptações, ocorrem manifestações clínicas que podem ser confundidas com patologias cardíacas. A elevação do diafragma limita o curso da respiração, acarretando sensação de dispneia e necessidade de aumentar discretamente a frequência respiratória.

Principalmente por conta da elevação progressiva da pressão da cava inferior pelo útero, verifica-se a ocorrência de edema em membros inferiores, que se acentua ao longo do dia e melhora após repouso, diferentemente do edema generalizado de instalação súbita e associado à pré-eclâmpsia. Com relação à ausculta cardíaca, a hemodiluição produz sopros sistólicos suaves. Também são descritas arritmias e extrassístoles, relatadas como sensação de palpitações.

## ▪ Alterações hematológicas

Em virtude do aumento da volemia, mais à custa do volume plasmático, instala-se um estado de hemodiluição, com queda progressiva da concentração da hemoglobina, das hemácias e do hematócrito. Concomitantemente se instala a hipercoagulabilidade, traduzida pela elevação de fatores de coagulação: o fibrinogênio aumenta 50% os valores pré-gravídicos, para uma média de 450 mg/d$\ell$ no fim da gestação. Os leucócitos, especialmente à custa de polimorfonucleares, elevam-se acima de 10.000/mm$^3$, mas podem alcançar valores de 20 a 30.000/mm$^3$ no parto e puerpério.

Com relação às plaquetas, não existe consenso sobre seu comportamento, mas é possível prever elevação de sua contagem, sendo descrita plaquetopenia gestacional em cerca de 6% das gestantes. É necessário ressaltar que plaquetopenia (contagem inferior a 100.000 mm³) é um achado laboratorial comum na pré-eclâmpsia, entretanto, pode ser confundida com achados fisiológicos da gestação.

Outro aspecto importante a ser notado é que as provas inflamatórias se encontram aumentadas na gestação. Assim, tanto a velocidade de hemossedimentação quanto a proteína C reativa estão alteradas, dificultando sua interpretação diante de processos infecciosos na vigência de ruptura de membranas ou suspeita de endometrite. A pesquisa desses parâmetros tem acurácia muito limitada para diagnóstico e prognóstico de infecções.

Quanto ao sistema de coagulação, instala-se a hipercoagulabilidade mediada pelo estrogênio. Decorre do aumento da produção de fatores de coagulação (fatores II, V, VIII, IX, X, XII e fibrinogênio) e da redução da fibrinólise. Tais características elevam, de modo expressivo, os riscos de trombose, especialmente no puerpério. A melhor maneira de reduzir riscos é estimular a deambulação em gestantes e em puérperas. O parto normal tem nítidas vantagens quanto à diminuição dos riscos, por possibilitar a rápida recuperação da paciente.

## • Sistema urinário

O aumento da volemia associado à diminuição da resistência vascular repercute sobre a função renal, promovendo aumento no fluxo plasmático renal e na taxa de filtração glomerular. Assim, verifica-se redução da concentração plasmática de ureia e creatinina, sendo habituais valores inferiores a 0,7 mg/d$\ell$. Em virtude da maior filtração glomerular de glicose e menor taxa de reabsorção tubular, a glicosúria pode ser comum na gestação, porém deve ser descartada a possibilidade de diabetes gestacional por meio da avaliação das taxas sanguíneas de glicose obtidas em testes padronizados para rastreamento e diagnóstico.

Em razão do relaxamento de fibras musculares lisas, o trato urinário torna-se hipotônico e hipoativo, resultando em estase e maior risco de refluxo. Todos os segmentos do sistema excretor encontram-se dilatados, sendo essa dilatação mais acentuada no lado direito, devido à dextrorrotação uterina. Esse conjunto de fatores explica a maior incidência de infecções urinárias durante a gravidez.

## • Sistema digestivo

Desde as fases iniciais, é descrito o aumento do apetite e da sede, que irá persistir por toda a gestação, provavelmente relacionado com as demandas metabólicas da gravidez. Além da hiperêmese, que pode repercutir de maneira negativa na nutrição das fases iniciais, verifica-se predileção por alimentos ricos em açúcar. É possível haver intensa produção de saliva, denominada *ptialismo*, condição que pode resultar em volume superior a dois litros diários. Sua etiologia é desconhecida, podendo apresentar cunho psicossomático. Também são descritas perversões do apetite (pica ou malacia), resultando no consumo de substâncias incomuns, como terra, giz etc.

Com relação aos dentes, pode ocorrer hipertrofia das papilas interdentais, com aumento da vascularização local e possíveis sangramentos (Figura 1.7). Devido à ação irritativa local, em virtude de próteses mal adaptadas, é possível apresentar angiogranulomas, chamados de epúlides da gravidez, podendo chegar a volumes que interferem na mastigação, necessitando de remoção, ainda que regridam no puerpério.

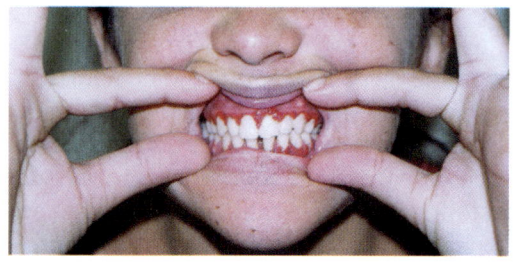

**Figura 1.7** Hipertrofia gengival difusa típica da gestação. (Cedida pelo Prof. Edmir Marin.)

Não há evidências que registrem maior risco de cáries ou gengivites na gestação em decorrência de modificações específicas. Do mesmo modo, não há razões para que gestantes não recebam atenção com relação à saúde bucal, sendo possível afirmar que processos inflamatórios ou infecciosos da cavidade bucal poderiam elevar o risco de parto prematuro espontâneo.

Todo o trato digestivo sofre os efeitos da progesterona sobre a musculatura lisa, tornando-se hipotônico e hipoativo. Essas modificações resultam em alentecimento do esvaziamento gástrico e do trânsito intestinal. Do ponto de vista funcional, parece predominar a redução da produção gástrica de ácido, fator adicional para dificultar a digestão. Por outro lado, existe a descrição de melhora de sintomas pépticos durante a gestação.

Também por ação da progesterona, ocorre o relaxamento do esfíncter gastresofágico, facilitando o refluxo e a sensação de queimação retroesternal (azia ou pirose), que se acentua com a evolução da gestação. O somatório do relaxamento esfincteriano, da diminuição do tempo de esvaziamento gástrico e do aumento da pressão abdominal devido ao crescimento uterino pode resultar em hérnias hiatais. Tais hérnias devem ser reavaliadas após o período gestacional, pois, muitas vezes, retornam ao normal sem a necessidade de intervenções.

O conhecimento dessas características é fundamental para que se adotem medidas para evitar aspiração do conteúdo gástrico durante procedimentos cirúrgicos e durante a indução de anestesia geral. Evidentemente, muitas pacientes precisam ser submetidas a procedimentos cirúrgicos sem que o tempo necessário para garantir o esvaziamento gástrico tenha sido respeitado. Portanto, em todas as circunstâncias, qualquer gestante deve ser considerada como uma paciente com estômago cheio. Quando possível, prescrever jejum de cerca de oito horas na tentativa de reduzir os riscos, mas, na maioria dos casos, não se podem adiar procedimentos cirúrgicos sob essa alegação.

No que diz respeito ao trânsito intestinal, seu alentecimento e a maior reabsorção de água acarretam a formação de fezes endurecidas, de difícil eliminação. Assim, a obstipação intestinal é queixa frequente e associada a patologias orificiais (fissura anal e sangramento hemorroidário). Essas situações podem ser contornadas com a recomendação de dieta rica em fibras e maior hidratação ao longo do dia.

Com relação às modificações topográficas, deve ser destacado o deslocamento do apêndice ileocecal para cima e para fora, saindo do ponto de McBurney tradicional. O conhecimento dessa característica é de suma importância, em vista dos riscos relacionados com o diagnóstico tardio da apendicite aguda, mas, muitas vezes, a sintomatologia e a topografia da dor podem ser muito diferentes da clínica cirúrgica tradicional.

Quanto ao fígado, cabe ressaltar que este não sofre modificações anatômicas ou funcionais na gestação e que as concentrações de bilirrubinas e transaminases não são diferentes da mulher não grávida. Por outro lado, a vesícula biliar se esvazia mais lentamente, tornando-se mais volumosa, e a bile fica mais suscetível à formação de cálculos. Em virtude do maior risco de colecistopatia aguda, é importante saber que a função pancreática não se altera na gestação, assim como as taxas de amilase no sangue são similares às da mulher não grávida.

## • Sistema endócrino

Nesta seção serão discutidas as principais alterações em glândulas que exercem funções primordiais para a adaptação orgânica e para necessidades específicas da gravidez, como lactação e parto.

### Hipófise

Exibe aumento de volume dependente de hipertrofia do lobo anterior. Tais adaptações decorrem do crescimento do número de células produtoras de prolactina, hormônio essencial para o desenvolvimento e a manutenção da lactação. É importante notar que a hipófise ou glândula pituitária não é essencial para a manutenção da gravidez desde que sejam fornecidas as reposições hormonais necessárias.

Outra adaptação notável da glândula pituitária é a elevação da produção de ocitocina, sendo liberada em pulsos e concentrações progressivamente maiores no decorrer da gestação e no parto. Na medida em que a idade gestacional avança, também aumentam os receptores de ocitocina no miométrio, justificando a necessidade de grandes doses desse hormônio para que se obtenham contrações uterinas no pré-termo. Em compensação, no termo, o uso de ocitocina exógena deve ser ponderado, mas pequenas doses podem resultar em disfunção contrátil de difícil contorno.

### Tireoide

A gravidez induz aumento dos níveis circulante da globulina ligadora de tiroxina (TBG) em resposta a altos níveis de estrogênios, desencadeando aumento de T3 e T4 totais, mas sem alterações nas suas frações livres. Em vista de maior aporte sanguíneo e maior atividade celular, a glândula exibe maior conteúdo coloide e volume discretamente aumentado. Tais modificações serão mais acentuadas em populações expostas a deficiências nutricionais de iodo, mas também podem ocorrer em populações sem essas insuficiências.

Aumentos glandulares devem ser observados com cautela, pois os níveis de TSH podem auxiliar no diagnóstico. Tais níveis são suprimidos no primeiro trimestre, devido à elevação da gonadotrofina coriônica, que tem ação similar à do TSH em virtude da equivalência molecular. No segundo e terceiro trimestres, os níveis desse hormônio são semelhantes aos da mulher não grávida.

### Paratireoide

É descrito um "hiperparatireoidismo fisiológico", cuja função é manter os níveis séricos de cálcio, por meio de maior absorção desse íon no intestino, e reduzir sua perda; porém, na gestação normal, a concentração plasmática de cálcio ionizado não se altera.

## ► Fundamentos imunológicos | Gestação como um enxerto especial

O sucesso gestacional pressupõe o reconhecimento das diferenças antigênicas (antígenos fetais de origem paterna) e o consequente desenvolvimento de resposta imunológica materna ao feto. Essa reação envolve a participação de diferentes fatores e mecanismos que precisam ser modulados para que não ocorra a rejeição fetal. Há um notável fenômeno de imunotolerância materna com relação ao feto (aloenxerto) e seus anexos, tornando possível sua sobrevivência sem serem rejeitados por um organismo imunologicamente competente. Diversos trabalhos experimentais identificam o momento da placentação como crucial em termos de desencadeamento de mecanismos de imunotolerância, mas feto e placenta podem ser considerados como um transplante, e o resultado da gravidez depende de uma perfeita interação aloimunológica.[4]

As investigações realizadas para esclarecer os mecanismos imunogenéticos envolvidos identificam a participação dos antígenos leucocitários humanos (Ag HLA). Esses antígenos, codificados pelo complexo principal de histocompatibilidade (MHC), desempenham um papel fundamental na relação materno-fetal. Os antígenos clássicos HLA-A e HLA-B não são detectados em nenhuma região trofoblástica. Por sua vez, os antígenos HLA-C e antígenos HLA de classe II DP podem ser identificados em algumas áreas; entretanto, sua função na gestação não está totalmente esclarecida.

Verifica-se que a presença, no trofoblasto, de moléculas do complexo principal de histocompatibilidade da classe I (HLA-C, HLA-E e HLA-G) necessita de adequado reconhecimento materno. O papel dessas moléculas pode ser visto desde fases iniciais da gestação, quando o endométrio, sob influência hormonal, sofre transformação característica, passando a constituir a decídua. Esta, por sua vez, apresenta grande infiltrado de leucócitos, sendo cerca de 70% constituídos por células *natural killers* (NK) CD56, denominadas, então, *uterine natural killer* (uNK).

Essas células ligam-se às moléculas HLA por meio de receptores semelhantes a imunoglobulinas (KIR) e CD94/NKG2. Com isso, é conferido às células uNK um importante papel no mecanismo da placentação relacionado com a grande capacidade das células NK de secretar citocinas envolvidas na angiogênese e estabilidade vascular, como fator de crescimento endotelial (VEGF), fator de crescimento placentário (PIGF), angiopoetina 2, além de interferona-$\gamma$ (IFN-$\gamma$), indispensável para que o trofoblasto realize a adequada invasão da túnica muscular das arteríolas espiraladas.

Acredita-se que alterações em todo esse mecanismo possam acarretar modificações placentárias, determinando fenômenos hipóxicos e oxidativos que conduzem a uma intensa resposta inflamatória mediada, principalmente, por fator de necrose tumoral alfa (TNF-$\alpha$). As mudanças do sistema imune materno incluem associações a antígenos HLA, anormalidades nos fatores de supressão e anticorpos bloqueadores que podem desencadear mecanismos que resultam, clinicamente, em respostas extremas, como o abortamento de causa imunológica, a pré-eclâmpsia e o parto prematuro "idiopático".

Nesses casos, há sinais de exacerbação da resposta inespecífica com maior atividade linfocitária e de neutrófilos. A participação das citocinas é particularmente significante nesse processo, promovendo a secreção de fatores citotóxicos que, atuando sistemicamente, induzem à lesão endotelial. Apura-se elevação dos níveis séricos de moléculas de adesão e alterações na produção de citocinas inflamatórias.

## ▶ Referências bibliográficas

1. Guariento A. Modificações locais do organismo materno. In: Raul Briquet. Obstetrícia normal. Barueri: Manole, 2011. pp. 119-30.
2. Cunningham FG, Leveno KJ, Bloom SL *et al.* Maternal physiology. In: Williams obstetrics. 23 ed. New York: McGraw-Hill, 2010. pp. 107-35.
3. Guariento A, Guariento ME, Alves RMA. Modificações gerais do organismo materno. In: Raul Briquet. Obstetrícia normal. Barueri: Manole, 2011. pp. 131-61.
4. Daher S, Mattar R, Sass N. Doença hipertensiva específica da gravidez: aspectos imunológicos. In: Sass N, Camano L, Moron AF. Hipertensão arterial e nefropatias na gravidez. Rio de Janeiro: Guanabara Koogan, 2006. pp. 45-56.

# 2 Placentação e Interface Materno-fetal

*Leandro Gustavo de Oliveira | Henri Augusto Korkes | Luiz Kulay Junior*

## ▶ Placentação

A placentação é um processo pelo qual estruturas extraembrionárias estabelecem contato físico direto entre o concepto e o organismo materno, constituindo os sistemas de trocas de gases, nutrientes e metabólitos que possibilitam o adequado crescimento e desenvolvimento fetal. A placentação é orientada por uma série de fenômenos celulares, moleculares e, sobretudo, imunológicos, que fazem com que a mãe não rejeite as células semialogênicas resultantes da combinação dos genótipos materno e paterno.

O desenvolvimento placentário inicia-se tão logo o blastocisto penetre a decídua materna, em torno do 5º ao 7º dia após a concepção. Nesse momento, o blastocisto apresenta uma massa celular interna, o embrioblasto, que dará origem ao embrião propriamente dito, e uma camada externa de células mononucleares derivadas do trofoectoderma, o citotrofoblasto. A diferenciação entre esses dois tipos celulares é determinada por genes específicos que estão nesses dois compartimentos e que são responsáveis por codificar fatores de transcrição responsáveis pelo comportamento celular. Dessa maneira, a expressão do gene *nanog* no embrioblasto é responsável pela manutenção das células-tronco ali presentes e promove a formação do blastocisto. Outro fator de transcrição que atua na formação da massa celular interna é o *Oct4*. Seu mecanismo de ação relaciona-se com a inibição de genes trofoblás-

tico-específicos que possam expressar-se no embrioblasto. Em contrapartida, genes como o *cdx2* promovem a diferenciação das células do trofoectoderma. A expressão do *cdx2* em células-tronco determinaria a formação de células trofoblásticas.

Outros fatores determinantes nos fenômenos da implantação e placentação dizem respeito à secreção de citocinas e quimiocinas locais, como IL-8, MCP-1 (*monocyte chemotacting protein*) e RANTES (*regulated upon activation normal T-cell expressed and secreted*). Essas moléculas viabilizam a implantação, contribuindo para o estabelecimento de um endométrio receptivo para tal. A presença de moléculas essencialmente inflamatórias logo no momento da implantação sugere que a gravidez normal devolve-se diante de um cenário inflamatório, não intenso.

As células deciduais expressam os genes HOXA10, que controlam a secreção local de LIF (*leukemia inhibitory factor*), citocina com papel também essencial para a implantação. Pesquisas recentes demonstram que pacientes com endometriose são deficientes em expressar os genes HOX deciduais, e esta é uma das causas de infertilidade decorrente dessa patologia. Os derivados do ácido araquidônico, como prostaglandinas e prostaciclinas, determinam aumento da permeabilidade vascular local. Essa modificação é de grande importância, pois a inibição da enzima COX-2, que participa deste processo, relaciona-se com falhas na implantação. Na prática, não se deve prescrever anti-inflamatórios no início da gravidez, uma vez que essas substâncias alterariam esse perfil decidual.[1]

As características hormonais do endométrio receptivo também são essenciais para a implantação, sabendo-se que a decídua expressa os receptores A para progesterona e os receptores alfa para estrógeno, não sendo identificados os receptores B para progesterona e beta para estrógeno.

Ao fim da primeira semana, o blastocisto, frente às condições adequadas para sua implantação, encontra-se parcialmente recoberto pela mucosa uterina. Nesse momento acentuam-se as modificações que caracterizam o chamado período pré-viloso, no que diz respeito à formação da placenta. As células do citotrofoblasto passam a apresentar grande atividade mitótica e estudos recentes têm demonstrado que um importante estímulo para multiplicação celular advém do característico regime hipóxico estabelecido no início da gravidez. O processo de diferenciação celular ocorre à medida que o trofoblasto invade a decídua, quando alguns grupos de células que compõem o citotrofoblasto perdem as suas membranas, dando origem a uma camada de células multinucleares, o sinciciotrofoblasto. Este, por sua vez, perde suas propriedades mitóticas e é fundamental para a capacidade funcional da placenta. Em algumas porções, essa camada de células do sinciciotrofoblasto é literalmente atravessada por grupos de células colunares responsáveis pelo ancoramento das vilosidades coriônicas ao tecido materno. À medida que essas estruturas estabelecem-se, forma-se o sistema capilar vilositário, encontrado em toda a superfície do cório. Nesse momento, desenvolve-se o espaço interviloso, no qual ocorrem as trocas materno-fetais. As colunas citotrofoblásticas responsáveis pelo sistema de ancoragem são chamadas de vilosidades tampões; e aquelas que flutuam no espaço interviloso são chamadas de vilosidades livres. As camadas de troca das vilosidades são: sinciciotrofoblasto, citotrofoblasto, membrana basal, tecido conectivo derivado do mesoderma extraembrionário e endotélio capilar fetal.

## ▪ Invasão trofoblástica

À medida que as células do citotrofoblasto dos vilos de ancoragem distanciam-se da membrana basal, passam a assumir caráter invasivo, diferenciando-se como trofoblasto extraviloso (TEV). O TEV progride em direção ao miométrio, devendo-se considerar duas rotas de invasão. Na primeira delas, o TEV intersticial alcança as arteríolas espiraladas e, por mecanismos ainda não bem caracterizados, participa do processo responsável pelas modificações peculiares vistas na estrutura muscular desses vasos durante a gravidez. Na segunda rota de invasão, o TEV endovascular atinge o lúmen das arteríolas espiraladas de maneira retrógrada ao fluxo sanguíneo e substitui as células endoteliais. Portanto, além de participar do remodelamento muscular das arteríolas, o TEV também ocupa a parede endotelial dos vasos espiralados, constituindo o que caracteriza a sua forma intramural. Como resultado final, as artérias espiraladas passam de vasos pouco complascentes e de alta resistência para artérias de baixa resistência e elevado fluxo, oferecendo o adequado suprimento sanguíneo ao espaço interviloso, condição essencial para o perfeito crescimento e desenvolvimento fetal. Diferentemente do que se considerava anteriormente, sabe-se atualmente que o processo de invasão trofoblástica ocorre de maneira contínua e se estabelece entre 12 e 14 semanas de gestação. Portanto, não se considera mais o conceito de primeira e segunda onda de invasão trofoblástica, posto que as modificações circulatórias vistas no segundo trimestre da gestação dependem da produção local de fatores angiogênicos e moléculas vasodilatadoras como o óxido nítrico.

O controle da invasão trofoblástica tem sido motivo de constantes investigações, destacando-se a presença de citocinas e quimiocinas na interface materno-fetal. É provável que o grande responsável pelo sucesso da concepção seja o balanço adequado entre moléculas com efeito estimulador e aquelas com ação inibidora da invasão. Seguindo esse conceito, enquanto citocinas como IFN-gama (interferona-gama) e TGF-beta (*transforming growth factor*) são capazes de inibir a invasão trofoblástica, a IL-8 contribui para a invasão do TEV.[2] Ademais, outros estudos endossam a ligação entre as alterações imunológicas, levando a placentação inadequada e repercussões clínicas, como abortamentos de segundo trimestre, pré-eclâmpsia e restrição de crescimento fetal.

- ### Leucócitos na interface materno-fetal

As primeiras constatações sobre a presença de células granulares no endométrio humano datam do início do século 20. Essas células foram identificadas predominantemente na fase secretória do ciclo menstrual, sendo relacionadas, portanto, com a produção de progesterona. Durante muito tempo acreditou-se em sua origem estromal e, somente em 1983, Peel *et al.* confirmaram e relataram sua origem linfocítica.[3] Bulmer e Lash demonstraram que a maioria das células presentes no endométrio secretor dispunha de marcadores específicos para leucócitos, como os CD45 e CD2.[4] Contudo, curiosamente, essas células não foram coradas por anticorpos para as moléculas CD3, CD4 ou CD8. Finalmente, em 1987, Ritson e Bulmer confirmaram a presença do marcador CD56 e definiram que a maioria dos leucócitos presentes no endométrio secretor constituía um tipo de célula assassina natural (do inglês, *natural killer* – NK).[5]

Sabe-se atualmente que as chamadas *uterine natural killers* (células uNK) compreendem até 70% da população decidual de leucócitos na primeira metade da gravidez. O influxo dessas células para a interface materno-fetal tem sido relacionado com a ação hormonal da progesterona e da prolactina e ainda com a presença local de interleucinas, como a IL-15.

Evidentemente, as células NK também estão na circulação periférica, porém importantes diferenças distinguem as populações periférica e uterina. Dentre elas, destacam-se a quantidade dessas células nesses dois compartimentos, bem como a expressão e a intensidade da expressão de seus marcadores. Das células NK periféricas, 90% são $CD56^-CD16^+$, enquanto apenas os 10% remanescentes são $CD56^+CD16^-$. As células uNK, contrariamente, são em sua maioria (90%) $CD56^+CD16^-$. Funcionalmente, sabe-se que as células NK $CD16^+$ apresentam grande capacidade citolítica contra complexos antígeno-anticorpo e também sobre células que perderam a expressão de moléculas do complexo principal de histocompatibilidade. Em contrapartida, as células NK $CD16^-$, fenótipo característico das células uNK, perdem sua capacidade citotóxica e mostram-se excelentes produtoras de citocinas, quimiocinas e fatores de crescimento – características fundamentais que possibilitam que o organismo materno tolere o *transplante especial* representado pela placenta semialogênica. Algumas das moléculas produzidas pelas células uNK são: VEGF (*vascular endothelial growth factor*), LIF (*leukaemia inhibitory factor*), IFN-gama (interferona-gama), TGF-beta (*transforming growth factor-beta*), IL-8 e IL-10.

As células uNK participam do controle da invasão trofoblástica e pesquisas recentes demonstram que sobrenadantes de culturas dessas células são capazes de estimular a invasão pelo TEV.

## ▶ Crescimento placentário

Ao fim do segundo mês, as vilosidades situadas na decídua reflexa degeneram-se, deixando o cório avascular, o chamado cório liso. As vilosidades do lado da decídua basal, ao contrário, crescem em formato discoide e essa região é chamada de cório frondoso. Ao fim do terceiro mês de gravidez, a placenta já apresenta formato discoide bem definido e as regiões do cório liso e cório frondoso passam a ser denominadas placa corial e placa basal, respectivamente (Figura 2.1).

Com o crescimento das estruturas vilositárias formam-se os cotilédones. Há aproximadamente 20 a 40 cotilédones, um número constante até o final da gestação. Por isso, pode-se dizer que o crescimento placentário

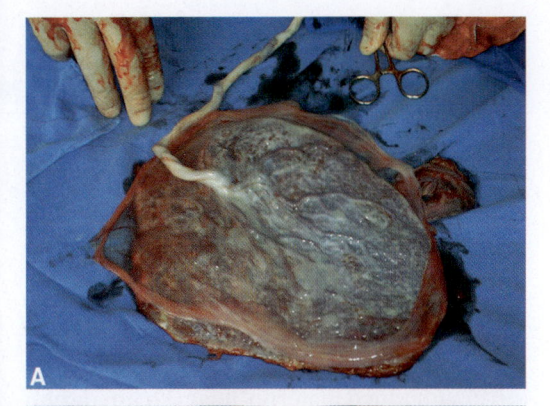

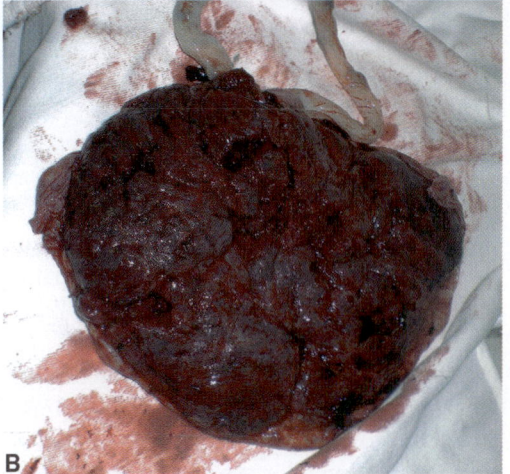

**Figura 2.1 A.** Placenta humana – placa corial ou face fetal. Note inserção excêntrica do cordão. **B.** Placenta humana – placa basal ou face materna. (Cedidas pelo Prof. Edmir José Marin.)

ocorre por meio de hipertrofia dos cotilédones, estimando-se que haja um aumento de cerca de 500 vezes no volume de cada cotilédone até o termo. Com o crescimento uterino no curso da gravidez, a superfície de inserção placentária aumenta substancialmente e, por isso, ocorrem alongamento e distanciamento dos troncos vilositários.

## ► Circulação fetal

O sangue fetal desoxigenado e rico em metabólitos chega à placenta por duas artérias umbilicais que se originam a partir das artérias ilíacas internas fetais. Ocasionalmente, ocorre a formação de apenas uma artéria umbilical e a associação dessa ocorrência a malformações é bastante variável, sendo referida a relação com defeitos cranioespinais, cardiovasculares e geniturinários. As artérias umbilicais ramificam-se diversas vezes sob o âmnio e no interior das vilosidades. Isso acarreta formação de extensa rede capilar. Após a reoxigenação e a depuração, o sangue percorre toda a árvore vilositária e retorna ao compartimento fetal por uma única veia umbilical.

## ▪ Trocas materno-fetais | Mecanismos de transferência

As trocas materno-fetais podem ser: difusão simples, difusão facilitada, transporte ativo, filtração, pinocitose, efrações ou fissuras, transferências de gases e transferência de nutrientes.

### Difusão simples

Qualquer molécula para a qual há diferença de gradiente de concentração entre os compartimentos feto-materno, ou vice-versa, tende a difundir-se pela placenta. É um processo passivo, sem dispêndio de energia; ao final tende-se a estabelecer um equilíbrio de concentrações.

### Difusão facilitada

Envolve moléculas carreadoras que se movem de um lado para outro da membrana, facilitando o intercâmbio em ambos os sentidos. Não requer dispêndio de energia, mas essas moléculas são incapazes de transferir-se contra gradiente.

### Transporte ativo

Neste caso, as moléculas carredoras requerem ligações para o suplemento energético dentro do trofoblasto, consumindo adenosina trifosfato (ATP). O intercâmbio agora se faz contra gradiente.

### Filtração

Na ausência de mecanismos específicos de transporte, algumas moléculas permeiam a membrana do trofoblasto. Os lipídios insolúveis, por exemplo, cruzam a placenta pelos poros visualizados por microscopia eletrônica.

## Pinocitose

É um processo de transferência principalmente de proteínas e substâncias imunológicas. As estruturas são engolfadas, de modo semelhante ao processo de fagicitose pelos macrófagos, transportadas e despejadas na circulação fetal.

## Efrações ou fissuras

Mínimas erupções ocorrem no sinciciotrofoblasto, ocasionadas pela deportação vilosa. Por essas erupções, ocorre a passagem de células sanguíneas fetais para a circulação materna e vice-versa.

## Transferência de gases

A transferência de oxigênio da circulação materna para o feto ocorre por difusão simples. Alguns autores ainda acreditam que um processo facilitado envolvendo o citocromo 450 possa estar presente.

A passagem transplacentária do $O_2$ é afetada por condições específicas, entre elas:

- pela diferença de pressão parcial de oxigênio entre o sangue materno e o sangue fetal dos capilares vilosos
- pela permeabilidade da placenta ao $O_2$
- pela área de superfície de troca e orientação relativa do fluxo sanguíneo materno e fetal.

Além disso, a maior concentração de hemoglobina no sangue fetal e a redução da afinidade da hemoglobina materna pelo efeito Bohr favorecem a capitação do $O_2$ pela hemoglobina fetal. No efeito Bohr, à medida que o feto transfere $CO_2$ e metabólitos ácidos para o espaço interviloso, este se acidifica, reduzindo a afinidade da Hb materna pelo $O_2$, que passa para o feto (efeito Bohr positivo). Em contrapartida, o sangue nos capilares fetais alcaliniza-se, o que aumenta a afinidade da Hb fetal pelo $O_2$ (efeito Bohr negativo).

A transferência de $CO_2$ também ocorre por difusão simples. A placenta é altamente permeável ao $CO_2$, que atravessa o vilo corial mais rapidamente do que o $O_2$. Para isso, é imprescindível que a $P_{CO_2}$ fetal seja sempre maior do que a materna. Desse modo, alterações respiratórias maternas ocasionando aumento da $P_{CO_2}$ podem facilmente determinar acidose respiratória fetal.

## Transferência de nutrientes

▶ **Água.** A água difunde-se rapidamente em ambas as direções. Sua transferência é regulada por diferença de pressão osmótica e pelo nível sanguíneo materno-fetal. Ao fim da gestação, a transferência de água da mãe para o feto chega a 3.000 m$\ell$/h e apenas um milésimo disso permanece no feto.

▶ **Glicose.** A glicose é o principal substrato energético necessário para o metabolismo fetal, sendo transportada através da placenta por difusão facilitada. Os pontos principais que determinam a transferência de glicose para o feto envolvem o aumento da disponibilidade dessa molécula na circulação materna, por maior produção da mesma e aumento da resistência à insulina. A partir disso, a glicose é transferida para o feto com a ajuda de uma série de proteínas carreadoras, entre elas, Glut-1, 3 e 4.

A Glut-8 foi encontrada em placentas de ovelhas. Anormalidades, como a restrição do crescimento fetal, são acompanhadas de menor capacidade de transporte de glicose e consequente hipoglicemia neonatal. A modificação da quantidade de fatores transportadores de glicose em função de alterações no tamanho da massa placentária ainda é controversa. Finalmente, o pâncreas fetal desenvolve-se entre o final do primeiro e o início do segundo trimestre. Níveis séricos de insulina são encontrados em torno da vigésima semana de gravidez e aumentam gradativamente até o termo.

▶ **Proteínas e aminoácidos.** A concentração de aminoácidos é maior no plasma fetal do que no plasma materno. O transporte de proteínas pela placenta é regulado por outros micronutrientes e também por ácidos graxos insaturados. Sendo assim, é possível que a melhor maneira de manter adequado o transporte de proteínas pela placenta é ter uma dieta balanceada, rica em todos os nutrientes essenciais.

▶ **Lipídios.** A gordura é um grupo heterogêneo de compostos que incluem triglicerídios, ácidos graxos livres e fosfolipídios. Presume-se que muitos ácidos graxos livres possam cruzar a placenta por difusão simples. Quase toda a gordura fetal provém dessa fonte e da síntese de lipídios a partir de carboidratos e acetato. À exceção do glicerol, as gorduras neutras não transpõem a placenta. O colesterol ultrapassa lentamente a placenta enquanto os fosfolipídios são hidrolisados e depois ressintetizados no decorrer da sua passagem.

▶ **Vitaminas.** As vitaminas hidrossolúveis transpõem a barreira placentária contra gradiente de concentração e por isso este processo requer energia. A vitamina C dispõe de dois mecanismos de transporte conhecidos. No primeiro, sua forma ácida L-desidroascórbico é transportada por transportadores de glicose, enquanto sua forma reduzida, o ascorbato, é transportada na dependência de íons $Na^+$.

As vitaminas lipossolúveis transpõem a barreira placentária de maneira lenta. O feto é incapaz de sintetizar vitamina A a partir de seus precursores, retinil éster e caroteno. A vitamina A é, portanto, transportada do compartimento materno pela proteína acopladora de retinol e parte desta pode ser ativada em ácido retinoico na própria placenta ou permanecer estocada sob a forma de retinil éster. No feto, o retinol é convertido em ácido retinoico e desempenha uma função no desenvolvimento molecular e organogênese.

O ácido fólico apresenta particularidades em seu transporte transplacentário. É de amplo conhecimento a existência de receptores placentários para folatos, caracterizados como glicoproteínas de 35 kDa de alta afinidade. Desse modo, o 5-metiltetraidrofolato circulante no sangue materno é capturado pelos receptores presentes na placenta e, a partir daí, é transportado para o feto por diferença de gradiente. De maneira interessante, o número de receptores para folatos na placenta aumenta frente à deficiência de folatos circulantes. Isso parece ocorrer em resposta à presença do metabólito homocísteina, que determina aumento do mRNA para os receptores de folato e consequente maior expressão proteica na membrana celular.

A placenta também dispõe de receptores para vitamina D e, ainda, da enzima necessária para a sua a ativação em $1,25(OH)_2D_3$, a 1α-hidroxilase. Portanto, pode-se dizer que a própria placenta controla a atividade da vitamina D. Estudos recentes atribuem a esta vitamina não só o papel no metabolismo do cálcio, mas também importante participação imunomoduladora, com funções no controle da autoimunidade e aceitação de transplantes. Pode ser esta a sua fundamental contribuição na tolerância materno-fetal.

▶ **Minerais.** Os íons sódio e cálcio atravessam a placenta por transporte ativo, na proporção de 2,5 g/h, dos quais 1/500 é retido pelo feto.

## ▶ Função hormonal da placenta

A placenta é responsável pela produção de uma série de fatores de crescimento e hormônios com papéis fundamentais no desenvolvimento gestacional. Este capítulo discorre sobre a produção da gonadotrofina coriônica, do lactogênio placentário, do estrógeno e da progesterona.

### • Gonadotrofina coriônica

A gonadotrofina coriônica humana (hCG), ou hormônio gonadotrófico coriônico, é uma glicoproteína sintetizada precocemente pelo trofoblasto, sendo o sinciciotrofoblasto a sua principal fonte. A estrutura molecular da hCG compreende duas subunidades diferentes, alfa e beta, acopladas de maneira não covalente. A sequência da subunidade alfa da molécula de hCG é idêntica àquela de outros hormônios como FSH, LH e TSH, o que sugere certa ação cruzada dessas moléculas quanto aos seus aspectos funcionais. A subunidade beta, entretanto, é diferente, sendo a sua detecção em soro ou urina materna o primeiro sinal hormonal de gravidez. Seus níveis podem ser medidos a partir do 7º ao 9º dia após a concepção, alcançando seus valores máximos em torno da 10ª à 12ª semana de gravidez (cerca de 100.000 mUI/m$\ell$). Após esse período, a produção de hCG decresce até a 20ª semana e níveis basais permanecem detectáveis até o fim da gravidez (cerca de 10.000 mUI/m$\ell$).

Entre as funções da hCG, destaca-se seu papel na manutenção da função do corpo lúteo, ou seja, na secreção adequada de progesterona. Recentemente, demonstrou-se que a hCG exerce efeito apoptótico sobre as céculas deciduais pelo mecanismo de Fas/FasL. Essa ação sugere papel facilitador da hCG na implantação do blastocisto. A hCG desempenha, ainda, importante função de tolerância materno-fetal, participando do recrutamento de leucócitos para a decídua materna e regulando a citotoxicidade e a produção de citocinas pelos linfócitos T. Outras funções são o estímulo da esteroidogênese placentária, o aumento da produção de testosterona pelo testículo fetal e a ação tireotrófica.

## • Lactogênio placentário

O hormônio lactogênio placentário (hPL), também conhecido como hormônio coriônico somatotrófico, é sintetizado pelo sinciciotrofoblasto. Seus níveis são detectados no soro materno a partir da 3ª semana de gravidez e elevam-se progressivamente até quase 36 semanas, quando alcançam a produção de 1 a 4 g/ dia. Pode-se dizer que sua produção acompanha o crescimento da massa placentária.

O hPL tem ação contrainsulínica, diminuindo a sensibilidade deste hormônio no sangue materno. Além disso, atua na redução da gliconeogênese materna. Age ainda promovendo lipogênese, lipólise e consequente liberação de ácidos gordurosos. Essas ações têm o intuito de garantir substrato energético suficiente tanto para a mãe quanto para o feto. A ação sobre a insulina determina ainda maiores níveis desse hormônio na circulação materna, o que leva à síntese de proteínas que funcionam como fonte de aminoácidos para o feto. O hPL é responsável também por estimular a proliferação epitelial da glândula mamária.

## • Estrógeno

Apesar de produtora de estrógenos, a placenta não é capaz de sintetizar esses hormônios de maneira independente. Ou seja, sua síntese é realizada por uma ação conjunta da própria placenta com os organismos materno e fetal, que participam do processo fornecendo metabólitos essenciais. A esta combinação dá-se o nome de unidade fetoplacentária.

A elaboração dos estrógenos ocorre nas mitocôndrias do sinciciotrofoblasto. A placenta dispõe das enzimas desidrogenase-3, β-hidroxiesteroide e isomerase, enquanto o feto fornece a 16α-hidroxilase.

Estrona e estradiol são sintetizados a partir da conversão de sulfato de desidroepiandrosterona (DHEAS) proveniente das suprarrenais da mãe e do feto. O DHEAS é hidrolisado em DHEAS livre por uma sulfatase placentária e a partir daí é convertido em androstenediona, que sofre subsequente aromatização em estrona. A seguir, a estrona é transformada em estradiol-17β pela 17β-hidroxioxidorredutase. Cerca de 90% do estradiol-17β e do estriol vão para o compartimento materno, enquanto a estrona vai para o compartimento fetal.

## • Progesterona

A progesterona passa a ser sintetizada precocemente pela placenta e sua produção acentua-se a partir da 5ª ou 6ª semana de gravidez. Para a biossíntese da progesterona, a placenta utiliza como substrato o LDL colesterol, que é captado da circulação materna. A partir do colesterol, a placenta sintetiza a pregnenolona, e esta é finalmente convertida em progesterona. No termo da gravidez, a produção diária de progesterona é de cerca de 250 a 350 mg. Destas, 90% atingem o compartimento materno e 10% são destinados ao feto.

A progesterona participa da tolerância materno-fetal recrutando leucócitos para a decídua materna. É clássica a consideração de que a progesterona é responsável pela manutenção da quiescência uterina durante toda a gestação e que este efeito é reduzido no termo, culminando com o trabalho de parto. Estudos recentes demonstraram que não são alterações na concentração de progesterona plasmática, mas a diferente expressão de receptores miometriais o fator responsável pelo início do trabalho de parto. Dessa maneira, os receptores B (PR-B) miometriais caracterizam o estado de quiescência e a inversão em sua relação, ou seja, aumento da expressão de receptores A e C (PR-A, PR-C) ocasiona o trabalho de parto. A progesterona age, ainda, como moduladora do equilíbrio entre citocinas inflamatórias (IL-6, IL-8) e não inflamatórias (IL-4, IL-10), e as alterações neste equilíbrio são relacionadas com o trabalho de parto prematuro.

Destacam-se, também, os efeitos da progesterona sobre a musculatura dos tratos urinário e gastrintestinal maternos. Quanto ao feto, a função mais importante da progesterona é servir como substrato para a produção de glicocorticoides e mineralocorticoides pela glândula suprarrenal.

### · Fator de liberação de corticotropina placentária

Os níveis do fator de liberação de corticotropina placentária (CRH) crescem exponencialmente durante a gestação, apresentando maior teor na circulação materna do que na fetal. Desse modo, alcançam pico máximo no termo da gravidez.

No organismo materno, os receptores específicos, CRHR1-alfa, presentes na adeno-hipófise e nas glândulas suprarrenais, estimulam a síntese, respectivamente, de corticotrofina e cortisol, como também, sulfato de desidroepiandrosterona (DHEAS), precursor da síntese de estrogênios.

No feto, a exemplo do que ocorre no compartimento materno, o CRH também estimula a produção de corticotrofina e cortisol; este, por sua vez, estimula tanto a produção do próprio CRH placentário quanto de surfactante e fosfolipídios que, além de promoverem a maturação pulmonar, também provocam síntese de DHEAS.

No termo da gravidez, um mecanismo complexo, envolvendo os receptores CRHR1-alfa, receptores de progesterona (PR-A, PR-B, PR-C), receptores de estrogênios, conexina 43 e receptores de para ocitocina associados à exacerbação de fatores inflamatórios, promove o desencadeamento do trabalho de parto.

## ▶ Referências bibliográficas

1. Red-Horse K, Zhou Y, Genbacev O *et al*. Trophoblast differentiation during embryo implantation and formation of the maternal-fetal interface. J Clin Invest. 2004; 114:744-54.
2. Red-Horse K, Drake PM, Fisher SJ. Human pregnancy: the role of chemokine networks at the fetal-maternal interface. Expert Rev Mol Med. 2004; 10:1-14.
3. Peel S, Stewart IJ, Bulmer D. Experimental evidence for the bone marrow origin of granulated metrial gland cells of the mouse uterus. Cell Tissue Res. 1983; 233(3):647-56.
4. Bulmer JN, Lash GE. Human uterine natural killer cells: a reappraisal. Mol Immunol. 2005; 42:511-21.
5. Ritson A, Bulmer JN. Extraction os leucocytes from human decidua. A comparision of dispersal techniques. J Immunol Methods. 1987; 104(1-2):231-6.

# 3 Sistema Amniótico

*Henri Augusto Korkes | Leandro Gustavo de Oliveira | Nelson Sass*

## ▶ Introdução

A cavidade amniótica é formada por duas membranas, internamente pelo âmnio e externamente pelo córion. Essa câmara é, então, preenchida pelo líquido amniótico (LA). É possível ainda separar o âmnio em cinco folhetos de acordo com suas constituições e funções. O primeiro e mais interno folheto é composto por células epiteliais derivadas do ectoderma embrionário; a camada seguinte é de membrana basal fina e delicada. O terceiro folheto é composto de colágeno, mostrando-se resistente à infiltração de leucócitos e com função de obstáculo à agressão inflamatória. O quarto é composto por fibroblastos e células de Hofbauer (macrófagos). Por último, observa-se uma camada esponjosa, bastante flexível e contígua com o córion. Na Figura 3.1, pode-se observar a reconstrução da câmara âmnica imediatamente após o parto como rotina assistencial.

## ▶ Funções

Certamente o âmnio é mais do que apenas uma membrana avascular contendo o LA em seu interior. Ele é metabolicamente ativo, envolvido no transporte de água e solutos para a manutenção da homeostase e da produção de compostos bioativos.[1] Sabe-se ainda que o âmnio desempenha diversas funções imunológicas, além de produzir citocinas e substâncias que coordenam a atividade de diversas outras. O LA em volume normal no interior da cavidade âmnica possibilita a boa movimentação

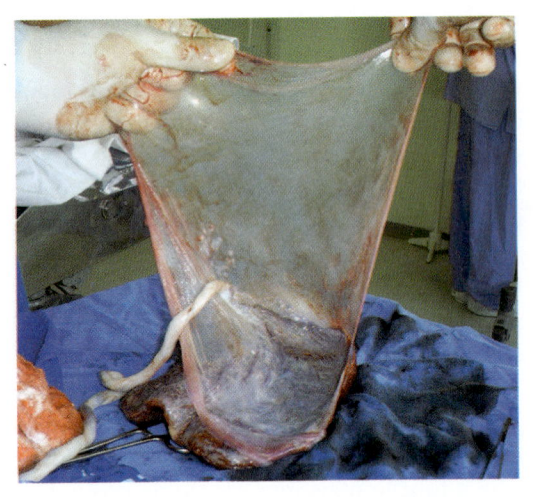

**Figura 3.1** Observe placenta, cordão umbilical e câmara âmnica removida integralmente. (Cedida pelo Prof. Edmir José Marin.)

fetal, confere proteção contra traumas, proteção funicular contra compressões, manutenção da temperatura intracavitária, além de auxiliar em muitos aspectos no desenvolvimento fetal, por exemplo, dos sistemas gastrintestinal, respiratório e musculoesquelético.

## ▶ Formação e volume

A regulação do volume do líquido é um processo dinâmico e depende da interação entre feto, placenta e organismo materno. Nas primeiras semanas, a produção do líquido depende da passagem passiva de solutos pela membrana amniótica por diferença de gradiente osmolar. Entre a 10ª e a 14ª semana de gravidez, o volume de LA é afetado também por um equilíbrio entre este e o plasma fetal. Isso ocorre por meio de transudação pela pele fetal. A partir desse período até a 20ª semana de gravidez, a progressiva queratinização da pele fetal reduz progressivamente a contribuição desse compartimento na homeostase amniótica.

A partir da 20ª semana, os rins fetais passam a ser cruciais na regulação do volume de LA. Desse modo, o equilíbrio volumétrico é alcançado pelo balanço entre deglutição e diurese fetais. Uma menor contribuição para esse equilíbrio vem de outros aparelhos, como o respiratório, o gastrintestinal e a superfície do cordão umbilical.[2]

Na segunda metade da gestação observa-se aumento gradativo do LA, que alcança volumes máximos em torno da 34ª semana. A partir daí, é possível observar o seu declínio progressivo até o termo. Apesar de ser difícil estabelecer uma quantificação volumétrica do LA, principalmente em função de sua dinâmica pode-se dizer que um volume em torno de 1.000 m$\ell$ é alcançado entre 34ª e 36ª semanas de gestação, diminuindo para cerca de 200 m$\ell$ na 42ª semana. Ressalta-se a importância desse conhecimento uma vez que se observam na prática clínica atual condutas baseadas única e exclusivamente no volume de líquido, em momentos de final da gestação, com internações desnecessárias e resoluções de gestações absolutamente normais.

Phelan *et al.*[3] descreveram um método de avaliação ultrassonográfica do líquido chamado índice de líquido amniótico (ILA). De acordo com esses autores, o examinador deve medir o espaço preenchido pelo LA em quatro quadrantes divididos no abdome materno. De maneira geral, ILA > 24 cm corresponde a polidrâmnio e ILA < 5 cm corresponde a oligoâmnio. É preciso ressaltar que esta avaliação deve ser sempre conjunta com a avaliação de possíveis quadros de insuficiência placentária, restrição de crescimento fetal, alterações na morfologia fetal e, evidentemente, da presença de ruptura prematura de membranas. Sendo assim, é inconcebível, por exemplo, que um examinador dê um laudo de redução de LA sem avaliar o fluxo sanguíneo placentário.

## ▶ Composição

O LA apresenta em sua composição até 99% de água, sendo apenas 1% representado por substâncias sólidas (orgânicas e inorgânicas), além de proteínas, glicose, gorduras, hormônios, vitaminas, imunoglobulinas, enzimas, entre outros. As células presentes no líquido são células epidérmicas resultantes de descamação fetal e epiteliais provenientes do sistema urinário. Há ainda pelos, fragmentos de revestimento sebáceo, células polinucleadas, macrófagos e células anucleadas. Ressalta-se que o líquido é praticamente acelular por volta da 14ª semana, aumentando sua celularidade progressivamente até o termo. Todos esses elementos em suspensão podem ser vistos por meio da amnioscopia traduzidos como "grumos". De maneira geral, a identificação desses elementos é evidente a partir de 34 semanas, podendo ser útil para a estimativa da idade gestacional.

Pode-se pesquisar a maturidade pulmonar fetal pela punção do líquido nessas fases e pela posterior avaliação por pesquisa de corpos lamelares, teste de Clements, relação lecitina/esfingomielina ou dosagem de fosfatidilglicerol.

## ▶ Aspectos clínicos

O LA inicialmente é claro, tornando-se turvo e opalescente ao final da gestação. Apresenta densidade de 1.006 e pH de 7,0. Utilizando-se de amnioscópio de acrílico, a amnioscopia realizada por meio de colo permeável possibilita a identificação de características específicas com razoável acurácia diagnóstica:

- aspecto opalescente com grumos evidentes em suspensão: gestação no termo
- aspecto cristalino sem grumos: feto prematuro com menos de 34 semanas
- aspecto cristalino com pequenos grumos: feto prematuro com pelo menos 34 semanas
- aspecto esverdeado: presença de mecônio
- aspecto amarelo-ouro: feto pós-maturo (igual ou maior que 42 semanas)

- aspecto vermelho: hemoâmnio, compatível com descolamento da placenta
- aspecto castanho ou achocolatado: compatível com óbito fetal.

## ▶ Ponderações clínicas frente ao oligoidrâmnio "sem causa" ou no termo

Anormalidades no volume do LA podem estar associadas a problemas perinatais, particularmente se decorrentes de insuficiência placentária. Um dos padrões ultrassonográficos mais utilizados para sua avaliação é o ILA tendo como base a curva de Moore e Cayle.[4] Porém, em seu trabalho os autores alertam que as variações das medidas do ILA não são constantes em relação ao volume real, por isso a interpretação do ILA como anormal em um cenário de pressuposto oligoidrâmnio deve ser realizada com cautela.

Não existem informações suficientes para responder se a simples estimativa do volume de LA em gestações no termo, sem patologias aparentes, pode acarretar algum impacto no prognóstico perinatal. Mesmo em gestações de alto risco o papel da medida ultrassonográfica do LA parece ter acurácia limitada para identificar efeitos perinatais adversos.[5] Entre diferentes técnicas de avaliação do volume do LA, o ILA tende a "identificar" mais oligoidrâmnio em relação à técnica do menor bolsão, podendo acarretar maiores taxas de falso-positivos e consequentes intervenções desnecessárias.[6]

Estudos que avaliaram a acurácia dos métodos de avaliação ultrassonográfica do volume do LA com relação à medida realizada por métodos de diluição com aminoipurato de sódio identificaram que o ILA e a técnica de avaliação em dois diâmetros exibiram sensibilidade muito limitada (5 a 13%) para refletir o volume real de LA.[7-9]

Os intervalos de confiança para um erro alfa de 95% são tão amplos que tornam possível afirmar que esses métodos ultrassonográficos não são capazes de avaliar de maneira satisfatória o volume real de LA. Ao se observar a curva ROC que confronta sensibilidade e especificidade do método, verifica-se que os critérios utilizados para definição de oligoidrâmnio podem incluir um grande número de pacientes normais e excluir pacientes realmente com LA reduzido. Assim, além da sensibilidade limitada, sua capacidade de avaliar o bem-estar fetal também parece ter limitações.

A possível associação entre um achado anormal de LA e pior prognóstico fetal parece não se confirmar a partir de estudos clínicos delineados para responder a esta questão. Um suposto achado isolado de oligoidrâmnio não parece ter o poder de prever prognóstico fetal, pois um protocolo que recomenda indução do parto para estas situações parece acarretar maior índice de cesáreas sem que desfechos perinatais importantes sejam modificados.[10] Também não está estabelecido de maneira clara se o volume do LA pode ser um fator preditivo de acidose fetal no parto. Ensaio clínico que avaliou o volume do LA por técnicas de diluição não identificou diferenças em termos de acidose fetal no parto entre o grupo com LA reduzido e o grupo normal.[11]

Um estudo caso-controle que incluiu 158 pacientes consideradas de alto risco concluiu que as taxas de complicações intraparto entre as pacientes com ILA ≤ 5 foram similares àquelas com ILA normal.[12] Metanálise realizada na base Medline de trabalhos publicados em inglês avaliou 18 artigos que incluíam 10.551 pacientes e concluiu que, entre pacientes com ILA ≤ 5, havia maior possibilidade de parto cesáreo e menor índice de Apgar no 5º minuto, porém não foram observadas diferenças em relação à ocorrência de pH < 7,2. Os autores destacam que possíveis fatores de confusão poderiam influenciar os resultados, entre eles o fato de que definir oligoidrâmnio acarreta maior tendência para induções e que menor índice de Apgar poderia ser correlacionado a outros fatores como maior uso de narcóticos no parto e ocorrência de recém-nascidos pré-termo.[13]

Estudo randomizado não registrou diferença entre o ILA *versus* menor bolsão na avaliação do volume do LA para identificar pacientes com resultados perinatais adversos.[14] Outro ensaio randomizado observou que usar o ILA isoladamente aumenta a chance de se rotular uma gestação como portadora de oligoidrâmnio em comparação ao perfil biofísico modificado (cardiotografia anteparto + avaliação do menor bolsão) sem que isso implique redução no risco perinatal.[15]

Finalmente, um ensaio clínico randomizado incluiu 61 gestantes no termo com ILA ≤ 5. Um dos grupos foi submetido à indução logo após o diagnóstico, comparado à conduta expectante com avaliação bissemanal da vitalidade. Os resultados concluíram que, ao se definir oligoidrâmnio em gestantes normais no termo, a conduta expectante parece ser a melhor alternativa em relação à indução "profilática", pois muitas pacientes entram em trabalho de parto em cerca de 3 dias.[16]

## ▶ Referências bibliográficas

1. Cunningham FG, Leveno KJ, Bloom SL *et al.* Implantation, embryogenesis and placental development. In: Williams Obstetrics. 23 ed. New York: McGraw-Hill, 2010. pp. 36-77.
2. Bortoletti Filho J, Nardozza LMM, Cossi PS *et al.* Distúrbios do volume de líquido amniótico. In: Moron AF, Camano L, Kulay Junior L. Obstetrícia. São Paulo: Manole, 2011. pp. 1665-80.
3. Phelan JP, Smith CV, Broussard P *et al.* Amniotic fluid volume assessment with the four-quadrant technique at 36 a 42 weeks' gestation. J Reprod Med. 1987; 32(7):540-2.
4. Moore TR, Cayle JE. The amniotic fluid index in normal human pregnancy. Am J Obstet Gynecol. 1990; 162:1168-73.
5. Magann EF, Chauhan SP, Kinsella MJ *et al.* Antenatal testing among 1001 patients at high risk: the role of ultrasonographic estimate of amniotic fluid volume. Am J Obstet Gynecol. 1999; 180:1330-6.
6. Magann EF, Sanderson M, Martin JN *et al.* The amniotic fluid index, single deepest pocket and two-diameter pocket in normal human pregnancy. Am J Obstet Gynecol. 2000; 182:1581-8.
7. Magann EF, Nolan TE, Hess LW *et al.* Measurement of amniotic fluid volume: accuracy of ultrasonography techniques. Am J Obstet Gynecol. 1992; 167:1533-7.
8. Chauhan SP, Magann EF, Morrison JC *et al.* Ultrasonographic assessment of amniotic fluid does not reflect actual amniotic fluid volume. Am J Obstet Gynecol. 1997; 177:291-7.
9. Magann EF, Doherty DA, Chauhan SP *et al.* How well do the amniotic fluid index and single deepest pocket indices (below the 3rd and 5th and above the 95th and 97th percentiles) predict oligohydramnios and hydramnios? Am J Obstet Gynecol. 2004; 190:164-9.
10. Conway DL, Adkins WB, Schroeder B *et al.* Isolated oligohydramnios in the term pregnancy: is it a clinical entity? J Matern Fetal Med. 1998; 7(4):197-200.
11. Magann EF, Chauhan SP, Martin JM. Is amniotic fluid volume status predictive of fetal acidosis at delivery? Aust N Z J Obstet Gynaecol. 2003; 43(2):129-33.
12. Magann EF, Kinsella MJ, Chauhan SP *et al.* Does an amniotic fluid index of ≤ 5 cm necessitate delivery in high-risk pregnancies? A case-control study. Am J Obstet Gynecol. 1999; 180(6):1354-9.
13. Chauhan SP, Sanderson M, Hendrix NW *et al.* Perinatal outcome and amniotic fluid index in the antepartum and intrapartum periods: a meta-analysis. Am J Obstet Gynecol. 1999; 181(6):1473-8.
14. Moses J, Doherty DA, Magann EF *et al.* A randomized clinical trial of intrapartum assessment of amniotic fluid volume: amniotic fluid index versus the single deepest pocket technique. Am J Obstet Gynecol. 2004; 190:1564-70.
15. Chauhan SP, Doherty DD, Magann EF *et al.* Amniotic fluid index versus single deepest pocket technique during modified biophysical profile: a randomized clinical trial. Am J Obstet Gynecol. 2004; 191:661-8.
16. Conway DL, Groth S, Adkins WB *et al.* Management of isolated oligohydramnios in the term pregnancy: a randomized clinical trial. Am J Obstet Gynecol. 2000; 182(1 Pt 2):S21.

# 4 Cordão Umbilical

*Henri Augusto Korkes*

## ▶ Introdução

A partir da quarta semana, durante o período embrionário, tanto o trofoblasto quanto o disco embrionário trilaminar sofrem modificações importantes, entre elas o pregueamento do embrião. Em função desse pregueamento, a junção amnioectodérmica superficial localiza-se na face ventral ou no anel umbilical primitivo. Com o crescimento do embrião, ocorre a redução desse anel e a expansão âmnica envolvendo os pedúnculos de conexão e vitelínicos, formando-se assim o cordão umbilical primitivo.

No fim do terceiro mês, podem-se identificar as estruturas permanentes, compostas por duas artérias e uma veia localizada em meio a uma substância protetora, a geleia de Wharton. No termo, o comprimento do cordão aproxima-se dos 55 cm, sendo considerado curto quando menor do que 30 cm e longo quando maior do que 100 cm. Cordões curtos predispõem a rupturas e descolamentos placentários durante o parto, quando longos podem estar associados a nós verdadeiros (Figura 4.1 A), circulares de cordão, torções (Figura 4.1 B) e procidências do cordão (laterocidências, procúbito e prolapso), relacionados com maiores índices de óbito fetal. É importante salientar que o diagnóstico prévio das circulares de cordão por meio de ultrassonografia não é suficiente para indicações "profiláticas" de partos cesarianos, uma vez que a maioria dos casos apresenta evolução satisfatória.

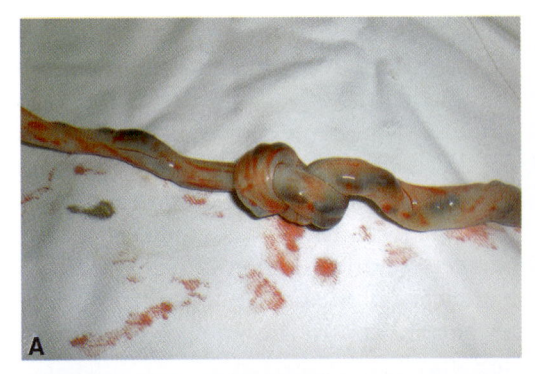
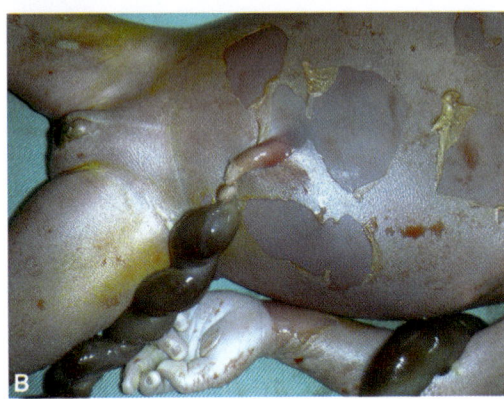

**Figura 4.1 A.** Nó verdadeiro de cordão. **B.** Torção de cordão com óbito fetal.

## ▶ Inserção

O cordão umbilical em sua extremidade distal (mais próxima à placenta) insere-se na maioria das vezes centralmente na placa corial ou face fetal. Por vezes, pode apresentar uma inserção periférica dita "em raquete". Em alguns casos, emite vasos antes de penetrar na placa corial, situação conhecida como inserção velamentosa do cordão (Figura 4.2). Esses vasos, quando à frente da apresentação durante o trabalho de parto, formam os vasos prévios ou *vasa previa* e sua ruptura torna-se uma emergência obstétrica com hemorragia fetal intensa e altas taxas de mortalidade fetal.

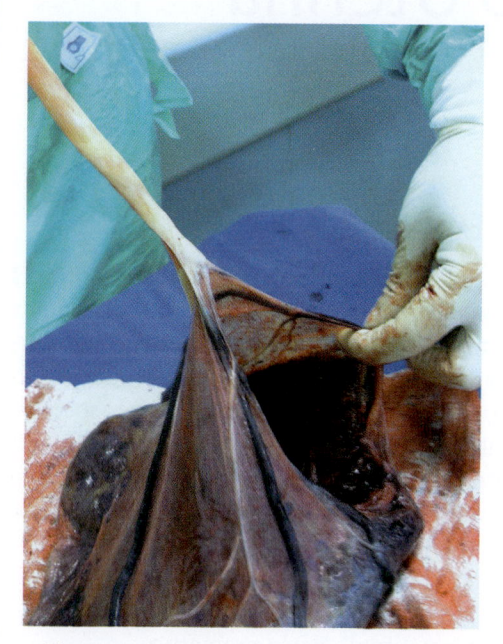

**Figura 4.2** Inserção velamentosa do cordão.

## ► Referências bibliográficas

1. Cunningham FG, Leveno KJ, Bloon SL *et al.* Implantation, embryogenesis, and placental development. In: Williams obstetrics. 23 ed. New York: McGraw-Hill, 2010. pp. 44-69.
2. Fonseca ESVB, Cabar FR, Nomura RMY. Placenta e sistema amniótico. In: Zugaib M. Zugaib Obstetrícia. Barueri: Manole, 2008. pp. 76-91.
3. Kulay Junior L, Kulay MNC, Simões MJ *et al.* Placenta humana. In: Neme B. Neme Obstetrícia básica. 3 ed. São Paulo: Sarvier, 2006. pp. 12-28.
4. Kulay Junior L, Oliveira LG, Nakamura MU. Placenta. In: Moron AF, Camano L, Kulay Junior L. Obstetrícia. São Paulo: Manole, 2011. pp. 53-71.
5. Mesquita MRS, Sass N, Stavalle JN *et al.* O leito placentário no descolamento prematuro da placenta. Rev Bras Ginecol Obstet. 2003; 25(8):585-91.
6. Oliveira LG, Lash GE, Murray-Dunning C *et al.* Role of interleukin 8 in uterine natural killer cell regulation of extravillous trophoblast cell invasion. Placenta. 2010; 31(7):595-601.

# 5 Contração Uterina

*Carlos Eduardo Negrão*

## ▶ Introdução

Para o fenômeno da parturição, três fatores são muito importantes: trajeto ou bacia óssea, objeto ou feto (concepto) e motor ou contração uterina, relacionado com o miométrio.

O miométrio permanece quase quiescente durante a gravidez e, no início do trabalho de parto, o colo uterino manifesta-se mais macio e dilatável e o corpo uterino com as contrações eficientes que determinam o trabalho de parto.

## ▶ Características do músculo uterino

O miométrio é composto por três camadas mal definidas, dispostas em sentido longitudinal, circular e espiral com finalidade de distendê-lo durante a gestação e expulsar o concepto durante a parturição.

O músculo uterino é composto por fibras miometriais lisas apresentando grau máximo de diferenciação do sistema muscular, responsável pela contração uterina e a alteração de suas propriedades pode ser responsável pela distocia funcional. Essas células musculares estão dispersas dentro de uma matriz, formada principalmente por fibras colágenas. A seguir serão apresentadas algumas de suas características.

### ▪ Sensibilidade dolorosa

É discreta no colo e corpo uterino. Durante o parto, a queixa dolorosa coincide com as contrações e resulta da projeção da apresentação fetal no segmento inferior e compressão dos órgãos vizinhos.

### ▪ Excitabilidade

A fibra uterina tem propriedades notáveis com relação à capacidade de ser incitada por estímulos diversos. Estímulos mecânicos originados por movimentação fetal ou contato pelo abdome produzem contração. Esse aspecto é interessante e pode auxiliar na medida da altura uterina, pois um leve palpar pode aumentar o tônus e facilitar a limitação do fundo uterino. A fibra uterina pode ser estimulada por catecolaminas, citocinas inflamatórias e prostaglandinas, situação que pode facilitar o desencadeamento do parto prematuro.

### ▪ Elasticidade

Pode se adaptar às alterações do conteúdo e se retrair, encurtando as fibras com diminuição do volume, mantendo o tônus inalterado. Sua retratilidade é responsável pelo miotamponamento para controle do sangramento pós-parto (ligaduras vivas de Pinard).

### ▪ Tonicidade

Na avaliação histerográfica, o valor do tônus uterino é a menor pressão exercida pelo útero entre as contrações. Nos partos normais, o tônus oscila em torno de 10 mmHg e os limites normais são de 8 a 12 mmHg. Suas alterações podem ser hipertonia e hipotonia.

### ▪ Contratilidade

É o encurtamento da fibra miometrial. São reconhecidas duas formas: tipo A (pequena), de alta frequência com uma contração por minuto e de baixa intensidade, a 4 mmHg) e tipo B (Braxton-Hicks), com alta amplitude, com intensidade entre 10 e 20 mmHg, difundindo-se parcial ou totalmente pelo útero; aumenta progressivamente com o decorrer da gravidez, tendo frequência de 2 contrações/10 min e intensidade 20 a 40 mmHg no início do trabalho de parto. Antes das 28 semanas é quiescente, e a partir daí, há aumento gradual e coordenado na frequência e intensidade, culminando com o trabalho de parto.

## ▶ Definições histerográficas da contração uterina

O trabalho uterino total seria a soma total das pressões intrauterinas obtidas em cada contração, sendo estimado 7.000 mmHg para multíparas e 10.000 mmHg para primíparas. Uma avaliação mais simples para avaliar o trabalho uterino durante o parto é por meio da atividade uterina (AU), que é o produto da intensidade pela frequência, expressa em unidades Montevidéu (UM). Define-se tônus como a menor pressão intrauterina registrada entre duas contrações. Intensidade ou amplitude significa a elevação da pressão intrauterina, na pressão amniótica, acima do tônus uterino consequente à contração. Normalmente os valores normais oscilam entre 30 e 50 mmHg. Conceitua-se frequência como o número de contrações a cada 10 min que, dependendo do trabalho de parto, pode variar de 2 a 5 contrações/10 min.

### ▪ Tríplice gradiente descendente

É a existência de um gradiente de atividade contrátil do útero, com predominância fúndica. A onda contrátil tem sua origem em dois marca-passos situados próximo às inserções tubárias, bilateralmente. Do marca-passo, a onda propaga-se ao restante do útero com velocidade aproximada de 2 cm/segundo, demorando cerca de 30 segundos para percorrer todo o útero, tendo maior duração no fundo uterino. O sentido da onda sempre é descendente. A intensidade é maior nas regiões superiores e diminui à medida que atinge as regiões inferiores. Dessa maneira, a onda contrátil tem tríplice gradiente descendente, ou seja, tem propagação descendente, maior duração no fundo uterino e a intensidade diminui no sentido cefalocaudal. A existência de um tríplice gradiente descendente durante a contração uterina é caracterizado por:

- sentido descendente de propagação
- maior duração da contração próximo a seu ponto de origem
- intensidade decrescente das contrações à medida que se aproxima do colo uterino.

Pode ocorrer eventual anomalia contrátil, com inversão do gradiente de contração. Nessas circunstâncias, as contrações iniciam-se na zona inferior do útero, na qual são mais intensas e duradouras e propagam-se em sentido ascendente. Em tais casos, embora a pressão intra-âmnica seja elevada, o colo não se dilata.

Durante a gravidez, o útero apresenta contrações pouco frequentes e indolores que não dilatam o colo uterino, tendo efeito provável de facilitar a circulação uteroplacentária e formar o segmento inferior, facilitando a acomodação fetal. Nos diversos momentos do parto, as características da contração são variadas, como se evidencia a seguir.

### Trabalho de parto

Na prática clínica, muitas vezes é difícil definir a instalação efetiva do parto. Nas fases iniciais, o trabalho de parto, também definido como latência, pode exibir frequência de contrações por 10 min, com intensidade de 20 a 40 mmHg (80 a 120 UM), e modificação cervical discreta, com dilatação de cerca de 2 cm. Inicia-se com frequência de 2 contrações/10 min, dilatação de 2 cm com intensidade de 20 a 40 mmHg (80 a 120 UM).

### Dilatação

Frequência de 2 a 3 contrações/10 min com intensidade entre 30 e 50 mmHg. A intensidade mínima necessária à dilatação do colo é de 15 mmHg. Clinicamente, corresponde ao período em que se iniciam as sensações dolorosas.

### Expulsivo

Pode chegar a 5 contrações/10 min, com intensidade de 50 mmHg, e a intensidade aumenta com aumento da pressão dos músculos abdominais (puxos), a fim de facilitar a expulsão fetal.

A percepção palpatória da contração uterina ocorre quando a intensidade encontra-se acima de 10 mmHg, portanto, a duração palpatória da contração (70 segundos) é menor que a real (200 segundos), sendo traduzida pela maior rigidez temporária da parede uterina quando comparada à fase não contrátil (tônus). O número total de contrações no parto normal diverge conforme se trate de primigesta (150 contrações) ou multípara (100 contrações).

Ocorre sensação dolorosa quando a intensidade é superior a 15 mmHg, valor também suficiente para dilatação cervical e distensão do canal do parto, durante cerca de 60 segundos.

## ▶ Contração uterina

Durante a gestação, a fibra miometrial apresenta comportamento variado. Até a 30ª semana, a atividade uterina é muito pequena. As grandes contrações generalizadas (Braxton-Hicks) estão presentes, com intensidade de 10 a 20 mmHg, e difundem-se por todo ou quase todo o útero. Sua frequência aumenta com o decorrer da gravidez. Nas últimas 2 semanas da gravidez (pré-parto), há um acréscimo acentuado dessas contrações. Nas últimas 2 semanas que antecedem o parto, as contrações adquirem características semelhantes ao parto, aumentando gradativamente sua frequência e intensidade, além de adquirirem ritmo regular. A contração isoladamente não caracteriza o parto, mas a associação de trabalho cervical concomitante (dilatação e/ou esvaecimento) facilita a definição diagnóstica.

### • Contração no parto

No parto, a contração uterina ocorre de maneira mais intensa e coordenada, provocando dor e a dilatação do colo uterino. As contrações iniciam-se junto à implantação de uma das tubas uterinas (marca-passos), sendo relatadas na maioria das vezes à direita a princípio, irradiando-se em todos os sentidos, com prevalência da propagação no sentido descendente. O relaxamento também é quase simultâneo em todo o útero, deduzindo-se, portanto, que a contração é mais duradoura nas vizinhanças de seu ponto de origem.

No decorrer da dilatação, as contrações têm intensidade de 30 mmHg e frequência de 2 a 3/10 min. Ao fim da dilatação, a intensidade alcança 40 mmHg e a frequência 4/10 min. No período expulsivo, a intensidade alcança 50 mmHg, e a frequência, 5/10 min. O decúbito lateral esquerdo modifica a atividade uterina, tornando as contrações mais intensas e menos frequentes. Surge o fenômeno dos "puxos", que têm intensidade média de 50 mmHg e, somado à contração uterina, resulta em pressão intrauterina de 100 mmHg. Em partos normais, a atividade uterina tem valores entre 100 e 250 UM e tônus em torno de 12 mmHg.

Após o nascimento do concepto, o útero continua a apresentar contrações rítmicas, agora indolores, favorecendo o descolamento, a descida e a expulsão da placenta, além de assegurar a hemostasia, que ocorre pelo trombotamponamento e miotamponamento, que determina o globo de segurança de Pinard. No puerpério, as contrações distanciam-se progressivamente, sendo registrada apenas 1 contração/10 min após 12 h do parto. Quando ocorre sucção do seio materno pelo recém-nato, pode haver aumento da atividade uterina, podendo, principalmente em multíparas, levar à dor de "tortos".

### • Efeitos

Os efeitos podem ser considerados gerais e locais, como apresentado a seguir.

### Gerais

Provocam reações hemodinâmicas como taquicardia e hipertensão arterial. A primeira decorre de secreção de catecolaminas e do maior fluxo de sangue para a circulação, admitindo-se que a cada contração o volume impulsionado calculado seja de aproximadamente 300 m$\ell$ que desaparecem quando cessada a sua atividade. A hipertensão, por sua vez, decorre do maior fluxo circulante e do maior retorno venoso resultante da redução da compressão da cava inferior na contração.

### Locais

Durante a contração, o útero muda de forma e posição, retifica-se e aplica-se à parede anterior do abdome. Ao contrair-se, ocorre espessamento da parede pelo encurtamento das fibras, levando a um aumento da consistência e da pressão interna. Nas fases de pré-parto e parto, os segmentos superior e inferior contraem-se. O segmento inferior sofre dilatação circunferencial e adelgaçamento à medida que desce a apresentação.

O feto ressente-se da contração anômala dependendo de sua intensidade, frequência ou ritmo, em decorrência da interrupção temporária da circulação do cordão umbilical e da placenta, podendo levar à bradicardia temporária.

## ▶ Determinismo do parto

Os mecanismos que determinam o início do parto são complexos e estão longe de completa compreensão. Várias teorias tentam explicar o determinismo do parto, sendo as mais citadas a ocitócica, a da gangorra, a prostaglandina e a fetal, mas que não explicam isoladamente o fenômeno. É possível que seja necessário um sinergismo de eventos para o seu desencadeamento.

A gênese do trabalho de parto não deve restringir-se apenas à contratilidade miometrial, mas também às alterações bioquímicas no tecido conectivo responsáveis pelo amadurecimento e esvaecimento cervical.

### ▪ Teoria ocitócica

A produção progressiva de ocitocina deflagraria contrações uterinas após reações bioquímicas com liberação do cálcio armazenado no retículo endoplasmático. A deflagração fisiológica do trabalho de parto parece não ser determinada pela maior liberação endógena deste hormônio. Sua participação é importante na expulsão do feto e na dequitação.

### ▪ Teoria da gangorra

Prevê que tanto o volume uterino excessivo quanto a deficiência de progesterona predispõem a deflagração do parto prematuro. Uma vez que não há queda de progesterona antes do trabalho de parto, essa teoria poderia não encontrar suporte científico. A favor dessa proposta existem estudos clínicos randomizados demonstrando que a administração de progesterona em gestantes com risco de parto prematuro associa-se à redução de partos pré-termos, sugerindo que a progesterona aumenta o limiar de excitabilidade uterina provavelmente por alteração em seus receptores.

### ▪ Teoria da prostaglandina

As prostaglandinas são produzidas pela decídua, pelo miométrio e pelas membranas, principalmente o âmnio. Sua produção está aumentada em resposta à ação das citocinas ao aproximar-se do parto. Sabe-se atualmente que existe aumento da sensibilidade uterina em decorrência de um incremento na expressão de receptores estimulantes específicos para prostaglandinas.

### ▪ Teoria fetal

O eixo hipotálamo-hipófise-suprarrenal-fetal parece ter importância no desencadeamento do parto. É possível que o mecanismo esteja ligado a modificações locais nas membranas fetais e não a uma mensagem fetal propriamente dita. A favor dessa teoria está a produção do hormônio corticotrófico pela placenta em níveis elevados durante o parto.

Ao que tudo indica, o desencadeamento do trabalho de parto no ser humano está vinculado ao desenvolvimento da placenta, em particular à expressão do gene para o hormônio de liberação de corticotropina da placenta (CRH), apontando para a importância de um "relógio placentário" na determinação do momento do parto.

## ► Referências bibliográficas

1. Guariento A. Determinismo do parto. In: Briquet R. Obstetrícia normal. Barueri: Manole, 2011. pp. 225-33.
2. Delascio D, Guariento A. Contração uterina. In: Briquet R. Obstetrícia normal. São Paulo: Sarvier, 1981. pp. 299-308.
3. Kulay Jr L, Oliveira Filho RM, Kulay MNC *et al.* Determinismo do parto. In: Moron AF, Camano L, Kulay Jr L. Obstetrícia. Barueri: Manole, 2011. pp. 1049-56.

# 6 Bacia Obstétrica

*Jussara Leiko Sato | Edmir José Marin*

## ▶ Introdução

O estudo da bacia e de suas relações anatômicas tem importância tanto histórica quanto para a prática obstétrica dos tempos atuais. As avaliações dos diversos diâmetros existentes nessa estrutura possibilitam, de maneira bastante real, a interpretação da proporcionalidade entre o feto e o trajeto a ser percorrido pelo mesmo durante a assistência ao parto, uma vez que a pélvis constitui o canal ósseo do parto. Há ainda a chamada bacia mole, constituída por músculos e ligamentos.

A bacia é constituída pelos seguintes ossos: sacro, cóccix, ilíacos, ísquios e púbis. Esses três últimos, na verdade, fundem-se para formar uma grande estrutura. Quatro articulações viabilizam as interações entre esses ossos: uma sínfise púbica, duas sacroilíacas e uma sacrococcígea. Por fim, caracteriza-se o promontório, que corresponde ao vértice da articulação entre a 5ª vértebra lombar e o sacro (Figura 6.1).

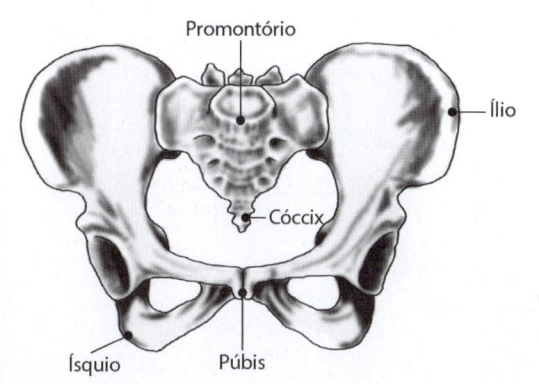

**Figura 6.1** Bacia óssea com seus componentes unidos por sinostoses.

Anatomicamente a pélvis pode ser dividida em dois grandes espaços: a grande bacia ou bacia anatômica e a pequena bacia ou escavação pélvica. Por representar o trajeto de real dificuldade para a passagem do concepto, a pequena bacia também pode ser chamada de bacia obstétrica ou pélvis verdadeira. Os limites que separam a grande bacia da pequena bacia vão do promontório até a borda superior da sínfise púbica, e constituem o anel do estreito superior. Os limites da pequena bacia tornam possível sua divisão em três estreitos de extrema importância para a interpretação clínica sobre a evolução do parto. Esses estreitos a serem descritos a seguir são o superior, o médio e o inferior. A região perineal que se segue à pequena bacia constitui a pélvis mole, chamada de infundíbulo-perineovulvar.

## ▶ Estreitos

Conforme já salientado, a delimitação dos estreitos da pequena bacia deve estar sempre em mente para a avaliação do trabalho de parto.

### ▪ Estreito superior

É a região que vai desde o promontório sacral até a borda superior da sínfise púbica, passando pelas asas do sacro, interlinha do seio sacroilíaco, linha arqueada do ílio (antiga linha inominada), eminências iliopectíneas, cristas pectíneas e margem superior dos ossos pubianos (Figura 6.2). Note que o conjugado obstétrico verdadeiro vai do meio do promontório ao ponto mais saliente da face posterior da sínfise púbica, chamado de ponto retrossinfisário de Crouzat.

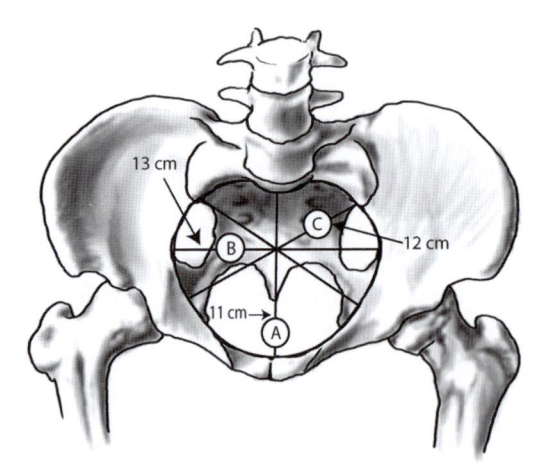

**Figura 6.2** Visualização ampla do estreito superior. Diâmetro anteroposterior ou conjugado obstétrico verdadeiro (**A**) com 11 cm, transverso da bacia (**B**) com 13 cm e oblíquos (**C**) direito e esquerdo com 12 cm.

## Diâmetros do estreito superior

O estreito superior apresenta três diâmetros importantes:

- diâmetros anteroposteriores:
  - conjugado anatômico ou vera anatômica: formado pela linha que une a borda superior da sínfise púbica e o promontório. Mede 11 cm (Figura 6.3)
  - conjugado obstétrico ou vera obstétrica: corresponde à distância entre o promontório e a face interna da sínfise púbica, onde se localiza o ponto retrossinfisário de Crouzat. Este situa-se a 3 ou 4 cm abaixo da borda superior da sínfise púbica. O conjugado obstétrico representa o diâmetro real a ser ultrapassado pela cabeça fetal em 10,5 cm
  - conjugado diagonal ou *diagonalis*: definido pela linha que une o promontório e a borda inferior do osso púbico. Este diâmetro mede aproximadamente 12 cm.

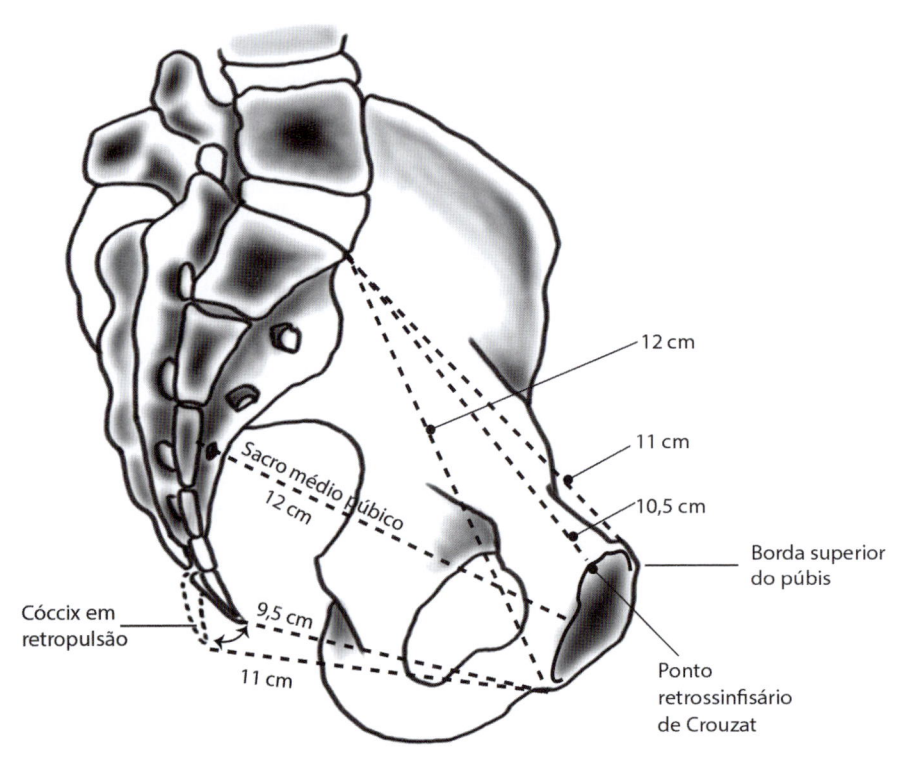

**Figura 6.3** Visão lateral dos limites e principais diâmetros dos estreitos superior, médio e inferior. Note a retropulsão do cóccix que confere aumento do diâmetro do estreito inferior.

É possível avaliar o conjugado diagonal pelo toque vaginal, e a partir dessa avaliação obter-se a medida do conjugado obstétrico. Para tanto, procura-se tocar o promontório conforme representado na Figura 6.4. Para configurar o conjugado obstétrico, deve-se subtrair 1,5 cm do diâmetro encontrado. Esse modo de avaliação é chamado de regra de Smellie

- diâmetro transverso: estende-se da linha inominada de um lado até o outro lado da pélvis. Este diâmetro também é chamado de transverso máximo e tem aproximadamente 13 cm (Figura 6.2)
- diâmetros oblíquos: estendem-se das iminências iliopectíneas de um lado às articulações sacroilíacas do lado oposto. Chama-se de 1º oblíquo aquele que vai da iminência iliopectínea esquerda à sinostose sacroilíaca direita. O diâmetro perpendicular a esse é chamado de segundo oblíquo. Suas medidas são de aproximadamente 12 cm (Figura 6.2).

## ▪ Estreito médio

Este estreito tem forma circular, passando pelo terço inferior do sacro (representado pela união entre a 4ª e a 5ª vértebra sacral) e seguindo lateralmente pelas apófises transversas da 5ª vértebra sacral, borda inferior do ligamento sacrociático, espinhas isquiáticas e borda inferior da sínfise púbica (Figura 6.3).

### Diâmetros do estreito médio

Os diâmetros deste estreito são:

- diâmetro anteroposterior: estende-se do meio da face anterior da 3ª vértebra sacral até o meio da face posterior da articulação pubiana, medindo aproximadamente 12 cm (Figura 6.5)
- diâmetro transverso ou biciático: este diâmetro corresponde a um marco importante para a avaliação da descida da apresentação fetal durante o trabalho de parto e mede 10,5 cm (Figura 6.5).

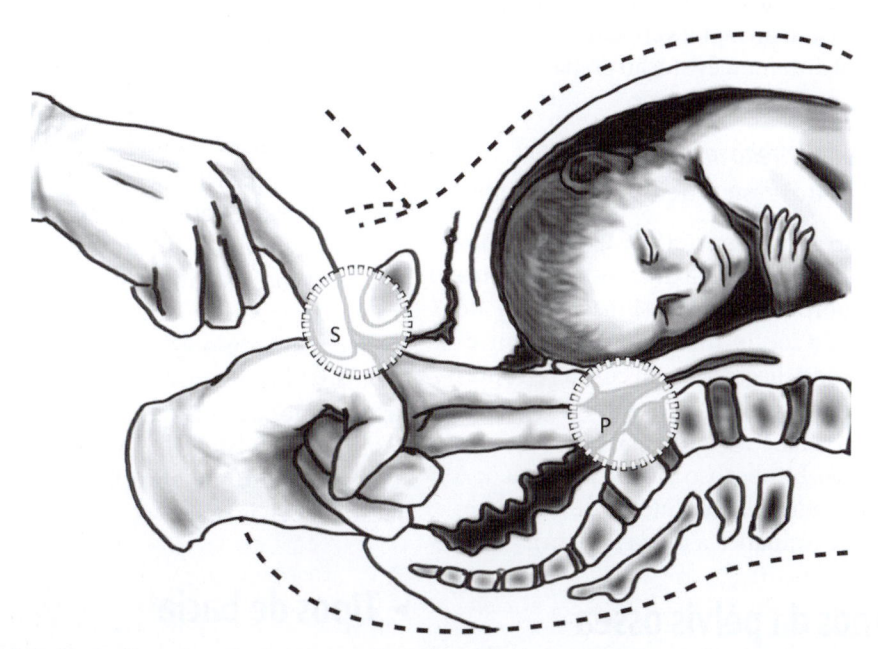

**Figura 6.4** Avaliação do conjugado obstétrico pela regra de Smellie. Note que o examinador marca exatamente o ponto em que sua mão toca a borda inferior da sínfise púbica para obter a medida até o promontório. S = sínfise púbica; P = promontório.

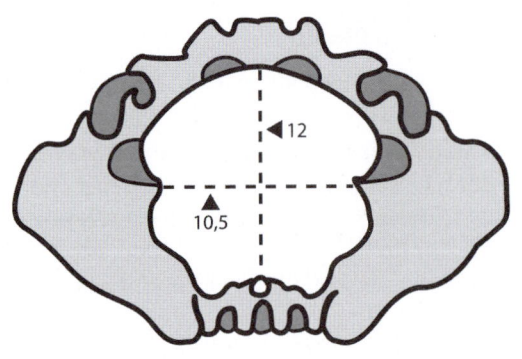

**Figura 6.5** Avaliação os diâmetros do estreito médio a partir de uma visão de um plano inferior aos mesmos.

## ▪ Estreito inferior

É a região que vai do cóccix à borda inferior da sínfise púbica, passando pela borda inferior do grande ligamento sacrociático, face interna das tuberosidades isquiáticas, borda inferior do ramo isquiopúbico e margem inferior dos ossos pubianos. Pode-se dizer que o estreito inferior é representado por dois triângulos com base comum, constituído pelo diâmetro bituberoso.

Os limites dos estreitos da pélvis óssea conferem ainda a formação de diâmetros que, por sua vez, constituem regiões cruciais para a passagem fetal durante a evolução do parto e por isso merecem grande atenção.

### Diâmetros do estreito inferior

Os diâmetros deste estreito são os seguintes:

- diâmetro anteroposterior: também chamado de *conjugata exitus*, este diâmetro vai da borda inferior da sínfise púbica até a ponta do cóccix, medindo 9,5 cm. Entretanto, pode chegar a 11 cm com a retropulsão do cóccix durante o desprendimento do polo cefálico (Figura 6.3)
- diâmetro bituberoso ou bi-isquiático: é determinado pela face interna de uma tuberosidade isquiática à outra (11 cm).

## ▶ Planos da pélvis óssea

Os planos imaginários da pélvis foram descritos para a avaliação da altura da apresentação fetal à medida que a mesma progride pelo canal de parto. Na prática, os planos podem ser avaliados a partir das delimitações de Hodge ou de DeLee, sendo este último o mais utilizado no meio.

A partir da avaliação de DeLee, toma-se o diâmetro biciático como um marco zero e a partir dele as avaliações ganham um sinal de positivo e o número aproximado em centímetros à medida que a apresentação progride pelo canal de parto. Se o inverso ocorrer, ou seja, a apresentação estiver acima do marco zero, a avaliação ganha um sinal de negativo (Figura 6.6).

A partir da avaliação de Hodge, a bacia pode ser dividida em apenas quatro planos, e o plano zero de DeLee corresponde ao 3º plano de Hodge. É importante salientar que, quando o ápice da apresentação atinge o plano zero de DeLee, admite-se a ocorrência da insinuação fetal, pois nesse momento os parietais estarão cruzando o estreito superior da bacia, conforme definição clássica.

## ▶ Morfologia da pélvis óssea

A clássica avaliação da pélvis feminina realizada por Caldwell e Moloy (1938)[3] é até os dias atuais a proposta mais difundida de classificação dos tipos de bacias obstétricas. Entretanto, é possível que a miscigenação racial atualmente vivida contribua para diferentes conformações ósseas de determinadas populações. Isso pode ser ainda mais pronunciado ao se considerar a grande miscigenação da população brasileira. Contudo, ainda que isso seja questionado, as quatro formas clássicas descritas por Caldwell e Moloy constituirão sempre o ponto de partida para novas avaliação da pélvis óssea.

## ▶ Tipos de bacia

As bacias podem ser ginecoide, androide, antropoide ou platipeloide.

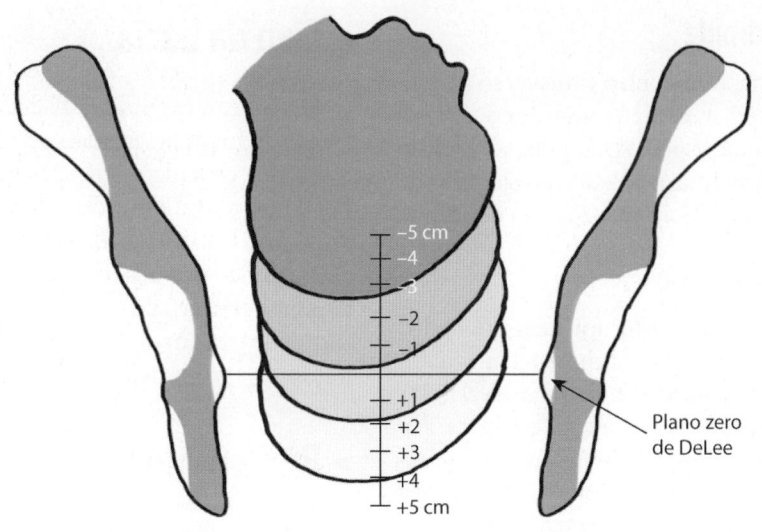

-5 cm
-4
-3
-2
-1
+1
+2
+3
+4
+5 cm

Plano zero
de DeLee

**Figura 6.6** Avaliação dos planos de DeLee. Note que o ápice da apresentação fetal, neste caso o polo cefálico, no nível das espinhas ciáticas corresponde ao plano zero de DeLee.

## ▪ Bacia ginecoide

Constitui a pélvis feminina típica. O estreito superior deste tipo de pélvis tem forma arredondada. As paredes pélvicas não são paralelas e as espinhas ciáticas são pouco proeminentes.

O diâmetro transverso é levemente maior que o anteroposterior e a arcada púbica é larga. É considerada a bacia que apresenta o melhor prognóstico para o parto vaginal, com frequência aproximada em 62% da população (Figura 6.7).

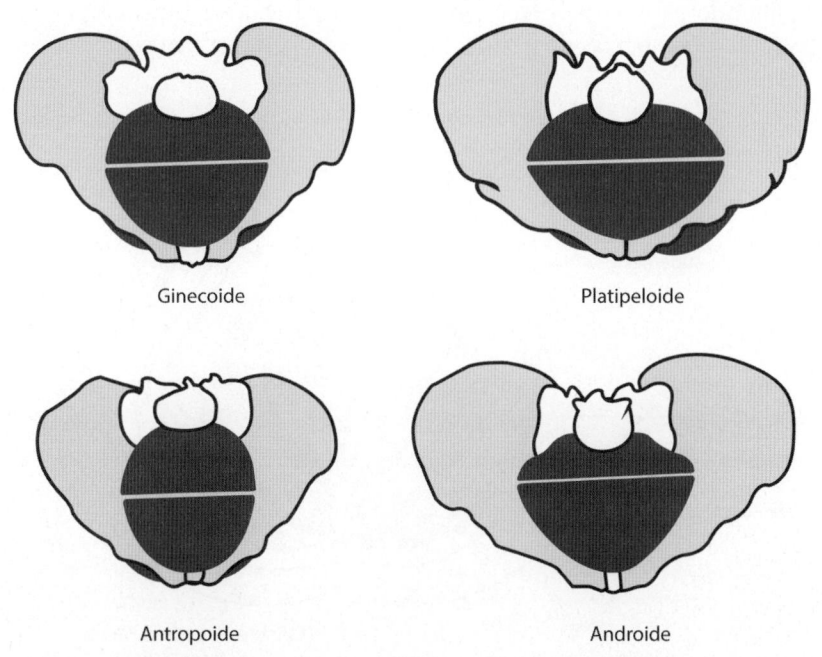

Ginecoide

Platipeloide

Antropoide

Androide

**Figura 6.7** Tipos de bacia definidos por Caldwell e Moloy.

### • Bacia androide

Nesta bacia, o diâmetro transverso supera o anteroposterior. O arco anterior da pélvis é estreitado, dando aspecto triangular ao estreito superior. Aproxima-se do tipo masculino de pélvis, com frequência aproximada de 18,5%.

### • Bacia antropoide

Aqui o diâmetro anteroposterior é maior que o transverso. O diâmetro transverso situa-se bem adiante do sacro. É possível notar que as paredes pélvicas são convergentes. Em termos práticos, essas bacias favorecem as descidas das apresentações pelos diâmetros oblíquos, sendo as grandes determinadas pelas variedades occipitoposteriores persistentes.

### • Bacia platipeloide

Neste tipo de bacia, o diâmetro transverso do estreito superior é nitidamente maior que o anteroposterior e situa-se no meio deste último, a uma distância igual do promontório e da sínfise púbica. Durante a evolução do trabalho de parto, a forma achatada dessa pélvis favorece as descidas em variedades de posições transversas, contribuindo para o estabelecimento das clássicas transversas baixas do períneo.

### ▶ Eixo da bacia

O eixo anatômico da bacia determina as linhas de força pelas quais acontecem a insinuação, a descida e o desprendimento fetal. Portanto, a avaliação do eixo da bacia passa tanto pela bacia óssea quanto pela bacia mole e confunde-se com a linha de direção ou progressão fetal. O eixo da bacia corresponde à forma de um anzol, com um ângulo de inclinação de aproximadamente 60°.

### ▶ Bacia mole

A bacia mole corresponde ao diafragma pélvico e urogenital. O diafragma pélvico é formado pelos feixes bilaterais dos músculos puborretal, pubococcígeo e iliococcígeo, que constituem o elevador do ânus, e pelos feixes do músculo isquiococcígeo. Na linha mediana, esses feixes apresentam fendas por onde passam a uretra, a vagina e o reto (Figura 6.8).

O diafragma urogenital fica abaixo do diafragma pélvico e é constituído pelos músculos bulbocavernoso, isquiocavernoso, transverso superficial do períneo e esfíncter externo do ânus.

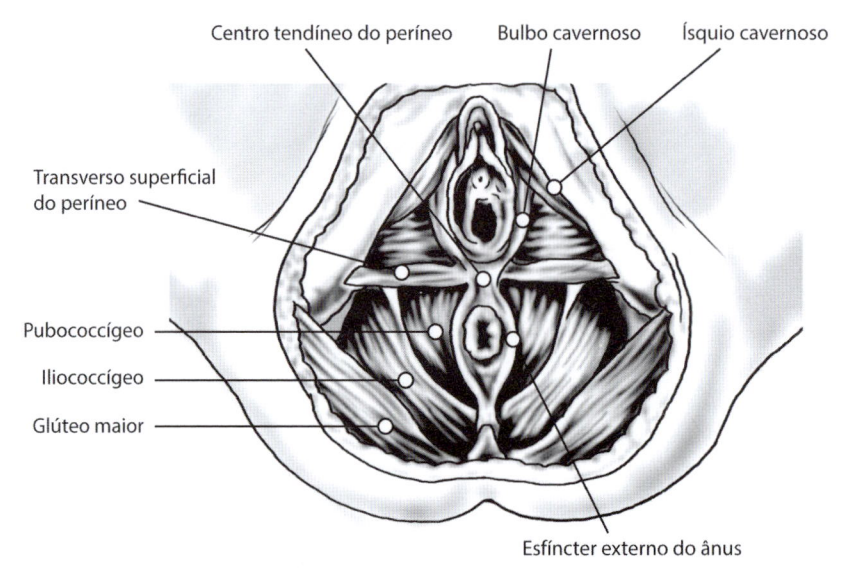

**Figura 6.8** Principais grupos musculares envolvidos no parto transpélvico.

# ▶ Referências bibliográficas

1. Guariento A. Bacia obstétrica. In: Briquet R, Guariento A (atualizador). Obstetrícia normal. Barueri: Manole, 2011. pp. 203-7.
2. Cunningham FG, Leveno KJ, Bloom SL *et al.* Maternal anatomy. In: Williams Obstetrics. New York: McGraw-Hill, 2010. pp. 14-35.
3. Caldwell WE, Moloy HC. Anatomical variations in the female pelvis: their classification and obstetrical significance. Proc R Soc Med. 1938; 32(1):1-30.

# 7 Relações Uterofetais

*Carlos Eduardo Negrão*

## ▶ Introdução

Compreender as relações estabelecidas entre o feto e o útero é importante para o entendimento do seu comportamento durante a evolução da gestação e fundamental para o estudo sobre os mecanismos de parto. Neste contexto, a divisão do estudo do comportamento fetal em atitude, situação, apresentação, posição e variedade de posição é clássica.[1]

## ▶ Atitude

É definida pela relação das diferentes partes fetais entre si. No termo da gestação, o feto, que mede cerca de 50 cm de comprimento, adota um posicionamento definido como *atitude obstétrica*, de maneira a se adaptar às dimensões da cavidade uterina, que mede pouco mais de 30 cm. Sendo assim, na atitude obstétrica o feto apresenta flexão da coluna vertebral para frente, com a cabeça levemente fletida, com as coxas sobre a bacia e as pernas sobre as coxas. Os membros superiores apresentam-se com os antebraços fletidos sobre os braços. Com isso, ocorre a formação do que se denomina *ovoide fetal* que tem dois polos: o cefálico e o pélvico (maior) (Figura 7.1). Denomina-se *ovoide córmico* o conjunto formado pelo tronco e pelos membros superiores e inferiores. Na atitude obstétrica, o eixo longitudinal fetal é definido pela distância do lambda ao cóccix, e mede aproximadamente 25 cm.[2]

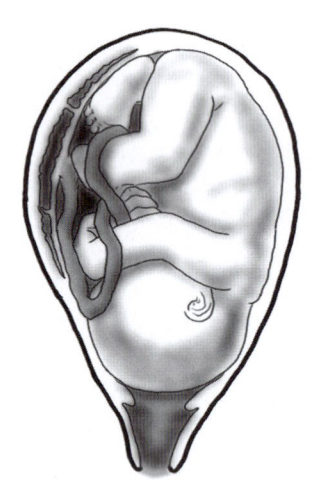

**Figura 7.1** Ovoide córmico: conjunto formado pelo tronco e pelos membros superiores e inferiores.

## ▶ Situação

É a relação entre o maior eixo da cavidade uterina e o maior eixo fetal e pode ser classificada como longitudinal (99,5%), quando ambos os eixos coincidem, ou transversa (0,5%), quando o feto dispõe-se perpendicularmente ao maior eixo do útero. A situação oblíqua ou inclinada é tida como intermediária, podendo o feto estar em um momento de transição entre as duas primeiras situações.[2]

Na situação longitudinal, o dorso fetal pode estar à direita ou à esquerda, e isso será mais bem definido posteriormente, quando se tratar da posição fetal. Nas situações transversas, o dorso está anterior ou posterior em relação ao abdome materno.

# ▶ Apresentação

A apresentação fetal é definida classicamente pela região do feto que ocupa a área do estreito superior da bacia e que por ele se insinuará. Nos primeiros meses de gestação, como as partes fetais são pequenas não se deve utilizar o termo *apresentação*. De maneira geral, esse termo deveria ser utilizado apenas quando o volume fetal for razoável para oferecer dificuldade à sua passagem pela bacia. Entretanto, na prática clínica e principalmente em descrições ultrassonográficas é comum a utilização do termo *apresentação* para tentar descrever as relações uterofetais já em fases iniciais da gravidez.

Na situação longitudinal, a apresentação fetal pode ser cefálica (96,5%) ou pélvica (3,0%). Nas apresentações cefálicas, movimentos da cabeça fetal no sentido anteroposterior podem fazer com que o mento aproxime-se ou afaste-se da face anterior do tórax. A partir deste evento, surge a classificação das apresentações em cefálica *fletida*, também chamada de *vértice* ou de *occipício* (mento próximo ao esterno) e cefálica *defletida* (mento afastado do esterno). As apresentações cefálicas defletidas são divididas, ainda, em três graus: *1º grau*, *2º grau* ou *3º grau* (deflexão máxima) (Figura 7.2).

A apresentação pélvica pode ocorrer de duas maneiras: a *pélvica completa*, também chamada de *pelvipodálica*, e a *pélvica incompleta*, também chamada de *modo de nádegas* ou *agripina*. Na primeira delas ocorre a flexão completa dos membros inferiores, com as coxas flexionando-se sobre a bacia e as pernas sobre as coxas. Na pélvica incompleta tem-se a extensão dos membros inferiores ao longo da parede anterior do tórax (Figura 7.3). Alguns autores consideram ainda o *modo de joelhos*, no qual as coxas estão em extensão e as pernas fletidas sobre estas, podendo-se então tocar os joelhos em relação ao estreito superior da bacia; e o *modo de pés*, quando ambas as pernas estão em extensão e os pés serão as partes fetais a se insinuarem pelo canal de parto.[2]

Denomina-se *procidência* quando um membro antepõe-se à apresentação, vindo a ocupar a vagina ou mesmo a exteriorizar-se pela vulva. Note-se que o termo *procidência* ou *prolapso* é utilizado para descrever casos em que a bolsa das águas encontra-se rota. Nos casos de identificação de pequenas partes, estando a bolsa das águas íntegra, utiliza-se o termo *procúbito*. Fala-se também em *laterocidência* quando uma pequena parte fetal (braço ou mão) desce ao lado e junto à apresentação.

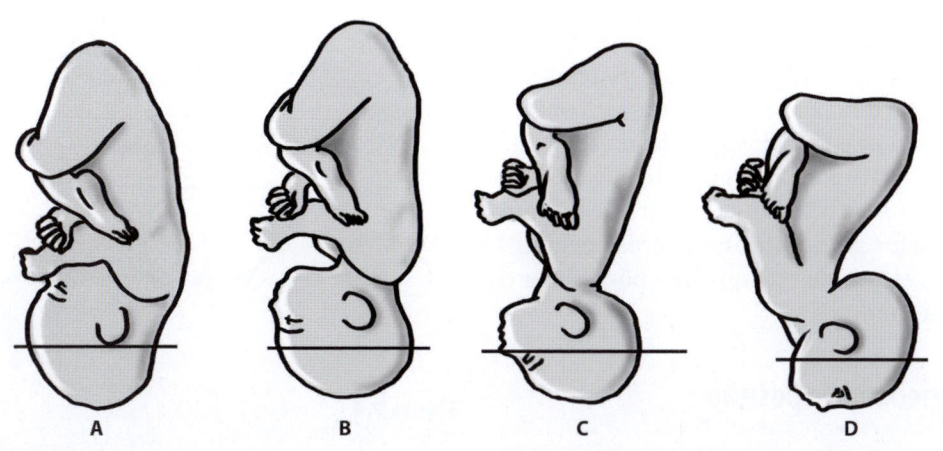

**Figura 7.2** Diferentes atitudes do corpo fetal em apresentação cefálica. **A.** Fletida. **B.** Defletida de 1º grau. **C.** Defletida de 2º grau. **D.** Defletida de 3º grau.

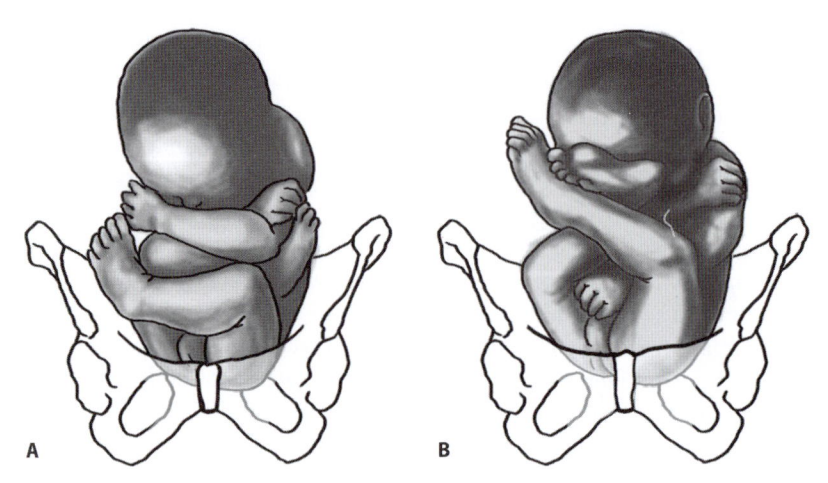

**Figura 7.3** Feto em apresentação pélvica. **A.** Pélvica completa. **B.** Pélvica incompleta (agripina).

## ▶ Posição

Para a escola obstétrica alemã, posição é a relação que o dorso fetal estabelece com os lados direito ou esquerdo maternos. Assim, tem-se posição esquerda ou 1ª posição (mais frequente) quando o dorso fetal encontra-se voltado para o lado esquerdo materno, e posição direita ou 2ª posição quando o dorso orienta-se para o lado direito materno. Esta é a definição utilizada neste livro.

De maneira diferente, a escola obstétrica francesa tem como determinante da posição o ponto de referência da apresentação fetal com os lados esquerdo ou direito da mãe. Utiliza-se essa definição para interpretar como compor a variedade de posição, podendo-se notar que esta nem sempre está em conformidade com o lado do dorso fetal. Ademais, o dorso fetal não fica completamente de lado, voltando-se parcialmente para frente ou para trás, em função de lordose materna ou do sigmoide, estruturas responsáveis por desviar o eixo uterino.

### ▪ Variedade de posição

É a relação dos pontos de referência fetais com os pontos de referência maternos.

### Pontos de referência maternos

Estão localizados no estreito superior da bacia (Figura 7.4):

- anteriores: sínfise púbica e eminências iliopectíneas
- médios: extremidades do diâmetro transverso da bacia
- posteriores: sacro e sinostoses sacroilíacas.

### Linhas de orientação

Define-se como linha de orientação fetal aquela que se põe em relação com o diâmetro

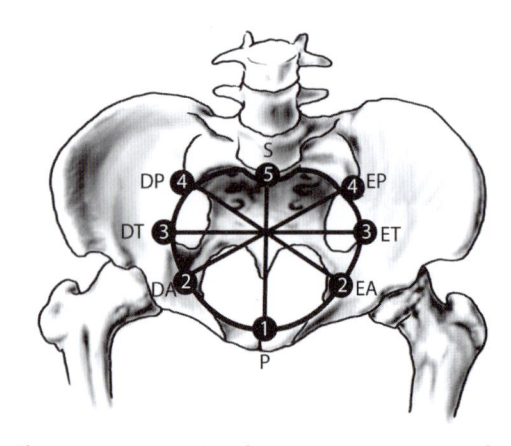

**Figura 7.4** Pontos de referência maternos. P = sínfise púbica; EA e DA = eminências iliopectíneas; DT e ET = diâmetros transversos da bacia; DP e EP = sinostoses sacroilíacas; S = sacro.

materno de insinuação e possibilita o acompanhamento dos movimentos da apresentação durante o trabalho de parto.

- Cefálicas fletidas: sutura sagital
- Cefálicas defletidas de 1º grau: sutura sagital-metópica
- Cefálicas defletidas de 2º grau: sutura metópica
- Cefálicas defletidas de 3º grau: linha facial
- Pélvicas: sulco interglúteo
- Córmica: arcos intercostais.

### Pontos de reparo e referências fetais

O ponto de reparo varia conforme a representação. Eles são percebidos pelos dedos durante o toque vaginal e o diagnóstico de apresentação, posição e variedade de posição são dados conforme suas relações com os pontos de referência maternos.

Muitas vezes os pontos de reparo coincidem com os pontos de referência usados para nomenclatura (Tabela 7.1).

## ▶ Nomenclatura

Na nomenclatura obstétrica utilizam-se as letras maiúsculas indicativas da apresentação, posição e variedade de posição (Tabela 7.2). A primeira letra corresponde à apresentação, indicando o ponto de referência fetal (reconhecido pelo palpar e pelo toque). A segunda, o lado materno para onde se orienta este ponto, a posição; e a terceira letra corresponde à variedade de posição (anterior, transversa ou posterior). Por exemplo, OEA significa que a apresentação é a cefálica fletida ou de occipício: letra *O*; o occipício encontra-se para a esquerda: letra *E*, e anteriormente: letra *A*.

A nomenclatura nas apresentações córmicas é controversa, por isso alguns consideram como posição o lado do dorso, e outros o lado do polo cefálico. Aqui a posição é determinada pelo lado para o qual o ponto de referência fetal (acrômio) está voltado. Na Figura 7.5, encontram-se representadas as variedades de posição.

## ▶ Mutação e evolução fetal

*Mutação* é a mudança de uma posição para outra em decorrência da rotação axial do feto. *Evolução* é a transformação de uma situação para outra após haver circundação da coluna. Pode ser espontânea ou provocada. A espontânea ocorre frequentemente até o 7º mês de gestação, quando o feto evolui da apresentação pélvica ou transversa para a apresentação cefálica. Também há evoluções provocadas que são resultantes de manobras manuais chamadas de versões externas ou internas.

## ▶ Predomínio das apresentações cefálicas

Em condições normais, o feto encontra-se em apresentação cefálica ao fim da gestação. Existem várias teorias para explicar este fenô-

■ **Tabela 7.1** Relações entre apresentação, ponto de reparo e de referência.

| Apresentação | Ponto de reparo | Ponto de referência |
| --- | --- | --- |
| Cefálica fletida | Lambda | Occipício |
| Cefálicas defletidas de 1º grau | Ângulo anterior do bregma | Bregma |
| Cefálicas defletidas de 2º grau | Raiz do nariz ou glabela | Naso |
| Cefálicas defletidas de 3º grau | Mento | Mento |
| Pélvicas | Ponta do sacro | Sacro |
| Transversa ou espáduas ou córmicas | Acrômio | Acrômio |

■ **Tabela 7.2** Nomenclatura obstétrica em que são considerados os pontos de referência maternos e fetais.

| Ponto de referência | Apresentação | Posição/variedade | Nome |
|---|---|---|---|
| Occipício | Cefálica fletida | Esquerda anterior | OEA |
| | | Esquerda posterior | OEP |
| | | Direita anterior | ODA |
| | | Direita posterior | ODP |
| Bregma | Cefálica defletida | Esquerda anterior | BEA |
| | | Esquerda posterior | BEP |
| | | Direita anterior | BDA |
| | | Direita posterior | BDP |
| Raiz do nariz ou maxilar superior | Cefálica defletida | Esquerda anterior | NEA |
| | | Esquerda posterior | NEP |
| | | Direita anterior | NDA |
| | | Direita posterior | NDP |
| Mento | Cefálica defletida | Esquerda anterior | MEA |
| | | Esquerda posterior | MEP |
| | | Direita anterior | MDA |
| | | Direita posterior | MDP |
| Sacro | Pélvica (completa ou incompleta) | Esquerda anterior | SEA |
| | | Esquerda posterior | SEP |
| | | Direita anterior | SDA |
| | | Direita posterior | SDP |
| Acrômio | Transversa ou de espádua | Esquerda anterior | AEA |
| | | Esquerda posterior | AEP |
| | | Direita anterior | ADA |
| | | Direita posterior | ADP |

meno, sendo as mais aceitas a teoria da gravitação e a teoria de acomodação de Pajot.

A *teoria da gravitação*, não muito aceita atualmente, foi defendida por Aristóteles e é explicada pela própria força de gravidade, em que a cabeça, por ter maior densidade, acaba ocupando o estreito superior no final da gestação.

A *teoria da acomodação* de Pajot diz que "todo sólido de superfícies arredondadas e lisas dentro de um continente que apresente alternativamente contração e relaxamento procura acomodar-se à forma e às dimensões do continente". Ou seja, o conteúdo adapta-se ao seu continente. Neste caso, o útero tem aspecto ovoide com constante alternância entre contração e relaxamento; enquanto o feto constitui um ovoide com superfícies arredondadas e lisas, recoberta de vérnix caseoso. A esta teoria, apoia-se o fato de erros na conformação do continente, como na placenta de inserção baixa ou cornual, gestação dupla, leiomiomas e malformações uterinas resultarem em maiores incidências de apresentações anômalas.

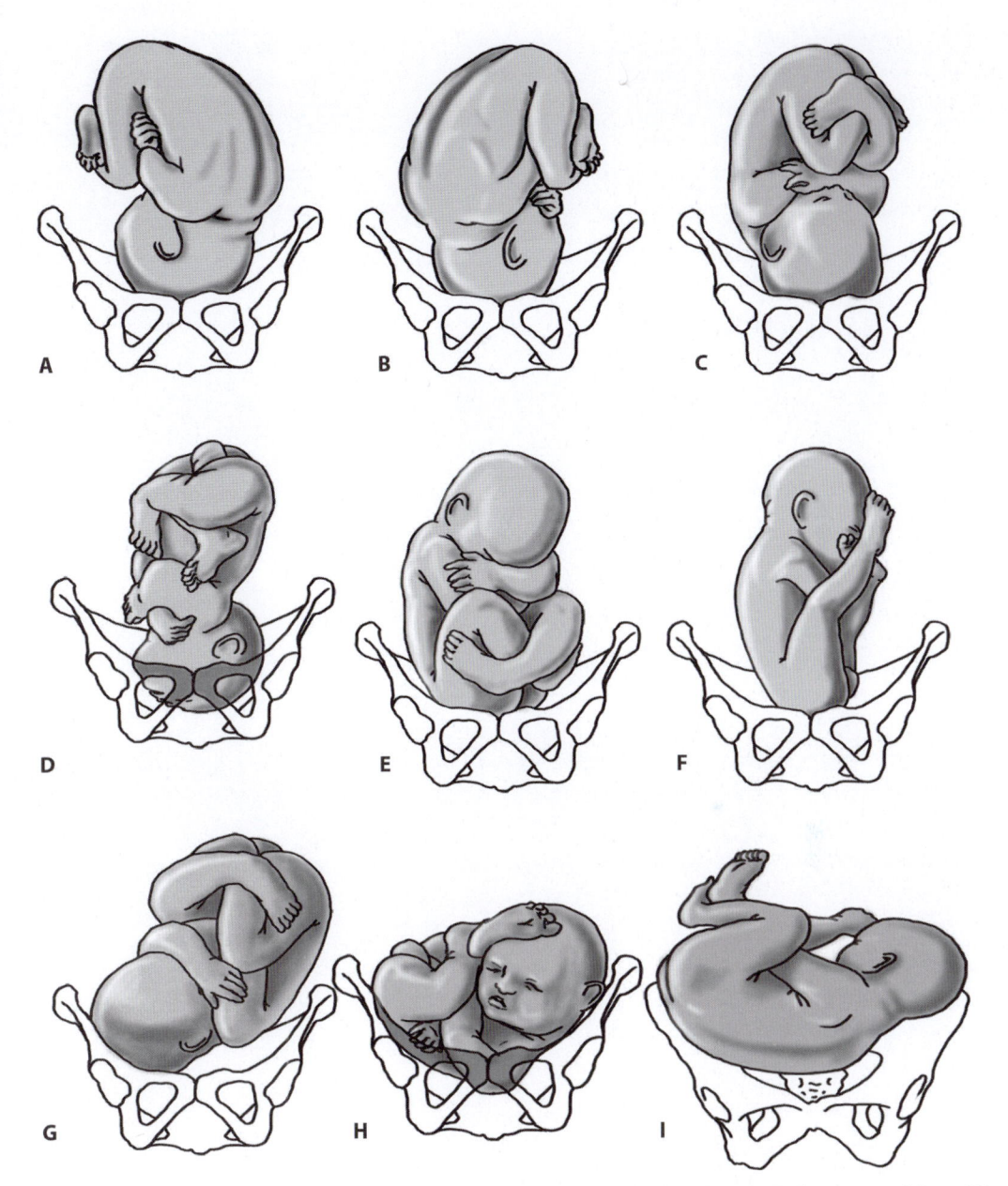

**Figura 7.5** Situação, apresentação e posição do feto. Situação longitudinal (**A**, **B**, **C**, **D**, **E**, **F**); situação oblíqua (**G**); situação transversa (**H** – apresentação córmica em AEA; **I** – apresentação córmica em AEA); apresentação cefálica (**A** – em OEA; **B** – em ODA; **C** – em ODP; **D** – em NDA); apresentação pélvica completa (**E** – em SDP); apresentação pélvica incompleta (**F** – em SDP).

# ▶ Referências bibliográficas

1. Cunningham FG, Leveno KJ, Bloom SL *et al.* Normal Labor and Delivery. In: Williams Obstetrics. New York: McGraw-Hill, 2005. pp. 410-6.

2. Guariento A. Relações útero-fetais. In: Briquet R, Guariento A (atualizador). Obstetrícia normal. Barueri: Manole, 2011. pp. 215-24.

# Parte 2
# Assistência Pré-natal

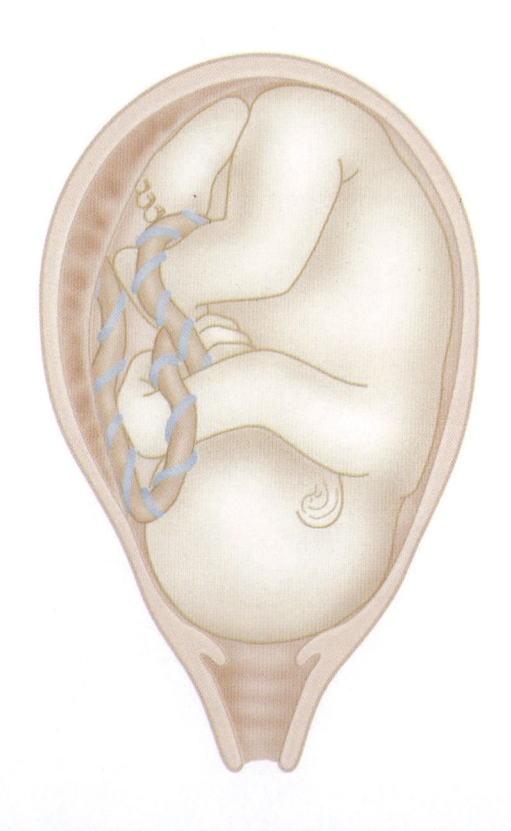

# 8 Semiologia Obstétrica

*Vera Denise de Toledo Leme*

## ▶ Introdução

O desenvolvimento tecnológico das últimas décadas, por meio de novos exames subsidiários, proporcionou maior sensibilidade à propedêutica obstétrica. Contudo, o objetivo deste capítulo é demonstrar a importância da avaliação clínica na prática obstétrica, que não deve ser substituída pelo crescente arsenal tecnológico da medicina moderna, pois se acredita que o profissional que souber examinar aprimoradamente sua paciente está menos propenso a erros.

## ▶ Propedêutica clínica

O diagnóstico clínico do estado gestacional constitui-se de anamnese – geral e obstétrica – e de exame obstétrico – inspeção, palpação, ausculta, exame especular, toque e pelvimetria.

### ▪ Anamnese

#### Anamnese geral

Na anamnese geral, devem ser avaliadas as seguintes circunstâncias:

- características demográficas
- idade: a discussão sobre qual a idade mais favorável para a concepção e a parturição é complexa, mas é fato que a cada dia aumenta o número de mulheres que engravidam em idades mais avançadas, a partir dos 30 ou 35 anos. A relevância da idade no momento da concepção está nas intercorrências a ela associadas. As gestantes adolescentes ou no início da juventude tem menor aderência ao acompanhamento pré-natal, o que as torna mais suscetíveis a intercorrências específicas do período gestacional, como anemias e infecções perinatais. Já as pacientes que engravidam em idade mais avançada têm maior associação de patologias clínicas como diabetes, hipertensão e obesidade, estando também mais suscetíveis a terem filhos com anomalias cromossômicas, como síndrome de Down
- nacionalidade, naturalidade, procedência e cor: são de grande importância na avaliação de alterações orgânicas e funcionais, decorrentes de costumes, alimentação e de certas moléstias próprias de cada nação ou região
- estado civil: é de particular interesse na avaliação de estados emocionais, sexuais, socioeconômicos, familiares e sociais
- profissão: deve-se atentar para as ocupações que possam expor a gestante a intoxicações por agentes químicos e físicos. Determinados tipos de atividades físicas também devem ser considerados, principalmente quando há necessidade de repouso
- hábitos: é preciso investigar eventuais vícios, como tabagismo, alcoolismo, farmacodependências e uso de drogas ilícitas. Todas essas associações são vistas como potencialmente prejudiciais tanto para a mãe quanto para o feto

- queixa e duração: refere-se aos motivos da procura da paciente pelo serviço e há quanto tempo os sintomas estão instalados. Deve ser anotada empregando os termos utilizados pela paciente e evidentemente adaptados de modo a fornecer informação relevante
- história pregressa da moléstia atual: momento no qual o clínico dirige a anamnese de modo a caracterizar a queixa e identificar informações que possam conduzir a um diagnóstico
- interrogatório sobre os diversos aparelhos: investigar informações relacionadas com o funcionamento de outros aparelhos que possam estar associados aos sintomas iniciais. Procure ser o mais objetivo possível
- antecedentes familiares: são de grande valor os antecedentes familiares relacionados como hipertensão, diabetes, cardiopatias congênitas, hemopatias, malformações e gemelidade
- antecedentes pessoais: são relevantes os antecedentes de moléstias infectocontagiosas, reumáticas, nefropatias, diabetes, cardiopatias, pneumopatias, infecções ginecológicas e intervenções cirúrgicas. Durante o acompanhamento do parto é possível obter informações que possam influenciar o desenvolvimento e a normalidade da pélvis
- antecedentes menstruais e sexuais: deve-se interrogar a respeito da idade da menarca, das características dos ciclos menstruais, do uso de métodos anticonceptivos, da atividade sexual e das queixas referentes à mesma.

## Anamnese obstétrica

Na anamnese obstétrica, devem ser avaliadas a data da última menstruação e as intercorrências clínicas e cirúrgicas, como descrito a seguir.

A data da última menstruação é o marco fundamental para se calcular a idade gestacional e a data provável do parto, usando a regra de Naegele (somam-se 7 dias a data da última menstruação e subtraem-se 3 aos meses). Atualmente a ultrassonografia precoce (até a 12ª semana) possibilita a confirmação dos dados da anamnese quanto à idade gestacional, com margem de erro de apenas 3 a 5 dias. Para o diagnóstico de gestação é preciso indagar sobre a presença de sinais e sintomas subjetivos e objetivos, como a ocorrência de náuseas, hipersensibilidade mamária, repugnância a certos odores e fumo, perversão do apetite, lipotimia, vômitos, polaciúria, sialorreia, taquicardia, sonolência, irritabilidade e alterações no hábito intestinal. Deve-se lembrar que esses são sinais e sintomas de probabilidade de gestação. Os sinais de certeza incluem a ausculta dos batimentos cardíacos fetais e a movimentação fetal. Esta, entretanto, só ocorre a partir da 20ª semana em primigestas, sendo um pouco mais precoce nas multíparas. De maneira geral, a confirmação da gravidez deve ser feita por exame obstétrico, exames laboratoriais e de imagem, quando ainda se pode investigar suas condições.

Nas intercorrências clínicas e cirúrgicas, é relevante saber se no curso da gestação a paciente apresentou virose, sífilis, infecção urinária, hipertensão arterial, edema, hemorragia ou procedimento cirúrgico agudo.

## ▪ Exame obstétrico

No exame obstétrico, devem ser feitos dois tipos de inspeção: geral e obstétrica.

### Inspeção geral

É importante avaliar peso, altura, cor, estado nutritivo, pulso, pressão arterial, temperatura, mucosa, extremidades (coloração, edema e varizes). Deve-se também realizar a ausculta cardíaca e pulmonar, observar o alargamento da cintura, o apagamento da curva dos quadris, a acentuação da lordose lombar (Figura 8.1) e o andar pesado, parecido com o do pato (suscitando o nome *marcha anserina*).

### Inspeção obstétrica

Examinam-se sucessivamente o segmento cefálico, o pescoço, o tórax, as glândulas mamárias, o abdome, os órgãos genitais externos e internos, e os membros inferiores.

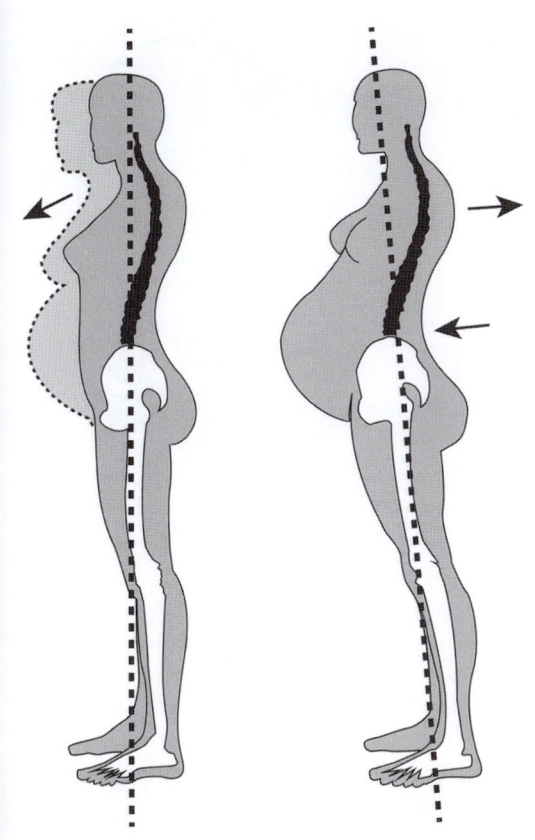

**Figura 8.1** Mudança no eixo de equilíbrio corporal, acentuando a lordose lombar.

▶ **Segmento cefálico.** A lanugem frontal, designada como *sinal de Halban*, tem sido relacionada com a maior nutrição dos folículos pilosos. A partir da 12ª segunda semana, pode ocorrer maior pigmentação facial, também chamada de cloasma, melasma ou máscara gravídica, decorrente da maior produção do hormônio melanotrófico pelo lobo anterior da hipófise. Na boca, pode ocorrer hipertrofia das gengivas, sendo possível, ocasionalmente, identificar-se no rebordo gengival uma tumoração de cor rósea avermelhada, chamada epúlide, que em regra desaparece no pós-parto.

▶ **Pescoço.** A hiperfunção da tireoide engrossa o pescoço, sendo mais evidente a partir da segunda metade da gestação e aparecendo em 80% das grávidas, em função do aumento da glândula resultante do metabolismo gravídico. Nota-se também o aumento das jugulares bilateralmente.

▶ **Tórax.** Devem-se observar a respiração costal superior e, ao final da gravidez, a projeção para frente das últimas costelas e do apêndice xifoide. Não deixe de observar o tórax por trás, onde algumas vezes podem-se verificar deformidades da coluna dorsal, cifoses e escolioses.

▶ **Glândulas mamárias.** A gravidez modifica substancialmente as características das glândulas mamárias, principalmente das nulíparas, imprimindo-lhes modificações de volume, consistência e forma. A intensidade dessas modificações guarda estreita relação com a cor da pele, sendo mais acentuada nas morenas e negras. É possível notar uma infiltração edematosa areolar, prerrogativa das primigestas. É na glândula mamária que se intensifica a pigmentação gravídica em volta do mamilo, acentuando-se a aréola primitiva, de limites bem nítidos e coloração máxima, principalmente nas morenas. Ao redor da aréola primitiva estabelece-se a aréola secundária ou externa, com pigmentação descontínua, contornos indecisos e menos pronunciados. Essas alterações constituem o sinal de Hunter ou sinal de Dubois. Ao redor da aréola primitiva, agrupam-se os tubérculos de Montgomery, pequenos pontos nacarados provenientes da proliferação das glândulas sebáceas da região, que regridem incompletamente no puerpério. Na superfície da glândula mamária, observa-se a atividade da circulação venosa periférica, que constitui a chamada rede venosa de Haller ou sinal de Haller. A partir do segundo mês, nota-se a secreção gradual do colostro, cuja investigação é feita por meio de uma ligeira expressão exercida de baixo para cima.

▶ **Abdome.** Estrias devem ser distinguidas à inspeção, sendo mais frequentes nas loiras e aparecendo geralmente a partir do 6º mês de gravidez. Dividem-se em dois tipos: as recentes, de cor violácea, e as antigas, de cor esbranquiçada. A linha alba torna-se mais pigmentada partir do 4º mês, passando a ser chamada de linha nigra. Ao final da gravidez o ventre pode apresentar-se das seguintes formas: ovoide, globoso, em obus e em pêndulo. Por meio da inspeção do abdome pode-se também observar a movimentação fetal.

▶ **Órgãos genitais externos.** Em função do aumento da circulação local, a coloração rósea da mucosa vulvovaginal passa a ser violácea, alteração denominada *sinal de Jacquemier e Kluge*. Devem-se verificar as varizes vulvares e a integridade ou não do períneo.

▶ **Órgãos genitais internos.** As alterações ocorridas nos órgãos genitais internos serão descritas em detalhes ao longo da seção *Sinais decorrentes das modificações uterinas*.

▶ **Membros inferiores.** A hipervolemia gravídica e o aumento da pressão venosa sobre os membros inferiores favorecem o aparecimento de varizes e edema pré-tibial.

## Palpação

Durante a palpação é importante atentar para a espessura da parede abdominal que pode estar aumentada pelo acúmulo de tecido adiposo ou edema. A seguir, mede-se a altura uterina e aprecia-se a sua forma e consistência. Na sequência, avaliam-se as condições fetais:

- mensuração: a palpação deve ser iniciada pela mensuração da altura uterina, corrigindo-se a dextrotorção fisiológica do útero. A extremidade da fita métrica deve ser fixada no meio da borda superior da sínfise púbica e estendida sobre a superfície mediana da parede abdominal até se encontrar o fundo uterino. Alguns obstetras consideram importante a avaliação da circunferência abdominal, aferida no nível da cicatriz umbilical
- forma uterina: ao definir-se a forma do útero é possível identificar o local da implantação por maior distensão deste local. Este é o sinal de Piskacek, que desaparece ao redor do 4º mês (Figura 8.2). A partir do 6º mês o útero torna-se ovoide, sendo o polo superior mais largo

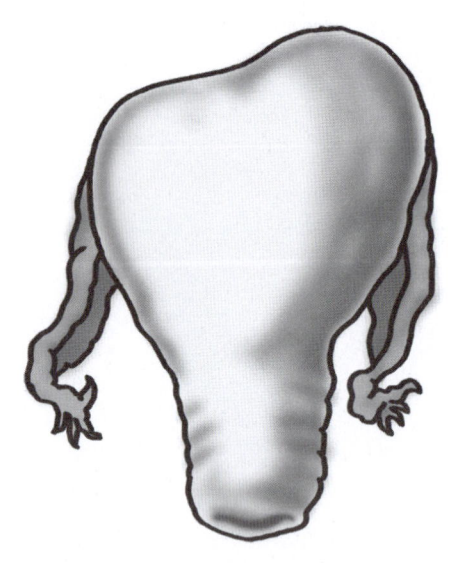

**Figura 8.2** Assimetria uterina correspondente à área de implantação e evolução do ovo.

- consistência: as modificações impostas ao útero durante a gravidez modificam sua consistência, que passa de firme a cística, elástica, pastosa
- direção: ao término da gravidez, o útero encontra-se desviado para a direita.

É possível também, pela palpação, distinguir as características da superfície uterina, que no útero gravídico normal é lisa e regular, assim como perceber o estado de repouso e as contrações uterinas. Pode-se estimar a quantidade de líquido amniótico, perceber os movimentos ativos do feto e de suas partes e o seu rechaço. O polo cefálico é redondo, regular, duro, uniforme, irredutível e separado do tronco por um sulco, o sulco cervical. O polo pélvico é maior, amolecido, redutível e menos regular, contínuo e sem interrupção com o resto do tronco fetal.

Por fim, a palpação obstétrica é fundamental para o diagnóstico de situação, apresentação e posição fetais. Com o toque vaginal, completa-se a avaliação, determinando-se a variedade de posição e a descida da apresentação. Preconiza-se a utilização da técnica alemã descrita por Christian Gerhard Leopold, que consiste em um exame de quatro tempos: palpação do fundo uterino, avaliação do dorso fetal, avaliação da mobilidade da apresentação e avaliação da ocupação da escava. Essas manobras estão demonstradas na Figura 8.3. Outra metodologia utilizada é a técnica francesa, que compreende três tempos e foi descrita por Pinard: exploração da escava, exploração do fundo uterino e exploração do dorso.

### Ausculta obstétrica

A ausculta obstétrica pode ser realizada com o estetoscópio de Pinard ou com o auxílio do sonar Doppler. Inicialmente, por meio da palpação uterina localiza-se o melhor local para a auscultaão, ponto chamado de *foco*. Até 20 a 22 semanas de gestação, é possível encontrar o foco posicionando-se o sonar na linha mediana entre a cicatriz umbilical e o púbis, bastando apenas movimentar o detector até encontrar o som de melhor audição. A partir dessa idade gestacional, é preciso encontrar o melhor foco. Nas apresentações cefálicas, o foco normalmente é infraumbilical e nas apresentações pélvicas, supraumbilical. A técnica para se encontrar o foco consiste na identificação do tórax fetal. Sendo assim, em caso de variedade de posição *occípito esquerda anterior* é possível encontrar o foco em um ponto entre a cicatriz umbilical materna e a crista ilíaca esquerda. O mesmo ponto pode ser utilizado em uma variedade de posição *bregma esquerda anterior*. Nas apresentações pélvicas, o foco de escuta também está relacionado com a posição fetal. Nas sacroposteriores, ele se encontra no prolongamento supraumbilical do ponto de foco nas apresentações cefálicas, quase 6 cm acima. Nas situações transversas, o foco de escuta coincide com a linha abdominal mediana; junto à cicatriz umbilical nas

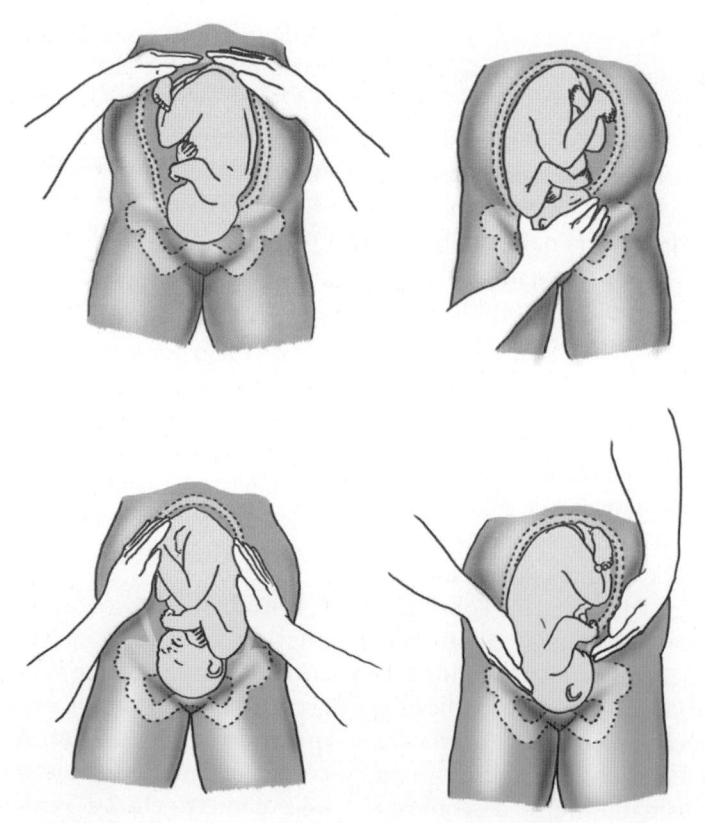

**Figura 8.3** Tempos da palpação obstétrica segundo a técnica alemã.

acromioposteriores e próximo do púbis nas anteriores. Durante o parto, à medida que a apresentação cefálica progride no canal de parto, o foco de escuta desce e torna-se mais mediano.

Nas gestações múltiplas, podem-se surpreender vários focos de escuta. Na gestação dupla, em particular, podem-se distinguir perfeitamente dois focos quando estes apresentarem frequências distintas e com diferenças de 8 a 10 bpm. O sinal de Arnoux consiste na presença de uma área de silêncio (zona muda) de mais ou menos 10 cm entre um foco e outro nas gestações duplas. Além dos batimentos cardíacos propriamente ditos é possível também ouvir ruídos determinados pela movimentação fetal (ruídos de choque), soluços fetais e também o fluxo umbilical. Outros ruídos ainda identificados são o fluxo aórtico (sinal de Boero nos casos de óbito fetal), uterino e o peristaltismo intestinal.

### Exame especular

O exame especular viabiliza a observação das paredes vaginais, dos fundos de saco vaginais e, principalmente, do colo uterino: sua forma, sua posição, suas dimensões, sua coloração, o aspecto do seu orifício externo (puntiforme ou transverso), sua permeabilidade (entreaberto ou fechado) e eventuais lesões (cervicites, eversões, pólipos, condilomas e alterações sugestivas de neoplasias malignas).

### Toque vaginal

O toque vaginal pode ser uni ou bidigital. Este exame torna possível a avaliação da vagina, dos fórnices vaginais e do colo uterino. Sendo assim, podem-se identificar massas que ocupem os fórnices vaginais, dilatação cervical e tumorações. Para o exame solicita-se que a paciente esvazie a bexiga e com dois dedos entreabrem-se os pequenos lábios vulvares para a introdução dos dedos indicador e médio em direção ascendente e à procura do colo uterino. Lembre-se de utilizar gel ou vaselina líquida para diminuir o desconforto da paciente.

### Pelvimetria

A pelvimetria pode ser externa ou interna, podendo ser realizada com instrumental específico ou com os dedos (ver as figuras do Capítulo 6, *Bacia Obstétrica*). Na pelvimetria externa, faz-se a avaliação do diâmetro bituberoso. Para tanto, localiza-se a borda interna das tuberosidades isquiáticas e mede-se a distância com uma fita métrica. Admite-se como medida de bom prognóstico para o parto a medida de pelo menos 11 cm.

A pelvimetria interna é feita pelo toque bidigital, avaliando-se os diâmetros ou conjugados dos estreitos superior, médio e inferior.

▶ **Estreito superior.** Observa-se o conjugado verdadeiro, que vai do ponto mais saliente da face posterior da sínfise púbica (ponto retropúbico de Crouzat) ao ponto médio do promontório, e mede 11 cm. Para essa avaliação procura-se tocar o promontório com a ponta do dedo médio. O ponto da mão que atinge a borda inferior da sínfise púbica é marcado e, então, mede-se a distância obtida (em geral, de 12 cm), que constitui o conjugado diagonal. Subtraindo-se do valor obtido 2,0 cm (relação de Smellie), obtém-se o cálculo aproximado do conjugado obstétrico verdadeiro, que deve medir, pelo menos, 10 cm.

▶ **Estreito médio.** Observa-se o diâmetro sacro médio púbico, que vai do meio da face anterior do meio do sacro até o meio da face posterior da articulação pubiana, e mede 11,5 a 12 cm. O diâmetro biciático é avaliado entre as espinhas ciáticas, independentemente de elas serem bastante salientes ou não. O diâmetro biciático é equivalente ao bituberoso e mede cerca de 10,5 cm.

▶ **Estreito inferior.** A avaliação do estreito inferior é feita a partir do diâmetro cóccix-subpúbico, que vai da ponta do cóccix até a borda inferior e mediana da púbis, medindo cerca de 9 cm. A retropulsão do cóccix durante a expulsão cefálica amplia esse diâmetro em 2 a 3 cm, sendo chamada de conjugata exitus.

## ▶ Sinais decorrentes das modificações uterinas

### ▪ Sinal de Hozapfel

O útero não grávido é móvel e de superfície lisa, escapando quando se tenta segurá-lo ao toque bimanual (entre os dedos vaginais e abdominais). O útero grávido, de volume aumentado, torna-se mais fácil de ser segurado, caracterizando o sinal de Hozapfel.

### ▪ Sinais de Hegar e Goodell

Após a implantação do ovo, inicia-se um processo de amolecimento em todos os segmentos uterinos: corpo, istmo e colo. O amolecimento do istmo (sinal de Hegar) determina a anteversoflexão ou a retroversão acentuada. O amolecimento do colo é chamado de sinal de Goodell, sendo clássico comparar a consistência do colo não grávido com aquela do nariz, e a do colo da gestante com a consistência dos lábios.

### ▪ Sinal de Braxton-Hicks

O útero grávido tem capacidade de contrair-se de maneira intermitentemente e sem provocar dor já a partir da 12ª semana de gestação. A percepção dessas metrossístoles configura o sinal de Braxton-Hicks, epônimo também utilizado para nomear essas contrações.

### ▪ Sinal de Gauss

O sinal de Gauss (cérvice oscilante) tem o mesmo princípio do sinal de Hegar. O amolecimento do istmo em relação ao colo torna possível seu deslocamento em todos os sentidos, derredor do corpo.

### ▪ Sinal de MacDonald

Fundamenta-se no grande amolecimento do istmo, que funciona como dobradiça. Consiste em colocar dois dedos da mão direita no fundo de saco posterior e a mão esquerda no fundo do útero. Aproximando-se as duas mãos, verifica-se a fácil flexão do corpo sobre o colo. Está presente em 97% dos casos.

### ▪ Sinal de Landin

Trata-se de reconhecer, ao toque, uma pequena região amolecida, situada no meio da face anterior do istmo. É mais precoce que o sinal de Hegar e raramente é pesquisado.

### ▪ Sinal de Nobile-Budin

O útero não grávido tem conformação triangular, achatado no sentido anteroposterior, com a base voltada para cima e o ápice correspondente à extremidade superior da vagina. Grávido, ele é de início piriforme e, posteriormente, esférico e globoso. O útero grande e globoso ocupa os fórnices vaginais e pode ser avaliado pelo toque vaginal em torno de 8 a 10 semanas (Figura 8.4).

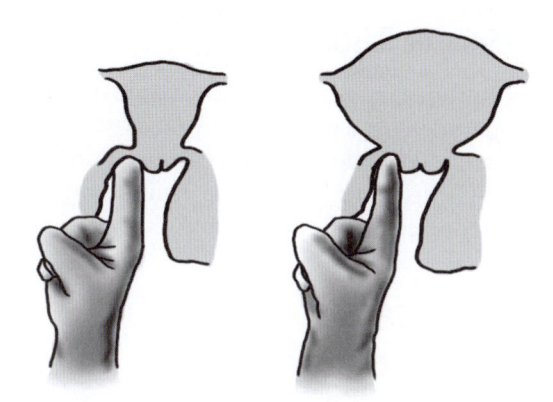

**Figura 8.4** Forma globosa do útero ocupando o fórnix vaginal no toque.

### ▪ Sinal de Piskacek

Institui-se entre as 3ª e 4ª semanas de gestação. É nítido na implantação angular do ovo. Consiste em abaulamento e amolecimento localizado do corpo, perto de um dos ângulos tubários. Percebe-se, vez por outra, um sulco separando a proeminência e o corpo uterino. Eventualmente, o abaulamento é tão saliente que se pode confundi-lo com tumorações extrauterinas (gestação ectópica, mioma subseroso, tumores do ovário).

### ▪ Sinal de Osiander

Algumas alterações vaginais são percebidas ao toque. As paredes vaginais, normalmente lisas, tornam-se rugosas e o sistema vascular sofre acentuado desenvolvimento. A percepção da pulsação vaginal ao longo das bordas do colo uterino caracteriza o sinal de Osiander.

### ▪ Sinal de Puzos

É um sinal de origem fetal e evidencia-se no 4º mês de gestação. É útil na avaliação de pacientes obesas com suspeita de gravidez. Tem por característica o rechaço fetal intrauterino, que se obtém recalcando-se bruscamente o feto com os dedos dispostos no fundo de saco anterior. Obtém-se, assim, a impressão de rechaço.

### ▪ Sinal de Rasch

Introduzem-se dois dedos no fundo de saco anterior e, com a mão oposta, pratica-se piparote no fundo do útero, na parede abdominal. Os dedos no interior da vagina sentem as ondulações do líquido amniótico.

## ▶ Características da apresentação fetal ao toque vaginal

Ao toque do crânio, tem-se a impressão de corpo arredondado e liso, que ocupa a área do estreito superior e é caracterizado pelas fontanelas e suturas. O acavalamento dos parietais modifica essas impressões. Assim, a sutura torna-se uma crista óssea durante o parto; a fontanela occipital (lambda) é sentida como vértice de um ângulo ósseo ou um *V*. A fontanela bregmática é sentida como uma região mais amolecida com quatro prolongamentos. É possível compará-la a um losango.

Ao toque da fronte reconhece-se a sutura metópica e a porção anterior da sutura sagital com o bregma no extremo de um lado, e, do outro, as órbitas e o nariz. O lambda e o mento não são tocados. Na face, é possível tocar o mento e a glabela. O nariz tem forma piramidal. O rebordo das órbitas é saliente; deve-se evitar atingir os bulbos oculares, a fim de não lesá-los. A boca pode ser avaliada e, por vezes, apresenta movimentos de sucção.

No polo pélvico, a linha de orientação é representada pelo sulco interglúteo. Distingue-se a mão do pé avaliando-se um ângulo reto entre este e a perna. Os dedos da mão são maiores do que os dos pés e é possível perceber que o polegar está afastado dos outros. Nas apresentações pélvicas em modo de nádegas, não se atingem os pés. A correta identificação dos pés é importante para a apreensão dos mesmos durante a extração pélvica, sendo importante assegurar-se de que, quando se traciona apenas um dos pés, seja aquele posicionado mais anteriormente, pois isso determinará a anteriorização do dorso (é o chamado pé bom). Nas extrações por via vaginal, se o pé posterior for baixado, o membro anterior ficará retido na sínfise púbica.

Na apresentação pélvica, a linha de orientação é o gradeado costal. O acrômio fica em oposição ao côncavo axilar, que lembra um ângulo cujo vértice está voltado para a cabeça.

## ▶ Referência bibliográfica

1. Guariento A. Semiologia obstétrica. In: Briquet R, Guariento A (atualizador). Obstetrícia normal. Barueri: Manole, 2011. pp. 235-62.

# 9 Pré-natal | Rotinas Assistenciais

*Luiz Felipe Bagnatori Braga*

## ▶ Introdução

Segundo a Organização Mundial da Saúde (OMS), o pré-natal é um conjunto de cuidados médicos, psicológicos, nutricionais e sociais destinados a proteger a mãe e a criança durante a gestação, o parto e o período pós-parto, com o objetivo de reduzir as morbidades e a mortalidade materna e infantil.

A Academia Americana de Pediatria e o Colégio Americano de Obstetras e Ginecologistas definiram, em 2007, assistência pré-natal como "um abrangente programa de cuidados anteparto que envolve acesso coordenado à atenção médica, psicossocial, e que deve ser iniciado, idealmente, antes da concepção e finalizado somente no puerpério".[1]

Dados do Ministério da Saúde apontam que, no Brasil, vem ocorrendo um aumento no número de consultas de pré-natal por mulher que realiza o parto no Sistema Único de Saúde (SUS), partindo de 1,2 consulta por parto em 1995 para 5,45 consultas por parto em 2005. Esse indicador, entretanto, apresenta diferenças regionais significativas. Nas regiões Norte e Nordeste, o acesso à assistência pré-natal ainda é bastante inferior ao encontrado nas regiões Sul e Sudeste do país. Além disso, apesar da ampliação na cobertura, alguns dados demonstram comprometimento da qualidade dessa atenção, como a incidência de sífilis congênita e o fato de a hipertensão arterial ainda ser a causa mais frequente de morte materna no Brasil.[2]

A atenção pré-natal ideal ocorre por meio da adoção de condutas baseadas nas melhores evidências, evitando-se intervenções desnecessárias, viabilizando o fácil acesso aos serviços de saúde de qualidade em todos os níveis de atenção. Didaticamente, podem-se dividir os cuidados pré-natais em quatro etapas distintas; aconselhamento pré-concepcional, diagnóstico de gravidez, avaliação inicial da gestação e acompanhamento periódico.

## ▶ Aconselhamento pré-concepcional

No início do século 20, mulheres com problemas de saúde eram, na maioria das vezes, inférteis e, quando não, eram orientadas a não engravidar. A descoberta e o aprimoramento de algumas medicações como a insulina, os hormônios tireoidianos, os anti-hipertensivos e alguns antibióticos, tornaram a gravidez algo possível e viável para estas pacientes.

Na mesma época, surgiram os primeiros métodos anticoncepcionais eficientes, que tornaram possível o planejamento familiar adequado, dando ao casal a oportunidade de escolher o momento mais adequado para engravidar e o número de filhos ideal. A partir de então, surgiu um novo conceito na medicina perinatal. Passou-se a dar maior atenção à prevenção e ao controle das doenças antes da concepção propriamente dita.

O aconselhamento pré-concepcional tem o importante papel de identificar e eliminar fatores de risco (genéticos, ambientais, nutricionais e outros) para determinadas doenças antes do início da gestação. As duas principais causas de mortalidade no primeiro ano de vida – anomalias congênitas e prematuridade –, por exemplo, podem ser significativamente diminuídas ou eliminadas por estratégias específicas nas consultas pré-concepcionais.[1]

Em 2006, os Centers for Disease Control and Prevention (CDC) definiram o aconselhamento pré-concepcional como o "conjunto de intervenções que identificam e modificam os riscos biomédicos, comportamentais e sociais para a mulher e gravidez futura". Este documento sugere que as intervenções devem ser adotadas da maneira mais precoce possível para que o impacto seja máximo.

O momento em que a mulher percebe o atraso menstrual e resolve fazer o teste de gravidez (1 a 2 semanas após o atraso menstrual), pode ser tarde demais. Nesta fase, o tubo neural já está completamente formado e o coração já bate.

O exemplo mais consistente da importância deste programa é o fato de que existem sólidas evidências dos benefícios da suplementação de ácido fólico na dose mínima de 400 µg/dia, sendo iniciada 30 dias antes e terminada 28 dias após a concepção em todas as mulheres em idade fértil e que planejam engravidar. As revisões sistemáticas sugerem uma redução significativa no risco de defeitos do fechamento do tubo neural. Mulheres sem antecedentes desta patologia devem receber a dose mínima recomendada (400 µg/dia) com o benefício de redução de 93% deste risco. Nos casos de mães com filhos nascidos com algum tipo desses defeitos, a suplementação deve ser aumentada para 4 mg/dia para uma redução de 69%.

Em alguns países, esta substância é fornecida a toda população por meio do enriquecimento de alimentos consumidos em larga escala pela população, tal como é feita a reposição de iodo no Brasil, pelo sal de cozinha.

Ainda no que concerne o ácido fólico, é preciso dar especial atenção às mulheres que fazem uso de anticonvulsivantes, pois essas medicações podem interferir no metabolismo dos folatos. Nesse caso, as doses devem ser aumentadas independentemente dos antecedentes.

A avaliação propriamente dita deve abranger anamnese e exame físico completos, incluindo exame das mamas e atualização da colpocitologia oncológica e do calendário vacinal, além de alguns exames laboratoriais.

É importante questionar sobre uso de medicações, doenças genéticas e crônicas, cirurgias prévias, tabagismo, uso de drogas ilícitas e história reprodutiva. Os antecedentes familiares, como os de diabetes, hipertensão, gemelaridade e malformações, também têm papel importante no planejamento.

Deve-se também questionar, conferir e atualizar o calendário de imunização. Nesta fase, pode-se oferecer à paciente qualquer tipo de vacina, inclusive as que contenham em sua formulação vírus e bactérias vivas e atenuadas. Maior atenção deve ser dada à imunização contra a rubéola, a hepatite B e o tétano.

Podem-se solicitar, neste momento, os exames de rotina do pré-natal. Caso surja alguma alteração passível de tratamento, haverá maior liberdade no uso de medicações, além de serem evitadas as projeções das alterações gravídicas no quadro clínico de algumas doenças. A pesquisa de HIV e sífilis deve ser oferecida e, em situações específicas, podem-se solicitar exames mais específicos, como os para avaliação da função renal e cardíaca.

## ▶ Doenças crônicas

A seguir, são apresentadas algumas doenças crônicas e os riscos que podem trazer para a gestante e o bebê, como: diabetes melito, epilepsia, hipertensão arterial crônica, infecção pelo HIV, cardiopatias e colagenoses e doenças autoimunes.

## • Diabetes melito

É bem conhecida a relação dos riscos de anomalias fetais com os níveis glicêmicos maternos
no período embriopático. Sabe-se que altos
níveis de glicemia neste momento podem ser
responsáveis por graves malformações. As consultas pré-concepcionais podem corrigir os
índices glicêmicos e, eventualmente, substituir medicações com potencial teratogênico.

A Associação Americana de Diabetes (2004)
ressalta a importância do controle rigoroso
dos níveis glicêmicos, especialmente os de
hemoglobina glicada, durante as 6 semanas
pré-concepcionais, associando-se suas taxas
ao risco de malformações (Figura 9.1).

## • Epilepsia

Mulheres epilépticas têm 2 a 3 vezes mais
chances de gerarem filhos com malformações
estruturais. Acredita-se que essas disrafias
sejam relacionadas com a alteração provocada
no metabolismo dos folatos pelas medicações
anticonvulsivantes. Nesses casos, o ideal seria
introduzir fármacos com menor potencial teratogênico e de preferência em monoterapia. A
lamotrigina em monoterapia não demonstrou
aumento no risco relativo de malformações
quando comparada à população geral.

A Academia Americana de Neurologia recomenda suspender as medicações anticonvulsivantes em mulheres selecionadas que:

- não apresentaram crises nos últimos 2 anos
- apresentam um único tipo de crise

- apresentam exame físico neurológico e inteligência normais
- apresentam eletroencefalograma normal
após o tratamento.

Como já mencionado, é fundamental a
suplementação com ácido fólico (4 mg/dia)
para estas pacientes.

## • Hipertensão arterial crônica

Adequação e substituição das medicações,
avaliação do comprometimento cardíaco e
renal dessas doentes são importantes medidas do prognóstico futuro da gestação. Além
disso, suplementação de cálcio e ácido acetilsalicílico pode reduzir consideravelmente
o risco de essas pacientes desenvolverem
pré-eclâmpsia.

## • Infecção pelo HIV

O controle pré-concepcional no casal portador do HIV objetiva a redução da carga
viral de HIV circulante para níveis indetectáveis e a recuperação dos níveis de linfócitos
T CD4+, além da substituição de eventuais
medicações com poder teratogênico (p. ex.,
efavirenz).

## • Cardiopatias

O objetivo principal é compensar a patologia e melhorar a classe funcional da paciente
antes que as alterações gravídicas instalem-se.

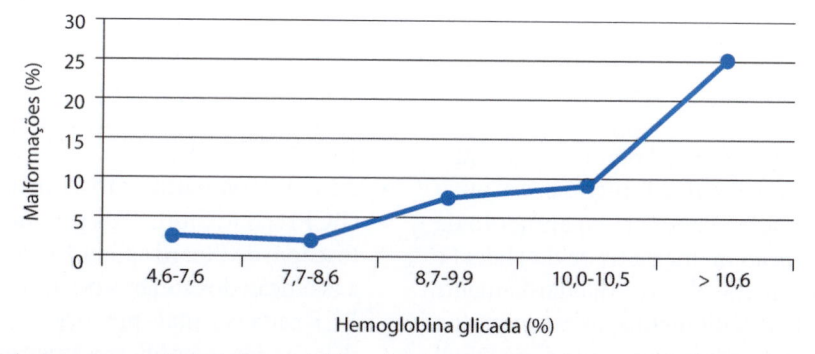

**Figura 9.1** Relação entre os níveis de hemoglobina glicada no primeiro trimestre *versus* o risco de malformação
fetal. (Adaptada da Ref. 1.)

Paralelamente, deve-se propor ao cardiologista a substituição de medicações com potencial teratogênico.

### Colagenoses e doenças autoimunes

Devem ser substituídas medicações teratogênicas e orientar a paciente sobre os potenciais riscos de perda fetal.

## ▶ Diagnóstico de gravidez

O atraso menstrual é o primeiro indício de que possa haver gestação. Porém, as pacientes com irregularidade menstrual muitas vezes só suspeitam de gravidez quando aparecem outros sintomas, como náuseas e vômitos, aumento do volume abdominal e das mamas. Classicamente podem-se dividir os sinais e sintomas de gravidez em: de presunção, de probabilidade e de certeza.

### Sinais de presunção

São sintomas de presunção:

- amenorreia: é o sinal mais precoce e, em mulheres na menacme, com ciclos regulares, deve ser afastada a possibilidade de gestação
- náuseas e vômito: frequentemente são matutinos e podem acarretar anorexia e emagrecimento. Em alguns casos, pode haver aumento da ingestão alimentar e, mais raramente, a perversão do apetite (pica ou malacia)
- congestão mamária: é frequente o relato de aumento do volume mamário e mastalgia. A aréola torna-se mais pigmentada e surgem os tubérculos de Montgomery. Com o passar das semanas, ocorrem aumento da vascularização mamária (rede de Haler) e aparecimento do colostro. Mais tardiamente ocorre a maior pigmentação em torno do mamilo, chamada aréola secundária (sinal de Hunter).

### Sinais de probabilidade

São sinais de probabilidade:

- aumento do volume uterino: por meio do toque bimanual pode-se avaliar o tamanho do útero. Várias situações fisiológicas e patológicas podem modificar este parâmetro. O aumento fisiológico do volume uterino nas multíparas, a miomatose e a obesidade são apenas algumas das situações que podem confundir o examinador
- modificação na consistência e na forma uterina: durante a gestação ocorre o amolecimento do istmo (sinal de Hegar) e do colo uterino. Inicialmente, o crescimento é assimétrico (sinal de Piskacek) e com o passar do tempo podem-se notar os fórnices vaginais ocupados, abaulados pelo aumento global uterino (sinal de Nobile-Budin). O útero gravídico torna-se palpável acima da sínfise púbica após a 12ª semana e atinge a cicatriz umbilical por volta da 20ª semana
- alteração na coloração dos órgãos genitais: o aumento do suprimento sanguíneo em todo o sistema reprodutivo determina a coloração violácea na vulva (sinal de Jacquemier ou de Chadwick) e na vagina (sinal de Kluge) e torna mais evidente a pulsação da artéria vaginal (sinal de Osiander).

### Sinais de certeza

Os sinais de certeza são decorrentes da percepção da presença fetal:

- movimentação fetal: as primigestas costumam perceber a movimentação fetal a partir da 20ª semana, as multíparas, a partir da 16ª à 18ª semana
- ausculta: os batimentos cardíacos fetais (BCF) são identificados por meio do estetoscópio de Pinard após a 20ª semana. Com a evolução dos sonares pode-se auscultar o BCF cada vez mais precocemente. Alguns deles podem identificar a atividade cardíaca com apenas 12 semanas.

## • Exames complementares

Na gravidez, os exames complementares considerados são:

- laboratoriais: esses testes estão cada vez mais precisos e acessíveis, sendo, na maioria das vezes, a primeira opção para o diagnóstico de gestação. Baseiam-se na presença da gonadotrofina coriônica humana (hCG) na urina ou no sangue, que pode estar presente a partir do 10º dia de fertilização (4 dias antes do atraso menstrual). Para maior sensibilidade e especificidade, pesquisa-se a fração β do hCG sanguíneo, que possibilita um diagnóstico mais precoce e seguro
- ultrassonografia: com apenas 4 a 5 semanas de gestação, é possível identificar o saco gestacional na cavidade uterina e, a partir da 6ª semana, visualiza-se o embrião já com batimentos cardíacos.

## ▶ Avaliação inicial

Na primeira consulta, deve-se realizar a anamnese abordando os antecedentes pessoais, familiares, ginecológicos e obstétricos. Deve-se questionar sobre aspectos epidemiológicos e sobre a evolução da gestação (Tabela 9.1). O exame físico é fundamental e deve conter não apenas avaliação de cabeça, pescoço, tórax, abdome e membros, mas também exame ginecológico e obstétrico completos (Tabela 9.2), além de alguns exames complementares (Tabela 9.3).

Os principais objetivos desta primeira consulta são: definir o estado de saúde da mãe e do feto, determinar a idade gestacional e obter o planejamento inicial da rotina pré-natal.[1]

A gestação normal dura em média 280 dias ou 40 semanas e é fundamental que se tenha certeza da idade gestacional, pois todas as con-

■ **Tabela 9.1** Anamnese na primeira consulta da avaliação pré-natal.

| | |
|---|---|
| Identificação | Nome, idade, cor, estado civil, profissão, naturalidade, procedência, religião e profissão |
| Dados socioeconômicos | Grau de instrução, número e idade de dependentes, renda familiar, moradia, condições de saneamento |
| Antecedentes familiares | Hipertensão arterial, diabetes melito, doenças congênitas, gemelaridade, câncer e doenças infectocontagiosas |
| Antecedentes pessoais | Hipertensão arterial crônica, diabetes melito, cardiopatias, epilepsia, nefropatias, hepatites, alergias, doenças infecciosas, cirurgias e etc. |
| Antecedentes ginecológicos | Menarca, ciclos menstruais, métodos anticoncepcionais, doenças sexualmente transmissíveis (DST) etc. |
| Antecedentes sexuais | Início da atividade sexual, dispareunia, sinusorragia, número de parceiros |
| Antecedentes obstétricos | Número de gestações, paridade e tipos de partos, abortamentos, número de filhos vivos, idade na primeira gestação, intervalo entre as gestações, idade gestacional e peso de nascimento de todos os filhos, patologias e estado de saúde atual dos filhos, intercorrências ou complicações em gestações anteriores, complicações nos puerpérios, história de aleitamentos anteriores |
| Gestação atual | DUM, peso prévio e altura, queixas, hábitos alimentares, medicamentos usados na gestação, internação durante essa gestação, hábitos, tabagismo, álcool e drogas ilícitas, atividade física, exposição ambiental, aceitação ou não da gravidez |

DUM = data da última menstruação. (Adaptada da Ref. 1.)

■ **Tabela 9.2** Exame físico na primeira consulta da avaliação pré-natal.

| Geral | Específico (gineco-obstétrico) |
|---|---|
| Peso e altura, medida da pressão arterial, inspeção da pele e das mucosas, palpação da tireoide e região cervical, ausculta cardiopulmonar, exame do abdome, exame dos membros inferiores e pesquisa de edema | Exame clínico das mamas, palpação obstétrica, medida da altura uterina, ausculta dos batimentos cardíacos fetais, inspeção dos genitais externos, especular e toque vaginal de acordo com a necessidade |

Adaptada da Ref. 1.

■ **Tabela 9.3** Exames complementares preconizados pelo Ministério da Saúde. Cultura seletiva para *Streptococcus agalactiae* em secreção colhida do introito vaginal e perianal entre 35 e 37 semanas de gestação.

| Na primeira consulta | Outros exames podem ser acrescidos a essa rotina mínima |
|---|---|
| Dosagem de hemoglobina e hematócrito (Hb/Ht)<br>Grupo sanguíneo e fator Rh<br>Sorologia para sífilis (VDRL): repetir próximo à 30ª semana<br>Glicemia em jejum: repetir próximo à 30ª semana<br>Exame de urina (tipo I): repetir próximo à 30ª semana<br>Sorologia anti-HIV, com consentimento da mulher após o "aconselhamento pré-teste". Repetir próximo à 30ª semana, sempre que possível<br>Sorologia para hepatite B (HBsAg), de preferência próximo à 30ª semana de gestação, onde houver disponibilidade para realização<br>Sorologia para toxoplasmose, onde houver disponibilidade | Protoparasitológico: solicitado na primeira consulta<br>Colpocitologia oncótica<br>Bacterioscopia da secreção vaginal: em torno da 30ª semana de gestação, particularmente nas mulheres com antecedente de prematuridade<br>Sorologia para rubéola: quando houver sintomas sugestivos<br>Urocultura para o diagnóstico de bacteriúria assintomática<br>Eletroforese de hemoglobina: quando houver suspeita clínica de anemia falciforme<br>Ultrassonografia obstétrica: onde houver disponibilidade |

Adaptada da Ref. 1.

dutas relativas ao pré-natal, parto e puerpério baseiam-se nela.

Para calcular a data provável do parto, ou seja, dia em que a gravidez completa 40 semanas, utiliza-se a regra de Naegele – adicionam-se 7 dias e diminuem-se 3 meses à data da última menstruação (DUM). A partir da confirmação da idade gestacional, é possível dividir a gravidez em 3 trimestres de aproximadamente 3 meses ou 14 semanas cada. Classicamente as patologias obstétricas foram encaixadas nestes três períodos. A maioria dos abortamentos espontâneos, por exemplo, ocorre no primeiro trimestre, enquanto a maioria das doenças hipertensivas da gestação no terceiro.

O Ministério da Saúde recomenda a adoção de uma carteira que possa contemplar a evolução e ressaltar a existência de fatores de risco (Figura 9.2).

## ▶ Acompanhamento periódico

Tradicionalmente, para gestações de baixo risco, os intervalos recomendados entre as consultas são: de 4 semanas até completar 32 semanas, de 2 semanas até completar 36 semanas e, a partir daí, semanalmente até o parto. Para as de alto risco recomendam-se intervalos de 1 a 2 semanas entre as consultas.

Nessas consultas, a anamnese deve ser sucinta, abordando aspectos do bem-estar materno e fetal. Inicialmente, devem ser ouvidas dúvidas e ansiedades da mulher, além de perguntas sobre alimentação, hábito intestinal e urinário, movimentação fetal e interrogatória sobre a presença de corrimentos ou outras perdas vaginais (Tabela 9.4).

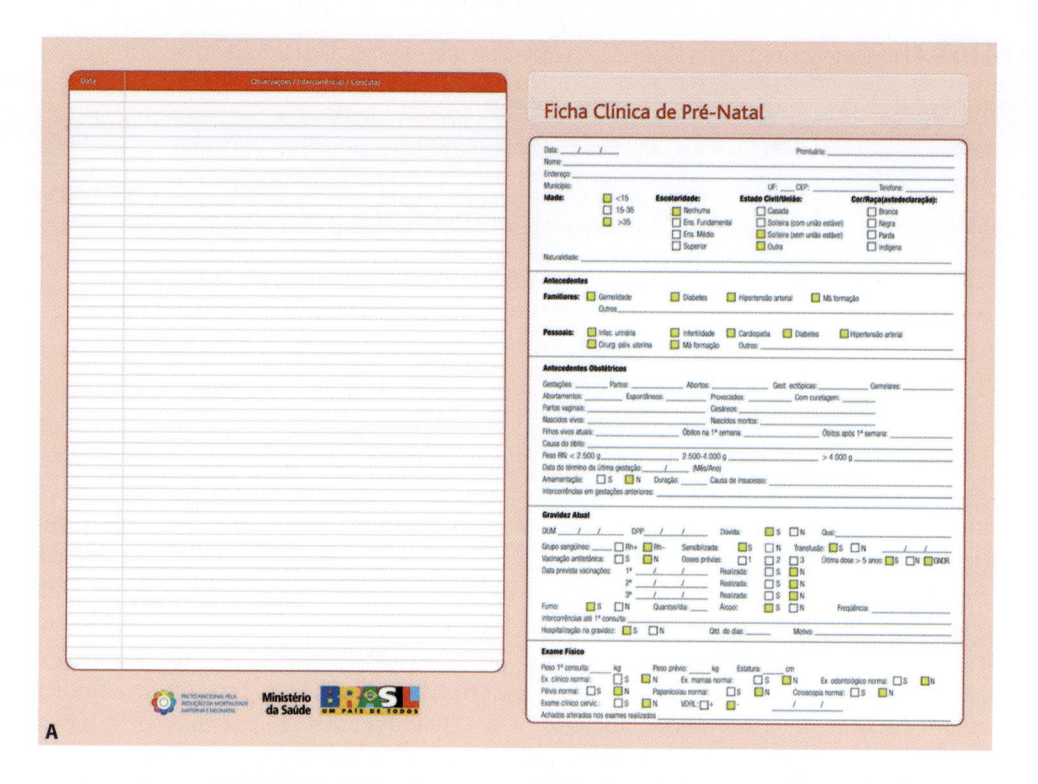

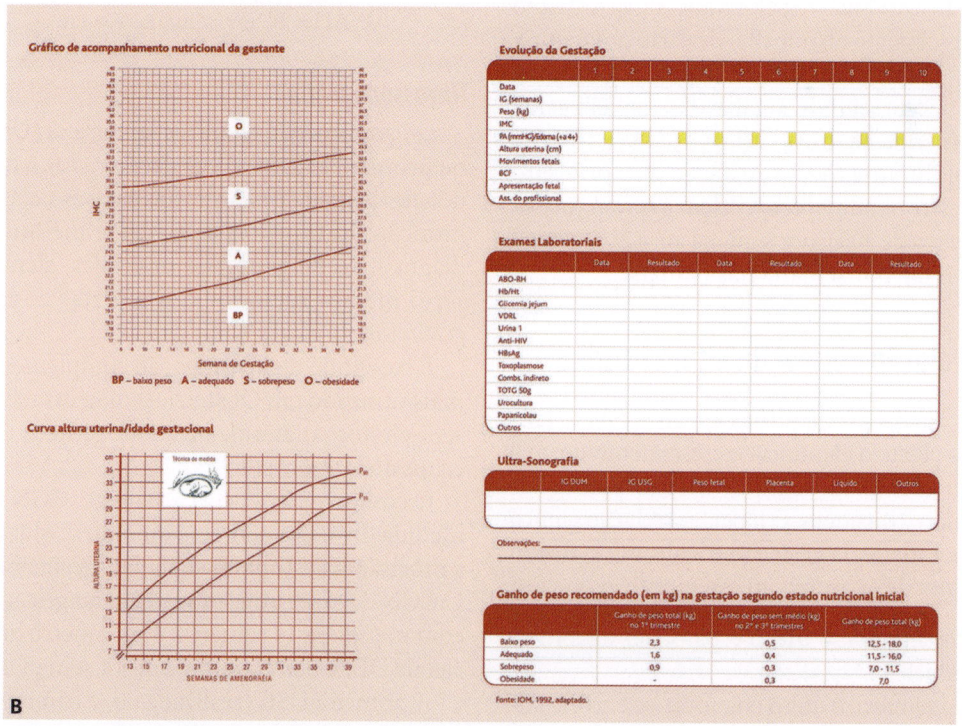

**Figura 9.2** Cartão de pré-natal padronizado pelo Ministério da Saúde (2006).

■ **Tabela 9.4** Principais pontos a serem abordados nas consultas subsequentes durante o pré-natal.

| Avaliação fetal | Avaliação materna |
|---|---|
| Frequência cardíaca fetal (BCF)<br>Movimentação fetal | Medida adequada da pressão arterial<br>Aferição do peso<br>Sintomatologia (dor de cabeça, alteração visual, náuseas e vômito, dor abdominal, sangramentos, perdas vaginais e disúria)<br>Medida da altura uterina<br>Palpação obstétrica<br>Toque obstétrico (apresentação fetal, pelvimetria e avaliação do colo uterino) |

As exigências nutricionais da gestante podem ser perfeitamente supridas por meio da alimentação balanceada contendo carnes, vegetais, legumes, frutas, leite e seus derivados. As refeições devem ser feitas de maneira fracionada e em horários regulares (ver Capítulo 12, *Aspectos Nutricionais*).

O ganho de peso excessivo está relacionado com maior risco de macrossomia, diabetes e hipertensão, e o ganho insuficiente, bem como a desnutrição, estão relacionados com a restrição de crescimento e o trabalho de parto prematuro.

As recomendações relativas ao ganho de peso devem ser individualizadas, mas em geral, recomenda-se aumento ponderal entre 9 e 11 kg durante toda a gestação. No primeiro trimestre os aumentos tendem a serem menores, cerca de 300 g por semana até a 20ª semana e de 400 g por semana nas demais.

## Evolução normal da altura uterina

A avaliação da altura uterina (AU) tem como objetivo identificar o crescimento normal do feto e detectar seus desvios. Em condições normais, considera-se haver correlação clínica entre a idade da gestação e a altura do fundo uterino, de acordo com a seguinte evolução:

- 12ª semana: o útero é palpável na sínfise púbica
- 16ª semana: o útero encontra-se entre a sínfise púbica e a cicatriz umbilical
- 20ª semana: o útero encontra-se na altura da cicatriz umbilical.

A partir da 20ª semana existe uma relação aproximada entre as semanas de gestação e 4 cm menos da altura uterina. Por exemplo: 32 semanas = 28 cm de medida da altura uterina. Entretanto esses parâmetros revelam-se menos fiéis em pacientes com maior panículo adiposo ou com patologias que possam interferir na evolução fetal. Em condições normais a AU evolui em 4 cm por mês solar, havendo boa correlação clínica da fórmula a seguir:

$$AU = IG \text{ em semanas} - 4 \text{ cm}$$

## Ultrassonografia

O uso rotineiro da ultrassonografia (USG) na primeira metade da gestação reduz a incidência de gestações prolongadas e as taxas de indução do trabalho de parto, e melhora o diagnóstico de gestações múltiplas, além de ser o melhor método para se datar a idade gestacional.

É o método de investigação complementar mais utilizado em Obstetrícia, não invasivo e sem efeitos colaterais ou teratogênicos descritos até o momento.

O comprimento cabeça-nádega (CCN) é a medida de maior acurácia quando se objetiva a precisão na estimativa da idade gestacional. O CCN deve ser utilizado para datar gestações com menos de 14 semanas e o diâmetro biparietal (DBP) nas com mais de 14 semanas.

A primeira USG (realizada no 1º trimestre – entre 11 e 14 semanas) tem por objetivos avaliar a viabilidade e o número de embriões, datar com precisão a IG, a localização da gestação (*i. e.*, tópica ou ectópica) e pesquisar possíveis anomalias genéticas.

A segunda USG (realizada no 2º trimestre – entre 18 e 24 semanas) tem o objetivo de estudar a morfologia fetal. Neste período o feto encontra-se totalmente formado, com boa proporção entre suas partes e com boa quantidade de líquido amniótico. Esses fatores somados facilitam muito a visão detalhada do bebê.

Em populações de baixo risco, a USG de rotina no 3º trimestre não está associada a redução da morbimortalidade perinatal. Porém pode ser utilizada de maneira bastante criteriosa para avaliação do crescimento e da vitalidade fetal.

## ▶ Recomendações

A seguir, são apresentadas recomendações em relação às dúvidas e queixas mais frequentes na gestação.

### • Aleitamento materno

O preparo para a amamentação deve ser iniciado durante o pré-natal. É importante apontar as vantagens do aleitamento para a mulher, para o bebê, para a família e para a comunidade, bem como orientar sobre o adequado cuidado com as mamas, o posicionamento da mãe e do bebê, e a pega da aréola. A participação em grupos de gestantes pode trazer benefícios sensíveis nas taxas de sucesso do aleitamento.

### • Atividade física

Em geral não se deve limitar a atividade física da gestante. As orientações são no sentido de prevenir a fadiga e diminuir o risco de traumas. Na ausência de contraindicações, deve-se encorajar as gestantes à prática regular de exercícios de moderada intensidade por 30 min ou mais.

### • Trabalho

É de senso comum que qualquer situação fisicamente extenuante seja evitada. Devem ser orientados mudança de postura (evitar longos períodos na mesma posição), alongamentos e pausas para alimentação e descanso.

### • Viagens

Gestantes saudáveis não devem ser desencorajadas a viajar. Em geral não existem riscos maiores para as grávidas em relação à população comum. As mesmas precauções com a segurança devem ser tomadas (uso de cinto de segurança, *airbag*). Merecem atenção especial as gestantes que desejam viajar próximo ao termo (36 semanas ou mais), pelo risco de entrarem em trabalho de parto em locais distantes de adequada assistência ao parto (p. ex., dentro de um avião).

### • Banho

Deve-se ter atenção especial com pisos escorregadios, em vista dos riscos de queda, e temperaturas muito altas, devido à possibilidade de hipotensão postural induzida pela vasodilatação pariférica.

### • Vestuário

É recomendado o uso de roupas confortáveis, não constritivas e adequadas ao clima da época. O objetivo principal dessa recomendação é evitar opções que possam trazer desconforto. Algumas modificações gravídicas, como a necessidade frequente de urinar, o aumento progressivo do peso ou o edema que se acentua no fim do dia, são justificativas para opções confortáveis. Isso não quer dizer que a gestante deva abrir mão de sua vaidade; ao contrário, é perfeitamente possível conciliar esses aspectos.

### • Hábito intestinal

A obstipação é evento comum na gestação. A ação da progesterona, que relaxa a musculatura lisa do intestino, e a compressão extrínseca exercida pelo útero têm papel fundamental na etiologia deste distúrbio. Pela passagem das fezes endurecidas pelo ânus e pelo esforço abdominal repetitivo, podem surgir hemorroidas e fissuras. Dieta rica em fibras e laxantes naturais pode ser útil.

## Vida sexual

A menos que haja risco para trabalho de parto prematuro ou ameaça de abortamento, não se deve restringir o sexo.

## Saúde bucal

Nenhum tipo de tratamento dental está contraindicado na gestação. Apenas devem ser tomados os cuidados relativos à exposição a substâncias teratogênicas. Doenças odontológicas, como a cárie, podem ser responsáveis por desencadeamento de trabalho de parto prematuro.

## Imunização

A imunização deve ser feita nos seguintes casos:

- antes da gestação: é preciso completar o calendário vacinal. Vacinas contendo antígenos vivos devem de administradas no mínimo 1 mês antes da concepção
- durante a gestação: apenas as vacinas contendo partículas inativadas devem ser administradas neste período (ver Capítulo 15, *Imunização no Ciclo Gravídico-puerperal*)
- depois da gestação: é totalmente segura a vacinação com qualquer tipo de antígeno, durante o puerpério e o aleitamento materno.

## Medicações

Salvo raras exceções, qualquer fármaco que exerça efeito sistêmico na mãe atravessará a placenta e alcançará o feto. É prudente consultar as recomendações da Food and Drug Administration (FDA) antes de prescrever qualquer substância às gestantes.

## Náuseas e vômito

É a mais frequente das queixas. Acomete cerca de 65% das gestantes no $1^{\circ}$ trimestre. Geralmente é matutina e tende a desaparecer por volta da $16^{\underline{a}}$ semana. Especula-se que seja causada pelos altos níveis de hCG. O tratamento baseia-se na educação alimentar (dieta fracionada, sólida e pouco gordurosa) e em sintomáticos (antieméticos e procinéticos).

## Lombalgia

Acomete 70% das grávidas. O ventre volumoso desloca o centro de gravidade da paciente para frente, levando a hiperlordose dolorosa.

## Varizes

O aumento da pressão abdominal, a compressão uterina exercida sobre as veias pélvicas e os períodos longos em posição ortostática, associados à predisposição genética são os principais fatores responsáveis pela gênese desta patologia. Os sintomas causados pelas varizes variam de estéticos ao surgimento de ulcerações. O tratamento limita-se a períodos em repouso com os membros elevados, uso regular de meias elásticas compressivas e em casos extremos cirurgia. Tendem a desaparecer após o parto.

Em relação às meias elásticas, o tamanho e modelo deve ter como base a medida do perímetro da panturrilha. Em geral, meias tipo 3/4 são suficientes.

## Pirose

Sintomatologia frequente principalmente no $3^{\circ}$ trimestre. É determinada principalmente pelo refluxo gastresofágico. A ação da progesterona (relaxando o esfíncter esofágico), associada ao aumento da pressão intra-abdominal e à mudança na topografia do estômago, é a maior vilã desta queixa. Orientações quanto aos hábitos alimentares e o uso de antiácidos podem ser úteis.

## Pica ou malacia

É a chamada *perversão do apetite*. São clássicos os casos de gestantes que têm vontade de comer terra, gelo, farinha, chupar pedrinhas e tijolos. Alguns autores associam a pica à deficiência de ferro.

### Fadiga

Queixa comum, frequentemente associada aos efeitos da progesterona sobre a musculatura lisa. Devem ser afastadas outras causas, como anemia e cardiopatias.

### Corrimento vaginal

Durante a gravidez, é comum o aumento fisiológico da produção de muco pelas glândulas cervicais. O diagnóstico diferencial deve ser feito com a vaginose bacteriana, tricomoníase e candidíase.

## ▶ Referências bibliográficas

1. Cunningham FG, Leveno KJ, Bloom SL *et al*. Implantation, embryogenesis, and placental development. In: Williams obstetrics. 23 ed. New York: McGraw-Hill, 2010.
2. Ministério da Saúde, Secretaria de Atenção à Saúde, Departamento de Ações Programáticas Estratégicas. Pré-natal e puerpério: atenção qualificada e humanizada: manual técnico. Brasília: Ministério da Saúde, 2006.

# 10 Rastreamento e Diagnóstico Pré-natal das Anomalias Fetais

*Karina Kajden Haratz | Enoch Quinderé de Sá Barreto*

## ▶ Introdução

A ultrassonografia (US) é o principal instrumento diagnóstico utilizado para a detecção de anomalias congênitas, pois possibilita a avaliação da anatomia fetal interna e superficial e a identificação tanto de defeitos maiores quanto de marcadores sutis de anomalias cromossômicas e síndromes genéticas. Embora algumas mulheres apresentem risco elevado para o desenvolvimento de anomalias fetais em função de sua história familiar ou da exposição a agentes teratogênicos e disruptivos, a grande maioria das malformações fetais ocorre em pacientes de baixo risco. Sendo assim, os exames ultrassonográficos devem fazer parte da rotina da assistência pré-natal de todas as gestantes, incluindo o exame sistemático do feto no intuito de diagnosticar defeitos maiores e menores.

Ainda há muita controvérsia sobre o número mínimo de exames a serem realizados durante a gestação. O número e os períodos de realização variam de acordo com a disponibilidade de aparelhos e profissionais habilitados de cada localidade, com limitações financeiras e com considerações legais regionais. No entanto, não há controvérsia sobre o fato de que pelo menos cinco exames deveriam ser realizados, com seguintes objetivos:

- primeiro exame: feito entre 6 e 10 semanas gestacionais. Exame inicial, para datar a gestação, avaliar a implantação do saco gestacional e o número de embriões (e corionicidade) e sua vitalidade
- segundo exame: feito entre 11 semanas e 3 dias e 13 semanas e 5 dias semanas gestacionais (comprimento cabeça-nádegas entre 45 e 84 mm). Ultrassonografia morfológica do primeiro trimestre ou rastreamento de aneuploidias no primeiro trimestre, para avaliar a morfologia fetal passível de análise até esta data e associar marcadores ultrassonográficos de rastreio das trissomias dos cromossomos 21 (principal), 18 e 13, monossomia do cromossomo X e cardiopatias congênitas. O marcador mais importante é a translucência nucal, podendo ser acompanhado da medida do osso nasal, do fluxo do ducto venoso, e da regurgitação da valva tricúspide
- terceiro exame: feito entre 20 e 24 semanas gestacionais. Ultrassonografia morfológica do segundo trimestre, com o principal objetivo de fornecer informação diagnós-

tica acurada para otimizar o cuidado pré e perinatal da mãe e do feto. Na ausência de exames anteriores, deve datar a gestação, o número de fetos e a inserção placentária, detectar malformações fetais maiores e sutis e servir como parâmetro de comparação para exames posteriores, possibilitando a detecção precoce de distúrbios do crescimento fetal. O rastreamento de aneuploidias é reforçado com a pesquisa dos marcadores de segundo trimestre; o rastreamento da pré-eclâmpsia pode ser realizado por meio de dopplervelocimetria das artérias uterinas; e a avaliação de risco de trabalho de parto prematuro pode ser feita pelo estudo do colo uterino pela via transvaginal

- quarto exame: feito em torno de 28 a 30 semanas. Ultrassonografia obstétrica do terceiro trimestre, para avaliar o padrão de crescimento fetal, o volume de líquido amniótico e o bem-estar fetal. Para que este estudo tenha maior acurácia, a dopplerfluxometria pode ser associada. Sempre que possível, a análise do desenvolvimento cerebral fetal com estudo de sulcos e giros deve ser realizada, pois estes aparecem apenas no terceiro trimestre da gestação
- quinto exame: feito entre 34 e 38 semanas. Ultrassonografia obstétrica do terceiro trimestre com avaliação do bem-estar fetal. Mais uma vez, será avaliado o padrão de crescimento do feto para detecção de alterações tardias, além de se realizar o estudo da vitalidade fetal. A análise da apresentação fetal e da biometria auxilia o obstetra assistente na programação do parto. Anomalias fetais ocasionadas por causas adquiridas (infecções, hemorragias, tumores) e metabólicas por vezes são diagnosticadas apenas nesta fase.

Embora a incidência de malformações fetais seja relativamente baixa (2 a 6% dos nascidos vivos), elas são responsáveis por aproximadamente 30% dos óbitos perinatais nos países desenvolvidos. O diagnóstico pré-natal des-

sas condições é imprescindível para a orientação e aconselhamento das famílias dos fetos acometidos, bem como para o planejamento do parto desses fetos em uma instituição que tenha condições de prestar assistência perinatal adequada, minimizando as taxas de complicações e sequelas pós-natais. A sensibilidade da US morfológica do segundo trimestre na detecção de defeitos estruturais varia entre 56 e 83,5%, com especificidade de 99,8%.[1] Esses valores dependem da habilidade e da experiência do examinador, da qualidade do aparelho de US utilizado e de questões técnicas como o índice de massa corpórea da paciente, histórico de cirurgias abdominais prévias, oligo ou polidrâmnio, posição fetal desfavorável ou gestações múltiplas.

## ▶ Pré-requisitos para ultrassonografias obstétricas e exames morfológicos fetais

Segundo as diretrizes da Sociedade Internacional de Ultrassonografia em Obstetrícia e Ginecologia (ISUOG) para realização do exame morfológico do segundo trimestre, publicadas em janeiro de 2011,[2] os profissionais médicos que realizam US morfológicas devem ter treinamento especializado para a prática da US diagnóstica em Obstetrícia. No entanto, o nível de treinamento exigido pode variar em cada país. Com o objetivo de alcançar resultados adequados dos exames morfológicos de rotina, sugere-se que o exame seja realizado por profissionais que respeitem os seguintes critérios:

- treinamento em US obstétrica diagnóstica e segurança no uso da US, com estabelecimento de padrões de referência para poder detectar achados anormais ou suspeitos
- realização regular de exames morfológicos
- participação em atividades de educação médica continuada
- ser submetido a auditorias de rotina e controle de qualidade.

## ▶ Classificação das anomalias congênitas

As anomalias fetais podem ser classificadas quanto ao mecanismo pelo qual ocorrem em: malformações, deformidades e disrupções.

Malformação é um defeito morfológico de um órgão, parte dele ou de parte maior do corpo, que resulta de um processo de desenvolvimento intrinsecamente anormal. Pode ser morfogênese incompleta (p. ex., agenesia renal), morfogênese redundante (p. ex., polidactilia) ou morfogênese aberrante (p. ex., baço paratesticular). A incidência de malformações varia entre 1 e 3% dos nascidos vivos e sua gravidade está diretamente relacionada com a época do seu desenvolvimento e com o tipo e o número de órgãos acometidos. O termo *síndrome* é utilizado quando vários sistemas apresentam malformações concomitantes, relacionadas patogeneticamente.

Deformidade é a forma ou posição anormal de parte do corpo se que desenvolvia normalmente, ocasionada por forças mecânicas ou funcionais, não disruptivas. Acomete 1 a 2% dos nascidos vivos. Os principais exemplos são craniotabes, micrognatia, dolicocefalia, torcicolo, alguns tipos de talipes (pés tortos), artrogripose, *genu recurvatum*, escoliose postural, *pectus carinatum*. As principais causas mecânicas advêm do ambiente intrauterino, seja por malformações müllerianas que restringem ou alteram a cavidade, por oligoâmnio ou por miomatose uterina. As causas funcionais são menos frequentes, porém levam a deformidades mais graves, como a artrogripose e alterações musculoesqueléticas secundárias a hipotonias musculares congênitas e os pés tortos consequentes de lesões cerebrais ou disrafismos espinais abertos. Sequências deformativas são anomalias múltiplas derivadas de um fator mecânico ou funcional inicial causador. Um exemplo relativamente comum é a sequência de Potter resultante da presença de oligoâmnio por tempo prolongado, quando a compressão mecânica do útero leva a defor-

midades dos membros inferiores, micrognatia, orelhas grandes achatadas e de implantação baixa, ponte nasal larga e hipertelorismo e hipoplasia pulmonar.

Disrupção é o defeito morfológico de um órgão, parte de um órgão ou região maior do corpo consequente a uma ruptura ou interferência no desenvolvimento originariamente normal ocasionado por agente externo ou adquirido. A incidência de fenômenos disruptivos é muito variável, dada a grande variedade de causas envolvidas, sendo as principais: eventos vasculares, hipóxico-isquêmicos, infecções congênitas, exposição a radiação e teratógenos, bandas amnióticas, lesões displásicas. As disrupções poucas vezes seguem um padrão específico, apresentando-se de formas e gravidade variáveis e muitas vezes mimetizam malformações primárias.

## ▶ Rastreamento de aneuploidias

O risco para algumas anomalias cromossômicas aumenta com a idade materna. Além disso, os fetos com aberrações cromossômicas têm maior risco de óbito intrauterino do que os fetos normais, e por isso a prevalência de aneuploidias diminui no decorrer da gestação. A taxa de óbito fetal espontâneo na trissomia do cromossomo 21 entre a 12ª e a 40ª semana de gravidez é de cerca de 30%; entre 16 e 40 semanas passa a ser de aproximadamente 20% (Figura 10.1).

Em 1866, Langdon Down observou que a pele pouco elástica e excessiva, o rosto achatado e o nariz pequeno eram características frequentes em pacientes com trissomia do cromossomo 21. Na década de 1990, constatou-se que esse excesso de pele nos indivíduos portadores da síndrome de Down podia ser identificado no primeiro trimestre da gravidez, por meio da US. A medida ultrassonográfica da translucência nucal (TN), obtida no período compreendido entre 11 semanas e 3 dias e 13 semanas e 6 dias de gestação e associada à

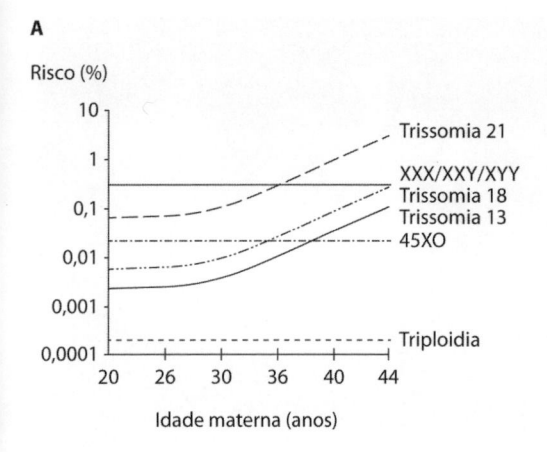

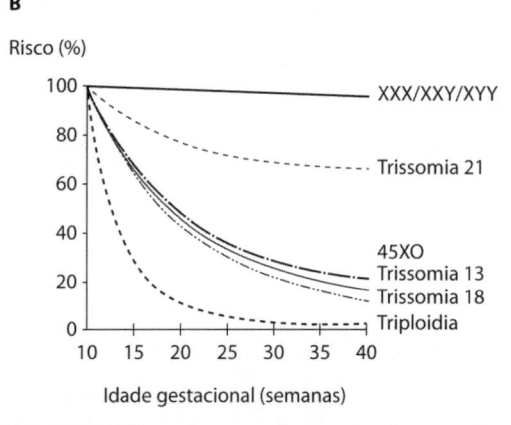

**Figura 10.1** Risco de anomalias cromossômicas relacionado com a idade materna (**A**) e a idade gestacional (**B**). As linhas representam o risco relativo, de acordo com o risco na 10ª semana.[3]

idade materna, oferece um método eficaz de rastreamento da trissomia do cromossomo 21 (Figuras 10.2 e 10.3). Aproximadamente 75% dos fetos portadores da trissomia do cromossomo 21 têm a medida da TN aumentada (Figura 10.4).

É importante ressaltar que o diagnóstico de certeza de qualquer aneuploidia só é realizável por meio de um exame invasivo para análise cromossômica fetal (biopsia de vilo corial, amniocentese ou cordocentese). A análise cromossômica pode ser global por intermédio do cariótipo fetal com bandas ou apenas de cromossomos específicos pelo teste de FISH. No entanto, entre 11 semanas e 3 dias e 13 semanas e 6 dias, todas as anomalias cromossômicas graves estão associadas a TN aumentada e esse marcador pode ser utilizado para selecionar as pacientes de alto risco, com indicação para o teste invasivo. Além do seu papel na avaliação do risco das trissomias e monossomia X (síndrome de Turner), a medida da TN também pode contribuir para a detecção de malformações cardíacas, de displasias esqueléticas e de síndromes genéticas.

Observou-se, também, que em 60 a 70% dos fetos com trissomia do cromossomo 21, o osso nasal não era visível ao exame ultrassonográfico. Nessa mesma idade gestacional (Figura 10.4), 25% têm o maxilar superior curto e 80% apresentam fluxo anormal no ducto venoso observado ao Doppler. Esses achados, associados à bioquímica materna, podem aumentar a taxa de detecção da síndrome de Down para até 95%.[5]

O ducto venoso é uma derivação única, que direciona o sangue bem oxigenado da veia umbilical para a circulação coronária e cerebral por meio de um fluxo preferencial do sangue através do forame oval para o átrio esquerdo. O fluxo sanguíneo no ducto tem a onda característica com alta velocidade durante a sístole ventricular (onda S) e a diástole (onda D), e fluxo anterógrado durante a contração atrial (onda A). No final do primeiro trimestre, o fluxo anormal no ducto venoso está associado a anomalias cromossômicas, malformações cardíacas e desfecho desfavorável da gestação (Figura 10.5).

Além dos marcadores anteriormente citados, ainda se pode mencionar o comprimento reduzido do maxilar superior (alterando o ângulo facial fetal) como método complementar no rastreamento da trissomia do cromossomo 21 no primeiro trimestre gestacional. Outros marcadores, como onfalocele, artéria umbilical única, megabexiga (diâmetro longitudinal da bexiga ≥ 7 mm) e alterações na frequência cardíaca fetal estão presentes em uma parcela significativa das trissomias dos cromossomos 13 (síndrome de Patau) e 18 (síndrome de Edwards).

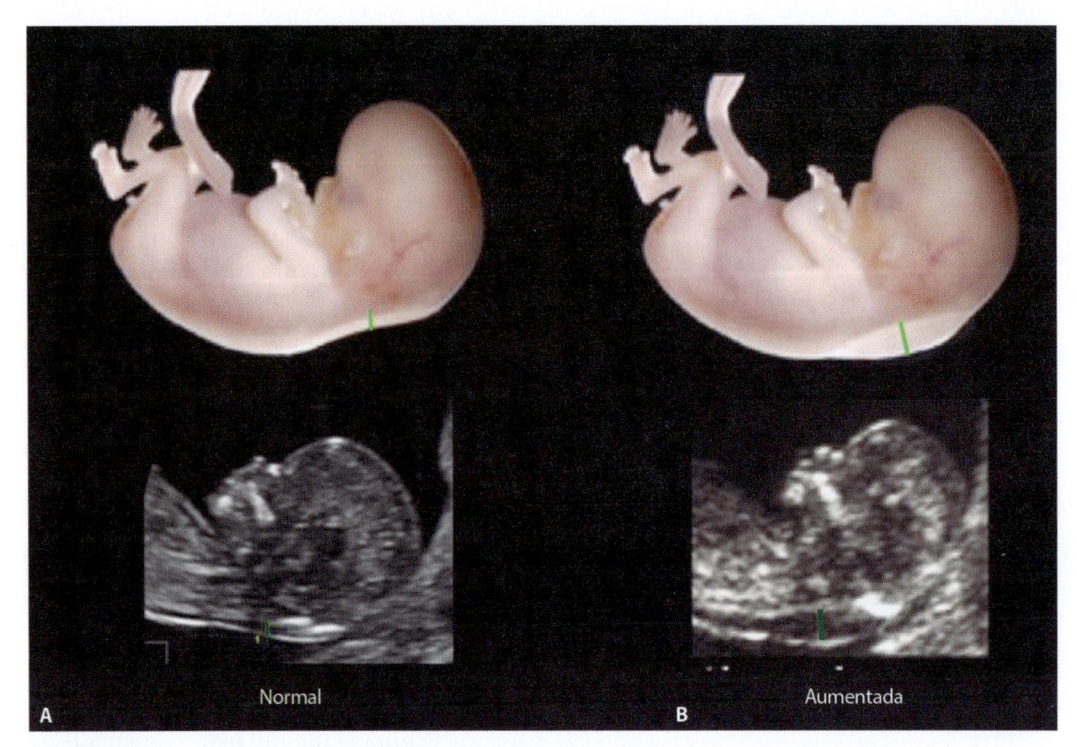

**Figura 10.2** Translucência nucal normal (**A**) e alterada (**B**). Correlação da imagem de um feto de 12 semanas com o achado ultrassonográfico correspondente.[4]

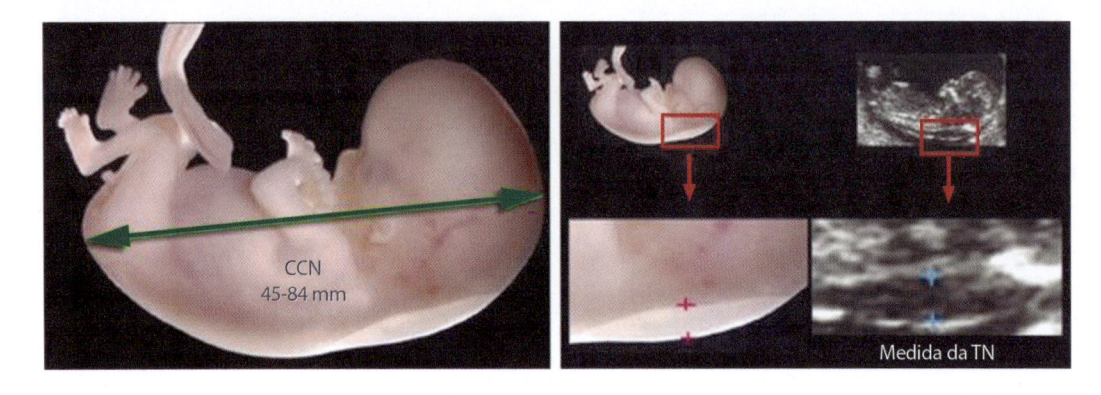

**Figura 10.3** Requisitos para medida da TN: comprimento cabeça-nádegas entre 45 e 84 mm (equivalente a 11 semanas e 3 dias e 13 semanas e 6 dias gestacionais). Plano sagital perfeito (plano longitudinal mediano) com o feto em posição neutra. *Zoom* adequado, em que somente a cabeça e a parte superior do tórax devem ser incluídas na imagem. A ampliação deve ser a maior possível. Medida da TN com os *calipers* "on-on" (sobre as linhas pele e do tecido celular subcutâneo); algumas medidas devem ser realizadas e a maior utilizada para o cálculo de risco.[4]

Na trissomia do cromossomo 18, existe restrição de crescimento intrauterino de início precoce, tendência a bradicardia, onfalocele em 30% dos casos, osso nasal não visível em 55% dos casos e artéria umbilical única em 75% dos casos. Na trissomia do cromossomo 13, há taquicardia em mais de 65% dos casos, restrição de crescimento intrauterino, megabexiga, holoprosencefalia ou onfalocele em cerca de 40% dos casos. Na síndrome de Turner,

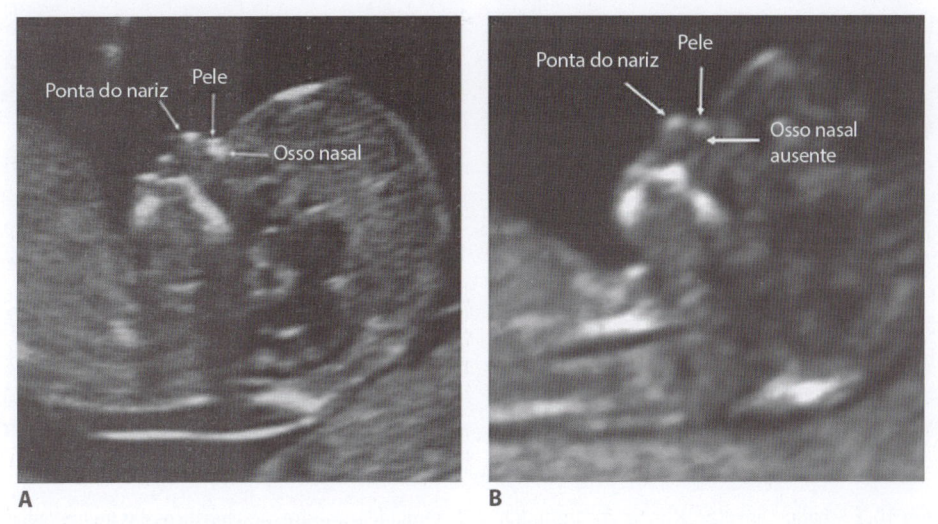

**Figura 10.4** Avaliação ultrassonográfica do osso nasal no primeiro trimestre. **A.** Apresentação normal do osso nasal. **B.** Osso nasal ausente em feto com trissomia do cromossomo 21. (Adaptada da Ref. 3.)

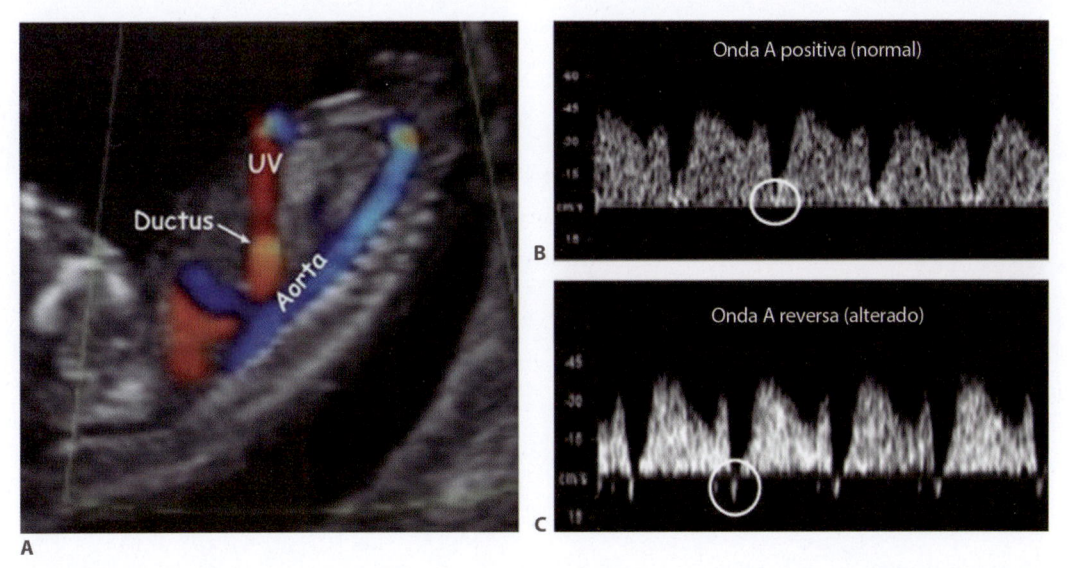

**Figura 10.5 A.** Identificação do ducto venoso (ductus) por meio da dopplerfluxometria colorida. Pode-se observar uma alteração na coloração (amarelo-esverdeada) em função da maior velocidade de fluxo no ducto, correspondente ao efeito de *aliasing*. Nessa topografia deve-se colocar o **boxe** do Doppler pulsado para análise do espectro da onda. À direita, observam-se os espectros das ondas de fluxo do ducto venoso: normal (**B**) com a onda "a" (correspondente à contração atrial) positiva e alterado (**C**), com onda "a" reversa. UV = veia umbilical. (Adaptada da Ref. 3.)

existe taquicardia em cerca de 50% dos casos com restrição de crescimento intrauterino de início precoce. Na triploidia, há restrição de crescimento intrauterino assimétrico e precoce, bradicardia em 30% dos casos, holoprosence-

falia, onfalocele ou cisto de fossa posterior em cerca de 40% dos casos e alterações da placenta em cerca de 30% dos casos.

A inclusão da dosagem das concentrações séricas maternas de produtos fetoplacentários entre 11 semanas e 3 dias e 13 semanas e 6 dias, como a fração livre do βhCG e da PAPP-A (proteína plasmática A associada à gestação), auxilia na detecção de anomalias cromossômicas, aumentando a taxa de detecção em 85 a 90% dos casos.

Na 16ª semana de gestação, a concentração sérica média materna de alfafetoproteína (AFP), estriol não conjugado (uE3), hCG (total e fração livre) e inibina-A em gestações com trissomia do cromossomo 21 é significativamente diferente do normal. Esse método de rastreamento mostrou-se mais eficaz do que considerar a idade materna isoladamente para determinação do risco, pois com a mesma taxa de teste invasivo (cerca de 5%), identificam-se 50 a 70% dos fetos acometidos.

Na US morfológica do segundo trimestre (entre 20 e 24 semanas no Brasil), cada aberração cromossômica também apresenta um padrão característico de anomalias (Tabela 10.1). Assim, recomenda-se que frente a uma malformação maior ou marcador ultrassonográfico, seja realizado um exame detalhado, buscando-se as demais alterações características da anomalia cromossômica

■ **Tabela 10.1** Achados detectáveis ao exame morfológico de segundo trimestre característicos das aneuploidias mais comuns.[4]

| Tipo de anomalia | Trissomia 21 | Trissomia 18 | Trissomia 13 | Triploidia | Monossomia X |
|---|---|---|---|---|---|
| Ventriculomegalia | + | + | + | + | + |
| Holoprosencefalia | | | + | | |
| Cisto de plexo coroide | | + | | | |
| Malformação de Dandy-Walker | | + | + | | |
| Fenda facial | | + | + | | |
| Micrognatia | | + | | + | |
| Hipoplasia nasal | + | | | | |
| Prega nucal espessada | + | + | + | | |
| Higroma cístico | | | | | + |
| Hérnia diafragmática | | + | + | | |
| Malformações cardíacas | + | + | + | + | + |
| Onfalocele | | + | + | | |
| Atresia duodenal | + | | | | |
| Atresia de esôfago | + | | | | |
| Malformações renais | + | + | + | + | + |
| Encurtamento de membros | + | + | | + | + |
| Clinodactilia | + | | | | |
| Polidactilia | | | + | | |
| Sobreposição de dedos | | | + | | |
| Sindactilia | | | | + | |
| Pés tortos | | + | + | + | |
| Restrição de crescimento | | + | | + | + |

associada àquele achado; se malformações adicionais forem identificadas, o risco será drasticamente aumentado. Em caso de defeitos aparentemente isolados, a decisão de se realizar ou não teste invasivo depende do tipo de defeito.

Os marcadores ultrassonográficos, também chamados de anomalias "menores", são achados inespecíficos comumente detectáveis ao exame do segundo trimestre, que podem ser transitórios e/ou estar presentes em fetos normais (11,3%) (Figura 10.6). Não ocasionam, *per se*, comprometimento físico ou mental, a menos que estejam associados a anomalias cromossômicas ou estruturais maiores. Esses marcadores são mais frequentes (≥ 50%) do que as anomalias estruturais maiores (≤ 25%) em fetos com trissomia do cromossomo 21, o que evidencia sua importância na detecção desta principalmente em pacientes de alto risco. No entanto, a taxa de falsos-positivos pode ser inaceitavelmente alta (entre 13 e 17%)

quando esses marcadores estão presentes em pacientes de baixo risco e deve-se ter muita cautela na interpretação de seus resultados, especialmente quando é um achado isolado. O grau de risco de trissomia 21 varia entre os marcadores e aumenta de maneira progressiva com o número de marcadores presentes e é consideravelmente menor quando o achado é isolado (Tabela 10.2).[6]

Se no exame morfológico forem identificadas malformações graves, sugere-se consulta em aconselhamento genético para orientar o casal sobre o risco de aneuploidia e a possibilidade de pesquisa do cariótipo fetal, mesmo em casos de defeitos aparentemente isolados. Nos casos de malformações letais ou que estiverem associadas a deficiência física ou mental graves, como a holoprosencefalia, o estudo cariotípico fetal constitui uma das várias investigações necessárias para se determinar a possível causa da anomalia, bem como o risco de recorrência em futuras gestações.

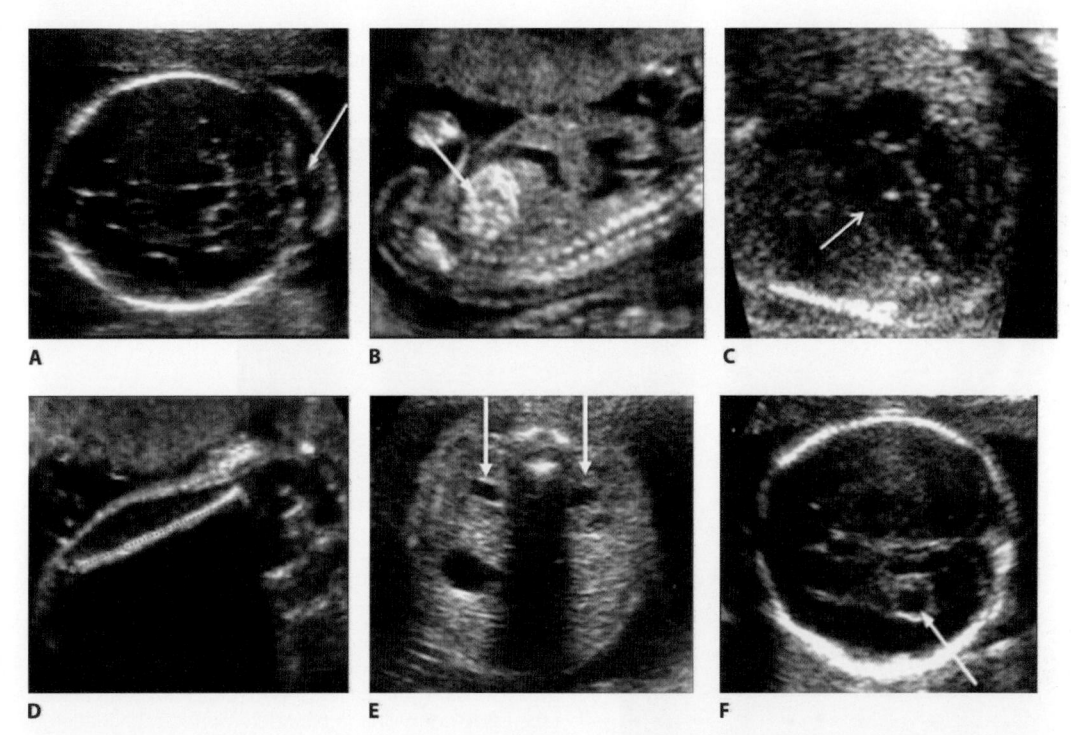

**Figura 10.6** Marcadores ultrassonográficos de aneuploidias – exame morfológico do segundo trimestre. **A.** Prega nucal > 6 mm. **B.** Intestino hiperecogênico. **C.** Foco ecogênico intracardíaco. **D.** Fêmur/úmero curto. **E.** Pielectasia. **F.** Cisto de plexo coroide.

■ **Tabela 10.2** Razão de chances (*likelihood ratio*: sensibilidade/taxa de falso-positivo) calculada para marcadores ultrassonográficos de trissomia 21.[5]

| Marcador | LR+ | LR+ isolada |
| --- | --- | --- |
| Prega nucal espessada (> 6 mm) | 61 | 11 |
| Intestino hiperecogênico | 33,8 | 6,7 |
| Úmero curto | 15,3 | 5,1 |
| Fêmur curto | 6,1 | 1,5 |
| Foco ecogênico intracardíaco (*"golf ball"*) | 6,3 | 1,8 |
| Pielectasia | 5,2 | 1,5 |

LR+ = *likelihood ratio positiva* (quando presente).

Se a malformação for potencialmente corrigível por cirurgia intrauterina ou pós-natal, como a hérnia diafragmática ou a espinha bífida, é indicado confirmar a ausência de uma alteração cromossômica subjacente.

## ▶ Avaliação da anatomia fetal

O estudo da anatomia fetal inicia-se pela análise da apresentação e da posição do feto com relação à mãe, seguida da biometria fetal, que tem como objetivos datar a gestação, avaliar o crescimento e estimar o peso fetal. Para isso, deve-se medir o diâmetro biparietal, a circunferência cefálica, a circunferência abdominal e o comprimento da diáfise do fêmur (Figura 10.7).

A seguir, deve-se realizar uma avaliação sistemática das diversas partes e sistemas para análise da sonoanatomia fetal a fim de se detectar qualquer anomalia. A Tabela 10.3 demonstra os componentes mínimos que devem fazer

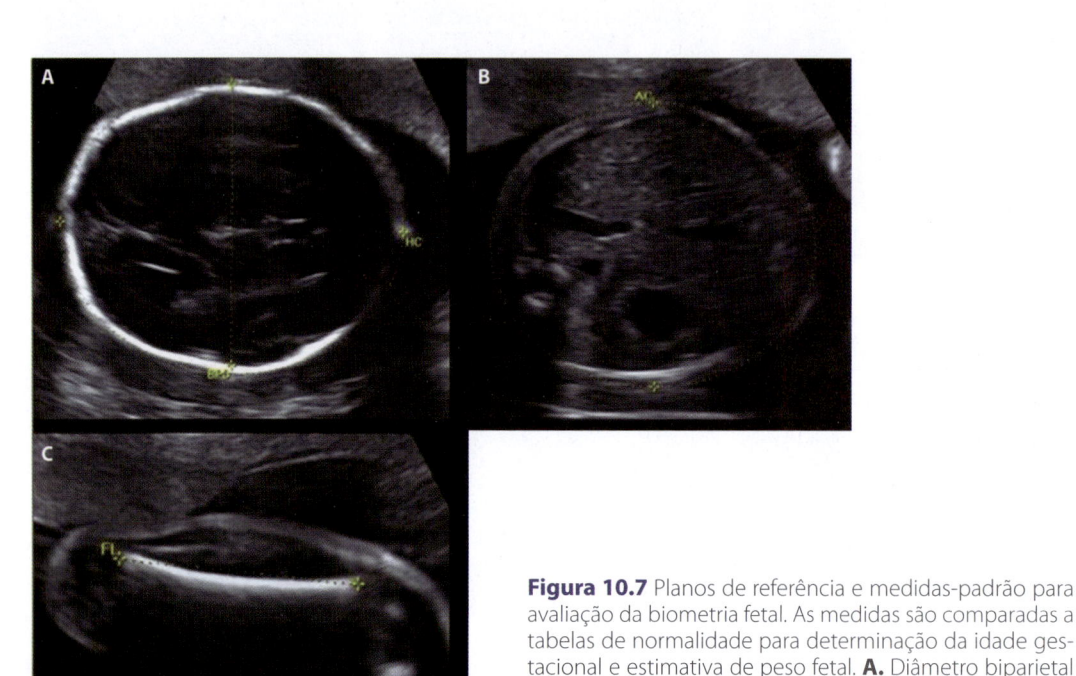

**Figura 10.7** Planos de referência e medidas-padrão para avaliação da biometria fetal. As medidas são comparadas a tabelas de normalidade para determinação da idade gestacional e estimativa de peso fetal. **A.** Diâmetro biparietal e circunferência cefálica. **B.** Circunferência abdominal. **C.** Comprimento da diáfise do fêmur.

■ **Tabela 10.3** Componentes mínimos para o estudo da anatomia fetal no segundo trimestre gestacional.[2,6]

| | |
|---|---|
| Crânio | Tamanho, formato, integridade, densidade óssea |
| Sistema nervoso central – encéfalo (3 cortes axiais) | *Cavum* do septo pelúcido, fissura inter-hemisférica, tálamos, ventrículos cerebrais e plexo coroide, cisterna magna, cerebelo |
| Sistema nervoso central – coluna (planos axial, coronal, longitudinal) | Integridade óssea, alinhamento (desvios), presença de massas ou cistos |
| Face (planos axial, coronal, longitudinal) | Presença de ambas as órbitas, boca e narinas, integridade dos lábios, estudo do perfil fetal e medida do osso nasal* |
| Pescoço | Formato cilíndrico, presença de coleções líquidas, massas ou protuberâncias |
| Tórax | Formato regular, circunferência torácica, transição toracoabdominal suave, curvatura das costelas, ecogenicidade homogênea dos pulmões, desvios do mediastino, massas ou coleções, diafragma |
| Coração – exame básico | Frequência cardíaca fetal (120 a 160 bpm), área cardíaca, *situs*, eixo cardíaco, corte 4 câmaras |
| Coração – exame estendido | Vias de saída ventriculares, corte 3 vasos e traqueia |
| Abdome | *Situs* dos órgãos abdominais, inserção do cordão umbilical, integridade da parede, estômago, derrames cavitários, massas ou coleções, fígado, vesícula biliar* |
| Vias urinárias | Bexiga, ambos os rins, medida das pélvis renais, ureteres não devem ser visíveis |
| Esqueleto | Presença de ambos os braços, mãos, pernas, pés, medidas, ecogenicidade e formato dos ossos longos, movimentos das articulações, contar dedos dos pés e mãos* |
| Genitália | Caracterização da genitália externa* |
| Placenta | Inserção, relação com o orifício cervical interno, aspecto ecográfico, interface com o miométrio, massas, lobos acessórios |
| Cordão umbilical | Inserção placentária e abdominal, número de vasos, cistos ou massas |

* Componente opcional, deve ser avaliado quando tecnicamente possível.

parte do estudo morfológico fetal do segundo trimestre, segundo as indicações das diretrizes da ISUOG[2] e da Fetal Medicine Foundation.[7]

## ▶ Indicações para aconselhamento genético

Aconselhamento genético é o processo de orientação e informação sobre risco genético, focado na suscetibilidade da ocorrência de doenças em pacientes que são suspeitos de ter uma doença hereditária, pacientes de alto risco em função de sua história familiar, idade ou grupo étnico.

As principais indicações para aconselhamento genético na gestação incluem:[8]

- doença hereditária conhecida ou suspeita dos pais ou familiares
- idade materna de 35 anos ou mais
- exposição a teratógenos durante a gestação
- grupo étnico dos pais associado a prevalência aumentada de doenças hereditárias (risco aumentado de doenças recessivas quando a origem do feto em estudo é de

pelo menos 25% do grupo étnico considerado de risco. Abaixo disso, o risco é considerado semelhante ao da população geral)
- defeitos estruturais, anomalias cromossômicas ou retardo mental nos pais, irmãos ou familiares
- defeitos estruturais ou marcadores ultrassonográficos em exames pré-natais
- abortamento ou perda fetal recorrente.

A maior parte das informações pode ser obtida por meio de uma história médica e familiar detalhada e o casal deve ser encaminhado para a consulta sempre que necessário, para esclarecimento sobre os riscos fetais, as possibilidades de diagnóstico definitivo e os riscos dos procedimentos invasivos.

## ► Considerações finais

- No início dos anos 1990, apenas uma pequena uma pequena parcela das mulheres consideradas de alto risco para aneuploidias preferia realizar US morfológica em vez de serem submetidas diretamente a uma amniocentese para diagnóstico definitivo
- Nos últimos anos, com a melhora dos equipamentos de US, maior treinamento dos examinadores e o advento dos testes bioquímicos, esse panorama modificou-se enormemente e o mesmo grupo de pacientes de alto risco realiza amniocentese apenas em 3% dos casos quando o exame morfológico é normal
- Atualmente não existe questionamento quanto à importância dos exames morfológicos do primeiro e do segundo trimestres associados ao estudo bioquímico para o rastreamento tanto de aneuploidias quanto de defeitos estruturais maiores
- Frente à identificação de alguma dessas condições, recomenda-se a consulta de aconselhamento genético reprodutivo para orientação do casal.

## ► Referências bibliográficas

1. Gonçalves LF. Acurácia da ultrassonografia pré-natal na detecção de anomalias congênitas maiores. Rev Soc Bras Med Fetal. 2000; 5:5-12.
2. Salomon LJ, Alfirevic Z, Berghella V *et al.*; ISUOG Clinical Standards Committee. Practice guidelines for performance of the routine mid-trimester fetal ultrasound scan. Ultrasound Obstet Gynecol. 2011; 37(1):116-26.
3. The 11-13 weeks book – Fetal Medicine Foundation. Acesso em: 2012 Jan 05. Disponível em: http://www.fetalmedicine.com/fmf/online-education/01 a 11 a 136-week-scan/h3-courses-choose-between-course/
4. DeVore GRMD. Fetal Diagnostic Center. Acesso em: 2012 Jan 05. Disponível em: http://www.fetal.com.
5. Snijders RJM, Nicolaides KH. Sequential screening. In: Nicolaides KH (ed.). Ultrasound markers for fetal chromosomal defects. Carnforth, UK: Parthenon Publishing, 1996. pp. 109-13.
6. Nyberg DA, Souter VL, El-Bastawissi A *et al.* Isolated sonographic markers for detection of fetal down syndrome in the second trimester of pregnancy. J Ultrasound Med. 2001; 20:1053-63.
7. Pilu G, Nicolaides K, Ximenes R *et al.* The 18–23 weeks scan. Diploma in Fetal Medicine and ISUOG educational series. Acesso em: 2012 Jan 05. Disponível em: http://www.fetalmedicine.com/fmf/18 a 23_Weeks_Scan.pdf
8. Baker, DL, Schuette, JL, Uhlmann, WR. A guide to genetic counseling. New York: Wiley-Liss, 1998.

# 11 Prescrição em Obstetrícia | Segurança Farmacológica

## ▶ Introdução

Desde a tragédia *Talidomida*, na década de 1960, há maior preocupação com o uso de fármacos na gravidez, e, consequentemente, uma tentativa contínua de se estabelecer um perfil de segurança para o seu uso racional.

Para a maioria dos medicamentos os estudos sobre seus efeitos na gestação ainda são limitados; no entanto, é frequente a exposição da gestante a essas substâncias, muitas vezes com potencial efeito teratogênico. Sabe-se que as mulheres ingerem durante o período gestacional em média quatro medicamentos (excluindo-se os complexos vitamínicos), sendo 40% deles administrados no primeiro trimestre, quando o risco de malformações é maior.

Frente a esse cenário, faz-se necessário que o obstetra tenha conhecimento sobre as substâncias mais utilizadas na prática diária, assim como seus potenciais benefícios e riscos, tendo em vista o bem-estar e a segurança do binômio materno-fetal.[1]

## ▶ Aspectos etiopatogênicos

As malformações congênitas ocorrem em 2 a 3% dos nascimentos, sendo uma das maiores causas de morbimortalidade perinatal. No decorrer dos anos, podem promover várias disfunções comprometendo o desenvolvimento tanto orgânico quanto mental, sendo responsáveis por 20% da mortalidade infantil.

Com relação à etiologia, as malformações podem ser decorrentes de fatores genéticos (20 a 25%), ambientais (10%) e desconhecidos (65 a 75%). Dentre as causas desconhecidas, grande parte é resultante de alterações genéticas ainda não identificadas ou de uma combinação entre fatores genéticos e ambientais. Irradiações, infecções e alterações metabólicas maternas respondem por 5% dos casos de defeitos congênitos consecutivos a fatores ambientais, e medicamentos e substâncias químicas pelos outros 5%.

Embora a incidência de malformações determinada por medicamentos não seja numericamente relevante, constitui o grupo em que há maior possibilidade de uma atuação preventiva, pois depende exclusivamente do conhecimento científico e do uso terapêutico racional, inerentes ao exercício profissional. Quando se estuda o binômio fármaco/gravidez devem ser considerados três compartimentos: organismo materno, placenta e organismo fetal.

As modificações gravídicas gerais influem nos processos de absorção, distribuição e, principalmente, no metabolismo e na excreção das substâncias. Quando há sobreposição de um estado patológico materno, muitas vezes não é fácil distinguir se a malformação está relacionada com a doença materna de base ou com seu tratamento.

A maioria das substâncias atravessa a placenta e atinge a circulação fetal. As trocas placentárias ocorrem pelas diferenças de gradiente de concentração entre os compartimentos materno e fetal, transferência ativa ou passiva.

Quanto ao compartimento fetal, pode-se inferir que a suscetibilidade à influência dos agentes teratogênicos depende do estágio do desenvolvimento no qual ocorreu a exposição. A exposição que se dá com até 4 semanas de idade gestacional, ou seja, no período de embriogênese precoce, pode resultar em abortamento espontâneo ou em nenhum efeito adverso, normalmente referido como período do "tudo ou nada". Durante a fase de organogênese, entre 5 e 10 semanas de idade gestacional, começa a ocorrer a diferenciação dos tecidos fetais, sendo os órgãos em desenvolvimento no momento da exposição mais suscetíveis aos efeitos do teratógeno. O restante da gestação é caracterizado por crescimento e diferenciação celular. A exposição nesse momento pode diminuir a população celular por apoptose, retardar seu crescimento ou inibir sua diferenciação.

Portanto, em geral, a exposição fetal a teratógenos no primeiro trimestre é mais prejudicial, sendo associada a maiores taxas de malformações. Comparativamente, quando a exposição ocorre no segundo ou terceiro trimestres de gestação parece haver, de maneira geral, um aumento do risco para restrição de crescimento fetal e déficit intelectual dos fetos expostos.[2]

Deve-se considerar também o estado de saúde materno, os genótipos materno e fetal, assim como as vias de administração e as doses que podem alterar os efeitos dos medicamentos. Doses baixas, em geral, são menos lesivas que as médias e altas e períodos curtos de tratamento têm repercussão diferente dos observados nos mais prolongados.

## ▶ Aspectos clínicos

Tendo em vista a dificuldade em se estabelecer com precisão a ação e a repercussão dos fármacos, como quer a medicina com base em evidências, a Food and Drug Administration (FDA) distribuiu os medicamentos em categorias (Tabela 11.1), com o objetivo de proporcionar um direcionamento terapêutico

■ **Tabela 11.1** Classificação de medicamentos segundo a FDA.

| | |
|---|---|
| A | Estudos controlados em mulheres não demonstraram risco para o feto no primeiro ou demais trimestres. A possibilidade de danos é remota |
| B | Estudos de reprodução animal não demonstraram risco fetal, mas não há estudos controlados no ser humano; ou estudos em reprodução animal demonstraram efeitos adversos não confirmados em estudos controlados no ser humano nos vários trimestres |
| C | Relatos em animais revelaram efeitos adversos no feto. Não há estudos controlados em mulheres ou em animais. As substâncias podem ser ministradas somente se o benefício justificar o potencial teratogênico |
| D | Há evidência positiva de risco fetal humano, porém, os benefícios do uso em gestantes podem ser aceitáveis |
| X | Estudos em animais ou seres humanos revelaram efeitos deletérios sobre o concepto que ultrapassam os benefícios. O fármaco está contraindicado durante a gestação e em mulheres que pretendam engravidar |

FDA = Food and Drug Administration.

com base em potenciais benefícios maternos e riscos fetais, sendo que a maioria dos medicamentos está classificada como C (Tabela 11.2).

## ▶ Aspectos terapêuticos

Com o objetivo de facilitar a prescrição e torná-la mais segura, estão relacionados na Tabela 11.3 os medicamentos utilizados com mais frequência na prática médica diária, listados em ordem alfabética, seguidos da classificação da substância segundo a FDA.[3]

■ **Tabela 11.2** Distribuição percentual dos medicamentos segundo classificação da FDA.

| Classe FDA | Medicamentos disponíveis (%) |
|:---:|:---:|
| A | 0,7 |
| B | 19 |
| C | 66* |
| D | 7,0 |
| X | 7,0 |

\* Estão incluídos fármacos recentemente lançados no mercado e/ou ainda não estudados. FDA = Food and Drug Administration.

■ **Tabela 11.3** Medicamentos utilizados com mais fequência na prática médica diária.

| Medicamentos | Classe FDA | Medicamentos | Classe FDA |
|---|:---:|---|:---:|
| Abacavir | C | Amoxacilina + clavulanato | B |
| Acebrofilina | C | Amoxacilina + sulbactam | C |
| Acetaminofeno (paracetamol) | B/D | Ampicilina | A |
| Acetilcisteína | B | Ampicilina + sulbactam | C |
| Aciclovir | C | Anastrozol | D |
| Ácido acetilsalicílico | C/D | Anfotericina B | B |
| Ácido fólico | A | Anlodipino | C |
| Ácido mefenâmico | B/D | Anticoncepcionais hormonais | X |
| Ácido nalidíxico | C | Atazanavir | B |
| Ácido pipemídico | C | Atenolol | D |
| Ácido valproico | D | Atropina | C |
| Albendazol | C | Azatioprina | D |
| Albumina humana | A/B | Azitromicina | C |
| Alopurinol | D | Aztreonam | C |
| Alprazolam | D | Benzoato de benzila | C |
| Ambroxol | C | Betametasona | D/B |
| Amicacina | D | Bicarbonato de sódio | B |
| Amilorida (+ hidroclorotiazida) | D | Bleomicina | D |
| Aminofilina | C | Bromazepam | D |
| Amiodarona | D | Brometo de ipratrópio | B |
| Amitriptilina | D | Bromocriptina | C |
| Amoxicilina | B | Bromoprida | B |

*(continua)*

■ **Tabela 11.3** Medicamentos utilizados com mais fequência na prática médica diária. *(Continuação)*

| Medicamentos | Classe FDA | Medicamentos | Classe FDA |
|---|---|---|---|
| Budesonida | C | Claritromicina | C |
| Bupivacaína | B | Clindamicina | B |
| Bupropiona | B | Clobutinol | C |
| Cabergolina | D | Clomiprimina | C |
| Captopril | C/D* | Clonazepam | D |
| Carbamazepina | D | Clonidina | C |
| Carbocisteína | C | Clopidogrel | C |
| Carisoprodol | C | Clorambucila | D |
| Carvedilol | C/D | Cloranfenicol | C/D |
| Cefaclor | B | Clordiazepóxido | D |
| Cefadroxila | B | Cloreto de sódio | A |
| Cefalexina | B | Cloreto de sódio + cloreto benzalcônio | B |
| Cefalotina | B | Cloroquina | D |
| Cefazolina | B | Clorpromazina | C/D |
| Cefepima | B | Clorpropramida | C |
| Cefotaxima | B | Clortalidona | D |
| Cefoxitina | B | Clotrimazol | B |
| Ceftazidima | B | Cloxazolam | D |
| Ceftriaxona | B | Codeína | C/D |
| Cefuroxima | B | Colagenase | B |
| Cetirizine | B/D | Colestiramina | C |
| Cetoconazol | C | Cromoglicato dissódico | B |
| Cetoprofeno | B/D | Dalteparina | B |
| Ciclobenzaprina | B | Desloratadina | C/D |
| Ciclofosfamida | D | Dexametasona | C |
| Ciclosporina | C | Dexclorfeniramina | B/D |
| Cilostazol | X | Diazepam | D |
| Cimetidina | B | Diclofenaco | B/D |
| Cinarizina | C | Didanosina | C |
| Cilostazol | X | Digoxina | B/D |
| Ciprofloxacino | C | Diltiazem | C |
| Ciproterona | X | Dimenidrinato | B/D |
| Cisplatina | D | Dimenidrinato + cloridrato de piridoxina | B/D |

*(continua)*

■ **Tabela 11.3** Medicamentos utilizados com mais fequência na prática médica diária. *(Continuação)*

| Medicamentos | Classe FDA | Medicamentos | Classe FDA |
|---|---|---|---|
| Dimeticona | B | Fenitoína | D |
| Dinitrato de isossorbida | C | Fenobarbital | D |
| Dipirona | B | Fenoterol | B |
| Dobutamina | C | Fentanila | C |
| Domperidona | C | Fexofenadina | C/D |
| Dopamina | C | Fluconazol | X/C |
| Doxiciclina | D | Flumazenil | C |
| Doxorrubicina | D | Flunarizina | C |
| Efavirenz | C | Fluoruracila | D |
| Efedrina | D/B | Fluoxetina | C |
| Enalapril | C/D* | Fosfomicina | B |
| Enoxaparina | C | Furosemida | D |
| Epinefrina | X | Ferro (mineral) | A |
| Ergometrina | X | Fluticasona | C |
| Ergotamina | X | Formoterol | C |
| Eritromicina (estearato) | B | Ganciclovir | C |
| Eritromicina (estolato) | D/B | Gentamicina | D |
| Espiramicina | B | Glibenclamida/gliburida | B |
| Espironolactona | D | Glimepirida | C |
| Estradiol | X | Glipizida | C |
| Estreptomicina | D | Goserelina | X |
| Estreptoquinase | C | Griseofulvina | D |
| Estriol | X | Guaifenesina | C |
| Estrógenos conjugados | X | Haloperidol | C |
| Etambutol | B | Heparina não fracionada | C |
| Etionamida | B | Hidralazina | C |
| Etambutol | B | Hidroclorotiazida | D |
| Etionamida | B | Hidrocortisona | D/C |
| Fanciclovir | C | Hidróxido de alumínio | C |
| Femprocumona | X | Hidróxido de magnésio | B |
| Fenazopiridina | B | Hidroxizina | C/D |
| Fenilefrina | C | Hioscina/escopolamina | C |

*(continua)*

■ **Tabela 11.3** Medicamentos utilizados com mais fequência na prática médica diária. *(Continuação)*

| Medicamentos | Classe FDA | Medicamentos | Classe FDA |
|---|---|---|---|
| Hioscina/escopolamina + dipirona | C | Lidocaína | B |
| Hioscina/escopolamina + paracetamol | C | Lincomicina | B |
| Ibuprofeno | B/D | Lítio | D |
| Imipeném + cilastina | C | Loperamida | B |
| Imipramina | D | Lopinavir + ritonavir | C |
| Imunoglobulina anti-hepatite B | C | Loratadina | B/D |
| Imunoglobulina anti-Rh | B | Lorazepam | D |
| Imunoglobulina antitetânica | C | Losartana | C/D |
| Imunoglobulina antivaricela-zóster | B | Magnésio | B |
| Imunoglobulina G humana | B | Manitol | C |
| Indinavir | C | Mebendazol | C |
| Indometacina | B/D | Medroxiprogesterona | D |
| Infliximabe | C | Mefloquina | C |
| Insulina NPH humana | B | Meloxicam | B/D |
| Insulina regular humana | B | Meperidina | B/D |
| Insulina mista NPH (bovina + suína) | B | Meropeném | B |
| Insulina mista regular (bovina + suína) | B | Mesalasina | B |
| Insulina lispro | C | Metformina | B** |
| Insulina ultralenta | C | Metildopa | B |
| Insulina glargina | C | Metilfenidato | C |
| Insulina aspart | B | Metilprednisolona | C |
| Isoconazol | C | Metimazol | D |
| Isomenepteno | C | Metoclopramida | B |
| Isoniazida | B | Metoprolol | C/D |
| Isotretinoína | X | Metotrexato | X |
| Itraconazol | D/C | Metronidazol | X/B |
| Ivermectina | C | Miconazol | C |
| Lactulose | B | Midazolam | D |
| Lamivudina | C | Misoprostol | X |
| Levamisol | C | Mononitrato de isossorbida | C |
| Levodropizina | C | Morfina | B/D |
| Levofloxacino | C | Nadroparina | C |
| Levomepromazina | C | Nafazolina + benzalcônio | C |
| Levotiroxina | A | Naloxona | B |

*(continua)*

■ **Tabela 11.3** Medicamentos utilizados com mais fequência na prática médica diária. *(Continuação)*

| Medicamentos | Classe FDA | Medicamentos | Classe FDA |
|---|---|---|---|
| Nelfinavir | B | Pindolol | B/D |
| Neomicina tópico | C | Pioglitazona | C*** |
| Nevirapina | C | Piperacilina (+ tazobactam) | C/B |
| Nifedipino | C | Pirazinamida | C |
| Nimesulida | B/D | Pirimetamina | C |
| Nistatina | B | Piroxicam | B/D |
| Nitrofurantoína | B/D | Pirvínio | D/C |
| Nitroglicerina | C | Prazosina | C |
| Nitroprussiato de sódio | C | Prednisolona | D/C |
| Norepinefrina | B | Prednisona | D/C |
| Noretisterona | X | Primaquina | C |
| Norfloxacino | C | Procainamida | C |
| Ocitocina | B | Progesterona | B |
| Ofloxacino | C | Prometazina | C/D |
| Óleo mineral | C | Propiltiuracil | D |
| Omeprazol | C | Propofol | D |
| Ondansetrona | B | Propranolol | C/D |
| Orfenadrina | C | Quinina | X |
| Orlistate | D | Ranitidina | B |
| Oseltamivir | C | Repaglinida | C |
| Oxacilina | B | Ribavirina | X |
| Oxcarbamazepina | D | Rifampicina | C |
| Oximetasolina | C | Ritonavir | C |
| Pantoprazol | D | Rosiglitasona | C*** |
| Paracetamol | B/D | *Saccharomyces boulardii* | B |
| Paroxetina | C | Salbutamol | B |
| Penicilina G benzatina | B | Salmeterol | D/B |
| Penicilina G cristalina/potássica | B | Saquinavir | B |
| Penicilina G procaína | B | Secnidazol | D/C |
| Penicilina G procaína + cristalina | B | Sertralina | C |
| Penicilina VO | B | Sibutramina | X |
| Pentoxifilina | C | Sinvastatina | X |
| Permetrina | B | Sucralfato | B |

*(continua)*

■ **Tabela 11.3** Medicamentos utilizados com mais fequência na prática médica diária. *(Continuação)*

| Medicamentos | Classe FDA | Medicamentos | Classe FDA |
|---|---|---|---|
| Sulfentanil | C/X | Vacina HPV | B[†] |
| Sulfadiazina | B/D | Vacina *influenza* (gripe) | C |
| Sulfadiazina de prata | B/X | Vacina *influenza* A (H1N1) | B ou C[‡] |
| Sulfametoxazol + trimetropim | C/D | Vacina pneumocócica polivalente | A |
| Sulfato de magnésio | B | Vacina poliomielite – inativada (Salk) | A |
| Sulfato ferroso | B | Vacina poliomielite – oral (Sabin) | X |
| Tamoxifeno | D | Vacina raiva | C |
| Tenoxicam | C/D | Vacina tríplice viral (sarampo, caxumba, rubéola) | X |
| Teofilina | C | Vacina tuberculose (BCG) | X |
| Terbinafina tópico e VO | B | Vacina varicela | X |
| Terbutalina | B | Valaciclovir | C |
| Tetraciclina | D | Vancomicina | B |
| Tiabendazol | C/B | Varfarina | X |
| Ticlopidina | B | Verapamil | C |
| Tinidazol | D | Vimblastina | D |
| Tioconazol | C | Vitamina A (retinol) | A |
| Tiotrópio | C | Vitamina B12 (cianocobalamina) | A |
| Tiroxina | B | Vitamina B3 | A |
| Tobramicina | D | Vitamina B6 | A |
| Tobramicina oftálmica | C | Vitamina C | A |
| Tramadol | C | Vitamina D3 | A |
| Triancinolona | C | Vitamina E | A |
| Vacina dupla adulto (toxoide tetânico e diftérico) | A | Vitamina K1 | B |
| Vacina febre amarela | X | Zidovudina | C |
| Vacina hepatite A | D | Zidovudina + lamivudina | C |
| Vacina hepatite B | C | | |

* Estudo observacional, publicado em agosto de 2006 no *New England Journal of Medicine*,[4] sugere que os fármacos inibidores da enzima conversora de angiotensina (IECA) podem estar associados a aumento do risco de defeitos congênitos quando usados no primeiro trimestre. No entanto, no momento, a FDA não planeja alterar a classificação destes medicamentos até que mais evidências possam ser analisadas. ** O tratamento com metformina, suplementado se necessário com insulina, é tão seguro quanto a monoterapia com insulina em mulheres com diabetes gestacional, de acordo com um ensaio clínico prospectivo, randomizado e aberto publicado em 2008 no *New England Journal of Medicine*.[5] *** Tiazolinedionas, incluindo rosiglitasona e pioglitazona, podem causar ou exacerbar insuficiência cardíaca congestiva em alguns pacientes. Rosiglitasona também está associada a aumento do risco de isquemia miocárdica como angina e infarto do miocárdio. [†] Vacina quadrivalente contra o HPV não é recomendada para gestantes. Não parece estar associada a efeitos adversos para a gestante ou concepto. No entanto, os dados disponíveis são limitados. [‡] Centers for Disease Control and Prevention (CDC) e Advisory Committee on Immunization Practices (ACIP), com o apoio da FDA, recomendam a vacinação de todas as gestantes, em qualquer estágio da gestação, para *influenza* A H1N1 (2009) e a *influenza* sazonal. VO = via oral.

# ▶ Considerações finais

- Considerando que a maioria dos medicamentos disponíveis para comercialização atualmente se enquadra na classificação C da FDA, destaca-se a necessidade cada vez maior de compartilhar com a paciente os dilemas da prescrição
- Deve-se buscar o uso de medicamentos ou classes de medicamentos sabidamente de baixo potencial teratogênico, procurando evitar os períodos críticos de toxicidade (*i. e.*, durante a organogênese para todos os fármacos, e próximo ao parto para algumas substâncias)
- É necessário que se individualize o tratamento para cada mulher, sendo imprescindível que a gestante e seus familiares tenham conhecimento a respeito dos efeitos da medicação a ser prescrita, seus benefícios e potenciais riscos
- O sucesso terapêutico inicia-se com uma relação médico-paciente com base no respeito, na confiança e na orientação, tendo como alicerce as melhores evidências científicas disponíveis.

# ▶ Referências bibliográficas

1. Kulay Junior L, Lapa AJ. Drogas na gravidez: manual de orientação. Federação Brasileira das Sociedades de Ginecologia e Obstetrícia. São Paulo: Ponto, 2003.
2. Hogge W, Prosen T. Principles of teratology. In: Basow DS (ed.). UpToDate. Waltham, MA, 2011.
3. Food and Drug Administration. Use of influenza A (H1N1) 2009 Monovalent influenza Vaccine in Pregnant Women [internet]. Atualizada em: 2010 Jan 20. Acesso em: 2011 Mar 29. Disponível em: http://www.fda.gov/BiologicsBloodVaccines/Vaccines/QuestionsaboutVaccines/ucm188099.htm.
4. Cooper WO, Diaz SH, Arbogast PG *et al.* Major congenital malformations after first-trimester exposure to ACE inhibitors. N Engl J Med. 2006; 354(23):2443-51.
5. Rowan JA, Hague WM, Gao W *et al.* Metformina versus insulina for the treatment of gestational diabetes. N Engl J Med. 2008; 358:2003-15.

# 12 Aspectos Nutricionais

*Mary Uchiyama Nakamura*

## ▶ Introdução

A exposição nutricional em um estágio precoce da vida, combinada com mudanças no estilo de vida adulta, pode resultar em aumento de risco de doenças crônicas. Embora muito do foco sobre a origem do desenvolvimento de doenças tenha sido sobre o peso ao nascimento e o crescimento na vida pós-natal e a disponibilidade de energia e proteína durante esses períodos críticos do desenvolvimento, as deficiências de micronutrientes também podem ter importante papel no crescimento e desenvolvimento fetal.

Os estados dos micronutrientes no feto e no período precoce da vida podem alterar o metabolismo, a vascularização, a função e o desenvolvimento orgânicos, levando ao risco elevado de distúrbios cardiometabólicos, adiposidade, função alterada do fígado, e por último, diabetes tipo 2 e doenças cardiovasculares. Vitaminas e minerais são essenciais para a saúde e o desenvolvimento humano. Estima-se que dois bilhões de pessoas em todo o mundo sofram de pelo menos uma forma de deficiência de micronutriente. Embora deficiência de micronutriente durante a gravidez tenha associação com resultado gestacional adverso, seus efeitos sobre a saúde a longo prazo do nascituro ainda não foram bem estudados.

As vitaminas e os minerais continuam a ter papel fundamental no funcionamento pulmonar, renal e cardiovascular na vida mais tardia, a exemplo do consumo aumentado de cálcio com redução da pressão arterial entre adultos, crianças e na prevenção de pré-eclâmpsia/eclâmpsia em população de mulheres com sua deficiência. Além disso, magnésio e zinco são importantes para a sensibilidade, o armazenamento e a secreção da insulina. A alteração metabólica do zinco implica desenvolvimento de diabetes tipo 2 e suas complicações. A vitamina A, na forma de ácido retinoico, é importante na função cardiovascular e na regulação da pressão arterial.[1]

Estudos indianos também têm mostrado que as crianças que nasceram com baixo peso têm fatores de risco elevados para a doença cardiovascular, bem como para o risco de diabetes tipo 2, quando têm ganho rápido de peso na infância. Os progressos nos estudos sobre o papel dos nutrientes específicos têm mostrado que o baixo nível de vitamina $B_{12}$ materno antecede a adiposidade e a resistência insulínica nas crianças, especialmente quando a mãe fez reposição de folato, realçando a coexistência de subnutrição com hipernutrição.

## ▶ Aspectos clínicos e etiopatogênicos

### ▪ Macronutrientes

Do ponto de vista nutricional, devem ser considerados não apenas os macronutrientes com consequência diretamente no peso materno-fetal, como também os micronutrientes, que exercem papel mais sutil no funcionamento de diversos órgãos.

Com relação aos macronutrientes, não há evidência suficiente de que a ingestão dos suplementos isocalóricos de proteína durante a gravidez possa resultar em diminuição ou aumento insignificante do ganho de peso materno, redução do peso médio ao nascer e maior risco de recém-nascidos pequenos para a idade gestacional e aumento da sua adiposidade. A crítica a esses estudos relaciona-se com o fato de a população estudada de gestantes já consumir a quantidade recomendada de proteína de 52 e 63 g/dia, respectivamente, ao início e ao fim da gestação. O consumo foi aumentado para mais de 80 g e menos de 90 g.

Com relação à quantidade de gorduras, segundo as recomendações da Organização Mundial da Saúde (OMS), a ingestão deve ser de 20 a 35% do total de calorias. Os ácidos graxos, junto com a glicose, o lactato e os aminoácidos, representam nutrientes essenciais durante a vida intrauterina. Entre os ácidos graxos, os poli-insaturados são de particular relevância em muitas funções fisiológicas. O ácido docosa-hexaenoico (DHA), um ácido graxo poli-insaturado de cadeia longa (LC-PUFA) $\omega$-3 tem sido apontado como fundamental no crescimento fetal (vascularização) e especialmente no desenvolvimento do sistema nervoso central. Ele deve estar contido em cerca de 3% das gorduras da alimentação diária. Por não ser produzido no organismo, deve ser consumido por intermédio de alimentos como peixes marinhos de águas frias (salmão, atum, arenque, bacalhau, sardinha), sendo encontrado também em menores concentrações em peixes de água doce, nos óleos de soja, de canola e de linhaça. Portanto, é aconselhável que a gestante e a lactante consumam pelo menos 200 mg/dia de DHA, em forma de óleo de peixe 2 vezes/semana. Os estudos são consistentes quanto ao efeito benéfico de DHA em prolongar a gestação e, consequentemente, aumentar o peso fetal. Considerando-se também que os peixes marinhos possam conter grandes quantidades de contaminantes perigosos, como bifenóis, dioxinas e derivados de mercúrio, é recomendado que se opte por peixes não predadores.

O LC-PUFA tem duas famílias, $\omega$-3 (ácido $\alpha$-linolenico [$\alpha$LA], e seus metabólitos, ácido decosa-hexaenoico [DHA], e ácido eicosapentaenoico [EPA]) e $\omega$-6 (ácido linoleico [LA] e seu metabólito ácido araquidônico [ARA]), dependendo da posição da primeira ligação dupla na cadeia de hidrocarbonos. Os primeiros são precursores de prostaglandinas de três séries que inibem a agregação plaquetária, enquanto os $\omega$-6 são os principais precursores de prostaglandinas, tromboxanos e leucotrienos, fundamentais para a resposta imune. A cadeia enzimática $\Delta 5$–$\Delta 6$ promove a conversão de ARA (de LA), e de EPA (de $\alpha$LA). Em decorrência do mecanismo de competição, EPA e DHA são produzidos mais eficientemente do que ARA na abundância de $\alpha$LA. Por essa razão, recomenda-se maior consumo de $\omega$-3 em muitas condições patológicas (doenças cardiovasculares, ateroses e doenças autoimunes), na intenção de reduzir a produção de prostanoides derivados de ARA, como prostaglandinas $E_2$ e tromboxano $A_2$.

Uma vez que esses prostanoides também interferem nos fatores de crescimento em crianças prematuras, o desequilíbrio entre a quantidade de $\omega$-3 e $\omega$-6 pode afetar adversamente o crescimento neonatal. Entretanto, o suplemento de ARA com a dieta e o proveniente de tecido adiposo materno geralmente são suficientes para manter correta relação $\omega$-3/$\omega$-6.

A gestante modifica o seu metabolismo de tal maneira que no primeiro trimestre, período anabólico, há aumento do seu peso corporal por meio de hiperfagia e armazenamento de tecido adiposo, facilitado pelo aumento da resposta do tecido adiposo à insulina que leva à redução da atividade lipase de lipoproteínas. No terceiro trimestre da gravidez, o feto intensifica sua demanda de nutrientes para sustentar o crescimento tissular exponencial, fazendo com que o metabolismo lipídico materno seja agora catabólico. Nessa fase, mesmo períodos curtos de jejum estão associados a uma condição definida como inanição acelerada. Durante esse período, e nas primeiras semanas da vida, tem-se estimado que o feto necessite de aproximadamente 50 mg/kg/dia de ω-3 e 400 mg/kg/dia de ω-6. O cérebro é o órgão que mais rapidamente incorpora o LC-PUFA para o seu desenvolvimento. Em particular, DHA é seletivamente incorporado no cérebro e na retina fetal, enquanto o ARA é usado principalmente na vida pós-natal. O DHA confere elevado grau de fluidez e flexibilidade na membrana neural e endotelial do sistema nervoso autônomo, envolvido, portanto, na neurotransmissão e na neuroproteção.

Pesquisas têm mostrado vários efeitos benéficos da suplementação de ω-3 durante a gravidez: aumenta a acuidade visual, estado de sono neonatal mais maduro, redução da hiperatividade e melhora da função cognitiva e de atenção, com maior quociente de inteligência aos 4 anos de idade, bem como em prolongar a gestação (em 1,6 a 2,6 dias), com concomitante pequeno aumento no peso ao nascer, redução de citocinas inflamatórias, de depressão pós-parto e de hipertensão arterial. Acredita-se que o DHA também possa potencialmente prevenir alergias futuras.[2]

Um estudo de coorte prospectivo, com mais de 116 mil mulheres entre 24 e 42 anos, demonstrou que uma dieta com elevada taxa de fertilidade foi caracterizada por um consumo mais baixo de gordura trans associado a maior consumo de gordura monoinsaturada, menor consumo de proteína animal com maior de proteína vegetal, maior ingestão de fibras e menor de carboidratos glicêmicos, preferência maior por produtos gordurosos diários e maior consumo de ferro não heme. Já em um estudo de caso-controle (203 mulheres cujos filhos nasceram com lábio leporino ou fenda palatina *versus* 178 mulheres com recém-nascidos normais), a dieta ocidental padrão (rica em carne, pizza, legumes, batatas, gorduras saturadas, proteínas, açúcar, sódio; e pobre em frutas, fibras, antioxidantes, carboidratos complexos) estava associada a risco cerca de duas vezes maior de a criança ser acometida. Essa dieta estava associada a níveis mais baixos de folato eritrocitário, vitamina $B_6$, vitamina $B_{12}$, e a níveis mais elevados de homocisteína.

A adoção de padrão de dieta prudente (rico em peixe, alho, nozes, vegetais) aumentou os níveis de vitamina $B_{12}$, folato sérico, e não estava associada a malformação labial/palatina. Esses fatores estão envolvidos no estresse oxidativo e na patogênese da inflamação, afetando a fertilidade. Os nutrientes modulam a produção de citocinas por influenciar as concentrações tissulares das moléculas envolvidas na biologia das citocinas.[3] De fato, os efeitos da diminuição do nível de vitamina $B_6$ na mulher no período precoce da gestação poderia ser explicado primeiramente pelo envolvimento da coenzima vitamina $B_6$-dependente no metabolismo de aminoácidos, lipídios e glicogênio, determinando prejuízo na integridade estrutural de parede arterial, afetando a implantação e o desenvolvimento placentário precoce.[4]

Considerando a quantidade de energia calórica necessária para dar suporte não apenas para o desenvolvimento fetal, como também para as próprias demandas do organismo materno, o consumo de carboidratos se faz necessário, representando a principal fonte de energia. Estudos revelam que a escolha de diferentes tipos de carboidratos pode interferir tanto na infertilidade ovulatória como no porvir obstétrico. Os alimentos com elevado índice glicêmico estão positivamente associados a infertilidade ovulatória, com risco quase duas vezes maior, enquanto as fibras de diferentes fontes não estavam associadas a esse distúrbio.

### Ganho ponderal durante a gestação

Em termos práticos, o consumo de macronutrientes pode ser grosseiramente avaliado por meio do peso corporal, mais precisamente, pelo índice de massa corporal (IMC), aferido ao dividir-se o peso (em kg) pelo quadrado da estatura (em $m^2$). Para estimar quanto o peso da gestante deve aumentar durante a gestação, utiliza-se o peso pré-gestacional no cálculo do

■ **Tabela 12.1** Guia de IOM/NRC 2009 para ganho ponderal e taxa de ganho ponderal durante a gravidez para mulheres com gestação única e gemelar, adaptado para kg (versão original em libras).[5]

| IMC pré-gestacional (kg/m²) | Gestação única | | Gestação gemelar |
|---|---|---|---|
| | Ganho total peso (kg) | Taxa de ganho no segundo e terceiro trimestre (kg/semana) | Ganho total no termo (kg) |
| Desnutrição (< 18,5) | 12,7 a 18,1 | 0,45 (0,45 a 0,59) | Sem informação |
| Eutrofia (18,5 a 24,9) | 11,3 a 15,9 | 0,45 (0,36 a 0,45) | 16,8 a 24,5 |
| Sobrepeso (25,0 a 29,9) | 6,8 a 11,3 | 0,27 (0,23 a 0,32) | 14,0 a 22,6 |
| Obesidade (≥ 30,0) | 5,0 a 9,1 | 0,23 (0,18 a 0,27) | 11,3 a 19,0 |

IMC = índice de massa corporal.

IMC. A pesquisa de Rasmussen *et al.*[5] apresenta a tabela preconizada pelo Institute of Medicine em 2009 (2009 IOM/NRC) (Tabela 12.1).

## • Micronutrientes

Dada a importância dos micronutrientes no desenvolvimento embrio fetal, vários são os compostos multivitamínicos e minerais para gestantes. Revisão sistemática mais recente tem observado uma significante redução no risco de recém-nascido de baixo peso (risco relativo de 0,81, intervalo de confiança de 95% – 0,73 a 0,91), mas nenhuma diferença quanto ao risco de parto pré-termo ou pequenos para a idade gestacional.

Mesmo em alguns países industrializados, há forte evidência de benefícios na suplementação materna com ferro, ácido fólico, vitamina B e vitamina D e, pelo menos em alguns países europeus, também de iodo.

Embora o estado materno adequado com relação aos micronutrientes seja especialmente crítico durante a gravidez e a lactação, a deficiência desses elementos pode não ser diagnosticada, contribuindo para resultado perinatal mais reservado. A principal causa de deficiência múltipla de micronutriente é uma dieta qualitativamente pobre, embora o polimorfismo de gene também possa aumentar esse risco, em decorrência de prejuízo na absorção ou alteração do metabolismo, como acontece com o folato e defeito do tubo neural. Em algumas dietas ricas em grãos não refinados e legumes, a quantidade de nutrientes consumidos pode estar adequada, mas os fitatos e polifenóis podem limitar sua absorção. As parasitoses intestinais também podem prejudicar o metabolismo e a absorção de múltiplos micronutrientes. Considerando que, durante a gestação, as necessidades são maiores para muitos micronutrientes, o risco de consumo inadequado é maior. Evidências têm mostrado que o estado antioxidante materno é importante para prevenir resultados adversos.

### Deficiência de ferro e anemia

Os estudos mostram que a deficiência de ferro está associada ao baixo peso ao nascer. Também afeta o depósito de ferro da criança, elevando seu risco em 1,8 vez de desenvolver anemia. Além disso, o risco de desenvolver anemia no pós-parto é duas vezes maior entre as grávidas anêmicas. A anemia pós-parto está associada a risco aumentado de depressão pós-parto. A dosagem de suplementação de ferro em gestante é de 60 mg de ferro elementar por dia, quando ela não apresenta anemia clinicamente grave, durante 6 meses de gestação. Entretanto, se a duração for curta, recomenda-se uma dose maior (120 mg/dia). A absorção do ferro depende da acidez no duodeno e na porção superior do jejuno. De maneira ideal, as pacientes não deveriam tomar suplementos de ferro por um período de 1 a 2 h após a ingestão de antiácidos. A inibição da absorção de ferro também pode ocorrer por outros medicamentos que reduzem a acidez gástrica como bloqueadores $H_2$, e ser retardada com tetraciclinas, leite, e bebidas carbonadas contendo fosfatos como refrigerantes, ou taninos como o café e o chá.

O ferro ainda sofre redução na sua absorção na presença de alimentos ricos em fibras, à custa de fitatos e oxalatos. Há também redução da absorção de ferro na presença de outros minerais como o cálcio na alimentação, principalmente nas refeições em que normalmente são fornecidas as maiores quantidades de ferro durante o dia. Mesmo os sais de cálcio, fósforo e magnésio contidos nos comprimidos multivitamínicos reduzem a absorção do ferro elementar. Por essa razão, os preparados multivitamínicos nunca deveriam ser recomendados como tratamento exclusivo para anemia ferropriva. Os comprimidos de ferro são recomendados entre os alimentos ou antes de dormir, para evitar o efeito alcalinizante da comida e para obter o máximo da vantagem da produção de ácido gástrico, tarde da noite.

### Deficiências vitamínicas e homocisteinemia

Há um interesse crescente no fato de a homocisteinemia estar associada a maior risco de resultados perinatais adversos (descolamento prematuro de placenta, trabalho de parto prematuro, pré-eclâmpsia, natimorto, recém-nascido de baixo peso e defeito de tubo neural). Deficiências de folato, riboflavina, vitamina $B_6$ ou vitamina $B_{12}$ levam a concentrações elevadas de homocisteína. Essa substância parece responder à suplementação com ácido fólico em uma dose de cerca de 500 a 600 μg por dia.

Além de hipovitaminose B, outros fatores de risco para elevação de homocisteína incluem elevado consumo de café, tabagismo e não suplementação de vitaminas durante a gravidez. Com relação à vitamina $B_{12}$, uma recente pesquisa latino-americana revelou que pelo menos 40% dos indivíduos de todas as idades apresentam baixos níveis plasmáticos de vitamina $B_{12}$, principalmente na população que consome baixa quantidade de carne. Na deficiência de vitamina $B_{12}$ e hiper-homocisteinemia, há associação a risco maior de pré-eclâmpsia e de trabalho de parto prematuro, bem como de abortamento de repetição, defeito de tubo neural e espinha bífida.

A suplementação isolada de riboflavina também pode reduzir a homocisteína plasmática. O mecanismo pelo qual a hiper-homocisteinemia ocasiona prejuízo gestacional não está claro. Acredita-se que esta aumente as concentrações dos radicais livres de oxigênio e reduza as concentrações de óxido nítrico, levando a disfunção endotelial, causando estresse oxidativo e subsequente isquemia placentária. Também pode causar resposta inflamatória citotóxica às células endoteliais e ter ação trombogênica.

### Outros micronutrientes

A população com carência de vitamina A pode ser beneficiada com a suplementação desta vitamina, pela redução da mortalidade causada por doenças infecciosas. O aumento da hemoglobina é mais uma vantagem da suplementação de vitamina A. O limite superior para a suplementação de retinol é 3.000 UI, com base no potencial teratogênico em doses maiores. O betacaroteno não tem apresentado risco aumentado para defeitos congênitos.

Ainda há controvérsias com relação à suplementação de zinco no que diz respeito a seus benefícios, como redução de parto prematuro, baixo peso, e hipertensão arterial.

A hipovitaminose D ocorre com maior frequência para aquelas com baixo consumo de cereais e leite fortificados, e no não uso de polivitamínicos durante a gestação. Essa ocorrência está aumentando entre as adolescentes e a população com baixa exposição ao sol, inclusive aquelas com pele altamente pigmentada. Nessa condição, seus conceptos apresentam risco maior de prejuízo no crescimento e mineralização esqueléticos e odontológicos.

Outros antioxidantes, como vitamina E e o ácido ascórbico, são pouco estudados quanto ao seu potencial benéfico de reduzir o estresse oxidativo causado pelos radicais livres implicados na etiologia da pré-eclâmpsia.

A deficiência de iodo pode afetar o desenvolvimento mental adversamente. A iodização universal do sal tem reduzido drasticamente a prevalência de deficiência de iodo no mundo todo mas, por várias razões, o consumo de iodo ainda é frequentemente inadequado.

A suplementação de cálcio não foi efetiva em reduzir cãibras na gravidez, mas considera-se que a suplementação do cálcio (dose mínima de 1 g/dia) reduz o risco de hipertensão arterial em pequena proporção para as gestantes saudáveis, e há redução significativa para aquelas de elevado risco de hipertensão com pequena quantidade basal de cálcio na alimentação. O padrão é igual ao da pré-eclâmpsia

## ▶ Considerações finais

- Uma vez que a refeição é considerada momento de prazer para a maioria das pessoas, também é importante que haja maior cuidado em se preparar o ambiente, tornando-o acolhedor, assim como a velocidade e ritmo do consumo, de maneira que o alimento seja plenamente saboreado, em um ritmo saudável.

## ▶ Referências bibliográficas

1. Christian P, Stewart CP. Maternal micronutrient deficiency, fetal development, and the risk of chronic disease. J Nutr. 2010; 140(3):437-45.
2. Cetin I, Alvino G, Cardellicchio M. Long chain fatty acids and dietary fats in fetal nutrition. J Physiol. 2009; 587(Pt 14):3441-51.
3. Vujkovic M, Ocke MC, van der Spek PJ *et al.* Maternal Western dietary patterns and the risk of developing a cleft lip with or without a cleft palate. Obstet Gynecol. 2007; 110(2):378-84.
4. Cetin I, Berti C, Calabrese S. Role of micronutrients in the periconceptional period. Hum Reprod Update. 2010; 16(1):80-95.
5. Rasmussen KM, Catalano PM, Yaktine AL. New guidelines for weight gain during pregnancy: what obstetrician/gynecologists should know. Curr Opin Obstet Gynecol. 2009; 21(6):521-6.

# 13 Aspectos Dermatológicos

*Denise Steiner*

## ▶ Introdução

A pele apresenta mudanças fisiológicas durante o período da gravidez. Além disso, podem ocorrer doenças específicas que colocam em risco tanto a mãe como o feto. Neste capítulo serão apresentadas as características, os riscos destas alterações e a abordagem sugerida.

## ▶ Alterações fisiológicas | Distúrbios pigmentares

Constituem a alteração fisiológica mais encontrada na gestação (90%), sendo mais comuns em mulheres com pele mais escura, fotótipos IV, V, VI.[1] A patogênese desse processo não está bem definida, mas pode ser atribuída ao aumento dos níveis séricos de hormônio estimulador do melanócito (MSH), estradiol e progesterona.[1] Estudos recentes têm demonstrado que a placenta é rica em moléculas bioativas que podem induzir aumento da pigmentação em células humanas *in vitro* e em modelos animais *in vivo*. Estas moléculas incluem lipídios placentários humanos que estimulam melanócitos por regulação positiva da atividade da tirosinase.[2,3] Clinicamente, a hiperpigmentação é evidenciada por alguns sinais, como:

- escurecimento de áreas já escuras como aréolas, mamilos, genitália, axilas, região periumbilical e interior das coxas

- escurecimento da linha média do abdome
- escurecimento de cicatrizes recentes
- escurecimento de efélides (sardas) e nevos
- melasma.

## • Melasma

O melasma ou cloasma gravídico é uma hipermelanose crônica adquirida, mais comum em mulheres, caracterizada por máculas simétricas irregulares localizadas no rosto. Tem incidência de 75% em gestantes, com início geralmente no segundo trimestre da gestação, ocorrendo na região centrofacial (63%), seguida da região malar (21%) e mandibular (16%).[2–4]

Sua etiopatogenia não está bem estabelecida e relaciona-se com fatores hormonais, como níveis elevados de estrógeno, progesterona e MSH.[2] A radiação ultravioleta A e B (UVA e UVB) assim como a luz visível, a infravermelha e o calor pioram o melasma. Costuma regredir em até 1 ano após o parto, podendo persistir em 30% dos casos, principalmente naqueles de melasma dérmico em que o pigmento está mais profundo.

Seu tratamento é rotineiramente adiado para o período pós-parto. Durante a gravidez recomenda-se maior proteção solar física ou inorgânica, devendo-se evitar uso de produtos fotossensibilizantes e utilizar cremes à base de vitamina C, ácido azelaico e ácido glicólico, substâncias sem risco à gravidez.[3,4]

## ► Alterações vasculares

Alterações vasculares durante a gravidez incluem instabilidade e fragilidade dos vasos, resultando em eritema agudo, principalmente aranhas vasculares e eritema palmar. Outras anormalidades comumente encontradas são *flushing* e edema temporário de mãos, pés e face. As aranhas vasculares são mais comuns nas mulheres caucasoides com 67% de acometimento e costumam aparecer entre o segundo e o quinto mês de gestação.[3,4]

Veias varicosas afetam mais de 40% das mulheres grávidas e são mais comuns nas pernas e na região anal.[2] Geralmente aparecem após o terceiro mês da gestação. Muitos fatores têm sido implicados em sua etiologia, como história familiar, fragilidade do tecido e aumento da pressão venosa devido à compressão causada pelo útero. As veias varicosas, em geral, regridem no período pós-parto. Elas podem ser prevenidas por uso de meias compressivas, elevação de pernas ou adoção de decúbito lateral.

## ► Estrias e gravidez

Cerca de 90% das mulheres apresentam estrias durante a gravidez, com 43% dos casos antes das 24 semanas de gravidez.[4,5] A etiologia não está totalmente esclarecida, porém estão envolvidos fatores genéticos, hormonais e ambientais. A expressão gênica da atividade da fibra de colágeno, elastina e fibronectina estão diminuídas, facilitando a formação das estrias. O aumento da relaxina, do estrógeno e do cortisol favorece a produção de mucopolissacarídios que, por sua vez, atraem água em excesso e diminuem a coesão das fibras no local. O aumento de peso da mãe, a idade da gestante, o tipo de pele e as doenças da gravidez também podem interferir no aparecimento dessas lesões.

As estrias são lesões lineares, encontradas na região das mamas, do abdome, dos quadris e das coxas.[3–5] Elas começam como lesões vermelho-arroxeadas e, ao longo do tempo, perdem pigmentação, ficando brancas e atróficas.[2,3] Durante a gravidez não são recomendados tratamentos medicamentosos como ácido retinoico ou mesmo procedimentos como *peelings* e *laser*. Nesse período, é importante conscientizar a mãe com relação ao excesso de peso e também sobre a utilização de hidratantes durante toda a gestação. Os hidratantes não tratam as estrias, mas são importantes para sua prevenção. Produtos que formam película protetora, chamados oclusivos, ou produtos umectantes, que aumentam a água no local, são utilizados.

Como exemplo de hidratantes oclusivos destacam-se: petrolato, óleos vegetais, propilenoglicol, óleos de silicone, ceras vegetais, lanolina, lecitina, entre outros. Como exemplo de produtos umectantes, têm-se: glicerina, ureia, ácido hialurônico, sorbitol, lactato de sódio. O hidratante deve ser usado na pele seca e limpa 2 vezes/dia, massageando-se levemente e espalhando bem, especialmente no abdome.

## ► Cabelo

Durante o período gestacional, em função do aumento dos hormônios femininos, o cabelo tende a ficar mais espesso, brilhante e com menos queda.[4] O folículo piloso apresenta um ciclo de três fases: anágena, que é a fase de proliferação e crescimento, com duração média de 4 anos; catágena, fase de diminuição e parada do crescimento capilar com duração de 2 a 4 semanas; e telógena, que é a fase de repouso total do fio que dura de 2 a 4 meses, finalizando com a queda do mesmo e início de outra fase de crescimento.

Na gravidez, a proporção de fios anágenos aumenta de 85 para 95% (mais densidade), porém no pós-parto as proporções tendem a retornar à situação pré-gravidez. É comum ocorrer o eflúvio telógeno 2 a 4 meses pós-parto para ajustar essas proporções. Essa queda pode ser assustadora, persistir por 3 a 4 meses e tende a melhorar sozinha. Mulheres com tendência a calvície podem piorar neste período específico.[4]

## ▶ Acrocórdons

Na gestação, podem aparecer ou aumentar os *fibromas molluscum gravidarum*. São pápulas ou tumores pigmentados, sésseis ou pedunculados, que surgem geralmente no pescoço.[4] A histopatologia revela epiderme normal recobrindo o centro fibrovascular constituído de colágeno frouxo ou denso e com vasos centrais dilatados.[4] Habitualmente aparecem do quarto ao 6º mês da gestação e regridem após o parto. Podem ser facilmente excisados.[4]

## ▶ Dermatoses específicas da gravidez

São doenças dermatológicas que cursam exclusivamente com a gravidez. São raras, porém costumam ser graves e colocam algumas vezes em risco a mãe e o feto.

### ▪ Penfigoide gestacional

Trata-se de dermatose bolhosa autoimune da gestação e do puerpério, anteriormente denominada herpes gestacional.[6] Estudos indicam que sua patogênese é desencadeada por resposta a um antígeno placentário que provoca reação cruzada na pele, na qual ocorre a deposição de complexo imune e a ativação da via do complemento, ocasionando danos teciduais e bolhas. Sua incidência é variável, de 1:700-1:50.000,[3,6,7] sendo mais comum em mulheres brancas, embora ocorrências esporádicas em outras etnias já tenham sido relatadas.

Caracteriza-se clinicamente por prurido intenso seguido de pápulas e placas eritematosas que podem evoluir subitamente para vesículas e, mais frequentemente, para bolhas. Tipicamente ocorrem no fim da gravidez, segundo e terceiro trimestres, embora possam ocorrer no período pós-parto ou, mais raramente, no primeiro trimestre.[8] Em 50% dos casos as lesões são localizadas no abdome e na região umbilical, mas podem também afetar o tronco e os membros, poupando face, áreas palmoplantares e mucosas.[6,9]

Para firmar o diagnóstico, devem ser descartadas outras dermatoses bolhosas e, principalmente, a erupção polimorfa da gravidez (EPG). No estágio pré-bolhoso, essas duas doenças têm características semelhantes, mas no penfigoide gestacional (PG) há lesões na região umbilical e não são encontradas estrias, o que ocorre inversamente na EPG. Caso não seja possível determinar o diagnóstico clinicamente, deve ser feito o exame de imunofluorescência direta, em que haverá deposição linear de C3 na membrana basal em 100% dos casos do PG.[3,7] No PG, há risco para o feto por insuficiência placentária leve, podendo ocorrer prematuridade e deficiência no crescimento fetal. Uma vez estabelecido o diagnóstico, a gestação deve ser considerada de alto risco.

O tratamento depende do estágio da doença. No estágio pré-bolhoso, podem ser usados corticoide fluorado tópico e hidratantes. Os anti-histamínicos podem ser necessários, sendo permitidos anti-histamínicos sedativos, como hidroxizina no primeiro trimestre, e os não sedativos (loratadina e cetirizina) no segundo e terceiro trimestres. No estágio bolhoso, é indicado o uso de corticoides sistêmicos. Prednisolona 0,5 a 1 mg/kg/dia reduz o prurido e previne a formação de novas bolhas. Quando houver melhora, deve-se reduzir e manter a menor dose efetiva.

Para prevenir uma piora da doença no período do parto ou pós-parto deve-se aumentar a dose de corticoide.

Como alternativa ao uso do corticoide, utiliza-se a técnica imunoaférese, variante da plasmaférese, que retira os anticorpos circulantes do sangue, representando uma opção complementar e segura para os casos mais graves.[6,9]

Mesmo depois de tratada pode haver recorrência do quadro no período pré-menstrual ou pelo uso de anticoncepcionais orais.

## • Colestase intra-hepática gestacional

Doença rara que compromete o fígado, caracterizada por uma forma reversível de colestase hormonal que se apresenta em indivíduos predispostos. A prevalência varia de 2,4 a 28%.[8] Não se trata de uma doença dermatológica primária, mas em decorrência de sua caracterização clínica e do risco ao feto, está incluída no grupo das dermatoses específicas da gravidez.

Sua patogênese não está esclarecida, mas além da genética há fatores hormonais e ambientais.[8] A questão hormonal envolve os metabólitos da progesterona, enquanto os fatores ambientais estão relacionados com dietas e baixas temperaturas.

Na colestase intra-hepática, o prurido é o sintoma principal e preponderante, é mais intenso à noite e acomete principalmente palmas e plantas dos pés e das mãos, tornando-se generalizado depois. Geralmente começa no terceiro trimestre, mas também pode ocorrer no segundo trimestre (25%) e primeiro trimestre (10%).[6,8,9] Podem aparecer lesões secundárias pelo ato do paciente coçar-se, normalmente nos braços e nas canelas, sendo menos comuns nas nádegas e no abdome. Existem também sintomas não dermatológicos como náuseas e desconforto no quadrante superior direito do abdome, além de colelitíase. A icterícia é encontrada em 10% dos casos e pode estar associada a esteatorreia e diminuição das vitaminas lipossolúveis (como a vitamina K), aumentando a chance de hemorragia intra ou pós-parto nesses casos.[8]

Dentre as dermatoses no período da gravidez, a colestase intra-hepática é a que causa mais risco para o feto como: parto prematuro em 19 a 60%; estresse intraparto em 22 a 23% e risco de abortos espontâneos, sendo necessário cuidado especial no diagnóstico e no acompanhamento.[10]

O diagnóstico é de fácil realização, bastando apenas dois achados: um clínico, como prurido generalizado, e outro laboratorial, como aumento do nível sérico do ácido biliar.

Deve-se ressaltar que o teste de função hepática é necessário em todas as mulheres grávidas que apresentam prurido a esclarecer.[8,10]

Apenas com a história clínica já é possível diferenciar das outras dermatoses da gravidez, como: PG, EPG e foliculite pruriginosa. Quando houver icterícia, devem ser consideradas outras doenças associadas como: fígado gorduroso da gravidez, hepatite viral e pré-eclâmpsia.

Além de iniciar o tratamento imediatamente devem ser tomadas as seguintes medidas:

- avaliação da vitalidade fetal a partir de 34 semanas
- monitoramento a cada semana dos níveis de ácido biliar, transaminases e bilirrubina
- avaliação da necessidade de indução do parto com 38 semanas e em casos graves, com 36 semanas
- monitoramento da protrombina em caso de esteatorreia grave.[10]

O objetivo do tratamento é a redução dos níveis séricos de ácido biliar, e dos riscos fetais dos sintomas maternos. O único fármaco que se mostrou eficiente tanto na melhora do prurido como na melhora do prognóstico fetal foi o ácido ursodesoxicólico (15 mg/kg/dia ou 1 g/dia, independentemente do peso), cujo uso em grávidas ainda não foi aprovado. Podem-se tentar outras substâncias antipruríticas como anti-histamínico, dexametasona e fenobarbital, mas nenhuma apresentou resposta significativamente boa. Após o parto os sintomas desaparecem em alguns dias, porém há 70% de recorrência.[11]

## • Erupção polimórfica

Antigamente denominada prurido-urticaria-pápula-placa da gravidez (PUPP), é a dermatose gestacional mais frequente neste período. É uma doença benigna, inflamatória, autolimitada, pruriginosa que geralmente afeta primigestas no último trimestre ou período pós-parto.[7,9]

Apesar de ter incidência de 1:160 e de algumas teorias estarem em estudo, sua patogenia não está elucidada.[6,7] Há indícios de que uma distensão abdominal exagerada com lesão do tecido conectivo possa gerar reação alérgica e desencadear estrias gravídicas, indicativos da doença. A prevalência em gestantes com maior ganho de peso e gestações múltiplas corrobora esses fatos. A dermatose não ocorrerá nas próximas gestações, possivelmente em função do desenvolvimento de tolerância imune. Fatores hormonais também podem estar envolvidos na patogênese da doença, pois há relatos de diminuição significativa nos níveis do cortisol de pacientes com EPG.[6,7]

Manifesta-se por pápulas urticariformes intensamente pruriginosas ao redor ou sobre as estrias abdominais, seguida de placas eritematosas, em função da coalescência das pápulas. Estas lesões ocorrem principalmente na região abdominal, poupando a área periumbilical, disseminando-se para coxa, região glútea e braços. Ocorrem geralmente nas últimas semanas do terceiro trimestre de gravidez, podendo também acontecer no período pós-parto imediato ou até após 2 semanas do mesmo. Com o desenvolvimento da doença, mais de 50% dos casos desenvolvem vesículas papulares ou microvesículas sobre as estrias, 40% desenvolvem lesões urticariformes, 20% de lesões em alvo semelhantes a lesões de eritema multiforme, 18% de pápulas anulares ou policíclicas e raramente pequenas bolhas como resultado de vesículas coalescentes.[6,7]

Por ter características clínicas semelhantes às de outras dermatoses da gravidez, seu diagnóstico torna-se difícil. Para descartar o PG devem ser realizados testes imunopatológicos (imunofluorescência direta e indireta), ambos negativos nesta dermatose. Já para excluir colestase intra-hepática gestacional deve ser dosado o nível sérico de ácido biliar total. O restante das dermatoses da gravidez deve ser descartado apenas clinicamente.

O tratamento é feito com corticoides tópicos como betametasona, que controla o prurido e impede o surgimento de novas lesões. Devem ser aplicados 2 vezes/dia e associados à hidratante durante o banho. Caso os sintomas clínicos permaneçam, anti-histamínicos sistêmicos podem ser utilizados. As lesões costumam melhorar em 4 a 6 semanas de tratamento.

## ▪ Impetigo herpético

Também conhecido como psoríase pustular generalizada da gravidez, é variante da psoríase pustular e a mais rara dermatose da gravidez. O impetigo herpético deve sempre ser considerado, pois leva a riscos fetais como aborto, morte neonatal e anomalias graves.[6]

A etiopatogenia permanece indeterminada, pois os 200 casos relatados não foram suficientes para o esclarecimento. Acredita-se que essa patogenia seja desencadeada por três fatores: o alto nível de progesterona no último trimestre, o baixo nível de cálcio e a redução dos níveis de atividade da antileucoproteinase derivada da epiderme. Pode haver associação a hipotireoidismo e também a cirurgia de retirada da tireoide.[6,12]

A clínica caracteriza-se por pequenas pústulas verde-amareladas superficiais, extensas sobre a região eritematosa inflamada, arranjadas em grupos de anéis que podem afetar todo o corpo, poupando face e áreas palmoplantares. Na área central, as pústulas rompem-se e evoluem para formação de crostas e uma possível impetiginização. Tipicamente ocorrem na segunda metade da gravidez, mas já foram relatados casos tanto na primeira metade como no período pós-parto. Em conjunto com essas lesões, outros sintomas clínicos podem ser encontrados, como: dor, ardor, vômitos, delírios, náuseas, diarreia, linfadenopatia e desidratação com prostração e convulsões em casos mais graves.[13]

Para realizar o diagnóstico, devem ser excluídas outras dermatoses da gravidez (PG e EPG) além de outras dermatoses que podem coincidir com a gravidez, como penfigoide bolhoso. Alguns exames complementares podem auxiliar nesse diagnóstico: aumento de leucócitos com neutrofilia, aumento no nível de sedimentação eritrocitária, diminuição do nível de cálcio materno, hipoalbuminemia e deficiência de ferro.[6,7,9]

A primeira escolha de tratamento são os corticoides sistêmicos, como a prednisolona na dose de 15 a 30 mg/dia, podendo chegar à dose de 60 a 80 mg/dia nos casos mais graves. A segunda alternativa é a ciclosporina, cujo efeito adverso pode ser a ruptura prematura da placenta.[7] O uso de antibiótico sistêmico permitido na gravidez é necessário quando houver infecção secundária.

## ▶ Dermatoses papulares

Não há uma classificação definitiva para as dermatoses papulares, mas duas são aceitas. A primeira, mais antiga, as classifica em duas doenças separadas: prurido da gravidez e foliculite pruriginosa. A segunda acrescenta o eczema gravídico, valorizando o componente alérgico associado à atopia. Opta-se aqui pela primeira classificação.

### • Prurido

O prurido da gravidez é uma doença benigna caracterizada por pápulas eritematosas e nódulos na região torácica e no tronco que evoluem para lesões polimórficas com escoriações, crostas e eczema, ocasionalmente lesões foliculares, sem bolhas. A prevalência é de 1:300 grávidas e ocorre principalmente durante as semanas 25 a 30 de gravidez, podendo aparecer em todos os trimestres.[9]

O diagnóstico diferencial inclui as dermatoses específicas da gravidez e também escabiose, reação a fármacos e picada de insetos. Não há diagnóstico por exames complementares, mas pode ser feita imunofluorescência direta e indireta que estão negativas.

O tratamento baseia-se no uso de corticoide tópico e anti-histamínicos orais, além de hidratantes com ureia (3 a 10%). O prognóstico é bom e tende a resolver-se semanas após o parto.

### • Foliculite pruriginosa

Foliculite pruriginosa é uma doença benigna causada por pápulas eritematosas no tronco superior que se tornam generalizadas com o tempo. Ocorre no segundo trimestre e tem prevalência de 1:3.000 grávidas.[6,9]

O diagnóstico diferencial cabe com PG, no qual, além das bolhas, a imunofluorescência direta é positiva. No caso de EPG, apenas o quadro clínico sem estrias é suficiente. A última dermatose da gravidez que deve ser excluída é o prurido da gravidez, que não tem lesões foliculares e acomete preferencialmente as extremidades. Também devem ser consideradas acne e foliculite bacteriana.

O tratamento preconiza o uso de corticoides tópicos de baixa potência, apresentando um bom prognóstico, sem riscos fetais.[6,9]

## ▶ Dermatoses e tumores cutâneos preexistentes

Nevos melanocíticos são lesões benignas de células névicas, localizados na derme papilar ou junção dermoepidérmica. Em geral, os nevos aumentam em número e tamanho na gravidez, devendo ser considera a possibilidade de transformação dos mesmos em melanoma.[14]

O melanoma cutâneo é a malignidade mais encontrada no período da gestação (8 a 31%) e o tumor materno mais comum em dar metástase para a placenta e o feto. Deve-se ter bastante cuidado e, sempre que possível, pesquisar as alterações dos nevos na gravidez.[15]

A conduta no caso de uma gestante com lesão pigmentada suspeita ou um melanoma confirmado é similar à da mulher não grávida. Serão considerados o estadiamento da doença e as alterações histológicas, inclusive Breslow. O melanoma pode ser retirado por cirurgia com margens ampliadas e a realização do exame do linfonodo sentinela deve ser considerada.[14–16] Quimioterapia não é indicada, mas cada caso deve esgotar as considerações sobre custo-benefício da mesma.

## ▶ Referências bibliográficas

1. Muallem MM, Rubeiz NG. Physiological and biological skin changes in pregnancy. Clin Dermatol. 2006; 24:80-3.

2. Martin AG, Leal-khouri S. Phisiologic skin changes associated with pregnancy. Int J Dermatol. 1992; 31:375-8.

3. Alves GF, Varella TCN, Nogueira LSC. Dermatology and pregnancy. An Bras Dermatol. 2005; 80(2):179-86.

4. Nussbaum R, Benedetto AV. Cosmetic aspects of pregnancy. Clin Dermatol. 2006; 24:133-41.

5. Salteb SA, Kimball AB. Striae gravidarum. Clin Dermatol. 2006; 24:97-100.

6. Roth MM. Pregnancy dermatoses diagnosis, management, and controversies. Am J Clin Dermatol. 2011; 12(1):25-41.

7. Păunescu MM, Feier V, Păunescu M *et al.* Dermatoses of pregnancy. Acta Dermatovenerol Alp Panonica Adriat. 2008; 17(1):4-11.

8. Kroumpouzos G. Intrahepatic cholestasis of pregnancy. J Eur Acad Dermatol Venereol. 2002; 16:316-8.

9. Kroumpouzos G, Cohen LM. Specific dermatoses of pregnancy: an evidence-based systematic. Am J Obstet Gynecol. 2003; 188:1084-92.

10. Riosecco AJ, Ivankovic MB, Manzur A *et al.* Intrahepatic cholestasis of pregnancy: a retrospective case- control study of perinatal outcome. Am J Obstet Gynecol. 1994; 170:890-5.

11. Beuers U, Boyer JL, Paumgartner G. Ursodeoxycholic acid in cholestasis: potential mechanisms of action and therapeutic applications. Hepatology. 1998; 28:1449-53.

12. Kuijpers AL, Schalkwijk J, Rulo HF *et al.* Extremely low levels of epidermal skin-derived antileucoproteinase in a patient with impetigo herpetiformis. Br J Dermatol. 1997; 137:123-9.

13. Katsambas A, Stavropoulos PG, Katsiboulas V *et al.* Impetigo herpetiformis during the puerperium. Dermatology. 1999; 198:400-2.

14. Driscoll MS, Grin-Jorgensen CM, Grant-Kels JM. Does pregnancy influence the prognosis of malignant melanoma? J Am Acad Dermatol. 1993;29(4):619-30.

15. Lens M, Rosdahl I, Newton-Bishop J. Cutaneous melanoma in pregnancy, is the controversy over? J Clin Oncol. 2009; 27(19):11-2.

16. Gontijo G, Gualberto GV, Madureira NAB. Dermatologic surgery and cosmetic procedures during pregnancy: a systemic review. Surg Cosmet Dermatol. 2010; 2(1):39-45.

# 14 Gestação em Adolescentes

*Elisa Chalem*

## ▶ Introdução

A adolescência é uma etapa da vida marcada por um complexo processo de crescimento e desenvolvimento biopsicossocial que, segundo a Organização Mundial da Saúde (OMS), compreende o intervalo de 10 a 19 anos. A puberdade constitui uma parte da adolescência caracterizada, principalmente, pela aceleração e desaceleração do crescimento físico, mudança da composição corporal, eclosão hormonal e evolução da maturação sexual. A puberdade é um parâmetro universal, enquanto a adolescência é um fenômeno singular caracterizado por influências socioculturais, com reformulações constantes. Assim, o correto seria falar de "adolescências" definidas por aquilo que está ao redor, pelos contextos socioculturais, pela sua realidade, situando-as em seu tempo, e em sua cultura.

Vulnerabilidade significa a capacidade do indivíduo ou do grupo social decidir sobre sua situação de risco, estando diretamente associada a fatores individuais, familiares, culturais, sociais, políticos, econômicos e biológicos.

Algumas questões mostram-se relevantes ao se tratar da vulnerabilidade dos adolescentes.[1] A gravidez na adolescência é uma delas. No Brasil, o aumento da taxa de fecundidade nas adolescentes vem sendo constatado pelo crescente número de adolescentes nos serviços de pré-natal e maternidades. Uma reflexão mais ampla possibilita considerar-se a gravidez na adolescência um acontecimento associado a diversos fatores sociais, pessoais e familiares. É preciso considerar, porém, que há relevantes distinções entre a gravidez ocorrida ao início da adolescência (dos 10 aos 14 anos) e aquelas que ocorrem em outras faixas etárias, o que exige uma análise complexa das questões em suas particularidades.

Os índices de atendimento do Sistema Único de Saúde (SUS) demonstram o crescimento do número de internações para atendimento obstétrico entre adolescentes. As internações por gravidez, parto e puerpério correspondem a 37% das internações entre mulheres de 10 a 19 anos no SUS.

## ▶ Fatores predisponentes

Em estudo realizado na Maternidade Escola de Vila Nova Cachoeirinha, São Paulo,[2] a gravidez não foi planejada em 81,2% das adolescentes, o que não significa necessariamente indesejada. A falta de planejamento da gravidez na adolescência é multifatorial, invocando-se questões biológicas, emocionais e sociais em sua gênese. Ressalta-se a importância das políticas de contracepção para assegurar aos adolescentes e jovens que a gravidez ocorra em um momento desejado e planejado.

### ▪ Fatores biológicos

Observa-se uma tendência de redução da idade da menarca a cada geração, com estabilização atual ao redor de 12 anos. O início dos ciclos menstruais coincide com a desaceleração do crescimento e a conformação corpórea adulta, facilitando a iniciação sexual precoce.

### Fatores emocionais

Aspectos emocionais especiais são observados nessa faixa etária, como: pensamento mágico ("isto não acontece comigo"), desejo de confirmação de sua fertilidade, conflito com os pais, sentimento de culpa, necessidade de reforço do vínculo afetivo com o namorado e reafirmação do prestígio social por meio do exercício da sexualidade. Tais características facilitam a gravidez mesmo entre aquelas que dispõem de informações relativas aos riscos e de acesso a métodos contraceptivos.

Somam-se ainda outros fatores como baixa autoestima, pressão do grupo de amigos e dificuldade de relacionamento familiar com consequente carência afetiva.

### Fatores sociodemográficos

A queda na qualidade de vida observada de maneira geral nas últimas décadas decorrente de opções políticas e econômicas ocasionou o empobrecimento progressivo da população e a dificuldade de acesso a educação e saúde de qualidade. Assim, observam-se núcleos familiares desagregados e com dificuldades materiais que fragilizam a tutela dos pais sobre os filhos. Observa-se a repetição de modelos, isto é, gestantes adolescentes com antecedentes familiares de mães e irmãs também gestantes adolescentes. Agravam este quadro a baixa escolaridade e alta taxa de evasão escolar, que dificultam a inserção da adolescente no mercado de trabalho. Destaca-se ainda a banalização da sexualidade veiculada na mídia, em que valores estéticos e materiais são exaltados em detrimento de valores pessoais. Vale ressaltar ainda que, em determinados contextos, a gravidez pode ser uma opção, fazendo parte do projeto de vida dos adolescentes, revelando-se um elemento reorganizador de sua vida.

## ▶ Aspectos obstétricos

Excetuando-se as questões psicossociais, não há evidências que comprovem haver maior risco obstétrico *per se* neste grupo etário específico, verificando-se possibilidades de parturição e de resultados perinatais semelhantes aos grupos etários ditos normais. Observa-se, de maneira geral, uma tendência de que o início do pré-natal seja mais tardio em decorrência das dificuldades enfrentadas pela adolescente para "assumir" a gestação perante os pais e namorados; ademais, meninas podem demorar a reconhecer os sintomas da gravidez. Do mesmo modo, verifica-se pouca aderência às rotinas, dificultando o diagnóstico precoce de intercorrências clínicas e obstétricas.

A gravidez não planejada, quando indesejada, pode constituir um grave problema para a saúde sexual e reprodutiva de adolescentes, como atesta o número de atendimentos decorrentes de aborto no SUS, bem como os índices de óbito materno juvenil. Este é um problema de saúde preponderante entre mulheres jovens e, em particular, entre negras e pobres, mais expostas ao risco do aborto em condições inseguras, como também às consequências das deficiências na assistência obstétrica e dos impactos das condições de vida na situação de saúde. De acordo com dados do DATASUS, o maior percentual de nascidos mortos é registrado na faixa etária de 10 a 14 anos (13%) e é inversamente proporcional aos anos de escolaridade das mães e ao nível socioeconômico.

De maneira ideal, o seguimento dessas pacientes deve ser multiprofissional, facilitando sua aderência e promovendo ações educativas que possam reduzir as taxas de evasão escolar, facilitar a inserção social e um planejamento familiar adequado, diminuindo a repetição de novas gestações e minimizando as repercussões psicológicas e sociais deste evento na adolescência. Programas multiprofissionais para pais adolescentes podem ser efetivos em melhorar os resultados psicossociais e de desenvolvimento de mães adolescentes e seus filhos.[3]

O ganho ponderal entre gestantes adolescentes deve não só ser adequado ao índice de massa corpórea inicial recomendável para qualquer gestante, mas também deve ser acrescido de acordo com a idade ginecológica: 4,6 kg para gestantes no 1º ano de idade ginecológica, 2,8 kg no 2º ano, 1,1 kg no 3º ano e 800 g no 4º e 5º anos, procurando reduzir a competição nutricional entre mãe e filho. Muitas adolescentes iniciam a gestação em condições nutricionais inadequadas, que podem acarretar problemas no desenvolvimento fetal.

Com relação à doença hipertensiva específica da gravidez, parece não haver diferenças de prevalência em adolescentes com relação a outras faixas etárias, considerando-se apenas a idade. No entanto, como entre adolescentes o número de primigestas é maior, a associação com este fator, sim, pode ser um elemento que aumenta a chance de pré-eclâmpsia.

Quanto ao tipo de parto na gestante adolescente, a via preferencial é a natural, exceto por clara indicação obstétrica. Não se verifica neste grupo maior prevalência de desproporção cefalopélvica. Existem benefícios da humanização do parto a estas pacientes, por meio da atitude dos profissionais, da presença de acompanhante e de analgesia de condução. Também é importante enfatizar que o incentivo ao aleitamento natural durante a gestação e o puerpério, além das vantagens reconhecidas, pode ter papel fundamental na formação de vínculos entre a adolescente e seu filho.

## ▶ Aspectos éticos relativos à assistência

O direito à saúde constitui um direito humano fundamental. O Estatuto da Criança e do Adolescente no Artigo 3º declara:

> A criança e o adolescente gozam de todos os direitos fundamentais inerentes à pessoa humana, sem prejuízo da proteção integral, assegurando-lhes, por lei ou por outros meios, todas as oportunidades e facilidades, a fim de lhes facultar o desenvolvimento físico, mental, moral, espiritual e social, em condições de liberdade e de dignidade.

Desse modo, qualquer exigência, como a obrigatoriedade da presença de um responsável para acompanhamento no serviço de saúde, que possa afastar ou impedir o exercício pleno do adolescente de seu direito fundamental à saúde e à liberdade, constitui lesão ao direito maior de uma vida saudável.

Caso a equipe de saúde entenda que o usuário não tem condições de decidir sozinho sobre alguma intervenção em razão de sua complexidade, devem-se, primeiramente, realizar as intervenções urgentes necessárias, e, em seguida, aconselha-se abordar o adolescente de maneira clara sobre a necessidade de que um responsável o assista e o auxilie no acompanhamento.

Considerando que a revelação de determinados fatos para os responsáveis legais pode acarretar consequências danosas para a saúde do jovem, a perda da confiança na relação com a equipe, o Código de Ética Médica não adotou o critério etário, mas o do desenvolvimento intelectual, determinando expressamente o respeito à opinião da criança e do adolescente, e à manutenção do sigilo profissional, desde que o assistido tenha capacidade de avaliar o problema e conduzir-se por seus próprios meios para solucioná-lo.

## ▶ Referências bibliográficas

1. Brasil. Ministério da Saúde. Secretaria de Atenção à Saúde. Departamento de Ações Programáticas e Estratégicas, Marco teórico e referencial: saúde sexual e saúde reprodutiva da adolescente e jovem. Brasília, DF: 2006. Acesso em: 2011 Abr 25. Disponível em: http://portal.saude.gov.br/portal/arquivos/pdf/marco_teorico_referencial.pdf.
2. Chalem E, Mitsuhiro SS, Ferri CP *et al.* Gravidez na adolescência: perfil sócio-demográfico e comportamental de uma população da periferia de São Paulo. Cad Saúde Pública. 2007; 23(1):177-86.
3. Coren E, Barlow J. Individual and group-based parenting programmes for improving psychosocial outcomes for teenage parents and their children. Cochrane Database Syst Rev. 2001; (3):CD002964.

# 15 Imunização no Ciclo Gravídico-puerperal

*Maria Isabel de Moraes Pinto*

## ▶ Introdução

A imunização consiste na administração de um imunobiológico com a finalidade de proteger um indivíduo contra determinada doença de modo ativo ou passivo.

Na imunização passiva administram-se imunoglobulinas com a finalidade de imunizar o indivíduo que não consegue montar a sua própria resposta imune em decorrência de alguma condição imunológica de base, seja ela transitória ou não. Outra situação em que se opta pelo uso de imunização passiva é quando já houve a exposição ao patógeno e não há tempo para que o indivíduo, mesmo imunocompetente, elabore a sua própria resposta.

Já a imunização ativa se faz por meio do uso de vacinas, antígenos administrados com a finalidade de induzir o indivíduo a desenvolver a sua própria resposta imune. A administração de agentes inativados ou vivos atenuados estimula o sistema imune, que elabora uma resposta com componentes humorais (anticorpos) e/ou celulares (células com função auxiliadora ou citotóxica). Ao contrário do que ocorre com vacinas inativadas, a utilização de um agente vivo atenuado como vacina prevê a replicação do mesmo no indivíduo vacinado.

O sistema imune de uma pessoa imunocompetente irá controlar essa replicação do antígeno vacinal e haverá tanto no caso da vacina viva atenuada quanto no da inativada, uma resposta imune que persistirá por período de tempo variável, dependendo do antígeno presente na vacina.

A imunização durante o ciclo gravídico-puerperal implica uma série de cuidados que se baseiam em um estado imune mais suscetível da mulher no período da gestação, do concepto durante toda a gestação e do recém-nascido e do lactente jovem. Por outro lado, é justamente essa aumentada suscetibilidade da gestante e do seu concepto a uma série de agentes infecciosos que norteia algumas estratégias vacinais nesse período, visando proteger o binômio mãe-filho.[1]

Idealmente, uma mulher em idade fértil já poderia ter sido vacinada contra a maior parte dos agentes infecciosos, de modo que não seria necessário vaciná-la durante a gestação e o puerpério. Entretanto, sabe-se que grande parte das mulheres pode não estar em dia com a vacinação. Além disso, há vacinas indicadas especificamente para a condição da gestação, como é o caso da *influenza* e que, por ter um caráter sazonal e duração limitada – o período daquela estação –, acaba necessariamente tendo que ser aplicada durante a gestação. Finalmente, outro aspecto prático importante a ser mencionado é o fato de a gestação e o puerpério (aquela mais que este) serem períodos em que a mulher comparece com grande frequência aos serviços de saúde. Esta é, portanto, uma ocasião utilizada para se atualizar a vacinação, como ocorre para a vacina contra rubéola recomendada para o puerpério.

## ▸ Princípios norteadores da imunização no ciclo gravídico-puerperal

A imunização durante o ciclo gravídico-puerperal baseia-se nos seguintes princípios:

- evitar vacinas vivas atenuadas durante toda a gestação (é o caso das vacinas contra sarampo, caxumba, rubéola, varicela, febre amarela e tuberculose)
- vacinar a gestante contra agentes infecciosos que podem ser mais graves durante a gestação (é o caso da vacina contra *influenza*)
- vacinar a gestante contra agentes infecciosos de modo que ela não se infecte e também não os transmita ao seu concepto (é o caso da vacina contra o vírus da hepatite B)
- vacinar a gestante contra agentes infecciosos de modo que ela se imunize e possa transmitir por via transplacentária anticorpos pré-formados e, assim, imunizar passivamente o feto e proteger o recém-nascido (é o caso da vacina contra o tétano e contra a coqueluche, administradas na forma de dT e dTpa)
- vacinar a puérpera contra agentes infecciosos em um momento em que ela é acessível ao sistema de saúde e em que o risco de engravidar novamente é baixo (é o caso da vacina contra a rubéola, administrada na forma de vacina dupla viral [SR] ou tríplice viral [SCR])
- não aplicar a vacina da febre amarela a uma nutriz de um lactente de até 6 meses de idade. Caso isso seja absolutamente necessário, o aleitamento materno deverá ser interrompido pelos 15 dias que se seguirem à vacinação.[2]

A imunização da mulher em idade fértil deve, portanto, contemplar vacinas/reforços que são rotina nesta faixa etária: reforços do tétano, difteria e coqueluche. Para aquelas que não receberam na infância, devem-se acrescentar vacina contra hepatite B, SCR, hepatite A, meningocócica e papilomavírus humano (HPV); e para aquelas que não tiveram a doença ou não foram vacinadas na infância, vacina contra varicela.

É importante salientar que a vacinação deve ser parte integrante da atenção à saúde da mulher que se prepara para realizar um tratamento com fertilização assistida, de modo a atualizar as doses em atraso antes da concepção.

Durante a gravidez, um reforço da vacina contra o tétano deve ser administrado a toda a gestante que tenha o calendário completo (três doses no passado, mesmo que isso tenha ocorrido na infância) e cuja última dose tenha ocorrido há mais de 5 anos. Caso a última dose tenha sido há menos de 5 anos, não há necessidade de reforço. Para as mulheres que nunca tenham sido vacinadas – fato raro no meio urbano – deve-se iniciar a vacinação na primeira visita ao serviço de pré-natal.[3]

Recentemente, foram incorporadas ao calendário vacinal da gestante duas vacinas: a vacina contra hepatite B e a contra *influenza*. A vacina contra hepatite B deve ser dada em três doses, sendo a primeira também na primeira visita ao serviço de pré-natal. A vacina contra *influenza* deve ser ministrada em qualquer fase da gestação, assim que estiver disponível no período sazonal.[3]

Em fevereiro de 2011, o Comitê da Academia Americana de Imunização passou a sugerir a utilização da vacina tríplice acelular do adulto – tétano, difteria e coqueluche (dTpa) – também para gestantes, de modo a conferir proteção contra a coqueluche tanto para a gestante quando para o seu concepto.[4]

Na gestação, algumas vacinas podem eventualmente, mas não como regra, ser administradas, dependendo da situação de risco da gestante: vacina meningocócica C conjugada, vacina contra a hepatite A (HAV) e contra a raiva.[3,5]

No puerpério, recomenda-se a vacinação SCR às mulheres que não tiverem uma dose desta vacina registrada em carteira. Já a vacina da febre amarela é atualmente contraindicada para mulheres que estiverem amamentando recém-nascidos e lactentes de até 6 meses de idade, em função de um relato de caso de uma criança que desenvolveu quadro de meningoencefalite pelo vírus da febre amarela vacinal quando sua mãe recebeu a vacina no puerpério imediato. Em vista disso, caso seja indispensável à mãe receber essa vacina, ela deve interromper o aleitamento materno pelos 15 dias que se sucederem à vacinação. Caso seja possível, deve-se ordenhar o leite antes da vacinação, na tentativa de manter a criança recebendo o leite previamente ordenhado e congelado. Como essa medida é muito difícil de ser sustentada por 15 dias, o ideal seria postergar a vacinação contra a febre amarela para a nutriz, sempre que isto não incorrer em riscos para a mesma.[3]

A Tabela 15.1 mostra o esquema de vacinação da gestante e da puérpera recomendado pela Secretaria de Estado da Saúde de São Paulo a partir de 2011.[3] Já a Tabela 15.2 mostra as recomendações de vacinação para mulheres em idade fértil no período pré-concepção, durante a gestação e no puerpério, com os respectivos esquemas preconizados. Estão também destacadas as vacinas disponíveis gratuitamente pela Secretaria de Estado de São Paulo para as diversas condições.[3,5]

■ **Tabela 15.1** Esquema de vacinação da gestante e da puérpera de acordo com a Secretaria de Estado da Saúde de São Paulo (2011). As vacinas descritas estão disponíveis gratuitamente em qualquer Unidade Básica de Saúde do Estado de São Paulo.[3]

| Intervalo entre as doses | Vacina | Esquema |
|---|---|---|
| 1ª visita | dT e HBV | 1ª dose |
| 2 meses após a 1ª visita | dT e HBV | 2ª dose |
| 6 meses após a 1ª visita | dT e HBV | 3ª dose |
| Em qualquer fase da gestação | *Influenza* | Dose única |
| Puerpério | SCR | Dose única |

dT = dupla bacteriana tipo adulto (toxoide tetânico e diftérico); HBV = hepatite B vírus; SCR = tríplice viral (sarampo, cachumba e rubéola).

## ▸ Vacinação inadvertida na gestação

Casos de administração inadvertida durante a gravidez de vacinas contraindicadas devem ser notificados, sendo a gestante e o seu concepto acompanhados e devidamente investigados acerca de algum evento adverso. Vale notar que o risco é apenas teórico, e assim não se justifica o aborto nesses casos. Não há até o momento qualquer relato de caso de síndrome da rubéola congênita em crianças nascidas de mulheres inadvertidamente vacinadas contra a rubéola na gestação.[3]

## ▸ Uso de imunização passiva

A manutenção de um esquema vacinal em dia dispensa, na maioria dos casos, o uso de imunoglobulinas em uma situação de exposição inadvertida a um agente infeccioso. Há, entretanto, situações em que, durante a gestação, a exposição a certos agentes infecciosos pode indicar o uso de imunização passiva nas mulheres suscetíveis ao microrganismo em questão.

A mais comum é a necessidade da imunoglobulina específica contra varicela, que pode ser especialmente grave em gestantes. Assim, recomenda-se a administração de imunoglobulina específica para varicela na dose de 125 U/10 kg de peso (dose máxima: 625 U) IM no prazo de até 96 h após o contato inicial, de preferência o mais precocemente possível. A imunoglobulina específica para varicela está disponível gratuitamente nos Centros de Referência para Imunobiológicos Especiais (CRIE) em todo o Brasil.

Outras imunoglobulinas também podem ser utilizadas na gestação. A imunoglobulina específica para tétano é recomendada para pacientes com ferimento extenso e contaminado com esquema de vacinação incompleto, ou seja, menos de três doses de vacina antitetânica. Desse modo, trata-se de um imunobiológico que raramente deverá ser prescrito durante a

■ **Tabela 15.2** Recomendação de vacinação para mulheres em idade fértil no período pré-concepção, durante a gestação e no puerpério.[3,5]

| Vacina | Pré-concepção | | Gravidez | | Puerpério | | Esquema (doses) |
| | Indicação | Secretaria de Estado da Saúde (SP) | Indicação | Secretaria de Estado da Saúde (SP) | Indicação | Secretaria de Estado da Saúde (SP) | |
| --- | --- | --- | --- | --- | --- | --- | --- |
| dT | Sim | Sim | Sim | Sim | Sim | Sim | 0 a 1 (ou 2)-6 meses, com reforço a cada 10 anos (5, se gestante) |
| dTpa | Sim | Não | Sim | Não | Sim | Não | Como reforço |
| *Influenza* | Sim | Não | Sim | Sim | Sim | Não | Dose única anual |
| Hepatite B | Sim | Sim, até 24 anos | Sim | Sim | Sim | Sim, até 24 anos | 0 a 1 (ou 2)-6 meses |
| Sarampo, caxumba e rubéola | Sim | Sim | Contraindicada | Contraindicada | Sim | Sim | 1 (rede pública) ou 2 doses |
| Varicela | Sim | Não | Contraindicada | Contraindicada | Sim | Não | 0 a 2 meses |
| Febre amarela | Sim | Sim | Em geral, contraindicada. Considerar casos em que o risco da doença é maior que o da vacina | Em geral, contraindicada. Considerar casos em que o risco da doença é maior que o da vacina | Não, se estiver amamentando lactente de até 6 meses | Não, se estiver amamentando lactente de até 6 meses | 1 dose, com reforço a cada 10 anos |
| Meningocócica conjugada | Sim | Não | Considerar em situações especiais | Não | Sim | Não | Dose única |
| Hepatite A | Sim | Não | Considerar em situações especiais | Não | Sim | Não | 0 a 6 meses |
| HPV | Sim, até 26 anos | Não | Contraindicada | Contraindicada | Sim | Não | 0 a 1 (ou 2)-6 meses |
| Raiva | Sim | Sim | Sim | Sim | Sim | Sim | 0-3-7 a 14 e 28 dias, no esquema de pós-exposição |

dT = dupla bacteriana tipo adulto (toxoide tetânico e diftérico); dTpa = tríplice bacteriana (toxoide diftérico, toxoide tetânico e *Bordetella pertussis* inativada em suspensão); HPV = papilomavírus humano.

gestação, tendo em vista que a imensa maioria das mulheres em idade fértil já tomou pelo menos três doses de vacina antitetânica na vida.

A imunoglobulina antirrábica também pode ser aplicada na gestação, de acordo com as recomendações da Secretaria de Estado da Saúde de São Paulo, em casos de acidentes graves, no esquema de sorovacinação, ou seja, em associação à vacina antirrábica.

A imunoglobulina específica para hepatite B pode ser aplicada em gestante suscetível não vacinada previamente e que tenha uma exposição conhecida. Ela deve ser administrada o mais precocemente possível, no prazo máximo de 7 dias no caso de exposição percutânea, ou de 14 dias, no caso de exposição sexual, concomitantemente ao início do esquema de vacinação.

Finalmente, a imunoglobulina humana normal também é indicada em situação de pós-exposição ao sarampo em casos de gestantes suscetíveis, ou seja, que não tiveram sarampo (diagnosticado por médico) nem receberam, pelo menos, uma dose de vacina contra sarampo após 1 ano de idade; também se trata de situação pouco comum em meio urbano.

## ▶ Considerações finais

- Atualmente a vacinação é a maneira como os seres humanos tornam-se imunes contra os diversos agentes infecciosos na grande maioria das situações
- A vacinação pré-concepção, durante a gestação e no puerpério, tem indicações precisas, tendo se mostrado benéfica e segura tanto para a mulher quanto para o seu concepto/recém-nascido
- O conhecimento das indicações dos diversos imunobiológicos pelos profissionais que atendem a mulher durante o ciclo gravídico-puerperal só tem a agregar qualidade à atenção dada ao binômio mãe-filho.

## ▶ Referências bibliográficas

1. Advisory Committee on Immunization Practices Centers for Disease Control and Prevention (CDC). Guiding principles for development of ACIP recommendations for vaccination during pregnancy and breastfeeding. MMWR Morb Mortal Wkly Rep. 2008; 57(21):580. Acesso em: 2012 Jun 25. Disponível em: http://www.cdc.gov/vaccines/recs/acip/downloads/preg-principles05-01 a 08.pdf.
2. Brasil. Ministério da Saúde. Secretaria de Vigilância em Saúde. Departamento de Vigilância Epidemiológica. Coordenação Geral do Programa Nacional de Imunizações. Recomendação da vacina febre amarela VFA (atenuada) em mulheres que estão amamentando. Nota técnica nº 05/2010/CGPNI/DEVEP/SVS/MS. Acesso em: 2012 Jun 25. Disponível em: http://portal.saude.gov.br/portal/arquivos/pdf/nota_tecnica_05_2010_cgpni.pdf.
3. Estado de São Paulo. Secretaria de Estado da Saúde. Comissão Permanente de Assessoramento em Imunizações. Coordenadoria de Controle de Doenças. Centro de Vigilância Epidemiológica "Prof. Alexandre Vranjac". Suplemento da Norma Técnica do Programa de Imunização. Introdução de novas vacinas no calendário estadual de imunização, São Paulo, 2011.
4. CDC. Recommended adult immunization schedule – United States, 2011. MMWR Morb. Mortal Wkly Rep. 2011; 60(04):1-4.
5. Sociedade Brasileira de Imunizações. Calendário de vacinação da mulher. Recomendações da Associação Brasileira de Imunizações (SBIm) – 2011. Acesso em: 2012 Jun 25. Disponível em http://www.sbim.org.br/sbim_calendarios_2011_mulher.pdf.

# Parte 3
## Propedêutica

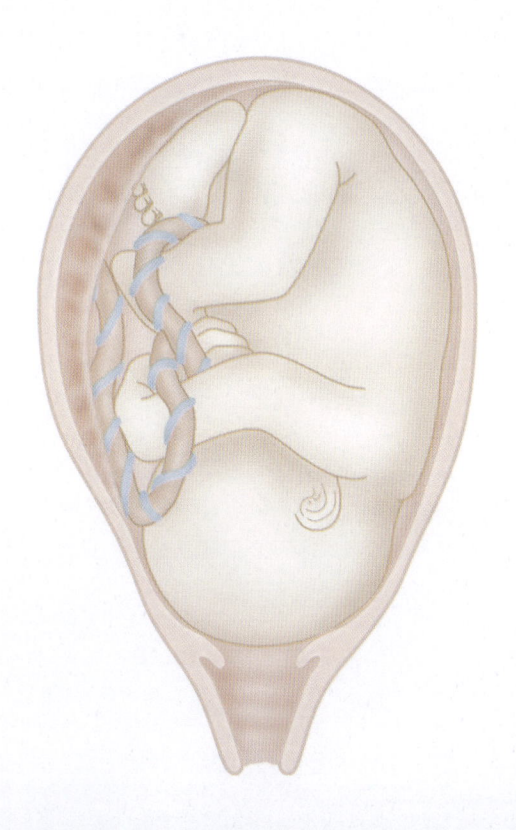

# 16 Cardiotocografia

*Elizabeth Kazuko Watanabe*

## ► Introdução

A cardiotocografia (CTG) consiste no registro simultâneo e contínuo de três variáveis: frequência cardíaca fetal (FCF), movimentos corpóreos fetais (MCF) e contrações uterinas (CU).

Tem a finalidade de avaliar a vitalidade do concepto e pode ser realizada durante a gestação (CTG anteparto) ou durante o trabalho de parto (CTG intraparto). A CTG anteparto pode ser realizada sob quatro formas:

- CTG basal ou de repouso: sem qualquer estímulo fetal (Figura 16.1)
- CTG estimulada: com aplicação de estímulo sonoro ou mecânico (pouco utilizado)

- CTG com sobrecarga: com contrações induzidas por ocitocina ou estímulo mamilar, atualmente pouco utilizada
- CTG computadorizada: interpretação realizada por sistema computadorizado.

A CTG intraparto (Figura 16.2) pode ser realizada por meio da técnica externa, como na CTG anteparto, ou pela técnica interna, com a aplicação de eletrodo no polo fetal (eletrocardiograma), pouco usada no Brasil.

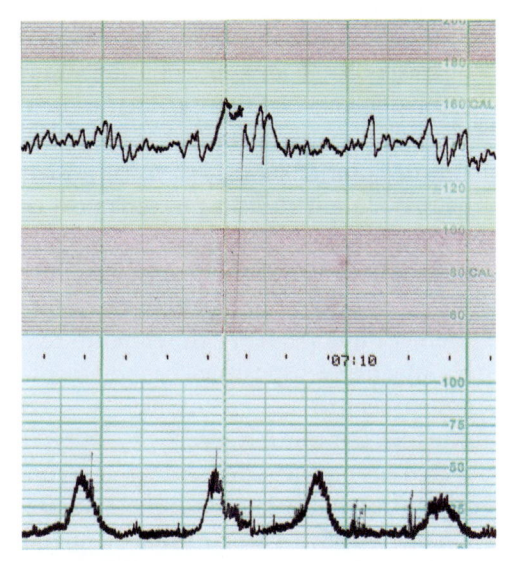

**Figura 16.2** Cardiotocografia intraparto. Note a manutenção das características normais do traçado mesmo durante as contrações.

## ► Indicação do exame

Justifica-se a realização do procedimento frente a qualquer intercorrência que implique risco para a oxigenação fetal a partir de

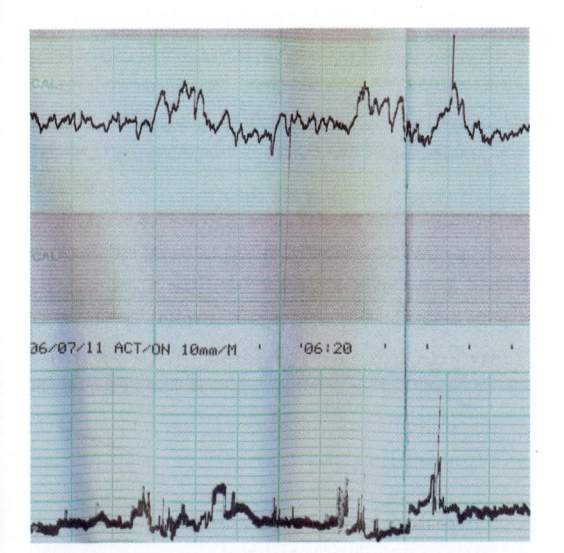

**Figura 16.1** Cardiotocografia basal sem estímulo fetal. Note a linha de base e a variabilidade normais, além de várias acelerações transitórias.

26 semanas de gestação. De acordo com revisões sistemáticas, a CTG anteparto não tem efeito significativo sobre a morbidade e a mortalidade perinatal, não aumentando o número de intervenções como cesárea ou indução do parto, ainda que ocorra redução no número e no tempo das internações.[1]

## ► Padronização do exame

Alguns procedimentos devem ser considerados ao se realizar uma cardiotocografia:

- alimentação: no máximo até 2 h antes do exame
- tabagismo: deve ser evitado antes da sua realização
- posição da grávida: decúbito lateral, com elevação do dorso de 30 a 45°, posição semissentada ou sentada. O decúbito dorsal deve ser evitado pelo risco de hipotensão supina
- posição dos transdutores: o transdutor de ultrassom (US) deve ser colocado com gel sobre o foco fetal. Deve-se evitar o uso de vaselina para não danificar o transdutor. O transdutor de pressão deve ser posicionado no fundo uterino, no lado oposto ao transdutor de US
- marcação de eventos: é preciso orientar a grávida a acionar o marcador de eventos toda vez que perceber movimento fetal. Na falta desse dispositivo, os movimentos podem ser marcados com caneta pelo examinador durante o traçado
- medida da pressão arterial: deve-se medir a pressão arterial ao início e durante o exame, quando o registro for anormal ou quando se observarem sinais de hipotensão supina
- tempo de exame: CTG basal deve ser utilizada ao início, por no mínimo 10 min. Se necessário, deve-se estimular. O tempo total pode ser de 20 min ou estender-se por um período maior
- velocidade do registro gráfico: indica-se a utilização de velocidade de 1 cm/min, reduzindo o consumo de papel. A velocidade de 3 cm/min caracteriza melhor a variabilidade e as desacelerações.

## ► Cardiotocografia anteparto basal

Ao se realizar cardiotocografia anteparto basal, devem ser avaliados os parâmetros apresentados a seguir.

### ▪ Linha de base da frequência cardíaca fetal

É a média da frequência cardíaca fetal em um período de 10 min, excluindo-se as acelerações, as desacelerações e os períodos de acentuada variabilidade, ou seja, > 25 bpm. Deve haver no mínimo 2 min de traçado com linha de base identificável, não necessariamente contínuo, em um segmento de 10 min, do contrário, a linha de base nesse período será indeterminada. Nesse caso, o segmento anterior de 10 min servirá para a determinação da linha de base.[2]

- Linha de base normal: 110 a 160 bpm
- Taquicardia: linha de base > 160 bpm
- Bradicardia: linha de base < 110 bpm.

Considerar como causas de taquicardia:

- febre materna
- hipoxemia aguda
- infecção ovular
- uso de uterolíticos
- alterações metabólicas maternas: tireotoxicose; diabetes descompensado
- taquicardia compensatória após desacelerações causadas por hipotensão materna ou hipertonia uterina
- uso de substâncias parassimpaticolíticas (atropina)
- excessiva movimentação fetal
- taquiarritmias.

Considerar como causas de bradicardia:

- uso de betabloqueadores
- arritmias cardíacas fetais: bloqueio atrioventricular

- bloqueio anestésico: peridural
- hipoxia.

## Variabilidade da linha de base

Corresponde às flutuações da linha de base da FCF, irregulares em amplitude e duração, decorrentes da interação do sistema nervoso autônomo, por meio do componente simpático (acelerador) e parassimpático (desacelerador). Existem dois componentes na variabilidade: microscilação e macroscilação.

A microscilação, variabilidade instantânea, ou de curta duração é a variabilidade compreendida entre um batimento e outro, só detectada pela eletrocardiografia intraparto, com aplicação de eletrodo no polo cefálico fetal.

A macroscilação ou variabilidade de longa duração resulta da ocorrência de 3 a 5 ciclos de ascenso e descenso da FCF por minuto. A amplitude da variabilidade é medida do pico ao ponto mais baixo em bpm, em 1 min.

A variabilidade é determinada em um segmento de 10 min, excluindo-se as acelerações e desacelerações. O National Institute of Child Health (NICH)[2] não distingue a variabilidade de curta ou longa duração porque na prática elas são visualmente analisadas da mesma maneira, sendo classificadas em:

- ausente: indetectável
- mínima: ≤ 5 bpm
- moderada: 6 a 25 bpm
- acentuada: > 25 bpm.

A amplitude normal da variabilidade é de 6 a 25 bpm, correspondendo a variabilidade moderada.[2]

As principais causas relacionadas com a redução de variabilidade são:

- hipoxia fetal
- depressão do sistema nervoso central por fármacos: barbitúricos, opiáceos, tranquilizantes e sulfato de magnésio
- sono fisiológico fetal
- prematuridade.

Quanto às causas de aumento da variabilidade, devem-se considerar: compressões repetidas do cordão e movimentação fetal excessiva.

Pode ser detectado um padrão especial de variabilidade da FCF, caracterizado pelo ritmo constante de ondas em forma de sino, denominado padrão sinusoidal, com amplitude de 5 a 15 bpm, que persiste por tempo maior ou igual a 20 min, encontrado principalmente na hidropisia fetal decorrente da aloimunização Rh, considerado terminal e associado a elevada mortalidade perinatal. Ruptura de *vasa praevia*, hemorragia feto-materna, síndrome transfusor-transfundido, amnionite, sofrimento fetal e oclusão de cordão umbilical também são associados a esse padrão.

## Acelerações transitórias

De acordo com o NICH,[2] as acelerações transitórias (AT) são definidas como ascenso abrupto da FCF, sendo o intervalo entre o início e o pico da aceleração inferior a 30 s. São consideradas satisfatórias as AT com amplitude mínima de 15 bpm e duração mínima de 15 s para gestações acima de 32 semanas. Abaixo desse limite, considera-se normal a amplitude mínima de 10 bpm e duração mínima de 10 s.

A aceleração é considerada prolongada quando a duração é superior a 2 min e inferior a 10 min. Quando dura mais de 10 min considera-se mudança da linha de base. As acelerações podem ser denominadas periódicas, relacionadas com a contração uterina, e episódicas, não associadas à contração.

Uma hipótese bastante aceita relativa à fisiopatologia das AT está atrelada à proximidade anatômica entre os centros cardiovasculares e as células corticais associadas à função motora. Quanto às acelerações relacionadas com a contração uterina, ocorreria a estimulação do sistema simpático como modo de compensação da hipotensão originada por compressão funicular.

A ocorrência de AT deve ser interpretada como sinal de boa oxigenação fetal, constituindo-se no parâmetro mais importante da CTG basal e o primeiro a ser afetado diante da hipoxia fetal.

## • Desacelerações

As desacelerações, também conhecidas como DIP, constituem quedas transitórias da FCF, desencadeadas por contração uterina, movimentação, hipoxia fetal ou hipotensão materna. Podem ser classificadas em episódicas e periódicas. São episódicas a espica e a desaceleração prolongada.

As desacelerações periódicas são representadas pela desaceleração precoce ou DIP I, desaceleração tardia ou DIP II, e a desaceleração variável, umbilical ou DIP III. Suas características e os mecanismos relacionados com as desacelerações são enunciados a seguir.

### Espica

É a queda rápida da FCF, decorrente da compressão fugaz do cordão umbilical. Sua ocorrência geralmente não tem valor clínico.

### Desaceleração prolongada

Apresenta amplitude superior a 15 bpm e duração maior que 2 min e inferior a 10 min. Quando tem duração superior a 10 min, considera-se mudança da linha de base. Geralmente é decorrente da hipotensão materna ou hipertonia uterina.

### Desaceleração precoce ou DIP I

Resulta da compressão do polo cefálico durante a contração uterina (Figura 16.3). Caracteriza-se pela queda gradual simétrica da FCF, sendo o intervalo entre o início e a queda máxima (nadir) da desaceleração superior a 30 s. Na maioria das vezes o início, o nadir e a recuperação da desaceleração coincidem respectivamente com o início, pico e término da contração.[2] Ocorre frequentemente no trabalho de parto, após a ruptura das membranas, no final da dilatação e no período expulsivo, sendo considerada resposta vagal fisiológica fetal. É de ocorrência rara na gestação, geralmente associada ao oligoâmnio, que favorece a compressão cefálica.

### Desaceleração tardia ou DIP II

Caracteriza-se pela decalagem, ou seja, um intervalo de 20 a 30 s entre o pico da contração e o nadir da desaceleração (Figura 16.4). É desaceleração gradual, ou seja, tem duração maior que 30 s do início ao nadir da desaceleração. Na maioria dos casos, o início, o nadir e a recuperação da desaceleração ocorrem após o começo, pico e final da contração.[2]

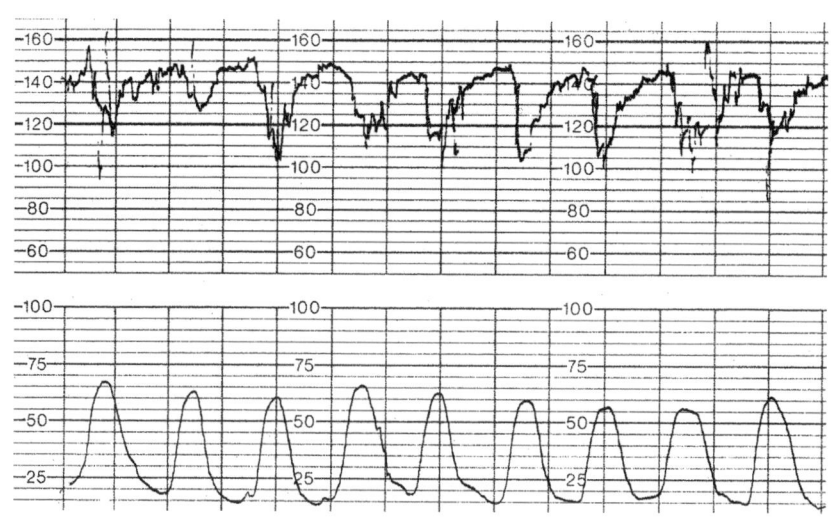

**Figura 16.3** Desaceleração precoce ou DIP I no período expulsivo. Note a coincidência entre o pico da contração e a queda máxima (nadir) da desaceleração na contração uterina, sendo o intervalo entre o início e o nadir da desaceleração superior a 30 s.

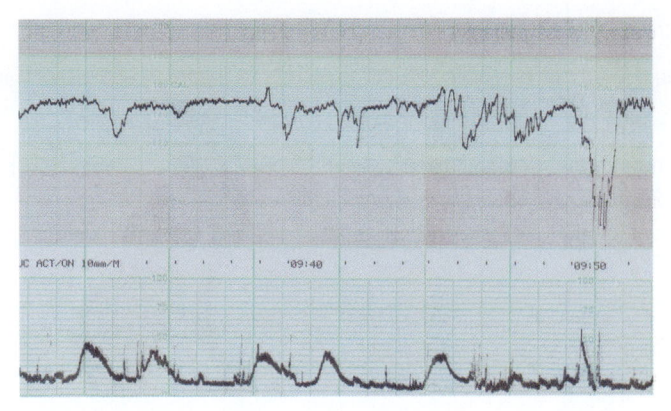

**Figura 16.4** Desacelerações do tipo II. Note o espaço de tempo entre o pico da contração e o nadir da desaceleração.

São consequentes à hipoxia fetal, resultante da redução do fluxo uteroplacentário durante a contração uterina.

### Desaceleração variável, umbilical ou DIP III

Caracteriza-se pela queda e retorno da linha de base abruptamente, com intervalo inferior a 30 s entre o início e o nadir da desaceleração e entre o nadir e o término da desaceleração. A queda deve ser de, no mínimo, 15 bpm, com duração mínima de 15 s e inferior a 2 min.[2] Ocorre em qualquer fase da contração uterina, tendo aspecto variável, assemelhando-se às letras U ou V.

São fatores predisponentes o oligoâmnio, a ruptura prematura das membranas circulares, o prolapso ou os nós verdadeiros de cordão. O mecanismo da desaceleração consiste na resposta vagal à hipertensão sistêmica fetal decorrente da compressão funicular, interrompendo o retorno do sangue fetal ao território vascular da placenta ou hipoxia resultante da compressão do cordão.

Tem importância clínica quando apresenta mudanças no seu aspecto, sendo considerado desfavorável ou de mau prognóstico quando apresentar as seguintes características: recuperação lenta, perda da variabilidade, ascensão da linha de base após a desaceleração (taquicardia compensatória), acelerações precedendo e sucedendo a desaceleração (acelerações ombro, *overshoot* ou *shoulders*), mudança da linha de base após a DIP, desaceleração em forma de W,

nadir inferior a 70 bpm e duração maior que 60 s. Segundo o NCIH,[2] o significado clínico desses achados necessita de maior investigação.

São consideradas desacelerações recorrentes aquelas que acontecem em 50% ou mais das contrações uterinas e desacelerações intermitentes quando surgem em menos de 50% das contrações.[2]

## • Interpretação dos traçados

A interpretação dos traçados da cardiotocografia anteparto basal deve ser feita conforme demonstrado na Tabela 16.1.

## ▶ Cardiotocografia anteparto estimulada

Sempre realizada como complementar à CTG basal, se durante os 10 min iniciais o feto apresentar padrão suspeito ou patológico. Deve-se manter o registro por mais 10 min após o estímulo, com a finalidade de avaliar a reatividade cardíaca e motora fetal, visando reduzir os resultados falso-positivos do exame. A buzina Kobo® de bicicleta ou o estimulador fetal Kobomed® são os mais utilizados, aplicando-se a fonte sonora na área correspondente ao polo cefálico fetal, exercendo-se leve pressão, durante 3 a 5 s.

Há evidências com base em estudos randomizados e controlados sugerindo que o estí-

■ **Tabela 16.1** Interpretação dos traçados da cardiotocografia anteparto basal.

| Feto ativo (saudável) | Feto hipoativo (suspeito) | Feto inativo (patológico) |
|---|---|---|
| Linha de base: 110 a 160 bpm | Linha de base: > 160 bpm | Linha de base: < 110 bpm |
| Variabilidade moderada da linha de base: 6 a 25 bpm | Variabilidade mínima: ≤ 5 bpm | Variabilidade indetectável |
| AT: presença de 2 ou mais em 10 min | AT: ausentes ou insuficientes em 10 min | AT: ausentes |
| Ausência de desacelerações | Presença de desacelerações: DIP umbilical não desfavorável ou DIP I | Presença de desacelerações: DIP II ou DIP umbilical desfavorável |

AT = acelerações transitórias.

mulo sonoro diminui o número de exames anormais e reduz o tempo de exame, porém mais estudos são necessários para determinar quais seriam a intensidade, frequência, duração e posição do estímulo ideais. Também é preciso avaliar a eficácia, o valor preditivo, a segurança e os resultados perinatais com a aplicação deste método.[3] Por outro lado, não existem evidências que demonstrem maior eficácia do estímulo mecânico como forma de redução de traçados anormais.[4]

• **Interpretação dos traçados**

A interpretação dos traçados da cardiotocografia anteparto estimulada deve ser feita da seguinte maneira:

• reativo: quando o feto exibe aceleração com duração mínima de 3 min e amplitude mínima de 20 bpm em algum momento da resposta, em gestações acima de 34 semanas
• hiporreativo: quando a aceleração tem amplitude e/ou duração inferiores às citadas anteriormente
• não reativo: ausência de resposta, mesmo após 2 a 3 estímulos. Deve-se repetir o estímulo com intervalos de 3 a 5 min. Não existem evidências que justifiquem a administração de glicose com o objetivo de corrigir padrões não reativos.[5]

Classifica-se como resposta bifásica quando, após o término da resposta inicial ao estímulo, aparecem acelerações transitórias e monofásica na ausência destas. A resposta bifásica é característica do feto hígido em sono fisiológico, a monofásica é típica do feto bem oxigenado, porém sob sedação.

### Causas de resposta anormal

Quando a resposta aos traçados se encontra anormal, devem-se considerar as seguintes causas:

• hipoxia
• prematuridade
• administração de betabloqueadores à gestante
• malformação fetal, surdez fetal
• técnica de estímulo inadequada
• buzina em condições inadequadas
• polidrâmnio
• aplicação do estímulo no polo pélvico
• obesidade materna.

### Interpretação clínica dos traçados

A CTG padrão ativo ou reativo assegura o bem-estar fetal, sendo também denominada padrão tranquilizador (*reassuring pattern*). As demais são caracterizadas como padrão não tranquilizador (*nonreassuring pattern*).

### Feto ativo ou reativo

Assegura a oxigenação fetal. A peridiocidade dos exames será individualizada.

▶ **Feto hiporreativo.** Devem-se considerar as seguintes possibilidades:

• complementar com perfil biofísico fetal (PBF):
  ◦ PBF = 8: conduta expectante se líquido amniótico normal

○ PBF = 6: repetir em outro período ou no dia seguinte, mantida nota 6 ou menor, antecipar o parto

○ PBF ≤ 4: considerar parto imediato

- repetir o exame em 12 a 24 h. Mantido o padrão, considerar a resolução do caso
- alteração da dopplervelocimetria: centralização hemodinâmica fetal e antecipação do parto.

▶ **Feto não reativo.** Antecipação do parto, com base no conjunto de informações obtidas por dopplervelocimetria, perfil biofísico fetal e quadro clínico materno. Não é recomendável basear as decisões a partir de um único método de avaliação do bem-estar fetal.

A seguir, apresenta-se a classificação da CTG em três categorias, proposta pelo NCIH,[2] ainda pouco difundida.

*Categoria I.* O traçado inclui todos os seguintes parâmetros:

- linha de base: 110 a 160 bpm
- variabilidade da linha de base: moderada
- ausência de desacelerações: tardias ou variáveis
- desacelerações precoces: presente ou ausente
- acelerações: presentes ou ausentes.

*Categoria II.* Inclui todos os traçados não classificados como Categoria I ou III. Representa parte considerável dos registros. São todos aqueles que incluem um dos seguintes achados apresentados:

- linha de base: bradicardia não acompanhada de variabilidade ausente e taquicardia
- variabilidade da linha de base: variabilidade mínima, ausência de variabilidade não acompanhada de desacelerações recorrentes e variabilidade acentuada
- acelerações: ausência de acelerações após estímulo fetal
- desacelerações periódicas ou episódicas: desacelerações variáveis recorrentes acompanhadas de variabilidade mínima ou moderada; desaceleração prolongada ≥ 2 min e < 10 min; desacelerações tardias recorrentes com variabilidade moderada; desacelera-

ções variáveis com outras características, como retorno lento à linha de base, acelerações ombro.

*Categoria III.* Inclui os traçados com variabilidade ausente associada a um dos seguintes achados:

- desacelerações tardias recorrentes
- desacelerações variáveis recorrentes
- bradicardia
- padrão sinusoidal.

## ▪ Conduta clínica nas categorias

As condutas clínicas são descritas de acordo com as seguintes categorias:[2]

- a categoria I é normal, não necessitando de qualquer intervenção
- a categoria II é indeterminada, não sendo preditiva de estado acidobásico anormal, necessitando de vigilância contínua e reavaliação, considerando-se as condições clínicas da grávida
- a categoria III é anormal, sendo preditiva de estado acidobásico anormal, requerendo avaliação imediata. Dependendo do caso, manobras como oxigenação materna, mudança de decúbito, interrupção de ocitocina e tratamento da hipotensão são recomendadas no trabalho de parto.

## ▶ Referências bibliográficas

1. Pattinson N, McCowan L. Cardiotocography for antepartum assessment. Cochrane Database Syst Rev. 2010; (1):CD001068.
2. Macones GA, Hankins GDV, Spong CY *et al.* The 2008 National Institute of Child Health and Human Development workshop report on electronic fetal monitoring. update on definition, interpretation, and research guidelines. Obstet Gynecol. 2008; 112:661-6.
3. Tan KH, Smyth R. Fetal vibroacoustic stimulation for facilitating tests of fetal wellbeing. Cochrane Database Syst Rev. 2001; (1):CD002963.
4. Tan KH, Sabapathy A. Fetal manipulation for facilitating tests of fetal wellbeing. Cochrane Database Syst Rev. 2001; (1):CD003396.
5. Tan KH, Sabapathy A. Maternal glucose administration for facilitating tests of fetal wellbeing. Cochrane Database Syst Rev. 2012; (9):CD003397.

# 17 Ultrassonografia

*Carla Fagundes Silva de Paula |*
*José Benedito Bragagnolo Rizzi*

## ▶ Introdução

Atualmente a ultrassonografia (US) é considerada um exame de rotina na prática obstétrica de fácil acesso, custo relativamente baixo e sem efeitos biológicos confirmados em grávidas e seus fetos, fazendo parte da propedêutica básica. A US pode aprimorar o diagnóstico em muitas condições, constituindo uma importante ferramenta acessória. Por esta razão, todo especialista deve estar preparado para saber utilizá-la e ser familiarizado com padrões básicos de imagem que poderão ser úteis para a tomada de decisão.

Ainda que importante, o método não substitui a semiologia clínica, mas certamente o clínico competente encontrará na US um bom reforço para sua eficiência. Para melhor entendimento deste exame, serão descritas suas indicações e finalidades em cada trimestre e alguns padrões de imagem que podem ser úteis.

Algumas imagens podem ser definidas como clássicas, podendo ser assimiladas mesmo por não especialistas.

## ▶ Ultrassonografia do primeiro trimestre

Neste período gestacional, a US será útil para avaliar a vitalidade e a evolução da gravidez, além de desempenhar papel importante na avaliação morfológica fetal. Algumas "dicas" importantes correlacionadas com a clínica são demonstradas a seguir.

### • Avaliação do saco gestacional

A avaliação do saco gestacional (SG) deve ser realizada quando os níveis de gonadotrofina coriônica humana (β-hCG) são superiores a 1.000 mUI/m$\ell$. Sua mensuração é feita nos três diâmetros internos: anteroposterior, transverso e longitudinal (Figura 17.1).

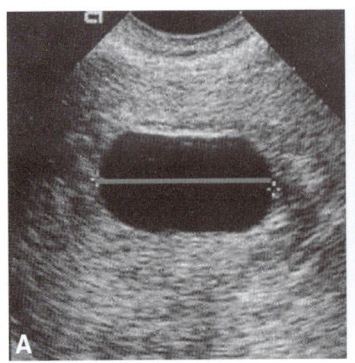
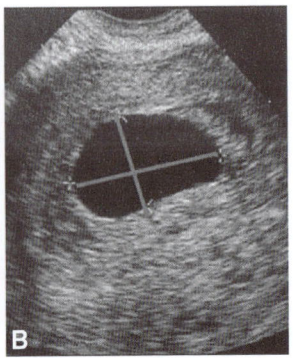

**Figura 17.1** Diâmetros do saco gestacional. **A.** Diâmetro transverso. **B.** Diâmetro anteroposterior.

## • Identificação da vesícula vitelínica

A vesícula vitelínica (VV) é identificada quando os níveis séricos de β-hCG são superiores a 7.200 mUI/mℓ (Figura 17.1). Quando o diâmetro médio do SG pela via transabdominal for superior a 18 mm, a VV deve ser visualizada; quando o diâmetro médio do SG for superior a 25 mm, o embrião deve ser visualizado. Por meio de transdutor endovaginal, os diâmetros médios do SG mínimos necessários para visualização da VV e do embrião são de, respectivamente, 11 e 18 mm (Figura 17.2).

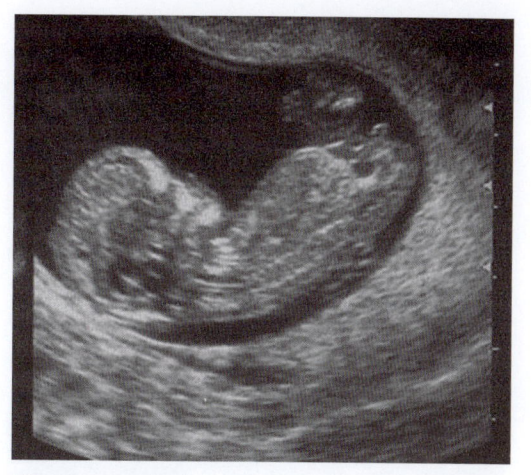

**Figura 17.3** Posição fetal para medida do comprimento cabeça-nádega (CCN).

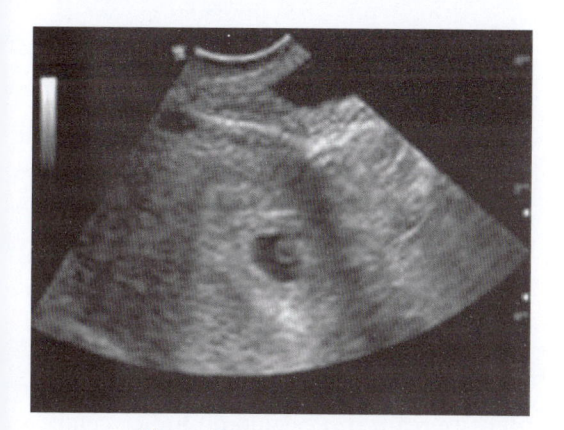

**Figura 17.2** Vesícula vitelínica.

## • Medida do comprimento cabeça-nádega

A mensuração do comprimento cabeça-nádega (CCN) pode ser feita a partir de 5 semanas pela via endovaginal e de 6 semanas de gestação pela via transabdominal. Corresponde à distância da porção superior do polo cefálico até a nádega. Sua variação para estimativa da idade gestacional é de 3 a 5 dias, sendo considerada a medida mais fidedigna para a idade gestacional (Figura 17.3).

## • Identificação dos batimentos cardíacos

A frequência cardíaca inicial deve ser em torno de 125 bpm, elevando-se até a 9ª semana (média de 180 bpm). Já entre a 12ª e 14ª semana, ocorre um declínio, ficando ao redor de 150 bpm. É possível identificar os batimentos cardíacos a partir de 6 semanas por via endovaginal.

## • Determinação do número de embriões

A gravidez de dois ou mais fetos requer seguimento diferenciado em vista dos riscos que apresenta. Existem evidências consistentes para justificar a realização da ultrassonografia nesta ocasião em vista da possibilidade de se detectar precocemente o número de embriões e possível corionia. Os achados correspondentes às gestações monocoriônicas tornam possível adotar uma estratégia de seguimento, visando identificar o mais precocemente possível anomalias no fluxo placentário oferecido para cada compartimento fetal.

## • Diagnóstico de gestação ectópica

O diagnóstico de certeza pela US é feito pela identificação do SG extrauterino com embrião com batimentos. Massa complexa em região anexial associada a níveis de β- hCG acima de 2.000 mUI/mℓ sem SG tópico, além de líquido livre em fundo de saco ou cavidade peritoneal, também podem ser observados.

## • Medida da translucência nucal

A medida da translucência nucal (TN) deve ser realizada entre 10 e 13 6/7 semanas, com feto medindo de 45 a 84 mm (CCN). Juntamente com outros parâmetros, pode definir riscos de anomalias genéticas, como as trissomias do cromossomo 21 (Down), do cromossomo 13 (Patau) e do cromossomo 18 (Edwards). Também pode estar alterada em fetos com cardiopatias (Figura 17.4).

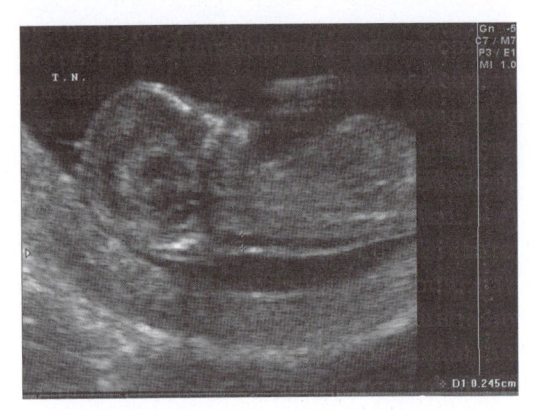

**Figura 17.4** Medida da translucência nucal.

## ▶ Ultrassonografia do segundo e terceiro trimestres

As avaliações neste período podem ser utilizadas para o cálculo da idade gestacional, para a estimativa do peso fetal, para determinar a posição da placenta e para identificar sinais relacionados com o seu desenvolvimento, como a adequação da maturação placentária, o volume de líquido amniótico e o perfil biofísico fetal. Deve-se ressaltar que, para a avaliação da idade gestacional, quanto mais próximo do termo, menor será sua acurácia.

### • Diâmetro biparietal e occiptofrontal

A medida do diâmetro biparietal (DBP) e do diâmetro occiptofrontal (DOF) é feita no nível do tálamo. Deve-se incluir a foice do cérebro e a cavidade do septo pelúcido anteriormente na linha média (Figura 17.5).

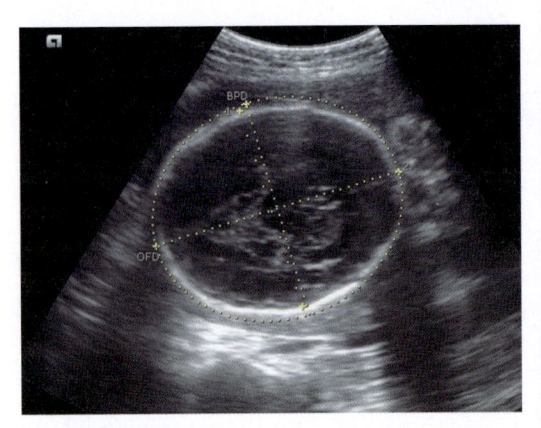

**Figura 17.5** Medida da circunferência cefálica.

### • Circunferência cefálica

A fórmula para se calcular a circunferência cefálica (CC) é:

$$CC = (DBP + DOF) \times 1,62$$

Sua avaliação é importante porque, quando se identificar a alteração da conformação da cabeça fetal, como no caso de dolicocefalia, o DPB é menor que o esperado, dando a impressão de restrição de crescimento. Nesses casos, deve-se realizar o cálculo do índice cefálico (IC), que é a relação DBP/DOF. Quando menor que 0,7, o DBP não deve ser usado como parâmetro para o crescimento fetal (Figura 17.5).

### • Circunferência abdominal

A fórmula para se calcular a circunferência abdominal (CA) utiliza as medidas do diâmetro anteroposterior (AP) e laterolateral (LL):

$$CA = (AP + LL) \times 1,57$$

Sua mensuração deve ser o mais arredondada possível. São utilizados como pontos de referência a porção umbilical da veia porta esquerda e a visualização do estômago fetal (Figura 17.6).

Quando não for possível a realização da medida direta, é possível estimar a medida do perímetro abdominal por meio das medidas do diâmetro AP e LL e utilizar a seguinte fórmula:

$$(AP + LL) \times 1,57$$

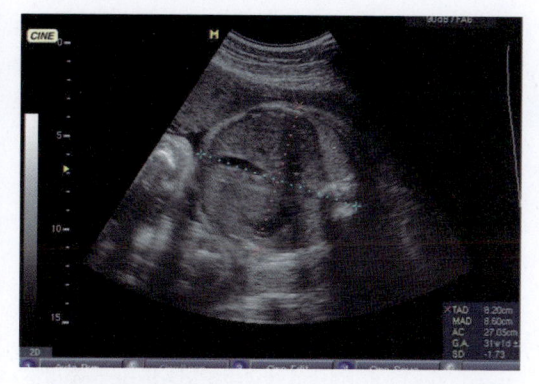

**Figura 17.6** Medida da circunferência abdominal.

A medida da CA é útil na avaliação do crescimento fetal por avaliar o estado nutricional do feto, refletido no volume do fígado e na gordura subcutânea abdominal. Em população de risco, quando o seu valor está abaixo do percentil 10, sugere restrição de crescimento fetal (RCF) ou feto pequeno para idade gestacional (PIG). Quando acima do percentil 90, pode indicar feto grande para a idade gestacional (GIG).

### ▪ Comprimento dos ossos longos

O fêmur e o úmero são os ossos mais utilizados para fazer a medição. Além da medida propriamente dita, a visualização de núcleos de ossificação é muito importante, pois a correlação com a idade gestacional é muito forte, independentemente da avaliação da medida *per se*. Assim, devem ser pesquisados e considerados:

- núcleo distal do fêmur: visível a partir de 32 semanas (Figura 17.7)
- núcleo proximal da tíbia: visível a partir de 36 semanas
- núcleo proximal do úmero: visível a partir de 38 semanas (Figura 17.8).

### ▪ Avaliação da morfologia fetal

A melhor época para sua análise é a idade gestacional entre 20 e 24 semanas, devendo ser incluída a avaliação das seguintes estruturas:

- crânio: estrutura óssea, hemisférios e ventrículos cerebrais, cerebelo e cisterna magna
- tórax: pulmão, diafragma e coração

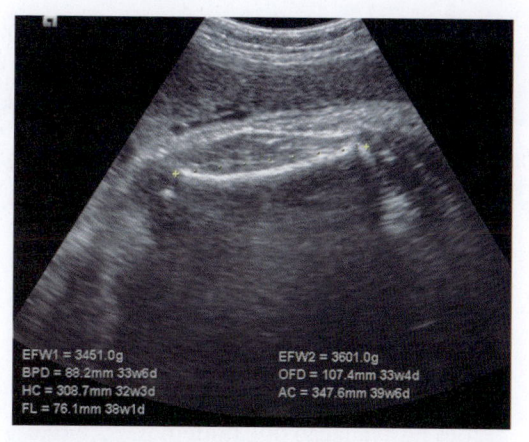

**Figura 17.7** Núcleo de ossificação distal do fêmur. Sinaliza, pelo menos, 32 semanas de gestação.

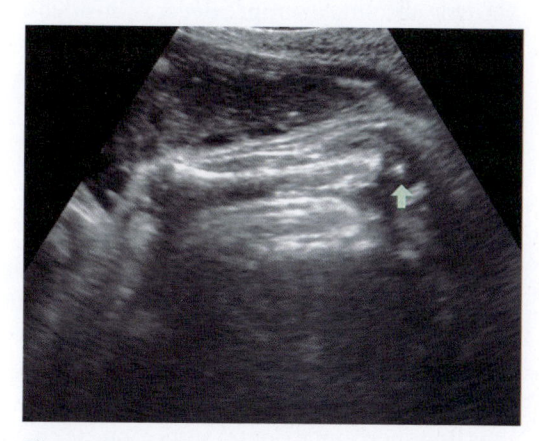

**Figura 17.8** Núcleo proximal do úmero (*seta*). Sinaliza, pelo menos, 38 semanas de gestação.

- abdome: estômago, rins, bexiga e inserção do cordão umbilical
- membros: ossos longos e extremidades
- coluna: avaliação da sua integridade.

Caso haja suspeita de malformações, a paciente deve ser encaminhada para avaliação complementar a partir da avaliação de profissional experiente e competente.

### ▪ Estimativa de peso fetal

A margem de erro é de 10%, com maior precisão em fetos com menos de 2.500 g. Valores inferiores ao percentil 10 sugerem RCF e acima do percentil 90 sugerem GIG.

Não há dúvidas de que a avaliação do peso fetal possibilita identificar a restrição de crescimento ou macrossomia fetal. Porém, devem ser levadas em consideração as limitações do método. Classicamente o cálculo do peso fetal estimado pela circunferência abdominal em relação ao comprimento do fêmur exibia razoável acurácia diagnóstica. Atualmente, é necessário cautela quando se utilizam avaliações com base na inclusão de outros parâmetros, como a circunferência cefálica. Assim sendo, o clínico sempre deve levar em conta as limitações na avaliação que podem incluir 10,0% de variabilidade. Portanto, a avaliação do peso pela ultrassonografia jamais será adotada como verdade absoluta e sempre deverá considerar características clínicas da paciente, incluindo a avaliação judiciosa da altura uterina. É evidente que características individuais e constitucionais deverão ser ponderadas antes de se atribuir o diagnóstico de fetos PIG ou GIG.

## • Volume de líquido amniótico

Pode ser avaliado de maneira subjetiva ou pelo índice de líquido amniótico (ILA) de Phelan.[1] Para o cálculo do ILA, a cavidade uterina é dividida em quatro quadrantes, utilizando-se uma linha horizontal e outra vertical que se cruzam no ponto médio da extensão longitudinal do útero. Com o transdutor posicionado o mais perpendicularmente possível, mede-se o maior bolsão no sentido anteroposterior de cada quadrante. A seguir, é feita a adição simples dos valores encontrados, em geral mantendo-se a unidade em milímetros. São considerados:

- normais: valores entre 80 e 180
- líquido diminuído: valores entre 50 e 80
- oligoâmnio: valores menores que 50
- líquido aumentado: valores entre 180 e 250
- polidrâmnio: valores maiores que 250.

Quando adotado, o ILA deve ser interpretado com cautela, especialmente em um cenário de presumível oligoâmnio. Na Maternidade Escola de Vila Nova Cachoeirinha, o ILA não é considerado isoladamente como fator para

decisões, havendo a necessidade de dados complementares obtidos por outros métodos de avaliação de vitalidade e das características clínicas da pacientes. Consulte o Capítulo 45, *Ruptura Prematura das Membranas Ovulares*, para mais informações sobre esta questão.

## • Avaliação dos batimentos cardíacos

Assegurar a vitalidade fetal é tarefa muitas vezes difícil, principalmente na eventualidade de perda gestacional ou possibilidade de gravidez ectópica. Assim, o clínico deve saber que a visualização dos batimentos cardíacos já é possível a partir de 6 semanas de gestação e os limites de normalidade são de 110 a 160 bpm (Figura 17.9).

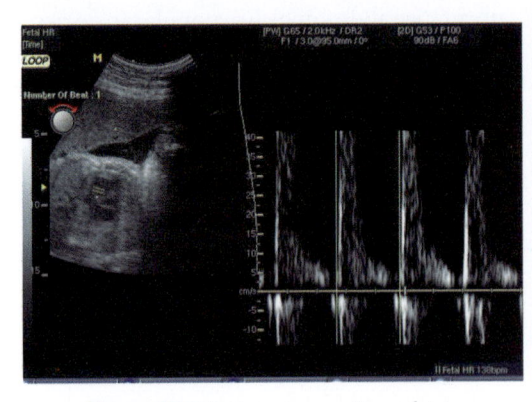

**Figura 17.9** Batimentos cardíacos fetais.

## • Avaliação da placenta

É realizada com base na localização e nos graus de maturidade placentária segundo critérios de Grannum[2] (Figura 17.10). Não existe de forma "matemática" uma sequência de maturação esperada, ou seja, algumas gestações podem chegar ao fim com grau placentário I ou II, por exemplo, sem problemas. Por outro lado, a aceleração da maturidade placentária pode ser um alerta, como a identificação de placenta grau III com 32 semanas. As características da maturação placentária são resumidamente delineadas a seguir:

- grau zero: placenta homogênea, placa corial lisa sem calcificações. Está presente no 1º trimestre e no início do 2º trimestre

- grau I: placenta com placa corial ondulada, com calcificações esparsas intraplacentárias na placa basal
- grau II: placa basal calcificada e início de porções septais calcificadas (Figura 17.11)
- grau III: placa basal calcificada com lobos calcificados (Figura 17.12).

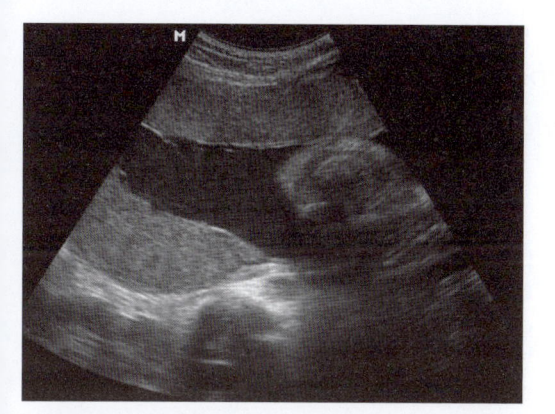

**Figura 17.10** Placenta grau I. Note a placa corial.

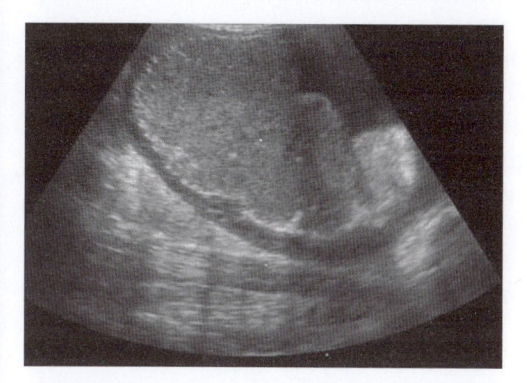

**Figura 17.11** Placenta grau II. Note a placa basal.

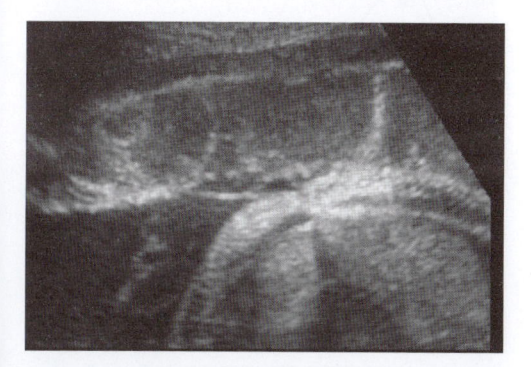

**Figura 17.12** Placenta grau III. Note cotilédones evidentes.

Em um estudo descritivo,[3] incluindo no mínimo 120 medidas em cada idade gestacional de 2.868 gestantes normais, a placenta grau zero foi mais comum até 31 semanas, o grau I apresentou maior frequência após a 32ª semana e o grau II não foi observado antes da 32ª semana. A placenta grau III foi mais frequente a partir da 36ª semana.

## Avaliação da vitalidade fetal

O estudo da vitalidade fetal por US é realizado por meio da avaliação do crescimento, do perfil biofísico fetal (PBF) e da Dopplervelocimetria. O PBF é avaliado por um somatório de notas, indo de zero a 10, sendo utilizados quatro parâmetros ultrassonográficos e um parâmetro avaliado pela cardiotocografia basal. São definidos como agudos ou crônicos em função do tempo presumido de comprometimento fetal. Para cada parâmetro é atribuída nota zero ou 2.

Os marcadores agudos são:

- reatividade cardíaca na cardiotocografia basal
- movimentos respiratórios: pelo menos um episódio de 30 segundos em 30 min
- movimentos corporais: pelo menos 3 episódios de movimentação do tronco/membros
- tônus fetal: pelo menos um episódio de flexão e extensão ativa do tronco/membros.

Já o marcador crônico é:

- líquido amniótico: pelo menos um bolsão ≥ 2 cm em dois planos perpendiculares.

## ▶ Referências bibliográficas

1. Phelan JP, Smith CV, Broussard P *et al.* Amniotic fluid volume assessment with the four-quadrant technique at 36-42 weeks gestation. J Reprod Med. 1987; 32(7):540-2.
2. Grannum PA, Berkowitz RL, Hobbins JC. The ultrasonic changes in the maturing placenta and their relation to fetal pulmonic maturity. Am J Obstet Gynecol. 1979; 133(8):915-22.
3. Perrotti MRM, Cecatti JG, Bricola Filho M *et al.* Evolução das características ecográficas da placenta, da posição e da apresentação fetal em gestações normais. RBGO. 1999; 21(9):499-504.

# 18 Dopplervelocimetria Obstétrica

*Maurício Mendes Barbosa |*
*Luciano Marcondes Machado Nardozza*

## ▶ Introdução

Nos últimos anos, a dopplervelocimetria vem desempenhando um papel cada vez mais importante na prática obstétrica. Dentre as inúmeras indicações, podem-se citar a avaliação do bem-estar fetal e da anemia fetal, a predição da pré-eclâmpsia e o rastreamento de anomalias cromossômicas.

A dopplervelocimetria é um método de avaliação não invasiva do fluxo sanguíneo com aplicação em diversas áreas da Medicina. Os primeiros registros de sua utilização na obstetrícia foram descritos em 1977 por FitzGerald e Drumm.[1]

A partir da análise computadorizada da emissão e captação de feixes de som refletidos em uma determinada estrutura em movimento, pode ser construído um gráfico de velocidade. Na análise do movimento vascular, este gráfico caracteriza-se pela obtenção de uma onda de velocidade de fluxo, composta por um componente sistólico e outro diastólico, conferindo característica bifásica (Figura 18.1). No componente sistólico, a parte acelerativa da onda parece estar relacionada com a força contrátil do coração, enquanto a parte desacelerativa, com a complacência da parede do vaso e com a distância do coração.[2,3] O componente diastólico, por sua vez, está relacionado com a resistência periférica distal ao fluxo.

Para a análise dos dados obtidos pelo traçado dopplervelocimétrico, diversos tipos de índice foram estudados, sendo os mais conhe-

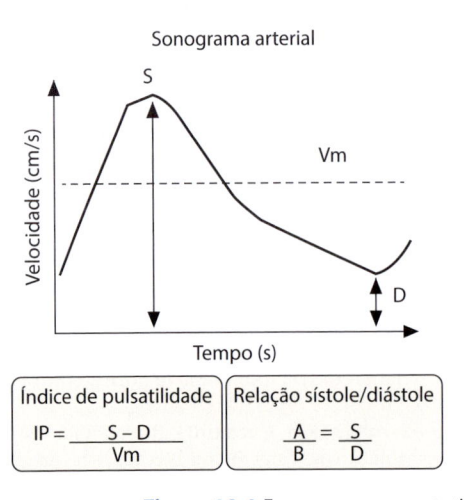
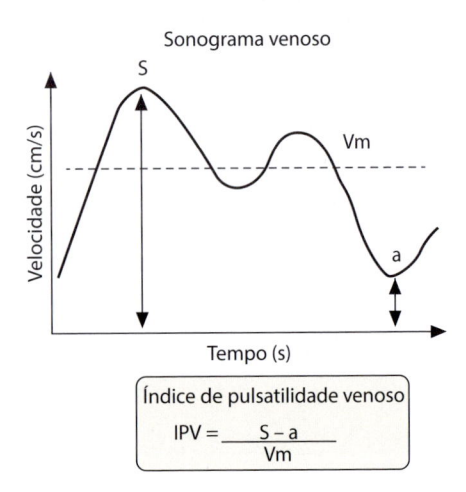

**Figura 18.1** Esquema representativo dos sonogramas arterial e venoso.

cidos o índice de resistência (IR), o de pulsatilidade (IP) e a relação A/B (sístole/diástole).[4]

Uma vez processado, o registro da onda de fluxo caracteriza-se por apresentar um pico de onda que ocorre na sístole (S), denominada A, que corresponde à velocidade máxima da corrente sanguínea, enquanto ao final da diástole (D) verifica-se a velocidade mínima, denominada B (Figura 18.1).

## ▶ Avaliação do bem-estar fetal

A grande utilidade da dopplervelocimetria é a determinação do bem-estar fetal. Esta avaliação pode ser realizada por meio da análise da circulação arterial e venosa fetal, além da circulação arterial materna.[5]

No feto, podem ser insonadas a artéria umbilical, a artéria cerebral média, o ducto venoso (DV) e o seio transverso, entre outros. Na gestante, podem ser avaliadas as artérias uterinas e as artérias oftálmicas. Esta análise pode indicar o grau de resistência à circulação fetal e o comprometimento da vitalidade. Salienta-se que o estudo da artéria umbilical deve ser realizado, preferencialmente, próximo à placenta, área que melhor representa a resistência da artéria.[6]

Os sonogramas obtidos e seus respectivos índices poderão demonstrar os quatro períodos de resposta frente à hipoxia. São eles: período silencioso de aumento das resistências, redução do fluxo umbilical, centralização de fluxo e descentralização de fluxo.[7]

Durante o período silencioso, apesar da má implantação placentária, o perfil hemodinâmico fetal encontra-se normal, mesmo com obliteração de até 50% dos vasos placentários funcionantes, sem que isso se reflita em um aumento do IP das artérias umbilicais.[7] Uma onda de velocidade de fluxo (OVF) da artéria umbilical normal sugere um estudo hemodinâmico fetal normal, como descreve Carrera.[7]

A redução do fluxo placentário costuma ser o primeiro sinal hemodinâmico observável da existência de lesão placentária e de comprometimento da microcirculação vilositária.[8,9] As diástoles zero e reversas correspondem às alterações de maior gravidade observadas na dopplervelocimetria das artérias umbilicais e, frequentemente, acompanham quadros clínicos maternos muito graves. O comprometimento da microcirculação nas vilosidades terciárias, seja por lesões obliterativas ou pela diminuição da angiogênese, constitui o substrato fisiopatológico da diástole zero ou reversa.

A artéria cerebral média é o vaso de escolha para avaliar a circulação cerebral, pois é de fácil identificação, tem alta reprodutibilidade e pode informar sobre a presença de dilatação dos vasos sanguíneos cerebrais quando há centralização hemodinâmica fetal ou lesões intracranianas.

## ▶ Centralização hemodinâmica fetal

A detecção precoce das alterações hemodinâmicas da circulação fetal é fundamental, pois essas alterações refletem os mecanismos de adaptação do concepto frente ao comprometimento da oxigenação.

O fenômeno da centralização de fluxo (*brain sparing effect*, em inglês) é um mecanismo conhecido desde o fim da década de 1960. A partir de estudos em animais, constatou-se que a hipoxemia está relacionada com a redistribuição hemodinâmica do fluxo sanguíneo, resultando em perfusão preferencial do sangue para órgãos nobres (cérebro, coração e suprarrenais) e em vasoconstrição de outros órgãos (rins, pulmões, intestino, pele e esqueleto).

Nos fetos humanos, este fenômeno ocorre de maneira similar em resposta à insuficiência placentária e pode ser diagnosticado pelo perfil hemodinâmico fetal, ou seja, pela dopplervelocimetria.

A centralização hemodinâmica passa por algumas etapas, nas quais se observa piora progressiva da OVF das artérias umbilicais com perda do seu componente diastólico até que esse componente torne-se reverso, além de aumento de resistência do fluxo na aorta torácica distal, também com aumento do IP. A relação IP cérebro/umbilical torna-se, então, menor que 1, em decorrência da vasodilatação cerebral, aferida como queda no IP da artéria cerebral média.

A redução na impedância da onda de velocidade de fluxo da artéria cerebral média tem relação direta com o estado acidobásico e com o grau de hipoxia.

Os fetos em regime de hipoxia e com perfil hemodinâmico alterado (centralização hemodinâmica) têm alterações progressivas no fluxo do território venoso neste período. A vasoconstrição periférica intensa aumenta a resistência vascular, com consequente aumento da pressão diastólica final nos ventrículos. Este fenômeno repercute no território venoso por meio da diminuição do fluxo sanguíneo durante a contração atrial.

Ocorre, então, aumento do fluxo reverso na veia cava inferior, de até 30% do fluxo total. Este aumento deve-se à perda da capacidade contrátil do átrio direito e às modificações da frequência cardíaca fetal. Esta elevação do fluxo reverso pode alterar o sonograma do DV, com a onda A, correspondente à contração atrial, tornando-se reversa, e fazer com que a veia umbilical apresente pulsações em seu fluxograma. Estas duas situações representam hipoxia grave, causando repercussão hemodinâmica e comprometimento cardíaco.

Precedendo a morte fetal, há vasoplegia generalizada e modificações hemodinâmicas irreversíveis, período chamado de descentralização do fluxo.[10] O edema cerebral é resultante do acúmulo de ácido láctico produzido durante o período de hipoxia e respiração anaeróbica, alterando a permeabilidade da membrana celular e aumentando a pressão osmótica intracelular com aparecimento de necrose e edema.

Carvalho *et al.*[11] analisaram 47 gestações com insuficiência placentária para avaliar a dopplervelocimetria do DV e sua capacidade de predizer acidemia fetal ao nascimento. Este trabalho evidenciou que os pontos de corte do DV para predição de acidemia foram:

- IPV = 0,76
- S/A = 2,67
- (S – A)/S = 0,63
- IP DV/IP ACM = 0,582.

Ainda para avaliar a predição de acidemia ao nascimento por meio da dopplervelocimetria no sistema venoso, foi utilizada a dopplervelocimetria do seio transverso cerebral (STC) em gestantes com insuficiência placentária. Os picos de velocidade S, D e A, além da relação S/A não se mostraram bons preditores de acidemia, mas o IP de veias (IPV), sim (ponto de corte = 0,85), como a relação S – A/S (ponto de corte 0,70).[12]

## ▶ Rastreamento de anomalias cromossômicas no primeiro trimestre

O rastreamento das aneuploidias durante o primeiro trimestre baseia-se na análise da dopplervelocimetria do DV. Estas aneuploidias são marcadores secundários no rastreamento de primeiro trimestre com relação à translucência nucal e à idade materna. Podem ser analisadas em conjunto com o osso nasal, o ângulo da face, a gonadotrofina coriônica humana (β-hCG) livre e a proteína plasmática associada à gravidez (PAPP-A). A soma das razões de verossimilhança produzidas por cada marcador poderia subtrair a exigência do estudo citogenético em determinados casos.

### ▪ Ducto venoso

Quando o enchimento ventricular é prejudicado, a pressão atrial durante a contração tende a aumentar, e, por consequência, observam-se exagero do fluxo retrógrado para a veia cava inferior (VCI) e diminuição da velocidade durante a contração atrial, com aparecimento de fluxo ausente ou reverso no DV. O interesse na onda "A" do DV deve-se à sua relação direta com o volume telediastólico, refletindo assim, indiretamente, a distensão e a maturação ventricular. Além disso, essa "onda" parece ser um sensor eficaz da função atrial e do retorno venoso umbilical (pré-carga). Desse modo, parece útil explorar esse parâmetro, utilizando-o como um potente indicador de alteração hemodinâmica, nomeadamente de insuficiência cardíaca.

Em 2002, Murta *et al.*[13] estudaram 606 fetos submetidos prospectivamente à doppler-fluxometria do DV e à medida da translucência nucal. O total de aneuploidias foi de 37 casos, com o traçado do DV alterado (onda A ausente ou reversa) em 33 casos (sensibilidade de 89,2%). Entre os fetos normais (n = 569), apenas 8 (1,4%) apresentaram fluxo anormal e dos 23 casos de síndrome de Down, 21 apresentaram fluxo no DV com traçado da onda "A" alterado, o que representou uma taxa de detecção de 91,3% e especificidade de 98,6%.

## ▶ Rastreamento da anemia fetal

A velocidade de pico sistólico da artéria cerebral média é uma ferramenta importante no acompanhamento da anemia fetal, em particular, nos casos de aloimunização Rh. Além de não ser um exame invasivo, apresenta melhor acurácia em relação à espectrometria do líquido amniótico.[14] A avaliação pela dopplervelocimetria baseia-se no preceito fisiológico do aumento da velocidade média da coluna de sangue advinda do aumento do trabalho cardíaco e da diminuição da viscosidade sanguínea, decorrente da diminuição dos elementos figurados.

A observação de velocidade máxima acima de 1,50 múltiplo da mediana, de acordo com a idade gestacional, apresenta sensibilidade de 100% (IC: 86 a 100%) em casos de aloimunização Rh e outros casos de anemia fetal.[15]

## ▶ Referências bibliográficas

1. FitzGerald DE, Drumm JE. Non-invasive measurement of human fetal circulation using ultrasound: a new method. Br Med J. 1977; 2:1450-51.
2. McDonald DA. Blood flow in arteries. London: Arnold, 1974. pp. 118-46.
3. Griffin D, Cohen-Overbeek T, Campbell S. Fetal and utero-placental blood flow. Clin Obstet Gynaecol. 1983; 10:565-602.
4. Stuart B, Drumm J, FitzGerald DE *et al.* Fetal blood velocity waveforms in normal pregnancy. Br J Obstet Gynaecol. 1980; 87:780-85.
5. Pourcelot L. Applications cliniques de l'examen Doppler transcutané. In: Perroneau P (ed.). Vélocimétrie ultrasonoré Doppler. Paris: Séminaire INSERM, 1974. pp. 213-40.
6. Gosling RG, King DH. Ultrasound agiology. In: Marcus AW, Adamson L (eds.). Arteries and veins. New York: Churchill Livingstone, 1975. pp. 61-98.
7. Carrera JM. Estudio hemodinâmico del deterioro fetal en el crecimiento intrauterino retardado. In: Carrera J (ed.). Crecimiento fetal normal y patológico. Barcelona: Masson, 1997. pp. 389-99.
8. Montenegro CA. Perfil hemodinâmico fetal: diástole zero "revisitada". J Bras Ginecol. 1992; 102:375-80.
9. Trudinger BJ, Cook CM, Giles WB *et al.* Fetal umbilical artery velocity waveforms and subsequent neonatal outcome. Br J Obstet Gynecol. 1991; 98:378-84.
10. Montenegro CA, Meirelles J, Fonseca AL. Cordocentèse et évaluation du bien-être foetal dans une population à três haute-risque. Rev Franç Gynecol Obstet. 1992; 87:467-77.
11. Carvalho FH, Moron AF, Mattar R *et al.* Ductus venosus Doppler velocimetry in the prediction of acidemia at birth: which is the best parameter? Prenat Diagn. 2005; 25:1212-6.
12. Barbosa MM, Carvalho FH, Araujo JE *et al.* Prediction of acidemia at birth by Doppler assessment of fetal cerebral transverse sinus in pregnancies with placental insufficiency. Ultrasound Obstet Gynecol. 2009; 33:188-92.
13. Murta CG, Moron AF, Avila MA *et al.* Application of ductus venosus Doppler velocimetry for the detection of fetal aneuploidy in the first trimester of pregnancy. Fetal Diagn Ther. 2002; 17:308-14.
14. Nardozza LM, Moron AF, Araujo JE *et al.* Rh alloimmunization: Doppler or amniotic fluid analysis in the prediction of fetal anemia? Arch Gynecol Obstet. 2007; 275:107-11.
15. Mari G, Deter RL, Carpenter RL *et al.* Non-invasive diagnosis by Doppler ultrasonography of fetal anemia due to maternal red-cell alloimmunization. Collaborative Group for Doppler Assessment of the Blood Velocity in Anemic Fetuses. N Engl J Med. 2000; 342:9-14.

# 19 Amniocentese

*Enoch Quinderé de Sá Barreto*

## ▶ Introdução

Atualmente a análise do líquido amniótico (LA) representa uma parcela fundamental da propedêutica e terapêutica fetais. Com a maior resolução da ultrassonografia, diagnósticos cada vez mais precoces tornaram-se possíveis. Esse fato, associado à maior disponibilidade e ao maior envolvimento da sociedade, levou a propedêutica fetal invasiva a conquistar espaço na obstetrícia moderna. Casos seletos beneficiam-se da avaliação do LA e a coleta guiada por ultrassonografia pode ser realizada com relativa segurança.

Além de exercer função mecânica protetora, participar do desenvolvimento pulmonar, musculoesquelético e gastrintestinal, o LA torna possível a análise bioquímica, imunológica e cromossômica fetal. A partir da 14ª semana, seu volume aumenta com o passar da gestação em cerca de 50 m$\ell$/semana[1] e dependerá da dinâmica entre produção, circulação e absorção, sendo influenciado pela produção de urina fetal (responsável por cerca de 95% após 16 semanas), fluido pulmonar fetal, deglutição e trocas amniofetais.

Conceitualmente, a amniocentese é a punção da cavidade amniótica com a intenção de coletar líquido e é realizada, na maioria das vezes, pela via abdominal. O procedimento foi inicialmente descrito para tratamento do polidrâmnio. Em 1966 passou a ter papel na análise do cariótipo fetal com a introdução da técnica do cultivo de células presentes.[2]

## ▶ Indicações

A amniocentese costumava ser realizada para avaliação da maturidade pulmonar e do grau de hemólise fetal (casos de aloimunização).

A indicação de avaliação de maturidade pulmonar tem sido pouco utilizada na atualidade em decorrência da ampliação da datação ultrassonográfica precoce da gestação associada à melhoria da assistência pré-natal e neonatal. Fica, assim, reservada apenas para casos selecionados, tendo indicação secundária.

Para o diagnóstico da intensidade da hemólise fetal nas situações de aloimunização materna, a amniocentese tornou-se um procedimento secundário a partir da consolidação da análise do pico de velocidade sistólica da artéria cerebral média pela dopplervelocimetria.[3]

Indicações mais recentes são para avaliação do cariótipo fetal, diagnóstico de infecções e dosagens bioquímicas, além do acesso à cavidade âmnica para extração do LA nos casos de polidrâmnio ou para infusão de LA no oligoidrâmnio.

### ▪ Determinação do cariótipo fetal

Chamada também de amniocentese precoce ou genética, é realizada entre a 15ª e a 20ª semana. Nesta época o volume do LA é de cerca de 200 a 300 m$\ell$. Para análise são coletados de 15 a 20 m$\ell$, dependendo da idade gestacional. As células fetais presentes, denominadas amniócitos (predominantemente linfócitos), são provenientes da descamação da pele, do pulmão e do trato digestório fetal. O estudo pelo cultivo convencional completa-se em 10 a 14 dias. O estudo por FISH (*fluorescent in situ hybridization*) tem resultados mais rápidos, mas pode não identificar pequenas deleções ou translocações.

Atualmente a indicação da amniocentese genética é muito influenciada pelo rastreamento morfológico ultrassonográfico que, em associação ao histórico obstétrico para filhos anteriormente afetados e ao histórico clínico dos pais, pode selecionar os casos de risco. A ansiedade do casal influencia a decisão da realização do procedimento. Mosaicismo em coleta de vilo corial da gestação atual também indica a amniocentese genética. A amniocentese é o método de escolha para a avaliação do cariótipo, quando indicado, nas gestações múltiplas.

## ▪ Infecções fetais

Um dos desafios da Obstetrícia é identificar o acometimento fetal a partir de uma infecção materna. A barreira placentária pode proteger o feto até certo limite, mas muitas vezes seu comprometimento é inexorável. Assim, uma das funções da amniocentese é identificar marcadores produzidos a partir da infecção fetal, possibilitando a adoção de estratégias terapêuticas que possam reduzir os efeitos desta agressão. A função da amniocentese nas infecções é isolar o agente causador ou sua identificação indireta pela reação em cadeia da polimerase (PCR). Há indicação do procedimento na infecção materna com suspeita de passagem fetal em casos de toxoplasmose, rubéola, citomegalovírus, parvovírus B19 e herpes.

## ▪ Dosagens bioquímicas

Algumas doenças metabólicas podem ser detectadas ainda na vida intrauterina. A indicação nas dosagens bioquímicas tem papel restrito atualmente:

- T3, T4 e TSH: bócio fetal com suspeita de hipotireoidismo
- 17-hidroxiprogesterona cortisol: na suspeita de hiperplasia suprarrenal congênita
- fosfatase alcalina: na suspeita de mucoviscidose.

## ▪ Amniorredução ou amnioinfusão

As alterações do volume do LA podem ser causadas por inúmeras patologias. Tanto o aumento como a redução do volume apresentam inúmeras causas que devem sempre ser investigadas. Vários parâmetros ultrassonográficos são utilizados para a avaliação de seu volume, porém todos exibem dificuldade na avaliação de situações nos limites da normalidade. Os mais utilizados são:[1,4]

- avaliação subjetiva: método dependente da prática do examinador, que apresenta maior dificuldade de uniformização de resultados e maior índice de erro
- medida do maior bolsão: medida do diâmetro vertical do maior bolsão. Método que deve ser utilizado de rotina para gestações gemelares
- índice de líquido amniótico (ILA): descrito por Phelan *et al.*,[5] consiste na avaliação dos maiores bolsões nos quatro quadrantes do abdome materno. Deve situar-se entre os percentis 5 e 95, segundo Moore e Cayle.[6]

O aumento do LA é chamado de polidrâmnio, sendo encontrado em associação a malformações fetais (sistema nervoso central e trato digestório, principalmente), gestações múltiplas, hidropisias fetais imunes ou não, infecções e diabetes gestacional. Sua redução é chamada de oligoidrâmnio e tem como principais causas a ruptura prematura de membranas, a pós-maturidade, a restrição de crescimento fetal, as malformações fetais (principalmente as do trato urinário) e o uso de anti-inflamatórios. Muitas vezes, para ambas as situações, a causa é ignorada.

A amniorredução pode ser realizada como terapêutica em casos de polidrâmnio associado a desconforto materno intenso. O ILA deve ser reduzido lentamente (200 a 500 m$\ell$/h) ao percentil 50 para a idade gestacional. As complicações inerentes ao procedimento mais frequentemente descritas são o descolamento prematuro de placenta e a ruptura prematura de membranas.

A amnioinfusão (infusão de soro fisiológico morno) pode ser útil na avaliação da morfologia fetal em casos de redução importante do LA. Além disso, casos de oligoidrâmnio idiopático teoricamente poderiam ser beneficiados pela melhora do meio ambiente fetal, prevenindo a hipoplasia pulmonar e alterações musculoesqueléticas. Entretanto, não há evidências na literatura que demonstrem benefício da realização deste procedimento rotineiramente, devendo ser individualizada a decisão da abordagem terapêutica.

## • Avaliação da maturidade pulmonar fetal

Atualmente em desuso, a amniocentese para avaliação de maturidade pulmonar é de fácil realização. Os parâmetros avaliados apresentam baixo custo de leitura e são de fácil realização. A indicação atual é restrita, apenas para casos com indicação de resolução duvidosa em idades gestacionais limítrofes. Entretanto, pela boa segurança, o método pode ser utilizado em centros de atenção secundários. Vários componentes são passíveis de análise na investigação de maturidade pulmonar fetal, como:

- pesquisa de células orangiófilas: com azul de Nilo a 0,1% é possível corar em alaranjado as células da epiderme do feto revestidas pela gordura das glândulas sebáceas. Resultados de 10% ou mais de células coradas indicam maturidade fetal
- teste de Clements: tem como base a propriedade do surfactante (fosfolipídios) de formar bolhas estáveis em presença de etanol a 95%. Para tanto, devem-se preparar cinco tubos de ensaio com 1,0 m$\ell$ de etanol 95%. A seguir, adicione: 1º tubo: 1,0 m$\ell$ de LA; 2º tubo: 0,75 m$\ell$ de LA e 0,25 m$\ell$ de soro fisiológico 0,9%; 3º tubo: 0,5 m$\ell$ de LA e 0,5 m$\ell$ de soro fisiológico 0,9%; 4º tubo: 0,25 m$\ell$ de LA e 0,75 m$\ell$ de soro fisiológico 0,9%; 5º tubo: 1,0 m$\ell$ de soro fisiológico 0,9%. Os tubos devem vedados e agitados vigorosamente por 1,0 min e a leitura será considerada positiva quando apresentar anel de espuma estável em pelo menos três tubos mais concentrados. Mecônio ou sangue pode causar resultados falso-positivos
- contagem dos corpos lamelares: contagem acima de 35.000 células/m$\ell$ indicaria maturidade
- dosagem dos fosfolipídios (fosfatidilglicerol e fosfatidilinositol): componentes do surfactante pulmonar fetal que indicam maturidade quando presentes no LA
- relação fosfatidilcolina (lecitina [L])/fosfatidilinositol (esfingomielina [E]): dosagem pela cromatografia de camada fina. Uma relação L/E > 2:1 indica maturidade, entretanto este valor deve ser maior que 3 em gestantes diabéticas.

Existem outras possibilidades de análise do LA para maturidade, como níveis de creatinina, glicose, bilirrubina e polarização fluorescente, mas elas não são realizadas na prática clínica atual. A indicação da avaliação da maturidade pulmonar fetal deve ser individualizada e adequada ao serviço de assistência, seja obstétrica ou neonatal. Entretanto, é preciso enfatizar que a indicação do momento da resolução da gestação deve considerar fatores riscos maternos e fetais. O avanço da medicina perinatal possibilita a antecipação do nascimento de bebês prematuros independentemente da presença no LA de parâmetros compatíveis com maturidade pulmonar.

## ▶ Técnica

O procedimento deve ser realizado em local que ofereça segurança e disponha de acesso a sala de emergência em função dos riscos, ainda que não sejam frequentes, sendo proporcionais à experiência da equipe. A paciente deve preencher um termo de consentimento livre e esclarecido. Avaliação ultrassonográfica inicial deve identificar posição placentária, posição e trajeto do cordão umbilical e localização mais detalhada dos membros e face fetais.

Para a técnica, deve realizar-se anestesia local com xilocaína a 1%, sem vasoconstritor e o ponto de entrada deve ir ao sentido do maior bolsão de LA livre, evitando a via transplacentária. Utilizam-se agulhas com calibre de 20 ou 22 *gauge* com comprimento adequado a cada paciente.

Não há consenso com relação ao uso de antibiótico na profilaxia, que pode ser dispensado quando a técnica é realizada em condições adequadas. Pacientes Rh-negativas não sensibilizadas devem receber imunoglobulina humana anti-D após o procedimento.

O risco de perda gestacional inerente ao procedimento é de quase 0,5%, valor que tende a diminuir em mãos experientes. Não há contraindicações absolutas, entretanto, infecções maternas ativas devem pesar na opção pelo procedimento invasivo.

## ▶ Referências bibliográficas

1. Moore TR. Clinical assessment of amniotic fluid. Clinic Obstet Gynecol. 1997; 40:303-13.
2. Steele MW, Breg WR. Chromosome analysis of human amniotic-fluid cells. Lancet. 1966; 1(7434):383-5.
3. Mari G. Noninvasive diagnosis by Doppler ultrasonography of fetal anemia due to maternal red-cell alloimunization. N Engl J Med. 2000; 342:9-14.
4. Hill LM. Oligohydramnios: sonographic diagnosis and clinical implications. Clinic Obstet Gynecol. 1997; 40:314-17.
5. Phelan JP, Smith CV, Broussard P *et al.* Amniotic fluid volume assessment white the four-quadrant technique at 36-42 weeks'gestation. J Repro Med. 1987; 32:540-2.
6. Moore TR, Cayle JE. The amniotic fluid index in normal human pregnancy. Am J Obstet Gynecol. 1990; 162(5):1168-73.

# Parte 4
# Parto e Puerpério

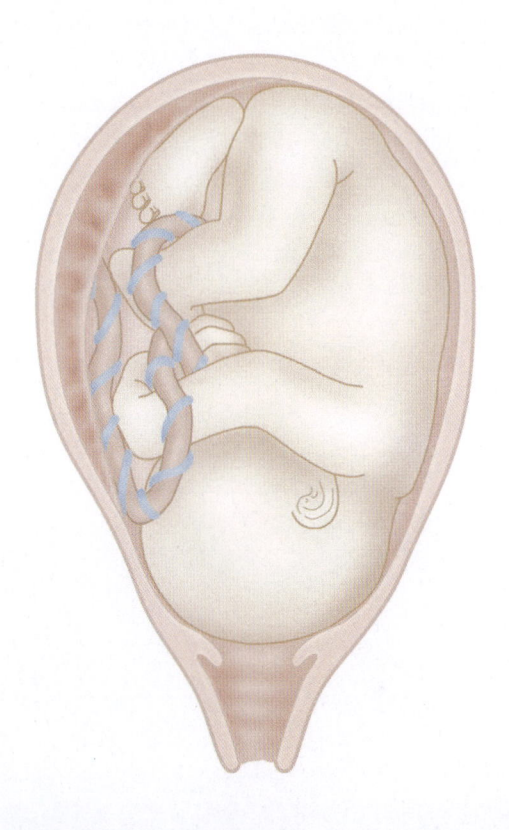

# 20 Fenômenos Mecânicos do Parto nas Apresentações Cefálicas Fletidas

*Nelson Sass*

## ▶ Introdução

A evolução do parto é um fenômeno físico que depende da harmonia de três componentes: o trajeto, representado pela bacia óssea e assoalho pélvico; a força, representada pela contração uterina; e o objeto, representado pelo feto. O mecanismo do parto relaciona-se com a maneira como o feto desce e desprende-se do canal do parto, sendo este um fenômeno passivo e que ocorre sucessivamente, de modo a compor um movimento em espiral com descida progressiva. Neste capítulo, restringe-se a discussão dos tópicos do parto de feto à apresentação cefálica fletida, considerada a mais fisiológica.

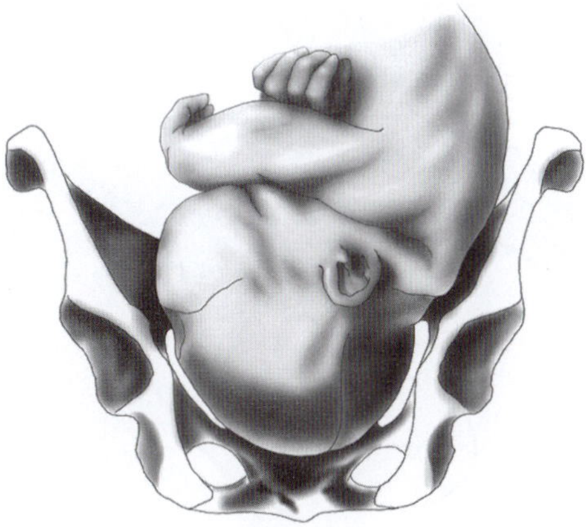

**Figura 20.1** Apresentação cefálica fletida em que ocorreu a insinuação. O diâmetro biparietal ultrapassou o estrito superior e o ápice do polo cefálico encontra-se em plano zero de De Lee.

## ▶ Tempos do parto

Não ocorrem de modo estanque, mas contínuo. São divididos didaticamente em seis tempos,[1,2] como demonstrado a seguir.

### ▪ Primeiro tempo | Insinuação

Consiste na passagem pelo estreito superior da bacia do maior diâmetro da apresentação, sendo o biparietal no caso das cefálicas fletidas (Figura 20.1) e o bitrocantérico na apresentação pélvica. A insinuação ocorre de maneira diversa entre nulíparas e multíparas. Nas nulíparas, a insinuação ocorre 15 dias antes do parto e quando este se inicia, em 90% dos casos a insinuação está completa, enquanto entre as multíparas, frequentemente a cabeça permanece alta e móvel e só desce quando ocorre a dilatação total do colo.

Para que ocorra a descida da cabeça, não basta que esta esteja fletida, mas também é necessária sua inclinação lateral de modo que uma das metades do crânio desça antes da outra. Define-se como assinclitismo anterior (Nägele) quando a linha de orientação fetal (neste caso, a sutura sagital) se aproxima do sacro, e como assinclitismo posterior (Litzmann) quando ela se aproxima da sínfise púbica. O assinclitismo posterior é mais frequente, sendo reconhecido pela proximidade da sutura sagital com a pube. É, ainda, mais comum em grandes multíparas, enquanto o anterior é encontrado com mais frequência em nulíparas.

A descida da cabeça nesta fase efetua um movimento de báscula com três fases: assinclitismo posterior, sinclitismo (a sutura dista igualmente da pube e sacro) e assinclitismo anterior, ou inversamente quando se inicia anterior (Figuras 20.2, 20.3 e 20.4).

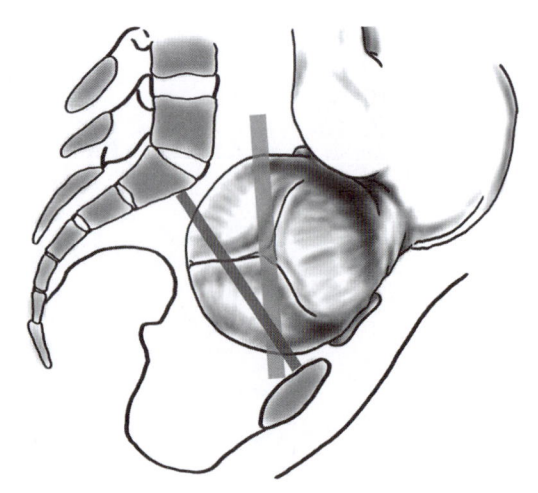

**Figura 20.4** Assinclitismo anterior (Nägele).

A insinuação completa-se quando o ápice da cabeça atinge ou ultrapassa o plano das espinhas ciáticas, denominadas plano zero de De Lee.

- ## Segundo e terceiro tempo | Descida e rotação interna

É o avanço da apresentação do estreito superior ao estreito inferior da bacia. Realiza-se simultaneamente com a rotação interna, ou seja, o feto é impulsionado e roda a cabeça de modo a colocar a linha de orientação (sutura sagital) no sentido anteroposterior da pelve e colocar o ponto de referência fetal de encontro ao subpube. Assim, nas occipitoanteriores, a rotação é de 45°; nas occipitotransversas, de 90°; e nas occipitoposteriores, de 135° (Figura 20.5).

Nas apresentações cefálicas, o desprendimento cefálico normalmente será em occipitopúbico (OP), embora seja possível rodar para posterior, constituindo o desprendimento em occipitossacro (OS), condição que dificulta o desprendimento do polo cefálico.

Para avaliar o grau de decida do polo cefálico, utiliza-se o processo de De Lee, que tem como plano de partida a linha que passa pelo diâmetro biciático, designado como plano zero. Acima deste, define-se a cabeça como –1, –2, –3 e abaixo, como plano +1, +2, +3, +4 e +5 (Figura 6.6).

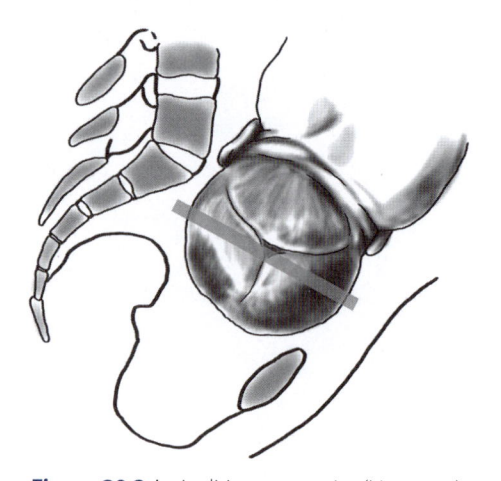

**Figura 20.2** Assinclitismo posterior (Litzmann).

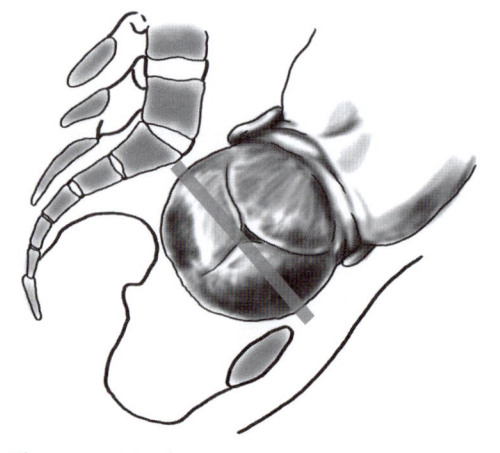

**Figura 20.3** Sinclitismo. Sutura sagital equidistante.

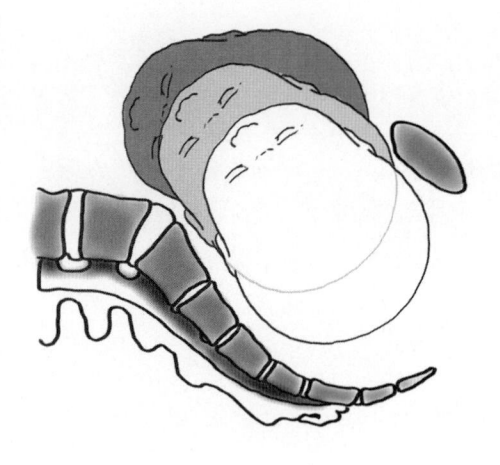

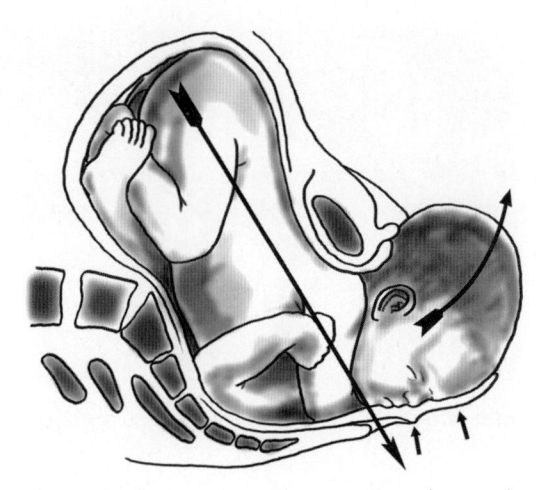

**Figura 20.6** Movimento de extensão e desprendimento.

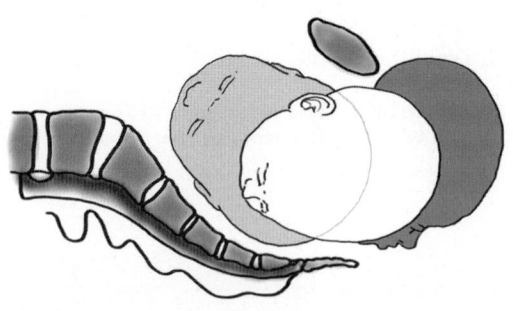

**Figura 20.5** Insinuação, descida e rotação interna. Imagine o fenômeno ocorrendo de forma contínua.

- ## Quarto tempo | Desprendimento cefálico

Terminada a rotação externa, a cabeça encontra-se no estreito inferior e visível no introito vulvar. O desprendimento da cabeça ocorre por um movimento de alavanca, fixando o suboccípcio no subpube (hipomóclio) e pela extensão (deflexão) da cabeça, de modo levar à retropulsão do cóccix, vencendo a resistência dos músculos levantadores do ânus e do diafragma urogenital (Figura 20.6).

- ## Quinto tempo | Rotação externa

Consiste no retorno do ponto de referência fetal para a orientação primitiva, posicionando o occipício, no caso das fletidas, na mesma posição do dorso. Esquerda na occí-

pito esquerda anterior (OEA) e direita na occípito direita posterior ODP. Esta informação é importante, pois, neste tempo, o parteiro costuma ter ação ativa, auxiliando na rotação. É evidente que esta deverá ser feita na direção correta, evitando torção cervical. Neste mesmo tempo, além da rotação cefálica, as espáduas posicionam-se no diâmetro anteroposterior, ficando a anterior sob a pube e a posterior voltada para o sacro.

- ## Sexto tempo | Desprendimento do ovoide córmico

Nesta etapa ocorre o desprendimento das espáduas e do polo pélvico. O desprendimento inicia-se com o abaixamento da espádua anterior, posicionando a inserção braquial do músculo deltoide, com liberação da espádua posterior por movimento de elevação. A seguir, completa-se a liberação das espáduas (Figura 20.7).

Por meio da apreensão bimanual, tendo a cabeça entre as mãos e o tronco fixado bilateralmente, efetuam-se movimentos de báscula lateral com tração suave, resultando na liberação sucessiva do tórax, do abdome e do polo pélvico, liberando-se o quadril anterior por abaixamento do tronco e o quadril posterior pelo seu levantamento.

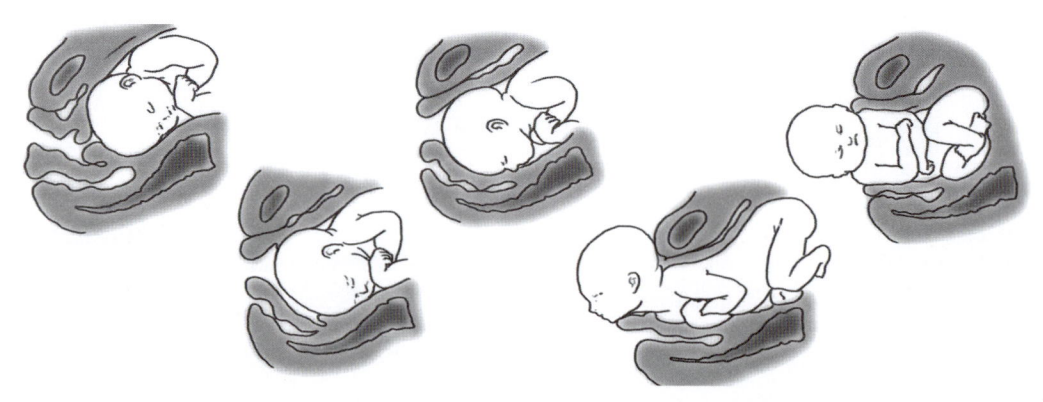

**Figura 20.7** Descida, rotação, liberação do polo cefálico e posicionamento das espáduas no sentido anteroposterior.

# ▶ Referências bibliográficas

1. Guariento A. Fenômenos mecânicos do parto: apresentação cefálica. In: Obstetrícia normal Raul Briquet. Barueri: Manole, 2011. pp. 391-403.

2. Lee JBD, Greenhill JP. Mecanismo de parto na apresentação de occiput. In: Lee JBD, Greenhill JP. Tratado de obstetrícia. Rio de Janeiro: Guanabara Waissman Koogan, 1950. pp. 210-30.

# 21 Fenômenos Plásticos do Parto

*Nelson Sass*

## ► Introdução

Na passagem do feto pelo canal do parto, ocorrem fenômenos adaptativos decorrentes da adequação do polo cefálico aos diâmetros de insinuação. O fenômeno fisiológico mais importante é o acavalamento dos ossos da abóbada craniana enquanto a bossa serossanguínea pode instalar-se, em decorrência da pressão sofrida em determinadas áreas da cabeça ao longo do trajeto. Quando ocorre pressão inadequada ou traumatismo, pode ocorrer o cefalematoma.

## ► Acavalamento dos ossos da abóbada craniana

A cabeça fetal adapta-se à forma e às dimensões da bacia, graças aos fenômenos plásticos. Concorre para isso o acavalamento dos ossos da abóbada craniana, que reduz as dimensões da cabeça fetal no sentido anteroposterior pela locação do frontal e do occipital sob os parietais; no sentido transverso, pela sobreposição da borda interna de um parietal sobre a do outro (Figura 21.1).

A moldagem ocasiona diminuição nos diâmetros biparietal e suboccipitobregmático de 0,5 a 1 cm e até mais nos partos laboriosos. No fenômeno do acavalamento intervêm não só a maleabilidade óssea, mas, também, o movimento da charneira occipital de Budin. Em situações em que este fenômeno ultrapassa os limites da maleabilidade e plasticidade, podem ocorrer hemorragias ou rupturas ds estruturas de contenção do cérebro.

## ► Bossa serossanguínea

É uma infiltração serossanguínea do tecido celular subcutâneo situada entre a aponeurose epicraniana e o periósteo. Apresenta-se como

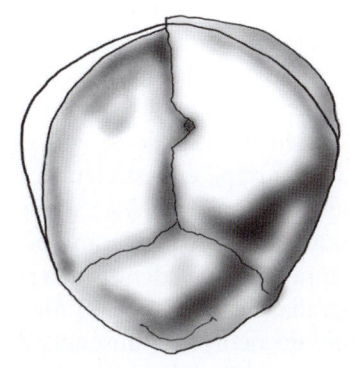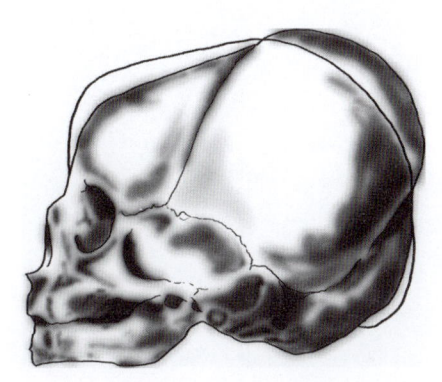

**Figura 21.1** Acavalamento lateral e anteroposterior dos ossos do crânio. Note o encaixe lateral do parietal e posterior do occipício.

tumefação depressível com extensão variável, podendo recobrir as suturas, e com localização dependente da variedade de posição. Forma-se na região craniana relacionada com a área de menor pressão atmosférica, correspondente à área de dilatação cervical, em contraste com as áreas de contato com o canal do parto, fenômeno que pode ser comparado ao que ocorre nas ventosas[1] (Figuras 21.2 e 21.3).

Mesmo com as membranas íntegras, pode-se encontrar a bossa serossanguínea.

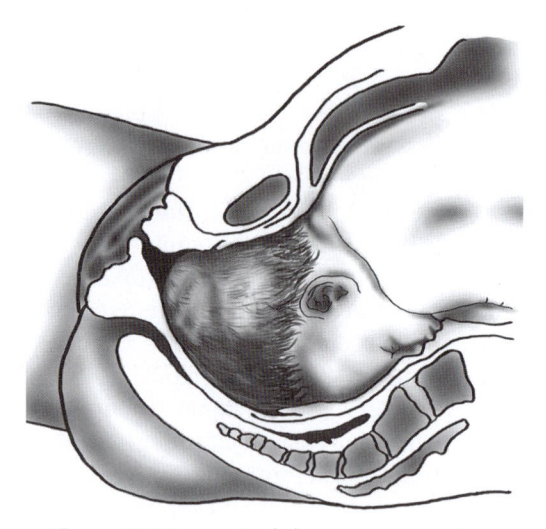

**Figura 21.2** Formação da bossa serossanguínea.

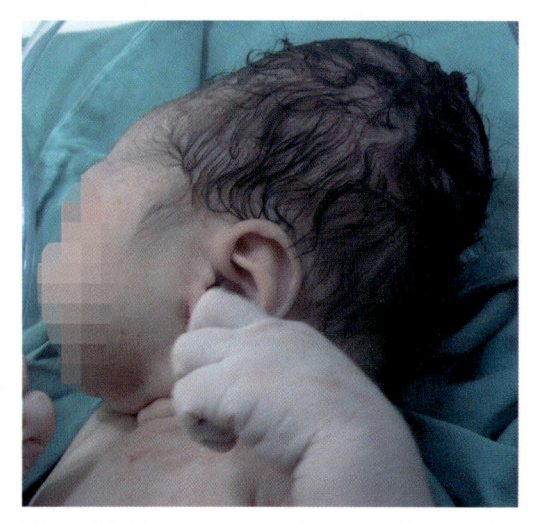

**Figura 21.3** Bossa serossanguínea na região posterior. Note sua distribuição difusa ultrapassando as suturas.

Porém, a integridade das membranas e a presença de líquido amniótico anterior à apresentação (águas anteriores) podem reduzir não só a formação da bossa mas também contribuir para menor risco de desacelerações decorrentes da pressão no polo cefálico. Por vezes, a bossa pode ser muito pronunciada, recebendo a denominação de *caput succedaneum* (cabeça consecutiva).

Ao toque, além de eventualmente se confundir com a bolsa das águas, a bossa pode mascarar as suturas e fontanelas, dificultando o diagnóstico da variedade de posição. Nestas ocasiões, a pesquisa da área retroauricular pode auxiliar no reconhecimento.

A bossa, mesmo em grande extensão, não traz prejuízos ao recém-nascido. Ao longo dos dias, reduz-se gradativamente, desaparecendo em cerca de 72 h na maioria dos casos. O aspecto inicial pode impressionar aos pais, que devem ser devidamente esclarecidos pela equipe assistencial sobre seu prognóstico.

O principal diagnóstico diferencial da bossa serossanguínea é o cefalematoma. Este evento tem incidência estimada em 0,3% e raramente ocorre de maneira espontânea.[2] Constituído por coleção sanguínea entre a tábua óssea externa e o periósteo deslocado, tem natureza diversa da bossa: enquanto esta decorre de fenômeno físico, o cefalematoma tem razão traumática, muitas vezes não perceptível ao nascimento, mas se instalando gradativamente no período neonatal. Costuma localizar-se em um dos parietais, tendo limites mais precisos que a bossa, e por situar-se sob o periósteo, não ultrapassa as suturas (Figura 21.4).

O cefalematoma pode estar associado à aplicação do fórcipe e à assistência ao feto em apresentação pélvica. Nos casos com maior extensão, deve-se considerar a possibilidade de fratura craniana, identificada por meio de radiografia (Figuras 21.5 e 21.6).

Quando ocorre na ausência de componente traumático, distúrbios hemorrágicos do recém-nascido podem facilitar a instala-

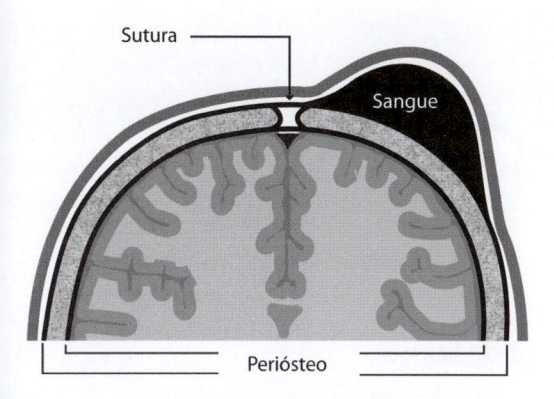

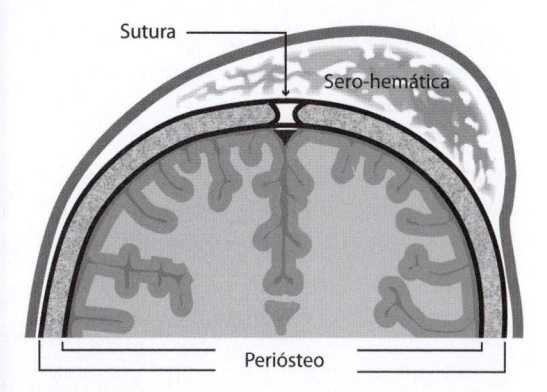

**Figura 21.4** Localização anatômica do cefalematoma e da bossa serossanguínea. Aquele desloca o periósteo, ficando delimitado em estensão. Na bossa, a distribuição restringe-se ao tecido celular subcutâneo e tem distribuição difusa.

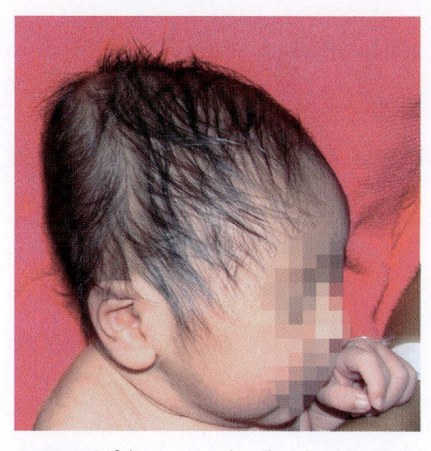

**Figura 21.5** Cefalematoma localizado no parietal posterior.

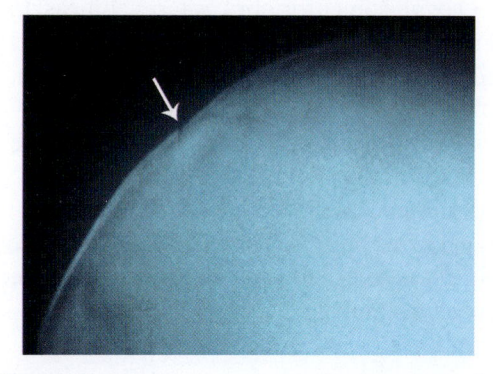

**Figura 21.6** Fratura óssea associada a leve depressão da tábua óssea.

ção do processo. Após alguns dias, a borda externa da coleção passa a apresentar caráter crepitante, o que pode induzir o diagnóstico de fratura do crânio. O cefalematoma desaparece espontaneamente em 4 a 8 semanas, não havendo razões para punções ou drenagens. Tais procedimentos, além de desnecessários, implicam risco de abscesso local.

## ▶ Referências bibliográficas

1. Guariento A. Fenômenos plásticos do parto. In: Obstetrícia normal Raul Briquet. Barueri: Manole, 2011. pp. 408-12.
2. Cunningham FG, Leveno KJ, Bloom SL *et al.* Diseases and injuries of the fetus and newborn. In: Williams obstetrics. 22 ed. New York: McGraw-Hill, 2005. pp. 649-91.

# 22 Evolução Clínica do Parto

*Francisco Lázaro Pereira de Sousa*

## ▶ Introdução

O conhecimento sobre as fases clínicas da parturição é indispensável para a prática do profissional que presta atendimento ao parto, pois possibilita a identificação de anormalidades neste processo e fundamenta a adoção de condutas muitas vezes inadiáveis.

Esta evolução clínica é dividida nos seguintes períodos: dilatação, expulsão, dequitação, sendo possível, por sua relevância clínica, acrescentar um quarto período, correspondente à primeira hora após a dequitação.[1]

## ▶ Período de dilatação

A dilatação cervical amplia a capacidade do colo uterino, viabilizando a sua participação na formação do canal de parto. Esta fase abrange dois fenômenos: o esvaecimento do canal cervical, incorporando-o à cavidade uterina; e a dilatação propriamente dita, que promove a continuidade entre as cavidades uterina e vaginal, resultante da pressão interna elevada do útero sobre a cérvice, provocada pelas metrossístoles que também modificam a forma do útero.

A franca progressão da dilatação determina o início da fase ativa do trabalho de parto, que é antecedida pela fase de latência. Esta última, caracterizada por metrossístoles regulares e início da cervicodilatação, nem sempre tem diagnóstico claramente perceptível, apresentando decurso moroso e duração média de 8 h, variando entre as parturientes, inclusive da mesma paridade.[2]

Na fase de latência, a velocidade de dilatação cervical é de quase 0,35 cm/h, com a sua evolução dependendo das adaptações que antecedem o parto. Considera-se fase latente prolongada quando a duração excede 20 h em primíparas e 14 h em multíparas.

Nas primiparturientes, ocorre inicialmente o esvaecimento, que se inicia superiormente no canal cervical, abrangendo a sua proporção inferior. Ao término desse processo ativo, ocorre a dilatação. Nas multíparas, esses fenômenos ocorrem simultaneamente (Figura 22.1).

Os partos prévios diminuem a resistência do colo uterino, tornando possível, por vezes, a permeabilidade desse conduto ao toque digital. O esvaecimento ou apagamento cervical

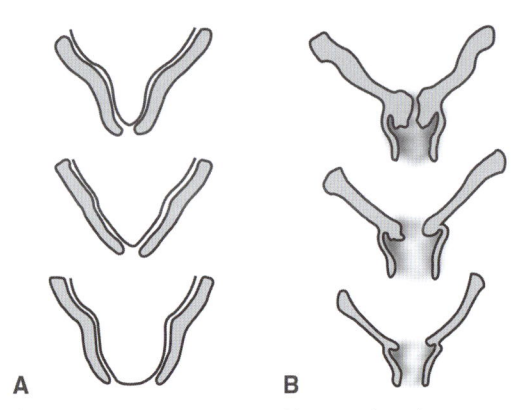

**Figura 22.1** Esvaecimento e dilatação do colo uterino: primípara (**A**) e multípara (**B**).

decorre da sucessão de eventos inflamatórios, que culminam em alterações como a maturação cervical e a colagenólise. Entre as substâncias envolvidas na regulação deste processo, pode-se destacar a progesterona, que exerce atividade anti-inflamatória no estroma do colo uterino, capacidade que pode explicar o seu efeito antagônico à cervicodilatação. Hormônios placentários e prostaglandinas, segundo pesquisas em animais, influenciam a lise das fibras colágenas.

A dilatação cervical pode ser mensurada pela introdução gradual dos dedos no canal do colo uterino, determinando a sua amplitude em centímetros, com eventuais variações entre os observadores e com o mesmo examinador.

Na evolução normal do trabalho de parto, a cervicodilatação pode ser representada por uma curva sigmoide, composta de fase latente e de fase ativa. A fase ativa costuma iniciar-se quando são alcançados 4 cm de dilatação cervical e é subdividida em:

- aceleração: elevação da curva com início da modificação da velocidade de dilatação cervical
- aceleração ou dilatação máxima: a dilatação de 2 a 3 cm alcança 8 a 9 cm
- desaceleração: declinação da curva antecedendo a dilatação total.

Durante esta fase, a velocidade de dilatação é de quase 1,2 cm/h, com duração média de 6 h nas primigestas, e de 1,5 cm/h por quase 3 h nas multíparas.[3]

Para Friedman,[2] considerar etapas funcionais na evolução clínica do parto pode conferir melhor compreensão de todo o processo (Figura 22.2). Admitem-se três divisões:

- preparatória: abrangendo as fases de dilatação e de aceleração
- dilatação: representada pela fase de dilatação máxima
- pélvica: que inclui as fases de desaceleração e o período expulsivo.

Durante a progressão da dilatação cervical, forma-se, diante da apresentação fetal, um espaço onde se irá coletar líquido amniótico se as membranas ovulares estiverem íntegras, constituindo-se a bolsa das águas. Assinale-se que o termo bolsa das águas é corretamente empregado se estivermos nos referindo a esta cunha hidrostática durante o trabalho de parto, não devendo ser utilizado em outro instante do ciclo gravídico.

Há controvérsias sobre a importância da bolsa das águas como fator mecânico adicional às contrações uterinas para a dilatação cervical. O seu formato é variável, encontrando-se

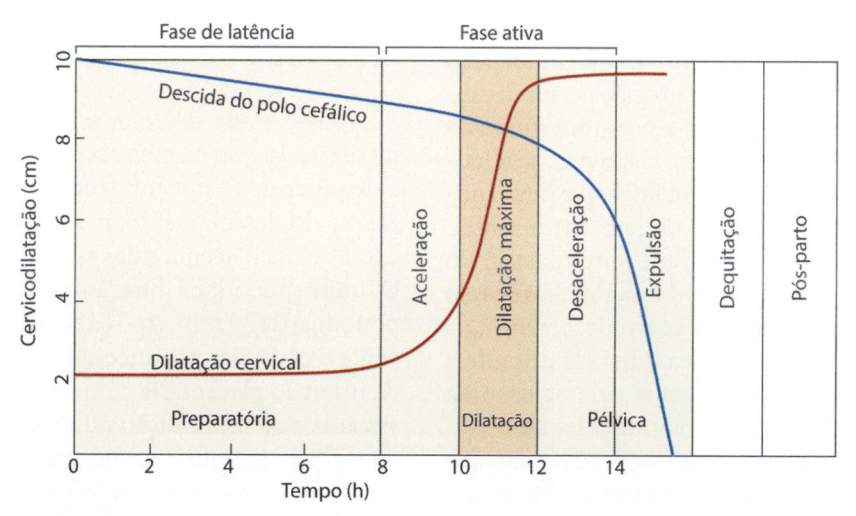

**Figura 22.2** Curvas da dilatação cervical e descida do polo cefálico. (Adaptada da Ref. 2.)

frequentemente a forma chata, cilíndrica ou piriforme, na qual a apresentação fetal está alta (Figura 22.3).

Ao final do período de dilatação, forma-se o canal de parto que inclui o colo dilatado, a vagina e o segmento inferior, oriundo do amolecimento e da ampliação progressiva do istmo uterino, obtendo-se uma cavidade única, a ser ultrapassada pelo feto.

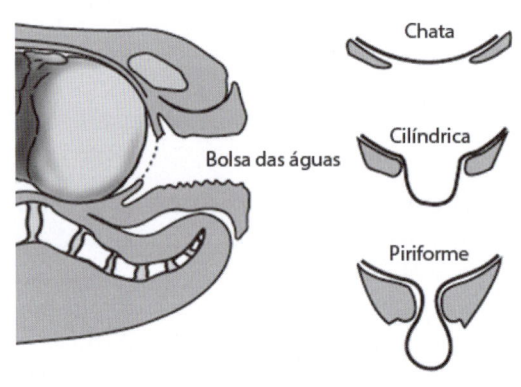

**Figura 22.3** Bolsa das águas e as suas formas.

## ► Período expulsivo

Inicia-se com a dilatação total do colo uterino (10 cm) e encerra-se com a saída do concepto. Quando ocorre a dilatação do colo, os ligamentos redondos, uterossacrais e largos executam uma ação contensora, imobilizando o útero. As contrações uterinas impelem o feto para o canal de parto, provocando um reflexo progressivo, oriundo da região cervical, causado por sua distensão e pelo transcurso da apresentação fetal. Nesta fase a prensa abdominal constitui um novo fator que deve contribuir para a expulsão do feto. Inclui a ação da musculatura da parede anterolateral do abdome e a descida do diafragma. A pressão intra-abdominal eleva-se em decorrência da depressão diafragmática, iniciada durante a inspiração e incrementada pela oclusão da glote, e da contratura da musculatura abdominal. Essa pressão impele o feto em direção à vagina, que se distende e passa a integrar o canal de parto.

Quando ocorre o alongamento perineal, a paciente pode esforçar-se para ultimar o parto durante o surgimento das contrações involuntárias (puxos).

A descida da cabeça fetal pelo canal do parto pode ser dividida em duas fases:

- pélvica: compreendendo a dilatação cervical total e o posicionamento da apresentação fetal superiormente ao plano +3 de De Lee
- perineal: caracterizada pela rotação do polo cefálico insinuado em um plano inferior ao +3 de De Lee.

A duração deste período é variável, dependendo da proporção cefalopélvica e da eficiência contrátil uterina e dos músculos abdominais, sendo frequentemente inapropriada a adoção de critérios rígidos, se o monitoramento das condições materna e fetal estiver normal e se houver progresso do trabalho de parto.

Para o American College of Obstetricians and Gynecologists (ACOG),[4] o período expulsivo é considerado prolongado quando, com analgesia, ultrapassar 2 h nas multíparas e 3 h nas nulíparas ou quando, sem analgesia, avançar 1 h nas multíparas e 2 h nas primiparturientes.

## ► Período de dequitação

Após a saída do feto, em aproximadamente 5 a 10 min na maioria das vezes, ocorre a dequitação ou o secundamento, caracterizado pelo descolamento, pela descida e pela expulsão da placenta e das suas membranas. O limite superior da duração fisiológica deste período é de 30 min. Após descolar-se, a placenta é expelida, pela incongruência da área de inserção placentária com o seu leito, ocasionada pela diminuição do volume uterino após o nascimento do concepto e em decorrência das contrações indolores que ainda persistem.

O destacamento placentário do corpo uterino não é uniforme, ocorrendo em sua maior parte na camada esponjosa. A porção basal permanece e participa da restauração mucosa. Em algumas áreas a musculatura não conta com o revestimento basal, separado durante o secundamento.

São descritos dois mecanismos no despredimento placentário (ver figuras do Capítulo 32, *Dequitação Anormal*):

- central (de Baudelocque-Schultze): é o mais frequente. Neste mecanismo, a superação principia-se pela região central e ocorre coleta do sangue na porção posterior da placenta, proveniente da ruptura dos vasos uteroplacentários, com sangramento após a dequitação. A placenta apresenta-se na rima vulvar próximo à área central da face fetal
- marginal (Baudelocque-Duncan): o destacamento placentário ocorre pela porção periférica, aparecendo frequentemente na fenda vulvar pela face materna. O sangramento surge logo ao início do secundamento.

O descolamento das membranas acontece pela agregação das forças ocasionadas pela contração e retração miometrial acrescida da tração exercida pela placenta despregada.

Após a expulsão fetal, o útero apresenta forma arredondada, com o seu fundo no nível da cicatriz umbilical, frequentemente desviado para a direita e abaulado no sentido anteroposterior. Ainda se reconhecem os sinais clássicos de dequitação do cordão umbilical e da placenta, mencionados no Capítulo 23, *Assistência ao Parto*. A ruptura de vasos sanguíneos locais promove a formação do hematoma retroplacentário, que participa do destacamento final das bordas placentárias.

## ▶ Primeira hora pós-parto

Individualizada por Greenberg,[5] corresponde à primeira hora do puerpério, sendo de valor pela importância da vigilância materna neste período, para o reconhecimento precoce da instalação de quadros hemorrágicos e pela amplitude das adaptações hemodinâmicas instaladas.

Quando ocorre o desprendimento da placenta, o aporte sanguíneo para esta estrutura é interrrompido e o retorno venoso é aumentado, em decorrência da redução da compressão sobre os vasos pélvicos exercida pelo útero gravídico. O conjunto dessas transformações produz redistribuição volêmica e acréscimo do débito cardíaco.

Transformações anatomofuncionais ocorrem no útero, contribuindo para o controle da perda sanguínea após o parto. A duradoura e vigorosa contratilidade uterina pós-parto promove a oclusão dos vasos sanguíneos pelo miométrio (miotamponamento). Já a coagulação implementada em curto espaço de tempo possibilita a trombose e a obliteração dos vasos que se romperam no leito placentário (trombotamponamento). A diminuição abrupta do volume uterino ocasiona a compressão do lúmen das artérias uterinas e ovarianas, contribuindo para a redução da pressão de perfusão nestas estruturas vasculares.

Considera-se que a concentração de tromboplastina tecidual exerça função marcante no controle da hemorragia. Sugere-se que as prostaglandinas e a endotelina contribuam com o mecanismo de oclusão das artérias umbilicais.

A sequência de contração e relaxamento das fibras miometriais neste período é conhecida como indiferença miouterina. Esta fase pode estar alargada nos casos de multiparidade, trabalho de parto prolongado e superdistensão uterina, que ocorre nas gemeligestas e em casos de gravidez complicada com macrossomia e polidrâmnio.

Ao final deste período, o útero obtém contração muscular fixa, contribuindo para o seu regresso à condição pré-gravídica. A eficácia e a harmonia entre esses fenômenos são imprescindíveis para garantir a hemostasia após a dequitação.

## ▶ Considerações finais

- Em conclusão, assinale-se que os períodos do trabalho de parto integram um processo único, dinâmico e progressivo, que, eventualmente, exibe particularidades em cada parturiente, exigindo do tocólogo esmero na identificação de anormalidades na evolução global dos fenômenos envolvidos, além de atuação fundamentada na fisiologia desse mecanismo, objetivando os melhores resultados na assistência materna e perinatal.

## ▶ Referências bibliográficas

1. Mathias L. Evolução clínica do parto. In: Guariento A. Obstetrícia Normal Raul Briquet. Barureri: Manole, 2011. pp. 382-9.
2. Friedman E. The graphic analysis of labor. Am J Obst & Gynec. 1954; 68:1568-75.
3. Pasini Jr R. Parto: fenômenos maternos. In: Neme B. Obstetrícia básica. São Paulo: Sarvier. 2005; 3:157-65.
4. American College of Obstetricians and Gynecologists. Dystocia and the augmentation of labor. ACOG Technical Bulletim. 1995; 218.
5. Greenberg EM. The fourth stage of labor. Am J Obst Gynec. 1946; 52:746.

# 23 Assistência ao Parto

*Nelson Sass*

## ▶ Introdução

O nascimento é um evento natural, mas ao longo do tempo tem sido verificada uma excessiva "medicalização" deste processo, sem que se verifiquem ganhos na qualidade da assistência nem significativa redução dos índices de mortalidade materna e perinatal. Um conceito de saúde que considere a consciência plena de cidadania dos indivíduos exige novos ordenamentos culturais. A humanização do nascimento pode ser o primeiro passo.[1]

Por intermédio do documento Parto, Aborto e Puerpério, Assistência Humanizada à Mulher, o Ministério da Saúde reafirma a filosofia que deve nortear a assistência obstétrica em todo Brasil, reconhecendo a necessidade do vínculo profissional com cada mulher e da percepção de suas necessidades e capacidades de lidar com o processo do nascimento.[1] Nesse mesmo documento é lançada a seguinte questão: como alterar na prática posturas arraigadas e introduzir uma abordagem humanizada?

Para, de fato, mudar a relação profissional de saúde/mulher é necessária uma mudança de atitude que depende de cada um. Entretanto, algumas questões devem ser vistas como compromissos profissionais indispensáveis. Estar atualizado com novas propostas e experiências, com novas técnicas, mas praticar a medicina com base em evidências, lembrando-se de que o excesso de tecnologia não implica qualificação ou segurança da prática clínica, diferentemente do que muitas vezes ocorre, com modismos incorporados de maneira avassaladora antes mesmo de ter sua eficácia testada por meio de estudos controlados. É necessário reconhecer que a grávida é a condutora do processo e não a conveniência do sistema. Além disso, é preciso adotar a ética como pressuposto básico na prática profissional.

A seguir, serão discutidas rotinas que podem resultar em uma assistência que contemple segurança técnica, que seja uma experiência prazerosa para a mulher e seus familiares, que reconheça o parto como um momento especial e que tenha significado de um investimento emocional qualificado, com impacto em toda a sociedade.

## ▶ Admissão

Desde a admissão a parturiente deve ser recepcionada em um ambiente acolhedor e receber uma atitude respeitosa e gentil por parte da equipe assistencial. Deve-se reconher que neste momento a mulher e sua família vivem momentos de ansiedade e insegurança, motivo pelo qual sua recepção inicial será fundamental para atenuar seu estado emocional.

Nesta fase, será registrada a história clínica e o exame obstétrico. Para tanto, as informações disponíveis na carteira do pré-natal não devem ser dispensadas. A primeira questão a ser resolvida é a identificação da instalação do parto, algo que muitas vezes não é tão simples. De modo geral, o parto é definido pela ocorrência de contrações uterinas ritmadas (dinâmica uterina de três contrações em 10 min) associadas a modificações do colo uterino (esvaecimento e/ou dilatação).

Esse aspecto será muito importante tanto para situações no termo quanto no pré-termo, em que o caráter assistencial muda radicalmente. Muitas vezes, o período que antecede a instalação do parto caracteriza-se por contrações incoordenadas e discreta mudança cervical, definindo esta condição como fase prodrômica do parto. Verifica-se, com frequência, que o motivo de a paciente procurar o serviço é a perda do tampão mucoso (rolha de Schroeder), que consiste no desprendimento de muco raiado de sangue em vista das modificações iniciais do colo. Caso persistam dúvidas, a paciente deve permanecer em observação por maior tempo, sendo reavaliada posteriormente.

Uma vez definido o estado de parturiente, o conjunto de informações obtidas na história clínica e no exame físico possibilitam o delineamento dos diagnósticos e o planejamento do que for preciso para suprir as necessidades correspondentes. Faz parte da ação efetiva do parteiro identificar potenciais problemas que possam se estabelecer ao longo do processo, tornando possível a antecipação ou mesmo redução dos riscos eventualmente associados. O parteiro dificilmente será surpreendido no processo caso tenha delineado um plano de ação para eventuais situações futuras. Para tanto, ele deverá utilizar seu tirocínio clínico e proceder de maneira cuidadosa o exame obstétrico (ver Capítulo 8, *Semiologia Obstétrica*).

Várias situações podem interferir no risco clínico, mas o diagnóstico de patologias clínicas associadas, os antecedentes obstétricos, a altura uterina e a fase da dilatação serão aspectos fundamentais no plano de ação. De modo geral, a duração do parto será em média de 15 h para nulíparas e de 10 h para multíparas. Esta estimativa deve ser informada à parturiente e a real duração dependerá da fase de dilatação no momento da admissão. Atualmente, e principalmente em um ambiente social no qual impera a percepção equivocada de que a cesárea é o melhor método para o nascimento dos bebês além de ser "mais prática", o tempo fisiológico do parto pode gerar uma ansiedade muitas vezes de difícil administração perante a paciente e principalmente entre seus familiares.

Adotando-se os critérios de Friedman, a fase ativa do parto inicia-se a partir da dilatação cervical de 4 cm e, a partir desta fase, evolui com uma velocidade média de 1 cm por hora. Nesta fase deverá ocorrer a abertura do partograma, método que racionaliza a assistência obstétrica e resulta em uma visão mais ampla e integrada do acompanhamento do parto (ver Capítulo 26, *Partograma*).

## ▶ Período de dilatação

Ao longo do processo, previamente ponderado em termos de riscos maternos e fetais, a paciente será acompanhada sob uma filosofia o menos intervencionista possível. Neste quesito, deve-se lembrar de que cada parturiente tem um ritmo próprio a ser respeitado. O uso "rotineiro" de ocitocina é absolutamente contraindicado em vista da interferência inadequada em um processo fisiológico e pela indução de distocia funcional iatrogênica.

As contrações seguirão um curso progressivo, e deve-se tentar reduzir o desconforto do parto mesmo em fases precoces do parto, respeitando-se as necessidades individuais da paciente. No Capítulo 24, *Analgesia de Parto*, é possível identificar procedimentos que possam retardar a necessidade de métodos instalados pelo anestesista. A presença de um acompanhante da preferência da mulher pode propiciar ainda mais conforto para a paciente.

Não existem inconvenientes para que a mulher assuma a posição que lhe seja mais confortável, além de ser desejável que ela possa andar durante o parto enquanto as membranas estiverem íntegras. Caso ela prefira permanecer no leito, a posição preferencial é o decúbito lateral esquerdo.

Não há razão alguma para impedir sua alimentação, permitindo-se a ingestão de líquidos e alimentos ricos em calorias e de fácil digestão.

Na Maternidade de Vila Nova Cachoeirinha, o Setor de Nutrição criou o *"Kit* Parturiente" que consiste na oferta de um combinado dietético adequado ao horário em que a paciente é admitida e seguindo em cada momento uma dieta adequada, ou seja, café da manhã, lanches, almoço e jantar. Estão incluídos no cardápio chá, suco de frutas, sopas cremosas, gelatina, geleia, biscoitos etc. A oferta calórica e de líquidos nesta fase deve ser adequada às necessidades metabólicas da parturiente.

A paciente deve ser encorajada a esvaziar periodicamente a bexiga e os intestinos, sendo informada que à medida que o feto descer, a pressão exercida resulta em sensação de puxo e tenesmo, que deve ser atendida desde que nas fases iniciais. Para tanto, deve-se dispor de instalações sanitárias adequadas e monitoradas pela equipe de enfermagem. Estas ações resultam em ampola retal vazia e podem reduzir a ocorrência de situações constrangedoras e os riscos de contaminação no período expulsivo.

Adotando-se o partograma, os controles da dinâmica uterina devem ser periódicos e associados à avaliação das condições fetais. O toque vaginal deve ser realizado com a menor frequência possível, lembrando-se de que o partograma preconiza sua realização a cada duas horas ao longo da dilatação.

Ainda que a ruptura da bolsa das águas resulte em aceleração do parto, esta não deve ser realizada de forma rotineira. Quando houver a indicação da amniotomia, deve-se utilizar a pinça de Herff longa, ou instrumento similar, guiada pela mão, puncionando-se em ponto alto e anterior, no intervalo das contrações, evitando a elevação excessiva do polo fetal para o escoamento do líquido, em função dos riscos de prolapso ou laterocidência do cordão umbilical.

O líquido deve ser avaliado com relação a mecônio e sangue. O líquido de termo tem aspecto leitoso, opalescente, com grumos em suspensão. A presença de mecônio exige monitoramento redobrado, pois pode ser resultante de hipoxia fetal. As situações devem ser individualizadas de acordo com a fase de dilatação cervical, com a concentração do mecônio exibida e com fatores de risco antes da decisão relativa à manutenção da via de parto. Deve-se destacar, ainda, que a cesárea não reduz claramente os riscos da síndrome de aspiração meconial assim como a presença de mecônio não tem maior valor nos casos de fetos em apresentação pélvica.

O controle dos batimentos cardíacos fetais pode ser realizado por estetoscópio de Pinard ou sonar Doppler. O uso de monitoramento por cardiotocografia resulta em maior conforto e possibilidade mais ampla de observação, mas não é possível afirmar que a adoção do controle periódico do batimento cardíaco seja mais arriscada. Além disso, o uso de monitoramento contínuo resulta em maior chance de indicações de cesárea, em decorrência da limitação da sensibilidade do método para detecção de sofrimento fetal. Não há qualquer razão para o uso do Doppler para avaliação das artérias umbilicais ou cerebrais ao longo do parto.

## ▶ Período de expulsão

O segundo período inicia-se quando a dilatação do colo termina, completando sua incorporação ao canal do parto. Ao se observar o partograma, nas primíparas, em geral, a descida da cabeça segue evolução aproximadamente simétrica à dilatação. Nas multíparas, muitas vezes mesmo quando a dilatação está completa, verifica-se cabeça alta. De qualquer modo, nesta fase a descida do polo fetal é o principal fenômeno a ser monitorado. Para o atendimento desta fase, a paciente deve estar em sala apropriada que possibilite seu posicionamento de acordo com a necessidade da assistência. Ainda que existam várias possibilidades de posições da parturiente e que posições verticais provavelmente facilitem a descida do feto, é preponderante na prática a escolha pela posição de decúbito dorsal com elevação do tronco, flexão das pernas sobre as coxas e estas o mais fletidas possível sobre a bacia. O ideal é que a mulher tenha a liberdade de escolher a posição que lhe for mais conveniente.

Os provedores da assistência devem adotar regras de assepsia clássicas, visando, assim, reduzir riscos de infecção. Para tanto, é recomendável a lavagem das mãos segundo técnica tradicional e uso de avental, gorro, máscara e luva cirúrgica. O mesmo é válido com relação ao preparo materno, que deve incluir a assepsia da área perineal e a colocação de campos. Não há evidências que apoiem a realização rotineira de tricotomia no local. Quando necessário, esta deve ser feita no momento do procedimento.

À medida que ocorre a descida fetal, a compressão do reto produz na mãe a sensação de puxo. Nesta fase, é discutível se os esforços maternos acompanhados de interrupção da respiração durante a contração uterina podem trazer benefícios. Ainda que reconhecidamente resultem em encurtamento desta fase, estudos controlados identificam maior chance de acidose fetal, anormalidades na frequência cardíaca fetal e menor índice de Apgar.[2]

A passagem do feto pelos estreitos da bacia e a solicitação de músculos e ligamentos fazem com que esta seja fase mais crítica em termos de dor. Assim, de maneira ideal, o controle da dor já deve estar instalado, preferencialmente por bloqueio intra ou peridural (ver Capítulo 24, *Analgesia de Parto*). Porém, parturientes submetidas à analgesia apresentam segundo estágio mais demorado, exigindo maior uso de ocitocina, maior risco de distocias de rotação e necessidade de uso de fórcipe.

O conceito de expulsivo prolongado carece de evidências científicas em termos de limitação de tempo.[2] A prática clínica tradicionalmente recomenda que o período expulsivo não deve exceder 1 h nas primíparas e 40 a 45 min em multíparas quando o feto estiver em posição perineal. Quando há dados sugestivos de que o segundo período está progredindo e as condições da mãe e do feto são satisfatórias, não é possível determinar um limite para que o procedimento ocorra. Porém, diante de situações em que se presumam riscos de hipoxia fetal, o parteiro deve estar preparado para agir rapidamente, utilizando-se de fórcipe ou vácuo extrator.

Na fase de solicitação da musculatura do diafragma urogenital, deve-se decidir se há necessidade de operação ampliadora como a episiotomia ou perineotomia. Como norma geral, esta deve ser realizada como exceção, mas algumas situações justificam sua realização, como aplicação de fórcipe, constituição genital hipoplásica, variedade de posição posterior ou bregmática.

Para o desprendimento da cabeça, o parteiro deve proporcionar a liberação lenta e gradual, protegendo a hiperdistensão do anel vulvar. Após a saída completa da cabeça, a rotação externa pode ser auxiliada pela apreensão digital, atentando-se para o detalhe de rodar o occipício para a orientação original, direita ou esquerda. Não há razão alguma para se utilizar a compressão do fundo uterino com as mãos (manobra de Kristeller), sob risco de graves lesões maternas e fetais.

O tempo seguinte concentra-se na liberação das espáduas que consiste na apreensão da cabeça e tração para baixo de modo a posicionar a espádua anterior na área da inserção braquial do deltoide, por baixo do púbis. Esta tração deve ser equilibrada para evitar hiperdistensão do plexo braquial e consequente paralisia. O vetor da tração, a seguir, direciona-se para cima para liberar a espádua posterior e, por fim, por pequeno abaixamento, completa-se a liberação da espádua anterior e do feto.

A etapa seguinte consiste na secção do cordão umbilical, que deve ser imediatamente realizada quando o recém-nascido necessitar de cuidados especiais por parte da equipe de neonatologistas. Em recém-nascidos vigorosos, vários estudos compararam diferentes momentos para o clampeamento, e a definição precoce ou tardia não é clara. Não há estudos que possibilitem a conclusão de quais são os possíveis efeitos do momento do clampeamento do cordão sobre a frequência de hemorragia pós-parto.[3]

O clampeamento precoce resulta em menor nível de hemoglobina no recém-nascido, e este fenômeno também depende do nível em que o recém-nascido é mantido (preferencialmente abaixo do plano placentário) e se foram ou não utilizados ocitócicos. Ainda assim, os efeitos de queda do hematócrito são mínimos nas 6 semanas de idade e indetectáveis aos 6 meses de vida.[3]

É importante ressaltar, ainda, que nenhuma situação justifica a realização da ordenha do cordão em direção ao recém-nascido. Tal manobra costumava ser adotada em situações de anemia fetal. Os riscos da introdução aguda de volume de sangue em recém-nascidos comprometidos superam os benefícios. Cabe à equipe neonatal avaliar as necessidades e prover os cuidados necessários e a eventual reposição sanguínea para estes bebês.

## ▶ Período de dequitação

Esta fase é de extrema importância em função dos riscos relativos a complicações hemorrágicas e infecciosas, com instalação imediata ou tardia. O chamado manejo ativo da dequitação consiste na tração controlada do cordão, associada à massagem uterina e à aplicação de 10 UI de ocitocina intramuscular (IM) ou uma ampola de ergometrina IM.

Todos os estudos que compararam a conduta ativa *versus* expectante identificaram redução importante no risco de hemorragia pós-parto e necessidade de transfusão sanguínea. Foram verificados efeitos colaterais relacionados com as substâncias utilizadas, como náuseas e vômitos com ocitocina e cefaleia e hipertensão com os derivados do *ergot*. Estes procedimentos resultam em redução de perdas sanguíneas decorrentes da retenção placentária e hipotonia uterina e devem ser adotados em condições instáveis nas quais acelerar o processo do parto resulta em melhor oportunidade de controle materno.

Para as situações em que se opte por uma conduta expectante, a equipe deve se assegurar de que não se adicione riscos. Nestas situações, alguns sinais observados no cordão ou

na própria placenta sugerem o descolamento placentário. Os sinais do cordão são:

- Ahlfeld: descida progressiva do cordão
- Hochenbichler: descida e rotação simultânea do cordão
- Fabre: não transmissão da tração do cordão na mão que palpa o útero
- Kustner: com a mão logo acima da sínfise púbica e elevando-se o útero, o cordão não se eleva
- Strassmann: percussão rítmica no fundo uterino não transmitida ao cordão.

Os sinais da placenta consistem na sensação de peso no reto em função de sua decida, bem como da eliminação de jato de sangue decorrente da coleção retroplacentária.

Assim que a placenta aflora o orifício vulvovaginal, a mesma deve ser envolvida em compressa e submetida à rotação (manobra de Jacobs) de maneira a facilitar o descolamento progressivo das membranas e evitar que se rompam. A placenta, após sua expulsão, deve ser examinada de maneira cuidadosa para assegurar que a dequitação foi completa, incluindo o disco placentário e membranas. Atualmente é inadmissível a ocorrência de complicações hemorrágicas e/ou infecciosas decorrentes de dequitação incompleta.

A placenta e as membranas não devem ser enviadas rotineiramente para exame anatomopatológico. Porém, diante de situações anormais, como parto prematuro, óbito fetal, necessidade de reanimação neonatal e fisometria, o exame da placenta e das membranas pode trazer subsídios preciosos para a elucidação dos desfechos adversos verificados, como corioamnionite.

Ultimada a dequitação, é feita a revisão do canal do parto, do reparo da operação ampliadora caso utilizada e de eventuais lesões identificadas. A observação da integridade do colo uterino, dos fundos de saco e das paredes vaginais por meio de válvulas parece obrigatório, mas em pacientes sem anestesia por bloqueio, este procedimento é muito desconfortável. Quanto à revisão da cavidade uterina, este procedimento tem sido controverso em função dos possíveis riscos associados à manipulação de áreas vulneráveis, devendo ser realizado, entretanto, diante da suspeita de anormalidades na dequitação.

## ▶ Quarto período

Foi consagrada na literatura a definição da primeira hora que se segue à dequitação como o "quarto período de Greenberg". Nesta fase, a puérpera deve permanecer sob vigilância clínica de modo a ter assegurada a instalação do miotamponamento, representado pela estabilidade da contração uterina (globo de segurança de Pinard) e do trombotamponamento executado pela hipercoagulabilidade típica da puérpera.[4]

Lamentavelmente, a hemorragia pós-parto ainda é uma importante causa de morte materna no Brasil. Assim, os cuidados e a vigilância desta fase são imprescindíveis para garantir a segurança materna em um momento de fragilidade e vulnerabilidade orgânica.

## ▶ Assistência ao parto com base em evidências

Um grupo técnico da Unidade de Maternidade Segura da Organização Mundial da Saúde[5] recomenda a adoção de procedimentos no parto normal, constituindo um conjunto de práticas que visam contemplar três aspectos fundamentais na assistência ao parto: segurança técnica, investimento emocional e experiência prazerosa.

Neste trabalho, apresenta-se a classificação das práticas comuns na condução do parto normal em 4 categorias:

- categoria A: práticas claramente úteis, que devem ser estimuladas
- categoria B: práticas claramente prejudiciais ou ineficazes, que devem ser eliminadas
- categoria C: práticas sem evidências suficientes para recomendação, que devem ser adotadas com cautela
- categoria D: práticas frequentemente utilizadas de modo inadequado.

As bases de informação desta classificação são trabalhos randomizados e revisões sistemáticas da biblioteca Cochrane. Assim, os procedimentos da categoria A devem fazer parte da rotina assistencial, enquanto os da categoria B devem ser decididamente banidos. A seguir, serão enumeradas as práticas relacionadas com a classificação.

### ▪ Práticas úteis no parto normal

As seguintes práticas são úteis no parto normal e devem ser estimuladas:

- planejamento que determine onde e por quem o parto será realizado
- avaliação de risco durante o pré-natal, a cada contato e no parto
- monitoramento do bem-estar físico e emocional da mulher durante o parto
- oferecimento de líquidos por via oral (VO) durante o trabalho de parto
- respeito à escolha da mulher sobre o local do parto
- fornecimento de assistência obstétrica em que o parto seja seguro
- respeito ao direito da mulher à privacidade no local de parto
- apoio emocional pelos prestadores de serviço durante o parto
- respeito à escolha da mulher sobre seu acompanhante durante o parto
- fornecimento às mulheres de todas as informações que desejarem
- métodos não invasivos e não farmacológicos de alívio da dor
- monitoramento fetal por meio de ausculta intermitente
- vigilância das contrações uterinas por palpação abdominal
- uso de materiais descartáveis e descontaminação dos reutilizáveis
- uso de luvas no exame vaginal, no parto e no manuseio da placenta
- liberdade de posição e movimento durante o trabalho de parto
- estímulo a posições não supinas durante o trabalho de parto

- monitoramento do progresso do trabalho de parto com partograma
- condições estéreis no corte do cordão
- prevenção da hipotermia do bebê
- prevenção da hemorragia cerebral com o uso de vitamina K
- prevenção de oftalmia gonocócica com nitrato de prata ou tetraciclina
- contato cutâneo direto, precoce entre mãe e filho
- apoio da amamentação na primeira hora após o parto
- alojamento conjunto
- supressão da lactação em mães portadoras de HIV
- exame rotineiro da placenta e das membranas ovulares
- uso rotineiro de ocitocina, tração controlada do cordão ou sua combinação na dequitação.

## Práticas prejudiciais ou ineficazes no parto normal

Algumas práticas são consideradas prejudiciais ou ineficazes e devem ser eliminadas dos procedimentos no caso de parto normal:

- uso rotineiro de enema
- uso rotineiro de tricotomia
- infusão intravenosa de rotina no trabalho de parto
- cateterização venosa profilática de rotina
- uso rotineiro de posição supina durante o trabalho de parto
- exame retal
- uso de pelvimetria por raios X
- administração de ocitócicos de modo que não se controle seus efeitos
- uso rotineiro de posição de litotomia
- esforços prolongados e dirigidos durante o segundo estágio do parto
- massagem e distensão do períneo durante o segundo estágio do parto
- uso oral de ergometrina no terceiro estágio do parto para evitar hemorragia
- uso rotineiro de ergometrina parenteral no terceiro estágio do parto

- lavagem uterina rotineira após o parto
- revisão (exploração manual) rotineira do útero após o parto
- uso liberal ou rotineiro de episiotomia
- toques vaginais frequentes e por mais de um examinador
- manobra de Kristeller ou similar, aplicada no fundo uterino, no período expulsivo
- prática liberal de cesariana
- aspiração nasofaríngea de rotina em recém-nascidos normais
- manutenção artificial de ar frio na sala de parto durante o nascimento.

## Práticas sem evidências no parto normal

As práticas a seguir não têm evidências suficientes para que seja apoiada sua recomendação, portanto, devem ser utilizadas com cautela, até que novas pesquisas esclareçam a questão:

- métodos não farmacológicos de alívio da dor durante o parto como ervas, imersão em água e estimulação de nervos
- manobras para proteção ao períneo e do polo cefálico no parto
- manipulação ativa do feto no momento do parto
- clampeamento precoce do cordão umbilical
- estimulação do mamilo para aumentar a contratilidade uterina no terceiro estágio.

## Práticas inadequadas no parto normal

Algumas práticas são frequentemente utilizadas de modo inadequado no parto normal. Confira algumas delas:

- restrição hídrica e alimentar durante o trabalho de parto
- controle da dor por agentes sistêmicos
- controle da dor por analgesia peridural
- monitoramento eletrônico fetal
- uso de máscara e aventais estéreis durante a assistência ao parto

- exames vaginais frequentes, especialmente por mais de um assistente
- correção da dinâmica uterina com a utilização de ocitocina
- amniotomia precoce de rotina no primeiro estágio do parto
- transferência da parturiente para outra sala no início do segundo estágio
- cateterização da bexiga
- estímulo para o puxo, antes que a própria mulher o sinta
- tempo rígido do segundo estágio se a progressão do parto e as condições da mãe e do feto forem boas
- parto operatório
- exploração manual do útero após o parto.

## ▶ Referências bibliográficas

1. Ministério da Saúde do Brasil. Parto, Aborto e Puerpério. Assistência humanizada à mulher. Brasília: Ministério da Saúde, 2003.
2. Enkin M, Keirse MJN, Neilson J *et al*. O segundo estádio do trabalho de parto. In: Guia para atenção efetiva na gravidez e no parto. Rio de Janeiro: Guanabara Koogan, 2005. pp. 156-61.
3. Enkin M, Keirse MJN, Neilson J *et al*. O terceiro estádio do trabalho de parto. In: Guia para atenção efetiva na gravidez e no parto. Rio de Janeiro: Guanabara Koogan, 2005. pp. 162-6.
4. Guariento A. Assistência ao parto. In: Moron AF, Camano L, Kulay Jr L. Obstetrícia. Barueri: Manole, 2011. pp. 1099-125.
5. Organização Mundial da Saúde. Assistência ao parto normal: um guia prático. Relatório de um grupo técnico. Genebra: OMS, 1996.

# 24 Analgesia de Parto

*Carlos Augusto Irineu de Souza Barradas*

## ▶ Introdução

A dor experimentada durante o trabalho de parto pode ser uma experiência bastante marcante e desagradável para a futura mãe. Além disso, desencadeia respostas fisiológicas que podem ser potencialmente danosas não só à própria gestante, mas principalmente ao feto. Por tratar-se de um fenômeno puramente subjetivo, a dor não é facilmente quantificada, porém o temor da dor no parto é um grande empecilho para que se opte pelo parto vaginal.

Os profissionais devem perguntar a cada mulher, preferivelmente antes do início do trabalho de parto ou pelo menos antes de seu progresso, o que ela deseja e espera em termos de alívio da dor. A colaboração para atender seus desejos é importante para ajudá-la a sentir-se bem na sua experiência de parto. Aliás, a essência da assistência obstétrica é conciliar segurança técnica e investimento emocional, de maneira que esta experiência seja prazerosa.

Ao ser realizado parto com analgesia, deve-se atentar para a possibilidade de redução da dinâmica uterina e aumento das distocias de rotação pelo relaxamento do períneo com necessidade de correção da mesma.[1] Em estudos recentes, foi verificado um discreto aumento na necessidade de partos instrumentalizados, não havendo diferença na incidência de partos cesáreos.

## ▶ Fundamentos fisiológicos da dor no parto

A dor do primeiro estágio do parto é resultante da dilatação do colo uterino, da distensão uterina e da tração durante a contração. As fibras espinais responsáveis pela transmissão da dor neste estágio são: T10-L1 ou L2. No segundo estágio, a dor decorre da distensão pélvica e de períneo, inervadas pelo nervo pudendo (S2-S4) e envolvendo os dermátomos T10-S4.

## ▶ Alterações fisiológicas do trabalho de parto

O controle da dor está relacionado não só com as questões relativas ao conforto materno, mas também pode limitar fenômenos anormais decorrentes da dor, como os citados a seguir.

### ▪ Hiperventilação

Durante episódios de dor intensa, no pico das contrações uterinas, a ventilação minuto pode chegar a 300% do valor basal, podendo ocorrer hipocapnia materna, alcalose e todas as suas complicações. A alcalose pode levar a vasoconstrição cerebral, uteroplacentária e ainda a hipoventilação compensatória com possível hipoxemia fetal, que será piorada pelo desvio para esquerda da curva de dissociação da hemoglobina.

### ▪ Consumo de oxigênio

O consumo de oxigênio aumenta até 75% durante o segundo estágio do trabalho de parto, podendo ocorrer hipoxemia arterial tanto materna quanto fetal, que poderá desencadear aumento no tônus simpático além de acidose fetal.

## ▶ Indicações de analgesia

É indicada por demanda materna, ou seja, deve ser instituída sempre que houver solicitação e não houver contraindicações ao procedimento, independentemente do período do trabalho de parto. Ao se discutir o tema controle da dor no parto, é preciso considerar os métodos escalonados em termo de complexidade e eficiência. Também deve ser levado em conta que um ambiente acolhedor, onde a parturiente sinta-se no centro das atenções e segura de que sua demanda assistencial é solidária, contribui de maneira efetiva para a sensação de satisfação. Com relação às intervenções, algumas são ponderadas a seguir.

### • Psicoprofilaxia

Também conhecida por psicoprofilaxia obstétrica, ensina a distinguir a dor objetiva. Deste modo, torna-se possível atenuar a sua percepção: frente à contração dolorosa, a mulher preparada responde de maneira reflexa, concentrando-se no relaxamento e na respiração, assim como na etapa de expulsão, durante as contrações. Assim também se aprende a criar focos de atenção que ajudam a tolerar o sofrimento. Ou seja, a pensar no que deve ser feito para atenuar cada situação: respirar, relaxar, fazer força, ou o que for apropriado, de acordo com o momento.

### • Acupuntura

Postula-se que possa estimular as terminações nervosas enviando substâncias analgésicas ao córtex cerebral, como a endorfina. As agulhas podem ser colocadas nos pés, nas mãos, nos punhos, nas orelhas e também no final da coluna vertebral. Uma variante do método é a eletroacupuntura, traduzida pela ligação das agulhas em um aparelho que produz estímulos elétricos durante 20 ou 30 min. Obstetra e acupunturista devem trabalhar de maneira harmoniosa, pois a técnica deve ser adaptada para cada fase do parto.

### • Trabalho de coordenação de movimentos respiratórios

A gestante e o feto necessitam de boa oxigenação e durante o trabalho de parto agrava-se o conflito entre respiração desordenada e consumo de oxigênio. O exercício respiratório é relevante ao psíquico que, ao lado do relaxamento, constitui um excelente recurso para diminuir a dor, o medo e a tensão.

### • Analgesia venosa

Os opioides sistêmicos podem proporcionar algum alívio da dor, mas existem algumas considerações sobre sua efetividade, seus efeitos colaterais e a possibilidade de depressão do recém-nascido.[2-4] Os efeitos colaterais maternos incluem hipotensão ortostática, náuseas, vômito, tontura e retardo do esvaziamento gástrico. Os opioides atravessam a placenta, o que pode causar depressão respiratória no feto. Alguns estudos mostraram menores índices de Apgar e maior número de anormalidades comportamentais neonatais em recém-nascidos de mães que receberam analgesia narcótica durante o trabalho de parto do que nos que receberam placebo. Em função dos problemas metodológicos e da ausência de uniformidade no relato dos resultados, não é possível chegar a conclusões sobre a superioridade de qualquer medicamento ou dose.

A meperidina intravenosa parece proporcionar melhor alívio da dor e demandar uma dose total de narcóticos menor do que a por via intramuscular (IM). Antagonistas de narcóticos (naloxona, nalorfina ou levalorfano) podem ser administrados para neutralizar os efeitos depressores dos opioides, seja pós-parto ou 10 a 15 min antes do parto, porém haverá a reversão do efeito analgésico em uma fase crítica do processo.

Após o parto, a administração de antagonistas dos narcóticos (naloxona em particular) é útil nos recém-nascidos com depressão causada por narcóticos. A dose habitual de meperidina intravenosa é de 30 mg, dose de ataque, e 20 mg de 2/2 h dose de manutenção, de maneira lenta e diluída (100 mg – 2 m$\ell$ com 18 m$\ell$ de água destilada).

## Analgesia inalatória

O uso de analgesia inalatória durante o trabalho de parto vem diminuindo nos últimos anos, basicamente por oferecer alívio incompleto e não confiável da dor. Os efeitos colaterais incluem náuseas e vômito, bem como a possibilidade de aspiração do conteúdo gástrico em casos de superdosagem acidental. Em decorrência da preocupação com possíveis efeitos a longo prazo da exposição de médicos e enfermeiros a agentes inalatórios, este tipo de analgesia não está mais disponível em muitos lugares. As vantagens da analgesia inalatória são o fato de a mãe manter-se acordada, podendo controlar a analgesia; a sensibilidade da atividade uterina não ser afetada durante o segundo estágio; a duração do efeito ser curta (possibilitando melhor controle); e não terem sido observados efeitos colaterais clinicamente importantes na mãe ou no feto. O analgésico inalatório mais usado é o óxido nitroso, geralmente em concentração de 50% com oxigênio a 50%. Também foram empregados outros analgésicos inalatórios (metoxiflurano, enflurano, isoflurano, tricloroetileno), mas seu uso foi reduzido ou eliminado pela dificuldade de produzir analgesia adequada sem induzir anestesia geral, com seus riscos inerentes.

## Bloqueio paracervical

Por apresentar risco de depressão neonatal, este bloqueio é pouco utilizado, apesar de promover analgesia efetiva no primeiro estágio do trabalho de parto. Nesta técnica administra-se o anestésico local (bupivacaína a 0,25%) na submucosa do fórnix vaginal, bloqueando apenas as fibras viscerais aferentes da dor correspondente à dilatação do colo (T10-T12). O bloqueio paracervical não produz anestesia perineal e, portanto, deve ser complementado com bloqueio do pudendo ou infiltração

perineal. Entre as complicações associadas a esta técnica encontram-se depressão neonatal (pela absorção de anestésico local), punção da artéria uterina, punção do couro cabeludo do concepto e infecção.

## Bloqueio do nervo pudendo

O nervo pudendo é formado pelos ramos posteriores de S2, S3 e S4 e divide-se em quatro ramos, nervos anais inferiores, nervos perineais, nervos labiais posteriores nervo dorsal do clitóris. O tronco do nervo é quase 1 cm proximal à espinha do ísquio e passa anterior e inferiormente, fora da cavidade pélvica, antes de retornar pelo forame isquiático menor. O tronco do nervo pudendo passa posteriormente à junção da espinha isquiática e o ligamento sacroespinal, local em que ocorre o bloqueio do nervo. Em teoria, o bloqueio do nervo pudendo pode proporcionar analgesia ou anestesia da região perineal.

O bloqueio do pudendo e a anestesia infiltrativa viabilizam a realização da episiotomia. Neste bloqueio são aplicados 10 m$\ell$ de lidocaína a 1,0% ou bupivacaína a 0,25 a 0,5%. O bloqueio do pudendo (S2-S4) não é adequado para analgesia no período de dilatação ou para revisão e instrumentação do canal do parto e útero. As complicações relacionadas com esta técnica são injeção intravenosa acidental de anestésico local (toxicidade sistêmica), hematoma e abscessos. Diante do risco de toxicidade do anestésico local, é preciso dispor de recursos para reanimação cardiorrespiratória. Para a aplicação do anestésico podem ser utilizadas técnicas de acesso transvaginal ou transperineal (Figura 24.1).

Todos os critérios de assepsia devem ser adotados, assim como a escolha de agulhas descartáveis e de fino calibre (26-29G), a seleção adequada de substâncias, doses e associações. As substâncias utilizadas nesta técnica têm o objetivo de promover analgesia sem bloqueio motor e, por isso, a mais utilizada é a associação de baixas doses de anestésico local e opioide lipossolúvel em sua apresentação espinal, isto é, livre de conservantes.

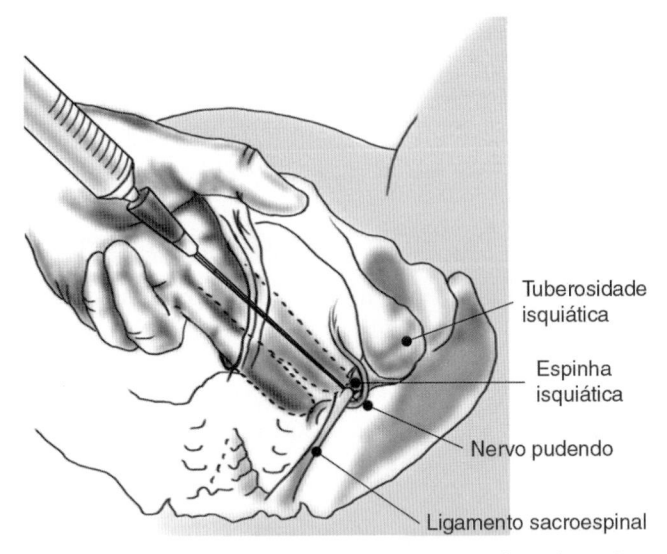

Tuberosidade isquiática

Espinha isquiática

Nervo pudendo

Ligamento sacroespinal

**Figura 24.1** Técnicas de infiltração do anestésico na área troncular próximo à espinha ciática.

O anestésico local mais utilizado é a bupivacaína hiperbárica a 0,5% na dose de 2,5 mg. Dentre os opioides, as opções recaem sobre a sufentanila 2,5 a 10 mg e a fentanila 10 a 25 mcg.

## • Peridural

Está fortemente indicada em fases iniciais de trabalho de parto, quando pequenas concentrações de anestésico local são suficientes para controle álgico. Em fases avançadas do trabalho de parto, geralmente é necessário o uso de altas concentrações de analgésico, o que pode levar ao indesejável bloqueio motor a à parada de progressão do trabalho de parto.[5-7]

Sua principal vantagem é a versatilidade no quesito duração de efeito por meio do uso do cateter epidural lombar, além da facilidade de se alternar de analgesia de parto vaginal para anestesia para cesariana, caso seja indicada em algum momento.

Todos os critérios de assepsia devem ser adotados, como a escolha de agulhas descartáveis. A bupivacaína, a levobupicaína e a ropivacaína são opções de substâncias. As concentrações mais utilizadas são bupivacaína e levobupicaína a 0,125% e ropivacaína a 0,1

a 0,2%. Dentre os opioides, as opções são a fentanila 50 a 100 μg e a sufentanila 5 a 10 μg.

## • Bloqueio combinado raquiperidural

Une as vantagens da raquidianestesia (rápida instalação e excelente qualidade de analgesia perineal) e da analgesia peridural (técnica contínua que propicia prolongamento da analgesia, doses racionadas e a possibilidade de conversão para anestesia para cesariana sem necessidade de punção).

Pode ser utilizada por dupla punção, isto é, em um espaço lombar é realizada a raquidianestesia e, em outro, a peridural, instalando o cateter epidural ou por meio de *kits* específicos para punção em um único espaço.

As associações e as doses são as mesmas discutidas anteriormente, tanto para raquidianestesia quanto para a analgesia peridural. É nessa técnica, o bloqueio combinado raquiperidural, que a paciente pode participar ativamente do controle da dor, com o uso da analgesia controlada pela paciente, obtida graças ao uso de bombas de infusão programadas para a administração contínua de anestésico-opioides. Essas bombas liberam um *bolus* quando solicitado pela paciente em períodos nos quais o estímulo doloroso é maior.

## ▶ Considerações finais

- A analgesia de parto proporciona diversas vantagens para o binômio materno-fetal
- A indicação do procedimento a ser realizado depende não só das alterações obstétricas, mas também do desejo da parturiente
- O obstetra, ao indicar uma analgesia, deve estar familiarizado com a técnica de instrumentalização de parto para possíveis efeitos adversos.

## ▶ Referências bibliográficas

1. Smith JG, Merrill DC. Oxytocin for induction of labor. Clin Obstet Gynecol. 2006; 49(3):594-608.
2. Harrison C, Smart D, Lambert DG. Stimulatory effects of opioids. Br J Anaesth. 1998; 81:20-8.
3. Sarne Y, Fields A, Keren O *et al.* Stimulatory effects of opioids on transmitter release and possible cellular mechanisms: overview and original results. Neurochem Res. 1996; 21:1353-61.
4. Kuhnet BR, PL Linn, Kennard K. Effects of low of meperidine on fetal behavior. Anesthesia & Analgesia. 2002; 64:335-42.
5. Kuhnert PM, Kunhart BR, Stitts JM *et al.* The use of a selective ion monitoring technique to study the disposition of bupivacaine in mother, fetus, and neonate following epidural anesthesia for cesarean section. Anesthesiology. 1981; 55:611.
6. Wahad SA, Askalani AH, Ramadan ME *et al.* Effect of some recent analgesic on labor pain and maternal and fetal blood gases and pH. Int J Gynecol Obstet. 1988; 26:75-80.
7. Roberts CL, Torvaldsen S, Cameron CA *et al.* Delayed versus early pushing in women with epidural analgesia: a systematic review and meta-analysis. BJOG. 2004; 111(12):1333-40.

# 25 Indução do Parto

## ▶ Introdução

Define-se indução de parto como o processo de estimulação uterina artificial para iniciar o trabalho de parto. Na atualidade, em países desenvolvidos, a taxa partos induzidos chega a 25%.[1] Existem múltiplas indicações para se induzir o parto, incluindo pós-maturidade, ruptura prematura de membranas, síndromes hipertensivas, óbito fetal, corioamnionite e até conveniência médica, mas este aspecto não será abordado neste capítulo. De maneira geral, a indução do parto é indicada quando a continuidade da gravidez implica maior risco materno e/ou fetal do que a conduta expectante.

A decisão de induzir o parto deve ser tomada com cuidado, pois o parto induzido está associado a maior risco de hemorragia, hiperestimulação uterina, cesárea e ruptura uterina, quando comparado ao parto espontâneo.[2]

## ▶ Indução do parto

Ao se optar pela indução do parto, devem ser avaliados alguns fatores específicos, as contraindicações, as condições do colo uterino e os métodos a serem utilizados.

### ▪ Fatores a serem avaliados

Uma vez definida a necessidade de indução, alguns elementos de conduta devem ser considerados. Para tanto, é importante avaliar os seguintes parâmetros clínicos:

- história e exame clínico geral
- medida da altura uterina
- determinação da variedade de posição fetal e estimativa do peso fetal pela palpação
- avaliação clínica da vitalidade fetal (ausculta dos batimentos cardíacos fetais [BCF], estímulo sonoro)
- toque e avaliação do colo (índice de Bishop).

Sempre que possível, devem também ser realizados os seguintes exames subsidiários para complementar a avaliação fetal:

- amnioscopia
- cardiotocografia basal
- ultrassonografia (peso fetal, líquido amniótico, malformações fetais, Doppler).

### ▪ Contraindicações

Analise se a paciente apresenta alguma contraindicação absoluta ou relativa à indução (Tabela 25.1).

### ▪ Colo uterino e sucesso da indução

O sucesso da indução está diretamente relacionado com as condições do colo uterino. O índice de Bishop (Tabela 25.2) é uma maneira objetiva de se avaliar o colo e, consequentemente, predizer as chances de sucesso. Escores menores que 6 estão associados a elevadas taxas de falha, sendo recomendado o preparo prévio do colo.

■ **Tabela 25.1** Contraindicações para indução do parto.

| Absolutas | Relativas |
|---|---|
| Vício pélvico<br>Tumor prévio<br>Placenta prévia central<br>Descolamento prematuro da placenta com feto vivo<br>Cicatriz uterina anterior não segmentar<br>Macrossomia fetal<br>Apresentações anômalas<br>Hidrocefalia<br>Tumores fetais de grande volume ou com risco de ruptura no parto vaginal<br>Estados maternos e/ou fetais que imponham término imediato da gestação | Volume uterino excessivo (polidrâmnio, gemelar, macrossomia)<br>Cicatriz uterina segmentar<br>Grande multípara (mais de 5 partos)<br>Restrição do crescimento fetal<br>Prematuridade extrema (< 28 semanas)<br>Estado materno precário |

■ **Tabela 25.2** Índice de Bishop.

| Pontuação | 0 | 1 | 2 | 3 |
|---|---|---|---|---|
| Altura da apresentação | −3 | −2 | −1/0 | +1/+2 |
| Dilatação | 0 | 1 a 2 cm | 3 a 4 cm | > 4 cm |
| Comprimento | > 2 cm | 1 a 2 cm | 0,5 a 1 cm | < 0,5 cm |
| Consistência | Firme | Intermediária | Amolecida | – |
| Posição | Posterior | Intermediária | Mediana | – |

## • Métodos

A escolha do método de indução e o intervalo de espera máxima preestabelecido pelo obstetra influenciam a taxa de sucesso da indução. Atualmente não há dados disponíveis que possibilitem a determinação do tempo ideal de tentativa antes de se indicar uma cesárea por "falha de indução".

Os métodos mais utilizados para a indução atualmente são o descolamento das membranas, a dilatação mecânica do colo, o misoprostol e a ocitocina. A opção por um deles depende das condições do colo.

Até o momento, não há evidências científicas que apoiem a indução do parto por estimulação das mamas, hialuronidase, acupuntura ou medicamentos homeopáticos. Esses métodos, portanto, não serão discutidos neste capítulo.

### Descolamento das membranas

Consiste na introdução do dedo do examinador no canal cervical ultrapassando o orifício interno, seguida de duas rotações de 360°, visando separar as membranas do segmento inferior. Este método aumenta a produção local de prostaglandinas e induz a liberação de ocitocina pela neuro-hipófise em função do estiramento das fibras cervicais (reflexo de Ferguson).

Comparado à conduta expectante, o descolamento das membranas provoca desconforto materno e sangramento vaginal, mas não apresenta outros efeitos adversos, como ruptura prematura das membranas ou infecção materno-fetal. Este método desencadeia contrações uterinas em 2/3 das pacientes a termo dentro de 72 h e reduz em 33% o risco de ser necessária uma indução por outros métodos.

O descolamento das membranas é considerado válido quando não há urgência em se desencadear o trabalho de parto. É considerado um procedimento inócuo e de eficiência relativa. Segundo os ensaios clínicos disponíveis, seria necessário descolar as membranas de oito mulheres a termo para se evitar uma indução de parto.[3]

### Dilatação mecânica

Este método não utiliza substâncias farmacológicas e, portanto poderia ser útil para pacientes com contraindicação para indução com ocitocina e prostaglandinas (p. ex., com cesárea anterior). Tem, ainda, a vantagem de não provocar hiperestimulação uterina ou alteração da frequência cardíaca fetal. Age provocando a liberação de prostaglandinas em resposta à distensão mecânica das fibras uterinas (reflexo de Ferguson).

Uma maneira de se induzir o parto é utilizando uma sonda de Foley. Após expor o colo uterino com o espéculo vaginal, utiliza-se uma pinça longa estéril para introduzir a sonda de Foley número 14 ou 16 estéril até ultrapassar o orifício interno, se possível. A seguir, infla-se o balão, retira-se o espéculo e a sonda é fixada com esparadrapo na face interna do joelho da paciente, devendo permanecer *in loco* por até 24 h. O método desencadeia melhora rápida (6 a 12 h) do índice de Bishop e reduz a duração do trabalho de parto.

Evidências indicam que a sonda de Foley intracervical é superior à indução com ocitocina na obtenção de parto em 24 h. O risco de hiperestimulação é menor quando comparado a prostaglandinas ou misoprostol vaginal.[4]

Há poucos estudos avaliando o uso de laminárias para indução do parto. De maneira geral, esses poucos trabalhos indicam que a indução com laminárias teria efeito semelhante à ocitocina e às prostaglandinas em termos de sucesso.

### Misoprostol

Este análogo sintético da prostaglandina E1 é estável em temperatura ambiente e relativamente barato. Além disso, diferentemente da ocitocina, pode ser administrado por via vaginal ou oral, o que facilita seu uso em locais nos quais haja um número reduzido de profissionais de enfermagem.

A principal indicação do uso de misoprostol em obstetrícia costuma ser para as pacientes com indicação de indução e colo desfavorável (índice de Bishop < 7). Porém, de acordo com as melhores evidências, o misoprostol deve ser considerado a 1ª escolha na indução do parto, já que ele é mais eficaz do que a ocitocina intravenosa (IV). Comparado à ocitocina, o misoprostol intravaginal (25 μg a cada 6 h) está associado a maior chance de se obter um parto vaginal dentro de 24 h (RR: 0,62; IC95%: 0,43 a 0,90), menor taxa de cesárea (RR: 0,76; IC95%: 0,60 a 0,96) e menor taxa de recém-nascido com Apgar < 7 no 5º minuto (RR: 0,56; IC95%: 0,34 a 0,92).[1]

O misoprostol por via oral (VO) (25 μg cada 2 h) é semelhante ao misoprostol por via vaginal para todos os desfechos de efetividade avaliados, com a vantagem de reduzir o risco de Apgar < 7 no 5º minuto (RR: 0,65; IC95%: 0,44 a 0,97). Não há estudos suficientes para concluir sobre eventuais riscos ou benefícios da administração de misoprostol VO *versus* por via sublingual/bucal.

Caso se utilize o misoprostol apenas para amadurecer o colo, a dose recomendada é a mesma (25 μg por via vaginal cada 6 h). Quando o colo tiver atingido escore de Bishop > 7, devem-se cessar as aplicações de misoprostol e programar indução eletiva com ocitocina para o próximo horário mais conveniente. Misoprostol e ocitocina nunca devem ser utilizados simultaneamente, em vista do elevado risco de hiperestimulação e ruptura uterina.

Em pacientes com cesárea anterior, não é recomendado o uso de misoprostol em função do risco de ruptura uterina, descrito em estudos observacionais. Um estudo de coorte sugere aumento no risco relativo de ruptura uterina, apesar de o risco absoluto ser bastante baixo (Tabela 25.3).[5]

Com base nas melhores evidências (revisões sistemáticas de qualidade), o misoprostol é o melhor método para a indução do parto em termos de efetividade e segurança materna e neonatal, quando comparado com outros métodos farmacológicos.

■ **Tabela 25.3** Risco relativo de ruptura uterina relacionada com o uso de misoprostol em pacientes com uma cesárea anterior.

| Tipo de parto | Ruptura uterina | Risco relativo | Intervalo de confiança |
|---|---|---|---|
| Parto espontâneo | 5,2/1.000 | Referência | – |
| Indução sem prostaglandinas | 7,7/1.000 | 4,9 | 2,4 a 9,7 |
| Indução com prostaglandinas | 24,5/1.000 | 15,6 | 8,1 a 30,0 |

▶ **Efeitos colaterais e cuidados.** São relatados efeitos associados a altas doses, como o aumento da mobilidade gastrintestinal, hipertermia de origem central, hipotensão por vasodilatação e broncospasmo. Tais sintomas respondem bem à prescrição de metoclopramida e dipirona. As doses usuais para indução no termo não são contraindicadas para pacientes asmáticas.

Além de monitorar a dinâmica uterina, é fundamental controlar periodicamente a pressão arterial, o pulso e a temperatura materna. Recomenda-se, ainda, atentar para os sintomas gastrintestinais e respiratórios. Quanto ao feto, é importante o registro da vitalidade por meio de cardiotocografia 30 min após a dose inicial e contínua quando entrar na fase ativa do trabalho de parto.

### Ocitocina

A ocitocina é um hormônio proteico produzido pelos núcleos supraópticos e paraventriculares do hipotálamo e liberado pela hipófise posterior. Sua interação com os receptores das membranas celulares miometriais promove a entrada de $Ca^{++}$ na célula e a sua liberação do retículo sarcoplasmático. A ocitocina também aumenta a produção local de prostaglandinas e a frequência e intensidade das contrações uterinas. Seu efeito depende do número de receptores existentes no útero e é modulado pela concentração sérica de estrogênio (agonista) e progesterona (antagonista). A ocitocina tem meia-vida curta (1 a 6 min), sendo metabolizada pelo fígado e pelos rins.

▶ **Efeitos colaterais | Intoxicação hídrica e hipotensão.** Em decorrência de sua semelhança estrutural com o hormônio antidiurético, a ocitocina promove a reabsorção de água livre no túbulo contornado distal. Com doses de 20 mU/min já ocorre redução da diurese e com 40 mU/min pode ocorrer intoxicação hídrica, geralmente associada a infusão de grandes volumes de soro glicosado 5%. A reabsorção de água livre pode causar hipervolemia, edema agudo pulmonar e hiponatremia com possibilidade de convulsão materna e até morte.

O efeito antidiurético cessa após 5 min da suspensão da ocitocina. Pode haver efeito hipotensor decorrente da vasodilatação com consequente taquicardia reflexa. Ocorre quando se infunde ocitocina IV em bolo, mesmo em pequenas doses (5 a 10 mU), o que deve ser evitado.

▶ **Cuidados.** Alguns cuidados devem ser considerados, como o preparo da paciente e a administração da medicação.

*Preparo da paciente.* A paciente deve estar com acesso venoso e posicionada em decúbito lateral esquerdo (aumenta a intensidade e reduz a frequência das contrações). Se disponível, devem-se usar bomba de infusão e cardiotocografia contínua. É preciso, também, sempre designar um profissional específico como responsável pelo controle contínuo da indução.

*Administração.* Dilua a ocitocina em soro fisiológico ou Ringer. Anote o volume infundido, não excedendo volume total de 3 ℓ em

12 h. A resposta uterina à ocitocina é individual. Assim, sempre inicie a indução com dose de teste baixa (1 a 4 mU/min) e aumente-a gradualmente. Quanto maior a idade gestacional, menor será a dose necessária. Monitore cuidadosamente a dinâmica uterina e a frequência cardíaca fetal logo após cada contração e a pressão arterial (PA) a cada 5 min durante 30 min.

Reavalie a dinâmica uterina após 30 min. Se a resposta for satisfatória, isto é, contrações com duração de 50 a 70 segundos, boa intensidade e frequência de 3 a 4/10 min, com relaxamento uterino completo durante o seu intervalo, mantenha a infusão. Se a resposta for insuficiente, aumente a dose em incrementos de 6 mU/min até atingir dose máxima: dose habitual máxima para indução de 30 a 40 mU/min.

Diante de hipersistolia, reduza a dose em 3 mU/min ou suspenda a infusão, adequando a dose às necessidades.

A infusão de ocitocina deve ser reduzida ou suspensa sempre que houver:

- evidência de sofrimento fetal (bradicardia prolongada, desacelerações [DIP] tipo II)
- taquissistolia (frequência das contrações > 4 em 10 min)
- ausência completa de relaxamento uterino no intervalo das contrações.

O uso de ocitocina em pacientes com cesárea anterior aumenta o risco relativo de ruptura uterina, mas o risco absoluto é pequeno e comparável àquele observado em pacientes com cesárea prévia e trabalho de parto espontâneo. Desse modo, seu uso não é contraindicado nessas pacientes desde que seja assegurado monitoramento efetivo.

O esquema a seguir apresenta como deve ser feito o cálculo de gotejamento de ocitocina, enquanto a Tabela 25.4 ilustra os gotejamentos necessários por minuto em várias concentrações de ocitocina.

■ **Tabela 25.4** Dose de ocitocina (em miliunidades) segundo diluição e volume de soro.

| Dose de ocitocina a ser administrada (mU/min) | Diluição da ocitocina em soro | | | | |
|---|---|---|---|---|---|
| | 5 UI em 500 mℓ (gota/min) | 10 UI em 500 mℓ (gota/min) | 20 UI em 500 mℓ (gota/min) | 5 UI em 1.000 mℓ (gota/min) | 10 UI em 1.000 mℓ (gota/min) |
| 1 | 2 | 1 | – | 4 | 2 |
| 2 | 4 | 2 | 1 | 8 | 4 |
| 4 | 8 | 4 | 2 | 16 | 8 |
| 8 | 16 | 8 | 4 | 32 | 16 |
| 10 | 20 | 10 | 5 | 40 | 20 |
| 12 | 24 | 12 | 6 | 48 | 24 |
| 16 | 32 | 16 | 8 | 64 | 32 |
| 20 | 40 | 20 | 10 | 80 | 40 |
| 24 | 48 | 24 | 12 | 96 | 48 |
| 32 | 64 | 32 | 16 | – | 64 |
| 40 | 80 | 40 | 20 | – | 80 |
| 50 | 100 | 50 | 25 | – | 100 |

## Cálculo de gotejamento

O cálculo de gotejamento para determinada dose/min deve ser feito da seguinte maneira:

Número de gotas/min = (mU/min desejada × 20) ÷ 10* ou 20** ou 40***

*Exemplo:* Qual é o gotejamento necessário para se obter 12 mU/min de ocitocina (diluição de 5 UI em 500 m$\ell$)?

*Resposta:* (12 × 20) ÷ 10 = 24 gotas/min.

\* 10 se diluição for 5 UI de ocitocina em 500 m$\ell$ de soro.
\*\* 20 se diluição for 10 UI de ocitocina em 500 m$\ell$ de soro.
\*\*\* 40 se diluição for 20 UI de ocitocina em 500 m$\ell$ de soro.

## ▶ Considerações finais

- A necessidade e a indicação de indução devem ser consideradas cuidadosamente
- A indução só deve ser realizada quando houver clara indicação médica
- A indução é uma intervenção médica com riscos e benefícios e só deve ser realizada quando os benefícios esperados superarem seus riscos potenciais
- Antes de se iniciar a indução, devem-se realizar um exame médico completo (história, exame geral, obstétrico e ginecológico) e exames para avaliar a vitalidade fetal
- Contraindicações absolutas e relativas para indução devem ser cuidadosamente consideradas
- O índice de Bishop inicial é fundamental para avaliar evolução e para decidir o método a ser utilizado para indução
- Os cuidados na administração e no manejo de ocitocina e misoprostol (dose máxima, efeitos colaterais) devem ser cuidadosamente considerados
- Controle clínico cuidadoso e contínuo materno e fetal deve ser mantido durante todo o processo de indução. Gestantes em indução nunca devem ficar sem supervisão médica
- Induções de parto devem ser realizadas em ambiente hospitalar com condições adequadas para tratar complicações decorrentes dessa intervenção, incluindo hiperestimulação uterina, sofrimento fetal e ruptura uterina.

## ▶ Referências bibliográficas

1. World Health Organization. WHO recommendations for induction of labour 2011. Acesso em: 2011 Set 15. Disponível em: www.who.int/reproductivehealth/publications/maternal_perinatal_health/9789241501156/en/index.html.
2. Caughey AB, Sundaram V, Kaimal AJ *et al.* Maternal and neonatal outcomes of elective induction of labor. Evidence Report/Technology Assessment No. 176. Rockville, MD, USA: Agency for Healthcare Research and Quality, 2009.
3. Boulvain M, Stan C, Irion O. Membrane sweeping for induction of labour. Cochrane Database Syst Rev. 2005; (1):CD000451.
4. Boulvain M, Kelly A, Lohse C *et al.* Mechanical methods for induction of labour. Cochrane Database Syst Rev. 2001; (4):CD001233.
5. Lydon-Rochelle M, Holt VL, Easterling TR *et al.* Risk of uterine rupture during labor among women with a prior cesarean delivery. N Engl J Med. 2001; 345(1):3-8.

# 26 Partograma

*José Carlos Peraçoli | Izildinha Maestá*

## ▶ Introdução

O partograma é a representação gráfica do trabalho de parto, sendo considerado um instrumento importante de avaliação da evolução da dilatação do colo uterino e da descida da apresentação. De modo simples e prático, contribui para a melhoria da qualidade da assistência clínica ao parto.[1-3]

O controle gráfico do trabalho de parto suprime a identificação subjetiva de sua evolução normal ou anormal, destacando-se a efetividade na melhora da qualidade da assistência ao trabalho de parto, na correção precoce do trabalho de parto disfuncional, na redução da incidência de cesárea e na identificação da real necessidade de uso de ocitócicos.

O partograma avalia, em um determinado momento, todos os fatores envolvidos na evolução do trabalho de parto: dilatação cervical, descida da apresentação fetal, variedade de posição fetal, vitalidade fetal, atividade uterina, infusão de líquidos e substâncias, uso e tipo de analgesia. Por isso, costuma-se dizer que o partograma é uma fotografia do trabalho de parto.

Segundo o conceito de Friedman (1954),[4] o trabalho de parto pode ser identificado por três períodos distintos e funcionalmente diferentes: preparatório, de dilatação e pélvico. No *período preparatório*, as contrações uterinas coordenam-se e preparam o colo uterino para a fase de dilatação ativa. Esta preparação caracteriza-se por amolecimento, apagamento e início da dilatação. No *período de dilatação*, ocorre a evolução para dilatação completa do colo uterino, enquanto no *período pélvico* desencadeia-se a maior parte dos fenômenos mecânicos do parto, caracterizando-se pela descida e expulsão do feto. Esses três períodos são facilmente identificados e sofrem influência de vários fatores, portanto, reconhecê-los e compreendê-los é fundamental para uma boa assistência ao parto.

Friedman (1954)[4] também determinou que a dilatação do colo uterino evolui segundo uma curva sigmoide e que a descida da apresentação fetal evolui segundo uma curva hiperbólica. A curva sigmoide da dilatação do colo é complexa, compreendendo as fases latente e ativa (Figura 26.1).

A *fase latente* estende-se do início das contrações uterinas regulares até o início da fase ativa. Nesta fase, as contrações encontram-se em processo de orientação, coordenação e polarização, identificando-se uma curva quase horizontal, com pouca variação da dilatação. A *fase ativa* inicia-se no ponto em que a curva apresenta inclinação

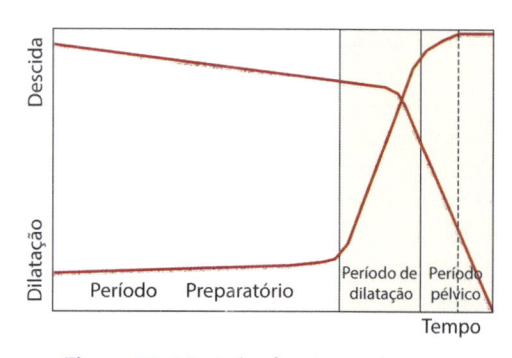

**Figura 26.1** Períodos funcionais do parto.

de seu traçado, terminando com a dilatação completa. Para fins práticos, Philpott e Castle (1972)[5,6] definiram seu início como o momento em que o colo uterino está apagado, a dilatação é de 3 cm e as contrações uterinas são regulares.

A *fase ativa* pode ser subdividida em fase de aceleração, de inclinação máxima e de desaceleração. A fase de aceleração é curta e variável, porém importante no resultado do parto. A fase de inclinação máxima avalia a eficiência motora do útero e a fase de desaceleração reflete a relação feto-pélvica, caracterizando-se pelo início da descida da apresentação fetal, que se completa no período pélvico. Durante a fase ativa, a velocidade da dilatação é de 0,8 a 1,5 cm por hora, considerando-se na prática em média de 1,0 cm por hora.

Na evolução normal do trabalho de parto, a curva da descida da apresentação é *hiperbólica*, resultante da correlação entre a descida da apresentação fetal e o tempo (Figura 26.2). Essa curva também é identificada por duas fases: latente e ativa. A fase latente inicia-se no período preparatório e estende-se até a fase de inclinação máxima do período de dilatação. A fase ativa coincide com o final da fase de inclinação máxima da dilatação.

A análise conjunta das curvas de dilatação cervical e de descida da apresentação é útil para caracterizar a evolução normal ou anormal do trabalho de parto.

Considerando que a dilatação do colo uterino e a descida da apresentação fetal representam o progresso do trabalho de parto e refletem os graus de normalidade ou anormalidade do mesmo, é possível quantificar a evolução do parto utilizando-se metodologia objetiva. Assim, Friedman (1954)[4] relaciona a dilatação cervical com o tempo e a coloca no eixo X na forma de tempo em horas. A dilatação cervical é colocada em centímetros (cm) no eixo Y (à esquerda). A descida da apresentação é colocada à direita. Considera-se como ponto de referência para a descida o plano das espinhas ciáticas (plano zero de De Lee), sendo os valores acima das mesmas negativos e valores abaixo, positivos (Figura 26.3).

Philpott e Castle (1972)[5,6] acrescentaram a essa forma de avaliação do trabalho de parto uma *linha de alerta* (na hora subsequente à primeira anotação da dilatação cervical) e uma *linha de ação* (4 h à direita da linha de alerta) (Figura 26.4).

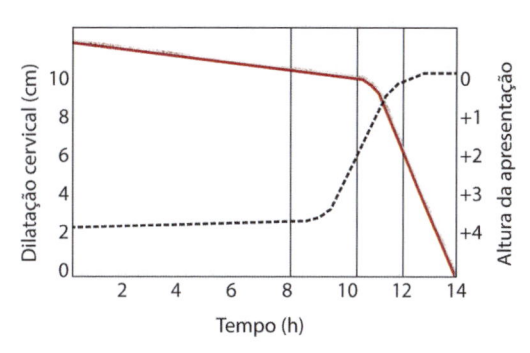

**Figura 26.3** Relação entre a descida da apresentação e a dilatação cervical.

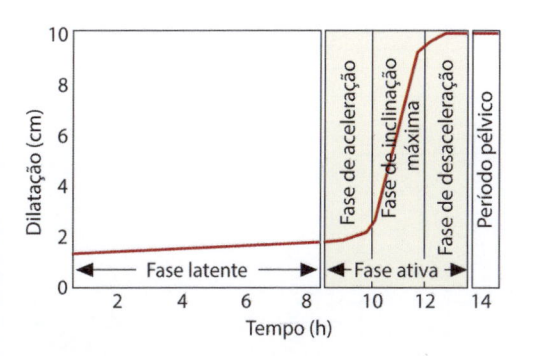

**Figura 26.2** Curva de dilatação cervical: fases latente e ativa.

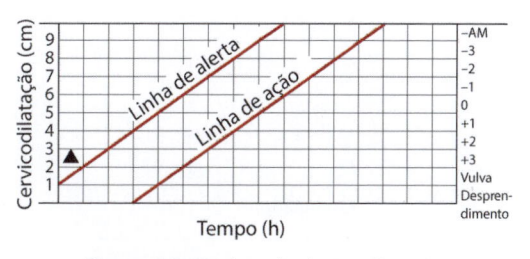

**Figura 26.4** Linhas de alerta e de ação.

## ▶ Construção e interpretação do partograma

Cada divisória horizontal (abscissa) corresponde a 1 h (tempo) e cada divisória vertical (ordenada) corresponde a 1,0 cm de dilatação cervical (esquerda) e de descida da apresentação (direita), como demonstrado na Figura 26.5.

O registro gráfico deve ser iniciado quando a parturiente estiver no final da fase latente ou início da fase ativa (duas a três contrações eficazes em 10 min e dilatação cervical de, pelo menos, 3 cm). Na dúvida, deve-se aguardar 1 h e realizar novo toque vaginal: velocidade de dilatação de 1,0 cm/h, entre dois toques sucessivos, confirma diagnóstico de fase ativa do trabalho de parto.

A dilatação cervical é registrada no ponto correspondente do gráfico, traçando-se na hora seguinte a linha de alerta e, em paralelo, 4 h após, a linha de ação.

Os toques vaginais subsequentes são realizados a cada 2 h, no início da fase ativa e em intervalos menores no final da fase ativa e do período pélvico. A anotação deve respeitar o tempo no gráfico. Em cada toque vaginal deverão ser avaliadas a dilatação cervical, a altura da apresentação fetal, a variedade de posição e a condição da bolsa das águas.

Deve ser sistemático o registro das contrações uterinas (frequência e qualidade), dos batimentos cardíacos fetais, da condição da bolsa

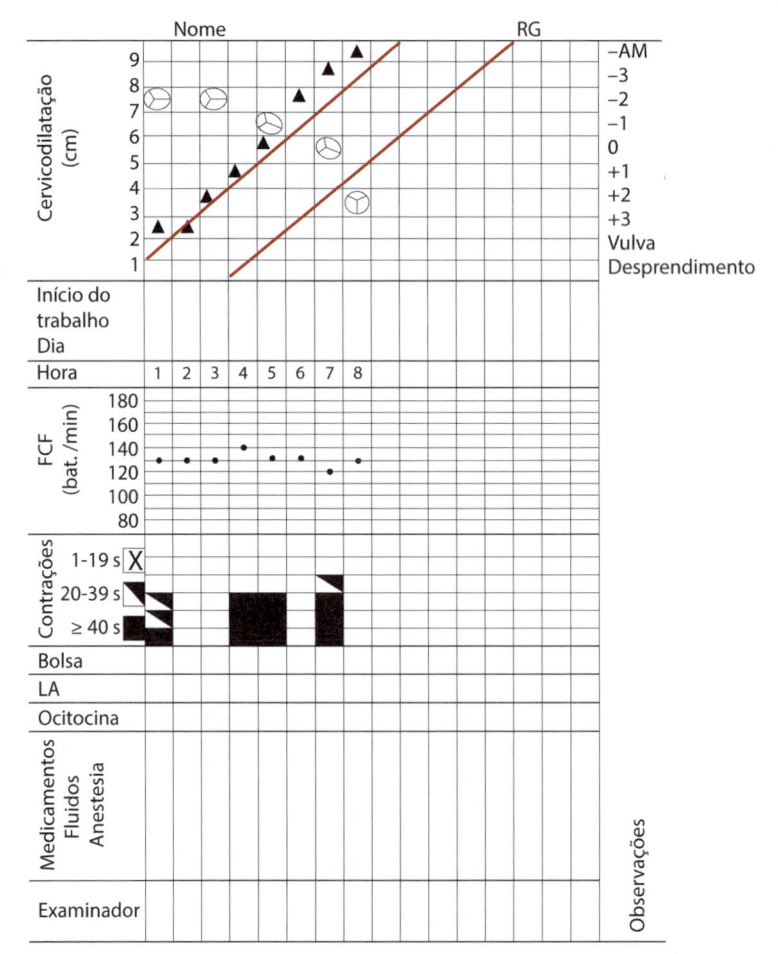

**Figura 26.5** Construção do partograma. FCF = frequência cardíaca fetal; LA = líquido amniótico.

das águas, da coloração do líquido amniótico, da infusão de líquidos e substâncias e do tipo de analgesia/anestesia.

A construção correta das linhas de alerta e de ação é fundamental para que se evitem erros na interpretação do partograma (Figura 26.6).

A identificação das distocias é feita pela observação das curvas de dilatação cervical e de descida da apresentação fetal expressas no partograma. Assim, conforme o período do parto diagnostica-se a distocia, de acordo com o boxe a seguir.

| Períodos do parto | Distocia |
|---|---|
| Preparatório | Fase latente prolongada |
| Dilatação | Fase ativa prolongada |
| | Parada secundária da dilatação |
| | Parto precipitado |
| Pélvico | Período pélvico prolongado |
| | Parada secundária da descida. |

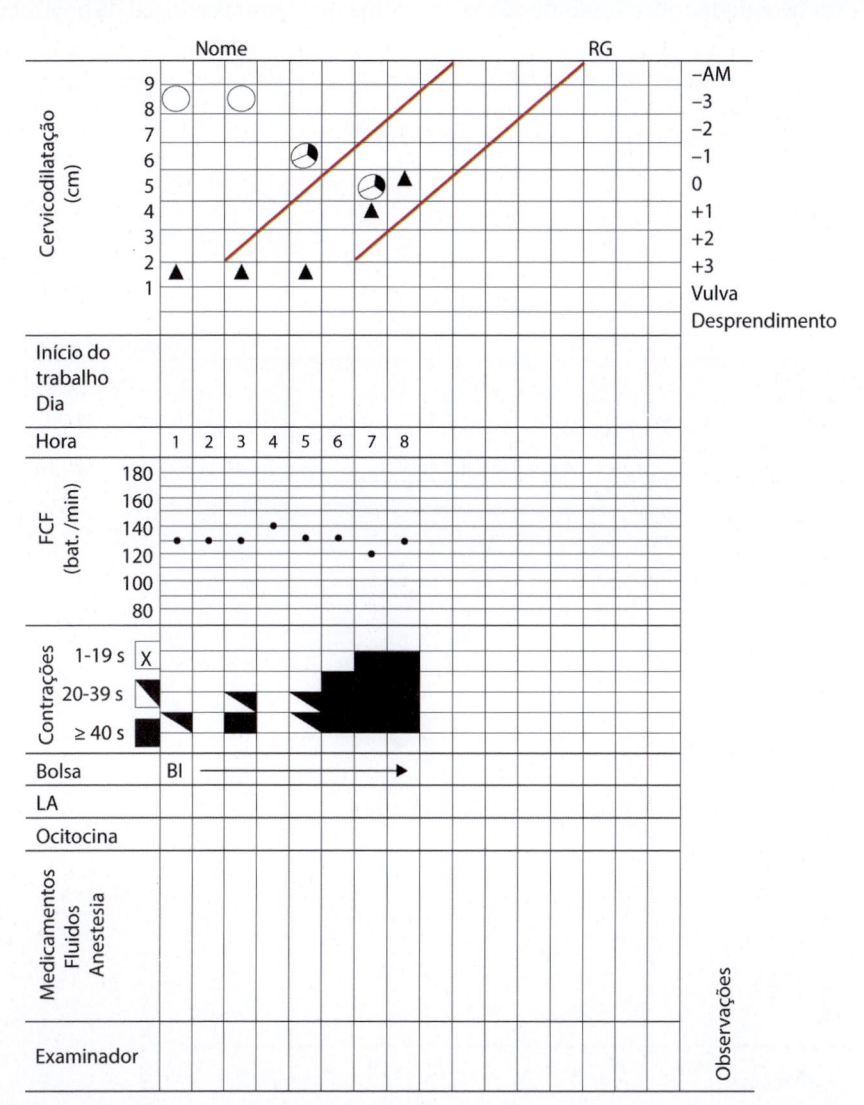

**Figura 26.6** Erro na construção do partograma. Linha de alerta traçada na fase latente da dilatação. FCF = frequência cardíaca fetal; LA = líquido amniótico; BI = bolsa íntegra.

Na *fase latente prolongada*, o padrão das contrações uterinas não é efetivo e praticamente não ocorrem dilatação cervical e descida da apresentação (Figura 26.7). Considera-se fase latente prolongada quando o trabalho de parto tem duração superior a 20 h. A conduta pode ser expectante, desde que a vitalidade fetal esteja preservada. Recomenda-se evitar o uso de ocitócicos, pois estes aumentarão a incidência de distocias, em decorrência de colo uterino desfavorável. Quando se optar pelo acompanhamento ambulatorial, a gestante deve ser orientada sobre sinais de alerta da necessidade de retornar ao hospital, como perda de líquido amniótico, sangramento uterino, contrações eficientes a cada cinco minutos e diminuição dos movimentos fetais.

Na *fase ativa prolongada*, a dilatação do colo uterino ocorre lentamente, em uma velocidade inferior a 1,0 cm/h (Figura 26.8). A curva da dilatação ultrapassa a linha de alerta e, às vezes, a linha de ação. Essa distocia geralmente decorre de contrações uterinas ineficientes (falta de motor), corrigindo-se a velocidade de dilatação do colo uterino pela administração de ocitocina ou ruptura artificial da bolsa das águas.

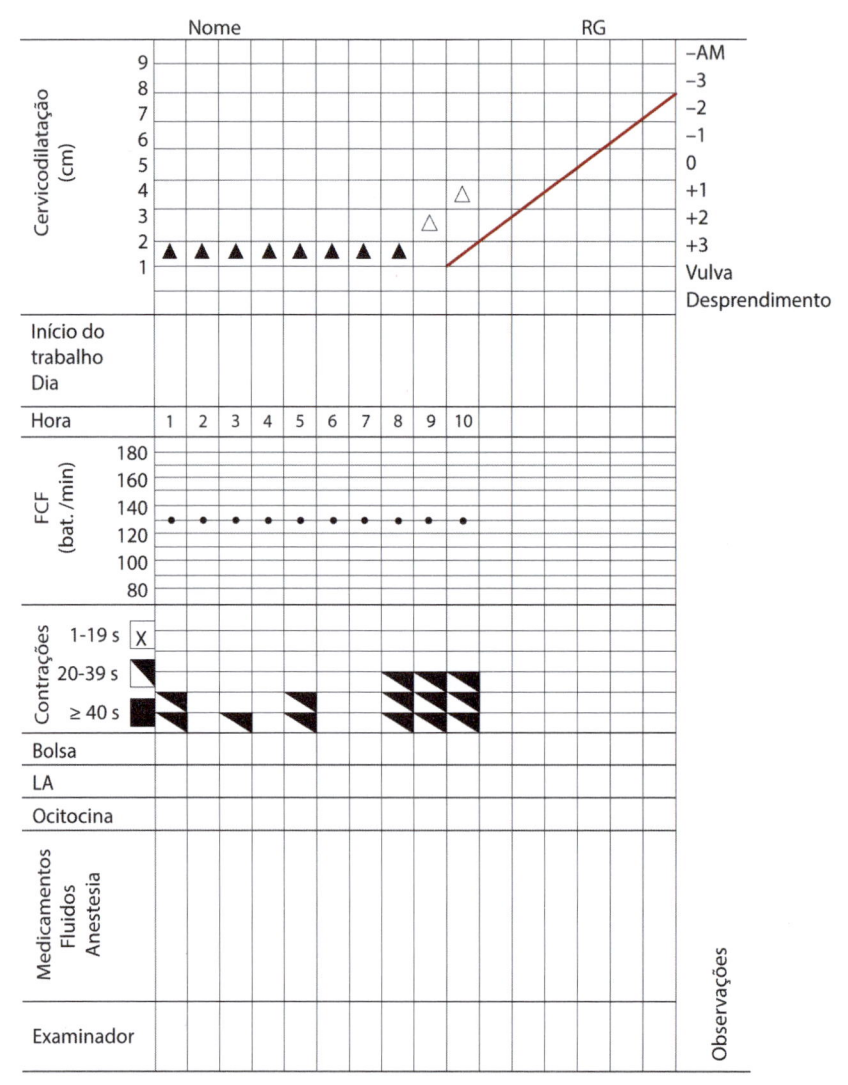

**Figura 26.7** Fase latente prolongada. FCF = frequência cardíaca fetal; LA = líquido amniótico.

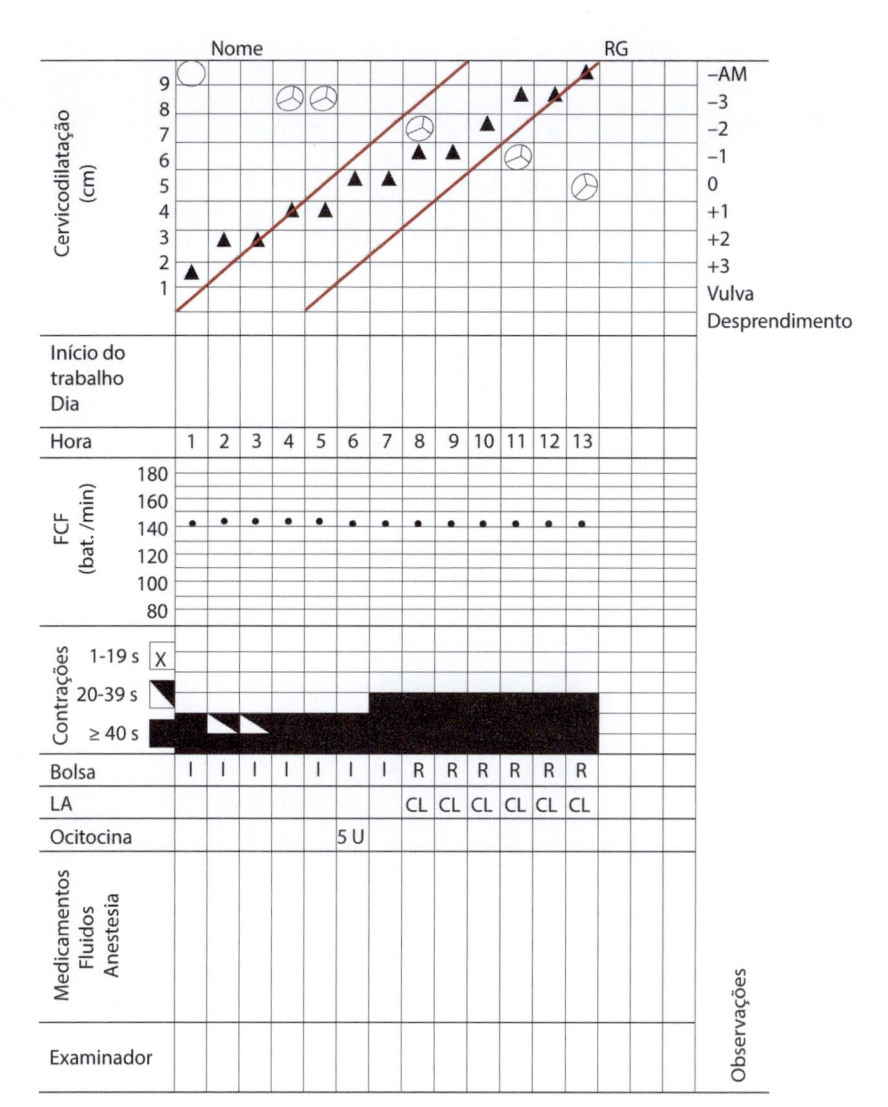

**Figura 26.8** Fase ativa prolongada. FCF = frequência cardíaca fetal; LA = líquido amniótico; I = bolsa íntegra; R = bolsa rota; CL = líquido claro.

A *parada secundária da dilatação* é diagnosticada quando a dilatação cervical não progride no período de 2 h ou mais, ultrapassando a linha de alerta e, por vezes, a linha de ação (Figura 26.9). Sua principal causa é a desproporção cefalopélvica relativa ou absoluta. Na vigência de desproporção cefalopélvica absoluta (volume do polo cefálico maior que a bacia – feto macrossômico ou feto de tamanho normal e bacia obstétrica inadequada), a resolução da gestação é feita por cesárea. Na desproporção relativa (alteração

da apresentação: deflexão ou variedades de posição transversas ou posteriores), a ruptura artificial da bolsa das águas e a deambulação ou analgesia peridural podem favorecer a evolução normal do parto. Caso esses procedimentos não modifiquem a evolução anormal do partograma, orienta-se o parto cesáreo.

Diagnostica-se o *parto precipitado ou taquitócico* quando a dilatação cervical total, a descida e a expulsão do feto ocorrem no período de 4 h ou menos (Figura 26.10). O padrão da contratilidade uterina é de taquissistolia e

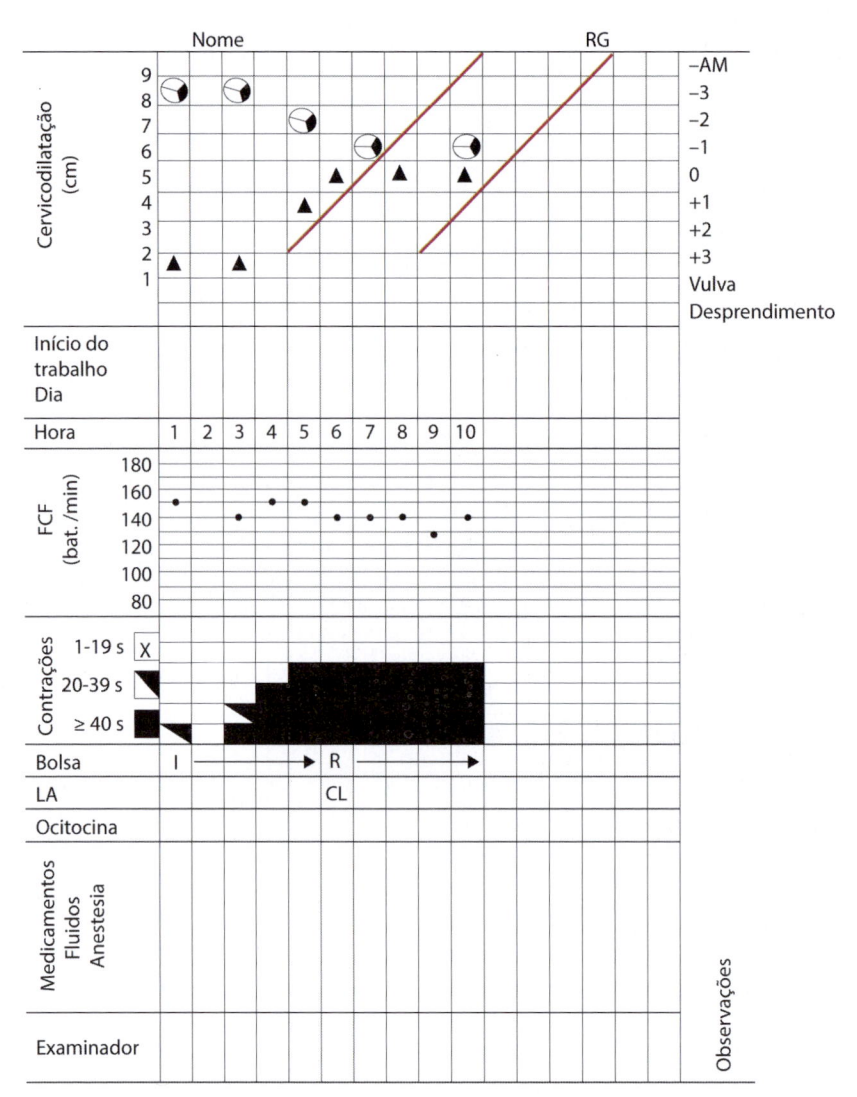

**Figura 26.9** Parada secundária da dilatação. FCF = frequência cardíaca fetal; LA = líquido amniótico; I = bolsa íntegra; R = bolsa rota; CL = líquido claro.

hipersistolia e, caso a placenta esteja no limite de sua função, identifica-se o sofrimento fetal. Lacerações do trajeto são mais frequentes neste tipo de parto, pois não há tempo para acomodação dos tecidos pélvicos, uma vez que a descida e a expulsão do feto acontecem abruptamente. O parto taquitócico pode ser espontâneo, mas pode decorrer de iatrogenia, como a administração excessiva de ocitocina. Orienta-se maior atenção à vitalidade fetal no período de dilatação cervical e revisão detalhada do canal de parto após a dequitação.

Identifica-se o *período pélvico prolongado* pela descida da apresentação fetal progressiva, mas excessivamente lenta (Figura 26.11), ocorrendo dilatação completa do colo uterino e demora na descida e expulsão do feto. Essa distocia geralmente está relacionada com contratilidade uterina deficiente, que pode ser corrigida com administração de ocitocina, ruptura artificial da bolsa das águas ou aplicação do fórcipe. Também se recomenda colocar a parturiente em posição vertical (sentada ou em pé) para favorecer a descida da apresentação.

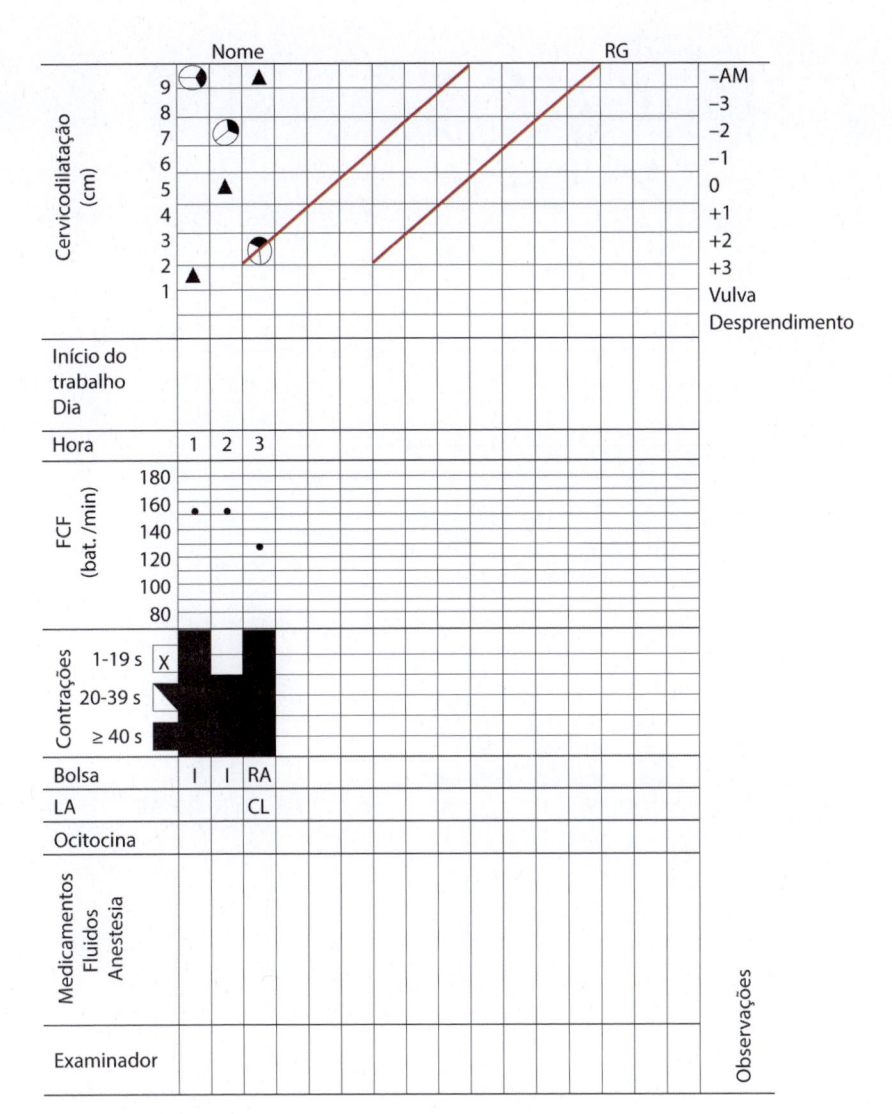

**Figura 26.10** Parto precipitado ou taquitócico. FCF = frequência cardíaca fetal; LA = líquido amniótico; I = bolsa íntegra; RA = bolsa rota artificialmente. CL = líquido claro.

Para o diagnóstico da *parada secundária da descida* é necessário que a dilatação do colo uterino esteja completa e a altura da apresentação mantenha-se a mesma por 1 h ou mais (Figura 26.12). Essa situação deve ser prontamente corrigida para evitar consequências materno-fetais desastrosas. Há necessidade de se reavaliar as relações feto-pélvicas, pois a causa mais frequente desse tipo de distocia é a desproporção cefalopélvica relativa ou absoluta. A desproporção absoluta leva à indicação de cesárea. Na vigência de desproporção rela-tiva e polo cefálico profundamente insinuado é válida a tentativa de fórcipe de tração ou rotação, dependendo da variedade de posição.

Os modelos gráficos de partograma podem variar, mas não perdem a essência de proporcionar melhor controle do parto. A Organização Mundial da Saúde (OMS, 1994)[7] preconiza um partograma de aplicação universal com linhas de alerta e de ação. O Centro Latino-Americano de Perinatologia (CLAP) padroniza um modelo próprio, que diferencia primigesta e multípara, parturiente com

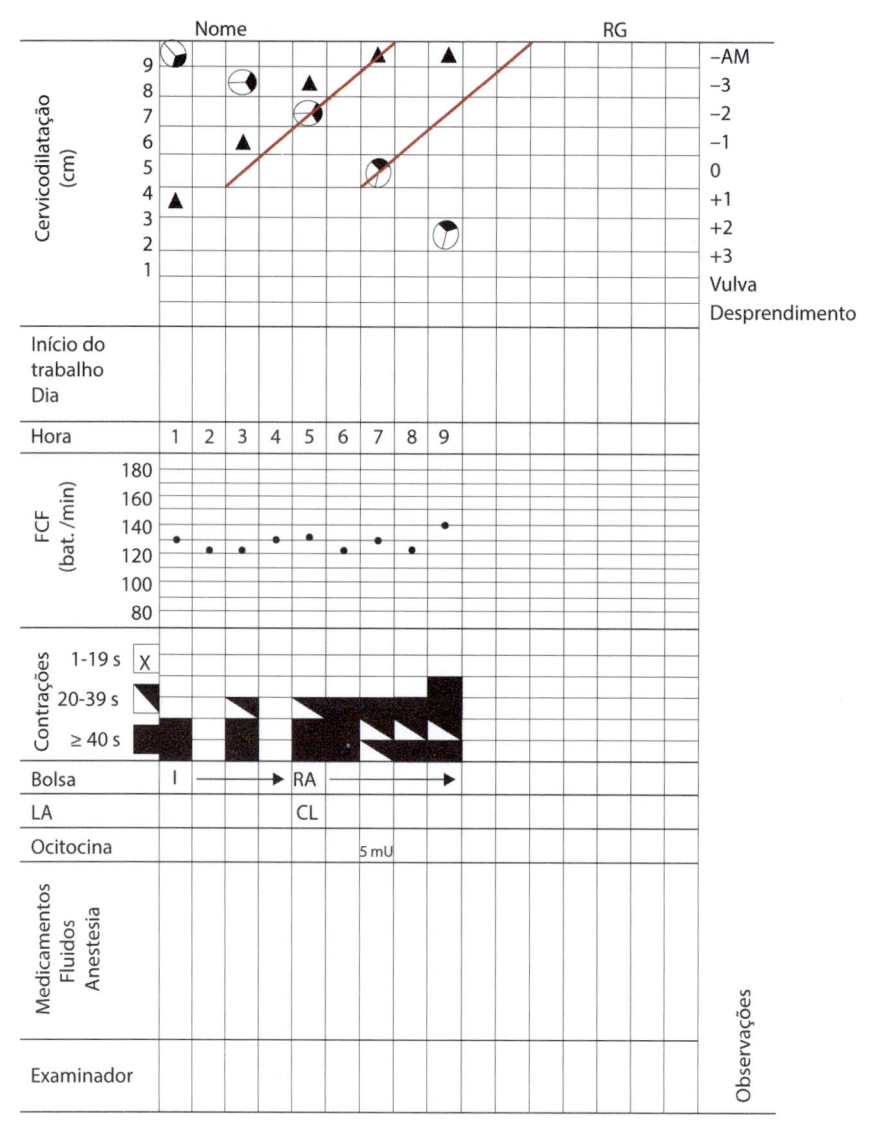

**Figura 26.11** Período pélvico prolongado. FCF = frequência cardíaca fetal; LA = líquido amniótico; I = bolsa íntegra; RA = bolsa rota artificialmente. CL = líquido claro.

bolsa íntegra e rota (Schwarcz *et al.*, 1996).[8] Entretanto, na prática diária, a facilidade de construção e a praticidade de aplicação do partograma preconizado pela OMS (1994)[7] favorecem sua escolha em relação ao do CLAP.

Por fim, vários aspectos enfatizam o uso do partograma na assistência clínica ao trabalho de parto:

- é considerado obrigatório pela OMS desde 1994

- facilita o acompanhamento do trabalho de parto por principiantes ou paramédicos
- é útil na passagem de plantão do pré-parto
- favorece o uso racional de ocitócicos e de analgesia
- é útil no diagnóstico precoce das distocias e na conduta a ser adotada em cada uma delas
- é estratégia fundamental para a redução dos índices de cesárea.

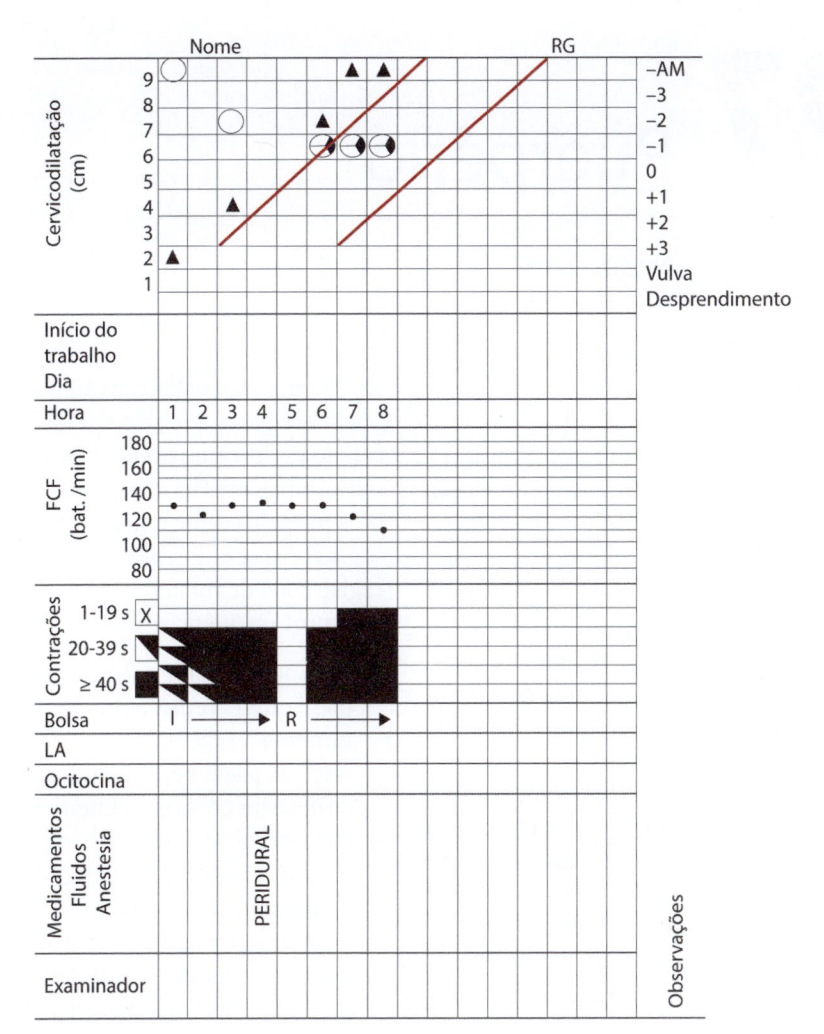

**Figura 26.12** Parada secundária da descida. FCF = frequência cardíaca fetal; LA = líquido amniótico; I = bolsa íntegra; R = bolsa rota.

## ▶ Referências bibliográficas

1. Rudge MVC, Maestá I, Peraçoli JC *et al.* Distócias do trabalho de parto identificadas no partograma. Femina. 1999; 27:703-6.
2. Rudge MVC, Maestá I, Calderon IMP *et al.* Uso do partograma na assistência clínica ao parto. Femina. 1999; 27:257-61.
3. Rudge MVC, Calderon IMP, Maestá I *et al.* Partograma na assistência clínica ao parto normal e distócico. In: Guariento A, Mamede JAV (org.). Medicina materna fetal. São Paulo: Atheneu, 2001. pp. 295-308.
4. Friedman E. The graphic analysis of labor. Am J Obst Gynec. 1954; 68:1568-75.
5. Philpott RH, Castle WM. Cervicographs in the management of labour in primigravidae. I. The alert line for detecting abnormal labour. J Obstet Gynaecol Br Commonw. 1972; 79:592-8.
6. Philpott RH, Castle WM. Cervicographs in the management of labour in primigravidae. II. The action line for detecting abnormal labour. J Obstet Gynaecol Br Commonw. 1972; 79:599-602.
7. World Health Organization. Partograph in management of labour. World Health Organization – Maternal health and safe motherhood programme. Lancet. 1994; 343:1399-404.
8. Schwarcz R, Díaz AG, Fescina RH *et al.* Partograma com curvas de alerta In: Saúde reprodutiva materna perinatal. Atenção pré-natal e do parto de baixo risco. Publ Cient CLAP, no. 1321.03. 1996; 134-44.

# 27 Puerpério

*Nelson Sass*

## ▶ Introdução

O puerpério é definido como o período iniciado na dequitação até a volta do organismo materno às condições pré-gravídicas. Sua duração é variável, atingindo, em média, 6 a 8 semanas. Pode ser dividido em puerpério imediato (até o 10º dia), tardio (do 11º ao 45º dia) e remoto (além de 45 dias).[1,2] Nesse período, com exceção da glândula mamária, ocorre um processo gradativo de involução das modificações gestacionais.

É importante notar que a primeira hora do puerpério (quarto período de Greenberg) foi incorporada aos períodos clínicos do parto por constituir uma fase que exige monitoramento materno cuidadoso em vista dos riscos potenciais de hemorragia decorrentes de instabilidade da contração uterina ou de lesões traumáticas no parto.

A fragilidade materna neste período é proporcional às dificuldades vivenciadas no parto. Os processos patológicos, principalmente infecciosos, instalam-se neste momento, mesmo que ainda sem manifestação clínica evidente. Cabe ao clínico o reconhecimento de situações de risco e a interceptação de sua evolução, bem como o pleno conhecimento de características fisiológicas do processo de readaptação do organismo materno e seu manejo seguro.

## ▶ Evolução clínica diária

A paciente necessita de atenção física e psíquica, devendo-se evitar que o foco de atenção principal seja o bebê. A avaliação deve seguir uma sistematização que possa identificar anormalidades. Nessa sequência, a observação do estado emocional da paciente é muito importante, pois há alta prevalência de distúrbios próprios deste período e que não devem ser menosprezados, devendo ser verificados e registrados de maneira clara, de acordo com a seguinte sequência:

- ouça atentamente a sintomatologia. O simples "ouvir" representa uma poderosa ferramenta terapêutica. Observe o estado anímico da paciente, avaliando a possibilidade de *blues* ou graus mais intensos de depressão
- inquira sobre desconfortos e a localização da dor, aceitação da dieta, diurese e funcionamento intestinal
- registre a pressão arterial e o pulso
- afira a temperatura, preferencialmente por via oral. Caso não seja possível, individualize a aferição oral quando houver suspeita de morbidade febril puerperal: ocorrência de temperatura de 38°C ou mais, por 2 dias consecutivos, dentro dos 10 primeiros dias de pós-parto, exceto nas primeiras 24 h, sendo a temperatura tomada por via oral, 4 vezes/dia. É evidente que temperatura identificada imediatamente após o parto, ou aferida pela temperatura axilar, deve ser observada com cautela, especialmente em pacientes com fatores de risco para infecções instaladas antes do parto (corioamnionite subclínica, ruptura prematura de membranas etc.)
- observe a coloração e a hidratação de mucosas
- realize avaliação mamária diária. Oriente e proceda segundo o protocolo (ver Capítulo 28, *Aleitamento Materno*)

- avalie no abdome a presença de distensão, o estado da cicatriz (quando pertinente) e a involução uterina. Após o parto, o fundo uterino posiciona-se pouco abaixo da latitude da cicatriz umbilical, na maioria das vezes dextroposto
- o retorno do útero às condições pré-gravídicas segue o ritmo de redução de cerca de 1,0 cm a cada dia. Este processo é auxiliado pela ação da ocitocina liberada de maneira reflexa pela estimulação do mamilo no momento da sucção. Esta resposta pode ser razoavelmente desconfortável (dores de tortos), com tendência a desaparecer após o 4º dia. A simples orientação pode ser suficiente para aliviar o desconforto materno, mas o uso de antiespasmódicos pode ser útil. O útero deve estar em posição intrapélvica em torno de 12 dias pós-parto
- observe na região perineal o aspecto da loquiação, da episiorrafia, a presença de edema e/ou hematoma e a possibilidade de trombose hemorroidária. Os lóquios são abundantes até o 3º dia (lóquios vermelhos ou rubros), procedentes da área de inserção placentária e também do colo e da vagina, mas coágulos devem ser observados com cautela. A loquiação vai se tornando mais escassa e com coloração mais escura (lóquios escuros) de acordo com a decomposição da hemoglobina e predominância progressiva de leucócitos, aproximadamente até o 10º dia, quando, então, tende a ser cada vez mais amarelada e inclusive com aspecto purulento (*lochia flava*), tornando-se gradativamente brancos ou serosos (*lochia alba*).[2,3] O aspecto, a quantidade e o odor dos lóquios variam muito e sua avaliação é pouco objetiva, porém o aspecto purulento associado a odor fétido pode sugerir o diagnóstico de endometrite. Nessas situações, devem-se considerar como diagnóstico diferencial infecções vaginais prévias, como tricomoníase
- avalie a evolução de edema e sinais sugestivos de flebite ou trombose nos membros inferiores.

## ▶ Prescrição

Como regra geral, a prescrição no pós-parto deve ser o mais simples possível, seguindo as necessidades de cada tipo de parto.

### ▪ Dieta

Deve ser liberada o mais rapidamente possível. No parto vaginal, a dieta geral deve ser ministrada como rotina. No caso de pós-cesárea, a introdução de dieta deve ser individualizada. De maneira geral, em torno de 8 h após o ato cirúrgico é possível introduzir dieta leve, passando a geral após as primeiras 24 h, devendo-se observar cuidadosamente a aceitação da dieta. Pacientes ainda em íleo adinâmico exibem prostração, taquicardia e desidratação. A introdução precoce da dieta pode acarretar náuseas e vômitos, além de distensão abdominal.

#### Suplementação de ferro

Recomenda-se que as puérperas recebam 30 mg de ferro elementar, principalmente sob a forma de sais ferrosos por via oral (VO), o que corresponde a 150 mg de sulfato ferroso 1 vez/dia. A mesma quantidade pode ser obtida em 90 mg de fumarato ferroso ou 250 mg de gliconato ferroso. Vale lembrar que a demanda decorrente da lactação é relevante, sendo necessária a ampliação da dose diária de ferro. As situações devem ser individualizadas, prescrevendo-se dose de 150 a 300 mg de sulfato ferroso precedendo as refeições por pelo menos 3 meses ou ao longo do período de lactação.

### ▪ Analgésicos

A primeira alternativa de analgésico devem ser a dipirona em doses de 30 a 50 mg/kg/dose. Para uma puérpera de 80 kg, por exemplo, devem ser administrados pelo menos 2,5 g por dose a cada 6 ou 8 h. Esta necessidade será individualizada em função do tipo de procedimento a que a puérpera foi submetida. Do mesmo modo, a via de administração será decidida com base no fato de a paciente ter condições para receber medicamentos VO.

Caso necessário, adicione um anti-inflamatório não hormonal, como diclofenaco sódico (75,0 mg IM 8/8 h ou 50,0 mg VO 8/8 h), piroxicam (20,0 a 40,0 mg IM 12/12 h ou 20,0 mg VO 12/12 h) ou tenoxicam (20,0 a 40,0 mg IM 12/12 h ou 20,0 mg VO 12/12 h) VO ou parenteral. Para pacientes submetidas à episiorrafia, o uso de bolsa com gelo na região perineal nas primeiras 24 h pode auxiliar o controle da dor na região, especialmente naquelas que exibem edema local.

Cintas elásticas podem ter algum efeito analgésico após cesárea pela contenção das áreas mobilizadas na laparotomia, porém não têm influência para a correção da flacidez abdominal. Devem ser evitadas cintas com excessiva compressão, pois limitam a expansão pulmonar e exercem pressão sobre a musculatura pélvica.

### • Antibióticos

Devem se restringir aos esquemas profiláticos de administração de 2,0 g de cefalotina ou cefazolina cerca de 30 min antes da cesárea. Não são utilizados como rotina após parto vaginal normal ou instrumental, porém esta opção será individualizada. Quando pertinente, deve-se administrar, para primeira opção, cefazolina em doses de 2,0 g/dia durante 7 dias. A terapêutica complementar deve ser orientada segundo protocolo (ver Capítulo 90, *Infecção Puerperal*).

### • Uterotônicos

Deve-se utilizar ocitocina IV ou derivados de ergotamina apenas em situações clínicas definidas, como a atonia uterina.

As patologias hemorrágicas do terceiro e quarto períodos do parto frequentemente são diagnosticadas na enfermaria do puerpério. Traumas, retenção de restos placentários e a atonia uterina devem ser considerados como diagnósticos em pacientes com sangramento anormal.

### • Laxativos e antiflatulentos

Não devem ser utilizados como rotina. Não há restrições relativas ao tipo de dieta materna, mas devem ser priorizadas alternativas ricas em fibras e, eventualmente, laxativas, como a adição de sucos de mamão e ameixa.

### • Deambulação

Levando em consideração o estado de hipercoagulabilidade e a estase proporcionada pelo edema de membros inferiores, as puérperas devem ser estimuladas a se movimentar o mais precocemente possível. Isso será mais fácil para aquelas que optaram pelo parto por via vaginal, mas mesmo entre as que fizeram cesárea, essa recomendação deve ser adotada. Para o sucesso dessa intervenção, a atenção à analgesia pós-operatória será essencial. Tal prática reduz os riscos de trombose e embolia, bem como auxilia a regularização da função vesical e intestinal.

## ▶ Cuidados com a cicatriz

Na região perineal, deve haver cuidado com a higiene local, com lavagem com água e sabão, 2 a 3 vezes/dia e sempre após as evacuações. Deve-se retirar o curativo oclusivo da incisão abdominal após 24 h, mantendo a incisão exposta, sem necessidade de curativo específico, bastando limpeza com água e sabão.

## ▶ Verificação dos exames laboratoriais

É imperativa a verificação do tipo sanguíneo materno e do bebê, visando à profilaxia da aloimunização pelo fator Rh, bem como das sorologias para sífilis e HIV. Quando possível, deve-se avaliar o perfil sorológico para hepatite B visando à proteção do recém-nascido.

## ▶ Alta hospitalar

Nas puérperas sem anormalidades, a alta hospitalar pode ser definida 48 h após o parto vaginal e até 72 h após o parto cesáreo.

Mantenha a prescrição de ferro e terapêutica complementar de acordo com as necessidades verificadas durante a internação. Reafirme os cuidados com a amamentação e com o recém-nascido, encaminhando a mãe para consulta ambulatorial entre o 7º e 10º dia, quando se retiram os pontos daquelas submetidas à cesárea. A paciente deve ser orientada a retornar por volta do 45º dia para que sejam novamente avaliadas as condições de aleitamento, a involução das condições gestacionais, a complementação de vacinação e seja feita a orientação contraceptiva.

# ▶ Orientação contraceptiva

Este tópico tem importância considerável, pois a orientação contraceptiva segura resultará em melhor planejamento reprodutivo para aquela família, além de reduzir os riscos para as mulheres portadoras de condições clínicas que contraindiquem uma nova gestação, como diabéticas, hipertensas, cardiopatas, grandes multíparas, adolescentes etc.

Não se deve perder esta oportunidade no momento da alta, mesmo que o método orientado seja temporário até que seja possível o acesso a serviços de planejamento familiar, pois o retorno da fertilidade ocorre em cerca de 4 a 6 semanas naquelas que não amamentam e em cerca de 60 dias nas puérperas em plena lactação.[3]

A escolha do método deverá levar em conta tanto a presença de afecções que impeçam *per se* sua escolha quanto sua adequação à lactação.

## ▪ Método de barreira

O uso de preservativo masculino, feminino ou diafragma não apresenta contraindicação alguma, porém deve-se orientar sobre eventuais dificuldades no coito em função da atrofia vaginal típica do puerpério. Preservativos lubrificados ou a associação de lubrificantes vaginais, em geral, contornam este problema.

## ▪ Dispositivo intrauterino

De maneira geral, a colocação do dispositivo intrauterino (DIU) é realizada de 6 a 8 semanas após o parto, mesmo na vigência de amenorreia. Não há contraindicação para que sua aplicação ocorra imediatamente após a dequitação, tanto no parto vaginal como na cesárea, ainda que exista maior possibilidade de deslocamento. O mesmo se aplica ao DIU com levonorgestrel, pois não há evidências de que esta alternativa tenha influência na qualidade do leite ou no desenvolvimento infantil.

A aplicação imediatamente após a dequitação deve ser considerada em cenários nos quais o acesso a serviços de saúde seja muito difícil, em especial, para adolescentes, pelas características específicas deste grupo de mulheres.

## ▪ Métodos hormonais

As alternativas cuja composição tenha somente progestógeno são mais utilizadas. O uso diário e contínuo de norestisterona (0,35 mg), de levonorgestrel (0,03 mg) ou de linestrenol (0,5 mg) é considerado seguro em termos de proteção contraceptiva (taxa de falha menor que 1,0%) e não altera a composição do leite. Outra alternativa é a administração mensal de 50,0 mg IM ou 150,0 mg trimestral de medroxiprogesterona.

## ▪ Método cirúrgico

Para saber mais sobre método contraceptivo cirúrgico, veja o Capítulo 103, *Ligadura Tubária*.

# ▶ Referências bibliográficas

1. Guariento A, Delascio D. Puerpério. In: Obstetrícia normal Briquet. São Paulo: Sarvier, 1981. pp. 377-88.
2. Cunningham FG, Leveno KJ, Bloom SL *et al.* The puerperium. In: Williams Obstetrics. New York: McGraw-Hill, 2010. pp. 646-60.
3. Guazzelli CAF, Lindsey PC, Araujo FF *et al.* Anticoncepção no puerpério. In: Moron AF, Camano L, Kulay Jr L (eds.). Obstetrícia. Barueri: Manole, 2011. pp. 1345-52.

# 28 Aleitamento Materno

*Miriam Ribeiro de Faria Silveira | Nelson Sass*

## ▶ Introdução

O abandono da prática do aleitamento materno foi um fenômeno marcante em várias partes do mundo desde o final do século 19. Notadamente, após a Segunda Grande Guerra e até o início da década de 1980, no século 20, esta prática enfrentou seu grande declínio. Entretanto, um movimento mundial pela retomada da prática do aleitamento materno teve início em 1991. A iniciativa "Hospital Amigo da Criança" (IHAC) visa promover, proteger e apoiar o aleitamento materno (Declaração de Innocenti-Itália).

A IHAC entende que as maternidades são partes essenciais na estrutura de saúde e podem ter um impacto importante sobre as práticas de aleitamento, proporcionando experiências que afetam positivamente todo o período do aleitamento, diminuindo a morbimortalidade materna, infantil e neonatal.

Sendo assim, criou-se um título conferido ao hospital que promover a prática do aleitamento de maneira responsável. Para tanto, é necessário que o hospital cumpra de maneira sistemática o que se chama de "dez passos para o sucesso do aleitamento materno". Esses passos traduzem-se em medidas e critérios que asseguram o compromisso com práticas reconhecidamente benéficas à mãe e ao recém-nascido (Tabela 28.1). É necessário ainda cumprir as leis brasileiras a respeito da comercialização e propagandas de alimentos infantis, bicos de chupetas e mamadeiras.

■ **Tabela 28.1** Os dez passos para o incentivo ao aleitamento materno.

| |
|---|
| 1. Ter uma norma escrita sobre aleitamento materno que deve ser rotineiramente transmitida a toda equipe de cuidados de saúde |
| 2. Treinar toda a equipe de cuidados de saúde, capacitando-a para implementar esta norma |
| 3. Informar todas as gestantes sobre as vantagens e o manejo do aleitamento |
| 4. Ajudar as mães a iniciar o aleitamento na primeira hora após o nascimento |
| 5. Mostrar às mães como amamentar e como manter a lactação, mesmo que venham a ser separadas de seus filhos |
| 6. Não dar a recém-nascidos nenhum outro alimento ou bebida além do leite materno, a não ser que tal procedimento seja indicado pelo médico |
| 7. Praticar o alojamento conjunto, isto é, permitir que mães e bebês permaneçam juntos 24 h por dia |
| 8. Encorajar o aleitamento sob livre demanda |
| 9. Não dar bicos artificiais ou chupetas a crianças amamentadas ao peito |
| 10. Encorajar o estabelecimento de grupos de apoio ao aleitamento, para os quais as mães devem ser encaminhas por ocasião da alta hospitalar ou ambulatorial |

Recomendações atuais para o aleitamento materno:

- ser praticado sob livre demanda, não fixar horário nem duração das mamadas

- ser exclusivo, ou seja, não oferecer ao bebê outros alimentos, nem líquidos, nem chás, exceto por indicação médica
- não dar bicos artificiais, chupetas ou mamadeiras à criança amamentada no peito.

## ▶ Orientações sobre o aleitamento durante a gestação

O apoio à amamentação deve começar na assistência pré-natal. Todas as gestantes devem ser orientadas e capacitadas pelo obstetra e pela equipe de assistência pré-natal sobre como promover e manter o aleitamento materno.[1,2] Os seguintes pontos devem ser discutidos:

- benefícios da amamentação para a mãe, a criança e a família
- consequências do desmame precoce
- como posicionar e segurar a criança para mamar no peito
- importância da amamentação exclusiva e em livre demanda
- produção e manutenção da lactação
- ordenha, conservação, preparo e administração do leite ordenhado
- alimentação da gestante e da nutriz
- problemas e dificuldades na amamentação
- aleitamento na sala de parto
- importância do alojamento conjunto 24 h
- direitos da mãe durante o período de aleitamento
- riscos do uso de substâncias na gestação e durante o aleitamento.

As orientações devem ocorrer em clima de empatia, durante as consultas médicas e/ou em espaços grupais, avaliando atitudes, crenças, conhecimentos, experiências anteriores e riscos para o desmame precoce, constando no prontuário o que foi percebido e orientado.

## ▶ Cuidados com as mamas

Os cuidados com as mamas devem ocorrer tanto durante a gestação quanto após o parto, como apresentado a seguir.

### ▪ Durante a gestação

Médicos obstetras devem realizar exame mamário na primeira consulta de pré-natal, enfatizando sempre o aleitamento materno e orientando as gestantes sobre:

- modificações que ocorrerão na mama desde a gestação
- evitar o uso de sabões, cremes ou pomadas na aréola e mamilo
- uso de sutiã que dê boa sustentação e firmeza
- não fazer exercícios e manobras nos mamilos durante a gestação.

### ▪ Após o parto

Deve-se orientar o uso precoce de sutiã, a partir do 1º dia do puerpério. Além disso, é preciso observar se está sendo usado de forma correta, isto é, promovendo o levantamento (boa sustentação) das mamas, com retificação dos ductos e não apenas sua compressão contra o tórax. Também é importante lembrar que o banho diário é suficiente para a higiene geral das mamas.

A mãe deve evitar limpar nos mamilos com sabão, dando preferência à higiene do local com o próprio leite ordenhado. A aplicação de qualquer tipo de creme ou pomadas nesta área é contraindicada, evitando a maceração e a redução da resistência local ao trauma. Deve-se enfatizar que o uso de cremes deixa a pele do mamilo fina e suscetível a rachaduras etc.

A mãe que amamenta deve tomar bastante líquido, alimentar-se de maneira balanceada e dormir ou descansar sempre que possível, pois amamentar é uma tarefa que exige bastante energia. Durante a fase de amamentação, nenhum alimento é proibido nem especialmente recomendado na dieta da mãe. Deve-se evitar exageros com café e chocolate e não ingerir bebidas alcoólicas. O apoio emocional da família também ajuda bastante para o sucesso da amamentação.

## ▶ Pega e posição do bebê e da mãe

Para que a mãe e o bebê fiquem confortáveis para a amamentação, devem ser seguidas as seguintes instruções:

- se necessário, oriente a mãe a tirar um pouco de leite de cada peito antes da mamada, para que a aréola fique macia de maneira a facilitar que o bebê abocanhe. A mama muito cheia pode dificultar a boa pega
- o abdome da mãe e o do bebê devem estar bem encostados ("barriga com barriga")
- o bebê deve ser desenrolado das cobertas
- a cabeça do bebê deve ficar apoiada na dobra do cotovelo da mãe
- a boca do bebê deve estar de frente para a mama
- não se deve empurrar a cabeça do bebê de encontro à mama
- o bebê deve abocanhar não só o mamilo, mas grande parte da aréola
- o queixo do bebê deve tocar a mama, a boca deve estar bem aberta e o lábio inferior, virado para fora. Assim, ele consegue sugar com maior facilidade e receber uma quantidade maior de leite e se cansar menos (Figura 28.1)
- a boa pega também evita machucados no bico do peito da mãe
- o uso de chupetas, mamadeiras ou "protetores de bicos" é contraindicado porque dificulta que bebê abocanhe o peito de maneira correta, levando à "confusão de bicos" e mesmo ao desmame precoce.

## ▶ Técnica da ordenha por expressão manual

As orientações sobre a ordenha visam garantir que se mantenha a qualidade do

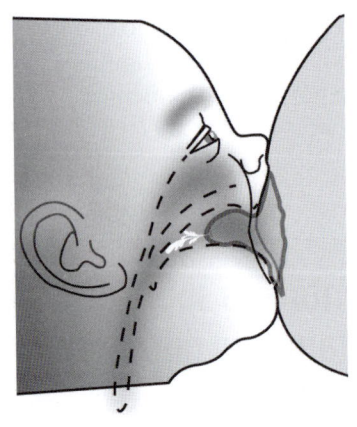

**Figura 28.1** Representação da pega correta. Note que o mamilo praticamente não tem contato na cavidade oral, reduzindo os riscos de fissuras.

leite após a ordenha. Para tanto, a mãe deve prender e cobrir os cabelos, retirar anéis e pulseiras, proteger nariz e boca com uma fralda ou máscara, lavar bem as mãos e os braços desde os cotovelos e escovar cuidadosamente as unhas, que devem estar sempre bem aparadas. Para iniciar a ordenha, siga as seguintes orientações:

- a massagem é o passo inicial. Oriente a mãe a fazer movimentos circulares com os dedos em toda a aréola. Com a palma da mão, massageie o restante da mama e, depois, coloque os dedos onde termina a aréola e aperte com cuidado até o leite sair. Pressione e solte, várias vezes, desprezando os 2 ou 3 primeiros jatos
- utilize um frasco esterilizado para coletar o leite ordenhado. Armazene em geladeira (por até 24 h) ou congelador ou *freezer* (por até 20 dias), dependendo de quando será utilizado
- use, em cada ordenha, um copo ou vidro esterilizado. Para o armazenamento, o leite retirado durante o dia ou mesmo de um dia para o outro pode ser colocado no mesmo recipiente no qual já há leite congelado. Mas este recipiente não deve ser retirado do congelador durante as ordenhas.

# ▶ Intercorrências nas mamas no período de aleitamento

Algumas intercorrências são comuns no período de amamentação, como: ingurgitamento mamário, ducto bloqueado, fissuras no mamilo e mastite.

## • Ingurgitamento mamário

O ingurgitamento mamário ocorre em função do aumento da quantidade de sangue e fluidos nos tecidos que suportam a mama (congestão vascular) e do acúmulo de certa quantidade de leite retido na glândula mamária. Quando isso ocorre, as duas mamas ficam inchadas, aumentam de volume e ficam dolorosas, quentes, vermelhas, brilhantes e tensas por causa do edema nos tecidos. A mãe queixa-se de dor, principalmente na axila, e pode ter febre ("febre de leite"). O leite pode parar de "descer". O ingurgitamento geralmente ocorre alguns dias (2 a 5) após o nascimento (na apojadura), mas é preciso lembrar que também pode ocorrer em qualquer época durante a amamentação. A prática do alojamento conjunto e o sistema de livre demanda ajudam a prevenir essas complicações.

Para evitar o ingurgitamento:

- as mães devem amamentar no sistema de livre demanda desde o parto
- deve-se verificar se a criança mama em boa posição e com boa pega desde o primeiro dia.

Para tratar o ingurgitamento:

- mantenha a criança sugando
- se o bebê não suga adequadamente, ajude a mãe a retirar o leite por expressão manual
- aconselhe o uso de sutiã firme a fim de tornar o ingurgitamento menos doloroso
- utilize compressas frias sobre as mamas por 20 min, massageando-as e retirando um pouco de leite logo após para aliviar a dor
- mantenha essas condutas até que o ingurgitamento desapareça.

## • Ducto bloqueado

Essa situação é provocada pelo esvaziamento incompleto de um ou mais canais. Neste caso, o leite do alvéolo mamário não drena, pois se encontra endurecido, bloqueando o canal daquele alvéolo. Uma "tumoração" dolorosa pode se formar na mama.

Para evitar o ducto bloqueado:

- oriente as mães sobre as técnicas de posição e pega de amamentação
- deixe o bebê sugar até o completo esvaziamento da mama. Caso isso não ocorra, proceda à ordenha manual.

Para tratar o ducto bloqueado:

- auxilie a mãe a melhorar a posição da mamada
- mostre à mãe as diferentes posições para amamentar de modo que o leite seja retirado de todos os segmentos da mama
- o queixo do bebê deve estar na direção do ducto bloqueado para melhor esvaziá-lo
- mantenha a criança mamando frequentemente do lado afetado
- ensine a mãe a massagear delicadamente a parte afetada em direção ao mamilo para ajudar o esvaziamento daquela parte da mama.

## • Fissuras do mamilo

As fissuras do mamilo são decorrentes da má pega da criança, do número e da duração inadequada das mamadas, e da técnica incorreta de sucção (Figura 28.2).

Para evitar a fissura:

- oriente a mãe sobre as técnicas de amamentação, dando ênfase às estratégias a serem utilizadas para o fortalecimento do tecido areolar e mamilar, tais como: banho de sol nos seios e utilização de sutiã de algodão com orifício na região mamilar que não comprime as mamas
- oriente a boa pega.

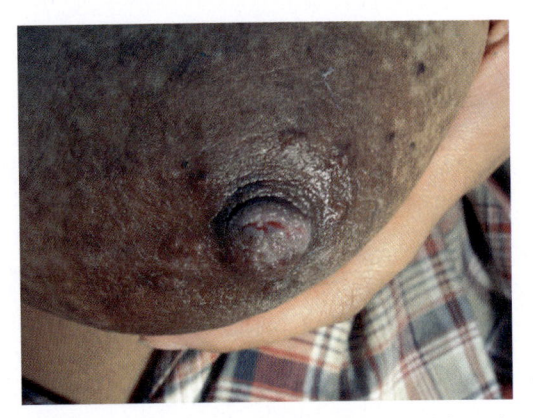

**Figura 28.2** Fissura extensa no mamilo inviabilizando a lactação.

Para tratar a fissura:

- não suspenda a amamentação
- corrija a posição e a pega na mamada e oriente a mãe a continuar amamentando
- não prescreva pomadas e cremes
- lave os mamilos apenas 1 vez/dia, durante o banho
- aconselhe a mãe a expor os mamilos ao ar e ao sol tanto quanto possível no intervalo das mamadas, ou banho de luz com lâmpada de 40 watts, colocada a 30 cm de distância da mama 10 min de cada lado, 3 vezes/dia
- aplique sempre leite materno nos mamilos após as mamadas, pois isso facilita a cicatrização
- aconselhe a mãe a mudar sua posição costumeira de amamentar
- prescreva analgésicos e/ou anti-inflamatórios de acordo com a intensidade de cada caso
- nos casos graves, dependendo da extensão da fissura, oriente a mãe a suspender a sucção direta ao seio por um período de 24 a 48 h, fazendo os cuidados descritos. Ordenhe a mama e ofereça o leite ao bebê na colherinha ou copinho.

## ▪ Mastite

O acúmulo de leite sem a ordenha de alívio pode facilitar a proliferação de bactérias e desencadear o início da mastite, que é facilmente diagnosticada: mamas quentes e vermelhas, febre, dor à palpação, com drenagem de secreção purulenta.

A mastite é mais frequente na 2ª e 3ª semanas pós-parto, mas pode aparecer mais precoce ou mais tardiamente durante o processo da amamentação.

Para evitar a mastite:

- estimule a mãe a amamentar no sistema de livre demanda
- se o bebê não esvaziar a mama, oriente a mãe a fazer ordenha manual para completar o esvaziamento.

Para tratar a mastite:

- não suspenda a amamentação, exceto se houver franca eliminação de secreção purulenta ou sangue
- a amamentação na mama contralateral deve ocorrer normalmente
- acompanhamento médico diário
- aplicação de compressas úmidas mornas sobre a área afetada; antes de cada mamada e se for necessário também nos intervalos, até sentir alívio (5 a 10 min)
- oriente a mãe a massagear delicadamente as áreas afetadas enquanto estiver amamentando
- analgésicos e anti-inflamatórios (se necessário, oriente a mãe a tomar analgésico antes de proceder à auto-ordenha)
- antibioticoterapia (tratamento ambulatorial): cefalexina 2 g/dia (500 mg VO, 6/6 h) por 7 a 10 dias
- oriente para o uso de sutiã que sustente bem a base da mama, mas que não a aperte
- se houver demora no início do tratamento, ou de acordo com a evolução, pode se formar um abscesso mamário. Neste caso, suspenda a amamentação na mama afetada e encaminhe para a drenagem. Após a cicatrização, retome a amamentação nos dois seios
- pode ser necessário eventual drenagem por incisão periareolar ou arciforme, acompanhando as linhas de força da pele
- pondere sobre a necessidade de administrar anestesia geral
- optando-se pela drenagem, esta deve ser ampla, com exploração de eventuais lojas isoladas da área principal e lavagem local

com soro fisiológico. Pondere sobre a colocação de dreno

- nos casos de drenagem, utilize antibiótico complementar: clindamicina 600 mg IV 6/6 h ou clindamicina 300 mg VO 6/6 h.

# ▶ Amamentação e medicação materna

Há poucos tipos de tratamento durante os quais a amamentação é absolutamente contraindicada. Entretanto, há algumas substâncias que causam efeitos colaterais no bebê. A Tabela 28.2 proporciona um guia preliminar. Informações mais detalhadas sobre medicamentos específicos podem ser encontradas no *Manual do Ministério da Saúde sobre Drogas e Aleitamento*, disponível no *site* do Ministério da Saúde.

## • Supressão da lactação

Em algumas situações, como na morte fetal e neonatal, ou em mães portadoras do vírus HIV, é necessário suprimir a lactação, sendo importante avaliar riscos e benefícios para o manejo dessas situações. Para tanto, há alternativas físicas e farmacológicas.

### Métodos físicos

Devem ser a primeira escolha por terem razoável chance de sucesso sem uso de medicamentos. Consistem na compressão das mamas no menor tempo possível após o parto. Utilize faixas com cerca de 20 cm de largura, aplicadas em forma de "oito", mantidas todo o dia, exceto no banho, por 3 a 5 dias. Alguns procedimentos podem auxiliar: restrição hídrica, não estimular e/ou fazer expressão das mamas, não utilizar compressas quentes.

### Métodos farmacológicos

Desde 1989, a Food and Drug Administration alerta que o uso de medicamentos para supressão da lactação não é seguro. Parte dessa decisão teve como base o registro de eventos maternos adversos relacionados com o uso de bromocriptina, tais como acidentes vasculares cerebrais, infarto do miocárdio, convulsões e distúrbios psiquiátricos, ainda que não existam

■ **Tabela 28.2** Medicamentos e seus efeitos colaterais nos bebê.[1]

| Medicamentos que contraindicam a amamentação | Medicamentos anticancerígenos (antimetabólitos e que reduzem a multiplicação celular); substâncias radioativas; medicamentos que contenham iodo; imunossupressores (inibidores de calcineurina, azatioprina)<br>Recentemente passou-se a considerar a amamentação em algumas situações de uso dessas substâncias, mas discuta a possibilidade com a equipe pediátrica |
|---|---|
| Medicamentos com possibilidade de efeitos colaterais | Medicamentos psiquiátricos e anticonvulsivantes; barbitúricos (incluindo primidona) e diazepínicos<br>Observação: o aleitamento deve ser mantido. Faça o acompanhamento do bebê, verificando se está ficando sonolento demais, perdendo o apetite ou desenvolvendo sinais de icterícia |
| Medicamentos com pequeno risco de efeitos colaterais | Sulfonamidas (principalmente se o bebê apresentar sinais de icterícia); cloranfenicol; tetraciclinas<br>Observação: se possível, opte por alternativa |
| Medicamentos que podem reduzir a produção de leite | Estrógeno (incluindo anticoncepcionais que o contenham)<br>Diuréticos tiazídicos |
| Medicamentos seguros, se administrados em doses normais | Analgésicos: paracetamol, ácido acetilsalicílico, ibuprofeno; morfina e petidina (doses ocasionais); antibióticos: penicilina, ampicilina, oxacilina, eritromicina; anti-histamínicos; antiácidos; digoxinas; insulina; broncodilatadores; corticosteroides; anti-helmínticos; suplementos nutricionais de ferro, iodo e vitaminas |

fortes evidências sobre esta associação. Mesmo assim, a indústria responsável pela fabricação da bromocriptina espontaneamente retirou da bula do medicamento a indicação para inibição da lactação. Desse modo, deve-se ter cautela com o uso de bromocriptina e carbegolina e em situações de exceção nas quais os métodos mecânicos (enfaixamento mamário) não tiveram sucesso. Quanto ao uso de doses elevadas de estrógenos por via parenteral, devem-se considerar os riscos de trombose nestas pacientes.

De maneira geral, a redução da produção láctea pode ser contornada sem maiores problemas. O fato de não haver o estímulo da sucção por si já é um fator negativo para o estabelecimento pleno da lactação.

Durante o estágio de maior ingurgitamento, a dor mamária pode ser controlada com compressas locais (frias) e anagésicos orais por cerca de 24 a 48 h, além da manutenção de compressão por enfaixamento ou sutiã o mais justo possível.

## ▶ Situações especiais

No caso de alta materna e recém-nascido internado, deve-se considerar as seguintes instruções:

- oriente a mãe para vir diariamente à maternidade, passando o maior tempo possível junto ao filho, amamentando-o nos casos possíveis ou assim que o bebê estiver apto
- motive a mãe a participar do Programa de Atenção Humanizada ao Recém-Nascido de Baixo Peso (Método Canguru), quando indicado
- oriente sobre a importância da ordenha para manter a lactação
- encaminhe a paciente para o Banco de Leite Humano
- oriente sobre os cuidados gerais (já descritos), motivando a manutenção da amamentação.

Nos casos em que a puérpera necessitar ser novamente internada e estiver amamentando, deve-se seguir as seguintes orientações:

- assim que sua condição permitir, o recém-nascido deverá também ser internado junto à mãe para que o aleitamento não seja interrompido, contando com visita diária do pediatra para avaliação do bebê
- a puérpera deve ficar internada preferencialmente em enfermaria com a possibilidade de ter um acompanhante.

## ▶ Referências bibliográficas

1. Brasil. Ministério da Saúde. Secretaria da Atenção à Saúde. Departamento de Ações Programáticas e Estratégicas. Amamentação e uso de medicamentos e outras substâncias/Ministério da Saúde, Secretaria da Atenção à Saúde, Departamento de Ações Programáticas e Estratégicas. 2 ed. Brasília: Ministério da Saúde, 2010. p. 92.
2. Brasil. Ministério da Saúde. Secretaria de Políticas de Saúde. Área Técnica de Saúde da Mulher. Parto, aborto e puerpério: assistência humanizada à mulher. Ministério da Saúde. Secretaria de Políticas de Saúde. Área Técnica de Saúde da Mulher. Brasília: Ministério da Saúde, 2003. p. 199.

# Parte 5
# Parto Patológico

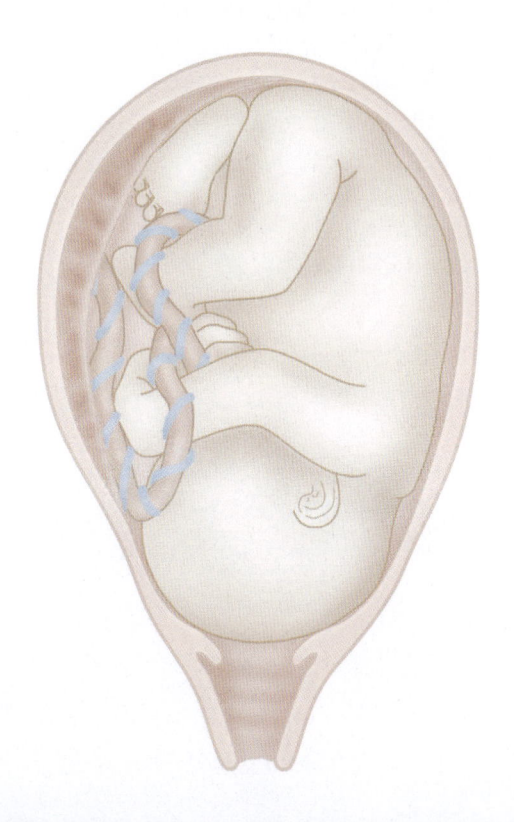

# 29 Distocia Funcional

*Henri Augusto Korkes*

## ▶ Introdução

O conceito de distocia diz respeito a qualquer tipo de anomalia no desencadear fisiológico do parto (*dis* = dificuldade/*tokos* = parto) e pode estar relacionado com um ou mais fatores deste processo. Também conhecida como distocia de contração, de força, dinâmica ou simplesmente discinesia, a distocia funcional remete às alterações no processo contrátil uterino, muitas vezes associado a desfechos fetais desfavoráveis. Seu diagnóstico e manejo adequados podem resultar em melhorias na assistência obstétrica bem como em redução das indicações disseminadas de partos cesarianos.

De acordo com o American College of Obstetricians and Gynecologists, desde 1995 os critérios para o diagnóstico correto da distocia funcional destacam a fase de latência completa (cervicodilatação acima de 3 a 4 cm) e o modelo de contração uterina de 3 a 4 em 10 min, por 2 h, sem modificação da dilatação cervical.[1,2]

## ▶ Contrações uterinas

Os relatos da escola de Montevidéu, com Alvarez e Caldeyro-Barcia em 1954,[3] elucidam o modelo de atividade uterina espontânea durante a gravidez. Identificam-se dois tipos de contrações uterinas:

- tipo A: multifocais, assincrônicas, baixa amplitude e alta frequência
- tipo B: conhecidas como Braxton-Hicks, aumentam de intensidade e frequência com o decorrer da evolução gestacional, geralmente após 30 semanas.

Durante o parto ocorre uma mudança no padrão contrátil de ambos os tipos de contrações com aumento considerável em intensidade e frequência.

## ▶ Fundamentos histerográficos

Estão relacionados com a determinação gráfica dos caracteres das contrações uterinas, que apresentam as características demonstradas a seguir.

### ▪ Tônus

Produto da semicontração das fibras musculares uterinas, é definido como a menor pressão amniótica encontrada entre duas contrações uterinas consecutivas.

- Hipotonia: tônus inferior a 8 mmHg
- Hipertonia: tônus superior a 12 mmHg.

A hipertonia pode ser resultado de descolamento prematuro da placenta, taquissistolia (frequência acima de 6 contrações em 10 min), assincronismo (múltiplos focos de contrações) ou, ainda, de superdistensão uterina em casos de macrossomia, polidrâmnio e gestações múltiplas.

### Intensidade

Produto de uma contração completa do músculo uterino (do tônus até o pico da contração).

- Hipersistolia: contrações acima de 50 mmHg
- Hipossistolia: contrações abaixo de 25 mmHg.

## Frequência

Número de contrações ocorridas em um período preestabelecido (10 min).

- Taquissistolia: mais de 5 contrações em 10 min
- Bradissistolia: menos de 2 contrações em 10 min.

Eventualmente os achados de taquissistolia podem ser relacionados com quadros de eliminação meconial, administração inadvertida de ocitócicos e quadros de corioamnionite.

## Duração

Tempo decorrido entre o início da percepção da contração uterina por meio propedêutico (palpação), até o fim deste período. Em condições normais, as contrações durante o parto apresentam-se com:

- tônus: entre 8 e 10 mmHg
- intensidade: entre 25 e 50 mmHg
- frequência: entre 3 e 5 em 10 min
- duração: em média de 69 a 70 segundos.

A atividade uterina pode ser obtida pela multiplicação da intensidade pela frequência, sendo expressa em unidades de Montevidéu (UM).

## • Tríplice gradiente descendente

Alvarez e Caldeyro-Barcia[3] demonstraram, por meio de microbalões, a existência de um gradiente na atividade contrátil do útero, caracterizado por sentido descendente de propagação, maior duração da contração próximo ao seu ponto de origem e intensidade decrescente das contrações à medida que se aproximam do colo uterino. Com base nesses achados, as ondas contráteis anormais distinguem-se em dois grupos: generalizadas e localizadas.

## Generalizadas

Podem ser ainda diferenciadas em dois tipos: inversão total do tríplice gradiente descendente (TGD), afetando os três componentes da onda: intensidade, duração e propagação; e inversão parcial do TGD, afetando apenas um ou dois desses componentes.

## Localizadas

As ondas localizadas difundem-se apenas para uma parte do útero. Há, portanto, incoordenação na atividade uterina com contrações assincrônicas. De acordo com Alvarez e Caldeyro-Barcia,[3] podem ser classificadas como incoordenação de 1º grau (marca-passos com ritmos diferentes em cada uma das metades do útero) e incoordenação de 2º grau (vários marca-passos contraem-se independentemente).

# ▶ Trabalho de parto

Inicialmente descrito por Friedman, em 1954,[4] e modificado por Philpott e Castle em 1972,[5,6] o partograma, registro gráfico do trabalho de parto, é de uso recomendado em todas as maternidades do mundo desde 1994 pela Organização Mundial da Saúde. Este assunto é tratado com mais detalhe no Capítulo 26, *Partograma*, no entanto, ressalta-se sua importância, auxiliando sobremaneira os diagnósticos e as condutas frente às distocias funcionais, tornando possível caracterizá-las clinicamente:

- fase latente prolongada: nulípara: tempo maior que 20 h; multípara: tempo maior que 14 h
- fase ativa protraída/prolongada: nulípara: velocidade de dilatação menor que 1,2 cm/h; multípara: velocidade de dilatação menor que 1,5 cm/h
- parada secundária da dilatação: 2 toques consecutivos sem mudança na dilatação cervical em intervalo de 2 h
- parada secundária da descida: nulípara: menor que 1 cm/h; multípara: menor que 2 cm/h.

Apesar de essas alterações estarem associadas a distocias funcionais, ressalta-se que elas podem ser causadas por outros fatores, como possível desproporção cefalopélvica e variedades de posição anômalas, tornando imprescindível a individualização de cada caso e a busca pelo fator causal.

## • Classificação didática das distocias funcionais

Serão utilizadas, a seguir, a proposição de Jeffcoate (1955)[7] e a modificada por Delascio e Guariento (1987)[8] para classificar as distocias funcionais:

- hiperatividade: parto taquitócico ou precipitado
- atividade uterina ineficiente: inércia hipotônica, primária, secundária; inércia hipertônica; sem obstrução/incoordenação uterina; com obstrução/retração uterina
- distocia de colo primária
- falso trabalho de parto.

## • Parto taquitócico ou precipitado

O parto taquitócico costuma ocorrer em menos que 3 h e o *partus precipitatus* em menos de 1 h, resultado de um conjunto de fatores como baixa resistência de partes moles do canal do parto (trajeto), tração intensa por parte da musculatura abdominal e contração uterina exacerbada (motor). As contrações geralmente ocorrem com intensidade superior a 50 mmHg, com tônus e frequência normais.

Como complicações podem estar associadas a quadros de ruptura uterina, lacerações do trajeto e hemorragia pós-parto causada por atonia uterina, fazem parte do manejo desse tipo de parto o decúbito lateral esquerdo, a analgesia sistêmica ou peridural e, por vezes, a tocólise.

## • Inércia uterina hipotônica

Nesse tipo de evento as contrações uterinas estão insuficientes, ocorrendo com intensidade menor que 25 mmHg e/ou com frequência menor que 2 contrações em 10 min, prolongando o período de parto. Diz-se primária quando ocorre durante a primeira fase do trabalho de parto (dilatação) e secundária por esgotamento das fibras miometriais ao final do 1º período ou no 2º período (expulsivo).

Frente a este tipo de distocia, medidas ativas como a utilização de ocitócicos e a amniotomia podem corrigir a anomalia. Em casos nos quais ocorra a inércia secundária, e preenchidos os critérios de aplicabilidade, o fórcipe deve ser aplicado, caso contrário deve-se realizar a cesariana.

## • Inércia uterina hipertônica sem obstrução | Incoordenação uterina

É considerada uma forma grave de distocia funcional pois está associada ao aumento da morbidade fetal causado, principalmente, pelo estado de hipertonia e hipofluxo uteroplacentário. Caracteriza-se pelo parto prolongado a despeito da atividade uterina. Ao exame pode apresentar bolsa permanentemente tensa e dificuldade de ausculta dos batimentos fetais. A causa mais frequente da hipertonia associa-se ao uso indevido de agentes ocitócicos. É importante destacar que não há qualquer justificativa médica aceitável para o uso rotineiro de ocitocina na assistência. Sua aplicação deve ser adotada frente à necessidade de correção de anomalia funcional detectada.

Em casos de hipertonia iatrogênica, a infusão de ocitocina deve ser interrompida de imediato. Além disso, o apoio à paciente, o decúbito lateral esquerdo, a amniotomia e a utilização de medicamentos que atenuem a dor e favoreçam a coordenação uterina, como a meperidina, poderão ser úteis. O uso de substâncias tocolíticas como a terbutalina ou inibidor de canal de cálcio pode ser útil para relaxar a musculatura uterina e possibilitar a recuperação fetal. Corrigida a hipercontratilidade, o caso deverá ser reavaliado.

## • Inércia hipertônica com obstrução | Retração uterina

Também denominada tetania ou retração uterina, ocorre quando o progresso da apresentação é impedido, como em casos de tumores prévios, apresentações viciosas e desproporção cefalopélvica.

A atividade uterina torna-se intensa com aumento de frequência e intensidade, podendo ocasionar a hipertonia. A persistência desse quadro pode levar à retração do segmento superior e ao estiramento do segmento inferior que se amplia e adelgaça, ocasionando a chamada síndrome de Bandl-Frommel, prenúncio da ruptura uterina.

Ao exame do ventre, podem-se notar o anel de retração patológico, ou simplesmente "anel de Bandl", e o retesamento dos ligamentos redondos que se tornam sensíveis e facilmente palpáveis (sinal de Frommel), formando o chamado útero em ampulheta. Além disso, o colo mostra-se edemaciado, o polo cefálico mantém-se elevado ou não progride, a moldagem da cabeça é excessiva, assim como a bossa (*caput succedaneum*). Feito o diagnóstico, a conduta cirúrgica é emergencial.

- ## Distocia cervical primária

Conhecida também como síndrome de Schickelé, caracteriza-se por contrações primitivas do colo possivelmente dependentes de contrações ascendentes do segmento inferior, levando ao trismo de seu orifício.

- ## Falso trabalho de parto

Compreende um período de contrações uterinas dolorosas, mais ou menos regulares, porém sem concomitância com a dilatação e esvaecimento cervicais. Trata-se de situação frequente e muitas vezes é motivo de consultas nas maternidades. Deve-se tranquilizar e orientar a paciente desde o pré-natal sobre esse período a fim de se evitarem exames e consultas desnecessárias e, principalmente, internações e induções iatrogênicas, muitas vezes culminando em cesarianas evitáveis. O tratamento desse período de pródromos é feito com orientações, analgésicos, repouso e espera pelo desencadear espontâneo do parto.

# ▶ Referências bibliográficas

1. Souza E, Cesar CMPCS, Oliveira TA *et al.* Distocia funcional. In: Moron AF, Camano L, Kulay Junior L. Obstetrícia. São Paulo: Manole, 2011. pp. 1175-82.
2. Guariento A, Mamede JAV. Distocia funcional. In: Medicina materno fetal. São Paulo: Atheneu, 2001. pp. 861-73.
3. Alvarez H, Caldeyro-Barcia R. Fisiopatologia de la contracción uterina y sus aplicaciones em la clinica obstétrica. Mat Inf. 1954; 13:11.
4. Friedman E. The graphic analysis of labor. Am J Obst Gynec. 1954; 68:1568-75.
5. Philpott RH, Castle WM. Cervicographs in the management of labour in primigravidae. I. The alert line for detecting abnormal labour. J Obstet Gynaecol Br Commonw. 1972; 79:592-8.
6. Philpott RH, Castle WM. Cervicographs in the management of labour in primigravidae. II. The action line for detecting abnormal labour. J Obstet Gynaecol Br Commonw. 1972; 79:599-602.
7. Jeffcoate RNA. Distocia due to or associated with abnormal action. In: Holland E, Bourne A. British obstetrics and gynaecolical practice. William Heineman. London, 1955.
8. Guariento A, Delascio D. Distocia funcional. In:Patologia do Parto, puerpério e perinatal. São Paulo: Sarvier, 1987. pp. 30-49.

# 30 Distocia Fetal e Anexial

*Nelson Sass | Leandro Gustavo de Oliveira*

## ▶ Introdução

Define-se distocia como um conjunto de problemas relacionados com o feto e/ou com seus anexos, que dificultam ou inviabilizam o parto vaginal, colocando em risco a integridade materna e/ou fetal.[1] Atualmente, graças aos avanços da ultrassonografia obstétrica, é possível identificar antecipadamente grande parte das anomalias fetais, podendo ser feito um melhor planejamento para solucionar cada caso. Outras situações dependem da avaliação clínica e serão identificadas apenas no atendimento do parto. Para tanto, o obstetra deve estar atento às possibilidades e pronto a intervir de modo eficiente, reduzindo a morbimortalidade materna associada.

Do ponto de vista didático, podem-se classificar as principais situações intercorrentes na clínica de acordo com a Tabela 30.1. As distocias fetais podem ser relacionadas com problemas intrínsecos ao feto quando em gestações únicas, com questões relativas à sua situação e/ou apresentação e com os problemas inerentes à gestação múltipla.

## ▶ Anomalias no volume fetal

Para que exista equilíbrio no processo da parturição, há a necessidade de harmonia entre o trajeto e o motor, representado pela força contráctil e pelo feto. Quando este exibe desvios da normalidade, o processo é comprometido. A seguir, são enumeradas algumas situações nas quais essas questões são relevantes para a prática clínica.

### • Excesso generalizado do volume fetal

Denomina-se hipermegalia o aumento excessivo e generalizado do feto, sendo reservado o termo macrossomia para fetos com

■ **Tabela 30.1** Classificação das distocias fetais e anexiais.

| Distocias fetais | Distocias anexiais |
|---|---|
| Volume fetal: total e parcial<br>Apresentações anômalas:<br><br>• Apresentações cefálicas fletidas: apresentação alta e móvel; flexões laterais da cabeça (assinclitismo acentuado); sagitais altas; flexões acentuadas da cabeça; variedades de posição occipitoposterior; variedades de posição transversa baixa<br>• Apresentações cefálicas defletidas: bregmática (1º grau); fronte (2º grau); face (3º grau)<br><br>Apresentações cefálicas compostas<br>Apresentação pélvica<br>Gestações múltiplas<br>Gêmeos coligados<br>Situações transversas | Distocias da placenta<br>Distocias do cordão umbilical<br><br>• Brevidade absoluta e relativa<br>• Procidências do cordão<br>  ◦ Laterocidência<br>  ◦ Prolapso<br>  ◦ Procúbito |

peso igual ou superior a 4.000 g. A definição de grande para a idade gestacional (GIG) diz respeito a fetos que ultrapassam o percentil 90 da curva de normalidade adotada. Os fatores de risco materno-fetais para macrossomia mais frequentemente envolvidos em sua determinação são: constitucional, diabetes melito, ganho ponderal excessivo, hidropisia fetal, macrossomia pregressa, obesidade e pós-maturidade.

Graças ao diagnóstico anteparto é possível antecipar-se às complicações. Clinicamente, deve ser valorizada a medida da altura uterina superior a 36 cm. A acurácia será prejudicada em pacientes obesas em razão da sobreposição do panículo gorduroso. A cabeça mantém-se alta e móvel, mesmo em fases mais avançadas da dilatação. Quando insinuada, caracteriza no partograma a parada secundária da descida. Em vista da má adaptação da apresentação, pode ocorrer a ruptura prematura ou precoce das membranas. A insinuação e a descida são difíceis, prolongando o período expulsivo.

Ainda que o peso fetal possa influenciar a incidência de distocia de ombros, muitas vezes esta pode ocorrer mesmo com peso fetal considerado normal. A Tabela 30.2 ilustra as incidências de distocia de ombros segundo o peso fetal, em que muitos casos de distocia de ombros não apresentavam claros fatores de predição.[2] Desse modo, é necessário sempre estar alerta e adequadamente treinado para enfrentar tal situação. A realização rotineira

de indução ou cesárea eletiva em fetos com suspeita de macrossomia não parece ser apropriada. Por outro lado, a realização de cesárea eletiva deve ser considerada nas situações de fetos com peso estimado superior a 4.500 g, especialmente em gestantes diabéticas.

Um dos problemas mais temidos relacionados com o volume fetal é a distocia de ombros, situação que exige resolução imediata pelo risco de asfixia grave. Além disso, existe a possibilidade de lesões maternas, como a ruptura uterina e as lacerações no canal de parto. Dentre as complicações fetais destacam-se as hiperdistensões ou a ruptura do músculo esternocleidomastóideo, as fraturas da clavícula e úmero, e as lesões do plexo braquial (Figura 30.1) ou da medula espinal. Para que o problema seja solucionado, é necessário ter em mente uma sistematização de ações. A primeira delas é contar com auxiliares eficientes e anestesista na sala de parto para facilitar a execução das manobras.

Como primeira tentativa, deve-se realizar tração contínua da cabeça entre as mãos, evitando-se a extensão e/ou flexão excessiva do pescoço, face ao risco de lesões do plexo braquial (paralisia de Duchenne-Erb). Se houver falha, a tração deve ser abandonada. A tração

■ **Tabela 30.2** Incidência de distocia de ombros segundo o peso fetal em gestações únicas atendidas por parto vaginal no Parkland Hospital em 1994.

| Peso (g) | Quantidade de partos | Distocia de ombros (%) |
| --- | --- | --- |
| < 3.000 | 2.953 | 0 |
| 3.001 a 3.500 | 4.309 | 0,3 |
| 3.501 a 4.000 | 2.839 | 1,0 |
| 4.001 a 4.500 | 704 | 5,4 |
| > 4.500 | 91 | 19,0 |
| Total | 10.896 | 0,9 |

Adaptada de Cunningham *et al.*, 2010.[2]

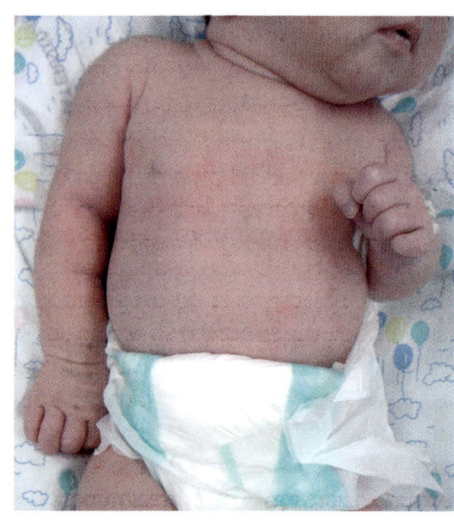

**Figura 30.1** Paralisia de Duchenne-Erb. Note a posição indiferente do membro superior direito.

vigorosa da cabeça exteriorizada e a manobra de Kristeller (compressão do fundo uterino) podem trazer complicações adicionais pela possibilidade de lesões maternas e fetais, principalmente por agravar as lesões do plexo braquial. Outras manobras podem ser adotadas e são relacionadas a seguir.

### Manobra de McRoberts associada à pressão externa do ombro anterior

A hiperflexão de ambas as coxas sobre o abdome pode facilitar o desprendimento cefálico, uma vez que a retificação do sacro em relação às vértebras lombares causa a rotação cefálica da pélvis, podendo expandir o diâmetro do canal ósseo em alguns milímetros preciosos (Figura 30.2). Para tanto, é importante que cada coxa seja flexionada por um auxiliar independente. Pressionar a região suprapúbica materna, sobre o ombro anterior, pode forçar seu abaixamento e progressão.

### Rotação do tronco | Manobra de Woods

A causa do encravamento dos ombros pode decorrer da acentuada insinuação no diâmetro anteroposterior. Assim, deve-se tentar a rotação do dorso como "saca-rolhas" (Figura 30.3). Para tanto, a mão é introduzida buscando o ombro mais acessível, promovendo sua adução, isto é, tenta-se flexionar o ombro de trás para frente, reduzindo seu diâmetro, ao mesmo

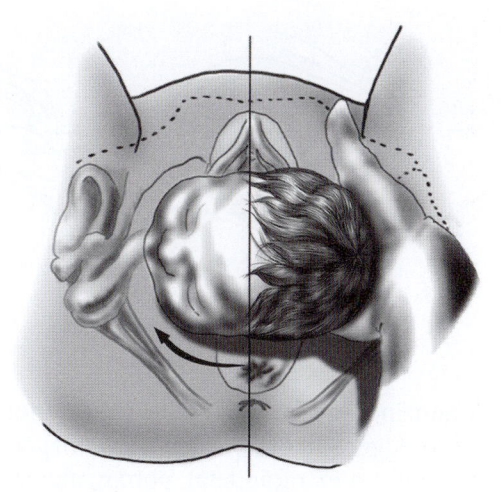

**Figura 30.3** Manobra de Woods. Tentativa de rotação utilizando uma ou as duas mãos.

tempo em que se procura rodar o dorso como um todo para um dos oblíquos. Para a rotação, colocar os dedos em um dos cavos axilares pode auxiliar. Uma vez deslocado o dorso em um dos oblíquos, deve-se tentar novamente a tração da cabeça.

### Abaixamento e remoção do braço posterior

Para tanto, introduz-se a mão na vagina pela concavidade sacra, até alcançar a espádua posterior. Após a localização do oco axilar, devem-se deslizar os dedos indicador e médio sobre o úmero, baixando-os progressivamente por sobre a face ventral do feto,

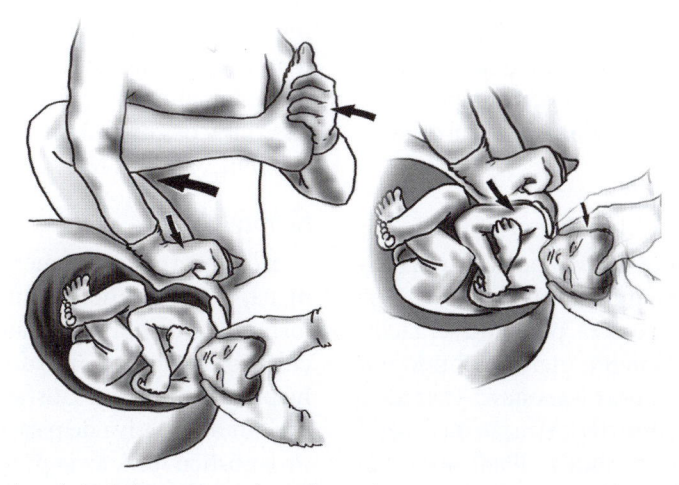

**Figura 30.2** Manobra de McRoberts. Note a hiperflexão da coxa e pressão suprapúbica sobre o ombro fetal.

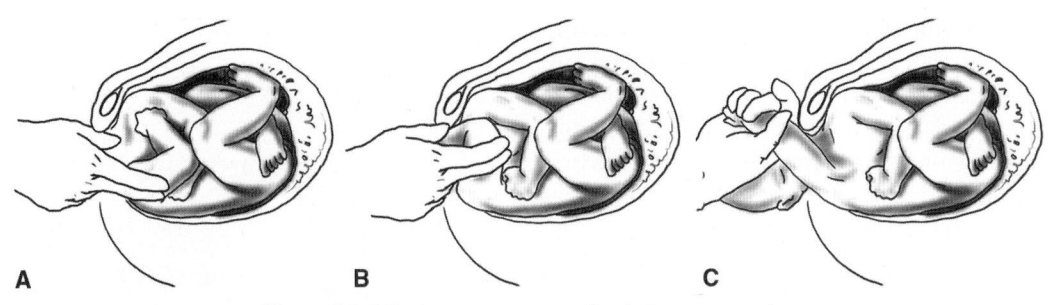

A      B      C

**Figura 30.4** Abaixamento e remoção do braço posterior.

conduzindo-o para a vagina até sua exteriorização (Figura 30.4). Esta manobra, em geral, possibilita a extração fetal, porém, algumas vezes, a espádua anterior ainda não pode ser desprendida. Nessas situações, deve-se proceder da mesma maneira na tentativa de desprendimento do ombro anterior, por meio da introdução de dois dedos por trás da sínfise púbica. Muitas vezes, pela dificuldade desta manobra, deve-se rodar o tronco fetal em 180°, transformando a espádua anterior em posterior, seguindo-se o desprendimento do braço ainda encravado. A rotação fetal deve ser feita pela manobra de Barnum, isto é, o braço já exteriorizado auxiliará na rotação, ao mesmo tempo que o auxiliar impulsionará a espádua através do abdome.

### Fratura da clavícula

As embriotomias faziam parte da tococirurgia em vista do contexto obstétrico clássico. A fratura de clavícula deve ser considerada manobra de exceção e só faz sentido quando os riscos e benefícios comparados, principalmente pela asfixia neonatal, compensarem tal decisão.

### Manobra de Zavanelli

É uma manobra de exceção, que deve ser realizada após as tentativas por via transpélvica. Consiste na reintrodução da cabeça e na extração fetal por cesárea, podendo ser facilitada com o relaxamento uterino, obtido por terbutalina intravenosa ou anestesia. O sucesso depende do grau de exteriorização da cabeça, sendo a introdução cefálica facilitada se tentada antes de seu total desprendimento.

### Sinfisiotomia

A separação da sínfise púbica era manobra adotada no passado e tinha justificativa perante os riscos de então. Os riscos de morte em uma operação cesariana eram tão elevados que a adoção de manobras agressivas para assegurar a extração fetal por via vaginal era justificada. Não se considera haver, atualmente, razões médicas aceitáveis para sua realização. Na vigência de óbito fetal, a possibilidade de embriotomia deve ser considerada.

## • Malformações

Anomalias no desenvolvimento fetal podem determinar aumentos de volume localizados, incompatíveis com o diâmetro do canal de parto. A expansão de diagnósticos antenatais tem modificado o prognóstico fetal, ampliando as restrições ao parto vaginal. Ainda assim, em muitas condições o parto vaginal será a melhor alternativa para preservar a saúde materna, sendo necessários, algumas vezes, procedimentos específicos para o seu sucesso. As condições discutidas a seguir são, provavelmente, as mais relevantes.

### Hidrocefalia

É definida como o aumento da abóbada craniana, decorrente do acúmulo do líquido cefalorraquidiano por anormalidades na sua circulação em algum ponto do sistema. Quando há prognóstico fetal satisfatório, a cesárea é a melhor alternativa de parto. Quando não há prognóstico fetal, a via preferencial do parto é a vaginal, realizando-se, quando necessário, punção e esvaziamento do liquor para redução do volume cefálico,[3] podendo ser feita por via transabdominal ou transvaginal (Figuras 30.5 e 30.6).

Nas apresentações cefálicas identifica-se cabeça volumosa, alta e móvel. Ao toque se identificam fontanelas alargadas. A distocia por desproporção do volume da cabeça impede a evolução da parturição. A punção deve ser realizada quando a dilatação cervical permitir e com ruptura prévia da bolsa das águas, na fontanela mais evidente, com agulha de bom calibre, conectada a equipo inserido em frasco a vácuo, facilitando seu escoamento.

Nas apresentações pélvicas, aguarda-se o desprendimento do tronco, puncionando-se a cabeça derradeira pela fontanela mais acessível. Quando houver dificuldade de acesso, é possível realizar a punção dorsal do canal raquimedular. Quando a hidrocefalia não for comunicante, este método será inútil. Nessas situações, resta como opção a punção através do occipício.

A redução do volume cefálico pode, ainda, ser realizada por punção transabdominal, orientada pelo ultrassom e precedida de esvaziamento vesical. Quando houver indicação do parto cesáreo, recomenda-se a punção trans-miometrial da cabeça, a fim de se evitar lacerações no segmento inferior.

## Higroma cístico

É um tumor benigno formado por espaços linfáticos, quase invariavelmente acometendo o pescoço ou a axila. Com a dilatação dos espaços linfáticos, o tumor disseca os tecidos, produzindo deformações evidentes. Seu interior é constituído por espaços císticos dilatados de tamanhos variáveis, separados por traves de tecido conectivo.

Diante de tumor volumoso, em que se opte pela via vaginal, a tentativa de punção nem sempre produz redução satisfatória das dimensões deste, em função da dificuldade de acesso e das características anatômicas (cistos independentes entre si). Nessas condições, a cesárea é a melhor opção.

## Teratoma sacrococcígeo

É um tumor derivado das células germinativas, podendo ter localização gonádica ou extragonádica. A região sacrococcígea é a localização extragonádica mais comum, e o teratoma pode ser sólido, multicístico ou formado por cisto único (Figura 30.7). Dependendo do volume, pode obstruir a evolução fetal, principalmente nos fetos em apresentação pélvica, pois sua penetração simultânea com o polo pélvico na escava resulta em encravamento. Frequentemente leva a óbito fetal por sequestro vascular

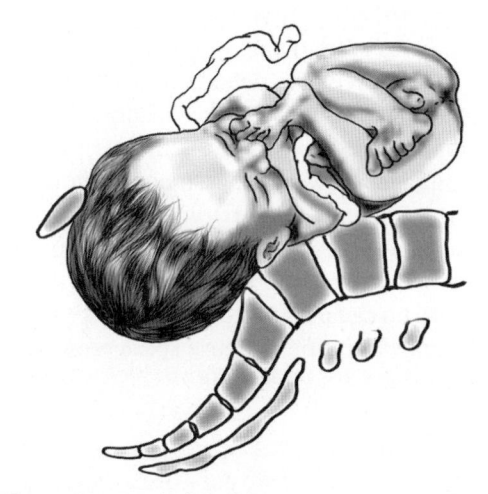

**Figura 30.5** Feto hidrocéfalo em apresentação cefálica. Note as possibilidades de punção.

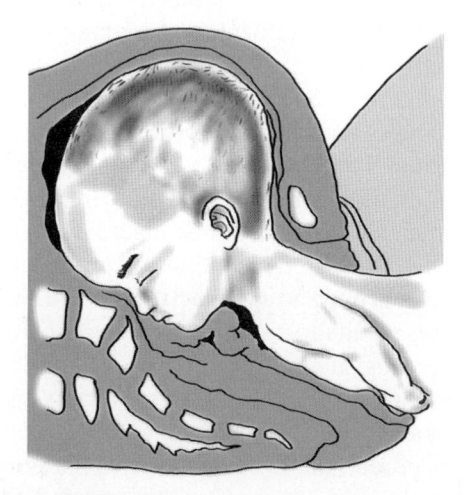

**Figura 30.6** Feto hidrocéfalo em apresentação pélvica. Note as possibilidades de punção.

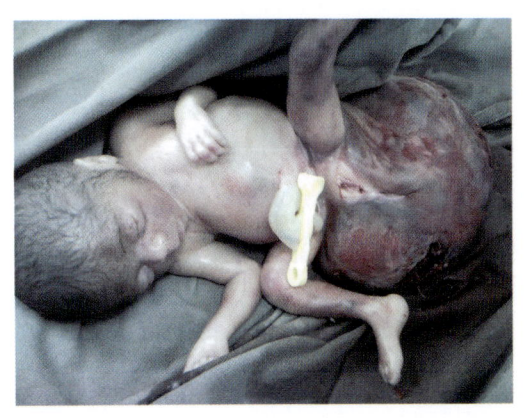

**Figura 30.7** Teratoma sacrococcígeo de grande volume.

e grave insuficiência cardíaca. A via de parto deve ser definida de acordo com o risco de obstrução e o agravamento do prognóstico fetal pelo risco de hemorragia. Nos casos de óbito fetal, podem-se utilizar técnicas de redução de seu volume por punções, no caso dos cistos, ou fragmentação com tesoura de Dubois.

### Anencefalia

Anomalia incompatível com a vida, caracterizada pela ausência da abóbada craniana, associada a ausência ou formação rudimentar dos hemisférios cerebrais. Atualmente a possibilidade de diagnóstico precoce e a jurisprudência têm viabilizado a interrupção da gravidez antes do termo, reduzindo os riscos relativos à distocia por volume fetal.

Nos aspectos relacionados com a assistência ao parto, a via natural será sempre a preferencial. Porém nos diagnósticos tardios ou nas situações em que os pais optem pela continuidade da gestação, a ocorrência de macrossomia fetal não é rara. Nessas situações podem surgir os mesmos problemas para o desprendimento discutidos na macrossomia fetal.

### Meningocele e mielomeningocele

Falhas no fechamento do tubo neural podem produzir espinha bífida, um defeito em que não ocorre a fusão dos corpos vertebrais posteriores, causando a protrusão do saco meníngeo. A alteração pode acometer toda a coluna, sendo mais frequente na região lombossacra, e pode ser fechada (recoberta por pele) ou aberta (ausência de pele no local). Nas formas abertas, é chamada de meningocele quando apenas as membranas meníngeas estão herniadas e de meningomielocele quando as raízes nervosas estão presentes no saco herniário.

Enquanto a espinha bífida coberta não representa problemas para a via de parto, opiniões díspares persistem quanto à forma aberta, pois há controvérsia se a via de parto poderia alterar o prognóstico de seu desenvolvimento motor a longo prazo. Porém, não existem estudos controlados capazes de indicar se existem diferenças entre o parto vaginal e a cesárea.

Até que revisões detalhadas e ensaios clínicos mais amplos sejam realizados e possam responder de modo consistente a essa questão, não há razões médicas que justifiquem a indicação de parto cesariano de maneira sistemática nesses casos. O volume do tumor não costuma representar problemas na evolução do feto no canal do parto, porém, exige maior cuidado da equipe obstétrica para preservar a integridade das estruturas.[4-6]

### Gastrosquise

Compreende defeito paramediano de fechamento da parede abdominal que leva ao evisceramento das alças intestinais na câmara âmnica. Sua etiologia é controversa, envolvendo fatores genéticos e ambientais. Acredita-se que o tromboembolismo da artéria onfalomesentérica figure como causa determinante.

Revisões que buscam evidências relativas à melhor via de parto nestas situações não identificaram vantagens em uma política de cesárea rotineira. Outros trabalhos sugerem diversos fatores como determinantes de prognóstico perinatal, que não a via de parto em si. Diante desses resultados, a via de parto transpélvica parece não afetar o prognóstico da anomalia. O volume e a consistência da massa intestinal, de maneira geral, não dificultam a descida do feto, porém, cabe à equipe assistencial adotar manobras que preservem a integridade das estruturas.[7-10]

## • Apresentações cefálicas anômalas

Destacam-se neste tópico aspectos relacionados com a apresentação cefálica. A apresentação pélvica será discutida no Capítulo 35, *Assistência ao Parto Pélvico*.

### Apresentação cefálica fletida alta e móvel

Ao se iniciar o trabalho de parto, a posição da cabeça deve ser avaliada de modo distinto se diante de primíparas ou multíparas. Nestas, é comum observar a cabeça alta e móvel, permanecendo assim até fases mais avançadas da dilatação. Nas primíparas, porém, espera-se que em 80% das vezes a cabeça esteja insinuada antes do parto.

A apresentação cefálica alta e móvel em primíparas deve ser avaliada com cautela. A falta de evolução fetal desproporcional à evolução da dilatação cervical (parada secundária da descida) indica parto cesáreo.

### Lateroflexão da cabeça

O assinclitismo acentuado impede a progressão cefálica, tendo como principal causa o achatamento da bacia no sentido anteroposterior. Nos casos de vício pélvico, com impossibilidade de correção, a norma é a via alta.

### Sagitais altas

Consiste em posicionar o polo cefálico no sentido anteroposterior do estreito superior, verificando-se duas modalidades: occipitopúbica (OP) e occipitossacra (OS). Decorre do estreitamento laterolateral da bacia, impedindo a insinuação habitual.

A evolução depende da variedade e presença de desproporção. Nas situações OP, é possível o parto sem rotação interna. Nos casos em OS, pode ocorrer rotação. Quando há persistência de OS, ocorrem dificuldades na progressão fetal, exigindo a cesárea.

### Hiperflexão cefálica

A flexão exagerada do occipício (obliquidade de Roederer) associa-se a bacia afunilada, maior volume cefálico ou modificações do tônus cervical nos casos de óbito fetal. Pelo toque se reconhece pequena extensão da sutura sagital, posicionada no diâmetro transverso da bacia, com o lambda ultrapassando o centro da escava. O posicionamento anômalo impede a parturição. Nos casos de óbito fetal, operações mutiladoras podem ser uma alternativa.

### Occipitoposteriores persistentes

O posicionamento do occipício no sacro (OS) tem como principais fatores o estreitamento do diâmetro transverso da bacia e a distocia hipotônica. As lacerações dos músculos elevador do ânus e pubococcígeos, decorrentes de lacerações anteriores ou de relaxamento induzido por bloqueio anestésico, podem dificultar a rotação interna.

As occipitoposteriores persistentes determinam período expulsivo prolongado. A possibilidade da via vaginal depende de alguns elementos: ausência de desproporção fetopélvica, ausência de vício pélvico, vitalidade fetal preservada e tempo de expulsivo menor que 1 h.

Os procedimentos para a solução do problema são os seguintes:

* conduta expectante: com muita frequência, ocorre a rotação anterior para OP, completando-se a parturição de modo normal. Em fetos de menor volume, é possível o desprendimento em OS sem maiores problemas. As condições de contração uterina devem ser aferidas e, se necessário, deve-se infundir ocitocina a fim de corrigir possível inércia uterina
* rotação manual da cabeça: a rotação para uma posição anterior pode ser realizada pela colocação dos dedos ou da mão na vagina, apreendendo-se o polo cefálico, tentando facilitar a rotação
* fórcipe: pode-se recorrer ao de Simpson ou o de Kielland. A utilização do primeiro implica larga circundução dos cabos. Diante de situações favoráveis, pode-se tentar realizar a extração em OS por meio de movimentos de elevação (flexão da cabeça) e abaixamento (deflexão da cabeça), ainda que a operação seja delicada para mãe e feto. Nos casos de grande rotação utilizando-se o fórcipe de

Simpson, após a complementação da manobra, são necessárias a retirada das colheres e a reaplicação do fórcipe com readequação da curvatura pélvica à posição OP.

De modo geral, o parto em OS é mais laborioso que em occipitoanteriores, estimando-se que possa durar 1 h mais em multíparas e 2 h em primíparas. Ainda assim, há indícios de que a morbidade perinatal não difere de maneira significativa em relação às variedades anteriores.[11]

## Transversas baixas

A permanência da linha de orientação no diâmetro transverso da bacia, resultante de rotação interna insuficiente, ocorre em bacias com conformação achatada no sentido anteroposterior ou afuniladas, como as bacias androides, que inviabilizam a rotação habitual. Outros aspectos relacionam-se com inércia uterina, que pode estar associada ao relaxamento do assoalho pélvico por lacerações prévias ou por bloqueio anestésico inadequado. Na ausência de desproporção fetopélvica ou de anormalidades da bacia óssea, a conduta deve ser centrada inicialmente na correção de possível inércia uterina. Na permanência da apresentação em plano transverso baixo (pelo menos +2 de De Lee), aplica-se preferencialmente o fórcipe de Kielland.

## Cefálicas defletidas de primeiro grau | Bregmática

É causa de parto moroso, muitas vezes sem diagnóstico, em decorrência da dificuldade de progressão do diâmetro occipitofrontal (12 cm) oferecido na insinuação.

O diagnóstico é feito pelo toque, por meio do qual se identificam ambas as fontanelas, estando a fontanela bregmática no centro do canal de parto. A conduta atém-se fundamentalmente ao tempo de evolução do parto e eventual comprometimento da vitalidade fetal. Desde que devidamente preservados os interesses materno-fetais, mesmo com maior morosidade, a evolução vaginal é possível, sendo eventualmente auxiliada por fórcipe a fim de se reduzir o período expulsivo.

## Cefálicas defletidas de segundo grau | Fronte

Trata-se da mais distócica das apresentações cefálicas, em que se realiza a passagem do diâmetro occipitomentoneiro (13 cm) apenas à custa de acentuado fenômeno plástico. O diagnóstico é feito pelo toque vaginal, por meio do qual se identifica no centro da escava a saliência frontal, com sutura metópica em um dos oblíquos ou no transverso. Em uma das extremidades se reconhece a fontanela bregmática e na oposta, o nariz, sendo possível identificar as arcadas orbitárias e os bulbos dos olhos.

A parturição vaginal possibilita ruptura uterina, lacerações e formação de fístulas por compressão excessiva, além de atonia uterina. Com relação ao feto, o risco de traumatismo e asfixia inviabiliza o parto natural.

Quando se tratar de feto morto ou com menor tamanho, nos quais as dificuldades de evolução não sejam evidentes, pode-se permitir a via vaginal, sob vigilância judiciosa.

## Cefálicas defletidas de terceiro grau | Face

Representa o grau máximo de deflexão, devendo-se lembrar sempre, dentre todos os fatores envolvidos, da anencefalia. Tendo o mento como ponto de referência fetal, apresenta algumas características na palpação e no toque que auxiliam o diagnóstico. À palpação da escava observa-se polo volumoso correspondente ao occipício fetal. À palpação do sulco cervical (denominado sinal do golpe de machado de Tarnier), decorrente da colocação do occipício sobre a região dorsal do feto, revela-se a linha facial, sendo possível tocar o mento, a boca, o nariz e as arcadas orbitárias.

Dentre as modalidades de deflexão, a apresentação de face expõe diâmetros com maior possibilidade de progressão pelo canal de parto, com o bimalar medindo 7,5 cm e o hiobregmático, 9,5 cm. Ultimada a descida, a rotação deve ser feita no sentido anterior, posicionando o mento sob a arcada púbica, devendo-se diagnosticar o quanto antes a rotação do mento para posição posterior, pois ela inviabiliza o desprendimento.

Quanto à conduta, na ausência de desproporção fetopélvica e dinâmica uterina adequada, a via vaginal pode ser aguardada.

### Apresentação composta

Definida pela presença de um ou ambos os membros ao lado ou adiante da cabeça fetal (Figura 30.8). A posição lateral do membro é denominada laterocidência. Quando adiante da cabeça, chama-se procúbito se ocorrer com bolsa íntegra ou prolapso na vigência de bolsa rota. Na gestação múltipla e no polidrâmnio, associa-se a prematuridade.

O diagnóstico é feito pela falta de insinuação do polo cefálico associada ao seu desvio da linha mediana, além da evidência do membro fetal adiante ou lateral à apresentação. Pode se associar ao prolapso ou procúbito ou, ainda, à laterocidência do cordão umbilical, o que pode agravar o prognóstico fetal.

Algumas vezes a tentativa de recondução do membro para posição acima da apresentação pode ter um bom resultado. Por outro lado, não se justifica a realização de versão seguida de extração pélvica, a menos que não se valorizem as condições de vitalidade fetal. O parto vaginal ocorre espontaneamente na maioria das vezes, com bom prognóstico fetal. Nos casos em que ocorrer obstrução do parto ou prolapso de cordão, a cesárea será a solução.

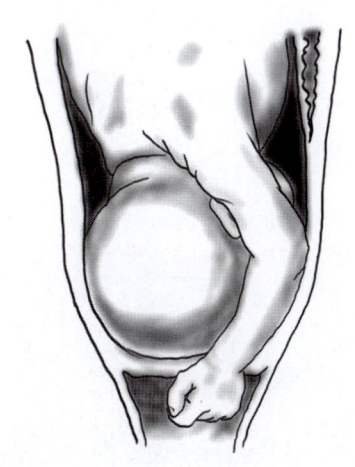

**Figura 30.8** Prolapso de membro superior constituindo apresentação composta.

### • Gestação múltipla

A gestação múltipla representa um capítulo especial na Obstetrícia em vista dos riscos que proporciona. As situações especiais verificadas durante a gestação e as características do parto dependentes do número de fetos e as relações que guardam entre si justificam um capítulo a parte (Capítulo 56, *Gravidez Múltipla*) de modo a possibilitar um melhor delineamento destas variáveis.

### • Gêmeos coligados ou gemelidade imperfeita

Decorre da separação incompleta de gestações duplas monozigóticas. A classificação dos diversos tipos é difícil, tendo em vista a multiplicidade de variações.[12] As possibilidades de diagnóstico e do prognóstico fetal facilitam o planejamento da parturição. A decisão pela via de parto deve ser antecedida pela avaliação conjunta de algumas variáveis orientadoras da conduta, como apresentado a seguir:

- prematuridade: menor peso e menor volume facilitam a via vaginal
- tipo de ligação: os fetos unidos pela cabeça (*craniopagus*), quando posicionados em linha, viabilizam o parto transpélvico. Aqueles unidos pelo toráx (xifópagos, esternópagos, toracópagos) ou que apresentem duas cabeças (dicéfalos) podem dificultar ou até mesmo inviabilizar o parto vaginal
- elasticidade da área de coligação: quando os fetos são unidos por partes moles com boa plasticidade, a evolução transpélvica pode ser facilitada pela distensão destas estruturas
- vitalidade fetal: a maceração fetal pode facilitar a parturição via vaginal
- prognóstico fetal relacionado com o tipo de coligação: a sobrevivência é possível em muitos casos, dependendo do tipo de anomalia e das possibilidades de correção após o nascimento. As situações com prognóstico favorável à sobrevivência devem ser assistidas por parto cesáreo

- antecedentes obstétricos: as pacientes com antecedentes de cicatriz uterina prévia, miomectomias ou anomalias na bacia devem ser submetidas a parto cesáreo. É necessário avaliar a possibilidade de incisão segmentocorporal, considerando-se as dificuldades de extração fetal e trauma uterino.

### • Situação anômala | Transversa

A situação transversa e as apresentações córmicas ocorrem em cerca de 0,5% das gestações. Em geral, estão associadas a alterações da cavidade uterina, decorrentes de anomalias intrínsecas ou da existência de placenta de inserção segmentar ou leiomiomas. Nessas condições, a via de parto deverá ser a cesárea.

## ▶ Distocia anexial

Denominam-se distocia anexial os problemas relacionados com o cordão e a placenta. Neste capítulo serão destacados os problemas relativos ao cordão e os relativos à placenta encontram-se no Capítulo 51, *Placenta Prévia*.

### • Distocias do cordão umbilical

Devem ser consideradas as situações descritas a seguir.

#### Brevidade absoluta e relativa do cordão

O cordão umbilical mede cerca de 50 cm, não excedendo cerca de 1 vez e meia o comprimento fetal, sendo considerado longo quando maior que 80 cm e curto se inferior a 20 cm.

Os cordões longos favorecem a formação de nós verdadeiros, de circulares e procidências. Nas gestações monozigóticas monoâmnicas, o risco de enovelamento dos cordões é bastante elevado, justificando a antecipação do parto por cesárea em alguns casos.

As circulares do cordão, principalmente as cervicais, são frequentes, constituindo-se como a principal causa da brevidade relativa do cordão. Tal possibilidade deve ser considerada nas situações em que, na ausência de desproporção fetopélvica, observa-se lentidão na progressão do feto no período expulsivo. A compressão excessiva do funículo pode ser identificada no monitoramento intraparto, pelo registro de desacelerações variáveis da frequência cardíaca fetal. A persistência deste tipo de desaceleração e/ou bradicardia fetal é indicativa de cesárea.

Muitas vezes tal anomalia somente é reconhecida após o desprendimento do polo cefálico, sendo mais frequentes as distocias circulares cervicais (Figura 30.9). Na assistência ao parto, as circulares devem ser reduzidas deslocando-se o cordão por sobre a espádua fetal, passando-se o feto entre a alça formada. Quando se verifica uma circular apertada, deve-se evitar a tração exagerada do cordão, em vista do risco de ruptura e grave hemorragia. Nessas situações, proceda ao pinçamento e à secção funicular na região cervical, ultimando o desprendimento o mais rapidamente possível.

Apenas a eventual detecção de circular de cordão em ultrassonografia não é suficiente

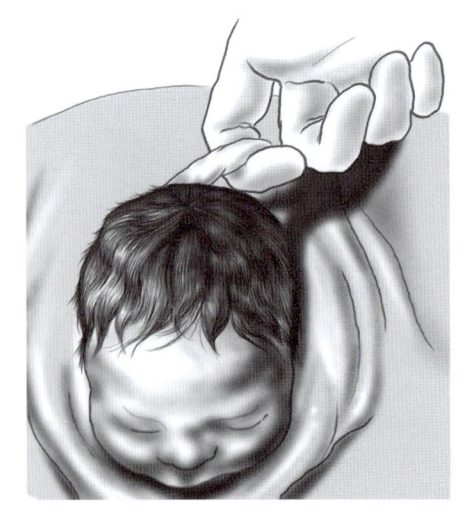

**Figura 30.9** Circular cervical sendo liberada após o desprendimento do polo cefálico. Algumas vezes será necessário o clampeamento no local, evitando compressão e comprometimento da circulação.

para indicação de parto cesáreo "profilático", pois a maioria dos casos evolui sem qualquer problema. Também é considerada questionável a descrição sistemática desse achado, uma vez que circulares são um achado corriqueiro e não é possível definir prognóstico a partir da ultrassonografia. Na maioria das vezes, tal procedimento ocasiona desnecessária ansiedade materna e, pior, pode servir como justificativa para a realização de cesárea. O obstetra deve estar sempre preparado para esta possibilidade e deve tomar a decisão com base nos achados intraparto compatíveis com a compressão anormal do cordão.[13]

## Procidência do cordão

É identificada quando este se encontra em posição adiante da apresentação. Se a procidência ocorre com membranas íntegras, denomina-se procúbito. Quando na vigência de membranas rotas, constitui o prolapso do cordão. Posicionada entre a apresentação e a parede uterina é definida como laterocedência (Figuras 30.10 e 30.11).

O principal fator etiológico é a má adaptação da apresentação no estreito superior, frequentemente relacionada com apresentações anômalas que resultam em escava vazia ou

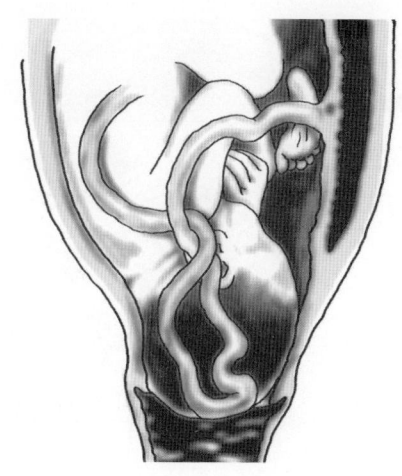

**Figura 30.11** Procúbito do cordão. A compressão do cordão pode ser traduzida por bradicardia fetal acentuada detectada na ausculta ou por cardiotocografia.

parcialmente ocupada. A ruptura intempestiva das membranas, geralmente iatrogênica, favorece sua ocorrência. Quando indicada, a ruptura artificial das membranas deve ser feita de modo cuidadoso para evitar o escoamento rápido do líquido. Além disso, após o procedimento a ausculta dos batimentos cardíacos fetais deve ser avaliada de imediato em função dos riscos de compressão funicular ou mesmo prolapso não identificado durante o procedimento.

O diagnóstico da procidência funicular é fundamentalmente clínico, por meio da inspeção e do toque. A conduta será baseada na presença ou não de vitalidade fetal. Diante do óbito fetal, a via preferencial será a vaginal por indução do parto.

O caso com vitalidade fetal presente deve ser encarado como emergência e ser solucionado pela cesárea. A fim de reduzir a compressão funicular pela apresentação, recomenda-se colocar a paciente em posição genupeitoral enquanto, simultaneamente, pelo toque vaginal, se eleva a apresentação, reduzindo assim a compressão da alça do cordão (Figura 30.12).

Esta manobra deve ser mantida até a extração fetal. Após este tempo, a alça de cordão exteriorizado deve ser retirada pela vagina.

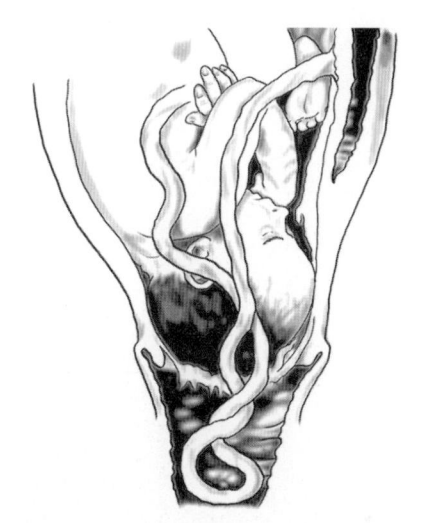

**Figura 30.10** Prolapso do cordão umbilical. A vitalidade fetal será gravemente comprometida pela pressão do polo cefálico contra o canal do parto.

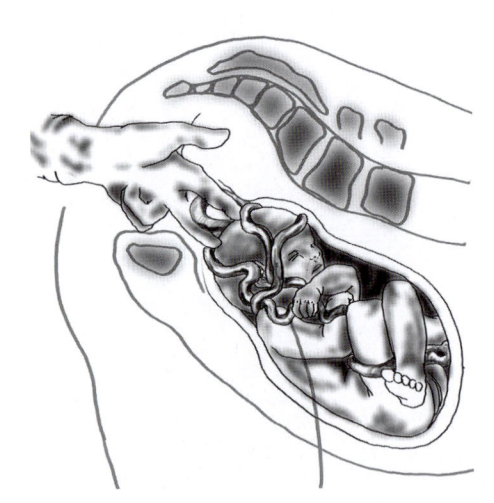

**Figura 30.12** Pressão sobre a apresentação evitando a compressão do cordão umbilical prolapsado. Paciente em posição genupeitoral.

## ▶ Referências bibliográficas

1. Delascio D, Guariento A. Distocia fetal. In: Delascio D, Guariento A. Patologia do parto, puerpério e perinatal. São Paulo: Sarvier, 1987. pp. 51-91.
2. Cunningham FG, Leveno KJ, Bloom SL *et al*. Distocya. Abnormal labor. In: Williams obstetrics. 23 ed. New York: McGraw-Hill, 2010. pp. 464-89.
3. Chervernak FA, Berkowitz RL, Tortona M *et al.* The management of fetal hydrocephalus. Am J Obstet Gynecol. 1985; 151:933-6.
4. Luthy DA, Wardinsky T, Shurtleff DB *et al.* Cesarean section before the onset of labor and subsequent motor function in infants with meningomyelocele diagnosed antenatally. N Engl J Med. 1991; 324(10):662-6.
5. Merrill DC, Goodwin P, Burson JM *et al.* The optimal route of delivery for fetal meningomyelocele. Am J Obstet Gynecol. 1998; 179(1):235-40.
6. Lewis D, Tolosa JE, Kaufmann M *et al.* Elective cesarean delivery and long-term motor function or ambulation status in infants with meningomyelocele. Obstet Gynecol. 2004; 103(3):469-73.
7. Anteby EY, Yagel S. Route of delivery of fetuses with structural anomalies. Eur J Obstet Gynecol Reprod Biol. 2003; 106(1):5-9.
8. Segel SY, Marder SJ, Parry S *et al.* Fetal abdominal wall defects and mode of delivery: a systematic review. Obstet Gynecol. 2001; 98:867-73.
9. Puligandla PS, Janvier A, Flageole H *et al.* Routine cesarean delivery does not improve the outcome of infants with gastroschisis. J Pediatr Surg. 2004; 39(5):742-5.
10. Singh SJ, Fraser A, Leditschke JF *et al.* Gastroschisis: determinants of neonatal outcome. Pediatr Surg Int. 2003; 19(4):260-5.
11. Pearl ML, Roberts JM, Laros RK *et al.* Vaginal delivery from the persistent occiput posterior position. Influence on maternal and neonatal morbidity. J Reprod Med. 1993; 38(12):955-61.
12. Camano L, Azevedo JR. Monstruosidades duplas. Maternidade e Infância. 1965; 24(4):704-36.
13. Hankins GDV, Snyder RR, Hauth JC *et al.* Nuchal cords and neonatal outcome. Obstet Gynecol. 1987; 70:687-92.

# 31 Distocia Óssea

*Nelson Sass*

## ▶ Introdução

A semiologia obstétrica é de suma importância para o planejamento da via de parto mais segura para mãe e seu bebê, bem como para a antecipação de complicações. Nessa óptica, pode-se afirmar que a avaliação da bacia anteparto tem sido negligenciada, fazendo o jovem especialista acreditar que o toque vaginal é útil apenas para a avaliação do colo uterino. Entretanto, a avaliação judiciosa da bacia no momento da parturição é, de fato, uma etapa fundamental para a assistência qualificada. A bacia obstétrica normal é discutida no Capítulo 6, *Bacia Obstétrica*. No presente capítulo, será discutida a avaliação da bacia e o reconhecimento da distocia óssea.

Inicialmente, destacam-se os conceitos de vício pélvico e distocia óssea. O primeiro refere-se a anomalias na forma, nas dimensões ou na inclinação da bacia. Já a distocia óssea remete a situações nas quais uma bacia viciada dificulta ou impede o parto transpélvico. Note que este conceito é relativo, pois nem todo vício pélvico resultará em distocia, já que esta dependerá do volume fetal, caracterizando desproporção cefalopélvica.[1-4]

Várias propostas de classificação estão disponíveis na literatura. Aquela recomendada por Caldwell e Moloy[5] parece contemplar várias possibilidades. A seguir, os diversos tipos são apresentados de forma simplificada. A partir da história clínica e do exame físico, é possível reconhecer, em cada caso, situações exibidas na classificação de Caldwell e Moloy (simplificada):

- tipos normais de crescimento e desenvolvimento: antropoide, ginecoide, platipeloide e androide
- variações abaixo do estreito superior: arco subpúbico e espinhas ciáticas
- variações pélvicas gerais: tamanho, solidez e simetria
- tipos anormais de crescimento e desenvolvimento
- tipos anormais por doenças osteoarticulares pélvicas: alterações metabólicas, alterações congênitas, inflamatórias e atípicas e alterações traumáticas
- tipos anormais secundários a modificações na coluna vertebral: cifótica, escoliótica e espondilolistésica
- tipos anormais por anormalidades nos membros inferiores: luxação coxofemoral e encurtamento dos membros.

Os quatro tipos principais de bacia são ginecoide, androide, platipeloide e antropoide (ver Capítulo 6, *Bacia Obstétrica*). A primeira é a típica bacia feminina e destaca-se por conformação arredondada do estreito superior, segmento inferior espaçoso, espinhas ciáticas não salientes e ângulo subpúbico medindo cerca de 90°. A do tipo androide tem estreito superior triangular e conformação infundibular, com ângulo subpúbico agudo. Na platipeloide, destaca-se o estreito superior elíptico e com maior extensão no diâmetro transverso. A antropoide exibe estreito superior de forma elíptica, alongado no sentido anteroposterior e transverso máximo menor.

O vício pélvico pode ter efeitos cujo reconhecimento pode ocorrer na observação clínica, como manutenção de apresentação alta e móvel persistente em parturientes nulíparas, maior frequência de situação transversa e apresentações defletidas, ruptura prematura das membranas e prolapso de cordão por adaptação inadequada da apresentação, ruptura precoce da bolsa das águas, cervicodilatação morosa (que pode favorecer o edema do colo), ruptura uterina por parto obstruído, além de graves consequências sobre o feto, incluindo o risco de morte por asfixia antenatal.

## ▶ Diagnóstico

Será fundamentalmente clínico e terá como base a história clínica e o exame físico. Informações referentes a doenças como raquitismo ou poliomielite, artrite coxofemoral e luxação congênita do quadril podem ser associadas a assimetrias. Nos antecedentes obstétricos as características dos partos com relação a apresentação, dificuldades, peso do recém-nascido, intervenções e evolução perinatal são informações relevantes.

Na inspeção, devem-se observar a estatura, a proporcionalidade do tronco e dos membros e a marcha. Na palpação do abdome, cabeça alta e móvel em primigesta no final da gestação e apresentações anômalas podem ser indícios de problemas.

Métodos de pelvimetria externa ou radiológica não são mais utilizados no exame físico, porém algumas características ainda podem ser avaliadas: o quadrilátero de Michaelis e o diâmetro bituberoso.

## ▪ Quadrilátero de Michaelis

Tem como ponto de referência superior a apófise espinhosa da quinta vértebra lombar, como ponto de referência inferior a extremidade superior da cissura mesoglútea, e lateralmente, de um lado e do outro, as espinhas ilíacas posterossuperiores são a referência (Figura 31.1). A diagonal longitudinal mede quase 11,0 cm, compondo dois triângulos laterais, e sua simetria ou não corresponde ao mesmo em relação à bacia. A observação de área reduzida dos triângulos laterais sugere bacia estreitada. A diagonal transversa compõe um triângulo superior e outro inferior; a redução do triângulo superior sugere bacia achatada, com diâmetro anteroposterior do estreito superior diminuído. Deformidades da figura geométrica sugerem vício pélvico.

## ▪ Diâmetro bituberoso

Também denominado bi-isquiático, sua dimensão avalia o estreito inferior e relaciona-se, ainda, com o diâmetro biciático. Para avaliar

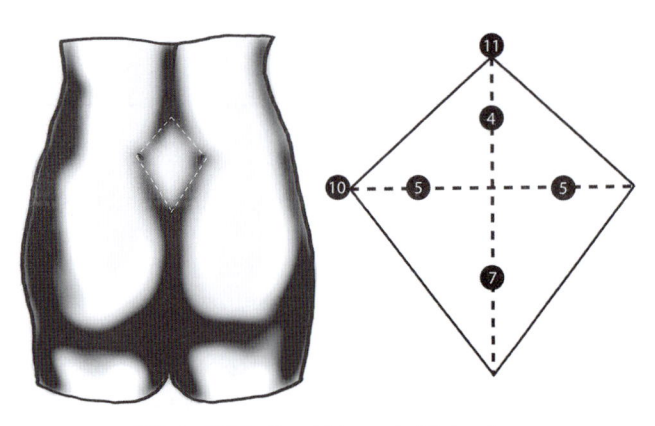

**Figura 31.1** Quadrilátero de Michaelis.

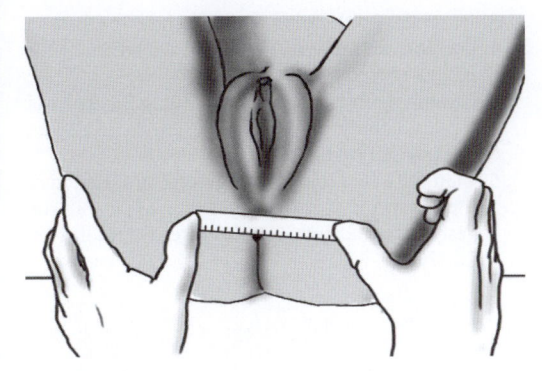

**Figura 31.2** Medida do diâmetro bituberoso.

sua dimensão, deve-se localizar a borda interna das tuberosidades isquiáticas e medir a distância com fita métrica, aplicando-a tangencialmente à borda superior do ânus. Em geral, seu diâmetro mede pelo menos 11 cm (Figura 31.2).

No toque vaginal é possível avaliar os estreitos superior, médio e inferior. No estreito superior chama a atenção a possibilidade de vício pélvico quando o promontório é atingido. A medida obtida entre este e a borda inferior da sínfise púbica é denominada conjugado diagonal. Ao se aplicar a regra de Smellie, ou seja, subtrair 1,5 ou 2 cm, obtém-se a medida do conjugado obstétrico verdadeiro (CV) (ver Figura 6.4). Considera-se o CV anormal quando medir 10 cm ou menos.

O estreito médio, por sua vez, será avaliado pela constatação de espinhas ciáticas muito salientes, situação que resulta em fetos que permanecem altos e em variedade de posição transversa persistente.

O estreito inferior é avaliado pela medida do bituberoso e do sagital posterior (do meio do bituberoso à ponta do cóccix). Considera-se a possibilidade de distocia do estreito inferior quando a soma do diâmetro bituberoso e do sagital posterior for menor que 15 cm. Também é importante a avaliação da arcada subpúbica, uma vez que ângulos agudos podem inviabilizar o desprendimento do polo cefálico (Figura 31.3).

## ▶ Conduta

A decisão pela via de parto deve considerar o tipo de vício pélvico e fatores fetais como peso, apresentação, variedade de posição e vitalidade, além da contração uterina. Como previamente referido, a distocia óssea será sempre relativa. A prova de trabalho pode ser adotada e consiste em observar a evolução do parto, pressupondo acompanhamento cuidadoso. Esta política pode resultar em razoável taxa de sucesso de parto espontâneo ou com fórcipe baixo e, quando bem conduzida, não agrava o prognóstico materno ou fetal.

Diante de vícios graves que claramente inviabilizem a evolução fetal ou quando houver distocias relacionadas, a cesárea deve ser indicada. Com feto morto a via baixa é a preferencial, devendo ser considerada a possibilidade de operação mutiladora para redução de seu volume.

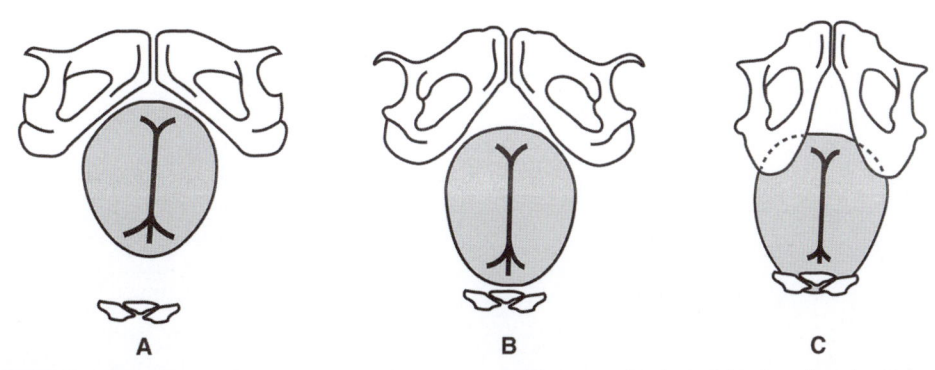

|          A          |          B          |          C          |

**Figura 31.3** Cabeça passando por estreito inferior normal (**A**), bacia afunilada (**B**) e ângulo subpúbico muito estreito, inviabilizando o desprendimento. Na situação **C**, o problema é acentuado, incluindo a dificuldade para a introdução das colheres do fórcipe.

# ▶ Referências bibliográficas

1. Camano L, Camano ACAS. Distocia óssea. In: Guariento A, Deláscio D. Patologia do parto, puerpério e perinatal. São Paulo: Sarvier, 1987. pp. 4-16.

2. McCormick CO. Pathology of labor. In: McCormick CO. A textbook on pathology of labor, the puerperium and the newborn. St. Louis: Mosby, 1947. pp. 1-169.

3. Rezende J. O trajeto. In: Rezende J. Obstetrícia. Rio de Janeiro: Guanabara Koogan, 1974. pp. 89-107.

4. Cunningham FG, Leveno KJ, Bloom SL *et al.* Maternal anatomy. In: Williams obstetrics. 23 ed. New York: McGraw-Hill, 2010. pp. 29-35.

5. Caldwell WE, Moloy HC. Anatomical variations in the female pelvis and their effect in labor with suggested classification. Am J Obstet Gynecol. 1933; 26:479.

# 32 Dequitação Anormal

*Rubia Marques*

## ▶ Introdução

A dequitação compreende o descolamento, a descida e a expulsão da placenta e das membranas. A patologia da dequitação resulta das alterações que podem ocorrer nessas fases. A identificação e a assistência adequada dessas alterações pressupõem bom conhecimento da fisiologia e do mecanismo dos fenômenos que provocam o descolamento e a expulsão da placenta.

As patologias da dequitação são divididas em:

- patologia no descolamento placentário: hipotonia e/ou atonia uterina; aderências anormais da placenta (acretismo placentário)
- patologia da expulsão da placenta e dos anexos: encarceramento placentário
- acidentes da dequitação: retenção de anexos; inversão uterina aguda.

## ▶ Fisiologia da dequitação

O descolamento placentário ocorre em consequência de contrações uterinas que persistem após a expulsão fetal, o que reduz a superfície da cavidade uterina, provocando o descolamento da placenta da sua área de inserção.

O processo de dequitação é subdividido em três tempos:

- descolamento: tempo corporal
- progressão: tempo cervical
- expulsão: tempo vulvar.

O descolamento da placenta ocorre por dois mecanismos: central (Baudelocque-Schultze),

que corresponde a 75% dos casos (Figura 32.1), e marginal (Duncan), que ocorre em 25% (Figura 32.2).

A dequitação ocorre, normalmente, entre 5 e 10 min após o término do período expulsivo; é retardada quando entre 10 e 30 min, configurando-se a retenção placentária quando não ocorre após 30 min.

A importância clínica, assistencial e prognóstica das alterações da dequitação resulta da ocorrência de hemorragia, cujo volume e velocidade de instalação respondem por elevada morbiletalidade materna. A hemorragia

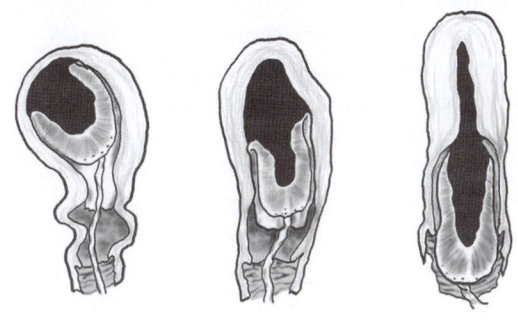

**Figura 32.1** Mecanismo de dequitação Baudelocque-Schultze.

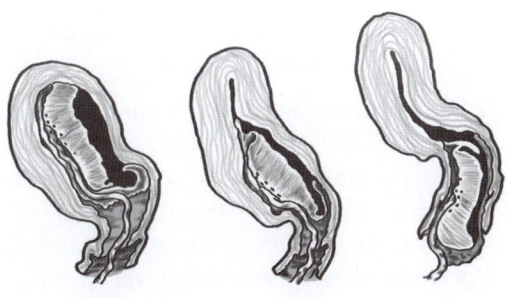

**Figura 32.2** Mecanismo de dequitação Duncan.

pós-parto é uma das principais causas de mortalidade materna e decorre da falta de cuidado básico em uma fase de extrema vulnerabilidade materna.

## ▶ Hemorragia pós-parto

O descolamento da placenta ocorre no nível da camada esponjosa da decídua. Os vasos rompem-se por ocasião do descolamento, ocorrendo perda sanguínea fisiológica (em torno de 250 a 500 m$\ell$). No local de implantação da placenta, são necessárias a contração e a retração do miométrio para comprimir os vasos e obliterar seus lumens para controlar o sangramento.

A hemorragia pós-parto (HPP) é definida como a perda sanguínea superior a 500 m$\ell$ após o parto normal ou de 1.000 m$\ell$ ou mais após cesariana. Considerando-se que a perda de sangue real é, em geral, duas vezes a perda estimada, uma perda acima de 500 m$\ell$ deve chamar a atenção em mulheres que estejam sangrando muito.

Como a perda sanguínea não é um critério objetivo, o Colégio Americano de Ginecologia define HPP como uma redução de 10% no hematócrito entre a admissão da paciente e o período pós-parto, ou quando há necessidade de transfusão de hemácias.

Um dos principais aspectos da prevenção da HPP é oferecer atendimento adequado ao terceiro período do trabalho de parto.

Atualmente dispõe-se de dois tipos de conduta para a dequitação:

- conduta expectante: consiste em não praticar qualquer intervenção para liberação da placenta
- conduta ativa: praticam-se intervenções para acelerar a dequitação.

Em revisões sistemáticas, a conduta ativa (categoria A de evidência) tem se mostrado mais efetiva na redução não só da HPP, mas também da anemia pós-parto e da necessidade de transfusão sanguínea, não aumentando a ocorrência de retenção placentária ou inversão uterina.

A conduta ativa consiste em três medidas aplicadas imediatamente após o nascimento:

- utilização de medicação uterotônica: ocitocina 10 UI intravenosa (IV) ou intramuscular (IM), imediatamente após o desprendimento das espáduas (categoria A de evidência)
- clampeamento e ligadura precoce do cordão umbilical
- tração contínua e controlada do cordão.

Os fármacos utilizados para estimular as contrações uterinas são a ocitocina, os alcaloides do *ergot* (metilergonovina e ergometrina) e as prostaglandinas (misoprostol).

A ocitocina parece ser um pouco menos eficiente que a ergometrina na prevenção da HPP. Entretanto, por ser mais fisiológica, apresenta menos efeitos colaterais e não tem contraindicações importantes, sendo considerada o fármaco mais apropriado, na dose de 10 UI. Os alcaloides do *ergot*, por causarem contração generalizada da musculatura lisa de forma tetânica, têm maior possibilidade de causar encarceramento placentário.

O misoprostol também pode ser utilizado na dose de 600 a 1.000 mg por via oral (VO) ou retal. É um medicamento seguro e barato, mas considerado menos efetivo que a ocitocina e a ergometrina.

Segundo o *Manual de Assistência ao Parto* do Ministério da Saúde do Brasil, o manejo ativo da dequitação deve ser adotado em mulheres em risco de hemorragia e nas portadoras de anemia, sendo necessários estudos mais específicos que atestem a efetividade dessas medidas em situações de baixo risco.[1]

## ▶ Retenção placentária

Define-se retenção placentária quando, ultrapassados 30 min do parto, a placenta ainda não foi liberada. Trata-se de uma condição relacionada com a falta de plano de clivagem adequado entre a placenta e decídua e decorre de:

- prematuridade
- aderência anormal entre a placenta, a decídua e o miométrio (acretismo)
- anomalias placentárias (placenta bilobulada, suscenturiata)
- procedimentos obstétricos inadequados durante a dequitação (tração excessiva do cordão, extração manual da placenta, falta ou falha de revisão placentária após dequitação).

A incidência de retenção placentária é de 1 a 2% de todos os partos, sendo afetada por quatro fatores: intervalo interpartal, idade gestacional (8% em pré-termos), história prévia de retenção placentária e uso ou não de conduta ativa no terceiro período.

## Aspectos clínicos

Se a placenta continua aderida, decorridos 30 min ou mais do nascimento, caracteriza-se a retenção placentária, que pode ser decorrente do aprisionamento no canal do parto ou da falta de descolamento da área de inserção.

A apresentação de indícios de falta de cotilédones na placenta ou HPP após a dequitação sugerem a presença de fragmentos placentários retidos. A retenção de fragmentos placentários pode ocasionar HPP primária (nas primeiras 24 h após o parto) ou secundária (após as primeiras 24 h até 6 semanas de puerpério).

## Aspectos terapêuticos

Nos casos de retenção placentária completa, o tratamento mais efetivo é a remoção manual da placenta sob anestesia. Neste procedimento, que precisa de colo suficientemente dilatado para sua realização, a mão do obstetra atinge a borda placentária e, por movimentos digitais de lateralidade, vai "descolando" a placenta da decídua (Figura 32.3). Ao se realizar este procedimento pode não haver plano de clivagem perceptível ou uma parte da placenta pode não descolar, caracterizando o acretismo placentário.

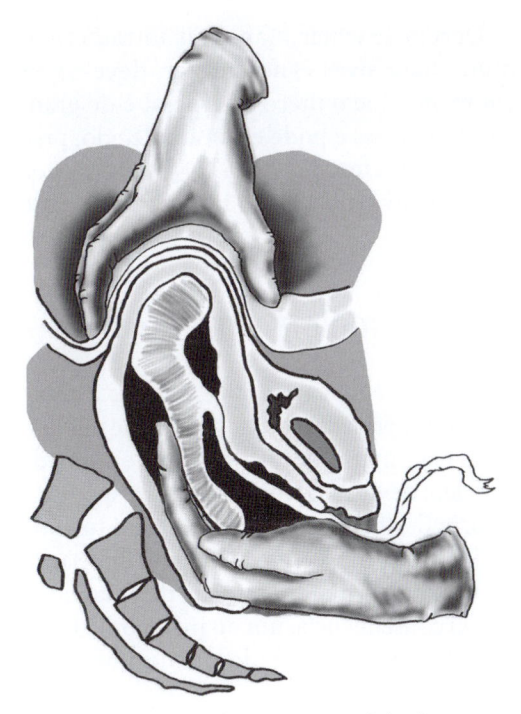

**Figura 32.3** Descolamento manual da placenta.

Nessa situação, o procedimento da extração deve ser reavaliado. Se o descolamento progride, mesmo com alguma dificuldade e sem sangramento excessivo, pode ser continuado. Caso contrário, deve ser interrompido, pois a tentativa de liberação de uma placenta com profundo acretismo pode causar hemorragia de difícil controle, com risco de morte materna.

Se a área aderida for pequena, uma curetagem bastante cuidadosa pode retirar a placenta sem maior risco. Se a penetração for profunda no miométrio, a curetagem excessiva pode causar perfuração uterina.

O uso de ocitocina na veia umbilical (30 UI de ocitocina em 30 m$\ell$ de soro fisiológico) parece ser eficaz, reduzindo a necessidade de remoção manual da placenta.[2]

Na suspeita de restos placentários retidos, a conduta consiste em explorar, sob anestesia, a cavidade uterina por:

- curagem uterina: exploração digital da cavidade se o colo estiver suficientemente pérvio
- curetagem: com uso de cureta puerperal.

Devem-se evitar manobras intrauterinas muito agressivas e, ao curetar, deve-se ter em mente que o útero puerperal é de grandes dimensões e pode estar amolecido, propiciando perfurações se a força empregada for excessiva, ou se não houver o cuidado devido.

## ▶ Acretismo placentário

Consiste em penetração e aderência anormais das vilosidades coriais no local de implantação placentária, de tal forma que o plano de clivagem desaparece com a camada esponjosa. Ocorre devido à ausência parcial ou total da decídua basal e ao desenvolvimento imperfeito da camada fibrinoide (camada de Nitabuch). Como consequência, um ou mais cotilédones estão fixamente ancorados na decídua basal ou no miométrio.

Cada vez mais diagnosticada, essa situação é uma das principais responsáveis pelas indicações de histerectomia pós-parto e por complicações e sequelas graves, incluindo o risco de morte materna decorrente de hemorragia grave e/ou ruptura uterina.

Sua incidência varia de 1:540 partos a 1:70.000 partos, apresentando aumento significativo nas últimas décadas principalmente pelo aumento do número de cesáreas.

### ▪ Classificação

Há vários graus de acretismo placentário, que pode ser classificado quanto à:

- profundidade da invasão trofoblástica:
  - ○ acretismo: não há acometimento miometrial ou ele é discreto
  - ○ incretismo: há acometimento miometrial até seu 1/3 médio
  - ○ percretismo: acometimento até 1/3 distal do miométrio ou além, atingindo peritônio, órgãos e estruturas vizinhas, incluindo o ligamento largo
- extensão do acometimento: focal, parcial e total.

### ▪ Aspectos etiopatogênicos

São fatores de risco para acretismo: cesárea; lesões da mucosa uterina, decorrentes de curetagens excessivas e numerosas, descolamentos manuais da placenta, ablação endometrial e endometrites; idade materna e multiparidade; cirurgia uterina prévia, como cesáreas ou miomectomia; placenta prévia; miomatose submucosa; malformação uterina; e tabagismo.

O fator de risco mais importante é placenta prévia com cicatriz uterina anterior, pois o acretismo placentário é muito mais frequente nas placentas prévias, principalmente aquelas que têm um componente de acometimento do segmento uterino anterior.

### ▪ Aspectos clínicos

Após expulso o concepto, a placenta permanece retida e não se identificam os sinais clínicos de seu descolamento. Nos casos de acretismo parcial, ocorre sangramento externo proveniente das áreas em que existem cotilédones descolados.

Nos casos de acretismo total não se comprova sangramento externo e nos raros casos de percretismo pode-se comprovar quadro de hemorragia interna.

O diagnóstico clínico decorre da constatação da ausência de clivagem entre a placenta e a parede uterina, por ocasião da tentativa do seu descolamento manual. No acretismo total não se comprovam planos de clivagem. No parcial, são identificadas zonas de clivagem, mas percebem-se áreas aderidas. O volume e a intensidade do sangramento serão tanto maiores quanto mais extensas forem as áreas descoladas e, portanto, menores as zonas de acretismo.

O diagnóstico por imagem é realizado por meio de ultrassonografia (USG) associada ou não ao Doppler ou por ressonância magnética (RM). O diagnóstico por USG deve ser realizado utilizando-se os cinco critérios diagnósticos:[3]

- falta de zona hipoecoica miometrial retroplacentária

- múltiplas lacunas vasculares na placenta (aspecto de queijo suíço)
- espessura miometrial retroplacentária < 1 mm
- vasos sanguíneos ou tecido placentário ultrapassando a serosa uterina ou a interface uterovesical
- numerosos vasos sanguíneos visualizados ao Doppler invadindo a camada basal.

A sensibilidade de diagnóstico de placenta acreta por USG e RM é de 89 e 80%, respectivamente e a especificidade, 98 e 65% respectivamente. Até o presente pode-se concluir que o diagnóstico por USG com Doppler ou RM é similar, podendo ser utilizados como métodos complementares em alguns casos, como em pacientes com diagnóstico de placenta percreta, para melhor definir a invasão de órgãos adjacentes.[3] A USG deve ser realizada periodicamente para se avaliar a localização e o grau de invasão placentária.[4]

Saber da existência de acretismo previamente ao parto é, provavelmente, a variável mais importante em termos de prevenção e redução da morbimortalidade associada ao quadro, pois possibilita o planejamento do atendimento ao parto.

## ▪ Aspectos terapêuticos

A seguir, são apresentados os aspectos terapêuticos ideais em caso de acretismo não conhecido antes do parto e de acretismo conhecido antes do parto.

### Acretismo não conhecido antes do parto

Geralmente essa situação é a que ocorre com mais frequência. O obstetra depara-se com uma retenção placentária. Se o grau de acretismo for pequeno, a placenta pode ser retirada sem maiores problemas por extração manual.

Situações de incretismo e percretismo inviabilizam o descolamento placentário, a não ser que sejam áreas focais muito pequenas. Se a área for mais extensa, tentar retirar a placenta manualmente é um grande risco. Além de não sair, a placenta irá se fragmentar, causando hemorragia grave, que pode ser incoercível. Portanto, nessas condições, não se deve tentar retirar a placenta, mas sim adotar alguma estratégia cirúrgica para resolver a situação.

Uma área pequena de invasão miometrial, sem acometimento de outros órgãos, pode ser curetada ou simplesmente preservada, mantendo-se a paciente sob observação.

Áreas maiores, mas não muito extensas, podem ser resolvidas com ressecção da porção da parede uterina infiltrada. Em áreas maiores, ou se toda a placenta for increta ou percreta, a histerectomia é o procedimento mais eficaz, devendo ser total nos casos de placentas prévias centro-totais (padrão-ouro de conduta nos casos de incretismo/percretismo).

Nessas situações, a histerectomia é um procedimento tecnicamente difícil, pois o segmento inferior estará bem alargado, aumentando o risco de ligadura e/ou lesão de ureter. Outra grande dificuldade decorre da aderência da placenta a órgãos vizinhos, particularmente bexiga e reto. O descolamento da placenta desses órgãos pode provocar hemorragia ou lacerações e soluções de continuidade.

Entretanto, havendo necessidade de concluir rapidamente a histerectomia em função de hemorragia intensa, pode ser necessário e fundamental ressecar a parte do órgão acometido. Nesse caso, a ajuda de um cirurgião ou urologista pode reduzir a morbidade e garantir um melhor reparo das estruturas lesadas.

Após a histerectomia, sangramentos múltiplos no campo operatório podem persistir, principalmente na pélvis. Descartadas as solturas de ligaduras, pode ser realizada a ligadura das artérias hipogástricas ou o tamponamento da área sangrante com compressas, principalmente se o sangramento for decorrente de coagulopatia.

Há vários métodos de tamponamento, sendo a colocação de compressas sobre a área sangrante (exercendo compressão sobre a área) o mais utilizado. Se o tamponamento mostra-se eficaz, é feito o fechamento subtotal com drenagem adequada da cavidade e da parede abdominal, devendo ser acompanhado de antibioticoterapia. Após 24 a 48 h, com a estabilização hemodinâmica e da coagulação da paciente, a cavidade deve ser reexplorada para a retirada das compressas e nova revisão hemostática.

### Acretismo conhecido antes do parto

A maioria dos estudos recomenda a resolução da gestação entre 34 e 37 semanas, pois à medida que aumenta a idade gestacional aumenta o risco de hemorragia. Evidências recentes sugerem que pacientes com placenta prévia e comprimento cervical inferior a 30 mm apresentam maior risco de hemorragia.[4]

Sabendo-se de antemão que existe acretismo e que ele não é profundo nem extenso, a placenta pode ser descolada sem maiores riscos.

No caso de grande área de invasão, com ou sem acometimento de órgãos vizinhos, o parto deve ocorrer em um serviço especializado e com recursos de hemoterapia. O parto deve ser programado, e sangue e outros hemoderivados devem estar disponíveis. A cateterização das artérias hipogástricas deve ser realizada previamente ao procedimento, pois possibilita a realização da cesárea com extração fetal seguida de embolização vascular que diminui o sangramento, melhora as condições cirúrgicas, reduz a necessidade de transfusão e de outras complicações.[5] Outra medida possível, principalmente quando há acometimento da bexiga, é a realização de cistoscopia e cateterização dos ureteres, pois reduz o risco de lesão dessas estruturas durante a cirurgia.

## ▶ Referências bibliográficas

1. Ministério da Saúde. Brasil. Parto, aborto e puerpério. Assistência humanizada à mulher. Brasília: Ministério da Saúde, 2003. p. 199.
2. Nardin JM, Weeks A, Carroli G. Umbilical vein injection for management of retained placenta. Cochrane Database Syst Rev. 2011; (5):CD001337.
3. Committee Society for Maternal Fetal Medicine (SMFM). Placenta accreta. Am J Obstet Gynecol. 2010; 203(5):430-9.
4. Pacheco LD, Gei AF. Controversies in the management of placental accretism. Obstet Gynecol Clin N Am. 2011; 38:313-22.
5. Angstmann T, Gard G, Harrington T *et al.* Surgical management of placenta accreta: a cohort and suggested approach. Am J Obstet Gynecol. 2010; 202:38-9.

# 33 Atonia Uterina

*Gilberto Nagahama | Nelson Sass*

## ▶ Introdução

A hemorragia pós-parto (HPP) é uma das cinco principais causas de mortalidade materna tanto em países em desenvolvimento como nos desenvolvidos. Estima-se que mais de 125 mil mulheres morrem no mundo por esta condição, sendo a atonia uterina (AU) ou inércia uterina a causa mais comum. Mais de 50% de toda morbidade materna na gestação decorre de hemorragia obstétrica. As complicações não fatais são hipotensão e fadiga (prejudicando o contato mãe-filho), anemia importante e coagulopatia, necessidade de hemotransfusão e suas possíveis complicações, isquemia hipofisária e hipopituitarismo (síndrome de Sheehan), redução da lactação e isquemia miocárdica.

A AU representa a incapacidade do útero de se contrair adequadamente após o parto e está associada a diversos fatores de risco. O diagnóstico precoce e o tratamento inicial rápido dessa condição são fundamentais para a redução da morbidade e mortalidade materna.

Existem diversos métodos capazes de interromper a HPP decorrente de AU.[1] O tratamento inicial dessa condição consiste em massagem uterina e no uso de ocitócicos, como a ocitocina, a ergometrina e as prostaglandinas. Caso essas medidas iniciais não sejam bem-sucedidas, outros métodos devem ser aplicados rapidamente na tentativa de controle da hemorragia. Existem métodos mecânicos, como a compressão uterina bimanual, a compressão da aorta abdominal e o tamponamento uterino, e métodos cirúrgicos, como as ligaduras arteriais, as suturas de compressão uterina, a embolização angiográfica e a histerectomia como última medida de preservação da vida.

## ▶ Aspectos etiopatogênicos

No período imediato à dequitação, o fundo uterino costuma tangenciar a cicatriz umbilical. Essa retração uterina inicial torna possível a obliteração das artérias e veias no antigo local de inserção da placenta, mecanismo descrito por Pinard como "ligaduras vivas" e constitui a primeira linha de defesa contra a hemorragia. A incapacidade do útero de se contrair adequadamente após o parto deixa os vasos abertos, levando ao quadro de grande hemorragia logo após a dequitação.

A AU representa aproximadamente 70% dos casos de HPP e está associada a diversos fatores de risco, sendo os principais hiperdistensão uterina observada em gestações múltiplas, macrossomia fetal e polidrâmnio, uso de sulfato de magnésio e anestésicos halogenados, exaustão das fibras miometriais por trabalho de parto prolongado, parto taquitócico e multiparidade, corioamnionite, inserção baixa de placenta, descolamento prematuro da placenta, manobra de Kristeller proscrita da obstetrícia, partos induzidos, miomas uterinos, HPP prévia e uso de ocitocina por tempo prolongado nas induções de parto.

## ▶ Aspectos clínicos

O elemento primordial da hemóstase após a dequitação é a formação do globo de segurança de Pinard, que possibilita o miotamponamento descrito como ligaduras vivas por Pinard e o trombotamponamento. O globo de segurança é percebido na palpação abdominal como útero de consistência lenhosa, mantido permanentemente e indolor. Topograficamente, em geral, identifica-se uma dextrotorção (fisiológica) e o fundo uterino tangencia a cicatriz umbilical, a quase 12 cm de distância da borda superior da sínfise púbica, podendo ultrapassá-la quando houver retenção urinária ou de miomas volumosos e, principalmente, fúndicos.

Na atonia, palpa-se o útero flácido, amolecido e, na maioria das vezes, aumentado, acima da cicatriz umbilical. A perda hemorrágica é volumosa e, geralmente, reduz-se durante as contrações e aumenta no intervalo delas.

Para que a assistência seja individualizada e eficaz, é importante o diagnóstico diferencial em relação às outras condições clínicas como coagulopatias, lesões de partes moles, ruptura uterina, retenção de cotilédones e placenta subcenturiada.

## ▶ Aspectos terapêuticos

Após estudos internacionais multicêntricos, a recomendação de categoria A da Organização Mundial da Saúde, principalmente para países em desenvolvimento, é de se proceder ao chamado "manejo ativo do terceiro período", que inclui a utilização profilática de 10 UI de ocitocina por via intramuscular (IM) na mulher logo após a liberação do ombro anterior do feto, seguida da tração controlada do cordão e de leve massagem uterina suprapúbica. Os resultados demonstram que essa conduta reduz significativamente a ocorrência de hemorragia puerperal e a morbidade e mortalidade a ela associadas.

Existem diversos métodos capazes de interromper a HPP decorrente de AU. A distensão vesical dificulta a involução uterina, devendo ser realizada sondagem vesical para o seu esvaziamento, seguida por massagem no fundo uterino e uso de agentes ocitócicos como a ocitocina, a ergometrina e as prostaglandinas. A ocito-

cina estimula o útero a reagir com contrações rítmicas, diminuindo o seu sangramento. Em função de seu efeito antidiurético, pode ocasionar intoxicação hídrica quando administrada em altas doses. Sua dose recomendada é 20 UI em 500 m$\ell$ de soro glicosado a 5% ou fisiológico, com gotejamento de 20 a 30 gotas/min.

A metilergometrina causa contração generalizada da musculatura lisa, contraindo de forma tetânica os segmentos superior e inferior do útero. Essa substância ocasiona contração da musculatura lisa dos vasos, sendo contraindicada para pacientes com hipertensão arterial. Sua dose recomendada é de 0,2 mg IM.

O uso das prostaglandinas pode controlar as HPP que não cederam com massagens, ocitocina ou metilergometrina. A 15-prostaglandina F2$\alpha$ pode ser efetiva no controle da HPP em até 86% dos casos. A dose recomendada é de 0,25 mg intramiometrial, podendo ser repetida a cada 15 min, até o total de 2,0 mg. Outra prostaglandina mais conhecida no meio obstétrico é o misoprostol.[2] Ainda que existam estudos observacionais para o controle de AU, existem poucos ensaios controlados que assegurem sua eficácia. Do mesmo modo, não existem evidências capazes de identificar vantagens entre as vias de administração da substância, tais como via oral, sublingual ou retal. As doses habitualmente recomendadas são:

- via oral: dose única de 600 μg
- via sublingual: dose única de 600 μg
- via retal: dose única de 600 a 800 μg.

A resposta farmacológica deve ocorrer de forma satisfatória em cerca de 30 min. Caso essas medidas iniciais não sejam bem-sucedidas, outros métodos devem ser aplicados rapidamente na tentativa de controle da hemorragia.

Existem métodos mecânicos, como compressão uterina bimanual (manobra de Hamilton), compressão da aorta abdominal e tamponamento uterino, e métodos cirúrgicos, como ligaduras arteriais, suturas de compressão uterina, embolização angiográfica e histerectomia.[3–5]

A compressão bimanual do corpo uterino (manobra de Hamilton) consiste na compressão permanente do útero, com a mão abdominal espalmada sobre o fundo e a parede posterior, e mão vaginal com punho fechado aplicada sobre a parede anterior. Com evidente eficácia, deve ser adotada enquanto se aguardam os efeitos da terapêutica ocitócica e da reposição volêmica.

A pressão transabdominal e a compressão da aorta têm apenas valor histórico. Porém, durante laparotomia, quando a hemorragia é abundante e até que se providenciem as medidas cabíveis, a compressão da aorta contra a coluna vertebral justifica-se como conduta paliativa.

O tamponamento uterino consiste no pinçamento do lábio superior do colo uterino, introduzindo pelo colo uma faixa de gaze seca ou compressa suficientes para preencher completamente a cavidade uterina, tamponando inclusive a cavidade vaginal. O tamponamento uterino tem sido preconizado e, desde que feito corretamente, pode ser uma medida capaz de reduzir ou mesmo interromper a hemorragia. Pode ser mantido por até 24 h, concomitantemente com o uso de ocitócicos e antibioticoterapia em função do aumento do risco infeccioso pela manipulação intrauterina. Deve ser retirado em ambiente cirúrgico sob anestesia, pelo risco de recidiva do quadro hemorrágico.

Outro método é o teste do tamponamento, que consiste no uso de cateter urológico de Rusch ou balão de Sengstaken-Blakemore. Introduzido na cavidade uterina, o balão é preenchido com solução aquosa tamponando a área sangrante. Mais recentemente, foi utilizado preservativo amarrado na extremidade de uma sonda retal, sendo então preenchido com soro fisiológico até que o sangramento diminua ou cesse, devendo ser retirado em até 24 h. O uso de tamponamento demanda rigorosa vigilância materna, incluindo verificação de sinais vitais, altura uterina e sangramento vaginal, e uso concomitante de ocitócicos e antibiótico.

Quando as medidas mecânicas e clínicas falharem em controlar a hemorragia, estão indicados os procedimentos cirúrgicos. O útero recebe 90% do seu suprimento sanguíneo pelas artérias uterinas e sua ligadura pode ser uma opção para o controle da HPP. A ligadura das artérias uterinas deve ser feita no nível do ponto em que a artéria sobe ao lado do útero. Sua aplicação é relativamente mais fácil e segura comparada com a ligadura das artérias ilíacas internas, devendo ser a primeira escolha, com uma taxa de sucesso entre 75 e 95%. A ligadura das artérias ilíacas internas apresenta maior morbidade comparada à ligadura das artérias uterinas, como lesão de veias ilíacas, ligadura da artéria ilíaca externa e lesão de ureter. Uma desvantagem é o fato de ser necessária experiência técnica, nem sempre presente, resultando em tempo adicional ao ato operatório, o que aumenta a morbidade da paciente. A ligadura das artérias ovarianas é uma técnica bastante delicada, pois deve tentar preservar o fluxo sanguíneo aos ovários, evitando a falência ovariana precoce e o consequente comprometimento do futuro reprodutivo da paciente, e apresenta resultados inconsistentes. Por esse motivo, tem sido pouco utilizada. A ligadura bilateral dessas artérias da área pélvica não parece interferir na vida reprodutiva subsequente quando realizada com técnica adequada.

Na ausência desta experiência, a perda de tempo na realização da ligadura das hipogástricas e ovarianas pode agravar o quadro clínico da paciente. A embolização angiográfica pode ser uma alternativa de tratamento, apresentando bons resultados no controle hemorrágico. Esse procedimento, no entanto, é pouco difundido no meio obstétrico, já que necessita de profissional (radiologista intervencionista) e equipamentos específicos não disponíveis na maioria das maternidades ou hospitais de menor complexidade.

As técnicas hemostáticas de sutura de compressão uterina são descritas mais recentemente e ainda são pouco aplicadas em nosso país. Em 1997, El-Hamany e B-Lynch[3] descreveram uma técnica de sutura compressiva para casos de HPP secundária à AU que não respondem ao tratamento farmacológico, introduzindo uma alternativa cirúrgica com menor

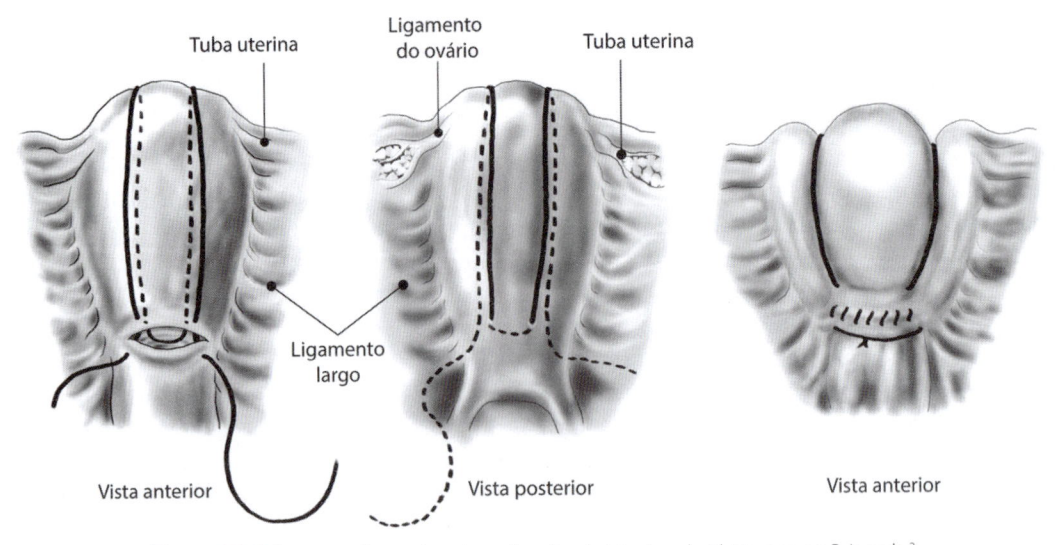

Tuba uterina

Ligamento do ovário

Tuba uterina

Ligamento largo

Vista anterior

Vista posterior

Vista anterior

**Figura 33.1** Esquema ilustrativo da aplicação da técnica de El-Hamany e B-Lynch.[3]

morbidade em relação às técnicas tradicionais (Figura 33.1).

A sutura pode ser aplicada após parto vaginal ou cesárea. De acordo com a técnica clássica, a paciente que teve parto vaginal deve ser submetida à laparotomia e à histerotomia segmentar transversa para aplicação dos pontos. Em alguns casos, é possível modificar a técnica de maneira a não abrir a cavidade uterina, apenas aplicando os pontos na espessura do miométrio. A paciente deve estar em posição de litotomia para realizar teste de potência e eficácia na aplicação da sutura. Uma vez realizada a laparotomia, um assistente deve se posicionar entre as pernas da paciente para avaliar intermitentemente o sangramento por via vaginal com gaze montada em pinça de De Lee. Após o útero ser exteriorizado, aplica-se compressão bimanual com uma mão posicionada na parede posterior e as pontas dos dedos na altura do colo e a outra mão na parede anterior de forma que todo o útero seja comprimido em sentido longitudinal. Se a compressão parar o sangramento, existe a possibilidade de a aplicação da sutura ser eficaz. O útero permanecerá exteriorizado até o término da histerorrafia.

Com o uso de fio cromado categute-2 ou poliglactina-1 com agulha cilíndrica robusta de

70 mm, transfixa-se a parede anterior do útero 3 cm abaixo da borda inferior da histerotomia e a 3 cm da margem lateral direita do útero, emergindo 3 cm acima da borda superior da histerotomia e a 4 cm da borda lateral direita. O fio percorre externamente o corpo uterino em sentido longitudinal, passando entre 3 e 4 cm do corno uterino direito e desce longitudinalmente pela parede posterior até o nível da histerotomia, na qual transfixa-se a parede posterior do lado direito na altura do primeiro ponto de entrada do fio na parede anterior.

No sentido horizontal, em um ponto simétrico do lado esquerdo, transfixa-se a parede posterior (Figura 33.2). O fio sobe pela face posterior esquerda percorrendo externamente

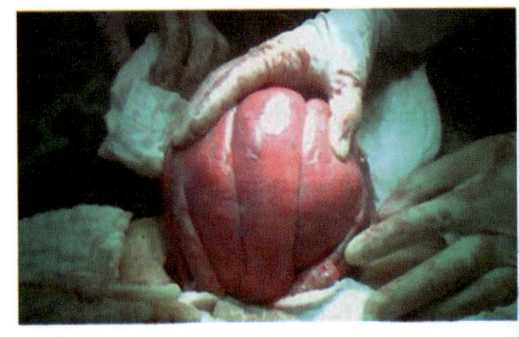

**Figura 33.2** Vista posterior após sutura de B-Lynch.

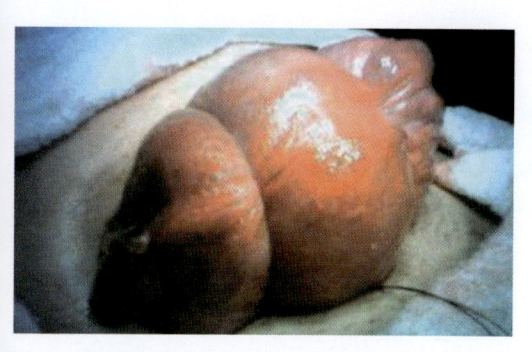

**Figura 33.3** Vista do fundo uterino após sutura de B-Lynch.

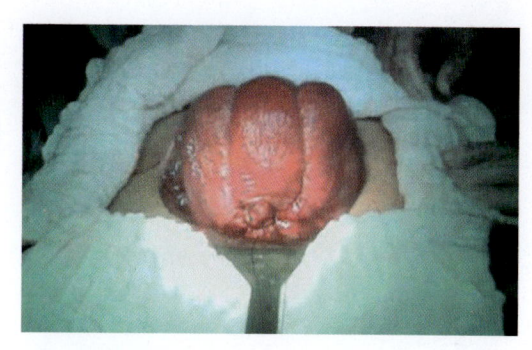

**Figura 33.4** Vista anterior após sutura de B-Lynch.

o trajeto inverso ao descrito no lado direito (Figura 33.3). Após a compressão manual do útero realizada pelo assistente, o fio é tracionado pelas suas extremidades pelo cirurgião, aplica-se um nó duplo seguido de dois nós simples, para, em seguida, ser realizada a histerorrafia (Figura 33.4).

A histerectomia como última opção acarreta morbidade cirúrgica adicional, além de sequelas definitivas, como a infertilidade. A histerectomia subtotal é a primeira opção, pois sua maior simplicidade técnica possibilita uma resolução mais rápida. É preciso ter cuidado para não se postergar a ação cirúrgica mais radical, a fim de preservar o bem maior: a vida.

## ▶ Considerações finais

- A HPP secundária à AU ainda é uma causa significante e dramática de mortalidade materna no mundo. Seu rápido diagnóstico e intervenção são primordiais para um tratamento efetivo. A Organização Mundial da Saúde estima que a HPP seja a causa de 20 milhões de casos com morbidade materna por ano. Nos países em desenvolvimento, o risco de morte materna por HPP é de quase 1 em mil partos
- A sutura compressiva de B-Lynch tem se mostrado tecnicamente simples e de fácil compreensão pelas equipes e pode ser aplicada de forma rápida e relativamente segura. Por isso, é considerada uma boa opção de tratamento, podendo resultar em menor morbidade materna e sendo menos custosa se comparada com alternativas cirúrgicas, além de aparentemente preservar a fertilidade materna
- Atualmente, há mais de 1.500 casos relatados no mundo de aplicação dessa técnica, com bons resultados. Acredita-se que a experiência crescente dessa alternativa possa contribuir para a redução de morbidade e mortalidade materna.

## ▶ Referências bibliográficas

1. Dildy GA 3rd. Postpartum hemorrhage: new management options. Clin Obstet Gynecol. 2002; 45(2):330-44.
2. Conde-Agudelo A. Hemorragia postparto. In: Fraudes A (ed.). Uso de misoprostol en obstetricia y ginecología. 2 ed. Bolívia: FLASOG, 2007. pp. 90-4.
3. El-Hamany E, B-Lynch C. A worldwide review of the uses of the uterine compression suture techniques as alternative to hysterectomy in the management of severe post-partum haemorrhage. J Obstet Gynaecol. 2005; 25(2):143-9.
4. Nagahama G, Vieira LC, Jover PB *et al*. O controle da hemorragia pós-parto com a técnica de sutura de B-Lynch: série de casos. Rev Bras Ginecol Obstet. 2007; 29(3):120-5.
5. Shah M, Writh JD. Surgical intervention in the management of postpartum hemorrhage. Semin Perinatol. 2009; 33(2)109-15.

# 34 Ruptura Uterina

*Rubia Marques*

## ▶ Introdução

Define-se ruptura uterina como a solução de continuidade total ou parcial do miométrio, corporal ou segmentar, no ciclo gravídico puerperal. Com incidência estimada entre 1:2.000 e 1:3.000 partos, pode ocorrer durante a gestação ou no parto, podendo ser classificada, de acordo com características clínicas, do seguinte modo:

- quanto à fase do ciclo gravídico puerperal: durante a gestação ou no parto
- quanto à etiologia: espontânea ou traumática
- quanto à localização: corporal, segmentar ou segmento-corporal
- quanto à orientação miometrial: longitudinal, transversa ou oblíqua
- quanto à extensão: completa quando envolve todas as camadas da parede uterina e incompleta quando não inclui a serosa uterina
- quanto às complicações: simples quando restringe-se ao útero e complicada quando ocorre propagação para bexiga, vagina ou reto.

## ▶ Fatores predisponentes

Durante a gestação o principal fator de risco é a cicatriz uterina de origem obstétrica (a cicatriz de cesárea anterior é a causa mais comum) ou decorrente de patologias ginecológicas, como miomectomias. Destacam-se cicatrizes cesarianas corporais, segmento-corporais e iterativas além daquelas decorrentes de ruptura uterina prévia.

Também figuram como fatores de risco: intervalo interpartal curto, técnica de fechamento de cesárea prévia, indução de trabalho de parto com doses excessivas de ocitocina e cesárea anterior em gestação pré-termo.[1] São ainda fatores relevantes, ainda que com menor frequência, traumas uterinos prévios decorrentes de curetagens ou sondagens e ferimento por arma branca ou de fogo.

Durante a gestação, algumas situações podem favorecer a ruptura uterina, como contrações espontâneas intensas e persistentes, infusão intra-amniótica, perfuração por cateter de pressão intra-amniótica, trauma externo, versão externa, hiperdistensão uterina, polidrâmnio, gestação múltipla, placenta increta ou percreta e neoplasia trofoblástica gestacional.

No parto destacam-se uso inadequado de ocitocina ou prostaglandinas na indução de trabalho de parto, versão interna, dificuldades de aplicação do fórcipe, extração pélvica, anomalia fetal distendendo segmento inferior, pressão uterina vigorosa durante o parto (manobra de Kristeller) e remoção manual da placenta. Em casos de cicatriz única segmentar transversal, o risco de ruptura uterina em uma prova de trabalho de parto bem monitorado é menor que 1%.

Alguns estudos, sendo o principal por reunir maior número de pacientes o de Bujold *et al.*,[2] sugerem que a avaliação ultrassonográfica da espessura total do segmento inferior do útero entre 35 e 38 semanas em pacientes submetidas a uma cesárea anterior e desejosas por parto vaginal pode predizer um risco aumentado de ruptura uterina durante uma prova de trabalho de parto, se esta medida for ≤ 2,3 mm. Porém os autores alertam para as limitações do estudo em termos de número de pacientes incluídas, sendo o número de rupturas uterinas identificadas muito pequeno para associar fatores de risco, e destacam a necessidade de melhor padronização do método de avaliação para reduzir as variações interobservadores.

Bujold *et al.* concluem que fatores como intervalo interparto inferior a 18 meses, sutura uterina em uma única camada e espessura do miométrio inferior a 2,3 mm podem resultar em maior risco de ruptura uterina. A espessura isolada exibe *odds ratio* de 4,66 (ou seja, cerca de 5,0 vezes mais chances de ruptura), porém o intervalo de confiança é muito amplo (1,04 a 20,91). Desse modo, são necessários novos estudos controlados para justificar a aplicação do método rotineiramente na prática clínica.

## ▶ Aspectos clínicos

O diagnóstico de ruptura uterina é fundamentalmente clínico. Desse modo, ao longo do seguimento de pacientes com fatores de risco, o obstetra deve estar permanentemente atento aos sinais sugestivos e adotar intervenções que possam reduzir a morbidade materna e fetal.

### • Durante a gestação

Pode acontecer sem sintomas evidentes, geralmente em cicatrizes, com sangramento mínimo ou se apresentar com quadro de abdome agudo, decorrente de ruptura completa, com sangramento importante e dor intensa, muitas vezes associado ao comprometimento do estado geral.

### • Durante o parto

Um dos sinais mais valorizados é a alteração da vitalidade fetal que pode anteceder os demais sinais, além de ser mais frequente.

Distinguem-se duas situações: iminência de ruptura uterina e ruptura confirmada, como apresentado a seguir.

### Iminência de ruptura uterina

Caracterizada por paciente com contrações subentrantes intensas e excessivamente dolorosas e por sinais ou síndrome de Bandl-Frommel: distensão do segmento inferior, elevação do anel de Bandl e retesamento dos ligamentos redondos.

### Ruptura confirmada

Caracterizada por sofrimento fetal agudo ou óbito fetal, aparecimento de dor súbita e intensa seguida de acalmia dolorosa transitória, hemorragia ou choque, dependentes da extensão da ruptura e dos vasos acometidos, sinais de irritação peritoneal, paralisação do trabalho de parto e deformidades abdominais (útero vazio e feto fora da cavidade – "feto superficial" e com ausculta, em geral, negativa).

## ▶ Diagnóstico

O diagnóstico é eminentemente clínico, por meio da identificação de fatores de risco e da observação de sinais e sintomas característicos. No parto destacam-se sinais clássicos: subida da apresentação (sinal de Recasens), hemorragia vaginal à elevação ou mobilização da apresentação (sinal de Freund) e crepitação subcutânea (sinal de Clark).

A sensibilidade intensa e/ou dor na cicatriz de cesárea pode constituir sinal de prenúncio de ruptura. A deiscência da cicatriz pode também ocorrer de maneira progressiva e silenciosa (ruptura silenciosa de Mikulicz-Radecki).

## ▶ Intervenções preventivas

Algumas intervenções são importantes para evitar ruptura uterina:

- vigilância constante, expectação prudente e intervenção oportuna em toda parturiente que apresentar fatores de risco

- evitar ao máximo o uso de ocitócico em pacientes com cicatriz uterina. Se necessário, deve-se monitorar constantemente a dinâmica uterina
- não utilizar misoprostol para preparo cervical em pacientes com cicatriz uterina, em vista de possível risco de hipertonia ou taquissistolia, fatores que elevam o risco de ruptura de cicatriz anterior[3]
- apressar a extração fetal se houver sinais de iminência de ruptura, preferindo-se a via abdominal. Deve-se considerar a tocólise diante de hipertonia ou taquissistolia
- praticar versão interna sempre na presença de um tocólogo experiente
- abolir as aplicações altas de fórcipe
- não praticar extração pélvica antes da cervicodilatação completa
- seguir corretamente as técnicas de cesárea, com técnicas rigorosas de assepsia e, eventualmente, com antibiótico profilático, reduzindo as possibilidades de endometrite. Não há conclusões definitivas sobre a existência de técnicas de sutura que acarretem maiores riscos de ruptura da incisão
- monitoramento materno e fetal cuidadoso em pacientes com incisão uterina prévia durante o parto vaginal
- programar cesárea eletiva ao redor de 38 a 39 semanas em gestantes com história de ruptura uterina prévia, cesárea segmento-corporal ou com 2 cesáreas ou mais.

## ► Tratamento

Realizado o diagnóstico, a rapidez no tratamento é essencial. Se o parto não ocorreu deve ser realizada a laparotomia de urgência com retirada do feto e posterior reparo da lesão.

O parto vaginal pode ser realizado diante de apresentação profundamente insinuada, a ser realizada por fórcipe seguido por laparotomia, se necessário.

A revisão do canal do parto e da cavidade uterina é obrigatória após a realização de partos com apresentação pélvica, extrações pélvicas, versões internas, fórcipes e cicatriz anterior. Nos casos de ruptura incompleta pode-se adotar conduta expectante se o estado hemodinâmico materno estiver preservado, com infusão de ocitocina e controle clínico rigoroso.

Durante o tratamento cirúrgico também devem ser adotadas medidas que visem equilibrar as condições hemodinâmicas na vigência de hemorragia. Nos casos cirúrgicos, após a retirada do feto e da placenta, podem-se adotar as seguintes táticas operatórias, na dependência das condições uterinas observadas:

- histerorrafia: deve ser a conduta preferencial por ser mais conservadora e menos agressiva ao estado geral materno. Devem-se preparar as bordas da lesão retirando tecidos necrosados ou cicatriciais antes de sua realização e proceder à sutura com pontos separados de fio absorvível (categute cromado 0 ou poliglactina 0)
- histerectomia: realizada em casos de ruptura extensa e com bordas muito irregulares, indicando-se a subtotal. A histerectomia total deve ser indicada nos casos de comprometimento de colo ou vagina e quando houver infecção.

## ► Referências bibliográficas

1. Landon MB. Predicting uterine rupture in women undergoing trial of labor after prior cesarean delivery. Semin Perinatol. 2010; 34(4):267-71.
2. Bujold E, Jastrow N, Simoneau J *et al.* Prediction of complete uterine rupture by sonographic evaluation of the lower uterine segment. Am J Obstet Gynecol. 2009; 201(3):320.
3. Hofmeyr GJ, Gulmezoglu AM. Vaginal misoprostol for cervical ripening and induction of labour. Cochrane Database Syst Rev. 2003; (1):CD000941.

# 35 Assistência ao Parto Pélvico

*Osmar Ribeiro Colás*

## ► Introdução

Define-se apresentação pélvica como a situação em que o polo pélvico está em contato com o estreito superior e nele se insinua. Sua incidência é de quase 3% nas gestações de termo, sendo um pouco maior nos partos prematuros. Entre as causas e fatores predisponentes desta anomalia de apresentação figuram:

- causas maternas locais: multiparidade, anomalias uterinas, vício pélvico, miomatose uterina
- causas maternas gerais: mães com altos níveis de hormônio estimulador da tireoide (TSH). Essa situação hoje está vinculada ao fato de que fetos de mães com alto nível de hormônio tireotrófico apresentam desenvolvimento neurológico comprometido, o que estaria vinculado à maior prevalência de apresentação pélvica[1]
- causas fetais: prematuridade (40 a 60% das apresentações antes das 28 semanas são pélvicas, momento no qual a grande versão espontânea de Braxton-Hicks acontece), gestação múltipla, anencefalia, hidrocefalia, anomalias genéticas (trissomias) etc.
- causas anexiais: polidrâmnio, inserção cornual, fúndica ou baixa da placenta.

As apresentações pélvicas são classificadas da seguinte maneira (Figura 35.1):

- pélvica completa: apresentação em "Buda" na qual as coxas estão dobradas em direção ao abdome e as pernas, dobradas e cruzadas em direção às coxas

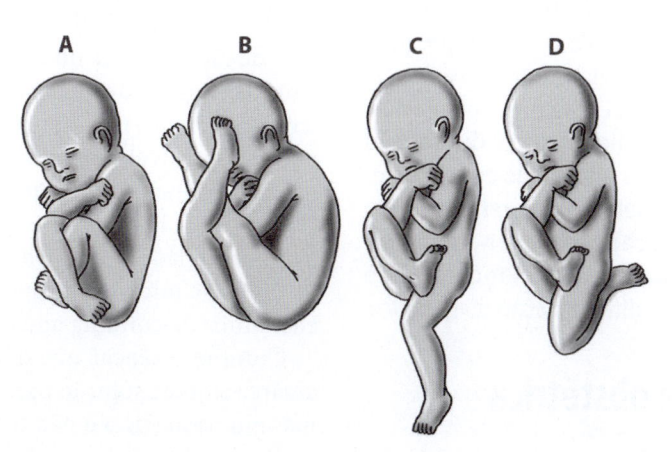

**Figura 35.1** Variedades de apresentação pélvica: completa (**A**), incompleta modo de nádegas (**B**), incompleta modo de pés (**C**), incompleta modo de joelhos (**D**).

- pélvica incompleta: há três modalidades:
  - modo de nádegas: as pernas estão dobradas sobre o abdome, sendo a mais comum das apresentações pélvicas (inclusive as completas)
  - modo joelhos: um dos joelhos apresenta-se dobrado para trás, sendo na realidade uma variante do terceiro modo
  - modo de pés: no qual um dos pés encontra-se saindo pelo colo, geralmente com a outra perna fletida sobre o abdome fetal como no modo de nádegas.

## ▶ Diagnóstico

O diagnóstico da apresentação pélvica é clínico e por meio de exames de imagem como a radiografia e a ultrassonografia.

Clinicamente, a palpação do polo cefálico no fundo uterino, identificado por sua forma regular e confirmado pelo sulco cervical à palpação, aliado à ausculta do foco acima da linha umbilical, induz a realização dessa hipótese diagnóstica. O toque obstétrico identificando os pontos de referência fetal (cóccix, sulco interglúteo, joelhos ou pés) confirma o diagnóstico clínico. A ultrassonografia (hoje exame obrigatório nessas situações) ou, na ausência desta, raios X simples (em perfil) servem para confirmar o diagnóstico e avaliar a possível deflexão da cabeça, além de outras malformações fetais (anencefalia, hidrocefalia etc.). O exame de imagem deve (sempre que possível) ser realizado previamente à assistência ao parto, quando a via eleita for transpélvica.

Fazem parte do diagnóstico diferencial outras apresentações anômalas como apresentação córmica, defletida de terceiro grau (apresentação de face) e feto anencéfalo. Em geral o exame clínico e a ultrassonografia são suficientes para essa diferenciação diagnóstica.

## ▶ Assistência obstétrica

Desde o ano 2000, a conduta na assistência ao parto pélvico modificou-se radicalmente no mundo a partir dos resultados do *trial* multicêntrico realizado por Hannah *et al.*[2] Este estudo acompanhou 2.083 pacientes, tendo sido 1.042 eletivamente direcionadas para a possível assistência por via transpélvica e 1.041 agendadas para cesárea eletiva no termo. Nas pacientes alocadas para via baixa, 56,7% dos fetos nasceram por cesárea em virtude de complicações durante a assistência ao parto transpélvico, o que fez com que se mudasse a conduta para a via alta.

A partir dos resultados, verificou-se que nos centros sediados em países de primeiro mundo e nos países em desenvolvimento a via ideal é a cesárea, agendada antes do parto, por volta da 38ª à 39ª semana de gestação. No entanto, há uma ressalva considerando a via transpélvica a melhor opção em locais com limitações para a realização de procedimentos cirúrgicos e com falta de segurança sob o ponto de vista de riscos maternos por infecção e hemorragias e anestésicos, se o procedimento for feito por mãos bem treinadas.

O mais interessante deste trabalho é que das 1.041 pacientes alocadas para a cesárea eletiva no termo, 100 (quase 10%) tiveram parto por via vaginal, sendo 59 (5,6%) admitidas no período expulsivo, 29 (3%) solicitantes de via baixa e 12 (1%) diagnosticadas em apresentação cefálica.

Essas informações levam à reflexão sobre a necessidade de se manter o ensinamento da assistência ao parto pélvico para as novas gerações de especialistas, uma vez que a possibilidade da chegada de uma parturiente com feto em apresentação pélvica no período expulsivo não é desprezível, exigindo destreza para oferecer atendimento competente nestas ocasiões (Figura 35.2). É importante ainda ressaltar que essa modalidade de assistência não está banida da prática clínica, desde que sejam atendidos elementos de conduta adequados.

Cumpre destacar que quem considerar a cesárea a única solução para resolver problemas em obstetrícia e não tiver familiaridade com as manobras necessárias para a assistência ao feto pélvico certamente terá imen-

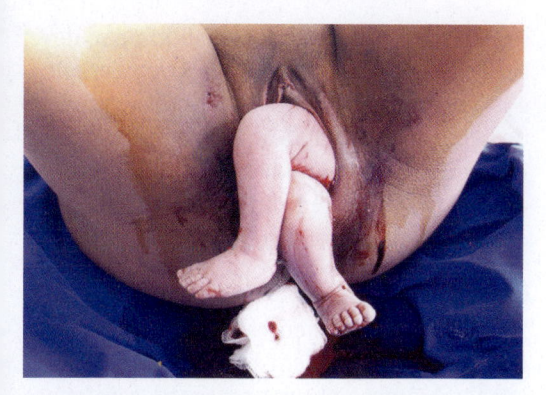

**Figura 35.2** Parturiente com feto em apresentação pélvica admitida em período expulsivo. Nessa fase cabe ao parteiro procurar anteriorizar delicadamente o dorso fetal e, em nenhuma hipótese, tracionar o feto sob pena de promover a extensão do membro e a deflexão da cabeça. (Cedida pelo Prof. Edmir José Marin.)

sas dificuldades na assistência por cesárea, implicando riscos fetais decorrentes de sua inabilidade.

## ▶ Conduta na assistência ao parto pélvico por via transpélvica

Acredita-se que os clássicos "dez elementos de conduta" ainda devem pautar a indicação da escolha entre parto vaginal e cesárea. São eles:

- paridade: primigestas ou grandes multíparas (possível risco de distocia funcional)
- volume fetal: peso fetal estimado acima de 4.000 g ou abaixo de 2.000 g
- idade gestacional: abaixo de 34 semanas
- bacia materna: com história de fratura de bacia, anomalias ou bacia "justa *minor*"
- vitalidade fetal: feto vivo com possível sofrimento fetal
- ruptura das membranas: prematura ou precoce (antes de 4 cm)
- tipo de apresentação: pélvica incompleta, modo de joelhos ou de pés
- deflexão da cabeça: presente seja de I, II ou III grau

- cicatriz uterina: presente (cesárea ou cirurgia uterina)
- experiência do obstetra: pouca ou nenhuma neste tipo de assistência ao parto pélvico.

Quando esses elementos são analisados previamente, a opção pela via vaginal será perfeitamente possível. No que diz respeito à experiência do obstetra, esta questão ficou muito bem estabelecida no trabalho de Hannah *et al.*,[2] que demonstrou que nos serviços em que o parto transpélvico já era realizado, houve menor taxa de complicações em relação aos serviços com menor experiência, nos quais provavelmente os obstetras já se utilizavam da indicação da via alta com maior frequência com consequente limitação na experiência de parto pélvico por via vaginal.

Os riscos existem mesmo para aqueles com larga experiência, mas quando os elementos de conduta são ponderados e as manobras necessárias desempenhadas adequadamente, a chance de desfechos adversos é menor em relação à adoção de procedimentos equivocados e manobras errôneas por desconhecimento da arte.

A maioria dos partos pélvicos é admitida em fase ativa, muitas vezes em período expulsivo, quando já não há a opção pela via alta. Nessas situações, até a avaliação de todos os elementos de conduta é impossível, restando ao obstetra utilizar seus conhecimentos e habilidade.

### ▪ Assistência ao parto

Na assistência ao parto pélvico, alguns cuidados devem ser observados, como demonstrado a seguir.

#### Equipe

Deve ser composta por no mínimo dois obstetras (ou um obstetra e uma enfermeira obstétrica). O mais experiente deve realizar as manobras e o menos experiente ou a enfermeira obstétrica deve atuar como auxiliar, principalmente na condução suprapúbica da cabeça do feto (função tão importante que no passado se dizia que o obstetra mais experiente deveria orientar a cabeça suprapúbica). O anestesista e o neonatologista complementam a equipe de assistência.

### Anestesia

O tipo de anestesia deve ser muito bem pensado, uma vez que qualquer tipo de bloqueio, seja intra ou epidural, leva frequentemente à diminuição da atividade uterina, mormente no período expulsivo. O pior cenário em um parto pélvico é a inércia hipotônica secundária. Essa situação aumenta a necessidade de manipulação (extração fetal) com consequente elevação dos riscos perinatais. Se possível, o ideal e mais fisiológico seria a assistência com anestesia local e com a presença do anestesista na sala para, se necessário, oferecer anestesia para um procedimento como o uso do fórcipe aplicado sobre uma retenção de cabeça derradeira.

Muitos serviços atualmente optam pela anestesia combinada (dupla punção), injetando uma pequena quantidade de derivados da morfina intradural e instalando o cateter de peridural para complementação posterior caso necessário. É uma opção razoável, já que a analgesia com morfina não interfere na dinâmica uterina.

### Posição da paciente

É importante lembrar que o parto pélvico configura-se como um parto no qual os diâmetros fetais vão aumentando progressivamente (polo pélvico, cintura escapular e polo cefálico). O mecanismo de insinuação, descida, rotação interna, expulsão e rotação externa ocorrem três vezes. Para insinuação e descida da cabeça última é preciso que o diâmetro superior da bacia esteja na sua posição mais ampla, viabilizando essa progressão. Assim, a paciente não deve ser posicionada com hiperflexão das coxas sobre o abdome (posição de Laborie-Duncan), pois a posição amplia o estreito inferior, mas reduz o estreito superior, dificultando a descida da cabeça. Então, a posição inicial ideal para o parto, até que a cabeça esteja no estreito inferior, deve ser a posição ginecológica apenas com o apoio das coxas.

A flexão das coxas sobre o abdome só deve ser realizada quando a cabeça estiver na vagina e pronta para a manobra de Bracht ou em caso de necessidade de aplicação do fórcipe. Nesse momento a mudança da posição oferece uma ampliação do estreito inferior, facilitando a expulsão da cabeça derradeira.

### Parto à moda clássica

Obstetras experientes ainda preconizam que, quando não se tem experiência, o melhor a fazer é apenas observar o parto, sem qualquer manipulação. A natureza faz tudo à sua moda e a saída das espáduas geralmente ocorre no diâmetro anteroposterior (Figuras 35.3 e 35.4). Nesses casos, o peso do feto desce em direção ao leito ou ao simples apoio do obstetra, deixando a rotação externa do dorso fetal dirigir-se espontaneamente para anterior e o

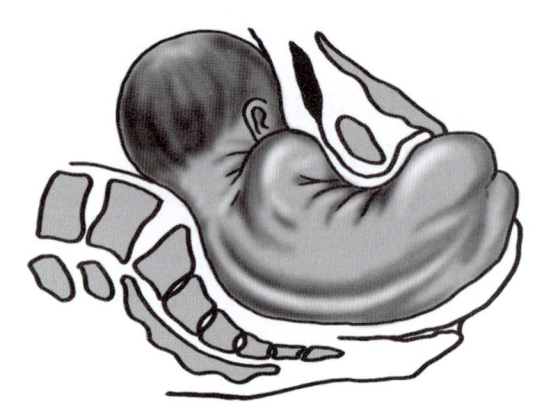

**Figura 35.3** Descida do feto em sacra direita posterior (SDP) por mecanismo clássico. Note ombro anteroposterior.

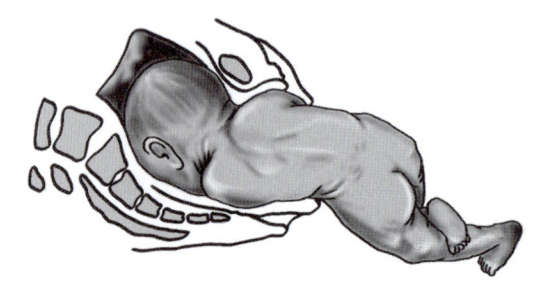

**Figura 35.4** Complementação da descida do feto por mecanismo clássico. Note bitrocantérico e bisacromial no eixo anteroposterior.

peso do corpo fetal, aliado ao puxo materno, expulsa o polo cefálico. O obstetra então se limitaria apenas a colaborar com a condução do polo cefálico com o punho pressionando firmemente a cabeça na região suprapúbica.

O risco dessa modalidade de assistência é que, muitas vezes, a saída dos ombros no diâmetro anteroposterior limita a rotação do polo cefálico para o diâmetro anteroposterior, dificultando o posicionamento do suboccipício na região subpúbica materna. Pior ainda quando o dorso fetal volta-se espontaneamente para posterior e o mento coloca-se em posição anterior. Essa distocia de rotação do polo cefálico dificulta a expulsão da cabeça derradeira, aumentando a necessidade de manipulação para a extração, como será apresentado mais à frente.

### Parto pélvico à moda de Bracht

Caracteriza-se pela atuação efetiva do obstetra, conduzindo o dorso para anterior, posicionando o bisacromial no eixo transverso da bacia, mas nunca à custa de tração do feto. Pelo contrário, a descida deve apenas ser amparada pelo parteiro, pois a tração facilita a deflexão da cabeça.

A partir do momento em que o polo pélvico já foi expulso e a raiz das espáduas aparece no introito vaginal, o polo pélvico será apreendido junto com as coxas dobradas sobre o abdome fetal (Figuras 35.5 e 35.6), realizando-se a "alça de cordão" na qual um

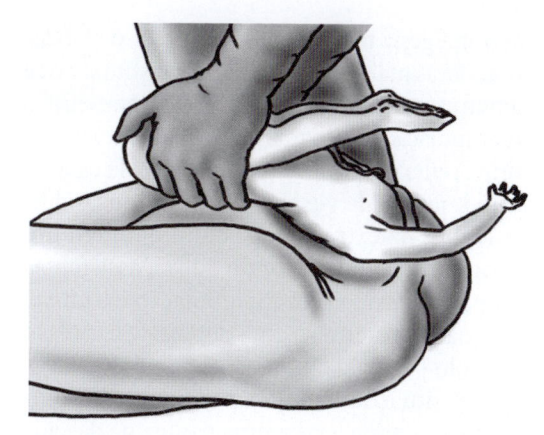

**Figura 35.6** Manobra de Bracht: elevação do ovoide córmico em direção ao abdome materno como se estivesse seguindo o eixo do canal pélvico.

pouco do cordão é gentilmente tracionado para que não seja tensionado durante a elevação do corpo fetal e direciona a saída dos ombros no diâmetro transverso, elevando o ovoide córmico em direção ao abdome materno como se estivesse seguindo o eixo do canal pélvico ("J" de Selheim). Com essa manobra ocorre o direcionamento do dorso fetal para anterior e consequente direcionamento da rotação interna do polo cefálico para o eixo anteroposterior com dorso anterior, facilitando a expulsão da cabeça fetal.

Vale ressaltar que a manobra de Bracht deve ser realizada inicialmente sem manipulação para abaixamento dos braços fetais. Esse é um erro comum durante essa manipulação, de modo que o abaixamento dos braços possibilita a adaptação do colo dilatado em volta da depressão do pescoço fetal e o risco de retenção da cabeça derradeira é maior. Os braços fetais envolvendo o pescoço fetal facilitam a dilatação completa do colo uterino. O abaixamento dos braços só deve ser realizado se a manobra de Bracht não for bem-sucedida na primeira tentativa. Então o abaixamento dos braços deve ser realizado, repetindo-se a manobra na sequência.

### Extração pélvica

Em situações especiais, como na inércia hipotônica secundária no período expulsivo ou na extração de segundo gemelar, geralmente

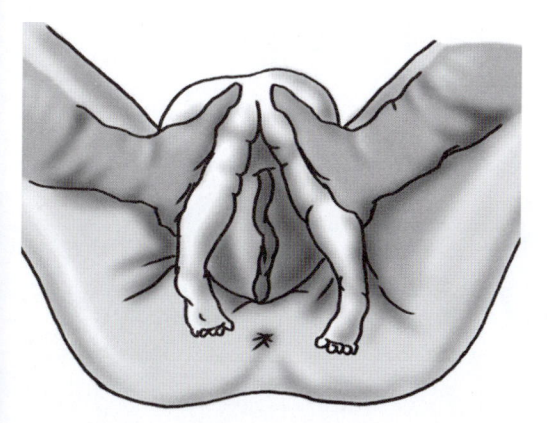

**Figura 35.5** Técnica de Bracht. Polo pélvico apreendido junto com as coxas dobradas sobre o abdome fetal.

sob analgesia mais profunda, é preciso realizar manobras mais complexas para substituir o que a natureza falhou em fazer. Dessa maneira, a manipulação muito mais intensa do feto determina reflexos que levam a deflexões da cabeça, movimentos de *gasping* intrauterinos e dificuldades na extração que culminam em um prognóstico muito pior do que na assistência ao parto pélvico sem manipulação extrativa, na qual o obstetra só atua depois da expulsão do polo pélvico.

Em situações em que, por inércia hipotônica secundária, existe uma parada da descida antes da expulsão das espáduas, impõe-se a necessidade de manobras para a liberação da cintura escapular. Nesses casos, é importante que o obstetra saiba que a morbidade aumenta consideravelmente e, por isso, as necessidades de reanimação neonatal devem estar disponíveis.

A tração do tronco pode resultar na deflexão dos braços. Para a liberação do tronco e dos braços duas manobras são utilizadas: a de Deventer-Müller (Figura 35.7) e a de Rojas (Figuras 35.8 e 35.9). Essas manobras visam à liberação da cintura escapular e dos braços ao mesmo tempo, e devem ser realizadas com muito cuidado.

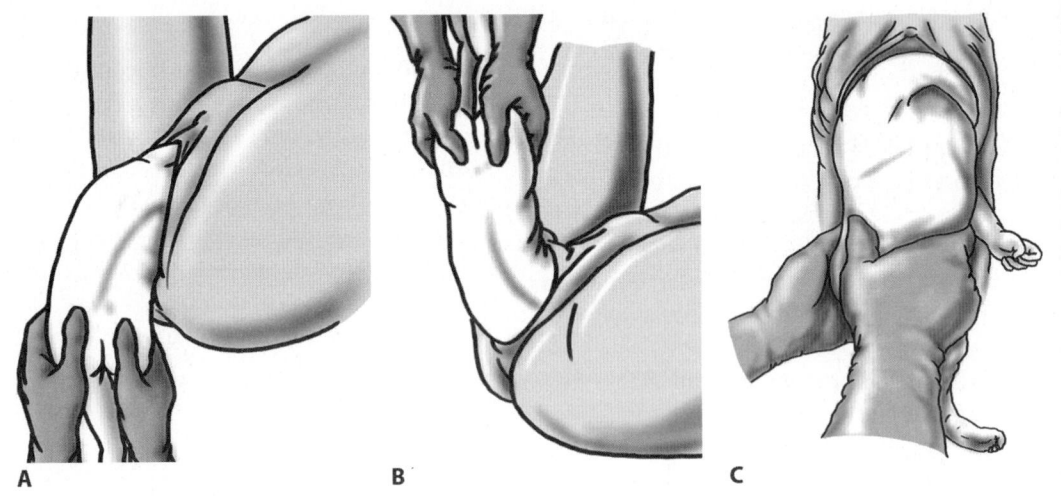

**Figura 35.7** Manobra de Deventer-Müller: (**A**) abaixamento do tronco; (**B**) elevação do tronco; (**C**) liberação dos membros superiores espontaneamente ou auxiliados.

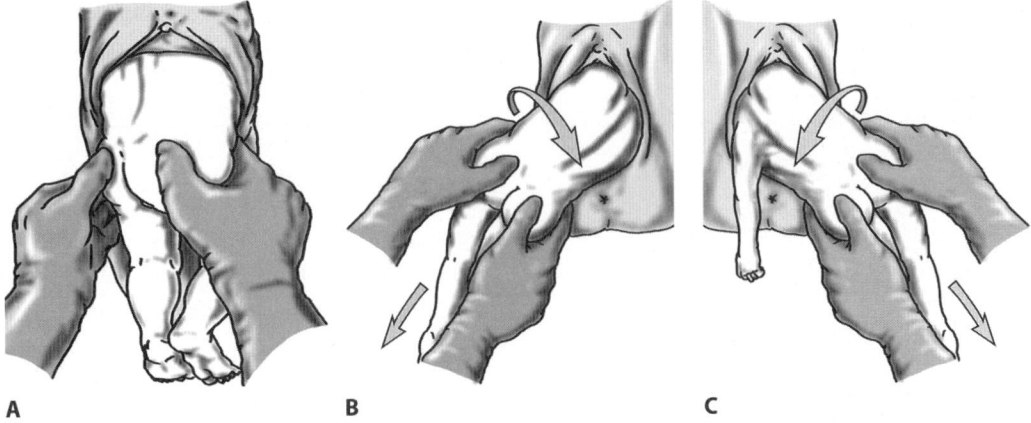

**Figura 35.8** Manobra de Rojas: (**A**) apreensão do tronco; (**B**) rotação e tração do dorso para direita; (**C**) rotação e tração do dorso para esquerda.

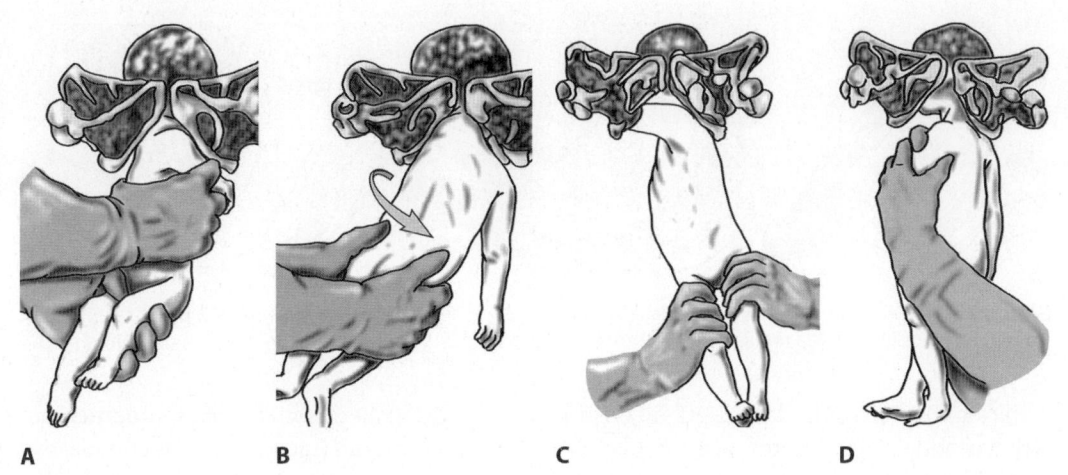

**A**  **B**  **C**  **D**

**Figura 35.9** Manobra de Rojas: (**A**) apreensão do braço fetal apoiando na prega do cotovelo; (**B**) rotação do tronco anteriorizando ombro posterior; (**C**) tração e início da liberação do braço fetal; (**D**) complementação da liberação do braço fetal.

Na manobra de Deventer-Müller, que tem como objetivo a liberação das espáduas sem abaixamento dos braços, o obstetra roda o dorso fetal gentilmente, posicionando os ombros no sentido anteroposterior e realiza um abaixamento fetal com a liberação do ombro anterior, elevando posteriormente o corpo fetal para liberar o ombro posterior. Em seguida, executa-se a manobra de Bracht para liberação do polo cefálico, que é dividida classicamente em três tempos:[1]

- anteroposteriorização do bisacromial: preensão do polo pélvico, tração para baixo até posicionar a cintura escapular no estreito inferior em correspondência com o eixo cóccix-subpúbico
- oscilação do feto para baixo: tração de modo que a espádua e o braço anterior desprendam-se
- oscilação do feto para cima: após a liberação da espádua anterior, desprende-se a posterior por sucessivos movimentos de elevação.

A manobra de Rojas é um pouco mais complexa, pois deve ser realizada quando existe deflexão do braço anterior do feto e o seu abaixamento manual está muito difícil. Nessa situação, o desprendimento dos braços defletidos ocorre por transformação do braço posterior em anterior pela rotação do tronco fetal da direita para esquerda e vice-versa.[1]

O obstetra realiza a rotação do dorso fetal associada a ampla translação lateral e de tração axial constante, trazendo o ombro posterior para frente, em um movimento de parafuso, para que se libere espontânea ou manualmente depois de rodado o que seria o braço posterior. Em seguida, executa-se nova rotação trazendo o outro ombro para a região subpúbica e, assim, espontânea ou manualmente realiza-se a liberação do ombro fetal.

## Apresentação pélvica incompleta | Modo de nádegas

As pernas estão dobradas sobre o abdome fetal. Nesses casos, o diâmetro de insinuação sacropúbico (menor do que o sacrotibial anterior das pélvicas completas), por ser menor, pode tornar possível que a expulsão do polo pélvico seja iniciada antes da dilatação completa, o que deve sempre ser evitado.

A tração inguinal (Figura 35.10) deve ser evitada a não ser diante de dificuldade de descida da apresentação. Do mesmo modo que na pélvica completa, a intervenção do parteiro deve ser mínima, mas quando necessário deve promover a gradativa anteriorização do dorso.

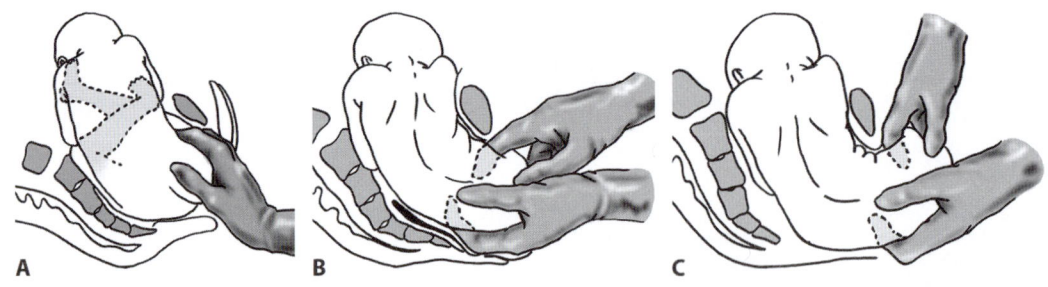

**Figura 35.10** Tração inguinal: (**A**) apreensão inguinal do cavo delimitado pela face anterior da coxa e do abdome; (**B**) leve e apreensão da região inguinal posterior; (**C**) tração fetal com descida progressiva de todo o tronco.

Nessa condição, retardar a expulsão do polo pélvico pode ser útil. Para tanto, o obstetra impede por cerca de duas ou três contrações a saída do polo pélvico (manobra de Thiessen). Dessa maneira, o ovoide córmico força o colo uterino, auxiliando sua dilatação completa e reduzindo o risco de aprisionamento da cabeça fetal pelo colo incompletamente dilatado. Geralmente, após este procedimento a expulsão fetal ocorre em "monobloco" e rapidamente. Ainda assim, pode persistir a necessidade da manobra de Bracht, também essencial em casos nos quais não foi possível a realização da manobra anteriormente descrita.

## Apresentação pélvica incompleta | Modo de joelhos ou de pés

São na realidade anomalias que se manifestam geralmente associadas à ruptura de membrana precoce ou prematura, sendo complicações muito maiores nessa assistência, já que o membro encontra-se prolapsado e com o colo não dilatado completamente. Sempre que possível o parto deve ser por via alta, sendo a reposição do membro prolapsado antes da realização da cesárea preconizada por alguns.

## Condições anormais

Majoritariamente representadas pela deflexão dos membros superiores e pela rotação posterior do dorso fetal. Podem ocorrer por mecanismo natural sem intervenção da equipe assistencial, especialmente em partos admitidos em período expulsivo. Porém, a maior possibilidade decorre de assistência inadvertida do próprio parteiro.

A deflexão dos membros frequentemente está associada à tração fetal inadequada exercida pelo assistente durante sua descida, muitas vezes resultante da ansiedade em ultimar o parto. Cabe ressaltar mais uma vez que na assistência ao parto pélvico o parteiro nunca deve tracionar o feto, apenas amparar sua descida e eventualmente auxiliar de modo delicado a anteriorização do dorso. Supondo que ocorra a deflexão, as manobras de Rojas ou de Deventer-Müller, já descritas, devem ser aplicadas.

Nos casos em que ocorre a rotação do dorso para trás, a dificuldade de liberação da cabeça fetal será proporcional ao grau de deflexão, pois amplia a possibilidade do posicionamento do mento atrás do pube. Assim, a tração inadvertida pode agravar ainda mais a situação. Caso ocorra a deflexão, a elevação do feto pode auxiliar na correção da posição da cabeça. Para essas situações podem ser aplicadas a manobra de Mauriceau invertida e a de Praga invertida (Figura 35.11).

Na primeira, aplicada quando se alcança a boca, os dedos indicador e médio da mão dorsal furculam o pescoço de trás para diante e os da mão oposta fixam a boca que está voltada para diante e de lado. Em movimento conjugado, procura-se flexionar a cabeça, sua descida e eventual rotação. Deve-se tracionar para baixo para liberar face e fronte e para cima para liberar o occipício.

Na manobra de Praga invertida, apreende-se o pescoço com os dedos indicador e médio da mão dorsal e com a ventral os pés são fixados e elevados gradualmente, de maneira a

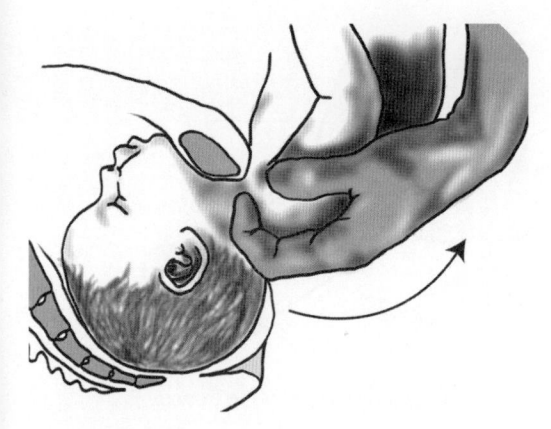

**Figura 35.11** Manobra de Praga invertida. Apreensão do pescoço entre os dedos médio e indicador e elevação gradual do tronco.

liberar o polo cefálico aos poucos. É possível deduzir a gravidade dessas situações, em que a extração fetal manipulada apresenta riscos perinatais elevados.

Um aspecto importante dessa assistência está relacionado com o fato de que naturalmente, pelas próprias características do parto, em geral esses fetos nascem com um índice de Apgar menor do que nas apresentações cefálicas. Mas é preciso lembrar que a possibilidade de compressão funicular um pouco maior, já que o abdome fetal nasce antes de o feto realizar o primeiro movimento respiratório, facilita a instalação de uma situação que no passado era denominada por Barcroft *anoxia estagnante*, quando a discreta compressão funicular possibilita a passagem do sangue fetal para a placenta (as paredes das artérias são mais firmes), embora não haja tanto retorno sanguíneo para o feto (a parede da veia umbilical é mais elástica e menos resistente).

Com isso, há fetos que nascem com diminuição do volume sanguíneo, o que para muitos obstetras experientes justificaria a discreta realização de ordenha funicular. Não se busca promover aqui a rotina para esse procedimento, mas a avaliação de momento pelo obstetra deve ser realizada à luz do bom-senso. Fetos que nascem muito flácidos e "dessangrados" merecem a manipulação funicular?

## Extração do segundo gemelar em apresentação pélvica

Trata-se de uma situação mais comum e conhecida, uma vez que é mais frequente a conduta de assistir ao parto gemelar por via transpélvica quando o primeiro encontra-se em situação cefálica.

A primeira orientação é que o tempo de nascimento após o primeiro feto pode ser maior nos fetos cefálicos, mas no segundo gemelar a ação deve sempre ser imediata ao nascimento do primeiro. Desse modo, rompem-se as membranas e passa-se imediatamente à preensão dos pés, preferencialmente os dois, mas quando apenas um for acessível, deve-se captar sempre o pé bom, denominação para o pé relativo ao membro anterior cuja tração resulta na anteriorização do dorso (Figura 35.12).

Algumas vezes, espontaneamente prolapsado ou por dificuldade de preensão, o pé que se apresenta é o posterior, cuja tração pode levar o dorso para trás. O obstetra deve, assim que capturar o pé posterior, realizar uma rotação sempre no sentido interno

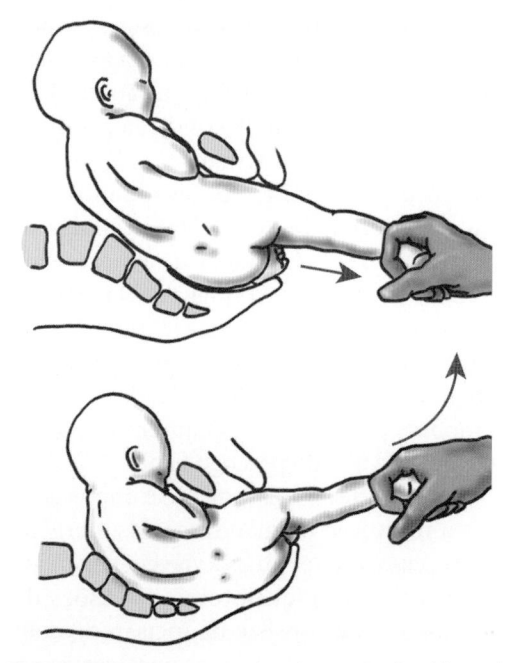

**Figura 35.12** Apreensão do pé e tração. O pé bom é o anterior e na tração anterioriza o dorso.

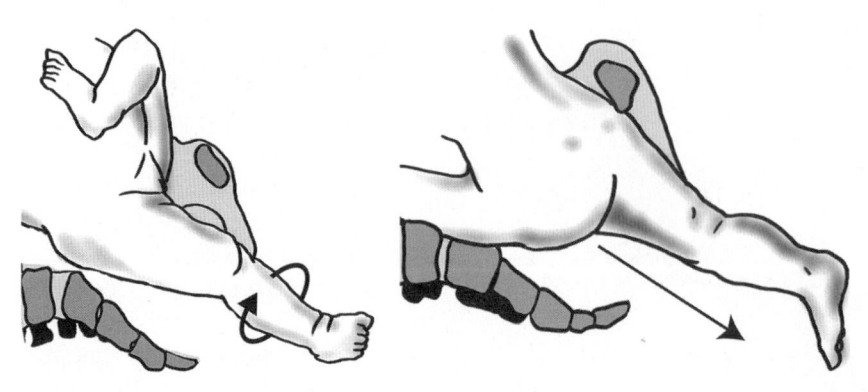

**Figura 35.13** Transformação do pé ruim em pé bom por rotação da perna e o tronco.

da coxa fetal (guiando-se pelo dedo maior), transformando-o em pé bom (Figura 35.13). Após essa manobra, exercem-se trações descontínuas e ritmadas com as contrações uterinas, no sentido do eixo do canal de parto, até trazer o polo pélvico ao alcance dos dedos que, inseridos na região inguinal, executam trações delicadas até a expulsão do mesmo. A partir desse momento, as manobras passam a ser as mesmas já mencionadas.

### Extração da cabeça derradeira encravada

Quando essa situação se apresenta, a primeira ação do obstetra deve ser diagnosticar o motivo do insucesso da expulsão do polo cefálico e sua posição. A condição pode ser intrauterina ou intravaginal.

A cabeça derradeira encravada intrauterina, ou seja, quando o polo cefálico ainda não ultrapassou o colo uterino, é a situação mais dramática que pode se configurar. Na maioria das vezes tratava-se de pélvica incompleta, na qual o nascimento do ovoide córmico ocorreu antes da dilatação completa ou a demora das manobras propiciou o fechamento do colo uterino em volta do pescoço fetal.

O anestesista nesse momento é importante para a realização de manobras de emergência. Em caso de fetos vivos e viáveis, sugere-se a realização da traquelotomia (incisões de Dührssen), que consiste na incisão do colo uterino em posição "2 h" e, se necessário, em posições "10 e 6 h" para a tentativa da extra-

ção fetal.[3] Outra opção dramática é a cesárea com a paciente em posição ginecológica, visando uma ação conjunta para liberação do feto. Ambas as opções resultam em grave traumatismo materno e fetal.

Para feto sem vitalidade, é possível aguardar um tempo esperando a expulsão espontânea do polo cefálico, uma vez que o peso fetal agiria como um estímulo para a complementação da dilatação do colo uterino. Como procedimento excepcional podem ser necessárias a degola e a extração posterior da cabeça destacada.

Os casos de encravamento intravaginal geralmente ocorrem pela deflexão ou pela falta da rotação do polo cefálico para o diâmetro anteroposterior com dorso anterior. Também pode haver deflexão de um ou ambos os braços para a região posterior ao polo cefálico. Nessas situações, o diagnóstico é mais fácil e o parteiro deve fazer o abaixamento dos braços e as manobras mencionadas anteriormente para liberação das espáduas. Quando a rotação se dá para posterior, o occipício fetal fica em contato com o cóccix e pode-se tentar a rotação para anterior, porém todas as manobras para amplas rotações devem ser realizadas com muita cautela em função dos riscos de luxação da coluna cervical e morte fetal.

Na situação de deflexão dos braços fetais, o abaixamento deve ser realizado, sempre respeitando os movimentos naturais do membro, flexionando as partes entre si delicadamente pelas articulações para evitar fraturas.

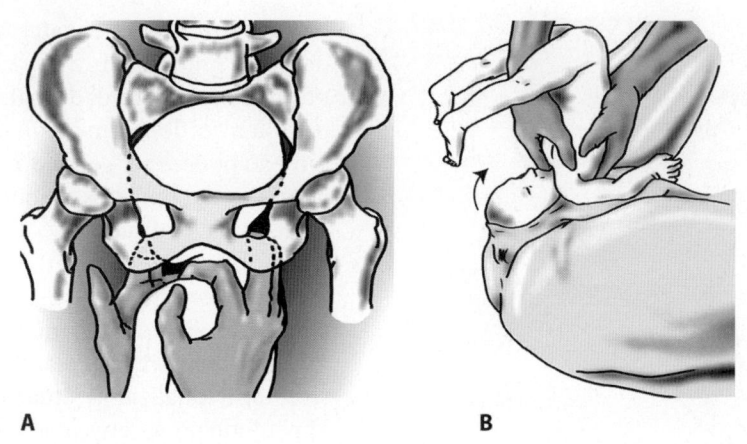

**A**                                                  **B**

**Figura 35.14** Manobra de Mauriceau. **A.** Primeiro tempo, quando se apoia nos ombros fetais com uma das mãos e a mão ventral introduz um dedo na cavidade oral. **B.** Por esforço conjugado, ocorre a liberação da cabeça.

Quando ocorre o encravamento apenas da cabeça, podem ser utilizadas manobras bimanuais para tracionar o polo cefálico. Destaca-se para essa situação a manobra de Mauriceau (Figura 35.14) que consta de dois tempos.

A manobra clássica de Mauriceau deve ser evitada pelo risco de traumas fetais. Mas pode ser adotada a manobra modificada, que consiste na colocação de uma das mãos na região do occipício, apoiando-se um dos dedos sobre a nuca e um dedo em cada ombro. A outra mão avança pela face fetal apoiando externamente dois dedos nas regiões malares. Um auxiliar completa a manobra por pressão cefálica suprapúbica de maneira a auxiliar na flexão da cabeça. Aplicam-se então forças combinadas no sentido de liberar a cabeça gradualmente (Figura 35.15).

Por fim, a utilização do fórcipe pode ser uma alternativa plausível nos casos de retenção do polo cefálico intravaginal. O aparelho clássico para esse procedimento é o fórcipe de Piper (Figura 35.16), que contém, além da curvatura cefálica (de apreensão) e da curvatura pélvica (respeitando a curvatura do canal de parto), uma terceira curvatura perineal, para viabilizar a "fuga do cóccix", já que essa aplicação se dá abaixando bem os ramos para a adequada apreensão do polo cefálico e articulação dos ramos.

Dessa maneira, a curvatura perineal também evita traumas na região posterior do períneo e no cóccix da paciente durante a tração exercida sempre para baixo até que o polo cefálico comece a "coroar", para neste momento direcionar-se a tração para cima.

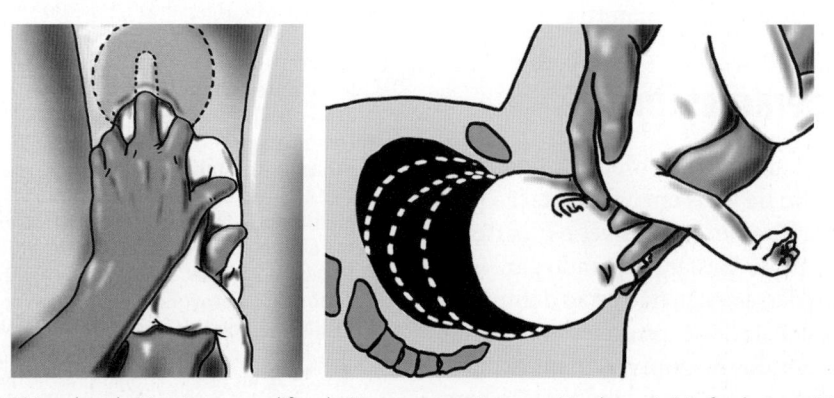

**Figura 35.15** Manobra de Mauriceau modificada. Note a preensão na região do occipício fetal e o posicionamento da mão ventral apoiando-se na região malar do feto.

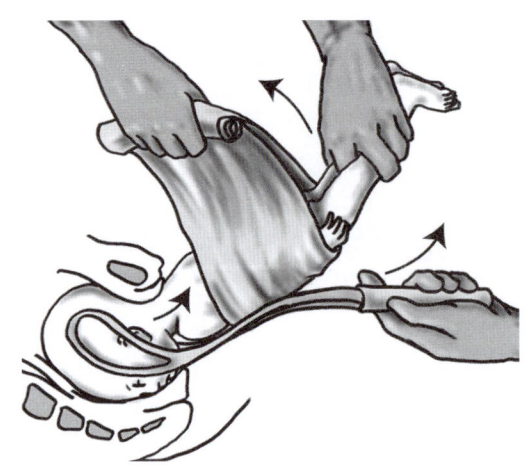

**Figura 35.16** Fórcipe aplicado em cabeça rodada. Note as curvaturas e o auxílio pela elevação do tronco e dos membros inferiores.

Muitos obstetras experientes preferem utilizar um instrumento mais leve, como o fórcipe de Simpson ou Kielland nessas situações. Acredita-se que a experiência pessoal deva prevalecer nessas situações e que este tipo de profissional deve ser acionado em casos de extrema de dificuldade. Também se sugere a presença de mais de um profissional para que possam compartilhar as condutas e manobras, dividindo a responsabilidade deste momento emocionalmente intenso e difícil. Por fim, vale lembrar que, ao final, uma cuidadosa revisão do canal de parto é obrigatória quando houve necessidade de manipulação ou instrumentalização, bem como a ponderação sobre a utilização de antibióticos para reduzir riscos adicionais na assistência materna.

## ▶ Considerações finais

- É possível afirmar que a possibilidade de nascimento de fetos em apresentação pélvica é perfeitamente possível e o parteiro competente deve estar preparado para isso. Os riscos dessa opção não estão definitivamente estabelecidos. Em revisão sistemática,[4] os estudos disponíveis identificaram na cesárea planejada em comparação com o parto vaginal planejado menor risco de morte perinatal ou neonatal ou morbidade neonatal grave, à custa de ocorrência um pouco maior morbidade materna. Os próprios autores destacam que os dados da revisão não podem ser generalizados em vista dos diversos contextos em que a assistência obstétrica é realizada

- As mulheres devem ser informadas de maneira honesta sobre os riscos de parto pélvico vaginal e também sobre os riscos imediatos e futuros da cesariana, sendo possível individualizar as situações

- Um estudo prospectivo realizado na França e na Bélgica[5] que incluiu um grande número de pacientes fornece evidência tranquilizadora de que um nível de segurança para o parto vaginal planejado pode ser alcançado

- Adotar uma política restrita de cesariana de rotina para apresentação pélvica implicará, com o tempo, perda de habilidades clínicas para assistência ao parto pélvico vaginal e consequente aumento do risco. Isso merece ser motivo de reflexão pois as possibilidades de assistir um parto pélvico em franca evolução certamente se manterão. Cabe ao parteiro estar sempre pronto para oferecer à mãe e a seus bebês assistência competente.

## ▶ Referências bibliográficas

1. Guariento A, Delascio D. Intervenções sobre o feto em apresentação pélvica. In: Obstetrícia operatória Briquet. 2 ed. São Paulo: Sarvier, 1979. pp. 115-36.
2. Hannah ME, Hannah WJ, Hewson SA *et al*. For the Term Breech Trial Collaborative Group. Planned caesarean section versus planned vaginal birth for breech presentation at term: a randomised multicentre trial. Lancet. 2000; 356: 1375-83.
3. Cunningham FG, Leveno KJ, Bloom SL *et al*. Breech presentation and delivery. In: Williams obstetrics. 23 ed. New York: McGraw-Hill, 2010. pp. 527-43.
4. Hofmeyr GJ, Hannah M, Lawrie TA. Planned caesarean section for term breech delivery. Cochrane Database Syst Rev. 2011; (12):CD000166.
5. Goffinet F, Carayol M, Foidart JM *et al*. For the PREMODA Study Group. Is planned vaginal delivery for breech presentation at term still an option? Results of an observational prospective survey in France and Belgium. Am J Obstet Gynecol. 2006; 194(4):1002-11.

# 36 Parto Vaginal após Cesárea

*Nelson Sass*

## ▶ Introdução

Verifica-se em todo o mundo uma elevação no número de partos cesáreos, com o Brasil ocupando lugar de destaque, registrando uma das maiores taxas mundiais. Sem que se discutam as questões envolvidas nessa situação, verifica-se na prática clínica o surgimento de um novo problema a ser enfrentado: gestantes e parturientes com uma ou mais cicatrizes prévias de cesárea.

Em um contexto no qual a redução das taxas de cesáreas é considerada uma evolução na qualidade da assistência obstétrica, devem ser reservadas estratégias especiais na assistência para duas situações: a indicação da primeira cesárea e a decisão do parto em paciente portadora de uma cicatriz prévia.

No início do século passado Cragin cunhou o aforismo *"once a cesarean, always a cesarean"*. Tal assertiva levava em conta o contexto da época, quando o procedimento era realizado de forma unânime por incisão uterina longitudinal. Nos dias atuais, o tipo de incisão utilizado e a avaliação de fatores de risco possibilitam o aconselhamento para parto vaginal após cesárea (PVAC). Neste capítulo, serão discutidos os principais pontos envolvidos nessa questão, tornando possível a tomada de decisão com base na melhor evidência possível, minimizando o risco para mães e bebês.

## ▶ Riscos maternos e fetais

Nas últimas duas décadas, estudos registram resultados de grupos de mulheres submetidas ao PVAC, ilustrando maior risco neste grupo para desfechos adversos quando comparado com pacientes submetidas a cesárea eletiva, ainda que este risco seja muito baixo.[1] Essa informação é importante para adoção de protocolos específicos e triagem de pacientes com condições favoráveis para este tipo de opção. A Tabela 36.1 ilustra os riscos relativos em ambos os grupos.

A análise coletiva dos dados disponíveis sugere que o risco absoluto de ocorrer ruptura uterina acarretando morte fetal ou lesões perinatais é de aproximadamente 1:1.000 partos.[2] Esse risco parece ser aceitável para que se proponha em grupos específicos uma tentativa de PVAC.

Considerando que a experiência pregressa de uma gestante possa influenciar sua decisão na gestação atual, entende-se que não há razões médicas aceitáveis para a realização de uma nova cesárea sem ponderar riscos e benefícios. A paciente precisa estar ciente dessas questões e também ser informada sobre os crescentes riscos relacionados com o número progressivo de cesáreas.

## ▪ Riscos de ruptura uterina

Vários fatores interferem nos riscos de ocorrência de ruptura uterina em pacientes com cesárea pregressa. Cicatriz uterina segmentar transversa exibe o menor risco de problemas, enquanto incisões longitudinais isoladas ou em forma de T apresentam maior risco de ruptura. A Tabela 36.2 ilustra os riscos relacionados com o tipo de incisão e o número de cesáreas.

■ **Tabela 36.1** Complicações em mulheres e em seus bebês com uma cesárea prévia incluídas na rede do National Institute of Child Health and Human Development (NICHD) no período de 1999-2002.

| Complicação | Grupo Trabalho de parto n = 17.898 (%) | Grupo Cesárea eletiva n = 15.801 (%) | Odds ratio | p |
|---|---|---|---|---|
| Ruptura uterina | 124 (0,7) | 0 | NA | < 0,001 |
| Deiscência uterina | 119 (07) | 76 (0,5) | 1,38 | 0,03 |
| Histerectomia | 41 (0,2) | 47 (0,3) | 0,77 | 0,22 |
| Tromboembolismo | 7 (0,04) | 10 (0,1) | 0,62 | 0,32 |
| Transfusão | 304 (1,7) | 158 (1,0) | 1,71 | < 0,001 |
| Infecção uterina | 517 (2,9) | 285 (1,8) | 1,62 | < 0,001 |
| Morte materna | 3 (0,02) | 7 (0,04) | 0,38 | 0,21 |
| Morte fetal com 37 a 38 semanas | 18 (0,04) | 8 (0,1) | 2,93 | 0,008 |
| Morte fetal com 39 semanas ou mais | 16 (0,2) | 5 (0,1) | 2,70 | 0,07 |
| Morte fetal no parto (37 a 38 semanas) | 1 (0,006) | 0 | NA | 0,43 |
| Morte fetal no parto (39 semanas ou mais) | 1 (0,006) | 0 | NA | 1,0 |
| Encefalopatia hipóxica | 12 (0,08) | 0 | NA | < 0,001 |
| Morte neonatal no termo | 13 (0,08) | 7 (0,05) | 1,82 | 0,19 |

NA = não avaliado. (Adaptada da Ref. 1.)

■ **Tabela 36.2** Riscos de ruptura uterina segundo cicatriz uterina e número de cicatrizes.[2]

| Tipo de incisão uterina | Risco de ruptura (%) |
|---|---|
| Cesárea clássica | 4 a 9 |
| Em forma de "T" | 4 a 9 |
| Segmentar vertical | 1 a 7 |
| Segmentar transversa | 0,2 a 1,5 |
| **Número de cicatrizes** | **Risco de ruptura (%)** |
| 1 | 0,6 |
| 2 | 1,8 |

Pacientes com apenas uma cicatriz uterina exibem pouca possibilidade de apresentar ruptura da cicatriz desde que as decisões fundamentem-se em elementos de conduta adequados. Com base nos riscos relativos documentados, o parto vaginal não deve ser realizado diante de incisões longitudinais ou em forma de "T". Quanto ao número de cesáreas, a partir de duas cicatrizes, os riscos parecem justificar a opção da cesárea eletiva como rotina. Porém, um aspecto deve ser ressaltado: muitas vezes pacientes com duas ou mais cesáreas são admitidas em franco trabalho de parto exibindo feto em fase expulsiva. A decisão pela via de parto também deve ser ponderada, pois a extração fetal de emergência que exige apreensão e elevação do polo cefálico profundamente inserido no cabal do parto também resulta em risco materno e fetal e a observação de um processo que praticamente está se completando pode parecer muitas vezes a decisão mais sensata.

## • Critérios de seleção para PVAC

Ainda que existam riscos como os ilustrados na Tabela 36.1, é possível adotar protocolos que incluem PVAC. Tendo como objetivo a redução máxima dos riscos, recomenda-se a adoção de protocolo similar ao do American College of Obstetricians and Gynecologists

(ACOG) que sugere os critérios de seleção para PVAC de acordo com as seguintes características clínicas:[3]

- uma incisão segmentar transversa
- bacia óssea adequada
- nenhuma outra cicatriz uterina
- ausência de história pregressa de ruptura uterina
- equipe disponível e treinada para acompanhamento do parto
- equipe treinada para identificar ruptura e realizar cesárea de emergência
- equipe de anestesistas disponíveis para realizar cesárea de emergência.

Ao longo do acompanhamento pré-natal as pacientes que preenchem esses critérios devem ser informadas de que não há razões médicas para a repetição sistemática de nova cesárea. O desencadeamento do parto deve ser aguardado como na rotina habitual, e elas eventualmente podem ser submetidas a procedimentos que viabilizem o parto de maneira segura. Preferencialmente devem assinar termo de esclarecimento, cabendo ao profissional informar honestamente os riscos e benefícios, e muitas pacientes tendem a aceitar bons argumentos. Por outro lado, as pacientes não devem ser simplesmente obrigadas a se submeterem à tentativa de parto vaginal se não estiverem adequadamente esclarecidas e dispostas a tentar.

## ▶ Realização de cesárea eletiva

Diante de paciente que não se enquadre nas características para a tentativa de PVAC, é necessário programar a cesárea eletiva. Ainda que o termo seja definido como idade gestacional a partir de 37 semanas, há uma redução evidente de desfechos perinatais adversos quando o parto ocorre a partir de 39 semanas. As vantagens incluem menor risco de desconforto respiratório com necessidade de unidade de tratamento intensivo e respiração assistida, sepse neonatal, hipoglicemia e tempo total de hospitalização.

## ▶ Indicação da cesárea pregressa

Evidentemente que a indicação da primeira cesárea deve ser considerada antes de se aconselhar ou tentar o parto vaginal. Muitas gestantes são submetidas à cesárea sem uma razão claramente descrita. Porém, considerando o conhecimento real das causas pregressas e identificando-se sua permanência, uma nova cesárea deve ser realizada.

## ▶ Peso fetal

Não existem conclusões definitivas no sentido de estabelecer riscos relacionados com o peso fetal, porém a partir de 4.000 g inicia-se uma discreta elevação nas taxas de ruptura uterina. Assim, fetos com menos de 4.000 g não são *per se* contraindicação para tentativa de parto vaginal.

## ▶ Gestação múltipla

Cicatriz uterina não contraindica o parto vaginal em pacientes com gestação gemelar.[2] A suposição de que exista risco de ruptura uterina deve ser ponderada nas diferentes situações da gestação múltipla. Quando o primeiro feto é cefálico, e na maioria das vezes o segundo também, o parto vaginal não é contraindicado.

## ▶ Uso de ocitocina

O uso de ocitocina pode incrementar o risco de ruptura uterina, ainda que sua utilização não seja absolutamente contraindicada. Ao se optar por seu uso, seja para indução ou correção de anormalidades, as doses iniciais dever ser as mínimas possíveis e o acompanhamento deve ser monitorado de maneira judiciosa.

## ▶ Uso de misoprostol

Até o momento não há evidências suficientes que garantam a segurança da utilização de misoprostol para a indução do parto. Por outro lado, a dilatação mecânica do colo com sonda de Foley (ver Capítulo 25, *Indução do Parto*) constitui alternativa de eleição para o preparo do colo nessas pacientes. Vale destacar que o método não interfere na qualidade das contrações e nem induz a taquissistolia ou hipertonia uterina.

## ▶ Ruptura uterina pregressa

Pacientes com história de ruptura uterina, principalmente ocorrida em região corporal, não devem ser submetidas à tentativa de parto vaginal, sendo recomendável a cesárea eletiva antes do parto.

## ▶ Tipo de sutura uterina

Até o presente momento não existem evidências consistentes para apoiar algum tipo de sutura uterina durante uma cesárea que implique melhor cicatrização ou possa estar associada a risco diferenciado de ruptura.

## ▶ Intervalo interpartal

É razoável supor que o risco de ruptura uterina pode aumentar caso a cicatriz pregressa não tenha cicatrizado por completo. Aparentemente, intervalo interpartal entre 6 e 18 meses não aumenta significativamente o risco de ruptura da cicatriz, não sendo impedimento de tentativa de parto vaginal.[2]

## ▶ Uso de analgesia peridural

A percepção de que a anestesia poderia mascarar a ruptura uterina parece não ser verdadeira uma vez que menos de 10% das pacientes exibem dor e sangramento como sinais evidentes de ruptura. Assim sendo, não existe contraindicação ao uso de analgesia peridural se necessário, desde que se opte por técnica adequada, bem como se redobre a vigilância das contrações uterinas e dos batimentos cardíacos fetais.

## ▶ Exame da cicatriz após PVAC

Não existem vantagens na exploração digital de rotina da área da cicatriz após PVAC em pacientes assintomáticas. A detecção de separação na área da cicatriz, desde que assintomática, não exige conduta adicional. A revisão da cavidade e da área da cicatriz deve ser considerada diante de sangramento anormal, exigindo eventualmente laparotomia e sutura.

## ▶ Referências bibliográficas

1. Landon MB, Hauth JC, Leveno KJ *et al.* Maternal and perinatal outcomes associated with a trial of labor after prior cesarean delivery. N Engl J Med. 2004, 351:2581-9.
2. Cunningham FG, Leveno KJ, Bloom SL *et al.* Prior cesarean delivery. In: Williams Obstetrics, 23 ed. New York: McGraw-Hill, 2010. p. 565-76.
3. American College of Obstetricians and Gynecologists (ACOG). Vaginal birth after previous cesarean delivery. Washington (DC): American College of Obstetricians and Gynecologists (ACOG), 2004.

# 37 Fórcipe

*Leandro Gustavo de Oliveira | Osmar Ribeiro Colás*

## ▶ Introdução

O fórcipe é classicamente definido como uma pinça obstétrica (do inglês, *forceps* = pinça) destinada a preensão, rotação e tração do polo cefálico fetal. O fórcipe foi introduzido na prática obstétrica no final do século 16 e sua invenção é creditada a uma família inglesa, os Chamberlen, que mantiveram em segredo os instrumentais utilizados por eles na assistência ao parto por cinco gerações. Os Chamberlen foram de grande importância para a assistência obstétrica desenvolvida na Inglaterra nos séculos 17 e 18, promovendo não só a prática da arte obstétrica, mas também incentivando o seu aprendizado e a formalização das sociedades de parteiros e obstetrizes que se desenvolviam naquela época.

Os primeiros a se dedicarem à prática da arte obstétrica foram os irmãos Peter, *the Elder*, e Peter, *the Younger*. O primeiro nasceu em Paris em 1560, mas mudou-se com seus pais para Southampton, Inglaterra, em 1569 e posteriormente para Londres em 1596. Peter, *the Younger*, nasceu em 1572. Os dois exerciam atividades como cirurgiões da época, ingressaram na Barber Surgeon Company e dedicaram suas carreiras à prática obstétrica. É interessante o fato de que nenhum dos irmãos Chamberlen era médico e que, aliás, se viam constantemente em conflito com as sociedades médicas da época por prescreverem medi-

camentos e atuarem sem permissão dessas instituições. Somente o filho de Peter, *the Younger*, também chamado Peter, tornou-se médico e continuou a se dedicar à arte obstétrica após receber o título de doutor. Dr. Peter teve 18 filhos, frutos de dois casamentos. O primeiro deles com Jane Myddelton, com quem teve 2 filhas e 11 filhos. No segundo casamento, com Ann Harrison, Dr. Peter teve outros 5 filhos. Três de seus filhos, Hughes, Paul e John permaneceram se dedicando à prática obstétrica.

A família Chamberlen guardou em segredo a técnica de aplicação do fórcipe por muito tempo. Relatos apontam que, ao serem chamados para assistirem uma parturiente, os membros da família Chamberlen chegavam ao local em carruagens especiais, munidos de uma grande caixa de madeira que precisava ser carregada por duas pessoas. Dentro desta caixa, traziam equipamentos nunca mostrados a ninguém. A assistência ao parto era realizada a portas fechadas e até mesmo a paciente era impedida de ver qualquer etapa do procedimento realizado.

Em 1670, o filho mais velho de Dr. Peter Chamberlen, Hughes, tentou vender o segredo sobre o fórcipe a um importante obstetra francês, Francois Mauriceau. Entretanto, para concretizar a compra, Mauriceau pediu a Hughes que realizasse um parto em uma paciente anã com uma deformidade em sua bacia óssea e que sofria de raquitismo (tarefa bastante difícil). O insucesso no caso atrapalhou os planos de venda de Hughes, que começou a mostrar ao mundo os segredos de sua família em uma publicação oficial:

> *My father, brothers and myself (none else in Europe as I know) have, by God's blessing and our industry, attained to and long practiced a way to deliver women in this case (obstructed labour), without any prejudice to them or their infants: while all others (being obliged for want of such an expedient to use the common way) do and must endanger, if not destroy one or both with hooks.*

Apesar de o segredo sobre a técnica de utilização do fórcipe ter começado a ser desvendado no fim do século 17, somente em 1813 é que os instrumentos originais de Dr. Peter Chamberlen foram encontrados escondidos no sótão de sua residência em Woodhan Mortimer, sudeste da Inglaterra.[1,2]

## ▶ Importância e prática atual

A importância histórica do fórcipe é indiscutível, tendo sido considerado instrumento salvador de vidas em uma época em que a realização do parto cesáreo era o mesmo que sentenciar a paciente a graves complicações ou até mesmo à morte. Entretanto, infelizmente, o instrumento tem sido cada vez menos utilizado no meio obstétrico, fato certamente relacionado com a prática indiscriminada do parto cesáreo. Há ainda a má reputação às vezes atribuída ao fórcipe, principalmente por pessoas leigas. Essa ideia deturpada tem origem na má prática de sua técnica por alguns profissionais não adequadamente treinados para tanto. Esses profissionais não admitem a utilização do fórcipe como um instrumento destinado a evitar problemas, utilizando-o somente em momentos em que complicações graves como asfixias perinatais já estão instaladas e a situação de tensão dentro da sala de parto já se tornou irreversível. Tal conduta, associada à falsa ideia de que a operação cesariana pode resolver tudo, é responsável pela má reputação do fórcipe. A visão sobre a prática do fórcipe poderia ser diferente se os bons serviços de assistência obstétrica mantivessem como rotina o ensino de suas técnicas de apli-

cação. Aliás, não há dúvida de que somente é possível tornar-se um bom parteiro quando se dominam as técnicas de aplicação de fórcipe. Acredita-se que o obstetra que conhece essas técnicas desempenha suas atividades com mais tranquilidade, mantém melhor postura na sala de parto e transmite mais confiança à equipe e à parturiente. Além disso, os obstetras engajados na difícil tarefa de reduzir a incidência de partos cesáreos devem ver o fórcipe como importante aliado nessa missão. Com o mesmo pensamento, o Royal College of Obstetricians and Gynaecologists, importante sociedade inglesa para assistência à saúde da mulher, preconiza o ensino do fórcipe de rotação como peça fundamental para a redução as taxas de partos cesáreos em âmbito mundial.

Sendo assim, o objetivo deste capítulo não é apenas orientar o ensino da técnica de aplicação do fórcipe, mas também encorajar o seu uso, pois quando aplicado por mãos hábeis, de parteiros conscientes, esse instrumento pode reduzir os riscos de maiores complicações maternas e perinatais.

## ▶ Classificações

As classificações quanto à aplicação do fórcipe podem ser feitas de acordo com a altura da apresentação fetal no momento da sua aplicação e também quanto à realização ou não de rotações da cabeça fetal. De acordo com a altura da apresentação fetal, distinguem-se: o fórcipe alto, o médio e o baixo, descritos a seguir.

### • Fórcipe alto

É aquele aplicado em apresentações cefálicas com o vértice acima do plano representado pelas espinhas ciáticas (plano zero de De Lee), ou seja −1, −2, −3. Apesar de utilizado quando o parto cesáreo era visto quase como uma sentença de morte, esse tipo de aplicação não deve persistir na prática obstétrica moderna, pois os riscos associados a esse tipo de procedimento, tanto para a mãe quanto para o seu concepto, não mais o justificam.

- ## Fórcipe médio

Nesse caso a aplicação do fórcipe é realizada quando o polo cefálico encontra-se no nível das espinhas ciáticas ou logo abaixo delas, correspondendo aos planos 0 e +1 de De Lee. Esse tipo de aplicação também não é recomendado nos dias atuais, devido ao seu potencial risco de lesões do canal de parto e comprometimento do concepto. Exceção se faz a alguns tipos de aplicações chamadas de médio-baixas, em que se nota que a apresentação atinge o plano +2 de De Lee, principalmente durante as contrações, e existe a necessidade imediata de abreviação do período expulsivo. De qualquer maneira, quando indicado, o fórcipe médio-baixo deve ser utilizado por obstetra experiente e convicto sobre o seu benefício.

- ## Fórcipe baixo

Para essa aplicação o polo cefálico encontra-se nos planos +3, +4 de De Lee. Nesse momento do período expulsivo, a realização do parto cesáreo pode trazer prejuízos importantes para a mãe no que diz respeito a lacerações uterinas e vesicais, sangramentos e comprometimento para futuras gestações. Além disso, o tempo necessário para a realização do parto cesáreo e, em alguns casos, a necessidade de novo procedimento anestésico podem ser causa importante de asfixia perinatal. Por isso, o fórcipe baixo é fortemente recomendado e deve ser sempre considerado pelo obstetra, que não deve hesitar em proceder à sua realização quando indicado. Em especial, quando o fórcipe baixo é realizado com o polo cefálico nas variedades de posição OP (occipito-púbica), OEA (occípito-esquerda-anterior) ou ODA (occípito-direita-anterior), também pode ser chamado de fórcipe de alívio materno-fetal ou *outlet* fórcipe.

Quanto à realização de rotações que visem colocar o ponto de referência fetal no subpube materno, o fórcipe pode ser classificado em fórcipe de pequena e de grande rotação.

- ## Fórcipe de pequena rotação

**Rotações ≤ 45º.** Refere-se às variedades de posição anteriores que se encontram no primeiro ou no segundo oblíquo. Nos casos das apresentações cefálicas fletidas, OEA e ODA, respectivamente.

- ## Fórcipe de grande rotação

**Rotações > 45º.** Realizadas em variedades de posição transversas ou nas variedades de posição posteriores que se encontram no primeiro ou segundo oblíquo. Nas apresentações cefálicas fletidas, são as OET (occípito-esquerda-transversa), ODT (occípito-direita-anterior), ODP (occípito-direita-posterior) e OEP (occípito-esquerda-posterior).

## ▶ Tipos de fórcipe

Desde a sua criação, diversos obstetras convictos da importância e dos benefícios relacionados com o uso do fórcipe passaram a estudar e confeccionar instrumentos que atendessem às suas necessidades de parteiros, diminuindo os riscos de trauma materno-fetal e asfixia perinatal. Sendo assim, historicamente podem ser encontrados diversos tipos de fórcipes desenvolvidos por parteiros importantes para suas épocas que identificavam cada instrumento com os seus próprios nomes, como os fórcipes de Chamberlen, Luikart, Tucker-McLane, Barton, Naegele, Tarnier, Olliete, Marelli, Simpsom-Braun e Kielland, entre muitos outros. De todos esses fórcipes, apenas alguns fazem parte como instrumental obstétrico nos dias atuais, sendo cada um deles teoricamente destinado a necessidades específicas como rotação. Há também o fórcipe destinado à aplicação em cabeças derradeiras que podem ocorrer nos casos de partos em apresentação pélvica.

É preciso salientar que, assim como ocorria com os referidos obstetras consagrados, é possível que alguns parteiros atuais tenham também suas preferências quanto aos tipos de fórcipes a serem empregados em cada situação. Isso costuma ser diretamente proporcional à experiência de cada um. Dessa maneira, neste capítulo será descrita a utilização de determinados fórcipes, com suas técnicas de aplicação e prováveis indicações, tentando não tornar impositiva a utilização de um ou outro instrumental.[3]

### ▪ Fórcipe de Simpson-Braun

O fórcipe de Simpson-Braun (SB) apresenta características próprias (Figura 37.1). Seus ramos unem-se por uma articulação fixa que se dá por encaixe, inviabilizando o deslizamento desses ramos. Por essa razão, o fórcipe SB não é indicado para correções de assinclitismos. Com relação às suas colheres, é possível notar acentuadas curvaturas pélvicas e cefálicas. A fenestra na conformação da colher visa impor menor pressão sobre o polo cefálico quando aplicada. O cabo desse fórcipe tem ranhuras que facilitam sua empunhadura.

Não há dúvidas de que o fórcipe SB seja indicado principalmente para as variedades de posição anteroposteriores (OP e OS). Mas também é recomendado para as variedades oblíquas (OEA, ODP, ODA e OEP), sendo necessária a rotação nesses casos. Alguns profissionais podem considerar estranha a aplicação desse instrumento nos casos de variedades de posições posteriores, mas, desde que a manobra de circundução dos cabos seja realizada de maneira correta, o fórcipe SB traz os melhores resultados do ponto de vista de traumas maternos nessas variedades.

### ▪ Fórcipe de Kielland

O fórcipe de Kielland (Figura 37.2) apresenta características totalmente diferentes daquelas do fórcipe SB. Seus ramos unem-se por uma articulação móvel que possibilita o deslize dos mesmos, sendo ideal para correções de assinclitismos acentuados. As curvaturas de suas colheres, que também dispõem de fenestras, são discretas. O cabo desse fórcipe é liso, tornando possível que a mão também deslize durante a sua aplicação, o que favorece a realização da técnica de migração. Os cabos também têm dois pontos que devem ser orientados em direção ao ponto de referência fetal no momento de sua aplicação.

Todas essas características fazem com que o fórcipe de Kielland seja conhecido como o fórcipe das apresentações transversas, sendo essa sua principal indicação. Entretanto, o fórcipe de Kielland é um fórcipe "coringa" que pode ser utilizado em todas as variedades de posições das apresentações cefálicas nas quais o parto é possível.

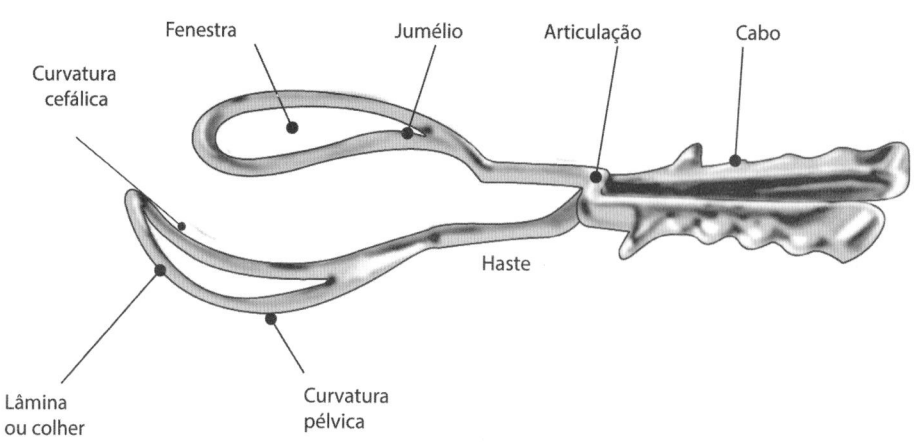

**Figura 37.1** Características do fórcipe SB.

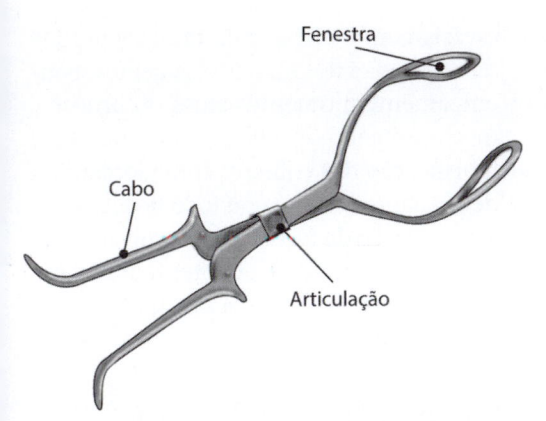

**Figura 37.2** Características do fórcipe de Kielland.

## • Fórcipe de Piper

Diferentemente dos dois anteriores, este tem indicação específica. Suas curvaturas cefálicas e pélvicas, juntamente com suas hastes longas com curvaturas perineais, fazem do fórcipe de Piper o ideal para os casos de cabeça derradeira durante o parto pélvico. Sua articulação também se dá por encaixe fixo. Salienta-se apenas que alguns autores indicam sua utilização como de rotina para o desprendimento do polo cefálico nas apresentações pélvicas. Entretanto, sua indicação pode ser considerada necessária apenas nos casos de insucesso da manobra de Bracht. A Figura 37.3 demonstra o fórcipe de Piper aplicado.

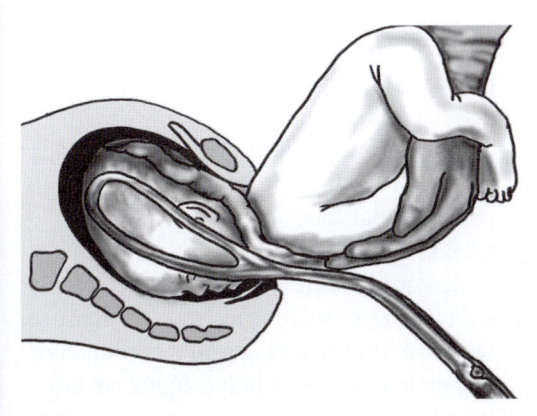

**Figura 37.3** Fórcipe de Piper aplicado sobre o polo cefálico.

## ▶ Condições de aplicabilidade

A boa prática obstétrica impõe que sejam respeitadas as condições de aplicabilidade sempre que o fórcipe for indicado, estando os melhores resultados associados à cuidadosa avaliação dessas condições. As condições de aplicabilidade para apresentações cefálicas são comuns em qualquer fórcipe utilizado: dilatação total do colo uterino, ou colo facilmente dilatável; polo cefálico profundamente insinuado. Ápice da apresentação no plano +3 de DeLee ou abaixo; bolsa das águas rota; avaliação favorável quanto à proporção feto-pélvica; diagnóstico correto da variedade de posição fetal; e feto vivo ou em óbito recente.

## ▶ Indicações

As aplicações de fórcipe nos dias atuais limitam-se àqueles classificados como fórcipe baixo ou médio-baixo. Sua aplicação é recomendada sempre que houver necessidade de se abreviar o período expulsivo do trabalho de parto, seja por indicação materna ou fetal. É claro que essas indicações e necessidades estão muitas vezes relacionadas, por exemplo, quando a mãe não consegue utilizar adequadamente a prensa abdominal ao fim do período expulsivo e o feto com o polo cefálico já na região perineal por tempo prolongado passa a apresentar bradicardia.

Algumas condições maternas em que a utilização do fórcipe torna-se necessária são: cansaço excessivo decorrente de trabalho de parto extenuante; cardiopatia; pneumopatia; pré-eclâmpsia ou eclâmpsia; hérnias de parede abdominal ou diástase dos músculos retos abdominais; cicatriz uterina prévia, como operação cesariana ou miomectomia; hipotonia uterina secundária.

Algumas condições feto-anexiais em que a utilização do fórcipe torna-se necessária: alterações da frequência cardíaca fetal; circulares de cordão que impedem o desprendimento final; descolamento prematuro de placenta;

rotação incompleta do polo cefálico (transversas baixas do períneo e occipitoposteriores persistentes).

## ▶ Tipos de pegas

Classicamente, três pegas são descritas durante a aplicação do fórcipe sobre o polo cefálico fetal: a pega biparietomalar (Figura 37.4), a frontomastóidea e a fronto-occipital. As duas últimas são consideradas ruins e decorrentes de má técnica. Atualmente, acredita-se que somente a pega biparietomalar deva ser empregada.

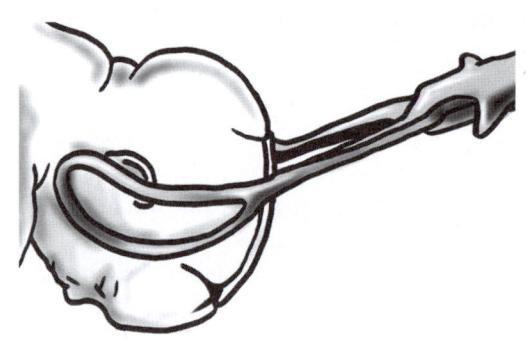

**Figura 37.4** Pega ideal, biparietomalar.

## ▶ Técnicas de aplicação

A seguir, serão apresentadas algumas técnicas de utilização de fórcipe em situações distintas.

### ▪ Condições preliminares comuns a todos os fórcipes

As condições preliminares consideradas para qualquer tipo de fórcipe são:

- paciente em posição de litotomia (posição obstétrica), com coxas fletidas e em ligeira abdução sobre o abdome
- paciente anestesiada, de preferência sob anestesia regional (peridural e/ou raquidianestesia)
- assepsia e antissepsia

- esvaziamento vesical e retal (a paciente pode ser orientada a realizar o esvaziamento espontaneamente momentos antes do procedimento, evitando-se a utilização de sondas etc.)
- lubrificação das colheres com clorexidina degermante, vaselina ou iodo degermante
- apresentação do fórcipe frete à vulva. O fórcipe é apresentado exatamente na forma em que deve ficar após a sua aplicação na pega biparietomalar.

### ▪ Fórcipe de Simpson-Braun nas variedades anteroposteriores

Para a aplicação do fórcipe SB nas variedades anteroposteriores (OP e OS), utiliza-se a pega direta das colheres na sequência descrita a seguir como técnica de aplicação:

- empunha-se com a mão esquerda o primeiro ramo a ser aplicado (esquerdo) como se estivesse segurando um punhal diante da vulva e de maneira a ficar em paralelo com a coxa materna direita (Figura 37.5)
- a mão direita ou dois dedos são aplicados entre a cabeça fetal e a parede vaginal esquerda a fim de proteger a parede vaginal
- aplica-se o fórcipe de maneira gentil, fazendo com que deslize até alocar-se na região parietomalar fetal, mudando-se a empunhadura à medida que a colher progride
- empunha-se, então, com a mão direita o segundo ramo a ser aplicado (direito), também como se estivesse segurando um punhal. A mão esquerda dessa vez protegerá a parede vaginal
- aplica-se o fórcipe de maneira gentil fazendo com que deslize até alocar-se na região parietomalar fetal
- verifica-se a pega avaliando se as colheres estão equidistantes do ponto de referência e da linha de orientação fetal. Avaliam-se também os jumélios, sendo recomendável que no máximo uma polpa digital possa ser introduzida entre os mesmos e a cabeça fetal (Figura 37.6)

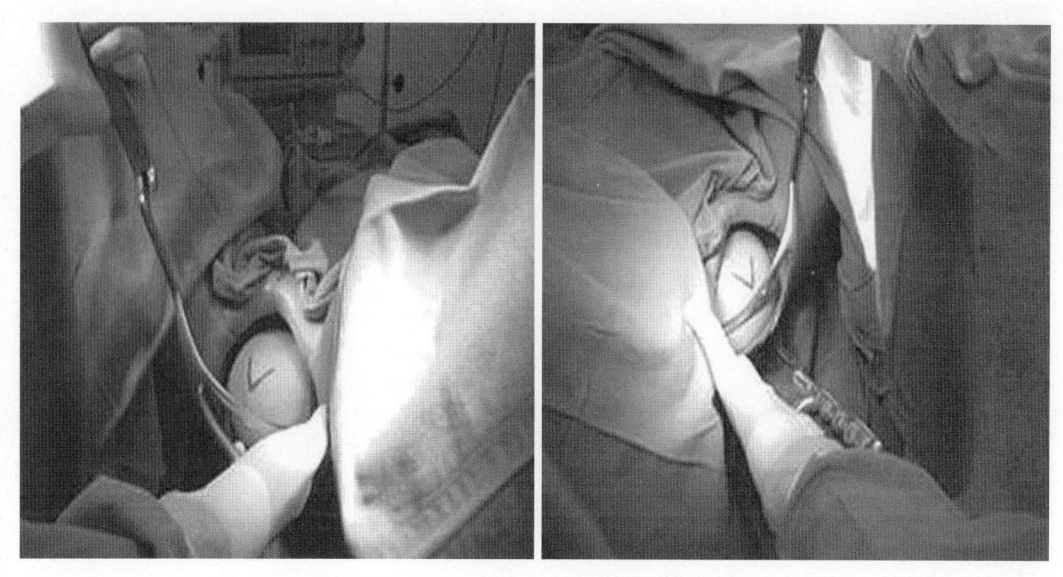

**Figura 37.5** Sequência de aplicação do fórcipe de SB em OP.

- articulam-se os ramos e realiza-se a tração de prova
- em caso de tração de prova positiva, prepara-se para a tração propriamente dita a ser realizada juntamente com a contração uterina e/ou com o auxílio de força exercida pela mãe com a prensa abdominal

- recomenda-se a manobra de Pajot para a realização da tração final. Nessa manobra, aplica-se uma força tracionando o cabo do fórcipe e outra no nível da articulação dos ramos, com auxílio de uma compressa (Figura 37.7). É possível também realizar a tração sem considerar a manobra de Pajot.

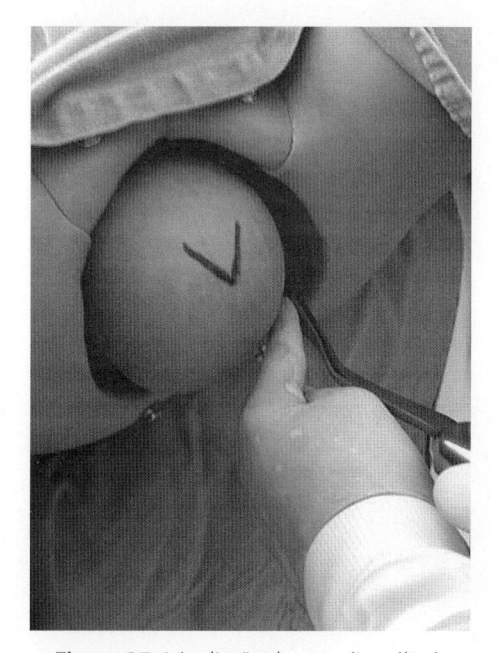

**Figura 37.6** Avaliação da pega (jumélios).

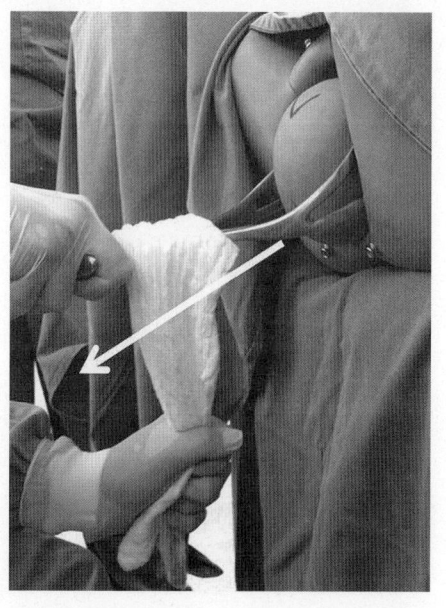

**Figura 37.7** Técnica de Pajot para extração fetal. A *seta* demonstra a direção do vetor resultante.

Nesse caso, o obstetra deve ater-se ao trajeto do canal de parto, respeitando a sua conformação em "J" para realizar a tração (linha de Selheim)

- realiza-se a episiotomia mediolateral direita ou perineotomia quando esta for possível, de acordo com a avaliação no período expulsivo. Lembre-se de que a episiotomia não é mandatória, podendo ser evitada quando o obstetra julgar que a mesma não é necessária
- assim que o desprendimento do polo cefálico começar a acontecer, interrompe-se a manobra de Pajot e elevam-se ligeiramente os cabos. A sensibilidade do parteiro nesse momento é importante para manter o sentido de tração em que se tem a impressão de que o desprendimento está ocorrendo com maior facilidade. Nunca realize movimentos bruscos nos sentidos anteroposteriores ou laterolaterais com o objetivo de extrair o feto a todo custo.

## ▪ Fórcipe de Simpson-Braun nas variedades oblíquas anteriores

A aplicação do fórcipe SB nas variedades oblíquas (OEA e ODA) é realizada pela introdução do primeiro ramo como pega direta e do segundo ramo pela manobra espiral de Lachapelle:

- o primeiro ramo a ser introduzido é sempre aquele considerado posterior. Para as variedades de posição em OEA, empunha-se o primeiro ramo a ser aplicado com a mão esquerda. O obstetra deve segurar o fórcipe de encontro à coxa materna direita para que se oriente ao aplicar o fórcipe. A mão direita ou dois dedos da mesma são aplicados entre a cabeça fetal e a parede vaginal a fim de proteger a mesma. É importante respeitar o modo de aplicação sob pega direta, sem realizar rotações no momento da aplicação deste ramo, ou haverá assimetria das pegas (Figura 37.8)

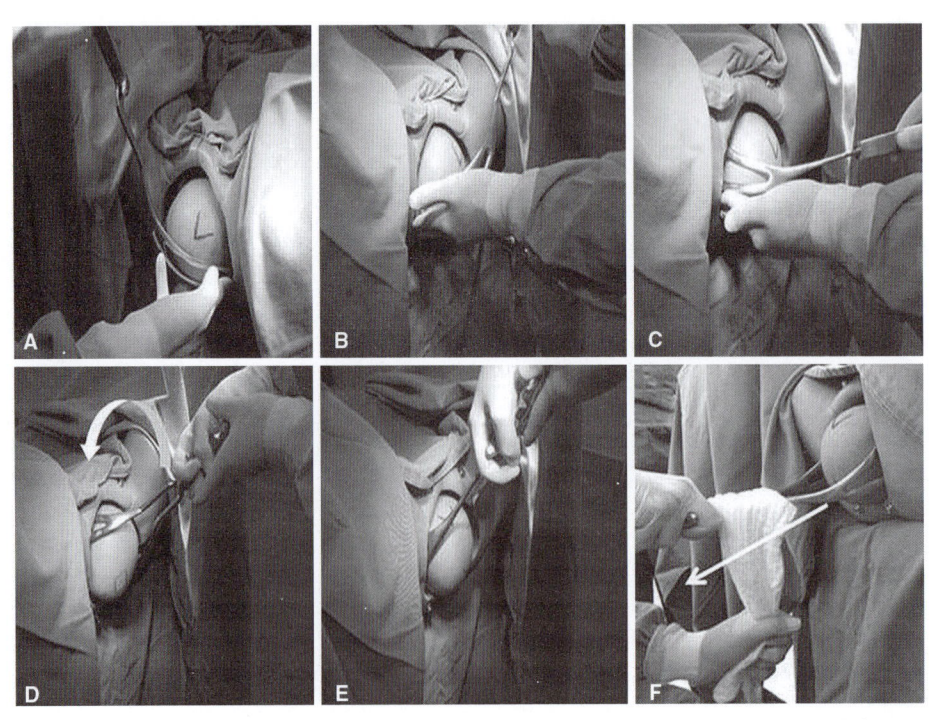

**Figura 37.8** Sequência de aplicação do fórcipe de Simpsom-Braun em OEA. Note as imagens **D** e **E** demonstrando a manobra de circundução dos cabos.

- para a aplicação do segundo ramo (anterior), o obstetra deve imaginar o fórcipe deslizando entre a parede vaginal e o polo cefálico a fim de obedecer a um movimento espiral – manobra de Lachapelle
- após a aplicação dos dois ramos, avaliam-se as condições da pega conforme descrito anteriormente
- é necessário realizar rotação de 45° a fim de colocar o subocciício no subpube e obter a variedade de posição OP. Para isso, o obstetra deve atentar para a manobra de circundução dos cabos, pois é neste momento que se cometem os maiores erros, ocasionando traumas maternos. Para a realização adequada da manobra, o obstetra deve segurar os cabos já articulados e levantá-los de maneira gentil em direção à coxa materna do mesmo lado da variedade de posição (coxa esquerda na variedade OEA). Desse modo, obtém-se a retificação das colheres que se encontram no interior da vagina, reduzindo-se os riscos de laceração. Mantendo-se sempre os cabos elevados, realiza-se a rotação delicadamente até que se coloque a apresentação fetal em OP. Em seguida, os cabos são novamente abaixados e verifica-se mais uma vez a apresentação fetal e as condições da pega
- nos casos de variedade de posição fetal em ODA, todos os procedimentos serão realizados da mesma maneira, mudando-se o lado de aplicação. O detalhe a ser observado é que após a completa aplicação dos dois ramos, eles ficarão cruzados, sendo necessário o seu descruzamento para que se possa articulá-los (Figura 37.9). Esta manobra deve ser feita gentilmente e não costuma oferecer risco à mãe ou ao feto
- para a extração fetal, devem-se obedecer às manobras já descritas para as apresentações em OP.

## Fórcipe de Simpson-Braun nas variedades oblíquas posteriores

Conforme anteriormente mencionado, é possível que alguns prefiram utilizar o fórcipe de Kielland para as variedades oblíquas poste-

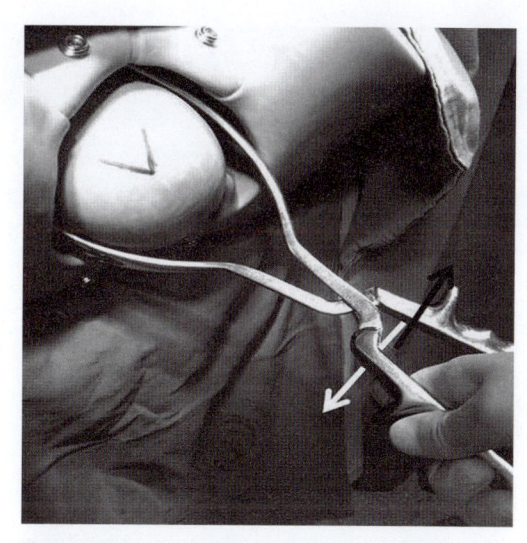

**Figura 37.9** Manobra de descruzamento dos cabos na aplicação de fórcipe em ODA. Necessária sempre que aplica o fórcipe nas variedades do segundo oblíquo.

riores (OEP e ODP). Por isso, ressalta-se que o tipo de fórcipe utilizado deve ser aquele com o qual o obstetra mais se familiariza. Entretanto, o fórcipe de SB promove melhores resultados, desde que a rotação de 135° seja feita corretamente com a manobra de circundução dos cabos:

- uma vez que as variedades posteriores também ocupam os diâmetros oblíquos, os tempos para a aplicação e os tipos de pegas são exatamente iguais àqueles recomendados para as variedades oblíquas anteriores (OEA e ODA)
- assim que aplicadas as duas colheres, é preciso proceder à rotação de 135°. Para isso é preciso realizar também a manobra de circundução dos cabos. Conforme descrito para as variedades anteriores, o obstetra deve elevar os ramos em direção à coxa materna. Na sequência, realiza-se a circundução mantendo-se as colheres retificadas no interior da vagina (Figura 37.10)
- ao fim da ampla manobra de 135°, o fórcipe SB fica com seus cabos voltados para baixo. Neste momento pode-se optar por duas manobras: a dupla pega de Scanzoni ou a manobra de Pajot invertida

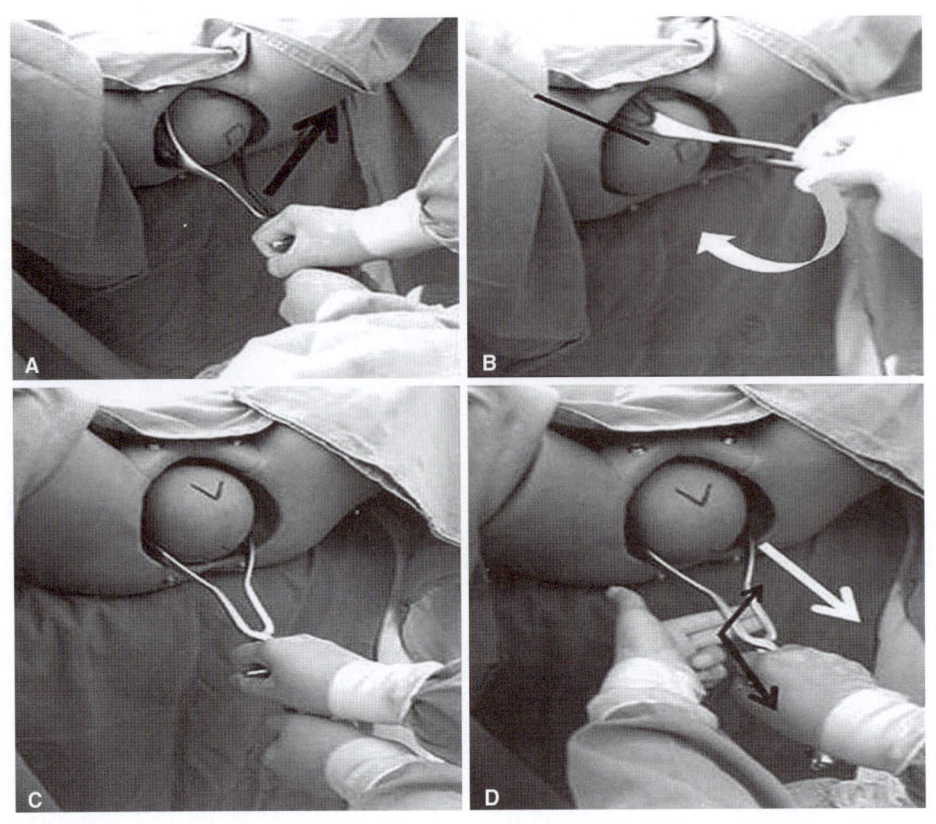

**Figura 37.10** Sequência de aplicação do fórcipe de Simpsom-Braun em ODP (o *losango* representa o bregma, para que se perceba o acontecerá após a rotação final). A imagem **A** demonstra como elevar o ramo em direção à coxa materna. A imagem **D** demonstra os sentidos das forças na manobra de Pajot invertida com seu vetor resultante demonstrado pela *seta branca*.

- para a manobra de Scanzoni, retira-se o ramo anterior (aquele aplicado pela técnica de espiral) e reaplica-se o mesmo sobre o ramo posterior que deve, então, ser retirado. É fundamental que se respeite esta sequência a fim de evitar o retorno da apresentação para a variedade de posição de origem
- preconiza-se a manobra de Pajot invertida por ser considerada bastante segura e por evitar mais manipulações e riscos. Este é um momento de profunda atenção e o obstetra deseja ultimar o parto o mais rapidamente possível. Por isso, acredita-se que a reaplicação dos ramos pela técnica de Scanzoni aumente o tempo até o desprendimento final
- diante do fórcipe SB com os cabos voltados para baixo é preciso aplicar duas forças para a extração fetal (*setas* na Figura 37.10

D). Uma delas é feita sobre os cabos tracionando-os no seu próprio sentido. A segunda é aplicada à altura da articulação e é direcionada para cima. Essas manobras devem ser sincrônicas e realizadas de gentilmente.

### Fórcipe de Kielland nas variedades transversas

É comum ouvir que o fórcipe de Kielland foi forjado para as variedades de posições transversas, o que advém do fato de que as poucas curvaturas que esse fórcipe apresenta facilitam sua aplicação nessas condições, sendo indicação clássica nas transversas baixas do períneo. Na técnica de aplicação do fórcipe de Kielland o primeiro ramo a ser aplicado é o anterior, que deve ser introduzido pela técnica de migração pela fronte/face fetal. O segundo ramo deve ser o posterior, introduzido por pega direita. A sequência a seguir deve ser obedecida (Figura 37.11):

- além de se certificar sobre a variedade de posição fetal para a aplicação do fórcipe de Kielland, é imprescindível que o obstetra identifique e entenda o fenômeno de assinclitismo. Só assim a aplicação será bem-sucedida
- o primeiro ramo deve ser empunhado como um florete e deve ser delicadamente introduzido a fim de deslizar pela fronte fetal. Sugere-se que a migração seja efetuada concomitantemente à introdução do fórcipe, à diferença de alguns que orientam que o mesmo seja introduzido totalmente na parede posterior da vagina e depois migrado. Acredita-se que introduzindo e realizando

a migração progressivamente é possível ter maior percepção da relação da colher com a parede vaginal (Figura 37.11 A, B e C)
- o ramo posterior é introduzido como pega direta (Figura 37.11 D). Para tanto, é importante proteger a parede vaginal com a mão guia, lembrando-se de que abaixa-se o cabo à medida que o fórcipe é introduzido a fim de se evitarem lacerações, principalmente do fórnix posterior
- assim que se tem certeza da pega, articula-se o fórcipe da melhor forma para que se corrija o assinclitismo (Figura 37.11 E). Na sequência procede-se à rotação
- a rotação do fórcipe de Kielland pode ser feita pelo abaixamento dos cabos ou pela manobra chave-fechadura. Acredita-se que a rotação lenta, abaixando-se os cabos, leve aos melhores resultados (Figura 37.11 F). É preciso ressaltar que em determinadas oca-

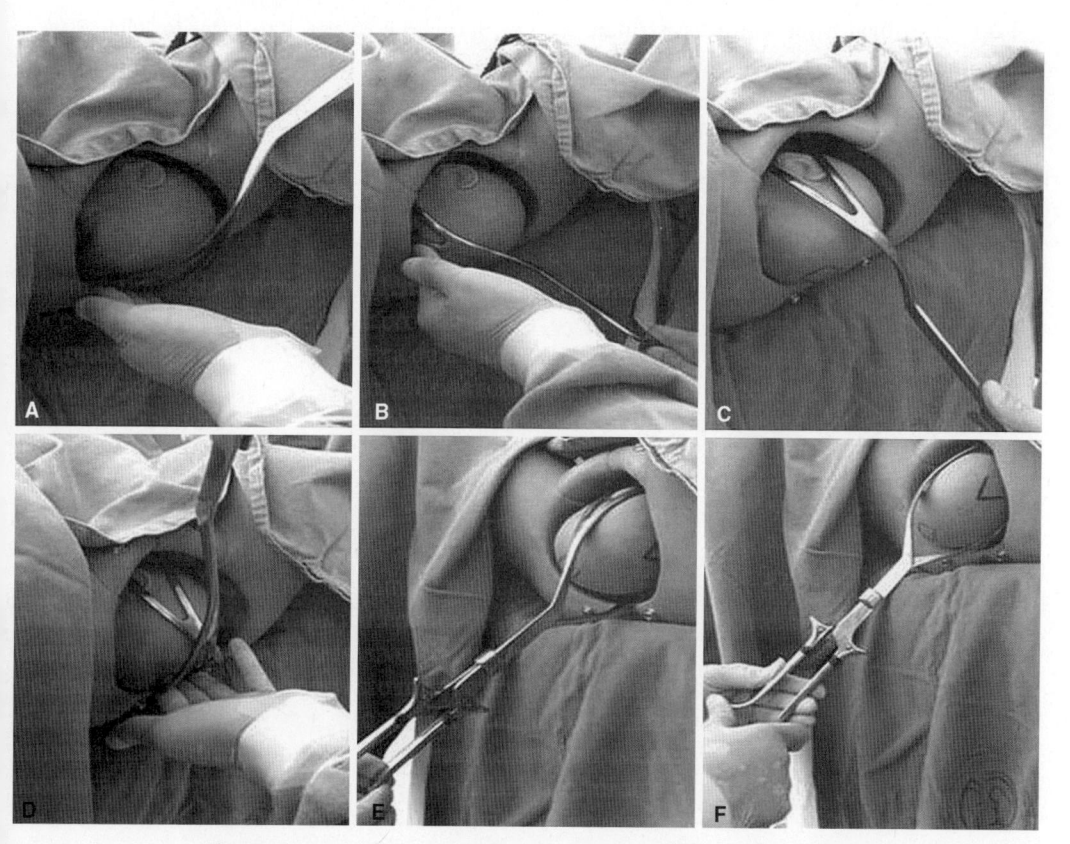

**Figura 37.11** Sequência de aplicação do fórcipe de Kielland em OEA.

siões a correção do assinclitismo e a articulação só se completam ao se iniciar a rotação com leve tração. Isso ocorre principalmente nos casos em que há bossa serossanguínea volumosa. Tal manobra deve ser avaliada e realizada de acordo com a experiência do obstetra responsável.

### • Aplicação do fórcipe de Piper

A técnica de aplicação do fórcipe de Piper nas cabeças derradeiras decorrentes do parto em apresentações pélvicas deve seguir os tempos descritos para o fórcipe SB nas variedades de posição em OP. As manobras a seguir precedem a aplicação do fórcipe:

- o obstetra deve certificar-se de que a cabeça fetal encontra-se no sentido anteroposterior, devendo qualquer desvio ser corrigido manualmente
- um auxiliar eleva todo o ovoide córmico. Pode-se utilizar uma compressa longa.

## ▶ Transvios das pegas

Os transvios são escapes das colheres do fórcipe que ocorrem durante a rotação ou a tração do mesmo. Sua principal causa é a pega inadequada, mas pode ocorrer também quando polo cefálico é pequeno para o fórcipe utilizado ou quando a extração é muito difícil em função dos limites de proporção feto-pélvica. Os transvios durante a rotação são chamados de transvios horizontais, enquanto os ocorridos durante a tração são chamados de transvios verticais.

## ▶ Referências bibliográficas

1. Dunn PM. The Chamberlen family (1560-1728) and obstetric forceps. Arch Dis Child Fetal Neonatal Ed. 1999; 81(3):F232-4.
2. Dunn PM. Dr Christian Kielland of Oslo (1871-1941) and his straight forceps. Arch Dis Child Fetal Neonatal Ed. 2004; 89(5):F465-7.
3. Belfort P. Fórcipe. Rio de Janeiro: Rúbio, 2006.

# 38 Vácuo-extração

*Adalberto Kiochi Aguemi*

## ▶ Introdução

O desejável na assistência ao parto é o nascimento natural, com o mínimo de intervenções desnecessárias, preservando a integridade e a interação materna e de seu bebê. Porém, há situações em que é necessário acelerar o nascimento do bebê. Nesses casos é preferível escolher o parto vaginal instrumental em vez de cesariana, devendo a decisão pelo parto vaginal instrumental ser precedida pela avaliação de elementos de conduta, incluindo a condição do feto e da gestante, o progresso do trabalho de parto, a dilatação do colo, a descida da apresentação, a posição da cabeça fetal, a disposição da mãe, além da experiência profissional e a disponibilidade do equipamento.

Muitos procedimentos de assistência podem reduzir a necessidade do auxílio instrumental no parto como: acompanhante durante o trabalho de parto, manejo ativo no segundo estágio do trabalho de parto com ocitocina e postura ortostática no parto. É importante considerar, ainda, que na analgesia peridural manter uma conduta mais liberal em relação à duração do segundo estágio também reduz a necessidade de parto instrumental.

Este capítulo tem como objetivo discutir as indicações e a técnica da vácuo-extração. Nos EUA, a partir da década de 1990, o vácuo-extrator superou a incidência de fórceps, sendo sua incidência em 1997 de quase 7% e a do fórceps de 3 a 4%.

## ▶ Conceito

Vácuo-extração é um procedimento tocúrgico com objetivo de extrair o feto com o vácuo criado por uma bomba de sucção. O couro cabeludo é puxado para o interior de uma campânula (ventosa), formando uma bossa artificial. Seu uso é descrito há vários séculos, destacando-se alguns marcos históricos: Yonge, em 1705, descreveu o atendimento a um parto vaginal usando um copo. Simpson, em 1849, inventou e publicou o primeiro vácuo-extrator de uso prático na obstetrícia. Malmström, em 1954, resgatou o uso do aparelho ao criar uma campânula rígida aplicada à cabeça fetal, um tubo de borracha e uma corrente interna para tração e uma bomba de sucção. Kobayashi e Wood, a partir de 1969, introduziram no mercado as campânulas flexíveis.

## ▶ Componentes do equipamento

O vácuo-extrator é composto pela campânula, pelo tubo de conexão e pela bomba de sucção. Existem dois tipos de campânula (Figura 38.1), sino e cogumelo, que ficam voltadas para o ponto de referência fetal (lambda) e simétricas em relação à sutura. O material da campânula é composto por aço inoxidável (rígida), polietileno (semirrígida) e borracha ou polietileno com silicone (macia).

O tubo de conexão tem como função conectar a ventosa (campânula) à bomba de sucção que, por sua vez, é um aparelho que cria o vácuo, composto por um manômetro para aferir a pressão. Alguns modelos (Figuras 38.2 e 38.3) apresentam cores no dispositivo do manômetro indicando as diferentes pressões.

O branco indica pressão zero; o amarelo, pressão entre 10 e 13 cmHg; o verde, pressão de 38 a 58 cmHg; e o vermelho, 58 cmHg (área verde do manômetro).

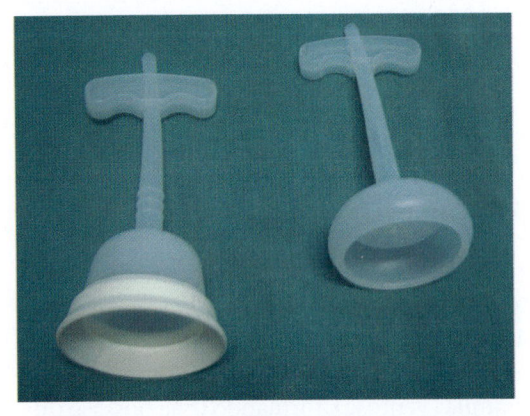

**Figura 38.1** Campânulas tipo sino e cogumelo.

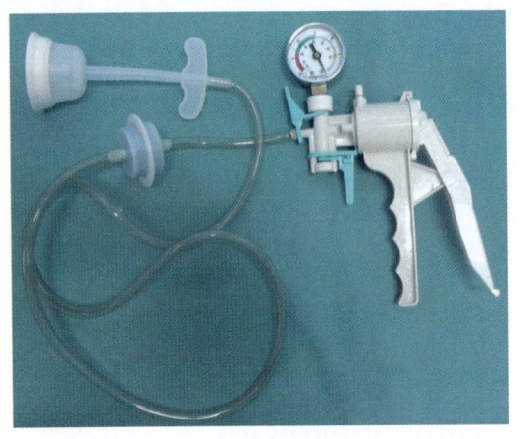

**Figura 38.2** Vácuo-extrator Mityvac® (com bomba de sucção, tubo de conexão e campânula).

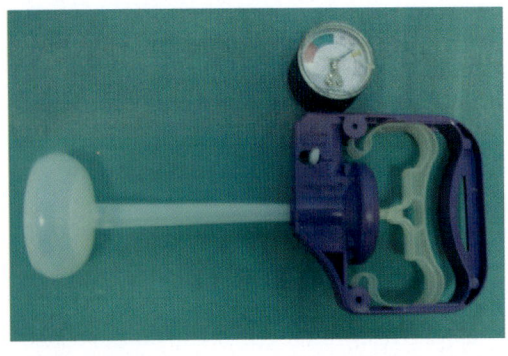

**Figura 38.3** Vácuo-extrator Mityvac® descartável.

## ▶ Indicações

É importante indicar o procedimento com critério. Para tanto, é preciso avaliar a condição materna e fetal para obter sucesso no ato obstétrico e evitar riscos desnecessários. As principais indicações são período expulsivo prolongado, alívio materno-fetal, redução do esforço expulsivo (cardiopatas, pneumopatias), cardiotocografia não tranquilizadora. São indicações secundárias o nascimento do 2º gêmeo (apresentação cefálica) mesmo com a cabeça alta e a extração fetal na cesárea.

## ▶ Classificação

De acordo com o American College of Obstetricians and Gynecologists (ACOG):[1]

- vácuo-extração de alívio:
  - ◦ o couro cabeludo é visível no introito sem separação dos lábios
  - ◦ o crânio fetal ocupa o assoalho pélvico
  - ◦ a sutura sagital está no diâmetro anteroposterior, ou occipitossacra (direita ou esquerda), ou occipitopúbica (direita ou esquerda)
  - ◦ a cabeça do feto está no períneo
  - ◦ a rotação não excede 45°
- vácuo-extração baixa:
  - ◦ o ápice da cabeça fetal está no plano +2 ou abaixo
  - ◦ a cabeça ainda não está no assoalho pélvico
  - ◦ as rotações são divididas em: menor ou igual a 45°; maior que 45°
- vácuos médios: a cabeça encontra-se acima do plano +2, porém insinuada.

## ▶ Contraindicações

As contraindicações podem ser absolutas ou relativas, conforme mostrado a seguir.

**Absoluta.** Desproporção cefalopélvica, apresentação córmica, pélvica, cefálica defletida de 1º grau (bregma), de 2º grau (fronte) e 3º grau (face).

**Relativas.** Prematuridade, feto morto (sucção e tração ineficientes), alterações do polo cefálico (hidrocefalia, anencefalia), traumatismo do couro cabeludo fetal, polo cefálico não insinuado (exceção para o nascimento do 2º gemelar).

O uso do vácuo-extrator é considerado impróprio antes de 34 semanas de gestação, em função do risco de hemorragia intraventricular. São necessários estudos prospectivos, com amostras significativas, para que o vácuo com campânula de plástico macio possa ser recomendado para fetos prematuros.

## ► Condições de aplicação

São pré-requisitos para a aplicação do vácuo-extrator: dilatação completa; bexiga e retos vazios; feto vivo de termo ou próximo; cefálica fletida; bolsa das águas rota; polo cefálico normal e fixo na bacia; ausência de desproporção cefalopélvica.

## ► Complicações

As complicações podem ser maternas ou fetais, conforme apresentado a seguir.

**Maternas.** Em menor número e menos graves que com o fórceps. Quando ocorrem são lacerações da vagina, fúrcula perineal, face interna de pequenos lábios, periuretral. As lesões da bexiga e do reto são raras.

**Fetais.** Bossa serossanguínea, cefalematoma (10% partos a vácuo, em geral com prognóstico bom), hemorragia retiniana, hemorragia intracraniana.

Segundo a ACOG,[1] os riscos do uso de vácuo-extração são estimados em um evento adverso para cada 45.455 partos nos quais foi aplicada.

## ► Analgesia e maior necessidade de parto instrumental

Os efeitos da analgesia epidural podem causar falhas da rotação espontânea para posição occipitoanterior, bem como prolongamento do segundo período e diminuição do esforço expulsivo. Em algumas séries, seu uso está associado ao aumento do parto por fórceps de 4 a 31% e aumento do parto por vácuo-extrator para 0,7 a 3,5%.

Para se garantir um bom procedimento, siga a técnica descrita a seguir:

- avalie a necessidade do procedimento (indicação e pré-requisito)
- analise a apresentação, a variedade de posição e a altura
- na apresentação cefálica fletida, variedades de posição anterior (occipitopública [OP], occípito-esquerda-anterior [OEA] e occípito-direita-anterior [ODA]) e transversa (occípito-direita-transversa [ODT] e occípito-esquerda-transversa [OET]), use campânula com o formato de sino
- nas variedades de posição posteriores (occipitossacra [OS], occípito-direita-posterior [ODP] e occípito-esquerda-posterior [OEP]) com bossa serossanguínea, use a campânula em forma de cogumelo
- verifique o funcionamento do equipamento com a campânula pressionada contra a palma da mão
- esvazie a bexiga e o reto, se necessário
- limpe a região do couro cabeludo
- observe a apresentação espacial da campânula de acordo com o ponto de referência fetal (lambda)
- introduza a campânula posicionando suas margens de modo a dobrá-la (forma de sino) ou dobre a campânula 90° em direção à haste (forma de cogumelo). Afaste com a outra mão os lábios vulvares. Aplique a campânula sobre o lambda ou o mais próximo possível dele

- passe o dedo indicador ao redor da margem da campânula para confirmar a ausência de outro tecido (p. ex., vagina) entre a campânula e o couro cabeludo
- acione a bomba de vácuo até a pressão negativa inicial de 10 a 13 cmHg (área amarela do manômetro). Repita o procedimento do item anterior
- no início de uma contração uterina acione o vácuo para uma pressão negativa entre 38 e 58 cmHg (área verde do manômetro). Nunca exceda a pressão de 58 cmHg
- faça uma tração de prova. Depois, de maneira sincronizada com os puxos maternos, tracione a haste da campânula seguindo a direção das linhas de Selheim. A mão direita traciona a haste e a mão esquerda comprime a campânula de encontro com o polo cefálico, com o objetivo de acompanhar a descida e evitar seu desprendimento
- avalie a necessidade de episiotomia (deve ser seletiva e não de rotina)
- caso a tração seja mal direcionada ou com força excessiva, pode ocorrer o desprendimento da campânula
- quando a contração uterina não for mais eficiente, abra o vácuo até a pressão de 10 cmHg. Repita o procedimento do item anterior a cada contração uterina
- ocorrendo o desprendimento completo do polo cefálico, aperte o gatilho, liberando toda a pressão. Retire a campânula e finalize a extração fetal e dequitação
- avalie o *caput succedaneum* para confirmar a boa aplicação (próximo do lambda e na linha média)
- revise o canal do parto
- descreva detalhadamente o procedimento (indicação, variedade de posição, altura pelos planos de De Lee, grau de assinclitismo, número de trações e desprendimento, intercorrências, condições do neonato, revisão do canal do parto, suturas utilizadas).

As Figuras 38.4, 38.5 e 38.6 ilustram aspectos importantes da técnica.

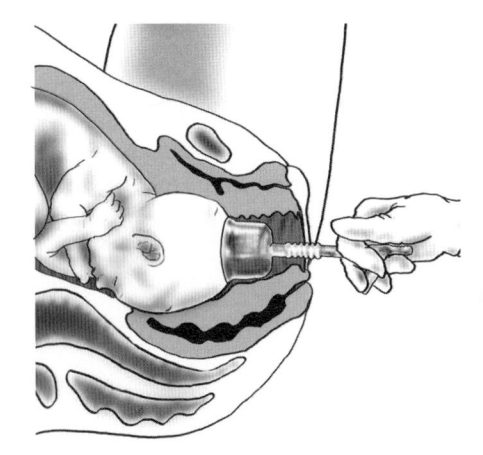

**Figura 38.4** Aplicação da cúpula para flexão 3 cm à frente da fontanela posterior, centrando a sutura sagital.

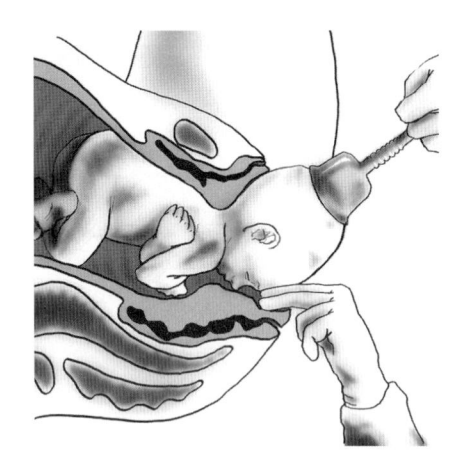

**Figura 38.5** Deve-se puxar durante a contração com movimento estável, mantendo um ângulo correto ao plano da cúpula.

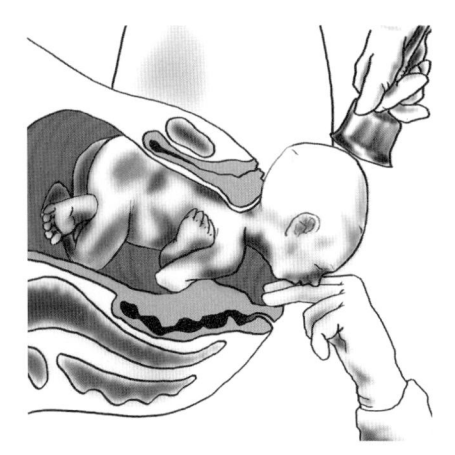

**Figura 38.6** Remova a cúpula quando a mandíbula fetal for acessível.

## ▶ Critérios para interromper a vácuo-extração

Os critérios que exigem a necessidade de interrupção da vácuo-extração são:

- tempo acumulado de tração maior que 10 min (aproximadamente 5 trações)
- três desprendimentos da campânula durante as trações
- evidência de trauma materno e/ou fetal importante.

## ▶ Considerações finais

- Em muitos países da Europa e nos EUA, tem-se preferido o vácuo-extrator sempre que o parto for instrumental[2-5]
- O vácuo-extrator compete com o fórceps em termos de segurança e eficácia
- O equipamento com cúpula de plástico macio pode causar menos traumas para a mãe e para a criança do que o fórceps

- O extrator com cúpula de plástico é simples de usar e constitui excelente opção para os procedimentos de alívio ou apresentações baixas em variedades OP e OS.

## ▶ Referências bibliográficas

1. American College of Obstetricians and Gynecologists (ACOG). Delivery by vacuum extraction. Washington, DC: ACOG, 1998.
2. Demissie K, Rhoads GG, Smulian JC *et al.* A randomised controlled trial of a new handheld vacuum extraction devices. BMJ. 2004; 329:24-9.
3. Johanson R, Menon V. Withdrawn: soft versus rigid vacuum extractor cups for assisted vaginal delivery. Cochrane Database Syst Rev. 2010; (11):CD000446.
4. Johanson RB, Heycock E, Carter J *et al.* Maternal and child health after assisted vaginal delivery: five-year folow up of randomised controlled study comparing forceps and ventouse. Br J Obstetric Gynaecol. 1999; 106(6):544-9.
5. O'Mahony F, Hofmeyr GJ, Menon V. Choice of instruments for assisted vaginal delivery. Cochrane Database Syst Rev. 2010; (11):CD005455.

# 39 Cesariana

*Susane Mei Hwang | Nelson Sass*

## ▶ Introdução

A cesariana consiste em incisar as paredes abdominal (laparotomia) e uterina (histerotomia) para a extração do concepto. Os primeiros relatos de cesarianas datam da Antiguidade e eram impostos por leis religiosas. Acredita-se que o termo esteja relacionado com a lei incluída na *Lexis Regis* por Numa Pompilius (715 a 673 a.C.), que proibia o enterro de uma mulher grávida falecida até que a criança fosse retirada de seu abdome. Mais tarde essa determinação ficou conhecida como *Lex Caesareae*. O termo alemão *kaiserschnitt* (corte imperial) reflete essa derivação. Outra explicação é a de que o nome tenha derivado, na Idade Média, do latim *caedere*, que significa "cortar".

No século 20, com os avanços da medicina, a cesariana tornou-se um procedimento mais seguro, com redução importante na taxa de mortalidade materna. Não há dúvidas de que a cesárea, quando bem indicada, traga benefícios a gestantes e recém-nascidos. No entanto, o uso indiscriminado do procedimento tem repercussões negativas na saúde materna e perinatal.

## ▶ Epidemiologia

Desde 1970 observa-se um aumento global das indicações de cesarianas. Alguns fatores contribuíram para isso, como a evolução das técnicas cirúrgicas e anestésicas, a redução dos riscos e das complicações pós-operatórias, a prática obstétrica defensiva, as características do sistema de saúde e consequente remuneração, além da própria demanda das pacientes.

Em 1985, a Organização Mundial da Saúde (OMS) preconizou uma taxa máxima de 15% de cesáreas para qualquer país. No Brasil, verifica-se uma tendência crescente das taxas globais, sendo a taxa geral 39,0% em 1994, evoluindo para 44,2% em 2005.[1] Esses dados são muito preocupantes, pois refletem qualificação questionável da assistência obstétrica e custos crescentes relacionados com procedimentos injustificados e com complicações emergentes em curto e médio prazos. Esses aspectos são ainda mais preocupantes ao se deparar com taxas de cesáreas superiores a 90,0% entre partos realizados na saúde suplementar.

Parece claro que o aumento nas taxas de cesárea está relacionado com um modelo de assistência que precisa ser debatido urgentemente, uma vez que o observado na atualidade não atende aos direitos reprodutivos das mulheres, expondo-as a riscos desnecessários em curto e longo prazos.[2]

## ▶ Indicações

Várias condições apresentam razões médicas aceitáveis para a realização da cesárea, objetivando melhor prognóstico materno e fetal. Dentre elas, destacam-se: apresentação pélvica em primíparas; mais de uma cicatriz uterina prévia; descolamento prematuro da placenta com feto vivo; gestação gemelar monoamniótica; gestação trigemelar; herpes genital ativo; infecção pelo vírus da imunodeficiência humana (HIV) com carga viral acima de 1.000 cópias/m$\ell$ ou desconhecida; peso fetal superior a 4.500 g; placenta prévia;

feto em situação transversa; feto prematuro em apresentação não cefálica; pacientes com ruptura uterina prévia; prolapso de cordão; condição fetal insegura; distocia funcional; e falha na aplicação de fórcipe.

## ▶ Cesárea a pedido

É definida como a cesariana realizada por solicitação materna sem indicação médica ou obstétrica. Não há estudos comprovando que este procedimento possa gerar melhores resultados perinatais. Ao contrário, pode aumentar o risco de partos prematuros, aumentando a morbidade respiratória neonatal e o tempo de permanência dos recém-nascidos em unidade de terapia intensiva.

O American College of Obstetricians and Gynecologists (ACOG) recomenda a realização de cesariana a pedido a partir de 39 semanas completas, não devendo ser motivada pelo alívio da dor no parto e não sendo recomendada a mulheres que desejam vários filhos (risco aumentado de placenta prévia, acreta, ruptura uterina e histerectomia). É importante que os aspectos éticos e legais sejam esclarecidos cuidadosamente por meio de consentimento informado.[3]

## ▶ Técnica cirúrgica

O preparo da paciente para a cirurgia deve seguir protocolos padronizados de assepsia recomendados pelo serviço de controle de infecção hospitalar de cada instituição, utilizando-se de degermação da pele do abdome com antissépticos a cargo da equipe de enfermagem precedendo a antissepsia realizada pelo cirurgião. A tricotomia, por sua vez, deve ser restrita à área da incisão e realizada imediatamente antes do início da cirurgia.

A sondagem vesical deve ser feita após a instalação da analgesia. Sua utilização possibilita a manutenção do esvaziamento da bexiga, melhor acesso cirúrgico e redução dos riscos de traumas vesicais ao longo do procedimento.

É importante salientar que a expansão volêmica associada ao bloqueio anestésico induz ao enchimento vesical progressivo, o que dificulta sobremaneira a exposição da área do segmento inferior. A sonda deve ser retirada após o término da cirurgia, sendo esse tempo dependente de outras variáveis, como tipo de anestesia utilizada, adição de morfina nos bloqueios, condição clínica materna etc.

### ▪ Incisão da pele

Deve-se utilizar a incisão transversa infraumbilical, segundo técnica de Pfannenstiel. A incisão longitudinal mediana é a escolha em situações de emergência como descolamento de placenta e prolapso de cordão, quando presente, ou em caso de elevado risco de coagulopatia, na cesárea pós-morte e quando houver cicatriz mediana prévia. Esse tipo de incisão também deve ser considerado diante da possibilidade de realização de incisão uterina segmento-corporal.

### ▪ Abertura do tecido subcutâneo

É feita imediatamente após a abertura da pele até as proximidades da aponeurose, seguindo a mesma linha. Deve-se evitar o uso excessivo do bisturi elétrico, especialmente com o objetivo de hemostasia em vista de maior área de destruição e dificuldade de reparação.

### ▪ Abertura da aponeurose

É realizada por meio de uma pequena incisão transversa com bisturi prolongada lateralmente com tesoura romba até ultrapassar levemente os limites das extremidades da incisão cutânea de cada lado.

A seguir, a aponeurose é descolada em direção à cicatriz umbilical e inferiormente até as proximidades da inserção da bainha tendínea na sínfise púbica. A extensão da dissecção superior deve ser suficiente para que o campo cirúrgico seja acessível. Preferencialmente, deve-se dissecar o mínimo possível e ampliar somente o necessário.

## • Separação dos músculos retos abdominais

É preciso identificar a junção das bordas internas dos músculos e depois separá-las com auxílio de tesoura ou divulsão digital. A abertura deve ser suficiente para a exposição da cavidade peritoneal, incluindo a abertura da área dos músculos piriformes, próximos à face posterior do púbis. Na separação dos músculos, o cirurgião deve ser cuidadoso em vista da intensa vascularização das faces musculares e do risco de sangramento devido à exposição excessiva da porção retropúbica.

## • Abertura do peritônio parietal

É realizada por meio de pinçamento com pinça de Kelly, elevação e abertura de orifício de cerca de 2,0 cm com bisturi. Deve-se certificar que as alças intestinais estejam afastadas e ampliar a abertura com tesoura no sentido longitudinal.

## • Proteção da cavidade

Não é realizada como rotina em razão dos riscos de esquecimento. Porém, introduzir uma compressa em cada goteira parietocólica e ao redor da abertura da cavidade uterina pode ser recomendável em casos de infecção, reduzindo a passagem de líquido e sangue potencialmente contaminados para o abdome.

## • Incisão e descolamento do peritônio visceral

É realizada com tesoura no sentido transversal na região segmentar (Figura 39.1). Deve-se evitar o descolamento excessivo da bexiga em razão dos riscos de sangramento, colocando-se o afastador suprapúbico na sequência.

## • Histerotomia

Realiza-se incisão segmentar arciforme com concavidade para cima (2,0 cm) com bisturi seguida de perfuração e penetração na cavi-

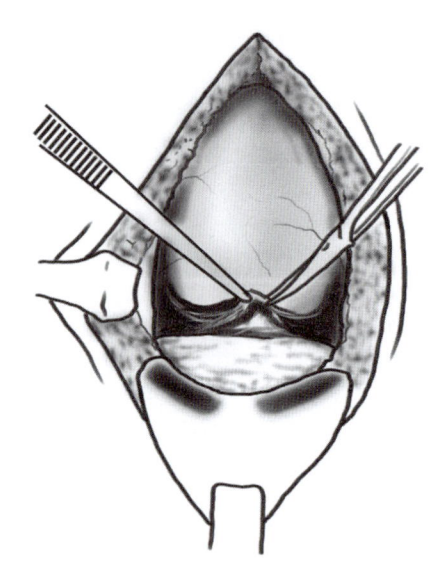

**Figura 39.1** Pinçamento, apresentação e abertura do peritônio visceral com pinça e tesoura.

dade uterina com pinça de Kelly (Figura 39.2). A abertura do útero deve ser ampliada por divulsão digital (Figura 39.3). Em pacientes com cicatriz prévia o uso de tesoura parece reduzir os riscos de ampliação ou ruptura da área de incisão. Deve-se utilizar aspirador e retirar a maior quantidade possível, principalmente quando houver líquido meconial. Nos casos em que o segmento inferior for pouco desenvolvido, geralmente quando há prematuridade extrema ou vascularização abundante – como na placenta prévia –, deve-se optar pela incisão longitudinal segmento-corporal.

## ▶ Extração fetal

Momento crítico do parto, deve ser realizado por apreensão manual da cabeça ou por alavanca obstétrica. Diante do polo cefálico profundamente ajustado e insinuado, a extração manual deve ser a escolha (Figura 39.4). Quando o polo cefálico encontra-se alto e móvel, a compressão do fundo uterino é muito importante para a apreensão do polo fetal, porém não deve ser aplicada com força excessiva. Ressalta-se que cabe ao cirurgião conduzir as manobras, evitando deflexão da

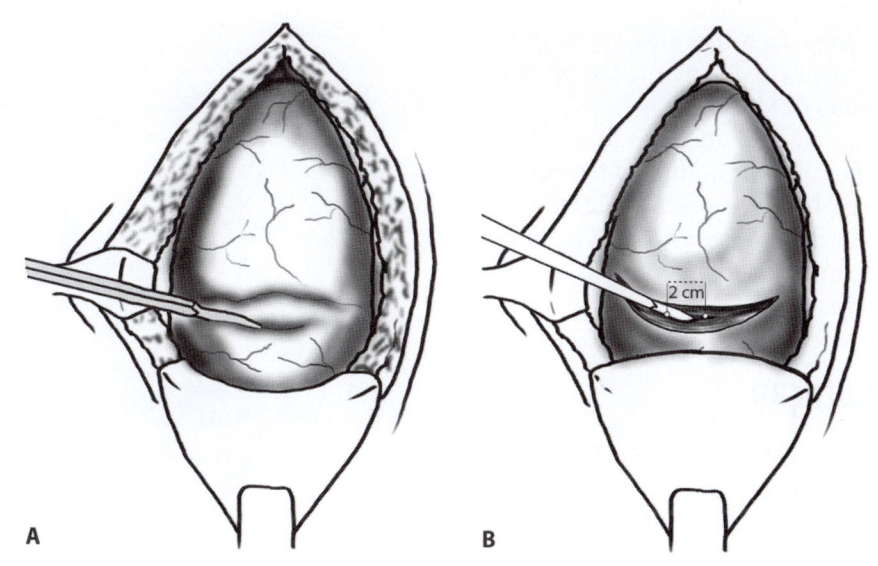

**Figura 39.2** Abertura do miométrio no sentido transversal com cerca de 2,0 cm (**A**) que possibilita a introdução de pinça Kelly e posterior introdução digital ou de tesoura (**B**).

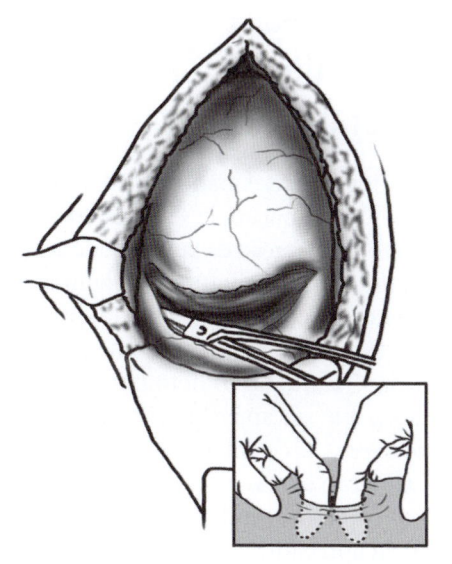

**Figura 39.3** Expansão da abertura miometrial por manobra digital ou tesoura.

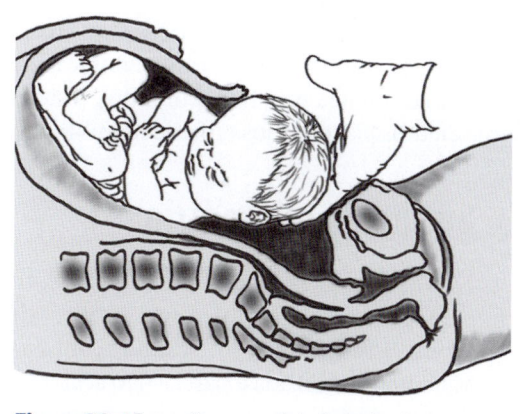

**Figura 39.4** Extração manual do feto. A mão serve como "rampa", elevando suavemente o polo cefálico. A extração fetal é auxiliada por pressão aplicada sobre o feto na região do fundo uterino. O somatório dessas manobras viabiliza a passagem do feto por histerotomia.

cabeça ou saída desta da escava, exigindo manobras de extração que podem comprometer o bem-estar fetal.

Algumas vezes a apreensão da cabeça com o fórcipe de Simpson pode ser uma medida que torna mais ágil a extração fetal. Os mesmos preceitos técnicos das aplicações no polo cefálico devem ser adotados.

Na presença de mecônio, não se deve aspirar a cavidade oral do recém-nascido, que deve ser encaminhado o mais rapidamente possível à equipe de neonatologistas, cabendo a ela os procedimentos necessários.

Não é necessário que a ligadura do cordão ocorra imediatamente. Pelo contrário, o clampeamento tardio transfere aproximadamente 80 m$\ell$ de sangue da placenta para o bebê. Ainda que se verifique maior hemólise,

50 mg de ferro são fornecidos, verificando-se menor frequência de anemia ferropriva no primeiro ano de vida.

O clampeamento imediato deve ser realizado na aloimunização Rh, em fetos prematuros, no parto de gêmeos, na mãe HIV-positiva e diante de provável asfixia, quando se faz necessária imediata intervenção da equipe de neonatologistas.

## ▶ Dequitação

O descolamento placentário deve ser facilitado por manejo ativo, ou seja, por massagem do fundo uterino, tração controlada do cordão e ocitocina. O descolamento manual da placenta não apresenta vantagens em função dos riscos de trauma materno e possível endometrite. Após a retirada da placenta, é preciso avaliar sua integridade e, se for necessário, deve-se proceder à complementação da limpeza da cavidade uterina retirando possíveis fragmentos placentários e/ou de membranas.

## ▶ Sutura do miométrio

Não há evidências consistentes que identifiquem vantagens entre diferentes técnicas de aproximação do miométrio.[4] A sutura contínua é amplamente utilizada e parece não acarretar problemas posteriores, mesmo com o ancoramento dos pontos. Esta técnica proporciona menor tempo operatório e melhor eficiência na hemostasia (Figura 39.5). A realização de sutura em duas camadas nos talhos segmentares transversos não apresenta vantagens.

Tendo como base essas considerações, recomenda-se a adoção de sutura contínua ancorada utilizando-se poliglactina 0 ou categute cromado 0, não havendo necessidade de exteriorização do útero nem desconforto à paciente pela tração das estruturas.

Nos casos de incisão segmento-corporal, a sutura deve ser feita com pontos separados de poliglactina 0 ou categute cromado 0, em duas camadas.

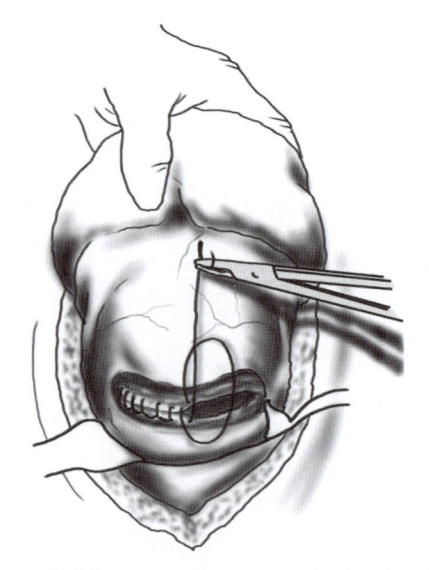

**Figura 39.5** Sutura contínua ancorada do miométrio. Não existem vantagens na exteriorização do útero para a realização da técnica.

## ▶ Sutura do peritônio visceral e parietal

Estudos recentes não identificam vantagens na aproximação de seu folheto visceral, uma vez que a fixação da bexiga pode acarretar desconforto subsequente. Também se verifica menor desconforto pós-operatório nessas pacientes, sem a identificação de problemas tardios.[5] Quanto ao folheto parietal, não há vantagens em sua aproximação. Assim, a diretriz preferencial é para que não seja realizada a aproximação dessas estruturas. Dependendo das condições intraoperatórias, caso a opção seja pela aproximação do peritônio visceral, deve-se utilizar chuleio contínuo com poliglactina 00 ou categute simples 00 (Figura 39.6).

## ▶ Revisão e limpeza da cavidade peritoneal

Precedendo o fechamento da cavidade, deve ser realizada a revisão da área de sutura, da cúpula vesical e dos anexos uterinos, observando o aspecto anatômico de tubas e ovários.

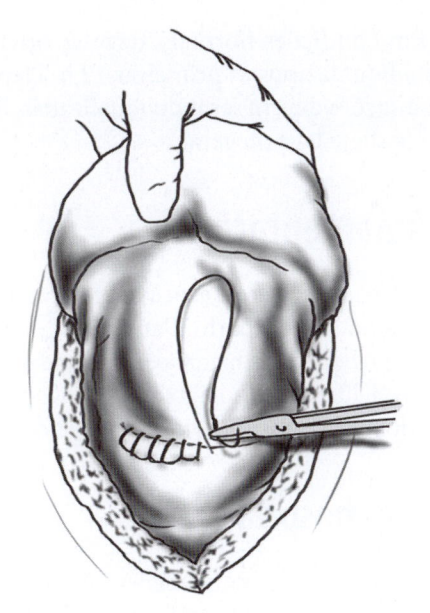

**Figura 39.6** Sutura contínua simples do peritônio visceral.

Na sequência deve-se limpar a cavidade com gaze montada com delicadeza, removendo sangue, coágulos e outros materiais.

## ▶ Aproximação do plano muscular

Deve-se aproximar os músculos retos abdominais e eventualmente os oblíquos com pontos separados em "U", utilizando-se poliglactina 00 ou categute 00. Deve ser realizada revisão cuidadosa da hemostasia, lembrando que os hematomas subaponeuróticos são complicações frequentes.

## ▶ Sutura da aponeurose dos músculos retos abdominais

Não existem evidências baseadas em estudos randomizados que assegurem vantagens entre diversas técnicas utilizadas para sutura da aponeurose muscular. Deve-se utilizar sutura contínua ancorada com fios absorvíveis, como poliglactina 00 ou categute cromado 00, com maior tempo para incorporação. Nas incisões longitudinais, a sutura deve ser feita com pontos separados, utilizando fio não absorvível, preferencialmente polipropileno 00 ou algodão 00.

## ▶ Aproximação do tecido celular subcutâneo

Deve-se proceder à aproximação em pontos separados de poliglactina 000 ou categute simples 00, utilizando-se em uma ou mais camadas, de acordo com sua espessura, se necessário. Quanto mais próximas as bordas da pele, menor tensão, menor o risco de deiscência e melhor resultado estético. Em decorrência da vascularização relativamente escassa dessa camada, a aproximação deve ser a mais adequada possível, evitando espaços onde possam se acumular sangue ou líquido originado de lipólise, aumentando os riscos de infecção local.

## ▶ Sutura da pele

Devem ser utilizados pontos simples e separados por cerca de 1,0 cm, feitos com náilon 4-0. Outras técnicas como a sutura intradérmica com o mesmo fio podem ser utilizadas, porém a retirada de pontos pode ser difícil. Nessa técnica o uso de fios absorvíveis, como o poliglecaprone 4-0, resulta em excelente resultado estético, além de evitar a retirada de pontos posteriormente.[6] Terminada a sutura, a área deve ser limpa com soro fisiológico, evitando infiltração de antissépticos ou de outras substâncias na incisão.

## ▶ Curativo

Não se justificam curativos extensos, complexos e cobertura da incisão por longo período, especialmente quando se utiliza esparadrapo. Vale lembrar que o adesivo não tem função hemostática ou compressiva. Caso se opte por manter coberta a incisão, deve-se manter este curativo nas primeiras 12 h. A incisão deve ser mantida descoberta, sendo suficiente limpeza com água e sabão durante o banho da paciente.

## ▶ Utilização de antibióticos

Deve ser administrado antibiótico profilático para todas as cesáreas, utilizando cefazolina ou cefalotina 2,0 g IV, dose única, administrada 30 min antes da incisão da pele, uma vez que existem evidências consistentes de que essa ação reduza riscos de infecção.[7,8] Nas situações consideradas com risco diferenciado para infecção, como a ruptura prematura de membranas, o esquema deve ser prolongado com 1,0 g IV 8/8 até a liberação de dieta, quando se prescrevem 500 mg de cefalexina por via oral (VO) a cada 6 h (2,0 g/dia), completando 7 dias.

## ▶ Analgesia pós-operatória

Verifica-se intenso desconforto materno, principalmente nas primeiras 24 h do puerpério. Assim, analgésicos devem ser prescritos como rotina, sendo as melhores opções os derivados de dipirona ou paracetamol. A dose de dipirona sugerida é de 500 mg a cada 6 h, podendo ser ampliada diante da demanda. Anti-inflamatórios não hormonais como o diclofenaco sódico 75 mg IM 12/12 por 24 h podem ser associados para melhor efeito analgésico, e após as primeiras 24 h podem ser utilizados por via oral.

## ▶ Alimentação

Podemos afirmar que cesárea é uma cirurgia de porte razoável que exige muito do organismo materno. Do mesmo modo que outras laparotomias, a agressão ao trato intestinal resulta na redução do trânsito e, consequentemente, em íleo adinâmico. A prescrição da dieta deve ser individualizada e preferencialmente ser introduzida de modo gradativo sob pena de induzir desconforto à paciente.

Em condições normais, deve-se orientar dieta líquida após as primeiras 12 h. Depois, as situações devem ser individualizadas, liberando dieta leve ou geral.

## ▶ Amamentação

A amamentação precoce deve ser estimulada já na sala de parto. Para tanto, deve-se colocar o bebê para mamar o mais rapidamente possível, liberando ao máximo a movimentação dos membros superiores maternos.

## ▶ Alta hospitalar

Na ausência de complicações e na evidência do restabelecimento das funções gastrintestinais, a paciente pode ser liberada em 72 h. Além das orientações gerais, deve-se encaminhar a paciente para retorno ambulatorial em 7 a 10 dias para retirada de pontos, avaliação clínica e orientação relativa à amamentação.

## ▶ Complicações

Ainda que para muitos a cesárea seja considerada um procedimento de baixo risco quando comparada com o parto vaginal, está associada a maior mortalidade materna, necessidade de transfusão sanguínea, histerectomia, internação prolongada e uso de antibióticos pós-parto.

Além das complicações operatórias imediatas, merecem destaque as associadas a gestações futuras: acretismo placentário; placenta prévia; ruptura uterina em gestações subsequentes; e gestação ectópica na cicatriz uterina de cesárea.

## ▶ Estratégias para redução das taxas de cesárea

Algumas estratégias têm sido propostas objetivando a redução das indicações de cesarianas baseadas em intervenções clínicas (voltadas aos profissionais de saúde), psicossociais (direcionadas às mulheres) e estruturais (programas institucionais).

As intervenções clínicas que devem ser estimuladas pelos profissionais de saúde são: evitar a admissão na fase latente do trabalho de parto, incentivar parto vaginal após cesariana, indução do parto com 41 semanas, versão cefálica externa na apresentação pélvica, amniotomia e ocitocina para acelerar o parto, uso do partograma e ausculta fetal intermitente e analgesia obstétrica no trabalho de parto.

Além disso, é fundamental que esse aspecto seja discutido entre especialistas em formação e que estes tenham compromisso com a capacitação técnica exigida para a realização do parto vaginal e para o esclarecimento de maneira honesta e que encorajem verdadeiramente as mulheres sobre essa questão.

## ▶ Considerações finais

- A cesárea, quando indicada corretamente, pode trazer benefícios para a gestante e o recém-nascido
- A cesárea a pedido deve ser aceita pelo obstetra, porém a gestante deve estar bem orientada em relação aos riscos maternos e fetais
- A profilaxia pode ser feita com dose única de cefalosporina de primeira geração ou ampicilina
- A cesárea aumenta a incidência de placenta prévia, acretismo placentário e ruptura uterina em gestações futuras
- As taxas de cesáreas praticadas no Brasil merecem reflexão. Cabe aos profissionais de saúde incentivar medidas que reduzam essa inadequação.

## ▶ Referências bibliográficas

1. Brasil. Ministério da Saúde. Indicadores e dados básicos para a saúde 2007 (IDB-2007). Periódico anual de circulação dirigida ao setor Saúde, da Rede Interagencial de Informações para a Saúde (Ripsa). 2007. Acesso em: 2011 Jul 05. Disponível em: http://tabnet.datasus.gov.br/cgi/idb2007/tema.pdf.
2. Villar J, Valladres E, Wojdyla D *et al*. Cesarean delivery rates and pregnancy outcomes: the 2005 WHO global survey on maternal and perinatal health in Latin America. Lancet. 2006; 367:1819-29.
3. American College of Obstetricians and Gynecologists (ACOG). Committee Opinion. Oxford Journals. 2008; 395:1-5.
4. Dodd JM, Anderson ER, Gates S. Surgical techniques for uterine incision and uterine closure at the time of caesarean section. Cochrane Database Syst Rev. 2011; (8):CD004732.
5. Bamigboye AA, Hofmeyr GJ. Closure versus non-closure of the peritoneum at caesarean section. Cochrane Database Syst Rev. 2011; (8):CD000163.
6. Smaill FM, Gyte GML. Antibiotic prophylaxis versus no prophylaxis for preventing infection after cesarean section. Cochrane Database Syst Rev. 2011; (8): CD007482.
7. Hopkins L, Smaill FM. Antibiotic prophylaxis regimens and drugs for cesarean section. Cochrane Database Syst Rev. 2011; (8):CD001136.
8. Alderdice F, McKenna D, Dornan J. Techniques and materials for skin closure in caesarean section. Cochrane Database Syst Rev. 2011; (8):CD003577.

# 40 Operações Ampliadoras em Obstetrícia

*Mary Uchiyama Nakamura | Miriam Raquel Diniz Zanetti | Carla Dellabarba Petricelli*

## ▶ Introdução

Também chamadas preparatórias ou dilatadoras, as operações ampliadoras em obstetrícia têm por objeto viabilizar a passagem livre do feto e de seus anexos pelo trajeto. Abrangem as intervenções que se executam na gravidez e no parto, compreendendo dois grupos:[1]

- dilatadoras da bacia óssea: de uso excepcional, representado pela sinfisiotomia parcial subcutânea[2]
- dilatadoras de partes moles: sendo os métodos cirúrgicos mais utilizados representados por: dilatadores do colo e dilatadores das regiões vulvar e perineal.

Na prática clínica atual, a episiotomia e/ou a perineotomia são os procedimentos mais comuns, aos quais será dada maior ênfase neste capítulo. Também serão feitas algumas considerações em relação à curetagem e à aspiração uterina, pois a dilatação do colo, muitas vezes, será necessária nestes procedimentos.

## ▶ Dilatação cirúrgica do colo

A dilatação cirúrgica do colo uterino pode ser feita por meio de dilatação metálica ou aspiração manual intrauterina, como apresentado a seguir.

### • Dilatação metálica

Para sua instrumentação são utilizadas velas ou dilatadores de Hegar, hastes metálicas e cilíndricas, numeradas de 1 a 30, correspondentes aos seus diâmetros expressos em milímetros. Devem ser aplicadas partindo da menor para a maior, em ordem crescente. Para a fixação do útero, será necessário o pinçamento do lábio anterior utilizando-se pinças de Pozzi ou Museaux. Para a avaliação da extensão da cavidade uterina, emprega-se o histerômetro.

### *Técnica*

- Antissepsia da região com povidona-iodo (PVPI) ou clorexidina
- Toque vaginal para reconhecimento da posição do útero, para direcionar corretamente o instrumento para a cavidade uterina
- Pinçamento do lábio anterior do colo e tração suficiente para retificar o ângulo existente entre o eixo do corpo em relação ao colo uterino
- Realização da histerometria para confirmar o limite da cavidade uterina
- Introdução das velas de calibre adequado à cervicodilatação existente, substituindo-as sucessivamente pelas de maior calibre, até atingir abertura suficiente para introdução de uma cureta. Em geral, até a vela número 12. Dessa dilatação em diante, o

colo torna-se mais suscetível a esgarçamento ou ruptura
- Atenção para não formar falso trajeto.

## Aspiração manual intrauterina

Para sua instrumentação, são utilizados equipamentos de aspiração manual intrauterina (AMIU) que consistem em seringa de vácuo e cânulas plásticas (Karman) com diâmetros variáveis, de 4 a 12 mm. As cânulas apresentam numeração e também se prestam à histerometria.

### Técnica

- Similar ao procedimento clássico anteriormente descrito, exceto pelo material plástico usado que possibilita a aspiração da cavidade uterina para a retirada dos restos ovulares com menor risco de trauma, podendo ser utilizada em gestações com até 12 semanas
- Após a aplicação da cânula, procedem-se movimentos de ida e volta na cavidade uterina de maneira que toda sua extensão seja explorada pela aspiração
- Em geral, é preciso fazer esvaziamentos da seringa, dependendo da quantidade de material. Caso necessário, deve-se proceder do mesmo modo inicial, com acoplamento e instalação do dispositivo de vácuo, repetindo o procedimento quantas vezes for necessário
- Em função da necessidade técnica da manutenção do vácuo, o colo uterino não pode ser ou estar excessivamente dilatado, ou seja, é necessário pressão do canal cervical sobre a cânula de maneira a manter pressão negativa
- Nos casos de abortamento infectado, a AMIU é a técnica de eleição, embora cuidados redobrados devam ser adotados em função do risco de perfuração uterina
- Nos casos de interrupção da gravidez previstos na legislação vigente do Brasil, essa técnica pode ser empregada com menos de 12 semanas

- A AMIU é o procedimento de escolha para tratamento do abortamento, sendo recomendado pela Organização Mundial da Saúde (OMS) e pela International Federation of Gynecology and Obstetrics (FIGO).

# ▶ Dilatação cirúrgica da região vulvoperineal | Episiotomia

Episiotomia é um procedimento cirúrgico usado para aumentar a abertura vaginal com uma incisão no períneo no final do segundo estágio do parto vaginal. Embora tenha se tornado o procedimento cirúrgico mais comum do mundo, a episiotomia foi introduzida sem muita evidência científica sobre sua efetividade. Por isso, há intenção, em âmbito mundial, de tornar a episiotomia um procedimento restrito e não mais rotineiro.

Segundo a OMS, sua utilização seria justificada em 10,0% dos partos,[3] porém não há consenso sobre essas taxas, que devem levar em conta os contextos culturais e as práticas de cada país. Certamente existem razões aceitáveis para que sua realização ocorra apenas em situações específicas e não de modo rotineiro. Existem algumas situações nas quais a episiotomia pode fazer parte da assistência,[3] como demonstrado a seguir.

## Parto vaginal complicado

Está relacionado com situações em que o desprendimento fetal necessite de fórcipe ou vácuo-extrator, situações de emergência como prolapso de cordão, distocias de ombro, apresentação pélvica, expulsivo prolongado decorrente de distocias diversas ou de patologias maternas como cardiopatias ou de cicatriz uterina na qual o alívio materno será necessário.

## Iminência de lacerações perineais de graus III e IV

Essas lacerações são lesões que afetam o esfíncter externo do ânus (grau III) e a mucosa retal (grau IV). Quando houver considerável rigidez perineal e a episiotomia não for realizada, ocorrerão lacerações extensas. Essa última indicação é considerada subjetiva, pois ainda não existem instrumentos que mensurem a elasticidade perineal ou que sejam capazes de predizer a extensão da ruptura, caso ocorra.

Embora as indicações e as vantagens da episiotomia não sejam consenso, as complicações decorrentes desse procedimento não são raras e demandam atenção do cirurgião. Os riscos mais frequentes de episiotomia são: infecção, hematoma, ruptura do períneo de grau III e IV, celulite, deiscência, abscesso, incontinência de gases e fezes, fístula retovaginal, lesão do nervo pudendo, fasciite necrosante, dispareunia e endometriose na área da cicatriz.

Mais uma vez considera-se importante ressaltar que a prática da episiotomia deve ser embasada por uma necessidade evidente e a sua realização deve ser decidida apenas no momento em que o polo cefálico solicitar o anel muscular da vulva. Apesar de suas indicações serem muitas vezes subjetivas, é importante salientar que a primiparidade e a prematuridade não são indicações *per se*. Vale lembrar que a musculatura do assoalho pélvico também tem grande capacidade de distensão e que essa propriedade difere de uma parturiente para outra, determinando a importância de avaliação minuciosa.

Frequentemente a episiotomia é feita sem consentimento da parturiente. Esse fato também deve ser considerado, pois o procedimento pode acarretar alterações cicatriciais além de outras complicações definitivas. A paciente deve ser informada sobre seus riscos e benefícios e tem o direito de saber que, quando utilizada, essa opção foi baseada em uma razão médica aceitável.

## • Intervenções para reduzir episiotomia

O conhecimento da fisiologia da musculatura do assoalho pélvico pode ser útil para que durante a assistência pré-natal, algumas intervenções possam capacitar essa região para o processo da parturição e reduzir a necessidade de intervenções cirúrgicas.

O assoalho pélvico é formado pelo diafragma pélvico e urogenital. São músculos estriados esqueléticos que dispõem de algumas propriedades importantes na compreensão da lesão e da reabilitação:

• excitabilidade: capacidade de responder a diversos estímulos
• contratilidade: habilidade de um músculo encurtar e desenvolver tensão ao longo de sua extensão
• extensibilidade: capacidade do músculo em se alongar passiva ou ativamente
• elasticidade: chegam até 120% do seu comprimento em repouso.

Algumas terapêuticas, como massagem perineal e alongamento, podem conduzir ao aumento da elasticidade muscular. Além disso, o componente genético torna algumas pessoas mais flexíveis que outras.

A massagem perineal é uma técnica realizada pela gestante a partir da 34ª semana gestacional com o intuito de aumentar e/ou melhorar a elasticidade muscular e preservar a integridade perineal ao nascimento do concepto. Para isso, a gestante ou alguém que a auxilie, deve introduzir um ou dois dedos no conduto vaginal em uma profundidade de 3 a 4 cm e, em seguida, realizar movimentos de dentro para fora, para baixo e lateralmente, 1 vez/dia, todos os dias, por um período de 5 a 10 min.[4]

Esse massageamento aumenta a extensibilidade dos tecidos muscular e conectivo. O aumento da temperatura tecidual resulta em alguns processos fisiológicos, como elevação na dissociação de oxigênio da hemoglobina e da mioglobina, que favorecem reações metabólicas e aumentam o fluxo sanguíneo para os músculos.

Uma revisão sistemática[5] disponível na Biblioteca Cochrane conclui que a massagem perineal diminuiu a necessidade da realização da episiotomia, especialmente nas nulíparas, e que deve ser recomendada para todas as mulheres em virtude de seus benefícios.

Os benefícios da prática do alongamento dessa musculatura envolvem o aumento da sua flexibilidade, da amplitude articular e a diminuição do risco de lesões. A deformação de um músculo ao ser alongado pode ser classificada como elástica ou plástica. Na primeira ocorre retorno ao seu comprimento inicial, enquanto na plástica instala-se deformação permanente. As variáveis que definem o tipo de deformação muscular são a força utilizada e o tempo de duração da força. Quanto menor a força e maior sua duração distendendo o músculo, maiores são as chances de deformação plástica.

Transferindo esse entendimento muscular para o segundo período do parto, pode-se considerar que as mulheres que realizam alongamento perineal prévio podem ter maior elasticidade. Além disso, a função muscular pós-parto será melhor se houver deformação elástica, e não plástica, necessitando-se então de período expulsivo não prolongado.

Uma maneira de se avaliar e treinar a extensibilidade perineal das gestantes é por meio de um equipamento conhecido como Epi-no®, ainda pouco difundido. Trata-se de um balão inflável conectado a um manômetro por um tubo de borracha. O balão de silicone tem formato de oito e sua parte distal é inserida na vagina. Em seguida, o balão enche-se de ar pelo acionamento do manômetro com o intuito de favorecer a dilatação vaginal durante a gestação a partir da 34ª semana gestacional até o termo. Alguns estudos indicam que a utilização desse método de maneira similar à massagem perineal pode reduzir o uso de episiotomia. O que se pode observar é que ambas as técnicas usadas no preparo de parto parecem trazer resultados positivos às gestantes.

Alguns autores citam que as lacerações de grau I e II trazem menos malefícios à função do assoalho pélvico do que a episiotomia. Isso pode ser explicado pela fisiologia do reparo tecidual. Após uma secção muscular, pode ocorrer a regeneração tecidual (substituição das células lesadas por outras do mesmo tipo) ou ainda a fibrose (substituição das células musculares por tecido conectivo). Esta última pode prejudicar a função da musculatura do assoalho pélvico.

Revisão sistemática[6] não encontrou diferenças em termos de recuperação perineal entre as opções de reparar ou não lacerações de grau I ou II decorrentes de parto sem episiotomia, cabendo ao cirurgião decidir o melhor a fazer pelas condições de momento.[6]

Logicamente, no processo de regeneração, a episiotomia terá um impacto menor que uma laceração de grau III e IV. Entretanto, em uma revisão sistemática da Cochrane comparando os desfechos entre o uso rotineiro e seletivo da episiotomia, verificou-se que a utilização rotineira esteve associada a maior risco de trauma perineal que a opção de intervenção seletiva.[7]

Considerando a possibilidade de hipotonia e/ou hipofunção da musculatura do assoalho pélvico ser associada à gravidez e ao parto, a avaliação puerperal tardia pode identificar disfunções decorrentes como incontinência urinária e disfunção sexual. Nessas situações o auxílio de técnicas fisioterapêuticas pode ser útil para o fortalecimento dessas estruturas e para auxiliar na correção desses problemas.

## ▪ Técnica cirúrgica

Existem basicamente três alternativas para a episiotomia: lateral, mediolateral e perineotomia (Figura 40.1). O tipo lateral não deve ser utilizado em vista dos riscos de lesão da glândula de Bartholin e por não resultar em ampliação satisfatória. A alternativa mediolateral é a mais utilizada, porém a perineotomia tem vantagens desde que o espaço perineal entre a rima vulvar e anal possibilite a ampliação da incisão. De modo geral, esse espaço deve ser avaliado no momento da solicitação da musculatura e quando tem extensão de cerca de 5,0 cm ou mais costuma viabilizar esta opção de maneira segura. Porém, quando se utilizar fórcipe, a episiotomia mediolateral parece reduzir os riscos de lacerações no reto e de porções anteriores do canal.

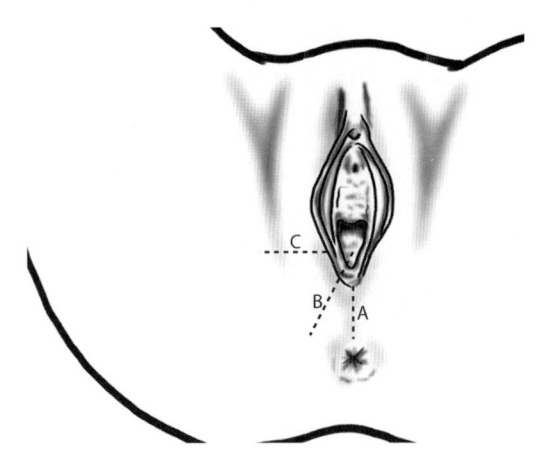

**Figura 40.1** Áreas de incisão para cirurgia ampliadora da região perineal. **A.** Perineotomia. **B.** Episiotomia mediolateral direita. **C.** Episiotomia lateral.

O momento adequado da incisão, independentemente da opção, é quando a cabeça solicita o elevador do ânus, sendo visível de 2,0 a 3,0 cm. Ela não deve ser precoce em razão da perda sanguínea, nem tardia, pois seus efeitos serão inúteis.

O procedimento inicia-se com incisão com bisturi, interessando cerca de 5,0 cm na pele e na mucosa vaginal, aprofundando para o tecido celular subcutâneo e para o plano muscular, podendo ser eventualmente prolongada em seus planos profundos com tesoura. É necessário proteger com os dedos a parte fetal adjacente de possível trauma. A extensão será definida pela necessidade de liberação (Figura 40.2).

Após a liberação do feto, da dequitação e da revisão do canal, inicia-se a reparação. A colocação de compressa pequena ou chumaço de gaze na vagina contém o fluxo sanguíneo de origem uterina, facilitando a apresentação da área a ser reparada.

A mucosa vaginal é a primeira camada a ser aproximada com pontos contínuos ancorados com categute 0 ou poliglactina 00. A finalização da transição cutaneomucosa pode ser facilitada com pontos contínuos sem ancorar. Nesse ponto a sutura é finalizada e reparada, facilitando a exposição dos planos profundos (Figura 40.3).

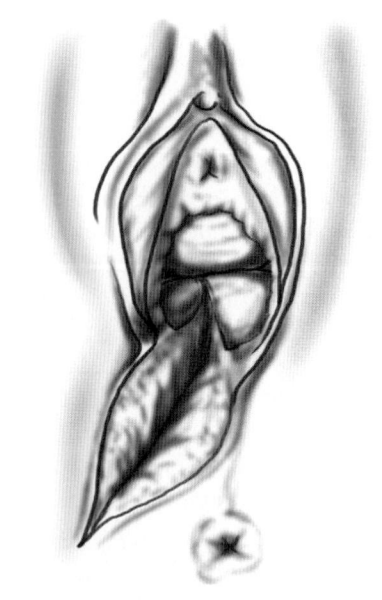

**Figura 40.2** Aspecto da incisão a ser reparada.

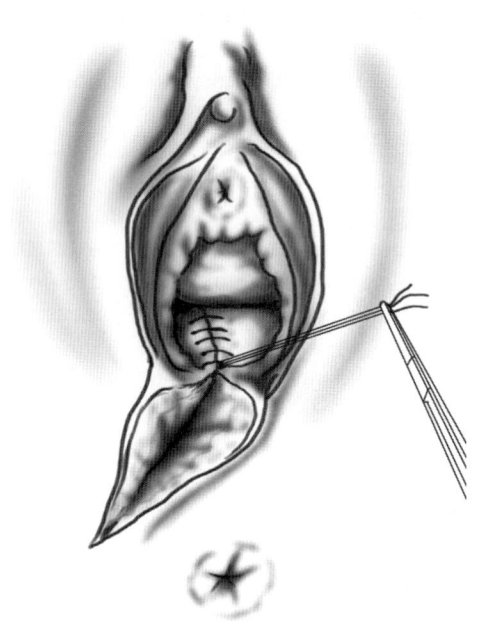

**Figura 40.3** Mucosa vaginal finalizada até a transição cutaneomucosa.

Na sequência, os planos musculares são aproximados com sutura simples com os mesmos fios e as camadas são sobrepostas até o nível do tecido subcutâneo. Em geral, a reconstrução do plano muscular é finalizada com ponto de reforço para aproximar os ramos do músculo

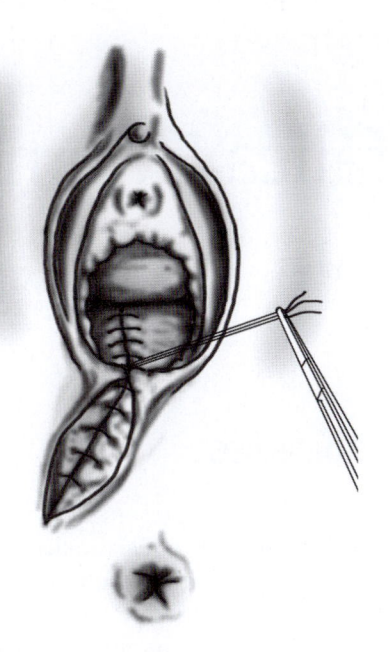

**Figura 40.4** Aspecto da sutura finalizada no plano da mucosa vaginal e muscular.

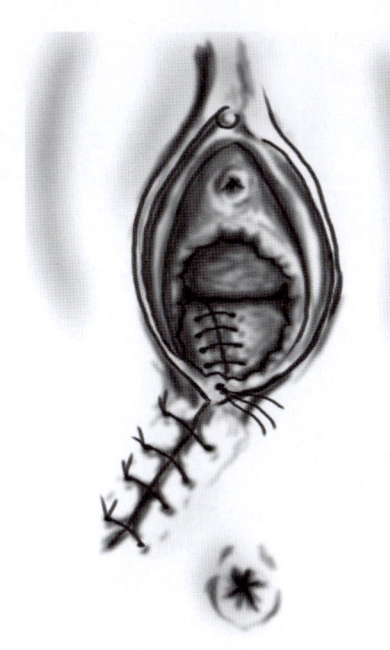

**Figura 40.5** Episiorrafia finalizada.

bulbocavernoso seccionado. Antes do nó, é possível verificar o sucesso da apreensão desses ramos pela sensação de tensão dessa musculatura circundando o introito vulvar. Neste momento, o cirurgião deve redobrar a atenção para evitar a transfixação do reto durante a apreensão de planos profundos (Figura 40.4).

O tecido subcutâneo será aproximado com pontos separados de categute 00. A pele será suturada com pontos simples de categute 00 (Figura 40.5). A técnica para reparo da perineotomia será semelhante e a reconstrução será facilitada pela simetria nas estruturas que serão aproximadas.

Ao final, deve-se ter atenção para a retirada da compressa de gaze vaginal e realiza-se toque retal para avaliar eventual transfixação de sua mucosa. Caso a pesquisa seja positiva, haverá a necessidade de liberar toda a sutura retirando o ponto inadequado e reparando a seguir.

## ► Referências bibliográficas

1. Guariento A, Delascio D. Operações dilatadoras. In: Guariento A, Delascio D. Obstetrícia operatória Briquet. São Paulo: Sarvier, 1979. pp. 73-90.
2. Menticoglou SM. Synphysiotomy for the trapped after coming parts of the breech: a review of the literature and a plea for its use. Aust N Z J Obstet Gynaecol. 1990; 30(1):1-9.
3. World Health Organization. Manejo das complicações na gestação e no parto. Porto Alegre: Artmed, 2005.
4. Labrecque M, Eason E, Marcoux S. Women's views on the practice of prenatal perineal massage. BJOG. 2001; 108:499-504.
5. Beckmann MM, Garrett AJ. Antenatal perineal massage for reducing perineal trauma. Cochrane Database Syst Rev. 2011; (8):CD005123.
6. Elharmeel SMA, Chaudhary Y, Tan S *et al.* Surgical repair of spontaneous perineal tears that occur during childbirth versus no intervention. Cochrane Database Syst Rev. 2011; (8):CD008534.
7. Carroli G, Mignini L. Episiotomy for vaginal birth. Cochrane Database Syst Rev. 2011; (8): CD000081.

# 41 Versão Cefálica Externa

*Leandro Gustavo de Oliveira*

## ▶ Introdução

A incidência de fetos em apresentação pélvica no termo da gestação única é de 3 a 4%. Diante da apresentação pélvica, a maioria dos obstetras opta pelo parto cesáreo, escolha justificada pelas maiores chances de traumas e comprometimento fetal na condução do parto por via vaginal. De modo algum se critica essa conduta, que ganha ainda mais importância diante de uma primigesta com feto em apresentação pélvica. Mas é interessante considerar que isso gera um círculo vicioso, pois se o parto por via vaginal é cada vez menos realizado nos fetos pélvicos, menos obstetras que dominem essa técnica serão formados e maior será a necessidade de realização de parto cesáreo nesses casos.

Em cálculos rápidos, é possível cogitar que a incidência de partos cesáreos triplique em função de apresentações anômalas no termo. Com base nesses argumentos e nos riscos relacionados com os partos cesáreos, o American College of Obstetricians and Gynecologists (ACOG) e o Royal College of Obstetricians and Gynaecologists (RCOG) têm preconizado a realização de manobras de versão externa cefálica (VEC) como alternativa para se reduzir a incidência de fetos em apresentação pélvica no termo. Assim, desde o início da década de 1990, o RCOG tem salientado a necessidade de se treinar obstetras para a realização da VEC. Acredita-se, também, que a VEC pode trazer benefícios e que sua técnica mereça ser difundida.[1]

## ▶ Indicações

A VEC pode ser preconizada, a princípio, a todos os casos nos quais se deseja o parto vaginal e a apresentação pélvica persista até a 36ª semana de idade gestacional, uma vez que a versão espontânea dificilmente acontece após essa idade gestacional. A partir de então, para se indicar a VEC deve-se considerar os fatores relacionados com o seu sucesso, bem como suas contraindicações.

## ▶ Fatores relacionados com o sucesso da versão externa cefálica

Considera-se bem-sucedida a manobra de VEC quando se consegue transformar a apresentação pélvica em cefálica e não ocorre retorno do feto à apresentação pélvica original até o parto. Os trabalhos encontrados na literatura demonstram que a incidência de sucesso é de 60 a 70%.[2–4] É importante lembrar que a ocorrência do parto normal não é o indicador de sucesso, apesar de este ser, sem dúvida, o resultado mais gratificante. Entre os fatores relacionados com o sucesso, figuram:

- paridade: encontra-se maior facilidade na realização da VEC em pacientes multíparas, sendo a primigesta com musculatura abdominal tensa um fator limitante às manobras
- tipo de apresentação pélvica: nas pélvicas completas a versão ocorre com mais natu-

ralidade, enquanto nas pélvicas incompletas (agripinas) as manobras são mais difíceis
- idade gestacional: as manobras da VEC são mais facilmente realizadas em idades gestacionais precoces. Entretanto, ao se considerar que em algumas situações a realização do parto pode se tornar necessária, como nos casos de bradicardia fetal persistente, desaconselha-se a realização da VEC antes da 36ª semana. Aliás, por muito tempo preconizou-se esta idade gestacional como limite para a realização do procedimento, mas trabalhos recentes demonstram que a VEC pode ser realizada no termo sem complicações adicionais
- volume de líquido amniótico: é fundamental que o volume de líquido esteja adequado. No polidrâmnio torna-se difícil a palpação das partes fetais, enquanto a redução de líquido torna as manobras impraticáveis
- localização da placenta: placenta posterior favorece a realização das manobras. Nos casos de placenta anterior, a palpação fetal é mais difícil e há considerável aumento nos riscos de descolamento prematuro de placenta
- contrações uterinas: a realização da VEC é quase impossível se a paciente já se encontrar em trabalho de parto ou quando se tem um "útero irritável". As contrações também podem desencadear o início da insinuação fetal, que também diminui as chances de sucesso do procedimento
- índice de massa corporal (IMC): a palpação fetal é consideravelmente mais fácil em pacientes não obesas.

## ▶ Complicações

As manobras realizadas sobre a parede uterina podem levar a algumas complicações, principalmente nos casos mais difíceis. Entre essas complicações podem-se citar descolamento prematuro de placenta, ruptura prematura das membranas e bradicardia fetal persistente. Apesar de mais raros, os traumas fetais também podem ocorrer, principalmente de membros e coluna. Em função dessas intercorrências, é sempre importante considerar a necessidade de se realizar o parto, o que deve ser conversado com a paciente.

## ▶ Procedimentos para a versão externa cefálica

Frente às possíveis complicações relatadas, orienta-se que a VEC seja realizada em centro obstétrico, com equipe de anestesistas e neonatologistas preparados para prestar assistência à paciente se necessário. Não há indicações para a realização de qualquer tipo de sedação, mas é recomendável a administração de um tocolítico antes de se iniciar o procedimento para maior relaxamento uterino.

Sendo assim, preconiza-se a administração de 1/2 ampola de terbutalina subcutânea 30 min antes de se iniciar a VEC. Para facilitar a realização das manobras, deve-se espalhar uma grande quantidade de gel para ultrassom sobre o abdome materno. Todo o procedimento é realizado sob avaliação ultrassonográfica, para que se possa acompanhar a flexão da cabeça e da coluna fetais, a ocorrência de bradicardia e quaisquer alterações placentárias.

Finalmente, na experiência prática dos autores, foram realizadas dez versões externas, sendo todos os casos previamente avaliados e considerados como de bom prognóstico. Os critérios considerados indispensáveis foram ausência de circular de cordão e inserção placentária posterior. Obteve-se sucesso em sete casos e em cinco pacientes o parto normal foi possível. A principal indicação para a cesariana foi parada secundária da dilatação por distocia funcional.

Um estudo recente[2] demonstrou que se o trabalho de parto ocorre antes de 96 h após a VEC há maior chance de partos cesáreos. Portanto, após o procedimento a vitalidade fetal (Doppler + perfil biofísico fetal) foi avaliada e alta hospitalar foi dada, salvo outras indicações maternas para internação.

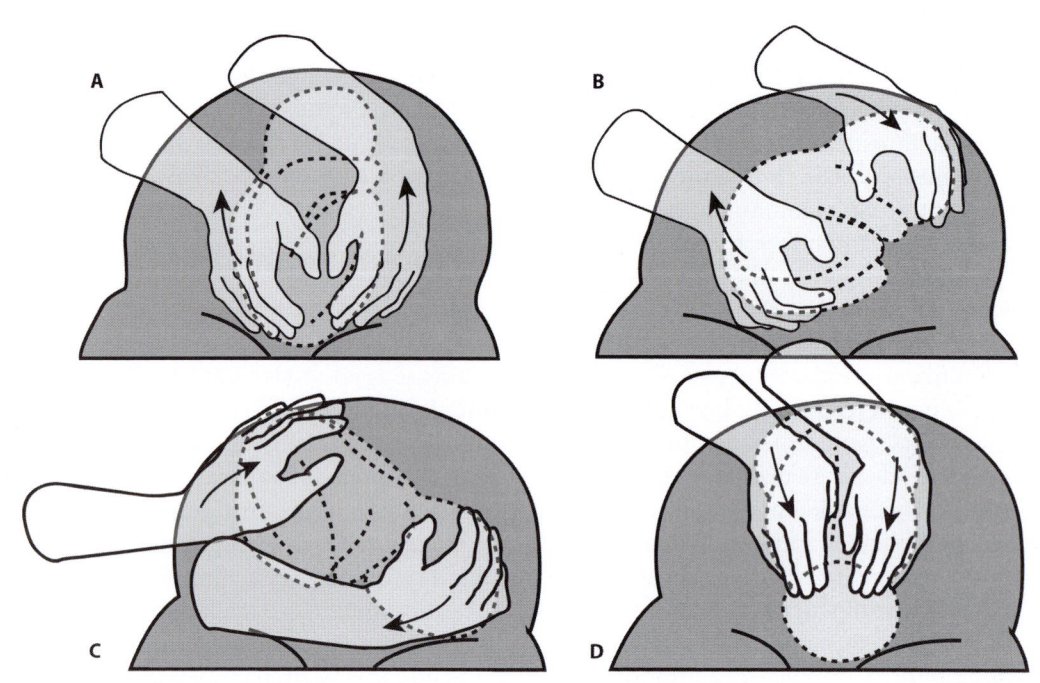

**Figura 41.1** Manobras para a realização da VEC. **A.** Apreensão e elevação da apresentação pélvica. **B.** Manobra bimanual, empurrando o polo cefálico e elevando o polo pélvico ao mesmo tempo. **C.** Fase final da cambalhota fetal. **D.** Manutenção do polo cefálico na região pélvica com pressão suave.

Na Figura 41.1 são ilustrados os tempos para a realização da VEC, ressaltando-se que as manobras não precisam ser realizadas de maneira contínua, sendo possível parar para maior conforto da paciente e, principalmente, quando ocorrer bradicardia fetal.

## ► Referências bibliográficas

1. Love I, Saravanabhava N, Marasinghe JP. Early versus late external cephalic version. BJOG. 2011; 118(10):1272.

2. Kabiri D, Elram T, Aboo-Dia M *et al.* Timing of delivery after external cephalic version and the risk for cesarean delivery. Obstet Gynecol. 2011; 118(2 Pt 1):209-13.

3. De Hundt M, Vlemmix F, Kok M *et al.* External validation of a prediction model for successful external cephalic version. Am J Perinatol. 2012; 29(3):231-6.

4. Hutton EK, Hannah ME, Ross SJ *et al.* Early ECV2 Trial Collaborative Group. The Early External Cephalic Version (ECV) 2 Trial: an international multicentre randomised controlled trial of timing of ECV for breech pregnancies. BJOG. 2011; 118(5): 564-77.

# Parte 6
# Obstetrícia Patológica

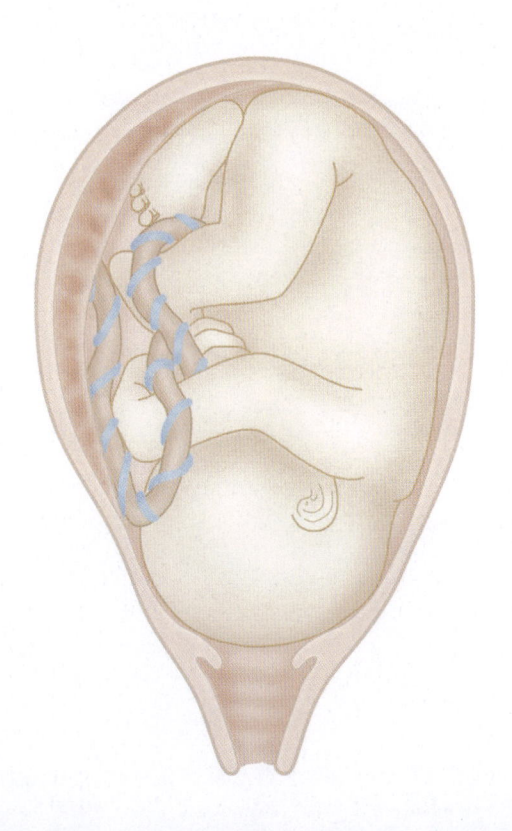

# 42 Hiperêmese Gravídica

*Osmar Ribeiro Colás*

## ▶ Importância

Êmese gravídica ou vômito gravídico é fisiológico. A hiperêmese gravídica (HG), também chamada de vômito incoercível ou vômito pernicioso, ocorre quando há exacerbação dos sintomas, interferindo na vida normal da gestante, podendo evoluir com distúrbios hidreletrolíticos, alterações metabólicas, deficiências nutricionais agudas e lesões neurológicas gravíssimas.[1–4]

A êmese gravídica fisiológica é encontrada em cerca de 70 a 80% das gestantes, ocorrendo evolução para HG em 2 a 3% destas. Em cada mil gestantes, duas a três podem desenvolver quadros graves, necessitando de internações, às vezes repetidas e prolongadas.

## ▶ Aspectos etiopatogênicos

O estímulo no centro do vômito, localizado no tronco cerebral, incitado principalmente pela gonadotrofina coriônica humana parece ser o fator determinante do quadro inicial. É fato que as situações nas quais a massa placentária é maior, como em gestações múltiplas e mola hidatiforme, os quadros são mais comuns. Fatores associados seriam gatilhos ou amplificadores dessas respostas, levando a maior gravidade. Assim, podem-se encontrar como fatores comórbidos da HG:[7–10]

- os distúrbios emocionais em 80% destas pacientes
- infecção por *Helicobacter pylori*
- estados carenciais (vitamina $B_1$, tiamina)
- distúrbios metabólicos (diabetes descompensado, estados infecciosos etc.).

Os quadros de hipertireoidismo, frequentemente associados, não se evidenciaram como fatores desencadeantes, mas sim como consequências do estado hipergonadotrófico apresentado por essas pacientes.

A única alteração baseada em evidência encontrada até agora é que os níveis de cortisol dessas gestantes encontram-se significativamente menores do que nas gestantes assintomáticas. Esse aspecto pode explicar os bons resultados obtidos com a corticoterapia nos quadros graves, embora a utilização de hormônio corticotrófico não tenha apresentado benefício significativo. Será que a produção do cortisol estaria comprometida apesar do estímulo à glândula suprarrenal dessas pacientes?

# ▶ Aspectos clínicos

Classifica-se a HG de acordo com a clínica:

- 1ª fase – leve ou de desidratação: náuseas, vômitos, ptialismo intenso, desidratação, alterações hidreletrolíticas, cloro e potássio baixos, hematócrito aumentado e estado de ansiedade extrema
- 2ª fase – moderada ou metabólica: além dos achados anteriores, pode-se apresentar perda de peso acima de 5%, icterícia discreta, potássio abaixo de 3,4 mEq/mℓ, cetonúria 2 ou 3+, hipoglicemia, hiponatremia, hipoalbuminemia, elevação das enzimas hepáticas e bilirrubinas, apatia e inanição
- 3ª fase – grave ou período intermediário ou "interstício crítico de Briquet": lesões retinianas e neurológicas iniciais (hiporreflexia, mialgia) precedem em algumas horas a 1 semana a forma seguinte, que pode ser irreversível
- 4ª fase – gravíssima, irreversível ou neurológica ou "psicose de Wernicke-Korsakoff": alucinações, coma, instabilidade hemodinâmica de difícil controle. Sinais de mielinólise pontina caracterizados por desorientação espacial, ataxia, perda progressiva de força nos membros superiores, hiporreflexia e sinal de Babinski bilateral.

O quadro geralmente é evolutivo, iniciando entre 6 e 8 semanas com náuseas e êmese que pode até, inicialmente, ceder com a orientação alimentar e antieméticos habituais. Posteriormente, inicia-se um quadro de náuseas e vômitos mais constantes, acompanhados por sialorreia, que paulatinamente começam a comprometer os afazeres normais da gestante, criando um estado progressivo de ansiedade e desconforto.

Inicia-se também dificuldade e até repulsa pela alimentação, fazendo com que a gestante opte por alimentos líquidos e, preferencialmente, gelados. Em um estágio posterior, o ptialismo intenso – com volume chegando entre 500 e 1.000 mℓ/dia –, os vômitos incoercíveis, a sensação de impotência e a peram-

bulação pelos hospitais após curtas internações levam a gestante à ansiedade extrema. Além disso, há o mal-estar e a astenia causados pelas alterações hidreletrolíticas (desidratação e diminuição de K) e nutricionais que essas pacientes passam a enfrentar, com perdas de até 500 g por dia ou 5% do peso inicial.

A carência nutricional leva rapidamente ao comprometimento hepático, caracterizado pela elevação das enzimas hepáticas e de bilirrubinas. Comprometimento neurológico causado por deficiência de tiamina (vitamina $B_1$) e piridoxina, alterações de osmolaridade no nível dos neurônios e aumento dos níveis de amônia no sistema nervoso central (SNC) ocasionam dor à palpação dos músculos das coxas e sinais de hiporreflexia. Lesões oftálmicas de retina podem ser encontradas e, em poucos dias, a paciente pode desenvolver um quadro de alucinações denominado psicose de Wernicke-Korsakoff. Os sinais de mielinólise pontina são caracterizados por desorientação espacial, ataxia, perda progressiva de força nos membros superiores, hiporreflexia e sinal de Babinski bilateral.

Costuma-se dizer que, entre o início do comprometimento neurológico (principalmente após o aparecimento das lesões oftálmicas) e as alucinações, existe um momento em que a reversão do quadro impõe-se pela interrupção da gestação. Este período, denominado classicamente como "interstício crítico", ainda tem seu lugar nos dias de hoje, principalmente em locais onde as condições de atendimento médico sejam restritas e sem acesso à unidade de terapia intensiva.

## ▪ Diagnóstico

Devem-se considerar o diagnóstico do quadro evolutivo caracterizado conforme as fases clínicas anteriormente descritas, e os diagnósticos secundários, que seriam os fatores desencadeantes. Os tratamentos específicos das causas desencadeantes devem ser sempre considerados. A Tabela 42.1 serve de roteiro para a avaliação do caso.

■ **Tabela 42.1** Elementos diagnósticos da hiperêmese gravídica.

| Diagnóstico de HG | Exames complementares em complicações associadas |
|---|---|
| Vômitos incoercíveis, ptialismo (> 1.000 mℓ/dia), ansiedade intensa, perambulação por hospitais | Função hepática: TGO, TGP, bilirrubinas – aumentadas |
| Desidratação, emagrecimento (> 5% do peso ou 500 g/dia), desnutrição, prostração, mialgia | Função tireoidiana: TSH, T3, T4 livre – aumentadas |
| | Glicemia e amilase – aumentadas |
| Alterações neurológicas: hiporreflexia, alucinações, ataxia, perda de força muscular, Babinski | Cortisol plasmático, ACTH – diminuídos |
| | Ultrassonografia – gemelar, mola? |
| Hipocloridria, hiponatremia, K < 3,5, cetonúria > 2+, acidose metabólica | Endoscopia – pesquisa de *Helicobacter pylori* |
| | Oftalmoscopia – lesões de retina |
| Anemia com hemoconcentração, plaquetopenia, hipoalbuminemia | Tomografia computadorizada – lesões neurológicas |
| β-hCG > 100.000 UI | |

HG = hiperêmese gravídica; TGO = transaminase glutâmico-oxalacética; TGP = transaminase glutamicopirúvica; TSH = hormônio estimulante da tiroide; T3 = tri-iodotironina; T4 = tiroxina; ACTH = hormônio adrenocorticotrófico.

## ▶ Aspectos terapêuticos

A seguir, são apresentados os aspectos terapêuticos da êmese "simples", da hiperêmese, além de serem indicados terapias alternativas e prognóstico.[5,11–14]

### ▪ Êmese simples

Utilizam-se os antieméticos habituais (metoclopramida ou difenidramina) por via oral (VO), parenteral ou retal, orientando a paciente sobre a necessidade de ingestão de alimentos mais vezes/dia, evitando períodos superiores a 3 h entre as refeições. Líquidos gelados e ácidos (suco de limão) ou sorvete de limão costumam oferecer alívio relativo dos sintomas. Atualmente, tabletes de *ginger* (gengibre – *Zingiber officinale*) têm sido utilizados com resultados interessantes no controle das náuseas, nas doses de 500 a 1.500 mg/dia.[15]

### ▪ Hiperêmese

A ondasentrona pode ser utilizada em casos mais graves, sendo a alternativa sublingual muito útil em vista da facilidade de administração, com dose de 4 ou 8 mg sublingual a cada 8 ou 12 h. É possível associar antieméticos de ação central mais potente e com efeitos anti-histamínicos como a prometazina e a clorpromazina (VO, por via retal ou intravenosa). Droperidol, difenidramina e ondansetrona podem ser utilizados em casos mais graves associados à correção do quadro hidreletrolítico e metabólico. Vitaminas do complexo B, principalmente $B_1$ (tiamina) e $B_6$ (piridoxina), protegem o SNC. Em casos rebeldes às terapêuticas anteriores a pulsoterapia com corticoides (hidrocortisona, metilprednisona, dexametasona e prednisolona) deve ser utilizada. Essas medicações apresentam um efeito rápido (cessação dos vômitos entre 2 e 6 h) e são relativamente seguras, facilitando a manipulação da paciente e propiciando altas mais precoces com manutenção de medicação VO em casa, com menores índices de reinternações (Tabela 42.2).

Algumas pacientes com controles metabólicos difíceis e resistentes às medicações citadas podem necessitar de alimentação enteral ou parenteral e raramente será necessária a interrupção da gestação por risco de morte materna. Mas essa opção ainda pode ser aventada, principalmente diante de casos graves e com a solicitação ou autorização da família, principalmente quando há comprometimento neurológico importante.[16]

Casos graves como esse devem ser tratados com doses altas de corticoides (600 mg/dia de metilprednisona), além de serem necessárias correções metabólicas e de osmolaridade.

■ **Tabela 42.2** Esquemas de utilização dos antieméticos em hiperêmese gravídica.

| Substância química (nome comercial) | Apresentação | Posologia |
|---|---|---|
| **Antieméticos de 1ª linha** | | |
| Metoclopramida | Comprimidos (10,0 mg) ou solução oral (5 mℓ = 5,0 mg) ou ampolas (10,0 mg) | _1 comprimido ou 10 mℓ de solução oral ou uma ampola de 8/8 h |
| Difenidramina | Comprimido (100 mg) ou solução oral (5,0 mℓ = 12,5 mg) | 1 comprimido ou 20 mℓ de solução oral de 8/8 h |
| Gengibre | Cristais | 500 a 1.500 mg/dia VO |
| Complexo B | Ampola | 1 ampola/dia |
| **Antieméticos de 2ª linha** | | |
| Clorpromazina (Amplictil®) | Ampola | 25 e 100 mg Injetável: 25 mg Dose total: 75 mg/dia |
| Levomepromazina (Neozine®) | Ampola | 25 e 100 mg Injetável: 25 mg Dose total: 300 mg/dia |
| Prometazina (Fenergan®) | Comprimido | 25 mg Dose diária: 100 mg/dia |
| | Ampola | Injetável: 50 mg Dose diária: 100 mg/dia |
| Ondansetrona (Vonau Flash®) | Comprimido de desintegração | 4 a 8 mg sublingual 2 ou 3 vezes/dia |
| Ondansetrona (Zofran®) | Ampola com 4 ou 8 mg | Dose total: 24 mg/dia |
| Droperidol | Ampola de 25 mg | Ataque: 2 mg/15 min Manutenção: 1,0 mg/h |
| **Antieméticos de 3ª linha – corticoides** | | |
| *Doses de ataque* | | |
| Hidrocortisona (Flebocortide®, Solucortef®) | Ampola | 100 a 300 mg/dia IV ou IM |
| Metilprednisolona (Solumedrol®, Depomedrol®) | Ampola | 40 mg IV lenta |
| *Doses de manutenção* | | |
| Prednisona | Comprimido | 10 a 60 mg/dia VO |
| Dexametasona | Ampola | Injetável acetato: somente IM – 16 mg/dia Injetável fosfato: IM ou IV – até 16 mg/dia |

VO = via oral; IV = via intravenosa; IM = via intramuscular.

## • Terapias alternativas

Muitas são as terapias alternativas utilizadas para tratamento da HG.[6] Embora questionáveis no seu uso, acredita-se que essas formas não convencionais de abordagem apresentem resultados positivos. Há alguma experiência com hipnose associada ao relaxamento e meditação que, quando a paciente encontra-se descontrolada emocionalmente, têm oferecido períodos de descanso, colaborando e potencializando os efeitos das medicações utilizadas. Acupuntura (P6 acupressão), homeopatia, estimulação elétrica, *biofeedback* e quiropraxia têm sido utilizados com resultados variáveis.

## • Prognóstico

Depende do manuseio oportuno das formas iniciais da doença e, embora seja raro, ainda se observam casos de evolução maligna da doença. Muitos casos de óbito por insuficiência hepática são atribuídos a outras causas e os colegas se esquecem de mencionar nos atestados de óbito que a causa inicial de todo o distúrbio foi a HG. Por outro lado, deve-se lembrar que a doença não piora o prognóstico fetal.

A manutenção da corticoterapia deve ser realizada com esquemas orais por no mínimo 7 dias, com a menor dose possível. A retirada dessa medicação, quando utilizada por períodos superiores a 7 dias, deve ser gradativa até a suspensão.

## ▶ Referências bibliográficas

1. Cedergren M, Brynhildsen J, Josefsson A *et al.* Hyperemesis gravidarum that requires hospitalization and the use of antiemetic drugs in relation to maternal body composition. Am J Obstet Gynecol. 2008; 198(4):412.
2. Sheehan P. Hyperemesis gravidarum: assessment and management. Aust Fam Physician. 2007; 36(9):698-701.
3. Goodwin TM, Poursharif B, Korst LM *et al.* Secular trends in the treatment of hyperemesis gravidarum. Am J Perinatol. 2008; 25(3):141-7.
4. Matsuo K, Ushioda N, Nagamatsu M *et al.* Hyperemesis gravidarum in Eastern Asian population. Gynecol Obstet Invest. 2007; 64(4):213-6.
5. Jewell D, Young G. WITHDRAWN: interventions for nausea and vomiting in early pregnancy. Cochrane Database Syst Rev. 2010; (9):CD000145.
6. Cohen J, Ducarme G, Neuman D *et al.* Psychosomatical approach to hyperemesis gravidarum. Gynecol Obstet Fertil. 2007; 35(6):565-9.
7. Hatziveis K, Tourlakis D, Hountis P *et al.* Relationship between Helicobacter pylori seropositivity and hyperemesis gravidarum with the use of questionnaire. Minerva Ginecol. 2007; 59(6):579-83.
8. Patel SV, Parish DC, Patel RM *et al.* Resolution of MRI findings in central pontine myelinosis associated with hypokalemia. Am J Med Sci. 2007; 334(6):490-2.
9. Murata T, Suzuki S, Takeuchi T *et al.* Relation between plasma adenosine and serum TSH levels in women with hyperemesis gravidarum. Arch Gynecol Obstet. 2006; 273(6):331-6.
10. Tan PC, Jacob R, Quek KF *et al.* Pregnancy outcome in hyperemesis gravidarum and the effect of laboratory clinical indicators of hyperemesis severity. J Obstet Gynaecol Res. 2007; 33(4):457-64.
11. Norheim AJ, Pedersen EJ, Fonnebo V *et al.* Acupressure treatment of morning sickness in pregnancy. A randomised, double-blind, placebo-controlled study. Scandinavian J Primary Health Care. 2001; 19:43-7.
12. Safari H, Fassett M, Souter I *et al.* Randomized double-blind trial of methylprednisolone versus promethazine in the treatment of hyperemesis gravidarum. Am J Obstet Gynecol. 1998; 178:S60.
13. Seto A, Einarson T, Koren G. Pregnancy outcome following first trimester exposure to antihistamines: meta-analysis. Am J Perinatol. 1997; 14(3):119-24.
14. Safari HR, Fassett MJ, Souter IC *et al.* The efficacy of methylprednisolone in the treatment of hyperemesis gravidarum: a randomized, double-blind, controlled study. Am J Obstet Gynecol. 1998; 179:921-4.
15. Borrelli F, Capasso R, Aviello G *et al.* Effectiveness and safety of ginger in the treatment of pregnancy-induced nausea and vomiting. Obstet Gynecol. 2005; 105(4):849-56.
16. Poursharif B, Korst LM, Macgibbon KW *et al.* Elective pregnancy termination in a large cohort of women with hyperemesis gravid. Contraception. 2007; 76(6):451-5.

# 43 Abortamento

*Cristião Fernando Rosas*

## ▶ Introdução

No Brasil o abortamento representa um grave problema de saúde pública e de justiça social, sendo relacionado com uma complexa cadeia de aspectos que envolvem questões éticas, legais, econômicas, culturais, religiosas e sociais.

O documento "II Plano Nacional de Políticas para as Mulheres", elaborado pela Secretaria Especial de Políticas para as Mulheres da Presidência da República do Brasil, reconhece a necessidade de se promover a qualificação da atenção obstétrica e neonatal, incluindo a assistência ao abortamento, para reduzir o impacto na saúde das mulheres, principalmente quando realizado em condições inseguras. Esse documento considera o abortamento um grave problema de saúde pública.[1]

Apesar disso, ainda prevalece no Brasil uma atenção médica inadequada a mulheres que sofrem de complicações relacionadas com o aborto. Como resultado, o tratamento costuma ser postergado e ineficaz, com graves consequências e riscos à saúde da mulher.

Nesse sentido, a necessidade de uma atenção de emergência ao aborto de maneira oportuna, fundamentada no novo Marco Conceitual de Atenção Humanizada ao Abortamento é imperiosa, buscando aliar as melhores evidências cirúrgicas e medicamentosas à atenção com base em referenciais bioéticos e de direitos humanos.

## ▶ Aspectos epidemiológicos

Estima-se que ocorram no mundo cerca de 75 milhões de gestações indesejadas ao ano, das quais 46 milhões terminam por abortos induzidos, com 20 milhões sendo realizados em países com legislação restritiva e de maneira insegura, resultando na morte de 47 mil mulheres, significando 13% das mortes maternas.[2] Na América do Sul, região com as maiores taxas de aborto inseguro do mundo, cerca de 30 por mil mulheres de 15 a 49 anos, a estimativa chega a 3 milhões de abortos/ano, representando 24% das mortes.[2]

O estudo "A magnitude do aborto no Brasil", de 2005, estimou haver de 730 mil a 1 milhão e 250 mil abortos anuais, com ponto médio de 1 milhão de abortos/ano.[3] Isso representa aproximadamente 230 mil internações/ano pelo Sistema Único de Saúde (SUS) para tratamento das complicações do aborto. A taxa anual de abortos inseguros é de 2,07 abortos para 100 mulheres entre 15 e 49 anos, e uma razão de abortos inseguros de 29% por 100.

## ▪ Mortalidade materna por aborto

A tipificação do aborto como um delito não só não desestimula as mulheres a serem submetidas ao procedimento, como também incentiva as práticas de risco e evidencia as diferenças socioeconômicas, culturais e regionais diante da ilegalidade do aborto, uma vez que mulheres com melhores condições financeiras, nos grandes centros urbanos, têm acesso aos métodos e às clínicas de abortamento ilegais com maior higiene.[3]

Um estudo sobre a mortalidade de mulheres de 10 a 49 anos, com ênfase na mortalidade materna, apontou que o abortamento foi responsável por 11,4% do total de mortes maternas e por 17% das causas obstétricas diretas, de maneira que a investigação tornou possível verificar que uma parcela significativa correspondeu ao abortamento.[4]

## Conceito

O abortamento diz respeito à expulsão ou extração de um produto da concepção com menos de 500 g e/ou estatura ≤ 25 cm, ou menos de 22 semanas de gestação, tenha ou não evidências de vida e sendo ou não espontâneo ou induzido.[5] O aborto espontâneo é clinicamente diagnosticado em 10 a 15% das gestações e cerca de 80% ocorrem nas primeiras 12 semanas. Quanto à idade gestacional, os abortamentos dividem-se em precoces, até 12 semanas, e tardios, de 13 a 22 semanas, tendo como fatores etiológicos mais relevantes:

- alterações cromossômicas
- anomalias do ovo e de implantação
- mecanismos imunológicos
- ginecopatias: alterações endometriais ou sinéquias subsequentes a curetagens, infecções e cicatrizes cirúrgicas, malformações uterinas, leiomiomas que deformam a cavidade do útero e incompetência istmocervical
- endocrinopatias: patologias da tireoide, diabetes, insuficiência luteínica
- anemias graves
- doenças cardiorrespiratórias graves.

## ▶ Atenção humanizada ao abortamento

O abortamento representa grave problema de saúde pública em países em desenvolvimento, inclusive no Brasil, e sua discussão envolve um complexo conjunto de aspectos legais, morais, religiosos, sociais e culturais. Para um grande contingente de mulheres, o abortamento resulta de necessidades não satisfeitas de planejamento reprodutivo, envolvendo a falta de informação sobre anticoncepção, dificuldades de acesso aos métodos, falhas no seu uso e ausência de acompanhamento pelos serviços de saúde. A necessidade de atenção oportuna é imperiosa, dada a dificuldade das mulheres em reconhecer sinais de possíveis complicações aliada ao fato de que o medo e a vergonha são fatores que podem retardar a busca de cuidado. Não menos importante que esses aspectos, faz-se necessário superar a discriminação e a desumanização no atendimento às mulheres nessa situação.[6]

Em todo caso de abortamento, a atenção à saúde da mulher deve ser prioritária, provendo-se a atuação multiprofissional e, acima de tudo, respeitando a liberdade, a dignidade, a autonomia e a autoridade moral e ética de decisão da mulher, afastando preconceitos, estereótipos e discriminações de qualquer natureza que possam negar e desumanizar esse atendimento. Diante de um caso de abortamento inseguro, é preciso adotar, do ponto de vista ético, a conduta "não fazer juízo de valor e não julgar", pois o dever de todos os profissionais de saúde é acolher condignamente e envidar esforços para garantir a sobrevivência da mulher e não causar quaisquer transtornos e constrangimentos. Devem-se dar garantias à mulher do dever ético e profissional da preservação do sigilo médico diante de um abortamento. Os profissionais de saúde devem adotar os seguintes procedimentos diante de um abortamento:[6] acolhimento, informação e orientação; atenção clínica adequada ao abortamento e suas complicações; serviços de planejamento reprodutivo a mulheres pós-abortamento; integração com outros serviços de promoção à saúde da mulher e de inclusão social das mulheres.

### ▪ Acolhimento, informação e orientação

Essas três atitudes visam responder às necessidades de saúde emocional e física das mulheres, além de outras preocupações que possam surgir. Acolhimento é o tratamento digno e respeitoso, a escuta, o reconhecimento e a aceitação das diferenças, o respeito ao direito de decidir da mulher, assim como o acesso e a resolutividade da assistência. A equipe de enfermagem também tem papel diferenciado por estar presente na porta de entrada, durante o procedimento obstétrico e na fase de recuperação clínica da mulher na unidade de internação. Deve-se considerar a atenção psicossocial às mulheres em abortamento, integrando assistentes sociais e psicólogos ao atendimento, com suas respectivas especificidades na atenção à saúde, quando possível. É de responsabilidade da equipe multiprofissional:

- respeitar a fala da mulher, lembrando que nem tudo é dito verbalmente, auxiliando-a a manifestar seus sentimentos e elaborar a experiência vivida, buscando a autoconfiança
- organizar o acesso da mulher, priorizando o atendimento de acordo com necessidades detectadas
- identificar e avaliar as necessidades e os riscos dos agravos à saúde em cada caso, resolvendo-os conforme a capacidade técnica do serviço
- dar encaminhamentos aos problemas apresentados pelas mulheres, oferecendo soluções possíveis e priorizando o seu bem-estar e comodidade
- garantir a privacidade no atendimento e a confidencialidade das informações
- realizar os procedimentos técnicos de maneira humanizada e informando as mulheres sobre as intervenções necessárias.

### Atenção clínica adequada ao abortamento

Deve ser realizada de acordo com referenciais éticos, legais e bioéticos, além da aplicação da técnica baseada nas melhores evidências descritas neste protocolo.

### Serviços de planejamento reprodutivo às mulheres pós-abortamento

Deve incluir orientações para aquelas que desejem uma nova gestação. A mulher em situação de abortamento, muitas vezes, não está preocupada com o risco de nova gravidez e não utiliza métodos anticoncepcionais espontaneamente. Ela precisa da orientação dos profissionais de saúde e de disponibilidade de métodos eficazes e aceitáveis na redução do risco de gravidez não desejada. Portanto, o atendimento da mulher com complicações de abortamento só será completo se acompanhado de orientação sobre anticoncepção e de oferta de métodos anticoncepcionais no pós-abortamento imediato.

Deve-se informar que a recuperação da fertilidade pode ser quase imediata após o abortamento e que, portanto, a anticoncepção deve iniciar-se também de imediato, ainda que a mulher não deseje, tão logo, ter relações sexuais. O dia do esvaziamento uterino deve ser considerado o dia número 1 do início do contraceptivo hormonal combinado por via oral (VO) ou injetável se for do consentimento da mulher.

Pode-se oferecer a inserção do dispositivo intrauterino (DIU) logo no pós-aborto imediato com consentimento pós-informado e desde que descartadas manipulações prévias ou infecção. Estão contraindicados métodos de barreiras como diafragma no pós-aborto imediato.

### Integração com outros serviços

Deve-se agendar consulta de retorno para revisão puerperal no ambulatório, entre 7 e 15 dias pós-aborto, quando devem ser reforçadas as orientações de saúde, particularmente, o planejamento reprodutivo.

## ▶ Aspectos clínicos e terapêuticos do abortamento

A seguir, são apresentados os aspectos terapêuticos de acordo com os tipos de abortamento.

### Aborto evitável

Caracteriza-se pela integridade do ovo, apresentando-se clinicamente com útero compatível com a idade da gravidez, colo impérvio, sangramento discreto e dor em cólicas de intensidade variável, geralmente leves. O exame especular afasta outras causas hemorrágicas e o exame ultrassonográfico mostra-se normal.

**Conduta.** Repouso absoluto, abstinência sexual por quase 7 dias após cessado o sangramento, analgésicos e antiespasmódicos. O acompanhamento deve ser ambulatorial. Não existem evidências que mostrem efetividade do uso de progesterona nessas situações, salvo nas pacientes com histórico de abortamento habitual, isto é, com três ou mais abortos.[7]

## • Aborto inevitável

Caracteriza-se por perda da integridade do ovo, sangramento moderado a acentuado contendo coágulos e/ou restos ovulares, colo uterino permeável, dor em cólicas de forte intensidade e redução do volume uterino em relação à idade gestacional, podendo culminar em abortamento completo ou incompleto. A ultrassonografia auxilia no diagnóstico diferencial.

**Conduta.** Abortamento completo: conduta expectante. Abortamento incompleto com menos de 12 semanas: tratamento cirúrgico ou medicamentoso.

### Tratamento cirúrgico | Primeira opção

Esvaziamento da cavidade uterina por vácuo-aspiração utilizando aspiração manual intrauterina (AMIU) ou aspiração elétrica. Uma revisão sistemática registrou maior eficiência, rapidez e segurança da aspiração quando comparada com a curetagem.[8]

O tratamento do aborto incompleto, recomendado pela melhor evidência científica até então é a evacuação uterina utilizando AMIU ou aspiração elétrica. A curetagem tem como possíveis complicações a perfuração uterina e lesões pós-operatórias cervicais, assim como a possibilidade de sinéquias uterinas ou síndrome de Ashermann, sobretudo se for preciso repetir o procedimento por evacuação.[8]

A AMIU como tratamento do aborto incompleto é um procedimento rápido e menos doloroso, tanto que analgesia e sedação nem sempre são necessárias e as complicações são menores que as da curetagem. A AMIU é o procedimento de escolha para o tratamento do abortamento, sendo recomendado pela Organização Mundial da Saúde (OMS) e pela International Federation of Gynecology and Obstetrics (FIGO).[6]

A dilatação cervical, se necessária, deve ser realizada de maneira delicada, utilizando-se preferencialmente os dilatadores de Denniston, em vista dos riscos de insuficiência istmocervical secundária. A utilização de ocitocina ou de derivados da ergotamina deve ser reservada a situações específicas, e não usada rotineiramente. Se for preciso, deve-se promover a estabilização hemodinâmica com contínua avaliação dos dados vitais.

### Tratamento cirúrgico | Segunda opção

Ainda que se verifique tendência gradativa na utilização de métodos farmacológicos para o tratamento do abortamento retido, prevalece na prática clínica o uso de intervenções cirúrgicas para o esvaziamento uterino. Os métodos mais utilizados são a curetagem mecânica e a aspiração uterina, utilizando equipamentos elétricos. Para saber mais detalhes, veja o Capítulo 102, *Tratamento Cirúrgico do Abortamento*.

### Tratamento medicamentoso

É a utilização de medicamentos para indução ou tratamento do abortamento de maneira segura e eficaz como alternativa ao tratamento cirúrgico.

O uso do misoprostol para o tratamento do aborto incompleto tem sido estudado amplamente e é uma legítima opção terapêutica,[9,10] tendo sido considerado pela OMS um medicamento essencial para o tratamento do aborto incompleto.

▶ **Regimes de misoprostol para tratamento do abortamento incompleto.** As doses a serem consideradas são:

- primeira opção: 600 µg por via oral (VO), dose única

- segunda opção: 400 μg por via sublingual, dose única
- terceira opção: 600 μg por via vaginal, dose única

Deve-se orientar o uso de analgésicos (dipirona) e, caso necessário, associar algum anti-inflamatório não hormonal como o ibuprofeno VO prévio ao tratamento (antiespasmódicos devem ser evitados). Imunoglobulina anti-D deve ser aplicada se a paciente for Rh negativo, não sensibilizada.

Não há evidências que justifiquem a utilização rotineira de antibióticos nos casos de abortamento incompleto,[11] salvo se houver manipulação prévia ou se ocorreu em condições inseguras ou quando houver infecção.

*Evolução dos sintomas e sinais.* Durante 2 a 4 h haverá cólicas de intensidade variável com expulsão de tecidos e coágulos, com maior sangramento por 3 a 4 dias, reduzindo-se gradativamente até a menstruação seguinte. No dia da aplicação do misoprostol podem ocorrer calafrios, febre, náuseas, vômito e diarreia. A usuária deve estar atenta ao volume do sangramento, ao odor, à dor e à temperatura. Caso julgue necessário, deve procurar atendimento para avaliação.[9] Recomenda-se repouso relativo por 1 a 3 dias, sendo observada efetividade do método de 85 a 95%.

*Critérios de seleção para o tratamento.* A paciente tem que estar em bom estado geral e hemodinamicamente estável. Deve ter tamanho uterino ou idade gestacional menor que 12 semanas, abortamento não séptico, escasso sangramento, facilidade de acesso a serviço de emergência caso ocorram complicações, aceitar o tratamento cirúrgico em caso de falha, consentimento pós-informado para tratamento medicamentoso do aborto.

*Contraindicações.* Alergia a prostaglandinas, coagulopatias ou uso de anticoagulantes, gravidez molar, asma brônquica descompensada, suspeita de gravidez ectópica, saúde geral deficiente, hemorragia vaginal abundante, infecção pélvica ou sepse, anemia grave, instabilidade hemodinâmica ou choque, esvaziamento incompleto após AMIU ou curetagem.

*Precauções antes do uso de misoprostol.* Se houver DIU *in situ*, é preciso retirá-lo antes do uso em situações de síndrome de intestino irritável ou com patologias que cursem com diarreia. Caso a paciente se encontre em aleitamento, a oferta ao bebê deve ser suspensa por 3 dias.

*Possíveis efeitos colaterais.* Sangramento uterino, cólicas uterinas ou dores pélvicas, febre, calafrios, diarreia, náuseas e vômitos. Normalmente, esses sintomas, se ocorrerem, são temporários e podem ser superados com uso de sintomáticos.

*Sinais de alerta.* Hemorragias ou sangramento abundante, com mais de dois absorventes higiênicos grandes empapados por hora por mais de duas horas, ou mais do dobro do fluxo habitual de menstruação. Retorno de sangramento importante depois de parada. Dor intolerável ou desmaio. Febre, temperatura maior que 38°C. Sangramento vaginal com mau cheiro.

*Critérios de êxito e seguimento com 7 a 10 dias após o tratamento.* Não há sangramento vaginal ou é muito escasso. Diminuição da dor, ausência de sinais de infecção, útero vazio confirmado por ultrassonografia (houve êxito).

## • Aborto retido

Caracteriza-se pela interrupção da gestação com permanência de produtos da concepção na cavidade uterina. Pode ocorrer discreto sangramento, colo impérvio, regressão dos fenômenos gravídicos e redução do volume uterino em relação à idade gestacional. A ultrassonografia revela conteúdo heterogêneo sem sinais de vitalidade.

**Conduta.** Tratamentos cirúrgico e medicamentoso.

### Tratamento cirúrgico

Inicia-se, se possível, com a preparação prévia do colo uterino, antes do procedimento cirúrgico, facilitando sua dilatação cervical pré-operatória. Para tanto, deve-se utilizar 400 µg de misoprostol vaginal ou sublingual, 3 a 4 h antes do procedimento cirúrgico, quer seja vácuo-aspiração (AMIU ou elétrica) ou dilatação/curetagem. Com a maturação cervical, sua dilatação é facilitada, reduzindo os riscos de traumas locais e de perfuração uterina, além de facilitar as manobras cirúrgicas necessárias. Essa manobra é especialmente conveniente em mulheres nulíparas, adolescentes, com mais de 10 semanas de gravidez, ou com anomalias cervicais ou cirurgias prévias.[12]

## Tratamento medicamentoso

- Aborto retido: observar os mesmos cuidados e critérios do uso do misoprostol; dose única de 800 µg por via vaginal
- Gestação anembrionada ou ovo cego: dose única de 800 µg por via vaginal.

# ▪ Aborto induzido | Interrupção da gravidez no 1º trimestre

Na legislação brasileira, o Artigo 128 do Código Penal estabelece que o aborto é permitido em duas eventualidades: quando não há outro meio de salvar a vida da gestante ou quando a gravidez resulta de estupro, após consentimento da gestante ou de seu representante legal quando ela for incapaz.[13]

Ainda que não esteja contemplada no código penal vigente, existe jurisprudência que permite a interrupção da gestação nas situações de malformações fetais incompatíveis com a vida extrauterina. Existe fórum específico para tal deliberação, onde, em geral, as decisões não ultrapassam 15 dias entre a entrada do processo e a decisão judicial (ver Capítulos 109 e 110, respectivamente, *Fundamentos Éticos* e *Atendimento à Mulher Vítima de Violência Sexual*).

A seguir são discutidas as alternativas para as situações em que esse tipo de intervenção seja necessário. Há fortes evidências para que os métodos farmacológicos sejam preferenciais por apresentarem taxas de eficácia superiores a 90% para idades gestacionais de até 10 semanas. Os resultados possibilitam a extensão dessa opção até 12 semanas de gestação.

Após o consentimento informado da mulher, as opções terapêuticas devem ser utilizadas considerando-se que, em caso de insucesso, podem ser repetidas após intervalo de 72 h. Caso a opção compartilhada com a paciente seja por método cirúrgico, o colo uterino costuma apresentar-se favorável para aspiração ou curetagem.

## Doses

Serão apresentadas a seguir as doses referentes à indução do aborto conforme o tempo de gestação.

▶ **Indução do aborto até 9 semanas.** Em caso de aborto feito até 9 semanas (padrão-ouro),* deve-se seguir as seguintes instruções:

- 1º dia: mefipristona 200 µg VO
- 2º e 3º dias: misoprostol 800 µg por via bucal
- 8º a 15º dias: acompanhamento da paciente.

▶ **Indução de aborto até 12 semanas.** Para se fazer a indução de aborto com idade gestacional de até 12 semanas, deve-se seguir os seguintes procedimentos:

- 1ª opção: misoprostol 800 µg, por via vaginal, podendo-se repetir a dose de 800 µg cada 12 h, se não houver início de atividade uterina, até completar no máximo 3.[14] A OMS admite que as doses podem ser administradas com intervalos menores (a cada 3 ou 4 h), mas nunca ultrapassando 3 doses. A via vaginal tem melhor efetividade e menos efeitos colaterais
- 2ª opção: misoprostol 800 µg por via sublingual a cada 3 ou 4 h, até completar 3 doses (em gravidezes de até 9 semanas). A via sublingual é menos efetiva que a vaginal e tem mais efeitos secundários gastrintestinais
- 3ª opção: misoprostol 800 µg por via bucal, a cada 4 h, porém com menos evidências relativas à sua efetividade.

---

\* Ainda não disponível no Brasil.

A via vaginal deve ser a preferencial, mas as alternativas devem ser ponderadas e adotadas segundo a preferência da mulher.[14] A efetividade é de 80 a 90%, dependendo do tempo de espera para se obter o efeito. Cerca de 70% dos casos eliminam nas primeiras 24 h de indução, aumentando a eficácia até 72 h após a administração do misoprostol.[14]

▶ **Indução de aborto com mais de 12 semanas e com feto vivo.** A via deve ser a vaginal, colocando-se o comprimido no fundo do saco posterior, junto ao colo. Recomenda-se a utilização de misoprostol, iniciando com as seguintes doses:

- entre 13 e 16 semanas: 400 µg por via vaginal
- entre 17e 21 semanas: 200 µg por via vaginal.

Caso não haja resposta até 48 h, deve-se duplicar a dose inicial:

- entre 13 e 16 semanas: 800 µg por via vaginal
- entre 17 e 21 semanas: 400 µg por via vaginal.

Caso não haja resposta até 12 h, devem-se repetir as doses a cada 12 h até o máximo de 4 doses. Uma nova dose de misoprostol não deve ser utilizada se a atividade uterina tiver iniciado, ainda que seja leve.[15]

Iniciada a aplicação de misoprostol, o caso deve ser monitorado constantemente, tendo como foco o desencadeamento das contrações uterinas e os sinais vitais da gestante. As complicações mais graves nesses casos são a hipercontratilidade e a ruptura uterina. Diante de hiperestimulação uterina, pode-se instalar tocólise de acordo com as normas do serviço (terbutalina ou nifedipino, por exemplo). Após o esvaziamento uterino, segue-se a curetagem instrumental se necessária para retirada de restos remanescentes. A ocitocina deve ser mantida após o procedimento bem como a hidratação parenteral e o monitoramento das condições hemodinâmicas.

A limitação mais importante para o uso do misoprostol é cesárea anterior, em função do risco de ruptura da cicatriz na eventualidade de hiperestimulação. Estima-se que essa complicação ocorra em aproximadamente 5% das mulheres com gestação no termo. Quando utilizado no segundo trimestre os riscos são reduzidos. Nessas situações, ainda que o misoprostol não seja contraindicado, o controle materno deve ser redobrado.

▶ **Indução de aborto com mais de 12 semanas e com feto morto.** Deve-se iniciar com as seguintes doses:

- entre 13 e 17 semanas: misoprostol 200 µg por via vaginal
- entre 18 e 26 semanas: misoprostol 100 µg por via vaginal.

A dose deve ser repetida a cada 12 h até completar 4 doses (horas 0, 12, 24 e 36). Não se deve utilizar nova dose de misoprostol se a atividade uterina tiver iniciado, ainda que seja leve.

## ▪ Aborto incompleto infectado

Caracteriza-se por quadro infeccioso materno, com ovo íntegro ou não e quadro hemorrágico variado. Associa-se habitualmente à manipulação não estéril da cavidade uterina. Pode apresentar secreção fétida, dor pélvica intensa à palpação, calor local e febre, além de comprometimento variável do estado geral.

As infecções são polimicrobianas e, quase sempre, com bactérias da própria flora vaginal ou intestinal. Quando instalado o quadro de choque séptico, vale lembrar a etiologia por *E. coli*, *Bacteroides*, *Clostridium* e *Streptococus*. A endometrite é o quadro clínico mais habitual, mas a parametrite, a peritonite localizada ou generalizada e a septicemia não são raras.

### Aspectos terapêuticos

Devem ser considerados os seguintes procedimentos:

- internação, coleta de hemograma completo, tipagem sanguínea
- cultura e antibiograma de secreção vaginal e, se possível, endometrial
- utilização de ocitocina, 10 a 20 mIU/min

- estabilização hemodinâmica
- antibioticoterapia: esquema inicial. Gentamicina (1,0 mg/kg peso IM ou IV 8/8 h) associada a clindamicina (600 mg IV 6/6 h). O esquema deve ser mantido por 3 dias e diante de melhora clínica e ausência de febre pode ser mudado para gentamicina IM e clindamicina VO.

Outras alternativas devem ser orientadas segundo a necessidade clínica e/ou antibiograma da cultura do material coletado. O tratamento cirúrgico deve ser empregado de acordo com a situação clínica:

- esvaziamento por aspiração endouterina (elétrica ou manual) é a técnica de eleição[12] ou ainda por curetagem uterina instrumental após estabilização hemodinâmica e instalação de antibióticos
- drenagem de fundo de saco de coleções purulentas restritas à pélvis
- nos casos mais graves, acompanhados de peritonite e que demoram a dar resposta satisfatória, deve-se proceder à laparotomia exploradora e, se necessário, realizar retirada de órgãos pélvicos
- histerectomia com ou sem anexectomia e drenagem da cúpula vaginal e da cavidade abdominal. A histerectomia total abdominal justifica-se na ausência de resposta aos tratamentos anteriores com persistência do quadro de choque séptico.

## Abortamento habitual

Caracteriza-se pela ocorrência de três ou mais abortamentos consecutivos. O casal deve se submeter a protocolo de investigação no intervalo intergestacional para estabelecer a possível causa e posterior terapêutica.

A insuficiência istmocervical (ver Capítulo 48, *Insuficiência Istmocervical*) pode ser causa de abortamentos tardios recorrentes. As causas imunológicas são fatores etiológicos importantes, não havendo evidências consistentes de que imunização por células de origem paterna ou transfusão de leucócitos possa ter

efeitos significantes ou seja capaz de reduzir os riscos de novos abortamentos. Do mesmo modo, não há evidências suficientes para preconizar gonadotrofina coriônica humana com o objetivo de prevenção em pacientes com história pregressa de abortamento recorrente de causa desconhecida. Uma revisão sistemática demonstrou pequeno benefício no uso de progesterona para prevenção de abortos no subgrupo de pacientes com 3 ou mais abortos anteriores.[7]

## Referências bibliográficas

1. Brasil. Presidência da República. Secretaria Especial de Políticas para as Mulheres. II Plano Nacional de Políticas para as Mulheres. Brasília: Secretaria Especial de Políticas para as Mulheres, 2008.
2. World Health Organization. Unsafe abortion: global and regional estimates of incidence of unsafe abortion and associated mortality in 2003. 5 ed. Geneva: WHO, 2007.
3. Adesse L, Monteiro M. Estudo da magnitude do aborto inseguro no Brasil. Rio de Janeiro: IPAS/Brasil/UERJ, 2005. Acesso em: 2012 Jun 25. Disponível em: http://www.ipas.org/Publications/asset_upload_file702_3556.pdf.
4. Brasil. Ministério da Saúde. Secretaria de Atenção à Saúde. Departamento de Ações Programáticas Estratégicas. Estudo da mortalidade de mulheres de 10 a 49 anos, com ênfase na mortalidade materna: relatório final. Ministério da Saúde, Secretaria de Atenção à Saúde, Departamento de Ações Programáticas Estratégicas. Brasília: Ministério da Saúde, 2006.
5. Brasil. Ministério da Saúde. Secretaria de Vigilância em Saúde. Departamento de Análise de Situação de Saúde. Coordenação Geral de Informação e Análise Epidemiológica. Manual de vigilância do óbito infantil e fetal e do Comitê de Prevenção do Óbito Infantil e Fetal. Brasília: Ministério da Saúde, 2009.
6. Brasil. Ministério da Saúde. Secretaria de Atenção à Saúde. Departamento de Ações Programáticas Estratégicas. Norma técnica: atenção humanizada ao abortamento. 2 ed. Brasília: Ministério da Saúde, 2010.
7. Haas DM, Ramsey PS. Progestogen for preventing miscarriage. Cochrane Database Syst Rev. 2012; (12):CD003511.
8. Tunçalp Ö, Gülmezoglu AM, Souza JP. Surgical procedures for evacuating incomplete miscarriage. Cochrane Database Syst Rev. 2012; (12):CD001993.
9. Blum J, Winikof B, Gemzell-Danielsson K *et al.* Treatment of incomplete abortion and miscarriage

with misoprostol. Int J Gynaecol Obstet. 2007; 99(Suppl 2):S186-9.

10. Neilson JP, Gyte GML, Hickey M *et al.* Medical treatments for incomplete miscarriage (less than 24 weeks). Cochrane Database Syst Rev. 2012; (12):CD007223.

11. May W, Gülmezoglu AM, Ba-Thike K. Antibiotics for incomplete abortion. Cochrane Database Syst Rev. 2012; (12): CD001779.

12. World Health Organization. Safe abortion: technical and policy guidance for health systems. Geneva: WHO, 2003.

13. Rosas CF (coord.). Cadernos CREMESP. Ética em ginecologia e obstetrícia. 3 ed. São Paulo: Conselho Regional de Medicina do Estado de São Paulo, 2004.

14. Boza AJV, Gómez R. Aborto terapêutico. In: Faundes A (ed.). Uso de misoprostol em obstetrícia e ginecologia. 2 ed. Bolívia: Federação Latino-Americana de Sociedades de Obstetrícia e Ginecologia, 2007. pp. 59-76.

15. DeHeus R, Graziosi GC, Cristiaens GC *et al.* Medical management for termination of second and third trimester pregnancies: a comparison of strategies. Eur J Obstet Gynecol Reprod Biol. 2004; 116(1):16-21.

# 44 Prematuridade

*Eduardo de Souza | Guilherme Negrão de Souza | Luiz Camano*

## ▶ Introdução

A prematuridade ainda constitui sério problema perinatal atualmente, sendo responsável por cerca de 75% da morbidade e mortalidade neonatais. A despeito dos avanços na perinatologia e da criação das unidades de tratamento intensivo neonatal, a prematutidade mantém-se entre os problemas médicos de mais difícil resolução.

Em 1961, a Organização Mundial da Saúde (OMS) avaliou o desfecho neonatal em função da idade gestacional e definiu pré-termo como o nascido com menos de 37 semanas completas ou 259 dias, não importando o seu peso. Recomendou, ainda, que o cálculo da idade gestacional tenha como base o primeiro dia do último ciclo menstrual regular.

Apesar do melhor conhecimento dos fatores envolvidos na parturição prematura e dos recursos para bloquear o trabalho de parto pré-termo, a incidência de partos prematuros não tem declinado nas últimas décadas. Os dados da literatura são muito variados, uma vez que múltiplos fatores agem sobre a população, como condições socioeconômicas, região geográfica, fatores raciais e tipos de assistência oferecida à gestante. Em termos gerais, há países com baixa incidência (em torno de 5%), como Finlândia, França e Dinamarca. Outros, também desenvolvidos, referem índices bem maiores (8 a 12,5%), como Alemanha, Canadá, Japão e EUA.

Na cidade de São Paulo, dados oficiais têm situado a frequência de nascimentos prematuros entre 7 e 9%. Considera-se que essa incidência provavelmente seja subestimada, tendo em vista as dificuldades para coleta de informações.

Percebe-se, portanto, que essa elevada incidência torna-se uma situação preocupante e desafiadora para a obstetrícia atual, que busca formas efetivas e práticas para promover a prevenção adequada da prematuridade.

## ▶ Etiologia

O conhecimento das causas da prematuridade constitui elemento básico à sua prevenção. Entretanto, o mecanismo pelo qual a parturição é iniciada, seja na gravidez a termo ou pré-termo, não é totalmente conhecido.

Alguns autores assinalaram, com muita propriedade, que o desencadeamento do trabalho de parto prematuro é multifatorial. Ações complexas de fatores autócrinos, parácrinos e endócrinos, bem como fenômenos bioquímicos nos tecidos uterinos, estão envolvidos com o processo da parturição prematura.

A etiologia infecciosa do trabalho de parto prematuro tem merecido destaque na atualidade. Diversos estudos descritivos e ensaios clínicos controlados geraram evidências de que muitos dos partos prematuros estão associados à infecção clínica ou subclínica dos sistemas genital e urinário, geralmente pelo reconhecimento de microrganismos no líquido amniótico e no conteúdo vaginal e endocervical dessas gestantes; e também pela comprovação histológica de corioamnionite. O processo inflamatório e infeccioso materno possibilita a ativação de uma cascata de eventos e culmina com a produção de ácido araquidônico, a liberação de prostaglandinas e o aparecimento de contrações uterinas.

Mesmo processos infecciosos fora do aparelho genital podem ser responsabilizados pelo evento do parto prematuro. Um exemplo é a doença periodontal, enfermidade de natureza infecciosa associada primariamente à colonização das superfícies dos dentes por bactérias anaeróbias gram-negativas.

Em termos didáticos, é possível ressaltar as principais causas da prematuridade da seguinte maneira:

- causas obstétricas: primiparidade jovem e idosa; pequeno intervalo interpartal; grande multípara; prematuridade prévia; morte fetal anterior; gravidez ilegítima; gravidez múltipla; doença hipertensiva específica da gestação; doença hemolítica perinatal; polidrâmnio; inserção baixa da placenta; descolamento prematuro da placenta; ruptura prematura das membranas; corioamnionite; e anomalias congênitas
- causas ginecológicas: insuficiência istmocervical; malformações uterinas; sinéquias uterinas; vaginoses; leiomiomas do útero; e gestação com dispositivo intrauterino
- causas extratocoginecológicas: estado socioeconômico-cultural adverso; desnutrição e anemia; condições desfavoráveis de profissão; raça negra; pouca idade materna; pequena estatura materna; baixo peso materno; tabagismo; alcoolismo; estados hipertensivos; diabetes melito; colagenoses, doença cardíaca materna; infecções maternas; bacteriúria assintomática e infecção do trato urinário.

Ressalta-se, ainda, que em cerca de 40% dos casos a etiologia da prematuridade permanece não esclarecida. Deve-se, também, mencionar o parto prematuro eletivo, indicado para proteger os interesses da mãe e/ou do feto quando há patologias clínicas e/ou obstétricas, determinantes de risco iminente, que tem se apresentado com incidência crescente, principalmente em hospitais que prestam assistência terciária.

Algumas condições patológicas desencadeantes de parto prematuro apresentam características peculiares, merecendo estudo individualizado, como a gemelidade, a ruptura prematura de membranas, a insuficiência ístmica, as infecções do trato urinário e as infecções do trato genital (com destaque para a vaginose bacteriana). Esses são eventos mórbidos incorporados à patologia obstétrica, apresentando distintos aspectos etiológicos, fisiopatológicos, preventivos e terapêuticos.

## ▶ Predição da prematuridade

Diversas tabelas de risco foram propostas com o objetivo de reconhecer as mulheres com maiores chances de apresentar parto pré-termo. Os dados analisados nessas tabelas envolvem características antropométricas, sociodemográficas, história obstétrica pregressa, doenças clínicas intercorrentes, aspectos de hábito e comportamentais, como também a evolução da gravidez atual.

Esses sistemas de avaliação do risco não são ideais; quando avaliados, mostram-se longe da perfeição para identificar as gestantes propensas a parturir prematuramente; predizem cerca de 40% dos nascimentos pré-termos, quando 12 a 20% das mulheres são classificadas como de alto risco.

Considera-se fundamental a vigilância em todos os grupos de gestantes, mesmo nos classificados como de baixo risco. Citam-se como exemplo as primigestas, pois as tabelas valorizam muito a história obstétrica pregressa e, com mais dificuldade, avaliam o risco efetivo na primeira gestação.

Acredita-se, contudo, que na procura por dados clínicos que possam prever a prematuridade deve-se realçar no antecedente obstétrico o valor da prematuridade prévia. As alterações cervicais com o intuito de prever o parto prematuro podem ser monitoradas clinicamente (por exame de toque vaginal). Alguns estudos que buscaram avaliar alterações cervicais ao toque e relacioná-las com o risco de prematuridade apresentam resultados conflitantes. Diante da polêmica, continua-se a defender a realização mais frequente de exame especular e toque nos retornos pré-natais; o apuro de modificações cervicais relevantes pode alertar o obstetra-assistente na tomada de decisões, embora se reconheça a crítica de que essas alterações sejam tardias ou pouco específicas.

A ultrassonografia transvaginal tem se destacado como melhor avaliador da condição cervical, ganhando importante espaço na literatura. A principal vantagem da medida da cérvice uterina por ultrassonografia transvaginal é avaliar a porção acima do fórnix anterior, o que não é possível com o toque vaginal. A medida do comprimento cervical por ultrassonografia via abdominal, por sua vez, apresenta limitações conforme a constituição física da paciente, a posição da apresentação fetal e as dificuldades técnicas que podem dificultar a sua realização. Além disso, a necessidade do enchimento da bexiga inviabiliza a padronização do método.

Não há consenso na literatura a respeito da medida exata do comprimento cervical que denuncia maior risco de prematuridade; também não há uniformidade sobre a melhor época para a realização do exame; ainda há dúvidas se o exame seria útil para a população em geral ou apenas para as gestantes consideradas de maior risco.

Permanece também controverso o significado das modificações morfológicas da cérvice uterina à ultrassonografia transvaginal, como o sinal do afunilamento ou a dilatação do orifício interno do colo. Mais recentemente, a não visualização do eco glandular endocervical à ultrassongrafia transvaginal também tem sido relacionado com o maior risco de parto pré-termo.

Do ponto de vista clínico, seria possível resumir, a partir dos trabalhos mencionados, os seguintes pontos sobre a medida do comprimento do colo uterino pela ultrassonografia transvaginal no segundo trimestre da gravidez:

- < 2 cm: risco grande de prematuridade
- 2 a 3 cm: risco médio de prematuridade
- 3 a 4 cm: risco pequeno de prematuridade
- > 4 cm: risco desprezível de prematuridade.

Por volta de 22 a 24 semanas de gravidez, quando é realizada a ultrassonografia morfológica fetal, recomenda-se a apuração, principalmente nas gestantes de risco para parto prematuro, da medida do comprimento da cérvice por via transvaginal.

O teste da fibronectina fetal também tem sido proposto como forma auxiliar de prever o risco de parto prematuro. A fibronectina fetal é a maior matriz proteica extracelular das membranas fetais. Sua presença na secreção cervicovaginal como fator preditivo para o parto prematuro pode ser utilizada para selecionar gestantes que necessitem de medidas terapêuticas. Por outro lado, quando ausente, evita-se o uso desnecessário de medicamentos, tranquilizando-se ambos, gestante e obstetra.

Normalmente, a fibronectina fetal está presente nos fluidos cervicovaginais durante as primeiras 20 semanas de gestação, sugerindo que os componentes da matriz extracelular, inclusive a fibronectina fetal, sejam liberados durante a fase proliferativa do desenvolvimento das membranas. Após a fusão do âmnio com o córion, a fibronectina fetal não é mais encontrada nos fluidos cervicovaginais de gestações não comprometidas. Após a 24ª semana, a presença de fibronectina fetal na secreção vaginal é um importante marcador do início da cascata de eventos que antecedem o parto, pois qualquer problema na interface materno-fetal antes do parto, como infecção ascendente, contrações mecânicas e isquemia, pode causar liberação da fibronectina fetal para a vagina.

A literatura é unânime em valorizar o valor preditivo negativo desse teste como auxiliar consistente para indicar que não vai ocorrer o parto prematuro na população considerada de alto risco.

## ▶ Uso de tocolíticos

A utilização de substâncias uterolíticas representa importante esperança para a redução dos índices de prematuridade e subsequentemente da mortalidade neonatal, apesar de apresentar diversos aspectos controversos.

Uterolíticos ou tocolíticos são fármacos capazes de deprimir ou mesmo inibir a atividade contrátil do miométrio, prevenindo a chegada do estímulo contrátil ou mantendo as células miometriais refratárias à ação desses estímulos.

Nas últimas décadas, alguns agentes farmacológicos com suposta ação tocolítica foram testados. Há grande dificuldade em se determinar a eficiência desses fármacos, principalmente porque muitas vezes a etiologia do trabalho de parto prematuro é desconhecida.

A análise da eficiência dos uterolíticos é complexa e ainda mais difícil em função das diferentes metodologias utilizadas nos estudos científicos. Além disso, utiliza-se associação de substâncias, o que pode determinar potencialização dos efeitos colaterais maternos e fetais.

Outra grande limitação em reduzir a incidência de parto prematuro está na inabilidade de iniciar-se a tocólise antes de o trabalho de parto tornar-se irreversível. Em decorrência, faz-se necessário o diagnóstico precoce do trabalho de parto prematuro para intervenção imediata, viabilizando a tocólise efetiva.

A utilização desses medicamentos em gestante pré-termo tem a finalidade de prolongar a gravidez por um período de 48 a 72 h, intervalo de tempo suficiente para a transferência da parturiente para um centro de referência, bem como para a utilização de substâncias que aceleram a maturidade pulmonar fetal.

Preconiza-se a ministração precoce, com no máximo 5 cm de cervicodilatação, em idade gestacional entre 22 e 34 semanas com bolsa íntegra. Esses medicamentos apresentam contraindicações e diversos efeitos colaterais, devendo ser empregados com extrema cautela e com indicação e objetivos precisos.

Indica-se a avaliação do bem-estar fetal concomitantemente à instituição da tocólise, podendo ser atestada por meio da cardiotocografia e também por outros métodos, como amnioscopia, amniocentese, ultrassonografia, perfil biofísico fetal e dopplervelocimetria. Frente ao diagnóstico de sofrimento fetal, impõe-se não inibir o trabalho de parto, já que este pode ser a única opção para a salvaguarda fetal em um ambiente hostil.

Atualmente prefere-se o uso dos chamados tocolíticos de primeira linha: betamiméticos (terbutalina), inibidores de canais de cálcio (nifedipino) e antagonistas de ocitocina (atosibana). Esses medicamentos apresentam eficácia semelhante. Os tocolíticos de exceção raramente são utilizados na atualidade, como os inibidores de prostaglandinas (indometacina) e o sulfato de magnésio.[1]

Quanto aos betamiméticos, sua ação é no nível dos receptores adrenérgicos localizados na musculatura uterina. A ocupação desses receptores impediria a contração muscular. Existem duas classes de beta-adrenérgicos: os beta-1, que atuam de modo predominante no coração e nos intestinos; os beta-2, que agem principalmente no miométrio, nos vasos sanguíneos e nos brônquios, sendo os preferidos para atuação em obstetrícia. Diversos efeitos colaterais são relatados com o uso desses medicamentos, como hiperglicemia, hipopotassemia, hipotensão, edema pulmonar, insuficiência cardíaca, arritmias, isquemia miocárdica, náuseas, vômitos, cefaleia, tremores musculares, febre, alucinações e até morte materna.

A terbutalina pode ser utilizada em infusão intravenosa (5 ampolas em 500 m$\ell$ de solução glicosada a 5%, com gotejamento controlado de 40 a 80 gotas por minuto, no máximo), e após o bloqueio das contrações, a infusão deve ser mantida por cerca de 24 a 48 h. Cumpre destacar que o monitoramento da frequência cardíaca materna é fundamental, sendo recomendável que não ultrapasse 120 bpm. Lembre-se, ainda, de que algumas pacientes não toleram as doses aqui recomendadas e apresentam desconforto decorrente da taquicardia.

Poucos estudos puderam comprovar a real eficiência do uso de betamiméticos na inibição do trabalho de parto prematuro. Porém, há boas evidências de que sejam bem-sucedidos no prolongamento da gravidez por cerca de

48 h.[2] O tratamento oral com terbutalina foi considerado ineficaz por vários grupos.

Entre os bloqueadores de canais de cálcio destaca-se o nifedipino. Seu efeito vasodilatador na circulação sistêmica e pulmonar só foi observado em pacientes hipertensas. Estudos randomizados mostraram que o nifedipino causa relaxamento muscular miometrial semelhante ao da ritodrina e mais efetivo que o do sulfato de magnésio, sem efeitos deletérios para a mãe e os conceptos. É apontado, na atualidade, como o melhor tocolítico.[3] Existem vários esquemas disponíveis, sendo a dose recomendada 1 cápsula VO (10 mg) a cada 20 min até ser observada a eficácia, utilizando no máximo 3 cápsulas em 1 h; a manutenção é feita com comprimidos de 20 mg a cada 8 h, por 48 h.

Os antagonistas de ocitocina (atosibana) vêm ocupando um lugar de destaque nos dias atuais como tocolíticos, principalmente pela quase ausência de efeitos colaterias maternos relevantes.[4] São encontrados em duas apresentações (0,9 mℓ e 5 mℓ). A dose de ataque é realizada com a infusão em 1 min IV de 1 frasco de 0,9 mℓ. A seguir, 2 frascos de 5 mℓ são adicionados em 90 mℓ de soro (glicosado, fisiológico ou lactato de Ringer), realizando-se infusão de 24 mℓ/h, durante 3 h; portanto, são infundidos nesse período 72 mℓ. O restante (28 mℓ) é injetado à velocidade de 8 mℓ/h por mais 3h30min. Se houver necessidade, nova solução é preparada (10 mℓ de atosibana em 90 mℓ de soro), mantendo-se a infusão de 8 mℓ/h por até 45 h. Seu custo mais elevado limita o seu uso em larga escala na prática diária.

Entre os tocolíticos de exceção, os inibidores da síntese de prostaglandinas (indometacina) são os mais comumente utilizados, em forma de supositório de 100 mg a cada 12 ou 24 h por 3 dias. Há possibilidade de efeitos colaterais para o concepto, como fechamento do canal arterial, enterocolite necrosante, hemorragia intracraniana, alterações da coagulação, insuficiência renal e oligoâmnio; na mãe podem induzir alterações de coagulação, úlcera gastroduodenal e reações alérgicas.

O sulfato de magnésio, na atualidade, deve ser evitado como tocolítico, pois sua eficiência tem sido muito questionada e apresenta consideráveis efeitos colaterais. Quando não houver outra opção é utilizado na dose de 4,0 g/h IV. Seu uso tem sido associado a efeito neuroprotetor para o concepto, principalmente diante de idade gestacional inferior a 28 a 30 semanas. O uso do sulfato de magnésio nesses casos selecionados deve ser discutido nos protocolos assistenciais de centros terciários.

Na Maternidade Escola de Vila Nova Cachoeirinha, por exemplo, é utilizado quando abaixo de 34 semanas, na dose de ataque de 4,0 g IV (em cerca de 5 min), seguido de infusão contínua de 2,0 g/h, ministrado concomitantemente com o tocolítico e mantido por até 24 h ou até o parto (o que ocorrer primeiro). Caso este não ocorra, o ciclo não é repetido.

Os estudos clínicos envolvendo os doadores de óxido nítrico (trinitrato de glicerila), ainda são polêmicos, sendo necessárias investigações adicionais antes de sua aplicação na prática diária.

A progesterona também é considerada uma substância tocolítica. Na decídua, exerce sua ação interferindo na síntese, na liberação e na metabolização de prostaglandinas. No miométrio determina aumento dos receptores beta-adrenérgicos, diminuição dos receptores estrogênicos e de ocitocina, bem como diminuição do cálcio livre intracelular. Há poucos anos, com o surgimento da progesterona natural micronizada, foram retomados os estudos sobre o seu uso na prevenção do trabalho de parto prematuro. A progesterona é absorvida VO e por via vaginal, com mínimos efeitos adversos. Um estudo randomizado duplo-cego[5] observou-se que 100 a 200 mg/dia de progesterona proporcionaram redução significativa na incidência de parto prematuro na população de alto risco. Obviamente, trata-se de tocolítico profilático, de uso prolongado na gestação (até cerca de 34 a 36 semanas), podendo ser ministrado, também, após o processo de tocólise como manutenção.

Obviamente, o tratamento com tocolíticos deve ser revisto na ocorrência de exuberantes efeitos colaterais, bem como no aparecimento de sofrimento fetal.

Evita-se, também, realizar o tratamento concomitante com múltiplos agentes medicamentosos. Esse procedimento só deve ser utilizado em casos individualizados. E, diante de recorrência do trabalho de parto prematuro, defende-se a reavaliação global do caso antes da reintrodução de nova terapêutica uterolítica.

# ▶ Corticoterapia antenatal para aceleração da maturidade pulmonar fetal

Em 1994, com o objetivo de desenvolver um consenso sobre o uso de corticosteroides antes do nascimento para maturação fetal em prematuros, os National Intitutes of Health (NIH)[6] dos EUA elaboraram conclusões com base em evidências científicas. Esse registro transformou-se, rapidamente, no mais importante relato a respeito deste tema. As principais recomendações desse renomado órgão americano foram as seguintes:

- os benefícios da administração antenatal de corticosteroides a fetos com risco de parto prematuro superam em muito os potenciais riscos. Esses benefícios incluem não somente redução no risco de síndrome do desconforto respiratório, mas também redução substancial da mortalidade e da hemorragia intraventricular
- todos os fetos entre 24 e 34 semanas de gestação com risco de parto prematuro devem ser considerados candidatos ao tratamento antenatal com corticosteroides
- as pacientes elegíveis para terapia com tocolíticos também devem ser elegíveis para tratamento com corticosteroides antenatais
- o tratamento consiste em 2 doses de 12 mg de betametasona IM com 24 h de diferença ou 4 doses de 6 mg de dexametasona IM com 12 h de diferença. O benefício ótimo começa 24 h após o início da terapia e dura 7 dias
- uma vez que o tratamento com corticosteroide por menos de 24 h ainda está associado a reduções significativas nas taxas de mortalidade neonatal, síndrome do desconforto respiratório e hemorragia intraventricular, corticosteroides antenatais devem ser administrados, exceto se o parto imediato for esperado
- em gestações complicadas, nas quais o parto antes de 34 semanas de gestação é provável, o uso antenatal de corticosteroides é recomendado, exceto se houver evidências de que terão um efeito adverso sobre a mãe ou se o parto for iminente.

Mais recentemente, em decorrência da intensificação do uso da corticoterapia antenatal, deparamo-nos com o uso repetitivo semanal do medicamento. Os efeitos benéficos ou adversos dessa terapia prolongada ainda carecem de maior investigação. O uso tem sido restrito a, no máximo, 2 ciclos de corticoide com pelo menos 3 semanas entre o ciclo anterior.

# ▶ Assistência ao trabalho de parto prematuro

A diminuição da mortalidade neonatal entre recém-nascidos prematuros só pode ser alcançada quando a condução adotada durante a parturição conseguir evitar, ao máximo, a anoxia e o trauma fetal; e também quando houver possibilidades plenas em centros neonatais especializados de dispensar cuidados intensivos ao pré-termo.

Considera-se relevante, portanto, que o parto prematuro seja assistido em hospital de referência com recursos adequados na sala de parto e com uma primorosa unidade de terapia neonatal. É impositivo o apuro dos profissionais da equipe médica e paramédica, sendo obrigatória a presença de dois obstetras, um dos quais com consolidada experiência, de um anestesiologista dedicado à obstetrícia, de dois neonatologistas de excelência e de uma atuante equipe especializada de enfermagem.

Permanece polêmica a natureza da via de parto do nascituro pré-termo. Alguns fatores a influenciam: idade gestacional e peso fetal estimado, passado obstétrico da parturiente, crescimento fetal restrito, hemorragias da segunda metade da gravidez, sinais de comprometimento da higidez conceptual intraparto, duração do trabalho de parto, infecção intra-amniótica, apresentação do feto, gemelidade e intercorrências clínicas (principalmente a hipertensão arterial e o diabetes melito).

Como regra geral, destaca-se que a via vaginal pode ser eleita diante de apresentação cefálica fletida; nas demais, a opção pela cesárea é preferível.

É necessário, contudo, tomar medidas de proteção ao concepto, com o desiderato de oferecer aos berçaristas produtos com potencialidades as mais intactas possíveis. A má oxigenação do produto conceptual durante o trabalho parturitivo deve ser rastreada em todos os casos, obrigatoriamente, por meio de registro eletrônico contínuo dos batimentos cardíacos fetais e das contrações uterinas maternas por cardiotocografia, lembrando que a interpretação dos registros nos conceptos muito prematuros pode oferecer maiores dificuldades. Caso a frequência cardíaca não possa ser monitorada continuamente, ela deve ser avaliada por pessoal adequadamente treinado a curtos intervalos utilizando-se o estetoscópio de Pinard ou o sonar Doppler. Taquicardia fetal, quando houver membranas ovulares rotas, é altamente sugestiva de sepse. Frente à suspeita de sofrimento fetal à cardiotocografia, o diagnóstico de certeza é feito, quando disponível, pela determinação do pH e da gasimetria do sangue capilar fetal obtido por microincisão no couro cabeludo. Enfatiza-se que o concepto pré-termo, à semelhança daquele que apresenta crescimento retardado, tem menor tolerância à asfixia que o de termo e, por conseguinte, episódios hipóxicos repetidos, mesmo de curta duração, podem conduzir à acidose láctica muito mais precocemente.

A amniotomia, por sua vez, deve ser praticada somente no final da cervicodilatação com o objetivo de prevenir a contaminação da cavidade âmnica pelos microrganismos da vagina, minimizando-se, assim, a maior propensão dos prematuros aos processos infecciosos. Além disso, cumpre proteger o delicado polo cefálico fetal das pressões que podem acontecer durante sua parturição.

No que diz respeito ao uso de analgésicos, é de bom alvitre não utilizar fármacos sedativos ou narcóticos para evitar os riscos de depressão sobre os centros respiratórios fetais, geralmente pouco maduros. Do mesmo modo, o obstetra muitas vezes se esquece de que é possível empregar outras técnicas de alívio das dores do trabalho de parto, como respiração adequada, massagens lombares, banho de ducha morna, deambular, estimulação nervosa elétrica transcutânea, entre outros. Deve-se ter em mente a necessidade de fornecer apoio psicológico às parturientes com parto prematuro, apoio imprescindível em momento tão delicado de suas vidas.

Quanto à anestesia, preconiza-se a de condução, a raquidiana ou a peridural; quando realizadas por profissional experiente não costumam influenciar os resultados negativamente. Salienta-se, contudo, ser de conhecimento universal que esses bloqueios podem interferir na oxigenação intrauterina, sobretudo em bebês prematuros. É válido lembrar que ainda há lugar na obstetrícia moderna para o bloqueio de pudendo e a anestesia local, principalmente para as mulheres bastante motivadas e que conseguiram ultrapassar o período da cervicodilatação somente com analgesia não agressiva como a descrita anteriormente, ou quando não há tempo para o bloqueio raquidiano ou peridural.

Defende-se o uso parcimonioso de ocitocina na prematuridade, evitando-se o desencadeamento de distocias funcionais hipercinéticas.

Quanto à episiotomia, é clássico enfatizar a necessidade de ser ampla, visando diminuir a resistência que os tecidos moles maternos impõem ao frágil crânio do nascituro, principalmente se a musculatura perineal materna não estiver relaxada. Porém, não existem evidências consistentes para recomendá-la de modo rotineiro para prevenção de tocotraumatismos encefálicos, para os quais os fetos pré-termo são especialmente propensos, de maneira que sua indicação deve ser individualizada.

O fórcipe de alívio pode ser indicado em conceptos com idade gestacional próxima ao termo se houver necessidade.

No que diz respeito à vácuo-extração, há consenso na literatura mundial em contraindicar formalmente o seu emprego no concepto pré-termo.

Em casos de opção para a cesariana, no que concerne à incisão abdominal, é preciso ter cautela em idades gestacionais precoces. Por vezes, a incisão longitudinal é necessária, por tratar-se de uma via mais rápida, de menor sangramento, expondo campo cirúrgico mais amplo.

Quanto à incisão uterina, considera-se que a decisão deve ser tomada somente no intraoperatório, com a cavidade abdominal aberta, quando é possível inspecionar e palpar o segmento inferior uterino. Sabe-se que, quanto menor a idade gestacional, maior a possibilidade de ser indicado o talho uterino longitudinal, pois maior será a espessura do segmento inferior, sobretudo fora do trabalho de parto. Diante de segmento inferior não bem formado o obstetra não deve hesitar em realizar incisão segmento-corporal longitudinal, com o objetivo de extrair o nascituro, evitando a hipoxia e o tocotraumatismo. É preferível esta incisão miometrial àquela em "T" para corrigir o erro de previsão. A tocólise intraoperatória tem sido proposta por alguns autores europeus com o objetivo de facilitar a extração fetal no parto abdominal ao promover o relaxamento da musculatura uterina.

No que concerne à laqueação do cordão, contraindica-se sua ordenha sistemática. Há evidências de que a ligadura mais tardia promove benefícios aos conceptos prematuros, porém na dependência das condições de nascimento, o recém-nascido deve ser entregue ao neonatologista para que se apliquem as manobras necessárias para a reanimação neonatal da maneira mais efetiva possível.

Preconiza-se a assistência imediata ao neonato, prestada por neonatologistas competentes, por intermédio de tecnologia moderna e especializada. O neonatologista deve ser chamado em todo parto após 22 semanas com concepto vivo.

## ▶ Referências bibliográficas

1. Souza E, Souza GN, Oliveira TA *et al.* Aspectos obstétricos da prematuridade. In: Moron AF, Camano L, Kulay Júnior L. Obstetrícia. São Paulo: Manole, 2011. pp. 993-1012.
2. Anotayanonth S, Subhedar NV, Garner P *et al.* Betamimetics for inhibiting preterm labour. Cochrane Database Syst Rev. 2004; (4):CD004352.
3. King JF, Flenady VJ, Papatsonis DNM *et al.* Calcium channel blockers for inhibiting preterm labour. Cochrane Database Syst Rev. 2003; (1):CD002255.
4. The Worldwide Atosiban versus Beta-Agonists Study Group. Effectiveness and safety of the oxytocin antagonist atosiban versus beta-adrenergic agonists in the treatment of preterm labour. Br J Obstet Gynaecol. 2001; 108:133-42.
5. Fonseca EB, Celik E, Parra M *et al.* Progesterone and the risk of preterm birth among women with a short cervix. N Engl J Med. 2007; 357:462-9.
6. National Institutes of Health. The effect of antenatal steroids for fetal maturation on perinatal outcomes. NIH Consensus Statement. 1994; 12:1-24.

# 45 Ruptura Prematura das Membranas Ovulares

*Nelson Sass | Cristião Fernando Rosas*

## ▶ Introdução

Define-se como ruptura prematura de membranas ovulares (RPM) a ruptura espontânea das membranas na ausência de trabalho de parto após a 20ª semana de gestação. Trata-se de uma patologia com incidência ao redor de 10,0%, sendo de enorme relevância em razão dos riscos de prematuridade, compressão do cordão umbilical no parto e infecção materna (corioamnionite) associados.[1] Vários são os aspectos relacionados com sua ocorrência, mas sem dúvida os fatores mais importantes são exposição do polo inferior da câmara âmnica no ambiente vaginal (dilatação cervical precoce) e instalação de infecções (corioamnionites) com origem na vagina ou no trato urinário. Ambos os fatores podem estar presentes e agir de modo sinérgico. Em todos os casos a possibilidade de corioamnionite, mesmo subclínica, não deve ser subestimada.

## ▶ Diagnóstico

É fundamentalmente clínico, a partir da queixa de perda de líquido pela vagina em volume variável. No exame clínico, podem ser identificados altura uterina menor que a esperada para a idade gestacional, palpação evidente de partes fetais e pouca mobilização manual do feto em virtude de menor volume de líquido. O exame genital deve ser resumido à inspeção da vagina utilizando espéculo estéril, evitando-se o toque vaginal, pelos riscos adicionais de infecção. A visualização da saída de líquido amniótico (LA) pelo orifício interno define o diagnóstico. Algumas vezes, em vista de volume reduzido, sua saída não é observada. Nessas situações, a mobilização e a elevação do polo fetal na área do estreito superior podem facilitar o escoamento. Caso seja considerado relevante, o toque vaginal deve ser realizado com luvas estéreis.

Quando o exame clínico não confirma a queixa da paciente, justifica-se o uso de exames subsidiários. A pesquisa do pH do conteúdo vaginal pode confirmar o diagnóstico quando apresentar valores superiores a seis ou padrão alcalino, uma vez que o pH vaginal normal é de 4,5 a 5,5. Também pode ser feito um esfregaço simples do muco cervical ou do conteúdo vaginal, sendo o diagnóstico confirmado pela observação, no microscópio simples, de cristalização em samambaia.

Quanto ao uso do ultrassom, não há sinais específicos que apontem o diagnóstico, exceto a observação de redução do volume de LA. Além disso, o exame pode fornecer informação adicional, como confirmação da idade gestacional, da apresentação, da posição da placenta, de malformações e eventuais sinais de insuficiência placentária.

## ▶ Tratamento

Definido o diagnóstico, as avaliações iniciais necessárias justificam a recomendação de internação para todas as pacientes. As condutas devem ser fundamentadas nos seguintes elementos: idade gestacional; infecção materna e/ou fetal; sinais de comprometimento da vitalidade fetal; e desencadeamento do parto.

A conduta expectante justifica-se apenas quando não há evidências clínicas e/ou laboratoriais de infecção materna ou de comprometimento fetal. Com base apenas na idade gestacional, a conduta pode ser delineada de acordo com a faixa de idade gestacional:

- abaixo de 24 semanas: ativa
- entre 24 e 34 semanas: expectante
- acima de 34 semanas: ativa.

## ▪ Idade gestacional inferior a 24 semanas

Nesta idade gestacional, a interrupção da gestação por indução tem sido a conduta mais adotada. O fator mais importante que embasa essa decisão é o prognóstico perinatal e infantil exibido em séries de casos que adotaram a conduta expectante. Várias complicações são descritas, como maior taxa de mortalidade fetal e neonatal, além de complicações crônicas como displasia broncopulmonar, contratura musculoesquelética, limitações neurológicas e morte no primeiro ano de vida.[2,3] Contingente importante de sobreviventes a essas complicações necessitou de atenção e cuidados especiais. Com relação às complicações maternas, há descrição de taxas relevantes de corioamnionite, endometrite e abscesso de parede abdominal.

Considerando-se o prognóstico perinatal reservado e os riscos maternos não desprezíveis, acredita-se que a conduta ativa, ou seja, de indução do parto, tenha razões médicas aceitáveis para ser recomendada. Do ponto de vista bioético, segundo Ramos e Sadeck (2006),[4] o desenvolvimento tecnológico tem fornecido ferramentas para atuar em recém-nascidos cada vez mais imaturos, tornando difícil a decisão de quando iniciar ou suspender o tratamento em cada caso. É muito delicado identificar o paciente que não irá beneficiar-se com o tratamento ou aquele em que a manutenção da vida,

sem perspectivas de melhora, desencadeará um sofrimento intenso. De acordo com os mesmos autores, para uma determinada conduta deve ser sempre respeitado o melhor interesse da família, pois será dela a responsabilidade de sustentar uma criança que possivelmente necessitará de cuidados especiais, arcando com o fardo econômico e emocional, e muitas vezes sem apoio profissional eficaz para a criança.

Segundo as recomendações do Ministério da Saúde do Brasil,[1] em um contexto de humanização ao nascimento, de respeito aos direitos e desejos das mulheres e da prática de uma obstetrícia baseada em evidências, é importante que se esclareça que a indução do parto é um procedimento aceitável e recomendável sob o ponto de vista médico e humano sempre que houver indicação que isso será capaz de evitar um mal maior.

Assim sendo, a situação deve ser discutida com os pais, que têm o direito de receber informações consistentes quanto ao prognóstico de seu bebê e compartilhar desta decisão de maneira consciente. Ainda que a opção de conduta do obstetra seja da interrupção, ressalta-se de maneira enfática que a decisão dos pais deve prevalecer desde que não exista condição de risco evidente. Para todos os casos, recomenda-se que esta decisão seja registrada no prontuário na forma de consentimento livre e esclarecido. Quando a conduta expectante for a opção, cabe à equipe assistencial agir do modo mais competente possível para redução de riscos maternos e fetais, adotando normas semelhantes às recomendações discutidas a seguir.

## ▪ Idade gestacional entre 24 e 34 semanas

Nestas situações é relevante o rastreamento da infecção fetal e/ou materna e a avaliação das condições de vitalidade fetal. Deve-se avaliar a cada 72 h a contagem de leucócitos e a distribuição de glóbulos brancos ("desvio à esquerda"), além de observar se há febre, taquicardia, dor abdominal e conteúdo vaginal com aspecto purulento e/ou com fisometria.

O bem-estar fetal deve ser avaliado por perfil biofísico em intervalos semanais, ou de maneira individualizada se necessário. A parada de movimentos respiratórios, a redução de LA e a taquicardia fetal persistente sugerem infecção fetal.

Na admissão, deve ser ministrado ciclo de corticoide para maturação pulmonar fetal segundo esquema preconizado. A decisão para a administração do segundo ciclo deve ser individualizada, não devendo ser realizado com intervalo menor que 4 semanas. Não existem justificativas para a utilização de tocolíticos.

Quanto à utilização de antibióticos, existem evidências consistentes para recomendar sua utilização de modo rotineiro, uma vez que essa conduta resulta em maior período de latência e menor morbidade neonatal. Entretanto os dados são insuficientes para definir qual o melhor tipo de fármaco a ser utilizado.

Por outro lado, não há estudos conclusivos sobre efeitos similares relativos a outras classes de antibióticos. Considerando-se o espectro microbiano habitualmente identificado, ainda que não existam estudos randomizados que apoiem esta suposição, o uso de 2,0 g/dia de cefalosporina de primeira geração (cefalotina, cefazolina, cefalexina) durante 7 dias parece ser alternativa razoável. Durante a assistência ao parto deve ser prescrita antibioticoterapia intra e pós-parto a ser mantida por 7 dias. Ainda em relação ao rastreamento de infecções, uma amostra de urina para urocultura e antibiograma deve ser coletada antes da introdução de antibióticos.

Quanto ao rastreamento da colonização materna por estreptococo beta-hemolítico (SBH), é recomendável que, antes de administrar o antibiótico, sejam coletadas amostras adequadas para cultura. Quando da assistência ao parto, profilaxia de infecção neonatal será adotada segundo as recomendações específicas para o SBH (ver Capítulo 82, *Streptococus Beta-hemolítico*) nos casos em que a cultura for positiva ou quando o resultado da cultura não esteja disponível ou esta não tenha sido realizada.

### ▪ Idade gestacional entre 34 e 37 semanas

A maioria dos protocolos recomenda que sejam adotados procedimentos para a indução do parto utilizando-se métodos adequados às condições obstétricas. O misoprostol tem sido recomendado em doses adequadas à idade gestacional. A RPM contraindica o uso de sonda de Foley para esse fim. Existem relatos de possíveis benefícios em se adotar conduta expectante mesmo quando se ultrapassa a idade gestacional de 34 semanas, quando não há evidências de risco materno ou fetal, em função da possibilidade de redução dos riscos inerentes à prematuridade tardia e de aumentarem as chances de ocorrer o desencadeamento espontâneo do parto. Caso esta seja a opção de conduta, a vigilância das condições maternas e fetais deve ser mantida do mesmo modo.

## ▶ Infecção materna e/ou fetal

A vigilância clínica deve ser cuidadosa, focalizando o controle dos sinais de comprometimento sistêmico como taquicardia, febre e mudança das características do conteúdo vaginal. Para avaliar o conteúdo vaginal, as pacientes devem utilizar forro branco, trocado mais de 1 vez/dia, que possibilita a análise de sua coloração e odor, características avaliadas diariamente.

Ainda que relevantes sinais clínicos evidentes de infecção sugiram avanço do processo de maneira a colocar mãe e bebê em risco, esse quadro muitas vezes é de difícil reversão. Assim, vale-se de exames subsidiários capazes de se antecipar a essa situação. O mais relevante é a observação do comportamento do hemograma, mais especificamente em relação à elevação da contagem dos leucócitos e o aparecimento de formas jovens na circulação (desvio à esquerda). Provas inflamatórias inespecíficas, como a velocidade de hemossedimentação (VHS) e a proteína C reativa (PCR), devem ser utilizadas com cautela, pois o próprio estado gravídico induz a elevação fisiológica, dificultando sua interpretação. Acredita-se que a observação judiciosa do comportamento do hemograma atenda perfeitamente às necessidades, sem custos adicionais desnecessários.

Diante de sinais clínicos e/ou laboratoriais compatíveis com a instalação de infecção, a interrupção da gestação por indução deve ser adotada de imediato.

## ▶ Sinais de comprometimento da vitalidade fetal

A instalação de infecção placentária e/ou do próprio feto pode ser detectada por meio de sinais biofísicos relacionados com o seu comprometimento. Assim, taquicardia fetal persistente identificada no traçado da cardiotocografia e comprometimento do perfil biofísico traduzido por redução da movimentação fetal, ausência de movimentos respiratórios e redução dos bolsões de LA observada de modo prospectivo podem ser relacionados com a infecção e justificar a indução do parto.

## ▶ Desencadeamento do parto

O período entre a ocorrência da RPM e o desencadeamento do parto é chamado de período de latência. Na maioria das vezes, o parto instala-se de maneira espontânea nas primeiras 72 h após a RPM. Porém, muitas pacientes são admitidas na vigência do parto em seus estágios iniciais. Como princípio geral, parto instalado após RPM não deve ser inibido. Entretanto, quando ocorrer antes de 34 semanas, a equipe pode questionar possíveis benefícios na inibição visando à administração de corticoides para aceleração da maturidade fetal. Não é rotina e acredita-se que essa opção deva ser adotada com muita cautela e apenas justificada diante de documentação clínica e laboratorial segura, que descarte a possibilidade de infecção materna e fetal.

## ▶ Assistência ao parto

Uma vez desencadeadas as contrações uterinas, o monitoramento fetal é importante em função do risco de compressão funicular persistente e consequente asfixia. Não existem evidências suficientes que apoiem a utilização profilática de amnioinfusão para redução de compressão funicular ou redução de parto operatório.

Se indicada a cesárea, são recomendáveis alguns procedimentos que podem reduzir a morbidade infecciosa materna, como: proteção da parede abdominal com campos secundários; proteção da cavidade com compressas precedendo a abertura uterina; e troca de luvas da equipe após a retirada do feto.

Antibióticos devem ser utilizados durante o procedimento, sendo a opção do momento pautada pela necessidade ou não de profilaxia para o SBH. Após o nascimento do bebê, utiliza-se rotineiramente cefalexina 2,0 g/dia durante mais 7 dias. Ainda que essa proteção seja adotada, essas pacientes têm maior risco de apresentar endometrite ou infecções de parede posteriormente, exigindo muitas vezes nova internação e adoção de tratamento adequado a cada situação (ver Capítulo 27, *Puerpério*).

## ▶ Referências bibliográficas

1. Ministério da Saúde. Secretaria de Políticas de Saúde. Área Técnica da Saúde da Mulher. Indução do parto. In: Parto, aborto e puerpério: assistência humanizada à mulher. Brasília: Ministério da Saúde, 2001. pp. 119-27.
2. Pierre AMM, Bastos GZG, Oquendo R *et al*. Repercussões maternas e perinatais da ruptura prematura das membranas até a 26 semana gestacional. RBGO 2003; 25(2):109-14.
3. Sptiz B, Vossen C, Devlieger R *et al*. Rupture of membranes before 26 weeks of gestation: outcome of 148 consecutive cases. J Perinat Med. 1999; 27:451-7.
4. Ramos JLA, Sadeck LS. Princípios éticos aplicados no período neonatal. In: Programa de Atualização em Neonatologia Ciclo 3. Módulo 4. Sociedade Brasileira de Pediatria. Porto Alegre: Artmed, 2006. pp. 69-90.

# 46 Aloimunização pelo Fator Rh

*Luciano Marcondes Machado Nardozza |*
*Paulo Alexandre Chinen*

## ▶ Introdução

A doença hemolítica perinatal (DHPN), ou eritroblastose fetal, é caracterizada por ser uma patologia imunológica consequente à incompatibilidade sanguínea materno-fetal. Durante muito tempo a DHPN foi responsável por elevado obituário perinatal, dado o completo desconhecimento acerca da sua etiopatogenia.

Apesar dos significativos avanços das últimas cinco décadas, a doença ainda repercute de maneira ominosa sobre o bem-estar do concepto e do recém-nascido, e mesmo com redução global da sua incidência, não se observa tendência à sua erradicação, principalmente pela negligência ao não se utilizar a profilaxia adequada.

O diagnóstico de certeza da imunização ao sistema Rh é feito pelo chamado teste de Coombs indireto, que se caracteriza pela pesquisa no sangue materno de anticorpos antieritrocitários de qualquer origem, não sendo específico para os anticorpos anti-Rh. Uma vez positivo, deve-se identificar e titular o anticorpo. Hoje se sabe que o principal responsável pela DHPN é o anticorpo do tipo D e que a doença está presente quando seu título de diluição é maior ou igual a 1/16.

A DHPN ficou então caracterizada como uma patologia hemolítica do feto e do recém-nascido de caráter especialmente insidioso. Há destruição excessivamente rápida das hemácias, o que produz intensa anemia, hiperbilirrubinemia e grave edema generalizado em sua forma mais grave, sendo causada por anticorpos específicos produzidos pela mãe e transmitidos para a circulação fetal durante a gravidez. O processo fisiopatológico é descrito na Figura 46.1.

## ▶ Roteiro propedêutico

### ▪ Anamnese

Importância dos antecedentes transfusionais e obstétricos com icterícia ou transfusões no período neonatal, transfusões intrauterinas ou hidropisia fetal. Há correspondência entre a história obstétrica e o grau de comprometimento fetal em 62% dos casos. Vários autores chamaram a atenção para o uso de drogas ilícitas injetáveis como forma cada dia mais frequente e perigosa de sensibilização materna.

### ▪ Pesquisa sérica dos anticorpos antieritrocitários | Teste de Coombs indireto

É um teste inespecífico e detecta a presença de IgG antieritrocitária, tendo como valor significativo de sensibilização títulos maiores ou iguais a 1/16. A especificidade em predizer os estados anêmicos graves é de 65%, principalmente com títulos superiores a 1/128.

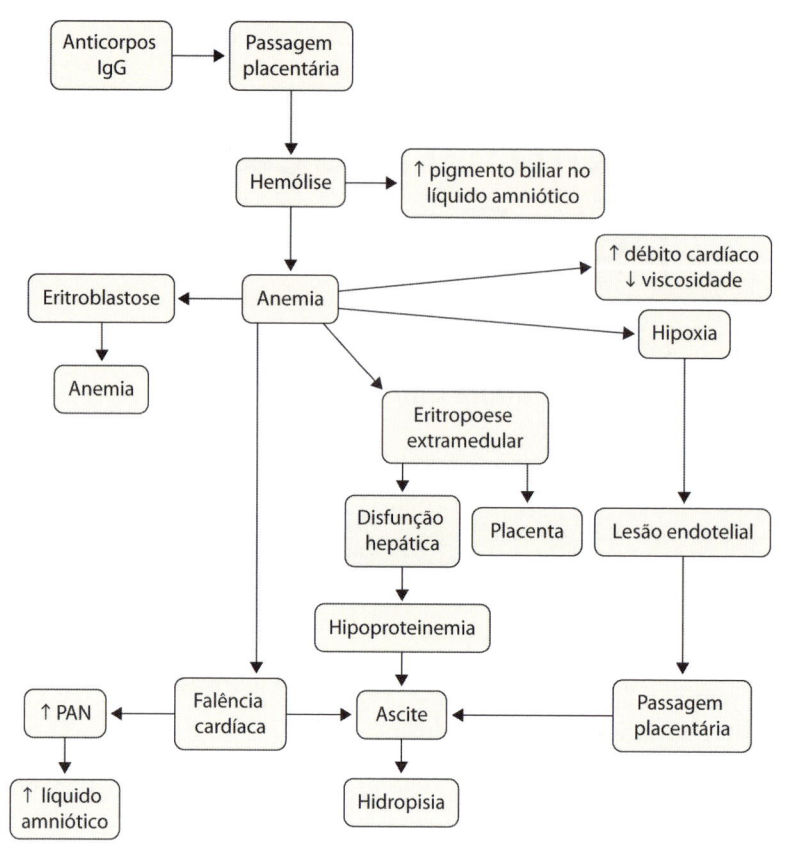

**Figura 46.1** Mecanismos fisiopatológicos da aloimunização e da hidropisia fetal. PAN = peptídeo atrial natriurético.

## Espectrofotometria do líquido amniótico

É metodologia invasiva e tem como objetivo quantificar os pigmentos biliares liberados na diurese fetal, cujos níveis são proporcionais à hemólise. A passagem da bilirrubina não conjugada (aumentada pela hemólise) para o líquido amniótico resulta da transudação pelos vasos fetais da superfície placentária e também pelos pulmões e pela traqueia.

A amniocentese para a análise espectrofotométrica é realizada sob visão direta do ultrassom, sendo evitada durante a punção de partes fetais e da placenta para que não haja contaminação com sangue, aumentando a taxa de falso-positivos.

Com o advento da dopplervelocimetria, propedêutica não invasiva, esse método está cada vez mais em desuso. Nardozza *et al.* demonstraram a superioridade do uso do Doppler na detecção da anemia fetal quanto comparado à espectrofotometria.[1,2] Quando se realiza o rastreamento da anemia fetal por dopplervelocimetria da artéria cerebral média, obtêm-se maiores taxas de hemoglobina e hematócrito nos recém-nascidos e menor necessidade de transfusão pós-natal.

## Ultrassonografia

É um método propedêutico pouco sensível para predizer os estados anêmicos do concepto, detectando apenas os estados avançados. Seu maior objetivo é o rastreamento de sinais que possam sugerir o início da descompensação fetal a caminho da hidropisia. Os achados mais importantes são aumento do volume de líquido amniótico, ascite incipiente (halo anecoico ao redor da bexiga e vesícula biliar, derrame pericárdico e, nos fetos masculinos, aumento da hidrocele), aumento da espessura placentária e surgimento de áreas de maior ecogenicidade dispersas pelo parênquima (representando a substituição do tecido placentário por tecido hematopoético extramedular). A hidropisia fetal, grau máximo de comprometimento do concepto, é caracterizada por pelo menos dois derrames serosos (ascite, derrame pericárdico ou derrame pleural) acompanhados de edema de pele.

A ecografia é um recurso útil para a determinação da condição fetal e indispensável para orientar as técnicas invasivas, tanto diagnósticas quanto terapêuticas, no acompanhamento dos fetos acometidos pela DHPN.

O ecografista que acompanha gestantes aloimunizadas deve investigar sinais premonitórios da hidropisia, detectando a melhor época para iniciar os procedimentos invasivos, como cordocentese e transfusão intrauterina, de maneira a melhorar o prognóstico perinatal.

## • Dopplervelocimetria

Nas patologias que determinam anemia fetal, como a aloimunização Rh, a avaliação pela dopplervelocimetria baseia-se no preceito fisiológico do aumento da velocidade média da coluna de sangue advinda do aumento do trabalho cardíaco e da diminuição da viscosidade sanguínea, decorrente da diminuição dos elementos figurados.

A avaliação do pico de velocidade sistólica na artéria cerebral média (PVS-ACM) pela dopplervelocimetria apresenta vantagens no diagnóstico da anemia fetal quando comparada com a análise do líquido amniótico pela espectrofotometria, como já descrito por vários autores.[2-8] Esses estudos mostraram que a dopplervelocimetria é um método mais eficaz, seguro, não invasivo, de fácil repetição, fornece de imediato o resultado por ser um método direto e é o de eleição na aloimuni-

zação Kell, na qual a anemia ocorre principalmente por depleção medular em vez de por hemólise.

Vários vasos foram propostos e estudados por inúmeros autores, como as artérias aorta, esplênica, carótida e umbilical, o ducto venoso, a veia cava inferior e veia umbilical, entre outros. Mari *et al.*[9] demonstraram que a artéria cerebral média fornece resposta rápida à hipoxemia, fácil visualização no ângulo 0°, menor variabilidade intra e interobservador e técnica difundida entre os ultrassonografistas.

Vale ressaltar ainda que vários autores[3,4,6,10,11] encontraram sensibilidade de 100% na artéria cerebral média em detectar anemia fetal moderada e grave. Outro fator muito importante a se lembrar é a análise do PVS-ACM após a transfusão intrauterina. Scheier *et al.*[12] mostraram uma redução da sensibilidade para 58% após uma transfusão e para 36% após duas transfusões.

Para a determinação do PVS-ACM, os autores deste capítulo utilizam a técnica padronizada por Mari *et al.*[3] (Figura 46.2). Três mensurações da velocidade do pico sistólico são obtidas e a maior é registrada. Valores de PVS-ACM acima de 1,5 múltiplo da mediana para a idade gestacional correspondente indicam anemia moderada ou grave, com sensibilidade de 100% segundo vários autores.

A frequência e os intervalos de exames dopplervelocimétricos ainda não estão bem

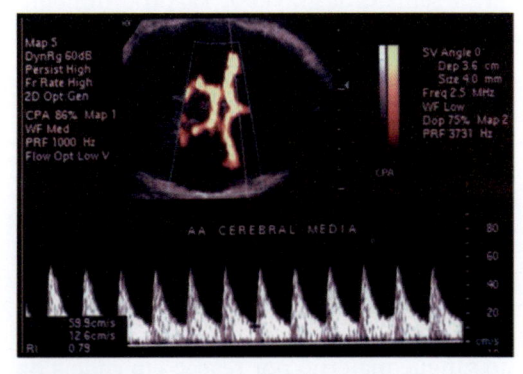

**Figura 46.2** Técnica padronizada por Mari *et al.*[3,9] Power Doppler usado na identificação do polígono de Willis e da artéria cerebral média na base do cérebro.

estabelecidos na literatura. A manutenção da normalidade do PVS-ACM (valores inferiores a 1,5 múltiplo da mediana) na dopplervelocimetria é fator importante na presunção de ausência de anemia pronunciada e a gestação pode ser levada a termo. Porém, se o feto apresentar PVS-ACM acima de 1,5 múltiplo de mediana com idade gestacional superior a 34 semanas, o parto deve ser imediato. Diante de fetos imaturos com alterações de dopplervelocimetria, sinais de hidropisia fetal ou mesmo ascite isolada, devem ser realizados cordocentese, análise do sangue fetal e, diante desse resultado, tratamento intrauterino imediato.

## Genotipagem fetal | Determinação do Rh fetal

A genotipagem fetal para determinação do tipo sanguíneo do concepto pode ser feita pela detecção do DNA fetal na circulação materna a partir da 5ª semana de gestação. Esse DNA é oriundo da apoptose de células inicialmente do sinciciotrofoblasto e depois da lise celular do produto conceptual. As proteínas que expressam o antígeno D são chamadas de RHD com diferenças de outras proteínas relacionadas com antígenos eritrocitários, principalmente nas sequências dos éxons 4, 5, 7 e 10.

Na gestante Rh negativo não sensibilizada, com feto Rh negativo, ou seja, com parceiro Rh positivo e heterozigoto, a ministração da imunoglobulina anti-D poderia ser evitada na 28ª semana da gravidez. Tal procedimento poderia evitar a rara, porém existente, contaminação com o vírus da hepatite C. Já na gestante sensibilizada pelo antígeno D, saber que o feto é Rh negativo significa dizer que não terá doença hemolítica perinatal e que seu acompanhamento pode ser descaracterizado como de alto risco, diminuindo os custos ambulatoriais e minimizando o desgaste psicológico. Chinen *et al.*[13] encontraram sensibilidade de 100% para detecção do Rh fetal no sangue materno por reação em cadeia da polimerase (PCR) em tempo real, utilizando o éxon 7 e a associação dos éxons 7 e 10.

## ► Conduta

Nas gestações com Coombs indireto (CI) negativo, sem história de sangramento, sugere-se a repetição do CI ao redor da 28ª semana e, caso permaneça negativo, deve-se fazer a profilaxia antenatal. A conduta obstétrica deve ser tomada com base em outros parâmetros clínicos.

Naquelas com CI inferior a 1:16, pode-se fazer o acompanhamento com o CI em intervalos de 30 dias, assim como análise da dopplervelocimetria do PVS-ACM. A não elevação dos títulos e a manutenção da normalidade na dopplervelocimetria são fatores que não influenciam a conduta obstétrica a ser tomada.

Os casos com CI maior que 1:16, normalidade dos valores espectrais (PVS-ACM menores que 1,5 múltiplo da mediana) e provas de vitalidade preservadas podem ser levados a termo, já que apresentam baixo risco para anemia moderada ou grave.

Quando próximo a 34 semanas deve-se realizar um ciclo de corticoide e realizar o parto em 24 a 48 h.

O sangue fetal coletado deve ser submetido à dosagem de hemoglobina e hematócrito e à determinação do tipo sanguíneo. O tratamento intrauterino baseia-se na transfusão intravascular, na intraperitoneal ou em ambas.

## Profilaxia

Na mesma época do início da era da terapêutica do feto anêmico, ocorreu outro acontecimento histórico, talvez o mais importante na evolução científica da aloimunização Rh, o desenvolvimento da sua profilaxia por Finn *et al.*,[14] em 1961 na Inglaterra, e por Freda *et al.*,[15] em 1964 nos EUA. Esses autores, com base no conceito de que a imunidade passiva pode prevenir a imunidade ativa, ministraram imunoglobulina anti-D em mulheres grávidas Rh negativo, com resultados satisfatórios.

A partir de 1968, a Food and Drug Administration (FDA) dos EUA aprovou a utilização da imunoglobulina anti-D e, desde então, as possibilidades de sensibilização passaram de 16% nas mães que 6 meses antes deram à luz fetos Rh positivo ABO compatíveis, para 1,5 a 2% nas tratadas profilaticamente com 300 µg de IgG anti-D até 72 h após o parto.[16] A incidência remanescente da falha da imunoglobulina deve-se provavelmente à ocorrência da sensibilização durante a gravidez ou à atuação de anticorpos menos frequentes que não o D, quando não há ação da gamaglobulina.

Visando diminuir ainda mais essa incidência, Bowman[17] propôs a profilaxia antenatal com 28 semanas de gestação com os mesmos 300 µg. Com essa medida, a possibilidade de sensibilização nos casos em que há passagem de sangue fetal para circulação materna reduziu-se para 0,007% conforme o relato do próprio Bowman,[16] e para até 0,005% como menciona Urbaniak.[18]

Para a profilaxia, utiliza-se a gamaglobulina hiperimune anti-D. A condição para a aplicação é que a mulher seja Rh negativo, não tenha anticorpos anti-D (teste de Coombs indireto negativo) e que o marido seja Rh positivo ou com tipagem indeterminada. A substância é aplicada por via intramuscular (IM), em dose que varia de 250 a 300 µg.

O uso é indicado nas situações descritas a seguir:

- após transfusão de sangue Rh positivo (300 µg cada 30 mℓ de sangue total recebido ou cada 15 mℓ de concentrado de glóbulos)
- abortamento (espontâneo ou provocado), gestação ectópica, gestação molar, após procedimentos invasivos
- quando houver sangramento vaginal da 14ª à 25ª semana da gravidez
- na 28ª semana de gestação quando o pai é Rh positivo ou desconhecido
- após o parto de recém-nascido (vivo ou morto) Rh positivo, mesmo quando aplicada uma dose durante a gestação (itens anteriores).

Nos casos em que se supõe que a troca sanguínea entre os compartimentos maternos e placentários foi maior que 30 mℓ (descolamento prematuro da placenta, acretismo placentário, extração manual da placenta, gemelidade) deve ser solicitado o teste de Kleinhouer-Becket; caso se confirme a suposição, deve ser feita a profilaxia com quantas ampolas forem necessárias.

A profilaxia deve ser efetuada logo após o evento, no prazo máximo de 72 h, havendo a possibilidade de não ocorrer a sensibilização quando a administração for feita em até 21 dias. Ressalta-se que, quanto menor o intervalo, maior a eficácia.

## ▶ Prognóstico

A morbidade e a mortalidade perinatais no Brasil continuam elevadas quando comparadas com as encontradas no Canadá,[19] na Noruega[20] e nos EUA.[21] Nardozza *et al.*[22] encontraram mortalidade perinatal de 12 casos em 99 estudados. Cabe ressaltar que nesse último estudo também foi encontrada alta taxa de prematuridade e de baixo peso ao nascimento, fatores que podem estar associados, além da patologia, ao baixo nível socioeconômico das gestantes brasileiras.

## ▶ Referências bibliográficas

1. Nardozza LM, Camano L, Moron AF *et al*. Pregnancy outcome for Rh-alloimminized women. Int J Gynaecol Obstet. 2005; 90(2):103-6.
2. Nardozza LM, Moron AF, Junior EA *et al*. Rh alloimmunization: Doppler or amniotic fluid analysis in the prediction of fetal anemia? Arch Gynecol Obstet. 2007; 275(2):107-11.
3. Mari G, Deter RL, Carpenter RL *et al*. Collaborative Group for Doppler Assessment of the Blood Velocity in Anemic Fetuses. Noninvasive diagnosis by Doppler ultrasonography of fetal anemia due to maternal red-cell alloimmunization. N Engl J Med. 2000; 342(1):9-14.
4. Nishie EN, Brizot ML, Liao AW *et al*. A comparison between middle cerebral artery peak systolic velocity and amniotic fluid optical density at 450 nm in the prediction of fetal anemia. Am J Obstet Gynecol. 2003; 188(1):214-9.
5. Oepkes D. Invasive versus non-invasive testing in red-cell alloimmunized pregnancies. Eur J Obstet Gynecol Reprod Biol. 2000; 92(1):83-9.

6. Pereira L, Jenkins TM, Berghella V. Conventional management of maternal red cell alloimmunization compared with management by Doppler assessment of middle cerebral artery peak systolic velocity. Am J Obstet Gynecol. 2003; 189(4):1002-6.

7. Teixeira JM, Duncan K, Letsky E *et al.* Middle cerebral artery peak systolic velocity in the prediction of fetal anemia. Ultrasound Obstet Gynecol. 2000; 15(3):205-8.

8. Vignoni E, Daldoss C, Soregaroli M *et al.* Monitoring of pregnancy complicated by maternal-fetal isoimmunization. A comparison between two clinical protocols. Minerva Ginecol. 2003; 55(4):353-8.

9. Mari G, Adrignolo A, Abuhamad AZ *et al.* Diagnosis of fetal anemia with Doppler ultrasound in the pregnancy complicated by maternal blood group immunization. Ultrasound Obstet Gynecol. 1995; 5(6):400-5.

10. Dukler D, Oepkes D, Seaward G *et al.* Noninvasive tests to predict fetal anemia: a study comparing Doppler and ultrasound parameters. Am J Obstet Gynecol. 2003; 188(5):1310-4.

11. Lubusky M, Prochazka M, Santavy J *et al.* Contribution of Doppler examination in pregnancy at risk of alloimune fetus anemia. Ceska Gynekol. 2005; 70(1):27-9.

12. Scheier M, Hernandez-Andrade E, Fonseca EB *et al.* Prediction of severe fetal anemia in red blood cell alloimmunization after previous intrauterine transfusions. Am J Obstet Gynecol. 2006; 195(6):1550-6.

13. Chinen PA, Nardozza LMM, Camano L *et al.* Non-invasive fetal RHD genotyping by real-time polymerase chain reaction using plasma from D-negative Brazilian pregnant women. J Reprod Immunol. 2007; 75(1): A8-9.

14. Finn R, Clarke CA, Donohoe WT *et al.* Experimental studies on the prevention of Rh haemolytic disease. Br Med J. 1961; 5238:1486-90.

15. Freda VJ, Gorman JG, Pollack W. Successful prevention of experimental Rh sensitization in man with an anti-Rh gamma2-globulin antibody preparation: a preliminary report. Transfusion. 1964; 77:26-32.

16. Bowman JM. Hemolytic disease of the newborn. Can Med Assoc J. 1974; 111(5):381.

17. Bowman JM. The management of Rh-isoimmunization. Obstet Gynecol. 1978; 52(1):1-16.

18. Urbaniak SJ. Rh(D) haemolytic disease of the newborn: the changing scene. Br Med J (Clin Res Ed). 1985; 291(6487):4-6.

19. Bowman J. The management of hemolytic disease in the fetus and newborn. Semin Perinatol. 1997; 21(1):39-44.

20. Haugen G, Husby H, Helbig AE *et al.* Ultrasonographic monitoring of pregnancies complicated by red blood cell alloimmunization in a cohort with mild to moderate risk according to previous obstetric outcome. Acta Obstet Gynecol Scand. 2002; 81(3):227-33.

21. Moise KJ Jr. Management of rhesus alloimmunization in pregnancy. Obstet Gynecol. 2002; 100(3):600-11.

22. Nardozza LM, Camano L, Moron AF *et al.* Perinatal mortality in Rh alloimmunized patients. Eur J Obstet Gynecol Reprod Biol. 2007; 132(2):159-62.

# 47 Distúrbios do Volume do Líquido Amniótico

*João Bortoletti Filho |*
*Luciano Machado Marcondes Nardozza*

## ▶ Introdução

Entre os distúrbios que podem acometer o líquido amniótico, certamente as suas variações de volume são as de maior importância clínica. A redução patológica do volume de líquido amniótico (oligoâmnio) e o aumento excessivo do seu volume (polidrâmnio) são condições associadas a importante aumento na morbidade e mortalidade perinatais. O líquido amniótico tem várias funções importantes para o desenvolvimento fetal, como descrito a seguir, o qual não ocorre de modo normal na ausência do fluido. Atualmente existem importantes evidências de que o líquido amniótico não apenas proteja o feto, mas também atue na sua nutrição e maturação.

São funções do líquido amniótico:

- proteger o feto de traumas externos
- evitar a compressão do cordão umbilical
- possibilitar o crescimento simétrico do feto
- proteger a cavidade amniótica com suas propriedades bacteriostáticas
- conferir estabilidade térmica
- tornar possível a movimentação fetal ajudando no desenvolvimento do sistema musculoesquelético
- auxiliar o desenvolvimento pulmonar
- colaborar com a maturação do trato gastrintestinal

- ter função nutritiva para o feto
- proteger o feto contra malformações decorrentes do oligoâmnio acentuado.

## ▶ Fisiopatologia

Logo após a implantação e, antes mesmo da identificação do embrião, a cavidade amniótica já pode ser observada por meio de ultrassonografia como um pequeno espaço anecoide. Nessa fase, o líquido origina-se do plasma materno, que atravessa as membranas ovulares trazido por forças osmóticas e hidrostáticas. Com o desenvolvimento dos vasos fetais e placentários, a água e os solutos atravessam a placenta em direção ao feto e atingem posteriormente a cavidade amniótica através da pele fetal ainda não queratinizada. Nessa fase, a constituição do líquido é semelhante à do plasma fetal e ocorre troca bidirecional de água e solutos em superfícies permeáveis como a pele fetal, o âmnio, a placenta e o cordão umbilical. Os rins fetais começam a secretar urina entre a $10^a$ e a $11^a$ semana de vida (12 a 13 semanas de amenorreia). Logo em seguida inicia-se a deglutição fetal, mas nessa fase nem a diurese nem a deglutição contribuem de maneira significativa para o controle de volume de líquido amniótico.

A queratinização da pele fetal inicia-se por volta da $20^a$ semana de gestação e se completa em torno de 25 semanas, quando se interrompe a troca de água e solutos por esta superfície. Nesse estágio há cinco vias para as trocas de líquido e soluto entre a cavidade amniótica e os tecidos adjacentes. No termo, a excreção de urina fetal é a principal via de produção de líquido amniótico, sendo responsável por cerca de 300 m$\ell$/kg de peso fetal/dia. Os pulmões fetais contribuem com cerca de 300 a 400 m$\ell$/dia e secreção pulmonar no líquido amniótico pode ser comprovada por fosfolipídios (surfactantes) no líquido amniótico.

Já a absorção do líquido amniótico ocorre principalmente por meio da deglutição fetal, representando cerca de 250 m$\ell$/kg de peso fetal/dia. A absorção por via transmembranosa (fluido atravessando córion âmnio e entrando na circulação materna da parede uterina) é praticamente desprezível, chegando a 10 m$\ell$/dia na gestação de termo. Também ocorre reabsorção de líquido no local onde o âmnio adere à placa coriônica na superfície fetal da placenta (via intramembranosa). Água, sódio, cloreto, ureia e creatinina transitam rapidamente por essa superfície de trocas. Em condições normais, a reabsorção de líquido pela via intramembranosa é de 200 a 500 m$\ell$/dia, o que corresponde aproximadamente à diferença de volume de fluxo entre a deglutição e a produção de urina e de líquido pulmonar. Consequentemente, a via intramembranosa desempenha papel importante na regulação do volume e da composição do líquido amniótico.[1]

Os fatores etiopatogênicos dos distúrbios de volume de líquido amniótico estão diretamente ligados a uma alteração na proporção entre a sua produção e a reabsorção. Eles encontram-se listados nas Tabelas 47.1 e 47.2.

A relativa estabilidade do volume de líquido amniótico durante a gestação demonstra o papel

■ **Tabela 47.1** Condições associadas a oligoâmnio.

| | |
|---|---|
| Patologias fetais | Crescimento intrauterino restrito (principalmente associado a insuficiência placentária), agenesia ou displasia renal, obstrução urinária fetal, cromossomopatias, infecções congênitas que determinem lesão grave no parênquima renal |
| Patologias maternas | Hipertensão de qualquer etiologia, síndrome antifosfolipídio, doenças do colágeno, diabetes (quando associado a vasculopatia), desidratação ou hipovolemia materna, uso de substâncias como inibidores da síntese de prostaglandina ou inibidores da enzima de conversão da angiotensina |
| Patologias placentárias | Insuficiência placentária, descolamento prematuro de placenta e síndrome da transfusão feto-fetal (feto doador) |
| Ruptura prematura de membranas | – |
| Idiopática | – |

■ **Tabela 47.2** Condições associadas a polidrâmnio.

| | |
|---|---|
| Patologias fetais | Obstruções intrínsecas ou extrínsecas do trato gastrintestinal, displasias esqueléticas, anomalias cardíacas (principalmente quando cursam com compressão do esôfago), anomalias do SNC (quando reduzem o reflexo de deglutição), infecções fetais, hidropisia não imune, tumores fetais |
| Patologias maternas | Diabetes, aloimunização |
| Patologias placentárias | Síndrome da transfusão feto-fetal (feto receptor), corioangioma, placenta circunvalada |
| Idiopática | – |

SNC = sistema nervoso central.

fundamental dos mecanismos de regulação. Sabe-se que apenas metade dos fetos com atresia de esôfago e cerca de dois terços dos fetos com atresia duodenal cursam com polidrâmnio. Isso sugere uma via compensatória (provavelmente intramembranosa) fazendo com que uma porção significativa dos fetos com obstrução do trato gastrintestinal não curse com polidrâmnio.[2] Entretanto, essa via compensatória parece ser mais eficaz nos casos de aumento do volume de líquido, pois em casos de redução grave, como na agenesia renal bilateral, invariavelmente instala-se o oligoâmnio.

## ► Volume normal de líquido amniótico

A incorporação da ultrassonografia na rotina obstétrica possibilitou a avaliação indireta do volume de líquido amniótico. São dois os métodos aceitos para avaliação do volume de líquido amniótico pela ultrassonografia: o método qualitativo (avaliação visual) e o quantitativo (medida de um ou mais bolsões). A análise subjetiva do observador dos bolsões de líquido amniótico depende de sua experiência e está sujeita a grande variabilidade, tanto inter quanto intraobservador. Uma maneira simples de avaliar o volume amniótico é a medida anteroposterior do maior bolsão de líquido encontrado, livre de partes fetais e cordão umbilical. Considera-se como parâmetro de normalidade que a medida seja de 20 a 80 mm.[3] Em uma tentativa de avaliar de maneira mais precisa o líquido amniótico distribuído em toda a cavidade uterina, Phelan *et al.*[4,5] descreveram o índice de líquido amniótico (ILA) como a soma dos quatro bolsões de líquido encontrados em cada um dos quatro quadrantes uterinos (Figura 47.1).

Os valores normais do ILA inicialmente foram estabelecidos entre 50 e 200 mm. Por tratar-se de um índice, os valores devem ser expressos apenas em números, sem a unidade. Posteriormente esses valores foram correlacionados com a idade gestacional por Moore

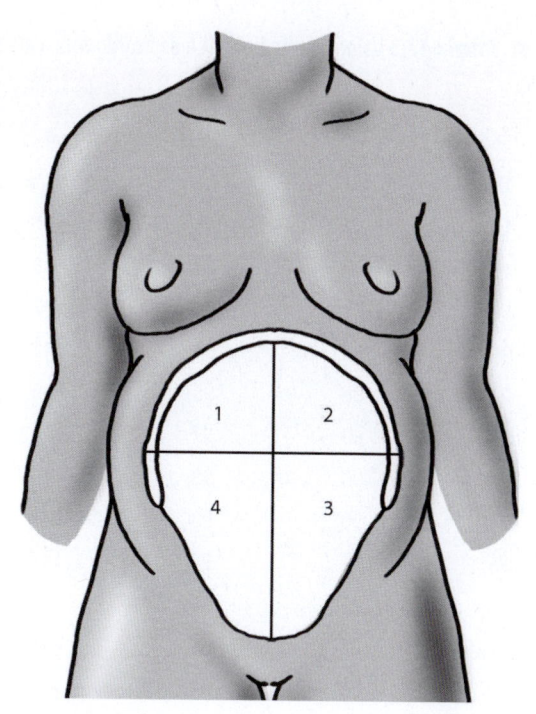

**Figura 47.1** Índice de líquido amniótico. O útero é dividido em quatro quadrantes (1, 2, 3, 4). A maior distância vertical de líquido de cada quadrante é medida e somada. Índice de líquido amniótico = 1 + 2 + 3 + 4.

e Cayle,[6] que definiram os volumes normais entre os 5º e 95º percentis para a idade gestacional (Tabela 47.3).

Apesar de existir uma razoável concordância inter e intraobservador com relação às avaliações qualitativa e quantitativa do líquido amniótico, esses métodos não são apropriados para a avaliação volumétrica. Aparentemente, as avaliações quantitativas são apropriadas para identificar os casos com volumes normais de líquido amniótico, mas apresentam baixa sensibilidade na detecção de casos limítrofes de oligoâmnio e polidrâmnio.[7] Possivelmente nesses casos a avaliação qualitativa, realizada por um examinador experiente, tenha maior sensibilidade.

Em gestações gemelares a avaliação deve ser realizada de maneira independente em cada cavidade amniótica. Apesar de as gestações gemelares disporem de um volume de líquido amniótico discretamente menor que as gestações únicas, essa diferença não é estatisticamente significativa.[8] Atualmente está consa-

■ **Tabela 47.3** Valores normais do ILA de acordo com a idade gestacional. Modificada de Moore e Cayle (1990).[6]

| Semanas | Percentual do índice de líquido amniótico | | | | | n |
|---|---|---|---|---|---|---|
| | 2,5 | 5 | 50 | 95 | 97,5 | |
| 16 | 73 | 79 | 121 | 185 | 201 | 312 |
| 17 | 77 | 83 | 127 | 194 | 211 | 26 |
| 18 | 80 | 87 | 133 | 202 | 220 | 17 |
| 19 | 83 | 90 | 137 | 207 | 225 | 14 |
| 20 | 86 | 93 | 141 | 212 | 230 | 25 |
| 21 | 88 | 95 | 143 | 214 | 233 | 14 |
| 22 | 89 | 97 | 145 | 216 | 235 | 14 |
| 23 | 90 | 98 | 146 | 218 | 237 | 14 |
| 24 | 90 | 98 | 147 | 219 | 238 | 23 |
| 25 | 89 | 97 | 147 | 221 | 240 | 12 |
| 26 | 89 | 97 | 147 | 223 | 242 | 11 |
| 27 | 85 | 95 | 146 | 226 | 245 | 17 |
| 28 | 86 | 94 | 146 | 228 | 249 | 25 |
| 29 | 84 | 92 | 145 | 231 | 254 | 12 |
| 30 | 82 | 90 | 145 | 234 | 258 | 17 |
| 31 | 79 | 88 | 144 | 238 | 263 | 26 |
| 32 | 77 | 86 | 144 | 242 | 269 | 25 |
| 33 | 74 | 83 | 143 | 245 | 274 | 30 |
| 34 | 72 | 81 | 142 | 248 | 278 | 31 |
| 35 | 70 | 79 | 140 | 249 | 279 | 27 |
| 36 | 68 | 77 | 138 | 249 | 279 | 39 |
| 37 | 66 | 75 | 135 | 244 | 275 | 36 |
| 38 | 65 | 73 | 132 | 239 | 269 | 27 |
| 39 | 64 | 72 | 127 | 226 | 255 | 12 |
| 40 | 63 | 71 | 123 | 214 | 240 | 64 |
| 41 | 63 | 70 | 116 | 194 | 216 | 162 |
| 42 | 63 | 69 | 110 | 175 | 192 | 30 |

ILA = índice de líquido amniótico.

grada nas gravidezes múltiplas a avaliação do volume de líquido amniótico pela medida do seu maior bolsão para cada compartimento conceptual, sendo considerado normal o valor entre 20 e 80 mm. É, portanto, inadequada a medição do ILA nos casos de gemelaridade.

## ▶ Oligoâmnio

Conceitua-se como oligoâmnio uma redução patológica do volume de líquido amniótico, que se encontra inferior a 300 m$\ell$. Sua prevalência é de cerca de 3 a 5% das gestações e sua importância reside na associação frequente com a ruptura prematura de membranas (RPM) e com o crescimento intrauterino restrito por insuficiência placentária.

## Quadro clínico

Comumente a paciente queixa-se de diminuição dos movimentos do feto. Isso se deve ao fato de as dimensões da cavidade amniótica encontrarem-se reduzidas, dificultando a movimentação fetal. Nos casos de RPM, a paciente queixa-se ainda de perda súbita e volumosa de líquido claro por via vaginal, com odor característico de água sanitária. O exame obstétrico revela altura uterina abaixo do esperado e durante a palpação uterina (manobra de Leopold) é possível reconhecer com maior facilidade as diversas partes fetais. A ausculta cardíaca fetal pode revelar desacelerações variáveis decorrentes da compressão do funículo.

## Etiologia

O oligoâmnio apresenta diversas etiologias distintas, conforme citado anteriormente na Tabela 47.1. Dentre essas causas, aquelas com maior frequência merecem ser discutidas em maiores detalhes a seguir.

### RPM

A RPM é o rompimento espontâneo das membranas que circundam o feto em qualquer momento que precede o início do trabalho de parto, tanto no termo como no pré-termo. O escoamento do líquido amniótico pela vagina esvazia a cavidade amniótica, reduzindo, portanto, o seu volume e culminando, em geral, em diferentes graus de oligoâmnio, desde leve a grave.

### Malformações do trato geniturinário

A identificação de megabexiga ou de dilatação da pélvis renal pode ser realizada com certa facilidade, mesmo nos casos de oligoâmnio. O diagnóstico de agenesia renal bilateral, com consequente oligoâmnio absoluto, pode ser realizado por dopplervelocimetria dos vasos do abdome fetal, na qual não se identificam as 2 artérias renais, uma vez que a formação dos rins fetais depende do desenvolvimento dessas artérias no período embrionário. As displasias renais, como o rim policístico infantil (Potter I), rim multicístico quando bilateral (Potter II) e a displasia renal bilateral derivada de grave uropatia obstrutiva (Potter IV), que também evoluem para oligoâmnio absoluto, têm seu diagnóstico facilitado pela amnioinfusão.

### Crescimento intrauterino restrito

Frente a uma insuficiência placentária, responsável pela restrição do crescimento fetal, o feto lança mão de mecanismos hemodinâmicos para compensar a hipoxia. Estes mecanismos são chamados de centralização hemodinâmica fetal e cursam com vasodilatação das artérias que irrigam o sistema nervoso central, o coração e as suprarrenais, em detrimento da circulação de outros órgãos e tecidos, incluindo nesse rol ambos os rins. Desse modo, com a irrigação renal reduzida, o débito urinário fetal diminui com consequente redução no volume de líquido amniótico.

## Diagnóstico

O diagnóstico de oligoâmnio pode ser feito com ultrassonografia, por meio de avaliação subjetiva ou pelo ILA, como discutido anteriormente. Verifica-se que o ILA tem sido utilizado de maneira frequente para gestações únicas, mas deve ser ressaltado que na gemelaridade deve ser adotada a medida do maior bolsão de líquido. Em resumo, considera-se oligoâmnio quando o ILA for igual ou inferior a 50 mm em todos os períodos da gestação (Tabela 47.4).

Quando não é possível identificar líquido amniótico na cavidade e o feto encontra-se "amontoado" dentro da cavidade, o quadro é descrito como anidrâmnio ou oligoâmnio absoluto. No primeiro trimestre o ILA não pode ser utilizado e nesses casos o diagnóstico de oligoâmnio é feito quando a diferença entre o diâmetro médio do saco gestacional e o comprimento cabeça-nádega é menor que 5 mm.

■ **Tabela 47.4** Classificação do líquido amniótico de acordo com o ILA.

| ILA | Classificação |
| --- | --- |
| 0 a 50 mm | Oligoâmnio |
| 51 a 80 mm | Líquido amniótico reduzido |
| 81 a 180 mm | Líquido amniótico normal |
| 181 a 249 mm | Líquido amniótico aumentado |
| 250 mm | Polidrâmnio |

ILA = índice de líquido amniótico.

Durante o exame ultrassonográfico, uma vez feito o diagnóstico de oligoâmnio devem-se investigar as possíveis causas associadas.

## • Conduta

A conduta nos casos do oligoâmnio deve ser realizada de acordo com sua etiologia e o objetivo é restaurar o volume de líquido amniótico. Várias terapias já foram cogitadas, como banho de imersão, amnioinfusão e hiper-hidratação materna, todas controversas até o momento. Em primeiro lugar, deve-se excluir a possibi-lidade de RPM. Caso a paciente esteja utilizando alguma medicação que possa reduzir a produção de líquido amniótico (anti-inflamatórios, indometacina ou inibidores da enzima de conversão da angiotensina), esta medicação deve ser interrompida. Nos casos em que o crescimento fetal está adequado e não há indício de malformação fetal deve-se considerar a possibilidade de desidratação materna, a ser tratada por via venosa ou oral.

Excluídas essas condições deve-se suspeitar de insuficiência placentária e, nesses casos, a conduta sugerida está ilustrada na Figura 47.2.

## • Prognóstico

O prognóstico fetal é ruim para os casos de oligoâmnio grave entre 17 e 24 semanas, pois a redução no volume de líquido causa hipoplasia pulmonar pela compressão do tronco fetal, pela limitação do diafragma e pelo impedimento do desenvolvimento dos bronquíolos em sua fase canalicular, com impossibilidade de respiração do recém-nascido, tanto assistida quanto espontânea.[9]

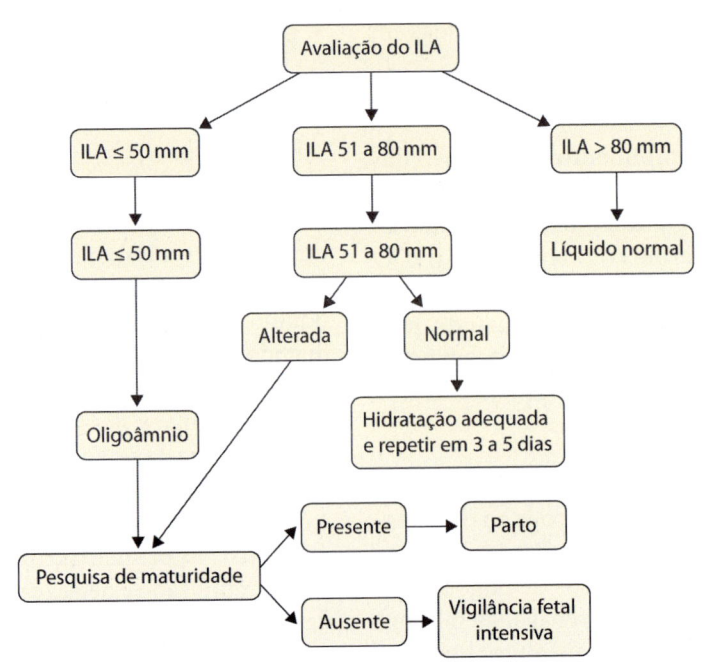

**Figura 47.2** Sugestão para condução de casos com oligoâmnio.

A mortalidade perinatal também se eleva pela associação a malformações fetais, conhecidas como a sequência do oligoâmnio, por eventuais alterações cromossômicas e pela alta incidência de prematuridade (espontânea ou induzida).

# ▶ Polidrâmnio

Polidrâmnio é definido como um aumento significativo do volume de líquido amniótico, que se encontra acima de 2.000 mℓ, ou, em outras palavras, com ILA superior a 250 ou maior bolsão de líquido acima de 80 mm na gemelaridade. Sua prevalência é relativamente menor que do oligoâmnio, ficando em torno de 1% das gestações, sendo associado também a um aumento significativo na morbidade e mortalidade perinatais.

## ▪ Quadro clínico

O sinal que primeiramente chama a atenção para a possibilidade diagnóstica de polidrâmnio é a altura uterina maior que a esperada para a idade gestacional. O obstetra deve, entretanto, estar atento aos diagnósticos diferenciais relacionados com altura uterina elevada, como gestação múltipla, tumores uterinos ou anexiais, facilmente identificáveis no exame ultrassonográfico, ou erro na datação da gravidez, que pode ser verificada nos exames do primeiro trimestre, nos quais o comprimento cabeça-nádega é o mais importante parâmetro para tal fim.

Os sintomas referidos pela paciente dependem do grau do polidrâmnio. Desse modo, nos casos mais leves a gestante pode estar assintomática. Já nos casos mais graves, a paciente em geral refere dispneia decorrente da restrição imposta pela elevação da altura uterina aos movimentos do músculo diafragmático. Contrações uterinas frequentes, com risco de desencadeamento de trabalho de parto prematuro, também devem ser consideradas.

## ▪ Etiologia

As causas mais comuns do polidrâmnio já foram devidamente elencadas na Tabela 47.3.

As dificuldades de deglutição em fetos com anomalias estão relacionadas com vários mecanismos fisiopatológicos inerentes às diversas síndromes.

Nos casos de infecção congênita por *Toxoplasma* e citomegalovírus, a eventual lesão do sistema nervoso central também é causa de diminuição de capacidade de deglutição. Além disso, em todas as infecções congênitas e nos casos de aloimunização grave pode ocorrer evolução para hidropisia fetal, decorrente de anemia grave e insuficiência das câmaras cardíacas direitas, com desencadeamento da produção do peptídio atrial natriurético (PAN) e consequentes poliúria fetal e instalação do polidrâmnio.

Os tumores torácicos podem desviar o mediastino, impedindo a deglutição fetal. Além disso, essas patologias costumam ser extremamente vascularizadas e apresentam grande quantidade de fístulas arteriovenosas, que invariavelmente geram condições para estabelecimento de insuficiência cardíaca congestiva, que pode conduzir o feto ao quadro de hidropisia. É, então, iniciada a produção do PAN, aumentando o débito urinário, evoluindo para polidrâmnio.

As gestantes diabéticas acabam por conduzir o feto para o regime poliúrico, pois o feto também está em um regime de glicemia aumentada e, por ser macrossômico, ocorre aumento da sua filtração glomerular.

De acordo com mecanismos já citados neste capítulo, as grávidas aloimunizadas podem, nos casos mais graves, conduzir o feto ao quadro de importante anemia e insuficiência cardíaca congestiva, desencadeando a produção do PAN e consequente polidrâmnio.

## ▪ Diagnóstico

De modo geral, ILA superior a 250 ou maior bolsão de líquido acima de 80 mm na gemelaridade caracterizam o polidrâmnio. Dessa maneira, quando se observam sinais clínicos dessa patologia, como altura uterina superior àquela esperada para a idade gestacional, o

**■ Tabela 47.5** Classificação do polidrâmnio segundo o ILA.

| ILA | Classificação |
|---|---|
| 250 a 300 | Polidrâmnio leve |
| 300 a 400 | Polidrâmnio moderado |
| 400 | Polidrâmnio grave |

ILA = índice de líquido amniótico.

padrão-ouro para o seu diagnóstico definitivo é o exame ultrassonográfico. A morbiletalidade feto-materna varia de acordo com a intensidade do polidrâmnio, classificada segundo o valor do ILA (Tabela 47.5).

Historicamente, cerca de 60% dos casos de polidrâmnio são idiopáticos. Sabe-se que a chance de identificação da etiologia do aumento de volume do líquido está diretamente relacionada com a gravidade do quadro. Nos casos de polidrâmnio leve, a etiologia é identificável em quase 17% dos casos, enquanto nos casos moderados ou graves este valor pode chegar a 91%.[10] O diagnóstico etiológico normalmente encontra-se em uma das categorias relacionadas a seguir:[10–13]

- malformações fetais ou síndromes genéticas: 8 a 45%
- diabetes materno: 5 a 26%
- gestação múltipla: 8 a 10%
- anemia fetal: 1 a 11%.

### ▪ Conduta

O manejo do polidrâmnio varia de acordo com sua intensidade e etiologia. Nos casos mais leves, a conduta expectante com controle ultrassonográfico costuma ser suficiente, uma vez que as repercussões clínicas são ausentes ou apresentam pequena intensidade e morbidade, que não justificam procedimentos agressivos de cunho terapêutico. Nos casos de maior intensidade, as condições clínicas agravam-se, com consequente aumento da morbiletalidade. Assim, deve-se lançar mão de medidas visando minimizar os riscos maternos e fetais.

Dependendo da etiologia, a terapêutica materna contribui para a diminuição do polidrâmnio, como no caso do diabetes melito gestacional.

A amniorredução deve ser indicada nos casos graves e que não respondam às manobras terapêuticas de cunho clínico, em especial quando a gestante encontra-se com desconforto respiratório. Tal procedimento é realizado por punção da cavidade amniótica, orientada por ultrassonografia, de preferência em ambiente hospitalar, sob anestesia local e com os devidos cuidados de antissepsia, na qual se aspira o líquido amniótico com agulha de raquidianestesia conectada a um frasco a vácuo com equipo de soro. Essa aspiração deve ser lenta, evitando-se situações de extrema gravidade decorrentes da diminuição abrupta da cavidade amniótica, como descolamento placentário ou desencadeamento de contrações prematuras. O volume de líquido amniótico a ser removido depende da intensidade do polidrâmnio, podendo variar entre 500 e 2.000 mℓ. Deve-se considerar a avaliação do ILA final para interromper o procedimento, sendo de bom alvitre que se considerem valores próximos a 250 como suficientes.

Entretanto, é comum a interrupção da amniorredução antes desta meta caso ocorram contrações uterinas, com risco de desencadeamento de trabalho de parto. Se houver indicação, o líquido amniótico removido pode ser utilizado para cariotipagem ou reação de polimerização em cadeia (PCR) para algum agente infeccioso (como parvovírus B19 ou *Toxoplasma gondii*). Quando houver anomalias fetais detectáveis à ultrassonografia, alterações cromossômicas podem estar presentes em até 10% dos casos. Até mesmo quando o exame ultrassonográfico é normal, alterações cromossômicas podem ser encontradas em quase 1% dos casos.[11]

Substâncias inibidoras da síntese de prostaglandinas como a indometacina podem ser utilizadas com o objetivo de reduzir a diurese fetal. Em função do risco de fechamento precoce do ducto arterioso fetal decorrente dessa alternativa terapêutica, essa substância é utilizada preferencialmente abaixo de 32 semanas de gestação quando o polidrâmnio for grave. Inicia-se com uma dose de 25 mg por via oral (VO) de 6 em 6 h, normalmente após a primeira amniorredução. O efeito deve ser avaliado a cada 48 h com a medida do ILA. A dose pode ser aumentada até, no máximo, 2 a 3 g/kg de peso/dia. O objetivo é reduzir o ILA para níveis moderados (abaixo de 400) e, quando alcançado, a medicação deve ser interrompida. Avaliação com ecocardiografia para detectar sinais de fechamento do ducto arterioso deve ser realizada 2 vezes/semana quando a duração da terapia medicamentosa exceder 48 h. Sabe-se que, por volta de 2 a 3 dias após a interrupção dessas substâncias, o fluxo pelo ducto arterioso costuma ser restabelecido, não ocorrendo lesões perinatais no feto.

Merece menção especial o caso de polidrâmnio decorrente de anencefalia, cuja intensidade é muito grave, podendo chegar a valores de ILA superiores a 500, situação que impõe a redução amniótica antes de qualquer procedimento visando à interrupção da gravidez, sob pena de ocorrência de grave atonia uterina após o parto caso a conduta não seja adotada. Nessa patologia, a pós-maturidade também é frequente, pois a produção do estriol plasmático fetal, que sensibiliza o músculo uterino à ação das prostaglandinas maternas, é praticamente nula, por insuficiência do desenvolvimento das suprarrenais do concepto em função da ausência do seu eixo hipotalâmico-hipofisário. Portanto, o agravamento do polidrâmnio é explicado pela pós-maturidade e pela ausência do reflexo de deglutição fetal.

Na aloimunização, os tratamentos invasivos durante a gravidez contribuem decididamente para diminuir os agravos do polidrâmnio.

No caso da síndrome da transfusão feto-fetal na gestação gemelar, podem-se realizar amniorredução do ambiente amniótico do feto receptor, septostomia ou até fetoendoscopia para fulguração das anastomoses vasculares a *laser* dos *vasa* placentários.

Por fim, em todos os casos de polidrâmnio (em especial os idiopáticos), os recém-nascidos devem ser reavaliados detalhadamente nos primeiros momentos de vida para a busca de possíveis eventos malformativos capazes de explicar a etiologia do aumento da cavidade amniótica.

## ▪ Prognóstico

O polidrâmnio está associado a uma série de complicações obstétricas relacionadas com a sobredistensão uterina, como insuficiência respiratória materna, trabalho de parto prematuro, RPM, descolamento prematuro de placenta, prolapso de cordão, apresentações fetais anômalas, atonia uterina e hemorragia puerperal. Mesmo na ausência de malformações fetais a mortalidade perinatal está aumentada de 2 a 3 vezes.

## ▶ Considerações finais

- Oligoâmnio é o termo utilizado quando o volume de líquido amniótico encontra-se abaixo do esperado para a idade gestacional. O diagnóstico comumente é realizado por meio de ultrassonografia quando o ILA é inferior a 50
- Quando o volume de líquido encontra-se acima do esperado, o termo utilizado é polidrâmnio e nesses casos o ILA comumente encontra-se acima de 250
- Nos casos de oligoâmnio e polidrâmnio a chave para o diagnóstico etiológico é a anamnese e o exame físico detalhados, complementados por ultrassonografia morfológica fetal, pois é comum a associação dessas patologias a síndromes malformativas fetais
- A etiologia do oligoâmnio está frequentemente associada a RPM ou a patologias que cursem com débito urinário diminuído, como as malformações obstrutivas e a centralização hemodinâmica fetal, como nos casos de insuficiência placentária
- Por outro lado, o polidrâmnio está associado a deglutição fetal diminuída (por obstru-

ção do trato gastrintestinal ou redução do reflexo de deglutição) ou a débito urinário aumentado (como nos como casos de diabetes materno ou de hidropisia fetal)

- Apesar da existência de diferentes e controversos tratamentos nenhum deles apresenta resultados definitivos. Nos casos idiopáticos em que o oligoâmnio ou o polidrâmnio apresenta-se de forma leve, a conduta é vigilância intensiva da vitalidade fetal e resolução da gestação ao termo.

## ▶ Referências bibliográficas

1. Gilbert WM, Brace RA. Amniotic fluid volume and normal flows to and from the amniotic cavity. Semin Perinatol. 1993; 17(3):150-7.
2. Underwood MA, Gilbert WM, Sherman MP. Amniotic fluid: not just fetal urine anymore. J Perinatol. 2005; 25(5):341-8.
3. Chamberlain PF, Manning FA, Morrison I et al. Ultrasound evaluation of amniotic fluid volume. I. The relationship of marginal and decreased amniotic fluid volumes to perinatal outcome. Am J Obstet Gynecol. 1984; 150(3):245-9.
4. Phelan JP, Smith CV, Broussard P et al. Amniotic fluid volume assessment with the four-quadrant technique at 36-42 weeks gestation. J Reprod Med. 1987; 32(7):540-2.
5. Phelan JP, Ahn MO, Smith CV et al. Amniotic fluid index measurements during pregnancy. J Reprod Med. 1987; 32(8):601-4.
6. Moore TR, Cayle JE. The amniotic fluid index in normal human pregnancy. Am J Obstet Gynecol. 1990; 162(5):1168-73.
7. Magann EF, Doherty DA, Chauhan SP et al. How well do the amniotic fluid index and single deepest pocket indices (below the 3rd and 5th and above the 95th and 97th percentiles) predict oligohydramnios and hydramnios? Am J Obstet Gynecol. 2004; 190(1):164-9.
8. Hill LM, Krohn M, Lazebnik N et al. The amniotic fluid index in normal twin pregnancies. Am J Obstet Gynecol. 2000; 182(4):950-4.
9. Shipp TD, Bromley B, Pauker S et al. Outcome of singleton pregnancies with severe oligohydramnios in the second and third trimesters. Ultrasound Obstet Gynecol. 1996; 7(2):108-13.
10. Hill LM, Breckle R, Thomas ML et al. Polyhydramnios: ultrasonically detected prevalence and neonatal outcome. Obstet Gynecol. 1987; 69(1):21-5.
11. Dashe JS, McIntire DD, Ramus RM et al. Hydramnios: anomaly prevalence and sonographic detection. Obstet Gynecol. 2002; 100(1):134-9.
12. Murray SR. Hydramnios: a study of 846 cases. Am J Obstet Gynecol. 1964; 88:65-7.
13. Stoll CG, Roth MP, Dott B et al. Study of 290 cases of polyhydramnios and congenital malformations in a series of 225,669 consecutive births. Community Genet. 1999; 2(1):36-42.

# 48 Insuficiência Istmocervical

*Dayana Couto Ferreira | Nelson Sass*

## ▶ Introdução

A insuficiência istmocervical (IIC) é uma condição que se caracteriza por anomalia do sistema de oclusão do colo uterino que o impede de se manter fechado até o final da gravidez, determinando perdas gestacionais repetidas na forma de abortos tardios ou partos prematuros.

Na maioria das vezes sua etiologia não é reconhecida, mas alguns fatores podem aumentar os riscos, como dilatação mecânica e curetagem, conizações e amputações cervicais. Todas essas condições resultam em anomalias funcionais caracterizadas por dilatação progressiva e silenciosa do colo.

Não existem casuísticas precisas, mas estima-se que a IIC verdadeira ocorra em 0,05 a 1,8% das gestações, sendo responsável por 10 a 20% dos abortamentos tardios de repetição.

De acordo com sua etiopatogenia, a IIC pode ser classificada como:

- congênita ou primária: determinada pelo desenvolvimento anormal do colo uterino, podendo estar associada a outras malformações uterinas como útero bicorno
- traumática ou secundária: determinada por lesões na região istmocervical decorrentes de dilatações inadequadas para curetagem, aplicação de fórcipe ou amputações cirúrgicas do colo uterino, como a conização
- funcional ou fisiológica: é aquela que se apresenta sem causa definida.

## ▶ Diagnóstico na gestação

O diagnóstico na gestação pode ser feito por meio de anamnese, exame tocoginecológico e ultrassonografia transvaginal, como demonstrado a seguir.

### ▪ Anamnese

O diagnóstico baseia-se na história pregressa, na qual são identificados abortamentos tardios ou partos prematuros caracterizados por dilatação silenciosa do colo, prolapso e protrusão das membranas através do canal cervical, ruptura das membranas, escasso ou nenhum sangramento, evolução rápida e frequentemente feto vivo ao nascer, morfologicamente normal.

### ▪ Exame tocoginecológico

Encurtamento do colo e dilatação cervical na ausência de contrações uterinas. Às vezes há protrusão das membranas quando o diagnóstico é tardio.

### ▪ Ultrassonografia transvaginal

Encurtamento do colo e herniação das membranas através do canal cervical, caracterizando a imagem em "dedo de luva". O encurtamento do colo abaixo de 25 mm com antecedente de incompetência cervical ou abaixo de 20 mm como fator isolado e a observação de abertura do orifício interno durante a compressão do fundo uterino (imagem em "funil" ou em "V") é compatível com o diagnóstico.

## ▶ Diagnóstico fora da gestação

O diagnóstico fora da gestação pode ser feito por meio da prova da vela oito e de histerografia, como apresentado a seguir.

### • Prova da vela oito

Falta de resistência à passagem pelo colo uterino da vela Hegar nº 8 realizado na 2ª fase do ciclo menstrual sugere a insuficiência do sistema oclusivo do canal cervical.

### • Histerografia

Refluxo rápido do contraste e largura do orifício interno maior ou igual a 8 mm quando o exame é realizado na 2ª fase do ciclo menstrual são compatíveis com o diagnóstico.

## ▶ Conduta

Na gestação, é realizada a cerclagem eletiva ou profilática por via vaginal, preferencialmente entre a 12ª e 16ª semana, podendo estender-se até a 26ª semana (circlagem de emergência). Antecedendo a decisão pelo método, é importante a realização prévia de ultrassonografia a fim de excluir anomalias fetais. As vulvovaginites, quando associadas, devem ser tratadas preferencialmente antes do procedimento. O objetivo fundamental da cirurgia é prevenir a exposição do polo inferior da câmara âmnica ao ambiente vaginal e realizar a abertura prematura do colo uterino por meio de uma sutura circular (Figuras 48.1 e 48.2).

Na prática clínica o método cirúrgico mais utilizado é a técnica de McDonald, que consiste em uma sutura em bolsa aplicada no colo em sua porção mais cranial possível em paciente sob bloqueio anestésico peridural ou raquianestesia. Eventualmente uma sutura adicional pode ser aplicada a fim de reforçar o fechamento do colo.

Para esse procedimento é preferível utilizar fios monofilamentares como o propileno nº 2, sendo possível o uso de seda nº 2 ou fita cardíaca (Figura 48.3).

Existem controvérsias relacionados com a efetividade, a segurança e aa relação risco/benefício para mãe e bebê. O real papel da cerclagem permanece incerto uma vez que o número de mulheres incluídas em estudos randomizados é muito pequeno para produzir firmes conclusões.[1,2]

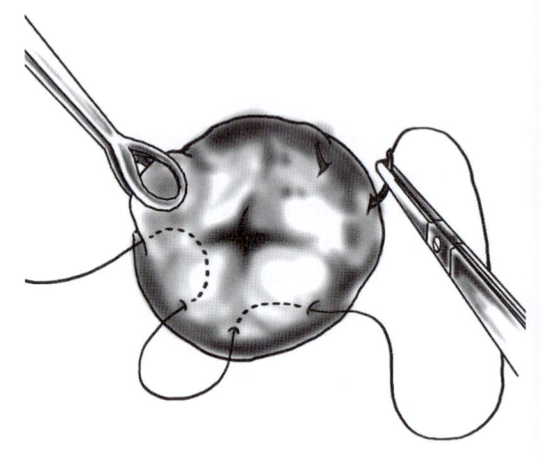

**Figura 48.1** Passagem dos pontos para fechamento do colo.

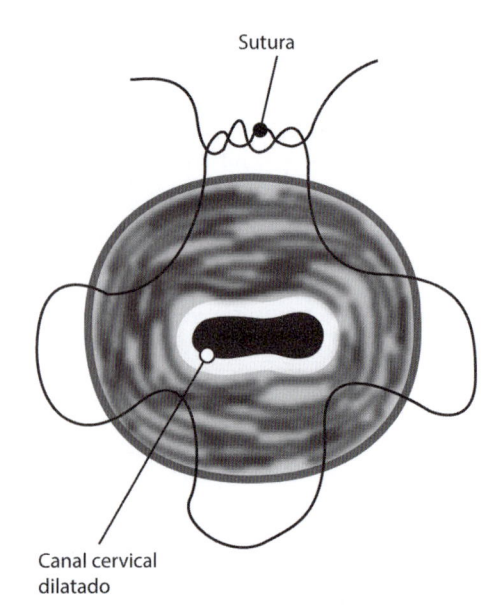

**Figura 48.2** Desenho esquemático da sutura em bolsa e posição do nó.

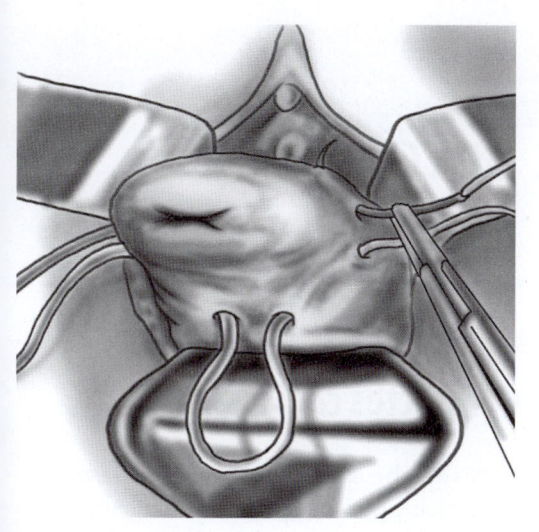

**Figura 48.3** Detalhe da passagem do fio segundo a técnica de McDonald.

## ▶ Recomendações adicionais

Algumas recomendações são importantes de serem seguidas, como:

- para aumentar a segurança e facilitar a aplicação da sutura, é recomendável a sondagem vesical e a posição de Trendelenburg
- realize vários nós e deixe os fios com cerca de 2 a 3 cm para facilitar a sua mobilização e retirada posterior. Lembre-se de que a permanência do fio nessa área por muitas semanas gera um processo inflamatório na área do fio, o que dificulta sua exposição e mobilização na retirada. A mobilização prévia provavelmente acarreta sangramento, mas deve ser realizada de modo a assegurar a exposição do nó e o corte abaixo deste
- não há necessidade de uso de antibióticos ou tocolíticos após a aplicação da cercla-

gem. Do mesmo modo, a paciente pode retomar suas atividades habituais, incluindo relações sexuais

- retorno ambulatorial quinzenal, com exame especular e toque rotineiro. A paciente deve ser informada sobre o aumento do conteúdo vaginal em decorrência dos fios, condição que acarreta relativo desconforto. Tratamento para corrimento vaginal deve ser instituído apenas diante de evidência de associação a agentes patogênicos
- a retirada dos pontos deve ser programada de maneira eletiva, preferencialmente no ambulatório, entre a 36ª e a 37ª semana de gestação. Havendo ruptura das membranas, trabalho de parto ou óbito fetal, os pontos devem ser retirados, independentemente da idade gestacional
- o procedimento não é isento de riscos, sendo as principais complicações associadas: afrouxamento da sutura, ruptura prematura das membranas, corioamnionite, trabalho de parto prematuro e maior incidência de via alta. A incidência de ruptura prematura de membranas ao longo da gestação situa-se em torno de 21%. Diante dos riscos, as pacientes devem ser bem informadas e assinar termo de consentimento prévio à realização da cerclagem.

## ▶ Referências bibliográficas

1. Drakeley AJ, Roberts D, Alfirevic Z. Cervical stitch (cerclage) for preventing pregnancy loss in women. Cochrane Database Syst Rev. 2011; (11):CD003253.
2. Cunningham FG, Leveno KJ, Bloom SL *et al.* Abortion. In: Williams obstetrics. New York: McGraw-Hill, 2010. pp. 215-37.

# 49 Gravidez Ectópica

*Júlio Elito Junior*

## ▶ Introdução

Gravidez ectópica (GE) consiste na implantação e no desenvolvimento do ovo fora da grande cavidade uterina. A localização mais frequente é a tubária (90 a 95% dos casos), podendo ocorrer também no ovário, na porção intersticial da tuba, no colo, na cicatriz da cesárea e na cavidade abdominal. Sua incidência vem crescendo nos últimos anos, chegando a cifras de 1 para cada 80 a 100 gravidezes.

A GE é a principal causa de morte materna no primeiro trimestre da gestação. A atenção do obstetra deve estar voltada para o diagnóstico precoce que pode ser realizado pela suspeita clínica e pela realização de exames subsidiários como a dosagem sérica da fração $\beta$ do hormônio gonadotrófico coriônico ($\beta$-hCG) e a ultrassonografia transvaginal (USTV). O diagnóstico precoce, possibilitando intervenções que se antecipam à ruptura tubária, reduziu drasticamente a mortalidade materna anteriormente associada à GE.

## ▶ Aspectos etiopatogênicos

Os fatores de risco mais relevantes para GE são GE prévia, doença inflamatória pélvica, cirurgia tubária prévia (esterilização feminina, reanastomose tubária), usuárias de DIU, cirurgia abdominal, endometriose, contraceptivos apenas com progesterona, pílula do dia seguinte e tratamento de infertilidade.

## ▶ Aspectos clínicos

No quadro clínico, deve-se dar ênfase, pela frequência e gravidade, à gravidez tubária complicada (aborto tubáreo ou ruptura). A dor, principal sintoma, é sincopal e lancinante na ruptura tubária e semelhante a cólicas no aborto. O hemoperitônio que se estabelece acentua e generaliza a dor a todo o abdome, causando náuseas e vômitos. Em alguns casos, aparece a dor escapular (sinal de Laffont). A paciente geralmente refere dor abdominal, atraso menstrual e metrorragia escassa.

Ao exame físico geral, destacam-se sinais característicos de estado hipovolêmico como palidez cutaneomucosa sem perda sanguínea visível, taquicardia e hipotensão arterial. No exame físico especial, a observação de equimose periumbilical (sinal de Hofstatter-Cullen-Hellendall) causada pelo hemoperitônio é rara. À palpação, podem-se evidenciar reação peritoneal, descompressão brusca dolorosa e diminuição de ruídos intestinais hidroaéreos.

No exame dos genitais internos, há intensa dor na compressão do fundo de saco posterior – grito de Douglas (sinal de Proust). O útero apresenta-se ligeiramente aumentado e amolecido e, nos anexos, tumoração palpável só é detectada em metade dos casos. Em casos duvidosos, realiza-se a punção na betesga (fundo de saco) posterior. A obtenção de sangue escuro, incoagulável, porém com microcoágulos, confirma o diagnóstico de hemoperitônio.

Para evitar a evolução da paciente para um quadro grave de abdome agudo hemorrágico decorrente de ruptura tubária, deve-se atentar à realização de diagnóstico precoce, ou seja, de GE íntegra. Nessas situações a história clínica é pobre, podendo, às vezes, cursar com a tríade clássica de dor abdominal, atraso menstrual e sangramento genital. O exame clínico muitas vezes não é elucidativo. Nessas circunstâncias, deve-se lançar mão de exames subsidiários como a dosagem da β-hCG e a USTV.

## ▶ Diagnóstico

O diagnóstico precoce é importante para reduzir o risco de ruptura tubária além de melhorar o sucesso das condutas conservadoras. Atenção especial deve ser dada às pacientes com fatores de risco como GE prévia, cirurgia tubária prévia (esterilização feminina, reanastomose tubária), infertilidade, doença inflamatória pélvica, endometriose, usuárias de DIU, anticoncepção de emergência e tabagismo.

Atraso menstrual, sangramento genital e/ou dor abdominal são sintomas de risco. Nesses casos deve ser realizado acompanhamento cuidadoso até o diagnóstico ser elucidado. Na paciente hemodinamicamente estável esta patologia deve ser diagnosticada, em geral, de maneira não invasiva por ultrassonografia, isto é, sem a necessidade da laparoscopia antes de ocorrer ruptura tubária. O diagnóstico deve ser complementado com a realização de exames subsidiários como a evolução dos títulos da β-hCG, a USTV e, excepcionalmente, com a curetagem uterina, realizada com o objetivo de verificar a reação de Arias-Stella ou descartar o diagnóstico mediante restos ovulares.

### • Diagnóstico por imagem

A ultrassonografia para o diagnóstico da GE deve ser realizada preferencialmente pela via transvaginal. O exame consiste em, primeiro, analisar a cavidade uterina com o intuito de descartar uma gravidez tópica pela visualização do saco gestacional ou de restos ovulares. A USTV consegue torna visível o saco gestacional intrauterino com 5,0 semanas de atraso menstrual. Posteriormente devem ser

avaliados os ovários, procurando-se identificar sempre quando possível o corpo lúteo. Por fim, o exame consiste em analisar a presença de massa anexial, que deve ser caracterizada conforme o seu aspecto (hematossalpinge, anel tubário e embrião vivo). É frequente o achado de líquido livre na cavidade peritoneal.

Os diagnósticos realizados apenas por imagem, por meio de ultrassonografia, mesmo com aparelhos de última geração e por profissionais experientes, ainda são passíveis de erro. A GE incipiente pode passar despercebida em 40 a 50% das vezes. A sua análise, entretanto, em associação à dosagem da β-hCG, auxilia no esclarecimento diagnóstico.

### *Associação da β-hCG com a ultrassonografia transvaginal*

Quando a idade gestacional é desconhecida, os valores da β-hCG podem auxiliar, além de ajudar na interpretação da USTV. O valor discriminatório da β-hCG é de 1.500 a 2.000 mUI/mℓ, ou seja, com valores iguais ou superiores a gestação intrauterina deveria ser visualizada à USTV. A ausência de imagem de gestação tópica com valores da β-hCG acima da zona discriminatória é indicativa de gestação anormal.

A exceção a esta regra são os casos iniciais de gravidez múltipla, cujos valores da β-hCG são mais elevados quando comparados à gravidez única e, eventualmente, as situações de abortamento muito recente de gravidez tópica. É preciso, portanto, cuidado especial com a interpretação dos valores da β-hCG para evitar intervenções desnecessárias frente à gravidez viável. Por outro lado, se os valores iniciais da β-hCG forem inferiores aos da zona discriminatória e se a USTV não tornar possível a visualização de gravidez tópica ou ectópica, é necessária a dosagem seriada da β-hCG. Os valores da β-hCG tendem a dobrar a cada 48 h na gravidez tópica viável. No entanto, foi descrita recentemente uma curva de evolução mínima para o diagnóstico de gravidez viável que é o aumento de 53% dos valores da β-hCG em 2 dias.

Quando os valores da β-hCG ultrapassarem o valor discriminatório, a USTV deve ser realizada para documentar a presença ou a ausência de gravidez intrauterina. A ausência de saco gestacional tópico com β-hCG acima da zona discriminatória, ou com curva de evolução anormal, ou títulos em declínio, sugerem uma gravidez inviável, no entanto, não distinguem a GE de um abortamento. A presunção nestas situações de que seja uma GE pode ser incorreta em mais de 50% dos casos. A curetagem uterina e o exame anatomopatológico auxiliam no diagnóstico diferencial de GE e aborto. O fato de a β-hCG continuar a subir após a curetagem confirma o diagnóstico de GE.

Com o aumento dos tratamentos de infertilidade, ocorreu aumento da incidência de gravidez heterotópica em 1%, portanto, mesmo se na USTV for constatada gestação intrauterina, devem-se sempre obter imagens das regiões anexiais de modo a excluir a ocorrência de uma gravidez combinada. Esses conceitos foram adaptados no fluxograma de diagnóstico não invasivo da GE no Departamento de Obstetrícia da Universidade Federal de São Paulo (Unifesp), demonstrado na Figura 49.1.

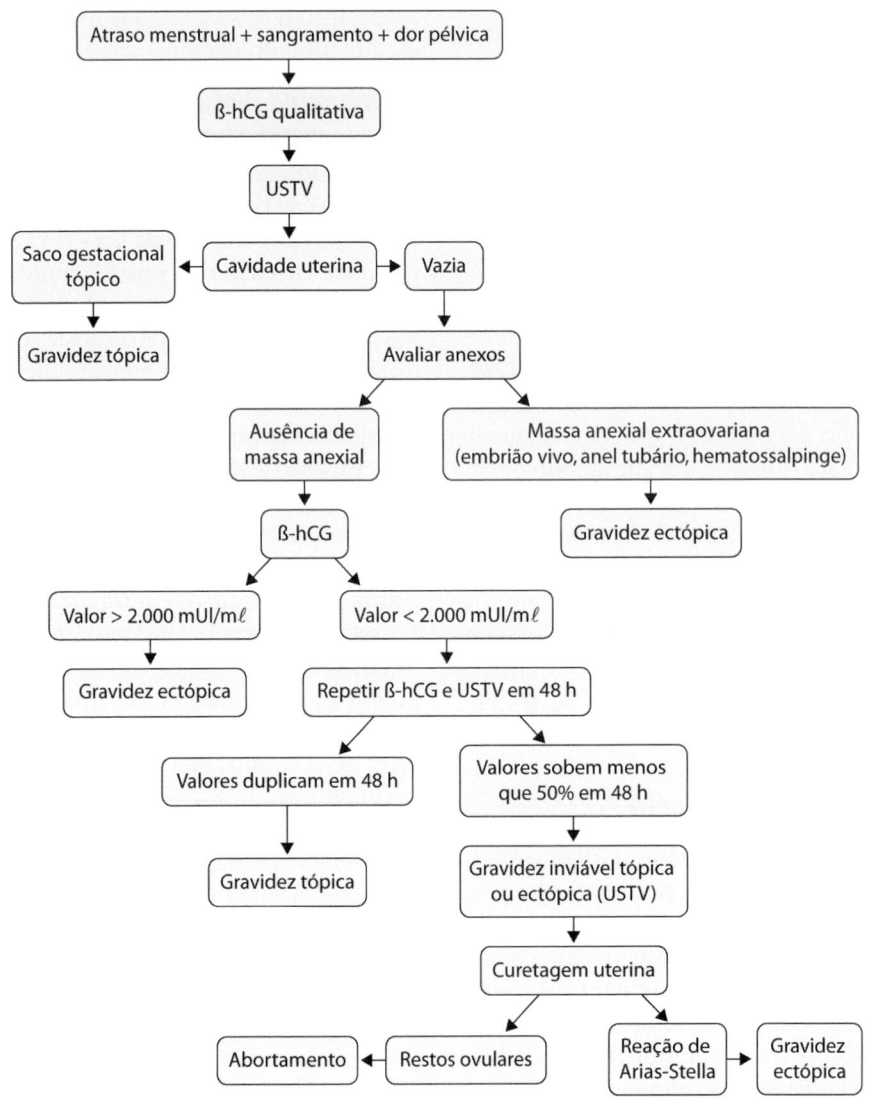

**Figura 49.1** Fluxograma para o diagnóstico não invasivo da GE.[1]

## • Diagnóstico diferencial

A GE pode ser confundida com outras doenças, como salpingite aguda ou crônica, abortamento incompleto, ruptura de corpo lúteo ou cisto folicular com sangramento intraperitoneal, torção de cisto de ovário, mioma degenerado, apendicite e gastrenterites.

## ▶ Tratamento

Com o aprimoramento do diagnóstico da GE, o tratamento tem sido realizado de maneira mais precoce e, em geral, com métodos não invasivos. Como consequência, a apresentação clínica da GE tem sido considerada uma situação de risco de morte, demandando cirurgia de emergência para uma nova situação com condições mais favoráveis, por vezes, com pacientes assintomáticas.

Esta modificação resultou em uma grande mudança na conduta, com mais opções terapêuticas. Entre elas destacam-se a cirurgia (salpingectomia ou salpingostomia por via laparotômica ou por via laparoscópica), o tratamento medicamentoso com uma variedade de substâncias (ministradas de modo sistêmico ou pelo tratamento local guiado por USTV) e, por fim, a conduta expectante.[2]

## • Tratamento cirúrgico

A cirurgia é a conduta padrão. A laparotomia é imperativa nos casos de abdome agudo hemorrágico com instabilidade hemodinâmica.

A operação clássica é a salpingectomia, que se efetua pinçando previamente o arco vascular tubovárico da mesossalpinge, de fora para dentro. Realiza-se a exérese da tuba com tesoura e a ligadura das estruturas que haviam sido apreendidas previamente é realizada com fio absorvível (poliglactina 2-0). A secção em cunha da porção intramural da tuba não é recomendada porque a possibilidade de GE no coto tubário é remota, além de determinar aumento da perda sanguínea, uma vez que esta região é ricamente vascularizada. Assinala-se, também, que a ressecção em cunha da tuba pode constituir fator predisponente de ruptura em futuras gestações tópicas.

A laparotomia deve ser realizada nos casos de ruptura tubária com instabilidade hemodinâmica; nas outras situações a via preferencial é a laparoscópica, por apresentar inúmeras vantagens, entre elas, menor tempo de internação, recuperação mais rápida e menores custos (Tabela 49.1).

Quando a paciente deseja preservar o futuro reprodutivo, há grande controvérsia sobre o tratamento cirúrgico de escolha, entre a cirurgia radical (salpingectomia) e a cirurgia conservadora (salpingostomia).

A salpingectomia está indicada nas pacientes com prole constituída, nos casos de lesão tubária irreparável, nas tentativas de salpingostomia com sangramento persistente, quando há recidiva de GE na mesma tuba e quando os títulos de β-hCG são muito elevados. Valores superiores a 5.000 mUI/mℓ estão associados a invasão do trofoblasto na

■ **Tabela 49.1** Principais indicações da laparotomia e vantagens da via laparoscópica.

| Indicações absolutas de laparotomia | Vantagens da laparoscopia |
| --- | --- |
| Choque hipovolêmico | Melhores resultados estéticos |
| Localização atípica (cervical ou abdominal) | Menor perda sanguínea |
| Massas anexiais grandes > 5,0 cm | Menor incidência de infecção |
| Múltiplas aderências | Desconforto pós-operatório menor (menos analgésicos) |
| | Menor tempo de internação |
| | Recuperação mais rápida |
| | Menores custos |
| | Retorno precoce às atividades habituais |

serosa da tuba, comprometendo a preservação da mesma. Elito Jr *et al.*[1] realizaram um estudo avaliando a permeabilidade tubária por meio da histerossalpingografia após tratamento conservador e concluíram que pacientes com títulos de β-hCG superiores a 5.000 mUI/ml tiveram maior possibilidade de obstrução tubária.

Cirurgias mais conservadoras começaram a surgir na década de 1950, sendo indicadas para as pacientes com desejo de preservar a fertilidade, em situações precoces com GE íntegra. Os procedimentos podem ser realizados por laparotomia ou laparoscopia, dando-se preferência a esta última, pela menor agressão cirúrgica, por diminuir os riscos de se formarem aderências e evoluir com melhor recuperação da paciente no pós-operatório.

Dentre as cirurgias conservadoras, há a salpingostomia linear posterior, que consiste na incisão de 2,0 cm, aproximadamente, no ponto de maior abaulamento da borda antimesentérica da tuba, por onde é efetuado o esvaziamento. Posteriormente, é realizado o fechamento da incisão com sutura, em duas camadas, com poliglactina 7-0. A maioria dos autores acredita que a sutura cause isquemia da serosa, resultando em diminuição da fibrinólise local e formação aumentada de aderências. Para contornar esta complicação, a salpingostomia linear posterior tem sido realizada com incisão não suturada, mas fechada por segunda intenção.

A expressão fimbrial deve ser evitada, sendo ser realizada apenas nos casos com gravidez tubária distal, com o processo de abortamento tubário em franca evolução.

A salpingostomia está indicada nos casos em que se pretende preservar a fertilidade. Teoricamente, em comparação com a salpingectomia, a salpingostomia procura manter a integridade da tuba e, destarte, a capacidade reprodutiva. Um dos riscos da cirurgia conservadora é a persistência de tecido trofoblástico (3 a 20%). Portanto, é importante acompanhar a evolução dos títulos de β-hCG no pós-operatório. Títulos em declínio requerem apenas acompanhamento e os em ascensão demandam

tratamento com dose única de metotrexato (MTX) (50 mg/m$^2$ IM). Há risco aumentado de persistência do tecido trofoblástico nos casos de diagnóstico muito precoce, quando a massa anexial é inferior a 2,0 cm e quando títulos de β-hCG iniciais são elevados.

Ainda é assunto de debate se a salpingostomia é mais eficaz que a salpingectomia em termos de gravidez futura. A salpingostomia apresenta como desvantagens a persistência do tecido trofoblástico, o risco de recidiva de GE na ordem de 15% e o aumento de custos caso estes eventos ocorram. Estes riscos seriam justificáveis se a possibilidade de gestação tópica após esta cirurgia for grande, evitando-se o desgaste e os custos do tratamento de infertilidade resultantes de uma salpingectomia. Um estudo de revisão[3] comparando gestações futuras após salpingectomia e salpingostomia demonstrou nenhum efeito benéfico da salpingostomia nos índices de gestação intrauterina, enquanto o risco de repetição de uma nova GE foi maior, porém não significativos.

Considera-se difícil a realização de um trabalho comparativo sobre as cirurgias radical e conservadora em função da heterogeneidade dos grupos. Existem outras variáveis além da técnica cirúrgica que podem comprometer a fertilidade, colocando em viés os resultados, como pacientes com história prévia de infertilidade, idade avançada, GE prévia, tuba contralateral comprometida, aderências perianexiais, salpingites ou hidrossalpinges, cirurgia pélvica anterior, ruptura tubária e tabagismo. Mediante todas essas situações particulares, acredita-se que o bom-senso deva predominar no momento da indicação da técnica cirúrgica. Sempre que for possível e as condições viabilizarem, deve-se optar pela cirurgia conservadora nas pacientes desejosas de gravidez futura até que um consenso na literatura justifique mudança nesta conduta.

## ▪ Tratamento medicamentoso

Protocolos para o tratamento medicamentoso da GE com MTX foram estabelecidos no fim da década de 1980 e esta conduta vem sendo utilizada por vários serviços desde então. O MTX é um antagonista do ácido fólico. O ácido fólico é convertido em tetraidrofolato pela enzima desidrofolato redutase (DHFR), etapa importante na síntese do DNA em precursores do RNA. MTX inibe a DHFR, causando a diminuição de elementos necessários para síntese do DNA e RNA. O ácido folínico (leucovorina) é antagonista do MTX e é necessário para reduzir os efeitos colaterais quando são utilizadas doses elevadas de MTX, o que raramente acontece no tratamento da GE.

Os principais critérios para indicação do MTX são: estabilidade hemodinâmica; diâmetro da massa anexial ≥ 3,5 cm; ausência de dor abdominal intensa ou persistente; impossibilidade da paciente em realizar o acompanhamento até a resolução do tratamento; função hepática e renal normais; desejo de gravidez futura; e termo de consentimento assinado.

As contraindicações absolutas são: gravidez intrauterina; imunodeficiência; anemia moderada para intensa, leucopenia (leucócitos < 2.000 células/mm$^3$) ou trombocitopenia (plaquetas < 100.000 mm$^3$); sensibilidade prévia ao MTX na vigência de doença pulmonar e úlcera péptica; disfunção importante hepática e renal; amamentação.

As contraindicações relativas são batimentos cardíacos fetais detectados pela USTV, β-hCG inicial > 5.000 mUI/m$\ell$, declínio dos títulos de β-hCG no intervalo de 24/48 h antes do tratamento, recusa em receber transfusão sanguínea e impossibilidade de dar continuidade ao acompanhamento.[4]

Antes de iniciar o tratamento devem ser realizados os seguintes exames de rotina: hemograma completo, enzimas hepáticas (TGO e TGP), creatinina e tipagem sanguínea ABO-Rh. Pacientes com história de doença pulmonar devem realizar radiografia de tórax.

Existem dois esquemas consagrados para ministração do MTX: o de dose única e de múltiplas doses. No protocolo de dose única o MTX é ministrado na dose de 50 mg/m$^2$ por via intramuscular (IM). O acompanhamento é feito com dosagens de β-hCG realizadas no dia da ministração do MTX, no 4º e no 7º dia após o emprego dessa substância. As pacientes com queda dos títulos de β-hCG acima de 15%, apurada entre o 4º e o 7º dia, apresentam bom prognóstico, devendo ser acompanhadas com dosagens semanais de β-hCG até a queda dos valores a níveis pré-gravídicos.

Quando a queda for menor que 15%, no 7º dia após o emprego do MTX, ministra-se nova dose de MTX, seguindo a mesma sistematização predita. Caso não ocorra queda dos títulos, uma terceira dose de MTX pode ser ministrada, no entanto, não se deve tentar mais doses e deve-se ter cuidado para reavaliar o caso nas situações que requeiram doses repetidas. Desse modo, a denominação protocolo de dose única é apenas teórica, podendo ser utilizadas doses adicionais, caso haja necessidade. O esquema de dose única é o mais utilizado e com o qual se tem mais experiência.[4]

Além do tratamento com dose única, pode-se utilizar o protocolo de múltiplas doses que consiste na aplicação de MTX IM na dose de 1 mg/kg (nos dias 1, 3, 5 e 7) alternando com leucovorina (ácido folínico) na dose de 0,1 mg/kg (nos dias 2, 4, 6 e 8). O acompanhamento é feito com dosagem de β-hCG no dia da aplicação inicial do MTX e sempre dosado antes de aplicar uma futura dose de MTX. Caso os títulos caiam mais que 15% neste intervalo não é necessária uma nova dose de MTX e neste protocolo não devem ser administradas mais que 4 doses de MTX. Outro ciclo de 4 doses deve ser iniciado no 14º dia, caso os títulos da β-hCG estejam 40% acima do valor inicial (dia 0). Aproximadamente 50% das pacientes não necessitarão do tratamento completo de 8 dias.

O acompanhamento nos dois protocolos (dose única e de múltiplas doses), quando os títulos estão em declínio, é realizado pela dosagem semanal de β-hCG até os títulos ficarem negativos. Os títulos tendem a ficar negativos em 3 semanas, no entanto, em casos com títulos iniciais de β-hCG elevados podem ser necessárias de 6 a 8 semanas para os níveis regredirem. Quando os títulos param de declinar e se mantêm ou voltam a subir, o diagnóstico de persistência do tecido trofoblástico é definido.

Quando os critérios descritos para o tratamento medicamentoso são preenchidos corretamente, o índice de sucesso é comparável com o da cirurgia conservadora. Diversos estudos publicados demonstraram a eficácia de ambos os esquemas de tratamento com MTX. Um artigo de revisão[5] concluiu que o sucesso do tratamento medicamentoso com MTX oscila de 78 a 96% em pacientes bem selecionadas. Após o tratamento, a porcentagem de permeabilidade tubária avaliada pela histerossalpingografia é de 78 a 84%. O índice de gravidez intrauterina é de 65% e a recidiva de GE de 13%.

Não existe nenhum trabalho randomizado comparando os dois esquemas de tratamento com MTX. Em uma metanálise[6] incluindo 26 estudos e 1.327 casos, o índice de sucesso do tratamento foi de aproximadamente 89%. No protocolo com múltiplas doses o sucesso foi de 92,7% (95% IC, 89 a 96), estatisticamente significativo quando comparado com a dose única de MTX (88,1%; 95% IC, 86 a 90). No entanto, se os critérios de seleção do estudo considerarem os valores iniciais da β-hCG e a ausência de embrião vivo, os dois protocolos são similares. Considera-se como vantagem da dose única o fato de ser um tratamento mais simples, com menos efeitos colaterais e, em geral, ser a primeira opção nos casos de gravidez tubária quando na maioria dos casos os títulos de β-hCG forem inferiores a 5.000 mUI/mℓ.[4] Por outro lado, nos casos de localização atípica da GE como a gestação intersticial, cervical ou a da cicatriz de cesárea que, em geral, cursam com títulos de β-hCG muito elevados, maiores que 5.000 e muitas vezes superiores a 10.000 mUI/mℓ, o protocolo com múltiplas doses é imperativo e sua indicação é reforçada em função da alta morbidade, além do problema de as intervenções cirúrgicas serem mutiladoras.

Independentemente do protocolo utilizado, toda paciente submetida a tratamento medicamentoso com MTX deve ser orientada a tomar alguns cuidados após o uso do quimioterápico, ressaltando-se a importância da aderência ao tratamento. Recomenda-se evitar:

- relações sexuais até os títulos de β-hCG ficarem negativos
- exposição solar para diminuir o risco de dermatites pelo MTX
- bebidas alcoólicas
- ácido acetilsalicílico (em caso de dor, prescreva paracetamol)
- comidas e vitaminas que contenham ácido fólico.

Em geral, MTX é seguro e efetivo no tratamento da GE íntegra. Muito raramente, complicações com risco de morte foram relatadas com seu uso. É importante salientar que em 40% dos casos pode ocorrer dor abdominal após o MTX entre o 3º e o 7º dia. Esta dor, no entanto, melhora em 4 a 12 h após o seu início. Quando a dor é intensa e persistente, avaliação clínica pormenorizada deve ser realizada juntamente com análise do hematócrito e USTV para descartar ruptura tubária. Sinais de falha do tratamento ou suspeita de ruptura tubária indicam o abandono do tratamento clínico. Entre eles destacam-se instabilidade hemodinâmica, aumento da dor abdominal e elevação dos títulos de β-hCG após o tratamento com MTX.

A USTV seriada após o tratamento com MTX é desnecessária, pois as alterações detectáveis no exame são incapazes de demonstrar ou predizer a falha do tratamento, exceto quando há suspeita de ruptura tubária recente.

Os efeitos mais observados do tratamento com MTX são distensão abdominal, aumento da β-hCG entre o 1º e o 4º dia após o MTX, sangramento genital e dor abdominal. Os efeitos colaterais mais relatados são irritação gástrica, náuseas, vômitos, estomatites, tontura, neutropenia, alopecia reversível e pneumonite.

Apesar de os resultados com o tratamento medicamentoso serem muito favoráveis, ao redor de 80%, a falha de 20% é preocupante.[4] Para minimizar as falhas deste tratamento, diversos pesquisadores têm estudado os fatores preditivos de sucesso do tratamento com MTX.[4] Entre os parâmetros orientadores podem-se citar os aspectos clínicos como idade gestacional, sangramento genital e dor abdominal; os parâmetros laboratoriais como β-hCG, progesterona, aumento dos títulos da β-hCG em 48 h; os parâmetros ultrassonográficos como diâmetro da massa anexial, aspecto da imagem à USTV (hematossalpinge, anel tubário e embrião vivo), espessura endometrial, líquido livre na cavidade peritoneal e vascularização da massa anexial avaliada pelo Doppler colorido.

De todos esses parâmetros o mais promissor para predizer o sucesso é o título inicial de β-hCG. Não existe consenso na literatura em relação ao valor de corte. A análise de todos os trabalhos publicados que correlacionaram os valores de β-hCG com a falha do tratamento concluiu que a *odds ratio* (OR) para falha é de 5,45 (95%CI, 3,04 a 9,78) quando os valores da β-hCG são superiores a 5.000 mUI/mℓ. Na revisão Cochrane,[2] recomenda-se o tratamento quando os títulos de β-hCG são inferiores a 3.000 mUI/mℓ. Em nossa experiência clínica, alguns parâmetros são mais efetivos na orientação do tratamento, dos quais se destaca que o valor da β-hCG ≤ 2.685 mUI/mℓ está associado ao sucesso do tratamento com OR de 23,43 (95% IC, 3,9 a 140,59).[1]

Os parâmetros orientadores de falha no tratamento mais comuns são embrião vivo, β-hCG inicial > 5.000 mUI/mℓ, massa anexial > 4,0 cm, presença de líquido livre na cavidade peritoneal, aumento rápido da β-hCG em 48 h antes do MTX.

Como a falha do tratamento aumenta com valores elevados da β-hCG, o tratamento com dose única de MTX é ideal nos casos bem selecionados que, em geral, apresentam valores baixos de β-hCG.[4] Considera-se relevante referir que com a ministração sistêmica de MTX, mesmo em dose única, a sintomatologia álgica é frequente nos primeiros dias, o que por si só não deverá ser indicação para cirurgia. A estabilidade hemodinâmica e o controle seriado dos títulos de β-hCG e do volume de líquido no fundo de saco de Douglas/pélvis (USTV) ajudarão o clínico na tomada de decisão.

### Tratamento local com MTX

Pode ser ministrado diretamente na tuba, em geral guiado por USTV. Para a realização desse procedimento é necessário sedar a paciente e realizar a injeção com agulha calibre 20 ou 22 acoplada à sonda vaginal. A dose do MTX é de 1 mg/kg. Essa técnica, quando comparada ao tratamento sistêmico, apresenta desvantagens, pois o tratamento sistêmico é mais prático, fácil de ministrar, menos dependente das habilidades do especialista e não é invasivo. A principal indicação para o tratamento local é a presença de embrião vivo e localização atípica da GE.

## • Conduta expectante

Conduta expectante surgiu após o conhecimento mais pormenorizado da história natural da GE. Em 1955, Lund[7] realizou estudo prospectivo de conduta expectante da GE em 119 pacientes obtendo sucesso em 57% dos casos. Constatou-se que muitas GE evoluem espontaneamente para abortamento tubário e reabsorção, sem sangramento importante ou ruptura da tuba.

Os principais critérios para adoção da conduta expectante são:

• estabilidade hemodinâmica
• declínio dos títulos de β-hCG no intervalo de 24 a 48 h sem tratamento (principal critério para indicação da conduta expectante, pois demonstra que a gestação está em involução)
• USTV com ausência de embrião vivo.

Ao adotar-se a conduta expectante, o diâmetro transversal máximo da massa tubária deve ser inferior a 5,0 cm.[8] O título máximo da β-hCG é controverso. Alguns trabalhos indicam esta conduta quando os valores são inferiores a 5.000 mUI/mℓ, outros quando β-hCG < 2.500 mUI/mℓ.

O acompanhamento é realizado ambulatorialmente com dosagens seriadas de β-hCG a cada 7 dias até que o teste se torne negativo. Elito Jr. e Camano[9] realizaram estudo comparando os títulos de β-hCG nas pacientes com declínio dos títulos da β-hCG acompanhadas pela conduta expectante a casos com títulos em ascensão tratados com MTX. Na conduta expectante, a média da β-hCG foi de 648,8 ± 754,7 mUI/mℓ, enquanto nos casos tratados com MTX a média foi de 2.642,7 ± 2.315,1 mUI/mℓ. Desse modo, recomenda-se a conduta expectante nos casos com títulos de β-hCG baixos, inferiores a 1.500 mUI/mℓ. A revisão Cochrane (2007) concluiu que a avaliação rigorosa da eficácia desta conduta ainda não pode ser feita, pois os estudos não foram realizados com rigor metodológico.[2]

### Localização atípica da gravidez ectópica

As formas não tubárias representam menos de 10% de todas as GE, mas estão associadas a elevada morbidade. A cirurgia é a conduta usual. No entanto, pelo risco de mutilação, o tratamento clínico com MTX passou a ser uma alternativa terapêutica importante. As localizações atípicas mais frequentes são intersticial, cervical, cicatriz de cesárea, ovariana e abdominal.

### Gravidez intersticial

A gravidez intersticial representa elevada morbidade, com taxa de 2,2% de mortalidade materna. Quase 4,7% das GE implantam no segmento intersticial da tuba. Esses casos cursam com elevados títulos de β-hCG. Quando o embrião está vivo, está indicado o tratamento local com cloreto de potássio (KCl) e MTX. Nos casos de embrião morto com títulos elevados, o tratamento sistêmico com múltiplas doses de MTX é a opção terapêutica preferencial. Em situações de emergência, a ressecção da porção intersticial da tuba ou a histerectomia podem ser necessárias.

### Gravidez cervical

A GE cervical é definida pela implantação e pelo desenvolvimento do concepto no canal cervical, constituindo quase 0,4% dos casos. Acompanha-se de elevada morbidade, podendo causar hemorragia intensa pela rica vascularização do colo do útero. O diagnóstico é realizado por meio de história e exame físico e confirmado por ultrassonografia.

A paciente com atraso menstrual e teste de gravidez positivo pode encontrar-se assintomática, com queixa de sangramento vaginal, ou até apresentando intensa hemorragia vaginal. Ao exame especular o colo se mostra aumentado e congesto, com tumoração dolorosa (colo em tonel). Acrescente-se, porém, que muitas vezes as queixas e o exame físico são inespecíficos, tornando-se difícil o diagnóstico clínico.

Com o advento da ultrassonografia, o diagnóstico tornou-se mais fácil e mais precoce, contribuindo para o sucesso das terapias conservadoras. Os achados ultrassonográficos incluem:

- cavidade uterina vazia
- eco endometrial espessado em razão da reação decidual
- útero em formato de ampulheta
- canal cervical aumentado
- saco gestacional no interior do canal exibindo ou não batimentos cardíacos
- tecido placentário circundando o saco gestacional
- orifício interno do colo fechado.

Com o desenvolvimento de protocolos de tratamentos conservadores, a necessidade de histerectomias diminuiu de 89,5% antes de 1987 para 21% em 1994. As opções de tratamento conservador podem ser categorizadas em:

- tamponamento, realizado com balão intracervical após curetagem
- redução do suprimento sanguíneo, por embolização ou ligadura arterial uterina
- exérese do tecido trofoblástico, por ressecção histeroscópica, cervicotomia

- feticídio intra-amniótico, por injeção local de MTX, KCl ou prostaglandinas
- quimioterapia sistêmica, realizada com MTX IM.

Com embrião vivo está indicado o tratamento local com KCl e MTX. Nos casos de embrião morto com títulos elevados de β-hCG, o tratamento sistêmico com múltiplas doses de MTX é a opção terapêutica preferencial.

### Gravidez ectópica de cicatriz de cesárea

Esta é a forma mais rara de GE, mas com o aumento da incidência de cesarianas nos últimos anos vários relatos têm sido identificados na literatura recente. O diagnóstico pode ser feito por ultrassonografia e ressonância magnética. O tratamento pode ser conservador, utilizando o tratamento medicamentoso com MTX sistêmico nos casos de embrião sem atividade cardíaca. Nos casos de embrião vivo, o tratamento é local com MTX e KCl, e são indicadas cirurgias conservadoras como a curetagem uterina ou a remoção histeroscópica ou laparoscópica. Algumas vezes, a única opção será a histerectomia.

### Conduta nas gestações de localização atípica

Os casos de gravidez intersticial, cervical e de cicatriz de cesárea devem ser individualizados. O tratamento clínico surgiu como uma luz para estas situações, evitando cirurgias que comprometam o futuro reprodutivo. O tratamento sistêmico com MTX é realizado nos casos com embrião sem batimentos cardíacos. O esquema do tratamento depende do título inicial de β-hCG. Em casos com títulos inferiores a 5.000 mUI/m$\ell$ emprega-se a dose única do MTX 50 mg/m$^2$ IM. Por outro lado, se os títulos de β-hCG forem superiores, utilizam-se múltiplas doses de MTX; nos dias 1, 3, 5 e 7 a dose é de 1 mg/kg IM, alternando com ácido folínico IM na dose de 0,1 mg/kg nos dias 2, 4, 6 e 8.

Quando o embrião está vivo deve ser realizado o tratamento local guiado por USTV com injeção intracardíaca de KCl de 2 mEq/m$\ell$ e MTX no interior do saco gestacional na dose de 1 mg/kg. Quando os títulos de β-hCG forem maiores que 5.000 mUI/m$\ell$, o tratamento deve ser complementado com o protocolo de múltiplas doses por via sistêmica, iniciando no dia seguinte ao da punção.

### Gravidez ovariana

A incidência de gravidez ovariana é de 1%. A ruptura precoce é a regra. O quadro clínico e a ultrassonografia não distinguem a gravidez tubária da ovariana, sendo o diagnóstico definido muitas vezes no intraoperatório.

### Gravidez abdominal

Na gravidez abdominal (1,5% dos casos), ocorre gestação livre na cavidade peritoneal. Uma vez que as condições para o concepto são precárias, ele sucumbe na maioria das vezes. Ocorrem reabsorção simples, supuração, mumificação ou formação de adipocera. Quando houver aderência de alça intestinal, podem ocorrer supuração, ruptura de abscesso e eliminação de partes fetais pelo reto.

Quando a gravidez evolui, a placenta desenvolve-se em qualquer porção ou órgão da cavidade abdominal. Observam-se frequentemente sintomas digestivos de suboclusão e excessiva dor abdominal aos movimentos fetais. A superficialidade do feto torna nítida a palpação, bem como a ausculta dos batimentos cardíacos fetais. Ao toque delimita-se, por vezes, o útero do saco ovular rechaçado para diante.

A ultrassonografia é capaz de demonstrar que o útero está vazio e comprimido pelo feto e pela placenta. O emprego dos raios X simples e a ressonância magnética pode ser de auxílio diagnóstico.

No que diz respeito ao tratamento, quando o feto estiver vivo, será expectante até a 36ª semana. Nos casos de feto morto ou vivo após a 36ª semana impõe-se a laparotomia. Deve-se dispor de volume apreciável de sangue e acesso venoso calibroso para a eventual necessidade de rápida reposição volêmica. Na cirurgia, uma vez retirado o feto, observam-se a placenta e, em particular, o local de sua implantação. Caso ocorra descolamento espontâneo (o que é frequente), ou de localização muito favorável, há indicação de remover a placenta. Em todos os outros casos, a norma é deixá-la para evitar hemorragias maciças. O cordão é ligado bem próximo ao seu local de implantação.

Evidentemente, nesta conduta há chances de complicações como infecção, formação de abscesso, bridas e obstrução intestinal, mas possivelmente menos graves do que a hemorragia resultante da tentativa de remoção da placenta.

### Gravidez heterotópica

Definida pela presença concomitante de gestação intrauterina e extrauterina, com incidência de 1/30.000 gestações espontâneas. Com as técnicas de reprodução assistida, a incidência atual é de 1% dos casos de GE. Infelizmente, 50% dos casos são diagnosticados após a ruptura tubária. A conduta mais utilizada é a cirurgia. Nos casos de integridade tubárea, a laparoscopia é a técnica preferencial, caso disponível. O tratamento clínico com MTX está contraindicado. Uma alternativa em casos de exceção com embrião vivo é a punção guiada por USTV e injeção de KCl.[1]

## ▶ Futuro reprodutivo

O futuro reprodutivo pode ser avaliado indiretamente pela histerossalpingografia ou diretamente pelas futuras gestações. Entre as diversas variáveis que comprometem o futuro reprodutivo na GE, os níveis de valor da β-hCG são considerados a principal variável. Valores superiores a 5.000 mUI/mℓ refletem invasão do trofoblasto até a serosa. Casos tratados clinicamente com MTX com valores acima de 5.000 mUI/mℓ estiveram associados a maior índice de obstrução tubária.[10] Desse modo, as condutas conservadoras como a salpingostomia e o tratamento com MTX devem ser realizadas de preferência nos casos com títulos de β-hCG inferiores a 5.000 mUI/mℓ. A permeabilidade tubária após o tratamento com MTX é de 84% e após a conduta expectante é de 78%.[1]

No Departamento de Obstetrícia da Escola Paulista de Medicina da Universidade Federal de São Paulo (EPM/Unifesp) recomenda-se que após a conduta seja realizada a histerossalpingografia. Pacientes submetidas à salpingectomia com obstrução da tuba remanescente são encaminhadas para tratamento com fertilização *in vitro* (FIV). Na conduta cirúrgica conservadora realiza-se histerossalpingografia 2 meses após a salpingostomia, e após 3 a 6 meses do tratamento com MTX ou conduta expectante. A histerossalpingografia deve ser realizada após o tratamento clínico quando a imagem da gestação tubária desaparece na USTV. Caso o resultado seja de tubas obstruídas, a FIV está indicada. Por outro lado, quando houver tubas pérvias deve-se avaliar cada caso em particular.

## ▶ Considerações finais

- O diagnóstico da GE deve ser realizado precocemente antes de ocorrer ruptura combinando-se a USTV com a dosagem da β-hCG
- Diversas opções de tratamento podem ser utilizadas
- É preciso respeitar as indicações tanto das intervenções cirúrgicas como do tratamento clínico
- Um fluxograma orientador da conduta utilizado no Departamento de Obstetrícia da EPM/Unifesp é apresentado na Figura 49.2
- A laparotomia está indicada nos casos de instabilidade hemodinâmica, sendo a via preferencial para o tratamento da gravidez tubária
- A salpingectomia deve ser realizada nas pacientes com prole constituída. Estará indicada em pacientes com desejo reprodutivo e quando os títulos de β-hCG forem inferiores a 5.000 mUI/mℓ
- O tratamento com MTX é uma conduta consagrada, podendo ser indicado como primeira opção de tratamento. Os principais critérios para indicação do MTX são massa anexial ≥ 3,5 cm, β-hCG < 5.000 mUI/mℓ e ausência de embrião vivo. A dose única de 50 mg/m² IM é a preferencial. O protocolo com múltiplas doses deve retringir-se

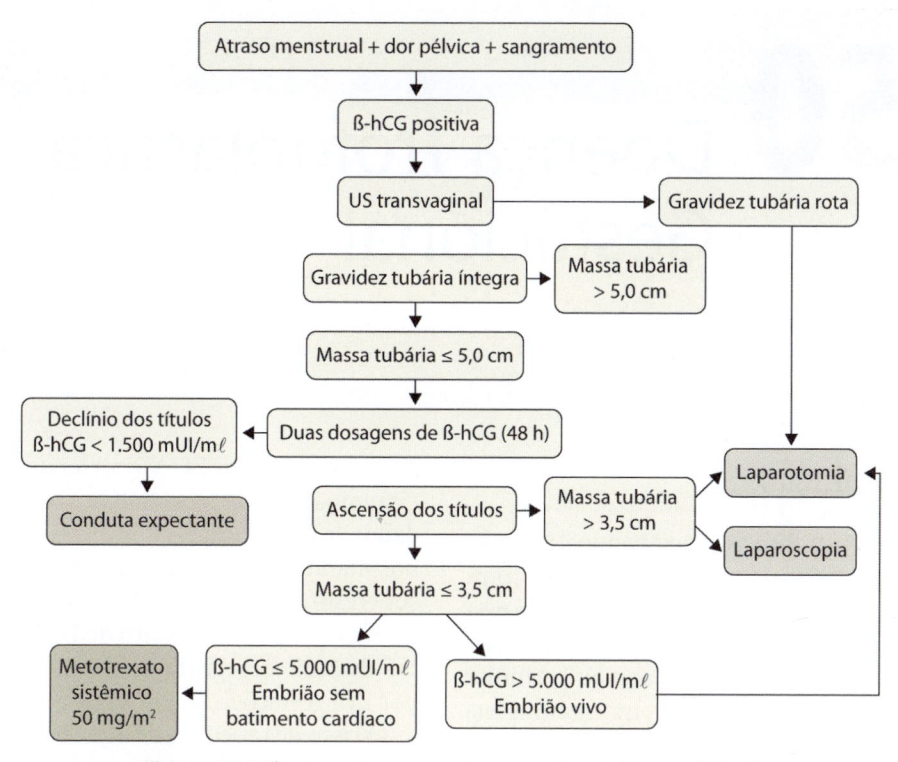

**Figura 49.2** Fluxograma para o tratamento da gravidez ectópica.[1]

aos casos de localização atípica com valores de $\beta$-hCG > 5.000 mUI/m$\ell$. A conduta expectante deve ser indicada nos casos de declínio dos títulos da $\beta$-hCG em 48 h antes do tratamento e quando os títulos iniciais forem inferiores a 1.500 mUI/m$\ell$

- Com relação ao futuro reprodutivo há controvérsias sobre a opção entre a salpingectomia e a salpingostomia. Até obter-se um consenso na literatura, orienta-se que nas pacientes desejosas de uma futura gestação opte-se pelas condutas conservadoras.

## ▶ Referências bibliográficas

1. Elito Jr J, Montenegro NA, Soares RC *et al.* Unruptured ectopic pregnancy: diagnosis and treatment. State of art. Rev Bras Ginecol Obstet. 2008; 30(3):149-59.
2. Hajenius PJ, Mol F, Mol BW *et al.* Interventions for tubal ectopic pregnancy. Cochrane Database Syst Rev. 2007; 24:(1):CD000324.
3. Clausen I. Conservatite versus radical surgery for tubal pregnancy: a review. Acta Obstet Gynecol Scand. 1996; 75(1): 8-12.
4. Elito Jr J, Reichmann A, Uchiyama M *et al.* Predictive score for the systemic treatment of unruptured ectopic pregnancy with a single dose of methotrexate. Int J Gynecol Obstet. 1999; 67(2):75-9.
5. Lipscomb GH, Stovall TG, Ling FW. Nonsurgical treatment of ectopic pregnancy. N Engl J Med. 2000; 343:1325-9.
6. Barnhart KT, Gosman G, Ashby R *et al.* The medical management of ectopic pregnancy: a meta-analysis comparing "single dose and multidose" regimens. Obstet Gynecol. 2003; 101:778-84.
7. Lund JJ. Early ectopic pregnancy trated nonsurgically. J Obstet Br Empire. 1955; 62:70-6.
8. Han KK, Elito Jr J, Camano L. Conduta expectante para gravidez tubária íntegra. RBGO. 1999; 21(8):465-70.
9. Elito Jr J, Camano L. Unruptured tubal pregnancy: different treatments for early and late diagnoses. São Paulo Med J. 2006; 124(6):321-4.
10. Elito Jr J, Han KK, Camano L. Values of beta–human chorionic gonadotropin as a risk factor for tubal obstruction after tubal pregnancy. Acta Obstet Gynecol Scand. 2005; 84(9):864-7.

# 50 Doença Trofoblástica Gestacional

*Sue Yazaki Sun*

## ▶ Introdução

A doença trofoblástica gestacional inclui as gestações molares (molas hidatiformes completa e parcial) e a neoplasia trofoblástica gestacional (NTG) (mola invasora, coriocarcinoma, tumor trofoblástico placentário e tumor trofoblástico epitelioide). As molas completa e parcial, em decorrência da disponibilidade de aparelhos de ultrassonografia e de testes de gravidez sensíveis, têm sido detectadas cada vez mais precocemente.

A mola invasora tem origem em gravidez molar anterior. Metade das ocorrências de coriocarcinoma provém de gravidez molar e, no restante, de gestações não molares (gestações normais, abortamentos, ectópica). O diagnóstico de coriocarcinoma após gestação não molar deve ser lembrado diante de paciente apresentando metástase pulmonar, cerebral ou abdominal, sem sede primária conhecida, que são altamente sensíveis à quimioterapia e curáveis. Os tumores trofoblásticos placentários são raros e podem ter origem em qualquer tipo de gravidez, sendo resistentes ao tratamento quimioterápico e com prognóstico sombrio.

## ▶ Aspectos etiopatogênicos

A incidência da mola hidatiforme na Ásia é 7 a 10 vezes maior que na Europa ou na América do Norte.[1] Em Taiwan é de 1 para 125 gestações, comparativamente a 1 em 1.500 nascidos vivos nos EUA, ocorrendo mais nos extremos da vida reprodutiva.[2] No Brasil, os dados de incidência disponíveis são relativos a hospitais de referência e talvez por isso sejam superestimados. Na Escola Paulista de Medicina, no período de janeiro de 1980 a dezembro de 1989 foi registrada 1 mola hidatiforme por 215 gestações.[3,4]

O risco de repetição de mola hidatiforme é de 1%, sendo que existem descrições de risco familiar relacionado com a patologia.[5,6] Recomenda-se ultrassom ao final do primeiro trimestre nas gestações subsequentes para confirmar o desenvolvimento fetal normal. Em casos de abortamentos, os produtos da concepção devem ser examinados histologicamente. Quando se tratar de abortamento espontâneo completo, sem exame anatomopatológico, a medida de gonadotrofina coriônica humana (hCG) deve ser obtida 6 semanas após a perda gestacional para descartar gestação molar. Pacientes que tiveram mola hidatiforme costumam ter futuro reprodutivo normal.

Na Tabela 50.1 estão resumidas as principais características anatomopatológicas, cromossômicas e imuno-histoquímicas das molas completa e parcial. Na prática clínica, a distinção entre elas é feita pelo exame anatomopatológico. Nos casos duvidosos, o exame imuno-histoquímico é capaz de mostrar indiretamente haploide materno pela positividade para p57 e PHLDA2, identificando a gestação como mola hidatiforme parcial ou gestação não molar.[1]

■ **Tabela 50.1** Características diferenciais entre mola completa e parcial.

| Característica | Mola completa | Mola parcial |
|---|---|---|
| β-hCG | Muito elevada | Elevada |
| Tamanho do útero | Maior que o esperado | Adequado à idade gestacional |
| Cistos teca-luteínicos | Comuns | Incomuns |
| Elementos fetais ou embrionários | Ausentes | Presentes. Anomalias por triploidia |
| Edema do vilo | Pronunciado e global | Suave e focal |
| Hiperplasia do trofoblasto | Generalizado (todos os vilos) | Focal (vilos normais e com hiperplasia) |
| Atipias do trofoblasto | Moderada a pronunciada | Suave |
| Imuno-histoquímica | Ausência de p57 e PHLDA2 | Presença de p57 e PHLDA2 |
| Neoplasia trofoblástica pós-molar | 18 a 28% | 2 a 4% |
| Cariótipo | Geralmente 46XX, Uniparental paterno | Geralmente triploide Biparental (um materno e dois paternos) |

A mola completa decorre da fertilização de um óvulo vazio (anucleado) por espermatozoide haploide que duplica seus cromossomos, resultando em cariótipo 46XX. Pode ocorrer cariótipo 46XY, resultante da fecundação de um óvulo vazio por dois espermatozoides. Na mola completa, em função da origem exclusivamente androgenética do material cromossômico, não há desenvolvimento do embrião.[1,7]

As características anatomopatológicas da mola completa incluem edema acentuado e generalizado dos vilos coriais, hiperplasia trofoblástica difusa e intensa, atipia difusa do local de implantação trofoblástica e ausência de embrião. Macroscopicamente os vilos coriais edemaciados e hidrópicos apresentam-se como inúmeras vesículas translúcidas.

No entanto, em idade gestacional precoce as características são mais sutis que as descritas anteriormente: o diâmetro médio dos vilos é menor, a hiperplasia trofoblástica é mais discreta, há mais vilos primitivos e menos necrose. Tais características tornam a mola completa precoce confundível com mola parcial ou abortamento.[1,7]

A mola parcial geralmente tem cariótipo triploide, com 69 cromossomos, resultante da fecundação de um óvulo normal por dois espermatozoides. Diferentemente da mola completa, decorrente de haploide materno, o tecido embrionário é identificado na mola parcial. Nas raras ocasiões em que o feto é macroscopicamente visível, ele apresenta estigmas da triploidia, como múltiplas anomalias congênitas e restrição do crescimento. Outras características histopatológicas da mola parcial incluem vilos coriônicos de tamanhos variados com dilatação e hiperplasia focais, que apresentam contornos denteados e inclusões trofoblásticas no seu estroma. Há atipia suave do local de implantação trofoblástica.[1,7]

## ▶ Aspectos clínicos

Nas últimas décadas, em decorrência da realização do exame ultrassonográfico em fase precoce da gestação, tanto na avaliação de rotina quanto nos casos de sangramentos vaginais, as apresentações clínica, ecográfica e histopatológica da gravidez molar apresentaram mudanças consideráveis. A maioria das molas hidatiformes completas e parciais, atualmente, manifesta-se com quadro clínico e ultrassonográfico de gravidez precoce inviável. Os sinais do quadro clínico típico, descritos a seguir, excetuando-se o sangramento, aparecem depois da 10ª semana de gestação.[8]

### Sangramento genital

É o sinal mais comum. Inicia-se ao redor da 8ª semana de atraso menstrual, em geral em pequena quantidade e de coloração marrom-escura, tipo "borra de café". Resulta da separação do tecido molar da parede uterina expondo vasos maternos. A gestante mantém os sinais subjetivos de gravidez, como ingurgitamento mamário, sonolência, alteração do paladar associada a náuseas e vômito. O útero apresenta características gravídicas com colo impérvio, imitando abortamento evitável.

### Útero maior que o esperado para a idade gestacional

Aparece em 50% dos casos de mola hidatiforme completa. O diagnóstico diferencial é: erro de data em gravidez normal, gravidez múltipla, mioma uterino e tumor de ovário. Nos casos de mola parcial, somente 11% dos casos têm útero maior que o esperado para a idade gestacional.

### Ausência de batimento cardíaco fetal

Feto sem anormalidades é fato raro nesta condição. Desse modo, é possível afirmar que a ausência de batimentos cardíacos em um útero gravídico sugere fortemente a possibilidade de doença trofoblástica gestacional. Em casos raros de mola parcial com feto vivo ou de gestação gemelar combinando feto normal com gestação molar é possível identificar batimentos cardíacos.

### Pré-eclâmpsia

É um sinal clássico da entidade, ocorrendo quase exclusivamente em pacientes com níveis elevados de hCG e tamanho uterino excessivo. Pré-eclâmpsia em idade gestacional precoce conduz à forte suspeita de gravidez molar. Explica esta exceção a própria definição da pré-eclâmpsia, o fato de existir imensa massa trofoblástica com proporcional ativação do sistema inflamatório materno, justificando a instalação clínica precoce da doença hipertensiva.

### Hiperêmese gravídica

Afecção rara nas gestações comuns (0,5 a 2%) tem sido relatada em até 26% dos casos de mola hidatiforme. O estímulo ao centro do vômito, localizado no tronco cerebral, determinado principalmente por hCG, parece ser o principal responsável pelas características clínicas. Observa-se com maior frequência a ocorrência de hiperêmese gravídica em situações nas quais a massa placentária é maior, como nas gestações múltiplas, na moléstia trofoblástica gestacional.

### Eliminação de vesículas

É o sinal mais específico de mola hidatiforme, contudo, sua ocorrência tem diminuído, provavelmente graças ao diagnóstico mais precoce (Figura 50.1).

Na mola parcial o quadro clínico é menos exuberante, havendo relatos do seu diagnóstico clínico correto em apenas 5 a 8% dos casos, confundindo-se com abortamentos retidos ou

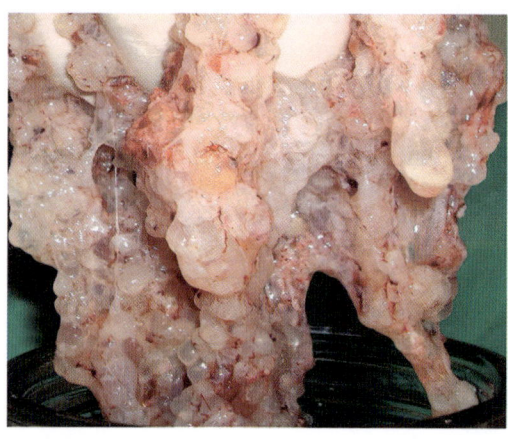

**Figura 50.1** Aspecto macroscópico. Vesículas características de mola completa.

incompletos, sendo o diagnóstico frequentemente realizado pelo exame anatomopatológico.

As complicações descritas a seguir raramente são encontradas na mola parcial.

### • Hipertireoidismo

Com base em dados laboratoriais, o hipertireoidismo está presente em 25% das pacientes com mola hidatiforme, mas clinicamente é significante em apenas 2 a 7% de todas as pacientes. Há estimulação cruzada do receptor de hormônio estimulador da tireoide (TSH) pela fração alfa da hCG. As pacientes com hipertireoidismo apresentam taquicardia, pele quente e tremor. Nesses casos, bloqueadores beta-adrenérgicos devem ser utilizados previamente à anestesia para evitar desencadeamento de crise tireotóxica.

### • Cistos teca-luteínicos

Dentre os casos de gestação molar, 15 a 25% apresentam cistos teca-luteínicos resultantes da hiperestimulação pela hCG em excesso. No geral são bilaterais, multiloculados e podem estar associados a ascite. Quando maiores que 5 cm refletem elevados níveis de hCG e estão associados a pior prognóstico em relação à evolução para persistência da doença. É importante frisar que regridem espontaneamente e em poucas ocasiões requerem terapia específica (em casos de ruptura, torção, hemorragia ou infecção). Quando muito sintomáticos podem ser submetidos à punção por via percutânea ou laparoscópica.

### • Insuficiência pulmonar aguda/ embolização trofoblástica

Quadro dramático, representado por ansiedade, confusão mental, taquipneia, taquicardia e hipotensão. Diagnóstico diferencial: insuficiência cardíaca congestiva secundária a hipertireoidismo ou anemia decorrente da perda sanguínea com reposição de cristaloides. Essa complicação é mais comum quando o útero tem tamanho maior que o correspondente a 16 semanas de gravidez. Pode ocorrer antes, durante ou após o esvaziamento molar. Quando ocorre após o esvaziamento a doença é autolimitada. O tratamento requer suporte respiratório com suplemento de oxigênio, incluindo intubação endotraqueal e ventilação mecânica.

### • Gestação molar com feto vivo

Há uma situação especial em que a gravidez molar está associada a feto vivo. Essa associação pode representar: mola hidatiforme parcial; gestação múltipla, com um ovo normal e outro correspondente à mola, completa ou parcial.

O tratamento ideal é incerto, sobretudo quando a gravidez é desejada e considerando-se dados da literatura de 55% de malignização nos casos de fetos coexistindo com mola completa.

Recomenda-se nessa associação a realização de cariótipo fetal e dosagem de alfafetoproteína no líquido amniótico com 16 a 18 semanas para identificar anormalidades fetais. De acordo com o desejo do casal, pode ser adotado tratamento conservador, realizando-se dosagens periódicas de gonadotrofina coriônica.

Não há dados disponíveis suficientes para se definir a conduta antenatal de feto vivo coexistindo com mola completa. Se o tratamento for conservador, interrupção de emergência pode ser necessária no caso de pré-eclâmpsia grave ou outras complicações clínicas, devendo-se informar o casal sobre a possibilidade de sequelas malignas.

Espera-se que essas associações sejam mais frequentes com o aumento da indução de ovulação. Se o tratamento for a interrupção da gravidez, recomenda-se o uso de prostaglandinas e ocitócicos, devendo-se evitar a histerotomia, que pode aumentar a possibilidade de invasão molar.

## ▶ Diagnóstico

Os elementos para diagnóstico da gravidez molar são quadro clínico, teste de gravidez positivo (hCG), ultrassonografia e exame histopatológico. Na prática clínica, valores de β-hCG maiores que 100.000 mUI/mℓ em vigência de sangramento genital sugerem fortemente mola hidatiforme completa. Por outro lado, mola hidatiforme parcial cursa com nível de hCG semelhante ao da gestação não molar.[9]

O nível de hCG pré-esvaziamento tem valor prognóstico e a sua dosagem periódica é a essência do acompanhamento pós-molar. Aconselha-se que os exames sejam realizados no mesmo laboratório para que os valores sejam comparáveis entre si.

Recomenda-se o teste de quimioluminescência® DPC Immulite/Immulite 2000 (DPC, Inc., Los Angeles, Califórnia) e evita-se o Abbott AxSYM test® (Abbott Laboratórios, Inc., Chicago, Illinois), porque no primeiro ocorre a dosagem de todos os tipos de moléculas de hCG presentes na mola hidatiforme.[10]

A ultrassonografia é o método de imagem de escolha para o diagnóstico de mola hidatiforme. O achado ultrassonográfico mais frequente no primeiro trimestre da mola completa consiste em massa predominantemente ecogênica, com aspecto heterogêneo na cavidade uterina e com áreas hipoecoicas ao seu redor, por meio de sondas transvaginais. Esse aspecto inicial é inespecífico e pode ser confundido com um quadro de aborto incompleto.[11] Entretanto, com o avançar da gestação, surgem as imagens características da gestação molar, que demonstram pequenas áreas anecoicas, variando de 1 a 10 mm de diâmetro, representando os numerosos vilos hidrópicos (imagem em "favos de mel" ou "flocos de neve") que surgem ao redor de 10 semanas de atraso menstrual.

Acima dessa idade gestacional ocorre aumento do volume uterino, as áreas anecoicas tornam-se mais numerosas e há aumento de seus diâmetros, viabilizando sua identificação mesmo pela via abdominal. Cistos teca-luteínicos são facilmente reconhecíveis à ultrassonografia.

A mola parcial à ultrassonografia apresenta placenta grande em relação à cavidade uterina com áreas hipoecoicas (de aspecto cístico) difusamente distribuídas. Há embrião ou feto portador de malformações em decorrência de

cariótipo triploide, que pode estar vivo, apesar de, em geral, ter restrição de crescimento ou estar morto. Geralmente observa-se perímetro cefálico desproporcionalmente maior que o perímetro abdominal. Em muitos casos, há apenas saco gestacional vazio, com aspecto alongado e relação entre o diâmetro longitudinal e anteroposterior maior que 1,5.

O diagnóstico diferencial ultrassonográfico da mola hidatiforme se faz comumente com abortamento retido, leiomioma uterino e hematômetra organizado. É fundamental o conhecimento do nível de hCG.

Na avaliação por dopplervelocimetria observa-se maior fluxo sistólico e diastólico das artérias uterinas, secundário ao aumento dos espaços vasculares, comparativamente ao fluxo encontrado em gestações não molares, abortos e úteros não gestacionais.

## ▪ Tratamento da mola hidatiforme

Antes de proceder ao esvaziamento molar é conveniente realizar a avaliação clínica da paciente com as medidas necessárias para sua compensação, como correção de anemia, hipertireoidismo e estabilização de níveis pressóricos.[7]

### Exames pré-esvaziamento molar

Tendo em vista o controle molar posterior e as condições hematimétricas da paciente, alguns exames subsidiários são importantes. Dentre eles destacam-se a dosagem quantitativa de β-hCG, o hemograma completo e a tipagem sanguínea.

### Procedimento operatório

Preconiza-se a anestesia raquidiana, que proporciona tempo cirúrgico adequado ao procedimento. O método de eleição para o esvaziamento molar é a vácuo-aspiração uterina. Quando o volume uterino é menor ou igual a 12 semanas, prefere-se a aspiração manual com cânulas de Karmann (AMIU). Quando maior, opta-se pela aspiração elétrica. O colo uterino é dilatado mecanicamente com velas de Hegar até número 10. No momento da dilatação, inicia-se a infusão de 15 unidades de ocitocina diluídas em 500 m$\ell$ de soro glicosado 5% na velocidade aproximada de 120 m$\ell$/h, para promover contratilidade miometrial, evitando-se perfurações. O esvaziamento é complementado com delicada curetagem convencional, suficiente para evitar restos molares e não promover perfuração ou sinequias uterinas. Evita-se o uso do histerômetro.

O material oriundo do esvaziamento é enviado para exame macro e microscópico. Quando disponível, é possível realizar o esvaziamento uterino guiado pela ultrassonografia por via transabdominal, especialmente quando há grande quantidade de material trofoblástico na cavidade uterina, viabilizando o posicionamento correto das cânulas de aspiração e das curetas, evitando perfurações uterinas e, principalmente, caracterizando o esvaziamento completo do útero.

O diagnóstico precoce e o esvaziamento molar imediato devem ser entendidos como situação de urgência para que se consiga evitar sangramento desnecessário e pelo risco da embolização trofoblástica, que embora pouco frequente determina elevados índices de morbimortalidade.

Pacientes sem desejo de futura gravidez podem ser submetidas à histerectomia, que elimina o risco de invasão local, mas não previne metástases.

O uso de prostaglandinas para promover esvaziamento molar é reservado aos casos com feto presente. O esvaziamento tende a ser incompleto, requerendo dilatação e curetagem adicionais, ocorrendo perda sanguínea significante. Além disso, há risco teórico de se aumentar a disseminação hematogênica de células trofoblásticas.

Paciente Rh negativa deve receber a imunoglobulina anti-D, pois no trofoblasto o antígeno D está presente.

## ▶ Destaques finais

Para o seguimento pós-molar, orientam-se retornos e dosagens quinzenais de hCG após o esvaziamento molar a fim de obter maior assiduidade das pacientes comparativamente aos retornos semanais (retorno semanal é adotado quando há aumento ou estabilização da hCG).

Após duas mensurações com valores indetectáveis (abaixo de 5 mUI/m$\ell$), o intervalo passa a ser mensal e semestral após o primeiro exame negativo.

Contracepção hormonal deve ser recomendada durante o seguimento pós-molar. No entanto, há relatos de gestações que ocorreram antes de se completar o seguimento e tiveram evolução favorável; a saúde materna não teve agravos.

O uso de quimioterapia profilática é admissível em pacientes com mola completa de alto risco em localidades onde a dosagem de hCG não estiver disponível, inviabilizando controle adequado. Nesses casos, a quimioterapia profilática pode representar uma opção para salvaguardar a vida, pois as pacientes frequentemente perdem o seguimento e retornam somente quando uma doença maligna avançada se apresenta. A dose proposta é de 50 mg/m$^2$ de metotrexato ou 1,25 mg/m$^2$ de actinomicina D.[1]

## ▪ Neoplasia trofoblástica gestacional

De 18 a 28% das molas hidatiformes completas e de 2 a 4% das molas hidatiformes parciais transformam-se em NTG.[1]

São fatores preditores de NTG na mola completa:

- hCG maior que 100.000 mUI/m$\ell$
- cistos teca-luteínicos maiores que 6,0 cm
- útero aumentado para a idade gestacional (relacionado com intensa proliferação trofoblástica)
- idade materna maior que 40 anos.

A diferenciação entre as molas completa e parcial tem importância para o prognóstico, uma vez que a primeira apresenta maior risco de sequelas malignas.[12,13] A detecção precoce dos casos de malignização potencializa o sucesso do tratamento, o que justifica o seguimento pós-molar.

A curva de regressão da hCG também deve ser considerada prognóstica para NTG. Quando o valor da hCG for maior que 1.000 mUI/m$\ell$ na 5ª semana após o esvaziamento há maior chance de NTG e, quando menor que 100 mUI/m$\ell$ na 8ª semana, há maior probabilidade de regressão espontânea.

O diagnóstico de NTG baseia-se na medida da hCG, conforme critérios estabelecidos pelo International Federation of Gynecology and Obstetrics (FIGO) Cancer Committee. O exame ultrassonográfico de pélvis por via transvaginal deve ser realizado nesse momento e as características compatíveis com NTG são discutidas adiante.

Alerta-se que o diagnóstico de NTG é firmado pela elevação/estabilização da gonadotrofina coriônica. O diagnóstico histológico de NTG (mola invasora ou coriocarcinoma) na maioria das vezes só pode ser estabelecido por produto de histerectomia, cuja indicação é discutida com a paciente e seu parceiro.

Vale lembrar que, embora raro, pode ocorrer teste de β-hCG falso-positivo, decorrente de anticorpos heterófilos que apresentam reação cruzada com as moléculas de β-hCG. É importante, por esse motivo, que valores estáveis e no geral abaixo de 300 mUI/m$\ell$ de β-hCG sejam corretamente analisados antes de ser iniciado tratamento para NTG.

### Ultrassonografia pélvica e dopplervelocimetria

Na NTG há tecido heterogêneo na cavidade uterina, na qual predominam cavidades anecoicas irregulares de tamanhos variados e, concomitantemente, são encontradas áreas sugestivas de infiltração miometrial. Essas áreas de invasão podem se apresentar sob três padrões: difuso, lacunar e compacto.

O padrão difuso caracteriza-se por uma rede vascular dilatada e difusamente distribuída na parede do miométrio, sem lesões ou áreas ecogênicas (sólidas) associadas à rede vascular.

O padrão lacunar apresenta massas heterogêneas caracterizas por áreas anecoicas semelhantes a grandes lacunas, de contornos irregulares, localizadas no miométrio e no interior dessas lacunas pode haver traves ou septações de tecidos, ou estruturas semelhantes a vesículas. Utilizando-se a dopplerfluxometria, nota-se que as lacunas são preenchidas por sangue com fluxo turbulento.

No padrão compacto observa-se uma estrutura ecogênica bem delimitada, de aspecto sólido localizada no miométrio. A avaliação dopplerfluxométrica mostra ausência de vascularização no interior da estrutura, mas com apresentação de rede vascular apenas em sua periferia. Na análise do fluxo das artérias uterinas costuma-se observar diminuição dos índices de resistência nos padrões lacunar e difuso, o que demonstra o aumento de fluxo uterino enquanto não há alteração significativa do índice de resistência no padrão compacto.

### Estadiamento

Os exames subsidiários para estadiamento da NTG são radiografia de tórax, ressonância magnética ou tomografia computadorizada de cérebro e fígado associadas a exame ginecológico para detecção de metástases vaginais. Destaca-se que os nódulos vaginais nunca devem ser biopsiados por risco de hemorragia incontrolável.

### Tratamento

Quando não existe desejo reprodutivo e há evidência de doença uterina à ultrassonografia pélvica, a histerectomia total abdominal é a opção de escolha. Se o exame anatomopatológico do útero revelar mola invasora e não houver metástase, deve-se realizar apenas o controle de β-hCG até tornar-se indetectável, considerando-se remissão completa após 24 meses. Em caso de metástase impõe-se quimioterapia complementar. Se o exame anatomopatológico detectar coriocarcinoma, deve-se realizar quimioterapia tanto nos casos metastáticos como nos não metastáticos. Quando a paciente ainda deseja ter filhos, o tratamento deve ser conservador, com quimioterapia.

Em casos de baixo risco, utiliza-se monoquimioterapia com metotrexato ou actinomicina D. Embora 10 a 15% das pacientes de baixo risco apresentem falha no tratamento com agente único, todas apresentam cura com agentes múltiplos associados ou não à cirurgia. O esquema utilizado para os casos de alto risco é o que combina etoposida, metotrexato, actinomicina D, ciclofosfamida e vincristina (EMA-CO). Em casos de resistência a este esquema inclui-se o uso de cisplatina (EMA-EP).

Repetem-se as séries alternadamente até a β-hCG tornar-se indetectável. Considera-se remissão completa após 24 meses de β-hCG indetectável.

Controle clínico e laboratorial rigoroso é obrigatório, em função da toxicidade hematológica, hepática e renal dessas substâncias. A quimioterapia deve ser interrompida se a paciente manifestar efeito colateral evidenciado por estomatite, plaquetopenia inferior a 100.000/mm$^3$, leucopenia abaixo de 2.500/mm$^3$, ureia acima de 50 mg/d$\ell$ e aspartato aminotransferase (AST) acima de 50 U/$\ell$.

Diagnóstico precoce e rápida instituição de tratamento para os casos de NTG, quando há antecedente de gravidez molar, não oferece dificuldade. Tal antecedente, no entanto, é ausente em aproximadamente metade dos casos de coriocarcinoma e na grande maioria dos tumores trofoblásticos placentários. Recomenda-se a pesquisa da gonadotrofina coriônica toda vez que uma paciente apresentar sangramentos genitais prolongados, sobretudo pós-gestações ou mesmo em mulheres climatéricas que tenham engravidado ao menos uma vez, bem como naquelas com neoplasias metastáticas com tumor primário desconhecido.

# ▶ Referências bibliográficas

1. Garner EIO, Goldstein DP, Feltmate CM *et al.* Gestational trophoblastic disease. Clin Obstet Gynecol 2007; 50(1):112-22.
2. Palmer JR. Advances in the epidemiology of gestational trophoblastic disease. J Reprod Med. 1994; 39:155-62.
3. Sun SY, Mesquita MRS, Moron AF. Doença trofoblástica gestacional. In: Moron AF, Camano L, Kulay Jr L (eds.). Obstetrícia. São Paulo: Manole, 2011. p. 875-90.
4. Sun SY, Amed AM, Bertini AM *et al.* Incidência da mola hidatiforme na Escola Paulista de Medicina. Rev Ass Med Bras. 1992; 38(4):217-20.
5. Helwani MN, Seoud M, Zahed L *et al.* A familial case of recurrent hydatidiform molar pregnancies with biparental genomic contribution. Human Genet. 1999; 105(1-2):112-5.
6. Slim R, Mehio A. The genetics of hydatidiform moles: new lights on an ancient disease. Clinic Genet. 2007; 71:25-34.
7. Royal College of Obstetricians and Gynaecologists. The management of trophoblastic gestational disease. Guideline no. 38, 2004.
8. Sebire NJ. The diagnosis of gestational trophoblastic disease in early pregnancy: implications for screening, counseling and management. Ultrasound Obstet Gynecol. 2005;25:421-4.
9. Johns J, Greenwold N, Buckey *et al.* A prospective study of ultrasound screening for nolar pregnancies in missed miscarriages. Ultrasound Obstet Gynecol. 2005;25(5):493-7.
10. Cole LA. New discoveries on the biology and detection of human chorionic gonadotropin. Reproductive Biology and Endocrinology. 2009;7:8.
11. Fowler DJ, Lindsay I, Seckl MJ *et al.* Routine pre-evacuation ultrasound diagnosis of hydatidiform mole: experience of more than 1000 cases from a regional referral center. Ultrasound Obstet Gynecol. 2006;27(1):56-60.
12. Fulop V, Mok SC, Berkowitz RS. Molecular biology of gestational trophoblastic neoplasia: a review. J Reprod Med. 2004; 49(6):415-22.
13. Yazaki-Sun S, Daher S, Souza Ishigai MM *et al.* Correlation c-erbB-2 oncogene and p53 tumor supressor gene with malignant transformation of hydatidiform mole. J Obstet Gynaecol Res. 2006; 32(3):265-72.

# 51 Placenta Prévia

*Paulo Sérgio Cossi | Luciano Marcondes Machado Nardozza*

## ▶ Introdução

A placenta de inserção baixa é importante causa de hemorragia obstétrica, levando a elevada morbimortalidade materna e fetal.[1] É definida como a placenta que está inserida no segmento inferior do útero, ou seja, entre o orifício interno do colo uterino e o anel de Bandl, podendo ou não estar à frente da apresentação fetal. Por isso a denominação mais correta é placenta de inserção baixa e não placenta prévia (PP), em que pese este termo já ser consagrado na clínica diária.

Na literatura a incidência de PP tem sido relatada em aproximadamente 5% durante exames realizados no $2^{\circ}$ trimestre e em 0,5% ao termo,[2] podendo ser maior em centros de referência.[3]

Adota-se aqui a subdivisão clássica de Briquet, na qual se divide a placenta prévia em três tipos: lateral, marginal e central. Este último subdivide-se em centro-total e centro-parcial (Figura 51.1).

A PP necessita de cervicodilatação e trabalho de parto para a sua categorização, no entanto, o emprego da ultrassonografia (US), em particular a realizada por via vaginal, possibilita precocidade e precisão do diagnóstico.

A multiparidade e a idade materna são fatores reconhecidos na gênese das placentações anômalas.[4] Outras causas relevantes como cesáreas prévias, gravidez múltipla, uso de substâncias (tabagismo, cocaína e *crack*), curetagens uterinas prévias, extração manual intempestiva da placenta, involução uterina, leiomioma, adenomiose e outras patologias endometriais inflamatórias, vasculares e atróficas são reconhecidas como coadjuvantes de implantações anômalas da placenta.

O tabagismo parece ter papel preponderante na implantação placentária por possível insuficiência do leito de implantação ovular. A placenta compensaria a insuficiência vascular da área adelgaçando-se e eventualmente aprofundando-se além da decídua, acarretando acretismo placentário.

## ▶ Quadro clínico

Sangramento vaginal na $2^{a}$ metade da gestação de maneira repentina, sem motivo aparente, indolor, de caráter intermitente e por vezes progressivo é um forte indicativo de PP. Pode apresentar ainda início e cessar súbitos. O diagnóstico fica mais evidente quando se trata de paciente portadora de fatores de risco.

Dados clínicos como coloração das mucosas, características da frequência cardíaca materna e monitoramento da pressão arterial são parâmetros essenciais. No exame obstétrico, é possível notar situação fetal anômala. Diferentemente do que ocorre no descolamento da placenta, a vitalidade fetal está preservada na maioria dos casos.

## ▶ Diagnóstico

O diagnóstico é definido na maioria dos casos pela história clínica. No exame físico o tônus uterino é normal, geralmente o batimento cardíaco fetal (BCF) está preservado e

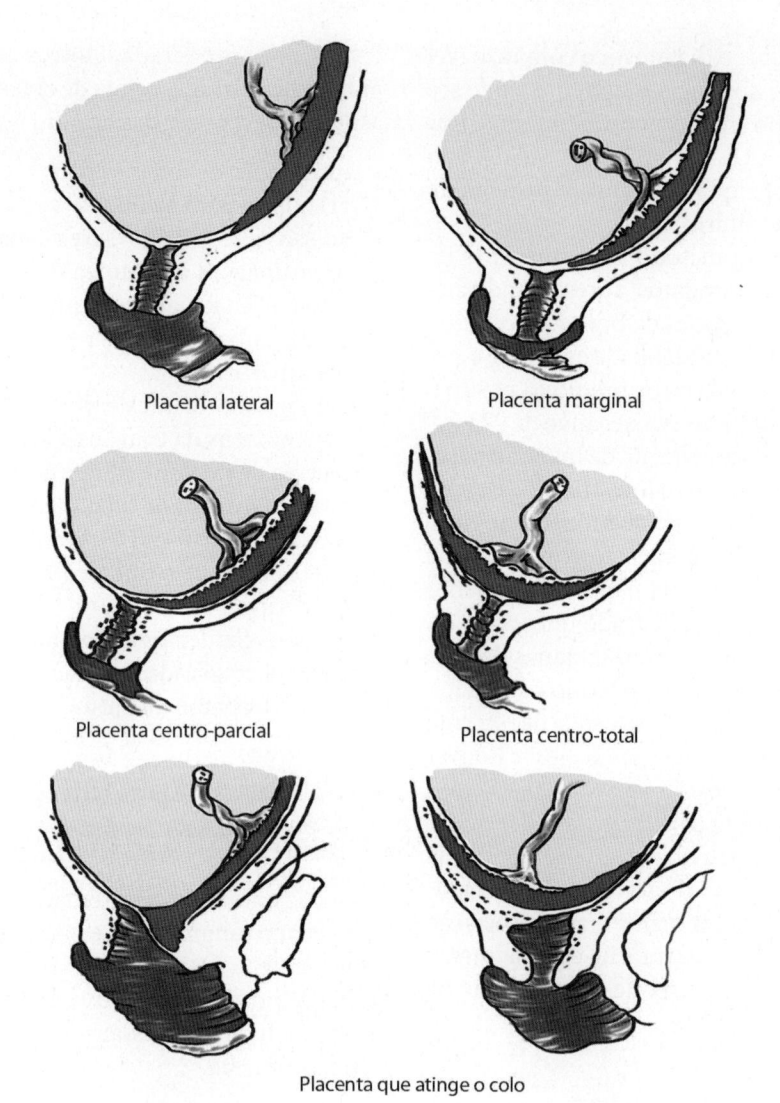

Placenta lateral

Placenta marginal

Placenta centro-parcial

Placenta centro-total

Placenta que atinge o colo

**Figura 51.1** Possibilidades de posição da placenta.

o exame especular revela sangramento variável proveniente do orifício interno do colo uterino (OI), ou sangue coletado na vagina. O toque vaginal deve ser evitado em decorrência do risco de desencadeamento de hemorragia. Nas situações em que o juízo clínico optar pela realização do exame vaginal, este deve ser feito pelo membro mais experiente da equipe e em local de fácil acesso à sala de emergência.

Sem dúvida, a realização de US viabiliza a confirmação do diagnóstico e a avaliação das condições do feto, como apresentação, peso e condições de vitalidade. Além disso, a localização da placenta torna possível o planejamento da cesárea de maneira mais racional. Para uma boa avaliação da área do segmento inferior por via transabdominal é necessária a repleção parcial da bexiga. A repleção excessiva pode induzir ao diagnóstico falso-positivo. Nos EUA, algumas situações dificultam a avaliação: placentas posteriores, obesidade e excessiva repleção vesical. Esta última situação pode induzir a um diagnóstico falso. Na maioria dos casos, a história clínica associada à US define o diagnóstico com razoável precisão. A ressonância magnética pode ser utilizada como método complementar nos casos em que a US transvaginal (USTV) não for conclusiva e quando houver suspeita de acretismo placentário.

A USTV é um método seguro mesmo na vigência de sangramentos, apresentando alta acurácia na localização da borda placentária em relação ao OI, sensibilidade de 87,5%, especificidade de 98,8%, valor preditivo positivo de 93,3% e valor preditivo negativo de 97,6%.[5]

Muitos casos de placenta de inserção baixa diagnosticados no 2º trimestre da gestação não se confirmavam ao termo. Isso se deve ao fenômeno chamado trofotropismo, que ocorre com o desenvolvimento do segmento inferior. Tem-se demonstrado que 95 a 97% dos casos de PP antes de 30 semanas deixam de ser verdadeiros quando o termo é atingido.[3] Antes desse período, o diagnóstico de placenta de inserção baixa só deve ser aceito se houver manifestação clínica.

Como diagnósticos diferenciais, devem ser considerados o descolamento prematuro da placenta e a ruptura do seio marginal. Também é preciso ter em mente a alta associação de PP e acretismo placentário, especialmente em pacientes com mais de uma cicatriz de cesárea.

## ▶ Condutas e aspectos terapêuticos

A conduta pode ser didaticamente dividida em expectante e ativa. Na vigência de maturidade fetal, feto a termo ou quadro hemorrágico grave, não se justifica a conduta expectante. Quase 3% das gestantes no 2º trimestre apresentam diagnóstico de PP, o que acarreta uma estrita vigilância clínica e ultrassonográfica seriada realizada por via transvaginal.[6] Considera-se a avaliação da hemorragia subjetiva, ficando a decisão a critério de cada examinador. Alguns autores julgam que a queda de um ponto na hemoglobina caracteriza hemorragia

leve, e dois, moderada. Outros consideram grave a hemorragia acima de 800 m$\ell$. Alguns aspectos devem ser destacados:

- internação de todas as pacientes com sangramento para avaliação
- acesso venoso calibroso e coleta de sangue para tipagem sanguínea e Coombs indireto (se Rh negativo). Aplique imunoglobulina anti-D, caso Rh negativo e Coombs negativo
- hemograma: diante de Hb ≥ 8 g/d$\ell$ pondere as vantagens da transfusão
- reserva de sangue e equipe de neonatologia
- avalie a vitalidade fetal (cardiotocografia basal anteparto [CTB], perfil biofísico)
- US (classifique o tipo de PP e a idade gestacional)
- avalie os elementos de conduta: intensidade da hemorragia; idade gestacional; vitalidade fetal; e trabalho de parto.

## ▶ Conduta expectante na placenta prévia

A paciente deve ser internada no pré-parto até cessar o sangramento e haver estabilidade. Deve ser feita a transferência para enfermaria a fim de promover repouso. Deve-se tratar a anemia quando necessário e avaliar a possibilidade de alta.

### ▪ Tocólise

Não existem evidências consistentes para apoiar o uso rotineiro de tocólise na vigência de sangramento, exceto quando identificadas contrações uterinas que poderiam justificar a hemorragia. Para as outras situações, parece pouco provável que tais medicamentos tenham capacidade de inibir de maneira efetiva a atividade miometrial. Para as situações em que o julgamento clínico justifique tal conduta, devem ser considerados os riscos da utilização de substâncias betamiméticas. Os inibidores de canais de cálcio e o sulfato de magnésio parecem ser opções mais seguras.

## Corticoide para maturidade pulmonar fetal

Deve ser utilizado quando a idade gestacional for entre 24 e 34 semanas. Os regimes de administração seguem os padrões habituais, ou seja, preferencialmente betametasona 12,0 mg em dose única, com repetição da mesma dose em 24 h. Deve ser preconizado um único ciclo, mas em pacientes com longo tempo de internação e as que se mantêm em conduta expectante por mais de 3 semanas, uma dose adicional pode ser administrada.

## Regime de internação hospitalar restrito

A internação hospitalar prolongada oferece à paciente a garantia de repouso, avaliação contínua da saúde materno-fetal e atendimento imediato em caso de nova hemorragia, porém tem custos financeiro e emocional elevados. Ensaios clínicos randomizados evidenciaram que para pacientes selecionadas com o repouso domiciliar (e acompanhamento hospitalar semanal) são obtidos os mesmos resultados maternos e perinatais, com grande economia financeira e menos angústia emocional da gestante. A decisão de alta baseia-se na avaliação individual de cada caso e deve sempre contar com a colaboração esclarecida da paciente e de sua família. São condições para a liberação domiciliar:

- parada do sangramento por 3 ou mais dias e feto com boa vitalidade
- garantia no domicílio de todas as condições a seguir: repouso no leito; abstinência sexual; companhia de um adulto responsável 24 h/dia; transporte (carro) imediatamente disponível; e tempo de transporte até a maternidade inferior a 15 min.

Nas duas situações (hospital ou domicílio), durante o período de espera recomenda-se avaliação periódica do crescimento fetal e da localização placentária para programação do parto (US quinzenal, por exemplo). Em caso de novo episódio hemorrágico, deve-se internar a paciente em unidade de urgência e repetir os passos iniciais. Alcançada a maturidade fetal, deve-se indicar a resolução.

## Risco de acretismo placentário

A possibilidade desta ocorrência deve ser sempre considerada. Não existem métodos diagnósticos com acurácia suficiente para identificar ou descartar tal possibilidade. Parece haver riscos diretamente proporcionais com o número de cicatrizes uterinas. Assim, pacientes com múltiplas cesáreas e placenta de inserção anterior devem ter programação diferenciada, incluindo planejamento eletivo do ato operatório, disponibilidade de hemoderivados e ponderação sobre as vantagens da realização do parto em centro com disponibilidade de cirurgia vascular e urologista.

A eleição da conduta ativa é feita, fundamentalmente, em função de hemorragia pronunciada e quando a gestação chegar ao termo. Deflagrado o trabalho de parto, não é recomendado inibi-lo na vigência de hemorragia.

A cesariana é o parto preferencial. O planejamento do local é essencial, sendo recomendável sua realização em hospital com os melhores recursos. Inúmeros autores preconizam a utilização da incisão longitudinal, sobretudo quando o segmento inferior não comportar a transversa ou estiver em particular intensamente vascularizado. Salienta-se que a decisão para realizar a incisão deve ser feita com a cavidade abdominal aberta, inspecionando-se minuciosamente a área do segmento inferior. Recomenda-se, ante a possibilidade ou a certeza de incisão uterina longitudinal, praticar também a incisão longitudinal abdominal. Essa dupla incisão longitudinal pode ser benéfica para a tática operatória e por facilitar a extração fetal, principalmente quando anômala.[7]

Diante de acretismo placentário, que ocorre com mais frequência na forma focal, é possível realizar a sutura no foco hemorrágico por pregueamento endometrial (captonagem). Diante do insucesso, a histerectomia deve ser realizada de imediato, interceptando de modo ágil a instabilidade hemodinâmica que pode se instalar muito rapidamente. Quando possível, nos casos em que vários fatores apontem para a possibilidade de acretismo, a colocação de balões nas artérias ilíacas (cateter de Fogart) pelo cirurgião vascular antes da cesárea pode ser extremamente auxiliar, principalmente nos casos em que a hemorragia persistir após a histerectomia. A passagem de cateter duplo J nos ureteres pode prevenir a lesão dos mesmos.

## ▶ Referencias bibliográficas

1. McShane PM, Heyl PS, Epstein MF. Maternal and perinatal morbidity resulting from placenta previa. Obstet Gynecol. 1985; 65(2):176-82.

2. Townsend RR, Laing FC, Nyberg DA *et al.* Technical factors responsible for "placental migration": sonographic assessment. Radiology. 1986; 160(1):105-8.

3. Moron AF, Camano L, Júnior KL. Obstetrícia. 1 ed. São Paulo: Manole, 2011.

4. Hung T-H, Hsieh C-C, Hsu J-J *et al.* Risk factors for placenta previa in an Asian population. Int J Gynaecol Obstet. 2007; 97(1):26-30.

5. Oppenheimer L. Society of Obstetricians and Gynaecologists of Canada. Diagnosis and management of placenta previa. J Obstet Gynaecol Can. 2007; 29(3):261-73.

6. Mustafá SA, Brizot ML, Carvalho MHB *et al.* Transvaginal ultrasonography in predicting placenta previa at delivery: a longitudinal study. Ultrasound Obstet Gynecol. 2002; 20(4):356-9.

7. Vergani P, Ornaghi S, Pozzi I *et al.* Placenta previa: distance to internal os and mode of delivery. Am J Obstet Gynecol. 2009; 201(3):266.e1-5.

# 52 Descolamento Prematuro da Placenta

*Maria Rita de Souza Mesquita*

## ▶ Introdução

O descolamento prematuro da placenta (DPP) é caracterizado pela separação inopinada, intempestiva e prematura da placenta normalmente inserida no corpo do útero, após a 20ª semana de gestação.[1] A incidência é bastante variável, ocorrendo entre 0,5 a 3,0% das gestações. O prognóstico materno e fetal está vinculado a inúmeros fatores, como extensão do descolamento placentário, diagnóstico diferencial com outras patologias hemorrágicas (abortamento, placenta prévia e ruptura do seio marginal), intervalo de tempo entre o início do sangramento e o diagnóstico propriamente dito além da qualidade do atendimento médico e hospitalar.

Dentre as complicações maternas relacionadas, podem-se destacar as decorrentes de grandes perdas sanguíneas tais como anemia, choque hipovolêmico, falência renal, coagulopatia de consumo e síndrome de Sheehan. No que diz respeito ao concepto, destacam-se as altas taxas de morbiletalidade.

## ▶ Etiopatogenia

A causa primária do DPP ainda permanece desconhecida. Dentre os fatores relacionados, destacam-se principalmente os distúrbios hipertensivos, entretanto fatores de risco como idade materna avançada, multiparidade, ruptura prematura das membranas com corioamnionite, gestações múltiplas, baixo peso, polidrâmnio, tabagismo, trombofilias, uso de cocaína e ocorrência de DPP prévio também parecem ser relevantes. As causas do DPP são classificadas como traumáticas ou mecânicas e não traumáticas.[2]

### • Causas traumáticas ou mecânicas

Os fatores traumáticos representam uma pequena porcentagem no determinismo do DPP (1%) e correspondem aos fatores externos, como trauma do útero gravídico e versão externa terapêutica, e aos fatores internos, como brevidade do cordão umbilical, polidrâmnio, retrações súbitas do útero após expulsão do feto na gravidez múltipla, movimentação excessiva do feto, torção do útero gravídico, hipertensão venosa materno-regional relacionada com a posição supina da gestante, hipertonia primária e uso abusivo de ocitócicos.

### • Causas não traumáticas

Os fatores não traumáticos representam o aspecto etiológico de maior relevância e são divididos em: aspectos predisponentes, estados hipertensivos e outras causas.

#### Aspectos predisponentes

Os aspectos predisponentes são:

- idade: a ocorrência é diretamente proporcional à idade materna

- drogas ilícitas: o uso abusivo de cocaína durante a gestação eleva as taxas de DPP
- tabagismo: aumenta o risco de DPP em função da maior fragilidade vascular associada a vasospasmo seguido de ruptura arterial, necrose decidual periférica, microinfartos, fibrose, ateromatose e atrofia vilositária. No exame histopatológico placentário observa-se que os danos provocam hipoxia, levando a necrose e inflamação da decídua, pouco espaço interviloso, hematoma retroplacentário, agrupamento nuclear, calcificação e depósitos de fibrina, aumento da espessura da membrana vilosa (efeito adverso nas trocas metabólicas e de gases para o desenvolvimento letal). A inserção baixa da placenta e o DPP são 14,3 e 72%, respectivamente, mais frequentes em tabagistas[1]
- DPP recorrente: mulheres com antecedente de descolamento placentário que cursaram com óbito fetal apresentam maiores taxas de recorrência
- trombofilias: mutações genéticas que incluem genes para o fator V de Leiden, protrombina, metilenotetraidrofolato redutase, proteínas S e C e antitrombina III assim como anticorpos antifosfolipídios adquiridos, incluindo o lúpus anticoagulante, estão associados à maior ocorrência de DPP
- ruptura prematura das membranas e parto prematuro: sugere-se que processos inflamatórios como deciduite e corioamnionite possam preceder o descolamento da placenta. A separação prematura da placenta inicia-se pela margem lateral, visto que os vasos deciduais próximos à cavidade âmnica são expostos a mediadores pró-inflamatórios, resultando em necrose do tecido decidual, crescente hemorragia ao redor dos tecidos e consequente desprendimento placentário[3]
- leiomioma uterino: apresenta importante papel quando localizado no local da implantação placentária.

### Estados hipertensivos

Qualquer tipo de hipertensão, incluindo hipertensão gestacional, pré-eclâmpsia, hipertensão crônica ou associação das mesmas, constitui o fator mais frequentemente associado ao DPP.

A ocorrência do DPP mostra-se 2,4 vezes maior em gestações associadas à hipertensão arterial crônica.[4] O risco aumenta ainda mais frente a condições de pré-eclâmpsia sobreposta e restrição de crescimento fetal. Excepcionalmente, o DPP pode ser atribuído à pré-eclâmpsia pura.

### Outras causas

Fatores descritos como anafiláticos, nutricionais, hormonais, placentários, hematológicos, inflamatórios locais, entre outros, têm sido apontados como potenciais causas de DPP.

Entre os aspectos mais recentes sobre a etiopatogenia, destaca-se a síndrome da má adaptação concepto-materna, que culmina com o comprometimento hemodinâmico da circulação uteroplacentária.

Por motivos ainda desconhecidos, a invasão trofoblástica não ocorre de maneira adequada, impedindo o remodelamento das arteríolas e resultando em ampliação do fluxo necessário para a perfusão placentária. Não ocorre somente limitação ao fluxo, mas também ativação local do sistema inflamatório materno, que pode comprometer a própria estrutura vascular, principalmente em pacientes portadoras de lesões preexistentes, como a hipertensão arterial crônica.

Instala-se a chamada "doença da má adaptação" na circulação sistêmica e uteroplacentária materna e, como consequência, a expressão clínica compatível a pré-eclâmpsia, restrição de crescimento intraútero e DPP.[2]

## ▶ Fisiopatologia

Descrevem-se as alterações locais, representadas por modificações uterinas e placentárias e as gerais, demonstradas por alterações da coagulação, modificações renais e hipofisárias.

Dentre as alterações locais, destacam-se as alterações uterinas e placentárias. Quanto às alterações gerais, são relacionadas as alterações renais, hipofisárias e da coagulação.

## • Alterações uterinas

Caracterizam-se por hipertonia uterina e apoplexia uteroplacentária. Independentemente da etiologia do DPP, o sangue invade a zona de clivagem deciduoplacentária e acumula-se no espaço retroplacentário, iniciando a separação. O útero reage com hipertonia uterina reflexa, podendo o tônus alcançar valores de 40 mmHg, ou seja, quatro vezes maior que o normal. Apesar da marcante elevação do tônus uterino, foram encontradas contrações rítmicas nessa hipertonia, destituindo a designação clínica de útero tetânico ou lenhoso.

Esse processo hipertônico comprime de modo permanente os vasos do miométrio, promovendo colapso e acentuada diminuição do fluxo nas veias e nas artérias, poucos efeitos, visto que a pressão arterial é superior à pressão intramiometrial. Tais alterações circulatórias ocasionam acentuada hipertensão venosa intrauterina, facilitando a ruptura dos capilares e das vênulas deciduais e, consequentemente, aumentando a área de descolamento da placenta. O quadro de apoplexia uteroplacentária (útero de Couvelaire) caracteriza-se por intensa e difusa infiltração sanguínea miometrial com dissociação e necrose das fibras musculares, estendendo-se às trompas, aos ovários, aos ligamentos largos e ao peritônio, dependentes da hipertonia uterina e da associação dos distúrbios de coagulação (Figura 52.1).

## • Alterações placentárias

O útero, abrigando o produto conceptual, é incapaz de realizar a hemostasia por meio da compressão dos vasos da decídua basal. Dessa maneira, o sangue coletado tem os seguintes destinos:

- permanecer retido atrás da placenta, cujas bordas permanecem aderidas à parede uterina
- a placenta pode apresentar-se completamente destacada de sua inserção, porém com as membranas acoladas ao útero

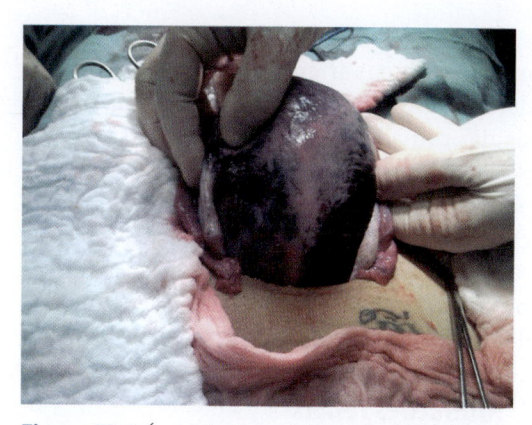

**Figura 52.1** Útero de Couvelaire. Podem ser observadas áreas hemorrágicas difusamente distribuídas no corpo uterino e seu aspecto "tigroide". (Cedida pelo Dr. Alexandre Pitorri.)

- o sangue coletado, por vezes, pode romper as membranas e penetrar na cavidade âmnica, promovendo o hemoâmnio
- o sangue pode descolar ou romper as membranas, exteriorizando-se na vagina.

As três primeiras situações caracterizam hemorragia oculta ou interna, encontrada em 20% das situações e a quarta, hemorragia externa, correspondente à maioria dos casos (80%). Quando as membranas rompem-se tardiamente e encontram-se totalmente descoladas pelo sangue, o peso do hematoma retroplacentário e o da placenta podem condicionar a rotação intrauterina do ovo, entidade rara denominada prolapso da placenta.

Após o parto, o exame macroscópico placentário evidencia coágulo retroplacentário de volume variável. Com sua remoção, contata-se na face materna da placenta, área deprimida chamada de depressão ou cratera, imagem patognomônica do DPP decorrente do achatamento dos tecidos pelo hematoma ou por lesões vasculares e trofoblásticas locais.

Microscopicamente, encontra-se dissociação das fibras musculares no nível da decídua caduca decorrente de infiltração de sangue, proveniente dos capilares dilatados ou ectasiados. No leito placentário, isto é, nos vasos uterinos localizados na área mais central da implantação da placenta, observam-se deficiência de invasão trofoblástica nas porções miometriais das artérias espiraladas, áreas de desorganização da camada média e hiperplasia das camadas íntima e média dessas artérias. Pequenas proporções de necrose e aterose podem ser observadas, principalmente nos DPP associados a distúrbios hipertensivos. Nos casos de DPP não associado à hipertensão arterial, os achados histopatológicos parecem não diferir dos encontrados em gestações normais.

### Alterações renais

São representadas pela necrose tubular aguda e pela necrose cortical aguda bilateral, situações observadas quando o tratamento da hipovolemia é incompleto ou tardio. Tais alterações seriam causadas por hipoperfusão renal decorrente de choque hipovolêmico, por espasmos vasculares intrarrenais, pela liberação de serotoninas e, principalmente, por coagulação intravascular disseminada.

### Alterações hipofisárias

Determinam a síndrome de Sheehan, caracterizada por necrose isquêmica da hipófise atribuída ao estado de hipovolemia grave e duradoura, seguida de choque circulatório ou coagulação intravascular. O comprometimento funcional da hipófise pode exibir um amplo espectro, mas a síndrome clássica é caracterizada pelo pan-hipopituitarismo.

### Alterações da coagulação

Podem ocasionar coagulopatia de consumo grave. Cerca de 30% das mulheres que desenvolvem DPP associada a óbito fetal demonstram níveis plasmáticos de fibrinogênio menores que 150 mg/dℓ, elevação dos níveis dos produtos de degradação de fibrina e fibrinogênio e redução variável dos fatores de coagulação. É provável que as alterações do sistema de coagulação materno no DPP envolvam a passagem de tromboplastina do local deciduoplacentário para a circulação materna e a subsequente coagulação intravascular de cará-

ter especial, o fibrinembolismo. Em razão do processo de fibrinólise, ocorrem inibição do sistema de coagulação propriamente dito no nível de trombina, polimerização anômala da fibrina, aumento da permeabilidade capilar, vasodilatação, hipotensão e redução da adesividade placentária, todos efeitos diretos dos produtos de degradação. Esgotado o fibrinogênio circulante, inicia-se o grave processo de incoagulabilidade sanguínea.[1]

## ▶ Diagnóstico

O diagnóstico do DPP é clínico e inclui anamnese, exame físico geral e especializado, como apresentado a seguir.

### Anamnese

O quadro clínico é caracterizado pelo aparecimento de dor repentina de forte intensidade seguida de hemorragia vaginal que, em 80% dos casos, se exterioriza pela vagina, caracterizando quadro de hemorragia externa e, nos 20% restantes, permanece retida atrás da placenta, configurando hemorragia oculta.

### Exame físico geral

Verifica-se que as pacientes preferem o decúbito lateral homônimo ao lado da implantação placentária (sinal de Hastings de Mello e Ivan Figueiredo) e assumem características peculiares ao estado hipovolêmico, como palidez cutânea, sudorese, mucosas descoradas, pulso acelerado e queda progressiva dos níveis pressóricos, qualificando o estado de choque.[1]

### Exame obstétrico

Observa-se hipertonia uterina decorrente do efeito irritativo do miométrio ocasionado por hematoma retroplacentário. A palpação uterina revela grande tensão da parede, ou mesmo consistência lenhosa permanente (tetania). A observação da altura uterina crescente, em curtos intervalos de tempo, pode servir de alerta sobre a intensidade da hemorragia oculta. Nas formas leves de DPP, é possível auscultar os batimentos cardíacos fetais. Porém, a convergência de inúmeros fatores como diminuição da superfície de trocas placentárias, hipertonia uterina e hipotensão arterial eventualmente associada a distúrbios hipertensivos provoca sinais de sofrimento fetal agudo, podendo culminar em óbito fetal.

O toque vaginal torna-se importante para quantificar o volume de sangramento e para afastar a presença de tecido placentário. Inicialmente, observa-se perda sanguínea variável, acompanhada por sinais de colo imaturo, longo e com mínima dilatação. Em decorrência da hipertonia uterina, a bolsa das águas mostra-se tensa e, quando rota, eventualmente demonstra hemoâmnio característico. A cervicodilatação pode completar-se rapidamente e a placenta, já descolada, é expelida juntamente ao hematoma retroplacentário, demonstrando na face materna a cratera característica. Nessa ocasião, observa-se o parto em alude: feto, placenta e coágulos expulsos de uma só vez.

No pós-parto, a sintomatologia é mais ostensiva e grave, podendo manifestar sinais de atonia uterina e incoagulabilidade sanguínea. Convém ressaltar que a evolução da sintomatologia mostra-se gradual e dependente da intensidade da área descolada e do grau da hemorragia oculta.

## ▪ Exames complementares

A cardiotocografia anteparto e ultrassonografia podem fornecer alguns subsídios diagnósticos. As alterações cardiotocográficas e tocográficas, em particular as desacelerações tardias relacionadas com a hipercontratilidade, podem identificar a possibilidade de DPP. A realização desses exames se faz necessária em casos particulares de sangramentos de 3º trimestre da gestação, ou na suspeita de trabalho de parto prematuro, especialmente em pacientes hipertensas, desde que não retardem a conduta imediata, visando à redução da mortalidade do concepto. Durante o monitoramento antenatal ou ao início do trabalho de parto, o registro de contrações uterinas irregulares e, mais ainda, acompanhadas de alterações da frequência cardíaca fetal pode alertar o obstetra para possibilidade de descolamento placentário. As ações jamais devem ser retardas pela realização de ultrassom diante de quadro clínico compatível com DPP, pois essa atitude resulta em piora do prognóstico fetal.

Embora o diagnóstico do DPP baseie-se na clínica, o ultrassom pode auxiliar no diagnóstico diferencial ao afastar a possibilidade de placenta de inserção baixa e viabilizar a visualização de hematomas retroplacentários por meio de imagens anecoicas de caráter complexo.

Ao se tratar de hemorragia obstétrica da 2ª metade da gestação associada a elevados índices de óbito fetal além de elevada correlação com as complicações maternas, é importante destacar que o diagnóstico é fundamentalmente clínico e, por si só, direciona a conduta emergencial na grande maioria das vezes.

## ▪ Diagnóstico da coagulopatia

O diagnóstico clínico é variável em função da gravidade do distúrbio da crase sanguínea. Os distúrbios da coagulação podem apresentar-se de maneira pré-clínica, quando o diagnóstico é feito somente por intermédio de propedêutica laboratorial especializada, e clínica, quando há exteriorização de sinais e sintomas perceptíveis ao exame clínico sistematizado.

A avaliação de coagulopatia pode ser realizada por meio de sinais clínicos locais, como a visualização de sangramento genital discreto ou abundante com características de incoagulabilidade, e de sinais gerais, como a ocorrência de palidez cutânea, sudorese, taquicardia, choque hipovolêmico e quadros de gengivorragias, epistaxes, hematomas nos locais de punção e em incisões cirúrgicas, sufusões hemorrágicas e petéquias.

No laboratório destacam-se hipofibrinogenemia (valores < 300 mg% e, em níveis críticos, < 100 mg%), plaquetopenia e valores alterados no coagulograma.

### • Diagnóstico diferencial

Entre as entidades obstétricas, deve-se priorizar o diagnóstico diferencial com placenta prévia. Como características diferenciais entre o DPP e a placenta prévia, destacam-se o sangramento imotivado e indolor, a ausência de hipertonia e a vitalidade fetal em geral preservada além da proporcionalidade entre o grau de hemorragia vaginal materna e a intensidade do colapso circulatório.[2]

## ▶ Tratamento

As medidas terapêuticas frente ao DPP variam de acordo com a idade gestacional e as condições maternas e fetais. Feto vivo associado a viabilidade fetal determina a resolução da gestação por meio de parto operatório emergencial.

A terapêutica compreende medidas clínicas, voltadas ao tratamento do choque, dos distúrbios de coagulação e da insuficiência renal.[5]

### • Assistência clínica

A seguir, são descritos os tratamentos para choque, insuficiência renal e distúrbios da coagulação.

#### Tratamento do choque

Deve envolver equipe multiprofissional (obstetra, hematologista, clínico, anestesista e equipe de enfermagem), tendo como objetivo a obtenção de rápido controle da condição clínica materna e consequente melhora do prognóstico do binômio materno-fetal. A volemia deve ser restabelecida por transfusão sanguínea, com o propósito de evitar a insuficiência renal, tendo-se em mente que a pressão arterial materna pode não espelhar com exatidão as condições gerais da paciente.

O choque hipovolêmico prolongado pode ocasionar coagulação intravascular disseminada seguida de falência hemostática que culmina em hemorragia grave e/ou prolongada. Sempre que possível, deve-se administrar sangue fresco total, rico em componentes da coagulação e plaquetas. Como alternativa, deve-se transfundir concentrado de hemácias em plasma fresco congelado.

Apesar do caráter emergencial, torna-se necessário apurar as alterações hemostáticas prévias por meio de testes de rastreamento rápido como hemograma com contagem de plaquetas, testes de coagulação e tipagem sanguínea.

#### Tratamento da insuficiência renal

A insuficiência renal aguda associa-se às formas graves de DPP, em especial, àquelas em que o tratamento da hipovolemia foi inadequado ou incompleto. A redução da perfusão renal é consequência direta da hemorragia maciça. Além disso, a associação de pré-eclâmpsia e DPP intensifica o vasospasmo renal.

Nas situações nas quais se instala distúrbio de coagulação grave, o tratamento da hipovolemia com sangue e soluções aquosas eletrolíticas, como o lactato de Ringer, pode prevenir significativamente a disfunção renal. Durante a assistência ao DPP, o fluxo urinário considerado satisfatório é de, pelo menos, 30 mℓ/h.

#### Tratamento dos distúrbios da coagulação

A causa mais comum de coagulopatia de consumo na gravidez está representada pelo DPP. Defeitos de coagulação são vistos em maiores proporções nas gestações em que o feto não sobrevive e são mais evidentes frente à vigilância negligente. É provável que o mecanismo principal seja a indução de coagulação intravascular em menor grau no nível retroplacentário e que, posteriormente, torna-se disseminada a todos os compartimentos maternos.

Em casos de hipofibrinogenemia grave, uma quantia apreciável de fibrina é depositada no interior da cavidade uterina. Entretanto, essas quantias são insuficientes quando comparadas ao fibrinogênio perdido da circulação sanguínea.

O tratamento inicial e obrigatório inclui a infusão de sangue fresco com o objetivo de fornecer elementos de coagulação importantes como fibrinogênio, plaquetas, fatores V, VIII e XIII. Na impossibilidade de obtenção de sangue fresco, concentrado de hemácias e plasma fresco congelado são uma opção. Uma consequência importante de coagulação intravascular é a ativação do plasminogênio em plasmina, seguida pela quebra do microêmbolo de fibrina e pela manutenção da microcirculação.

Frente ao DPP associado à morte fetal, é possível identificar níveis claramente patológicos, maiores que 100 µg/mℓ, dos produtos de degradação do fibrinogênio e da fibrina no soro materno. Inicialmente, níveis extremamente baixos de fibrinogênio podem ou não ser acompanhados de trombocitopenia.

## ▪ Assistência obstétrica

Depende da idade gestacional e das condições materno-fetais. A conduta pode ser esquematizada, de maneira didática, em tratamento obstétrico com feto vivo e viável ou com feto morto e/ou inviável.

### Tratamento obstétrico com feto vivo e viável

No descolamento placentário com feto vivo, a resolução imediata da gravidez é muito importante, optando-se por intervenção obstétrica condicionada ao estado materno-fetal. Batimentos cardíacos fetais tornam a conduta expectante praticamente injustificável, optando-se pelo parto operatório, cesáreo.

### Tratamento obstétrico com feto morto e/ou inviável

A execução da amniotomia é descrita classicamente, associada a inúmeras vantagens clínicas, tais como:

- compressão reduzida da veia cava inferior
- diminuição da área de descolamento placentário

- melhora da hipertonia uterina
- detecção do hemoâmnio
- redução da pressão uterina, da entrada de tromboplastina na circulação materna e, consequentemente da incidência de coagulopatia
- melhora do quadro de coagulopatia instalada, além da indução ou aceleração da parturição.

Entretanto, não há evidências científicas comprovando todos os benefícios.

Não há indicação quanto ao uso rotineiro de ocitócicos, fazendo-se necessário nas situações em que o trabalho de parto com hipertonia ausente não apresentar evolução favorável.

A administração de derivados de meperidina está reservada a situações em que se objetivam efeito sedativo e coordenação das contrações uterinas.

Geralmente, o parto vaginal ocorre de maneira rápida em razão da multiparidade, do excesso de contratilidade da musculatura uterina e do volume fetal reduzido, à custa da prematuridade, do crescimento intraútero restrito e das intervenções terapêuticas.

Não há evidências científicas estabelecendo o tempo limite para a ocorrência do parto em casos de DPP com feto morto. Nessas condições, preconiza-se a reavaliação das condições obstétricas 2 h após a ruptura das membranas com o intuito de se detectar progressão da parturição. O parto cesariano está indicado em casos de instabilidade materna independentemente do tempo observado, quadro de hemorragia grave e coagulopatia.

## ▶ Referências bibliográficas

1. Cunningham FG, Leveno KJ, Bloom SL *et al*. Obstetrical hemorrhage. In: Williams obstetrics. 23 ed. New York: Mc Graw-Hill, 2010. pp. 757-803.
2. Mesquita MRS, Sass N, Camano L. Descolamento prematuro de placenta. In: Sass N, Camano L, Moron AF (eds.). Hipertensão arterial e nefropatias na gravidez. Rio de Janeiro: Guanabara Koogan, 2006. pp. 266-78.

3. Ananth CV, Oyelese Y, Srinivas N *et al.* Preterm premature rupture of membranes, intrauterine infection, and oligohydramnios: risk factors for placental abruption. Obstet Gynecol. 2004; 104(1):71-7.

4. Ananth CV, Peltier MR, Kinzler WL *et al.* Chronic hypertension and risk of placental abruption: is the association modified by ischemic placental disease? Am J Obstet Gynecol. 2007; 197:273.

5. Lopes RD, Nardozza LMM, Rocha NSC. Inserção baixa de placenta e descolamento prematuro da placenta. In: Prado FC, Ramos J, Valle JR (eds.). Atualização terapêutica. 23 ed. São Paulo: Artes Médicas, 2007. pp. 1222-5.

# 53 Doença Hipertensiva Específica da Gravidez

*Nelson Sass | Leandro Gustavo de Oliveira*

## ▶ Introdução

A pré-eclâmpsia é uma doença de acometimento mundial que afeta entre 5 e 8% das gestantes. Seu diagnóstico é feito a partir da 20ª semana de gravidez ou nos primeiros dias após o parto, e baseia-se no desenvolvimento de hipertensão arterial (pressão arterial ≥ 140 × 90 mmHg) e proteinúria (≥ 300 mg/24 h).[1] A maioria dos diagnósticos é feita no 3º trimestre de gravidez, e quanto mais precoce é sua manifestação clínica, maior é sua gravidade.

O impacto da pré-eclâmpsia (PE) sobre a gestação é visto como uma preocupação mundial, por representar uma importante causa de morbimortalidade materna e perinatal. A partir de dados do Sistema Único de Saúde, é possível afirmar que no Brasil cerca de 3 gestantes morrem por dia vítimas das complicações causadas pela PE.[2] É comum se ouvir que a eclâmpsia representa o estágio final da doença, mas é preciso ter em mente que "as mulheres morrem muito mais por pré-eclâmpsia do que por eclâmpsia". Essa afirmação salienta a importância do diagnóstico precoce e da adequada condução dos casos de PE desde o início de sua manifestação e até mesmo, o que seria o ideal, antes da instalação de sua forma clínica.

A PE caracteriza-se como doença sistêmica manifestada por intensa resposta inflamatória, lesão endotelial, agregação plaquetária, ativação do sistema de coagulação e aumento da resistência vascular generalizada. Sendo assim, todos os órgãos podem sofrer com suas repercussões. É possível encontrar nos rins, a princípio, uma lesão glomerular típica, a glomeruloendoteliose. Entretanto, pode haver progressão para graus variados de lesão renal, como os vistos nos casos de síndrome hemolítico-urêmica.

Nos pulmões, o comprometimento endotelial e a consequente permeabilidade vascular exagerada podem culminar em edema pulmonar. O dano vascular hepático, associado ao consumo exagerado de plaquetas e à hemólise sistêmica, caracterizam o que se denomina síndrome HELLP (do inglês: *hemolysis, elevated liver enzymes and low platelets*), quadro clínico que se associa a taxas elevadas de morbimortalidade, tanto maternas quanto perinatais.

A lesão endotelial cerebral ocasiona edema difuso e quadro dramático de eclâmpsia, caracterizada por convulsões tônico-clônicas nas pacientes. Fenômenos hemorrágicos e áreas de infartos também podem ser vistos no tecido cerebral. Uma alteração cada vez mais descrita em pacientes com PE é a leucoencefalopatia posterior, caracterizada por edema e infartos que acometem a substância branca cerebral, principalmente no lobo occipital e porções posteriores dos lobos parietais.

O manejo das síndromes hipertensivas exige flexibilidade no raciocínio para interpretar as informações e adotar as intervenções mais apropriadas para o momento. É importante ter sempre em mente que a instalação da doença tem caráter dinâmico, instável e imprevisível.

# ► Aferição da pressão arterial

Tal sistematização é fundamental para a uniformidade da informação. A aferição da pressão arterial deve ser feita com a paciente sentada, aplicando-se o aparelho com manguito de 13 cm no membro superior direito e mantendo-se este elevado na altura do coração. A posição em decúbito lateral esquerdo é utilizada para o repouso da paciente, mas para a aferição é preferível que ela esteja sentada. Deve-se considerar a pressão diastólica pelo 5º ruído de Korotkoff, correspondente ao desaparecimento da bulha.

## • Correção da pressão arterial segundo circunferência do braço

Recomendações nacionais e internacionais determinam que manguitos com 12 a 13 cm de largura são ideais para braços com circunferência de 30 cm. De maneira ideal seria recomendável a utilização de manguitos adequados para circunferências diversas. Porém, nem sempre isso é viável. Para tanto, devem-se utilizar tabelas de correção, como a de Maxwell,[3] que se baseia na medida do perímetro do braço (Tabela 53.1).

# ► Fundamentos fisiopatológicos

No que concerne à etiopatogenia, o desenvolvimento da PE pode ser dividido em três fases. Para o melhor entendimento dessas fases, é preciso lembrar que o feto representa um semienxerto para o organismo materno em função da carga genética paterna, mas é a placenta que entra em contato direto com sangue materno e deve, portanto, ser tolerada pelo sistema imune da mãe. Sendo assim, é pos-

■ **Tabela 53.1** Fatores de correção da pressão arterial sistólica e diastólica segundo o diâmetro do braço quando se utilizam manguitos com 12 a 13 cm de largura.

| Circunferência do braço (cm) | Correção da pressão arterial sistólica (mmHg) | Correção da pressão arterial diastólica (mmHg) |
|---|---|---|
| 20 | +11 | + 7 |
| 22 | + 9 | + 6 |
| 24 | +7 | + 4 |
| 26 | +5 | + 3 |
| 28 | +3 | + 2 |
| 30 | 0 | 0 |
| 32 | −2 | −1 |
| 34 | −4 | −3 |
| 36 | −6 | −4 |
| 38 | −8 | −6 |
| 40 | −10 | −7 |
| 42 | −12 | −9 |
| 44 | −14 | −10 |
| 46 | −16 | −11 |
| 48 | −18 | −13 |
| 50 | −21 | −14 |

sível dizer que a primeira fase da PE é representada por uma quebra de tolerância, na qual a interação do trofoblasto com os leucócitos deciduais gera, entre outras alterações, inadequada produção de citocinas e quimiocinas que tornam a interface materno-fetal imprópria para o desenvolvimento normal da gravidez.[4]

Seguindo a quebra de tolerância e ainda no 1º trimestre de gestação inicia-se a segunda fase de desenvolvimento da doença, quando o trofoblasto extraviloso (TEV) não desempenha normalmente suas funções e não invade adequadamente o terço interno da parede uterina. No fenômeno da invasão trofoblástica normal, o TEV atinge as arteríolas espiraladas miometriais já em torno de 6 a 8 semanas de gravidez, promovendo verdadeira obstrução do fluxo sanguíneo que banha os espaços intervilosos, garantindo que a gravidez se desenvolva inicialmente em um ambiente hipóxico, diferentemente do que muitos possam imaginar. À medida que a gestação progride, o TEV ocasiona um desarranjo da camada muscular das arteríolas espiraladas uterinas e, assumindo ainda características de células endoteliais, os trofoblastos substituem a camada endotelial desses vasos. Quando todo esse processo ocorre de maneira e em momento adequados, há relaxamento e maior complacência das artérias uterinas, que se tornam capazes de fornecer adequado suprimento sanguíneo uteroplacentário ao longo da gravidez.

Não se sabe ao certo a razão pela qual o trofoblasto não consegue desempenhar adequadamente suas funções de invasão e remodelamento dos vasos uterinos. Mas é indiscutível que alterações imunológicas são determinantes nesse sentido. As células trofoblásticas apresentam características especiais quanto à expressão de moléculas do sistema antígeno leucocitário humano (HLA). Diferentemente de todas as células do organismo, o trofoblasto expressa apenas moléculas HLA-G, HLA-C e HLA-E. Interações entre essas moléculas e populações distintas de leucócitos na interface materno-fetal, como as células *natural killers* uterinas (uNK) e macrófagos, devem ocorrer de maneira harmônica para que seja criado um ambiente favorável à tolerância e se desenvolva uma gestação de sucesso. Há, ainda, fenômenos de tolerância periférica e pode-se dizer, então, que a quebra de tolerância materno-fetal ou materno-placentária leva à placentação deficiente e, consequentemente, à PE.[5]

## ▶ Estresse oxidativo e resposta inflamatória

Como já mencionado, a invasão trofoblástica deficiente implica mau controle da oxigenação do espaço interviloso na fase inicial da gravidez e persistência das características primárias das artérias uterinas espiraladas, o que mantém sua elevada resistência. Nesses casos, o sangue passa a banhar as vilosidades coriônicas na forma de jatos intermitentes e de alta pressão. Assim, o fluxo sanguíneo uteroplacentário simula o que acontece em casos de lesão por isquemia-reperfusão. Entre outras alterações, esse tipo de lesão é marcado por produção exagerada de ROS (*reactive oxigen species*) e RNS (*reactive nitrogen species*) sempre que as moléculas de oxigênio são reintroduzidas no tecido após o momento isquêmico. Tanto ROS quanto RNS constituem moléculas de radicais livres geradas principalmente na mitocôndria celular. A produção de ROS é caracterizada pela geração de moléculas superóxido que, em situações de ausente ou insuficiente capacidade tecidual antioxidativa, desencadeiam uma cascata de eventos com maior produção de ROS e peroxidação lipídica.

O tecido placentário, principalmente o sinciciotrofoblasto, apresenta pouca capacidade antioxidativa e, diante dessas alterações, passa a demonstrar sinais de apoptose/necrose, liberando na circulação materna grande quantidade de material sincicial, fatores antiangiogênicos e *debris*. Todas essas moléculas provocam ativação de leucócitos, geram estímulos para maior adesão plaquetária, vasoconstrição e resposta inflamatória generalizada dirigida por citocinas pró-inflamatórias como fator de necrose tumoral (TNF), interferona-gama (INF-gama) e interleucina-6 (IL-6). Estudos recentes[6] demonstraram que essas partículas estimulam a produção de citocinas inflamatórias por monócitos circulantes, participando ativamente do desencadeamento e da manutenção da resposta inflamatória na PE.

## ▶ Disfunção endotelial

As disfunções endoteliais são reconhecidas como base das alterações relacionadas com a PE desde a década de 1980. Características como elevada permeabilidade vascular, presença sérica de fatores relacionados com a lesão endotelial como fibronectina, fator VIII e trombomodulina, além da elevada reatividade vascular na PE, corroboram essa hipótese.[7] As micropartículas sinciciais que atuam no desenvolvimento da resposta inflamatória da PE também são capazes de lesar diretamente o endotélio e promover ativação de neutrófilos.

Para que ocorra manutenção da homeostase endotelial, alguns fatores angiogênicos desempenham papel fundamental. Dentre esses se destacam o VEGF (*vascular endothelial growth factor*), PlGF (*placental growth factor*) e TGF-β1 (*transforming growth factor beta 1*). O VEGF participa da manutenção endotelial de órgãos como rins, fígado e cérebro, executando sua ação por intermédio do acoplamento aos receptores de membrana FlK e Flt-1. Este último também tem como ligante o PlGF. O receptor para TGF-β1 é constituído por um complexo formado por Alk5-TβRII-endoglin. O equilíbrio na produção de fatores angiogênicos também é importante para o próprio desenvolvimento placentário.

O estresse oxidativo leva à produção placentária de grande quantidade de fatores antiangiogênicos, como o sFlt-1 (*soluble fms-like tyrosin*) e a sEndoglin (*soluble endoglin*). O sFlt-1 é um receptor solúvel que se forma por *alternative splicing*, ocasionando perda da porção transmembrana do Flt-1. Dessa maneira, o sFlt-1 liga-se às moléculas de VEGF e PlGF circulantes e impede a união desses fatores angiogênicos aos seus receptores comuns na membrana celular para que desempenhem suas funções na manutenção da homeostase endotelial.

A injeção de sFlt-1 em fêmeas de camundongos prenhes causa hipertensão arterial e proteinúria, simulando a expressão clínica da PE.[8] O VEGF, por sua vez, é responsável pela manutenção das fenestras do endotélio glomerular e o sFlt-1 impede o efeito do VEGF e ocasiona glomeruloendoteliose e proteinúria.[9] A sEndoglin age de modo semelhante ao sFlt-1, impedindo a ação angiogênica do seu ligante, o TGF-β1.

Algumas pesquisas confirmam elevadas concentrações de fatores antiangiogênicos na circulação de pacientes com PE. A elevação nos níveis séricos de sFlt-1 pode ser identificada de 5 a 6 semanas antes das manifestações clínicas da PE. Associada à elevação dos níveis de sFlt-1, ocorre concomitante redução dos níveis de VEGF e PlGF livres na circulação materna.[10,11]

Recentemente, a relação entre as concentrações séricas de sFlt-1 e PlGF em pacientes com PE de instalação precoce (< 34 semanas) foi avaliada. A média dessa relação foi 175,8 entre as pacientes com PE grave e 134,1 entre aquelas com PE leve. No grupo-controle, essa relação foi de 9,7 (p = 0,0005 e p = 0,003, respectivamente). O papel dos fatores antiangiogênicos na disfunção endotelial observada na PE tem sido extensamente avaliado, pois o conhecimento sobre sua função é de interesse tanto para a avaliação do diagnóstico precoce da doença quanto para o potencial de possíveis formas terapêuticas para a doença.[12]

## ▶ Pré-eclâmpsia

Dentre as síndromes hipertensivas, a pré-eclâmpsia é aquela que detém maior potencial para comprometer rapidamente a saúde materna e fetal. Constitui, no Brasil, a principal causa de morbidade materna grave, incluindo morte materna, além de ser responsabilizada por enorme contingente de prematuridade eletiva. No estágio atual do conhecimento, todos os esforços devem ser direcionados no sentido de reconhecer precocemente a instalação da doença e interceptar a evolução para formas graves.

## • Predição

A dopplervelocimetria das artérias uterinas vem sendo proposta como um método não invasivo para estudo da circulação uteroplacentária, a partir da possível detecção de maior resistência neste território decorrente da má adaptação da circulação. Essa avaliação parece não ser exclusiva para PE, mas também pode identificar pacientes com maior risco para restrição do crescimento fetal. O Doppler exibe maior capacidade de estimativa de risco relativo quando realizado no 2º trimestre (24 semanas), e aparentemente não há vantagens na avaliação de 1º trimestre.

Uma revisão sistemática[13] que avaliou a possibilidade de predição de PE no 2º trimestre a partir de 74 estudos registra que nem todos os parâmetros podem ser utilizados, porém a ocorrência de índice de pulsatilidade elevado associado ao *notch* (bilateral ou não) parece ser capaz de identificar maior risco relativo para PE, principalmente pela elevada especificidade, ou seja, quando ausente, os riscos de ocorrência de PE são reduzidos. Alguns aspectos, entretanto, devem ser considerados e podem limitar uma recomendação sistemática para a rotina clínica: a necessidade de equipamento de alto custo e treinamento adequado do operador, condição esta que certamente afeta por demais a acurácia das avaliações.[13] A identificação de concentrações elevadas de fatores antiangiogênicos, como anteriormente discutido, pode representar método com melhor acurácia para essa finalidade. Estudos adicionais devem ser realizados para que a afirmação seja adotada na prática clínica.

Mesmo não dispondo de tecnologia, é possível identificar pacientes de risco com base apenas na história clínica[14] (Tabela 53.2).

■ **Tabela 53.2** Risco estimado para PE segundo a presença de algumas características clínicas.

| Característica | Risco relativo |
|---|---|
| PAD entre 80 e 89 na primeira consulta | 1,38 (1,01 a 1,87) |
| Idade > 40 anos, primípara | 1,69 (1,23 a 2,29) |
| Idade > 40 anos, multípara | 1,96 (1,34 a 2,87) |
| IMC > 35 na primeira consulta | 2,12 (1,56 a 2,88) |
| História familiar | 2,90 (1,70 a 4,93) |
| Nuliparidade | 2,91 (1,28 a 6,61) |
| Gestação múltipla | 2,93 (2,04 a 4,21) |
| Diabetes melito preexistente | 3,56 (2,54 a 4,99) |
| História pregressa de PE | 7,19 (5,85 a 8,83) |
| Anticorpo antifosfolipídio | 9,72 (4,34 a 21,75) |

PE = pré-eclâmpsia; PAD = pressão arterial diastólica; IMC = índice de massa corporal.

## • Prevenção

Existem alternativas para prevenção secundária que poderiam interferir no processo fisiopatológico e reduzir os riscos. O uso de ácido acetilsalicílico (60 a 100 mg/dia) resulta em redução de risco de cerca de 10,0% para PE e a mesma proporção para ocorrência de nascimento de bebês com menos de 34 semanas.[15] Não há evidências que sugiram claramente a existência de grupos específicos capazes de obter mais beneficiados com tal prescrição. Assim, a adoção dessa conduta deve ser ponderada em face ao risco populacional em que a prática clínica está inserida.

A recomendação de dieta rica em cálcio (cerca de 1,0 a 2,0 g/dia) parece proporcionar menor reatividade vascular. Assim, o incentivo da ingestão de cálcio pode resultar em redução significativa nos riscos de PE, e seus melhores efeitos parecem ocorrer em mulheres com dieta pobre em cálcio.[16]

Se não existem métodos eficazes de prevenção primária de doença hipertensiva específica da gravidez (DHEG), as formas graves podem ser interceptadas em fases iniciais de instalação. Ao se considerar que essas condições ocorrem com mais frequência em idade gestacional abaixo de 34 semanas, deve-se cogitar, ao longo do pré-natal, a adoção de estratégia que contemple a avaliação da paciente em menor intervalo de tempo no período de 26 a 32 semanas, especialmente naquelas com risco diferenciado (Tabela 53.2).

## ▶ Tratamento

A seguir são apresentados os tratamento para hipertensão gestacional, pré-eclâmpsia leve, pré-eclâmpsia grave e emergências hipertensivas e eclâmpsia.

### ▪ Hipertensão gestacional

Estabelecido o diagnóstico antes do termo, impõe-se o seguimento à paciente com retornos ambulatoriais no máximo a cada 3 dias, colocando-a a par dos sinais e sintomas de agravamento da moléstia, orientando-a de maneira clara a procurar pronto atendimento, caso necessário. Em todas as visitas é imperativo anotar a pressão arterial e a presença de proteinúria que, quando positiva (uma cruz ou mais em amostra isolada), é indicação para internar a paciente. Com relação ao tratamento clínico ambulatorial, orientam-se:

- afastamento da atividade profissional, independentemente de sua natureza
- controle diário da pressão arterial, se possível mais de 1 vez/dia
- controle de peso (valorizar ganho de 1,0 kg/semana)
- atenção a sinais sugestivos de agravamento, como cefaleia e dor epigástrica
- avaliação do crescimento ponderal e da vitalidade fetal.

Com relação ao uso de hipotensores, ensaios clínicos[17] registram benefícios maternos em termos de redução de hipertensão grave e internação antes do termo, mas sem qualquer melhora do prognóstico perinatal. Se a opção for pela utilização de hipotensor, a 1ª escolha é a metildopa 750 a 2.000 mg/dia. Recomenda-se

que diante de pressão arterial diastólica igual ou superior a 100 mmHg, a paciente deva ser internada. Alternativas de hipotensores, como betabloqueadores, inibidores de canais de cálcio e diuréticos tiazídicos, também podem ser utilizadas. Um aspecto importante a ser ressaltado é que o uso de hipotensores parece não afetar o prognóstico materno ou fetal. Persiste a polêmica em identificar a partir de qual nível de pressão arterial haveria benefícios desta conduta.

### ▪ Pré-eclâmpsia leve

Com relação à PE, além da necessidade de internação, as mesmas recomendações da hipertensão gestacional devem ser seguidas, além de se realizar avaliação laboratorial (proteinúria, desidrogenase láctica [DHL], transaminase glutamicopirúvica [TGP], e plaquetas) a cada 72 h ou menos, e avaliação fetal. É preciso ter atenção aos sinais de PE grave. Os critérios diagnósticos de PE grave são:

- pressão arterial diastólica igual ou maior que 110 mmHg
- cefaleia associada a hipertensão arterial
- distúrbios visuais associados a hipertensão arterial
- dor epigástrica ou em hipocôndrio direito
- proteinúria superior a 1,0 g/$\ell$ em 24 h (+++ ou mais em fita)
- oligúria (volume urinário inferior a 600 m$\ell$ em 24 h)
- creatinina plasmática acima de 1,2 mg/d$\ell$
- edema pulmonar
- contagem de plaquetas abaixo de 100.000
- elevação de bilirrubina
- elevação de enzimas hepáticas (transaminase glutâmico-oxalacética [TGO] e TGP)
- sinais de comprometimento fetal (ponderal ou de vitalidade).

O tratamento obstétrico impõe-se quando a gravidez alcança o termo ou há piora do quadro clínico. A via de parto preferencial é a natural, utilizando-se misoprostol 25 μg 8/8 h para melhorar as condições do colo ou dilatação mecânica com sonda de Foley. Após a melhora do índice de Bishop, deve-se iniciar indução com ocitocina. Na assistência ao parto, utiliza-se analgesia por bloqueio peridural ou raquidiano.

## ▪ Pré-eclâmpsia grave e emergências hipertensivas

Tem-se como objetivo evitar a ocorrência ou recorrência de convulsões e estabilizar a pressão arterial. O uso de sulfato de magnésio ($MgSO_4$) tem base em evidências que o apontam como a opção mais segura para o controle dessas pacientes. Diante de quadros graves, sua utilização é inquestionável. Porém, em condições estáveis, a opção por sua utilização deve ser pautada pela seguinte pergunta: é possível descartar a ocorrência de eclâmpsia neste caso? Caso a resposta seja não, o $MgSO_4$ deve ser utilizado.[18] O esquema exclusivamente intravenoso (IV), conforme ilustrado na Tabela 53.3, costuma ser a escolha rotineira. Não existem estudos definitivos sobre essa questão, mas adota-se como rotina a manutenção da infusão por pelo menos 24 h ou prolonga-se esta intervenção até que as condições clínicas demonstrem estabilidade.

Não se recomenda como rotina a dosagem plasmática de magnésio. Tal conduta é reservada a pacientes em grave insuficiência renal. Os níveis terapêuticos de magnésio estão entre 4,5 e 7,5 mEq/$\ell$ (1,0 mEq/$\ell$ = 1,2 mg/d$\ell$), ocorrendo a abolição dos reflexos patelares com 10,0 mEq/$\ell$ e parada respiratória com 15 mEq/$\ell$. Se o ritmo de diurese for adequado (acima de 25 m$\ell$ a cada hora), as doses preconizadas podem ser consideradas seguras.

O esquema exclusivamente IV tem amplas vantagens, pois resulta em menor desconforto e menor risco nas punções, além de obviamente resultar em eficácia clínica. Nos dias atuais o esquema de Pritchard só é justificado quando existe a necessidade de remoção da paciente para um centro de referência e quando não há disponibilidade de transporte seguro capaz de garantir a segurança da infusão ao longo da viagem.

A manutenção da terapia com $MgSO_4$ depende da observação de sinais que se associam à toxicidade da substância: o reflexo patelar deve estar presente, a frequência respiratória deve ser normal, a diurese nas 4 h precedentes deve estar acima de 100 m$\ell$. Intoxicação pelo $MgSO_4$ pode ser revertida com o uso de gluconato de cálcio (10 m$\ell$ a 10%), infundido por via intravenosa lentamente.

Logo na sequência, se a pressão arterial se mantiver igual ou maior que 110 mmHg, inicia-se a terapêutica hipotensora (Tabela 53.4), sendo a primeira opção a hidralazina, reservando-se o nifedipino e o nitroprussiato de sódio para situações de exceção.[19,20]

As condições maternas devem sempre pautar as decisões. A resolução do parto é a única forma de tratamento, independentemente da idade gestacional, visando resguardar o interesse materno. Não há vantagens na manutenção da gestação além de 34 semanas diante de PE grave. Abaixo deste marco referencial, se as condições clínicas maternas e fetais viabilizarem, devem-se administrar corticoides para acelerar a maturidade pulmonar fetal e reduzir os riscos de hemorragia periventricular. A decisão jamais deve ser postergada em nome de se resguardar o interesse fetal

■ **Tabela 53.3** Esquemas de administração de $MgSO_4$.

| Esquema | Dose de ataque | Dose de manutenção |
|---|---|---|
| IV exclusivo | 4,0 g IV em 15 minutos | 1,0 ou 2,0 g IV/h |
| Pritchard (IV e IM) | 4,0 g IV + 10,0 g IM (5,0 g em cada nádega) | 5,0 g IM 4/4 h |

$MgSO_4$ = sulfato de magnésio; IV = via intravenosa; IM = via intramuscular.

■ **Tabela 53.4** Esquemas terapêuticos de hipotensores de ação rápida.

| Fármaco | Esquema de ataque | Esquema de manutenção |
|---|---|---|
| Hidralazina | 5,0 mg IV a cada 30 min, até obter PAD entre 90 e 100 mmHg (não ultrapasse a dose de 20 mg) | A cada 6 h, 5,0 mg IV a cada 30 min, até obter PAD entre 90 e 100 mmHg |
| Nifedipino | 5,0 mg VO ou SL a cada 30 min, até obter PAD entre 90 e 100 mmHg | A cada 6 h, 5,0 mg VO ou SL a cada 30 min, até obter PAD entre 90 e 100 mmHg |
| Nitroprussiato de sódio | 0,25 mg/kg/min IV contínuo, até obter PAD entre 90 e 100 mmHg | Gotejamento contínuo, mantenha PAD entre 90 e100 mmHg |

IV = via intravenosa; PAD = pressão arterial diastólica; VO = via oral; SL = via sublingual.

diante de quadro materno instável e grave. Cabe lembrar que o tempo necessário para o ciclo de corticoide é de 2 dias, ciclo que pode ser intolerável diante das condições clínicas maternas.

## • Eclâmpsia

A eclâmpsia caracteriza-se por convulsões tônico-clônicas, sendo situação terminal da doença, com alto risco de morte materna, e exige tomada rápida de decisão e medidas adequadas para o controle da paciente, como:

- acesso venoso periférico. Punções centrais não trazem vantagens
- hemograma com plaquetas, creatinina, enzimas hepáticas, DHL
- 3.000 m$\ell$/24 h de soro glicosado ou lactato de Ringer enriquecido com glicose
- sondagem vesical. Coleta de urina para análise de proteinúria
- postura em decúbito lateral esquerdo, evitando aspiração de vômito
- proteção bucal evitando traumas e facilitando a aspiração de secreções
- colocação em leito adequado que evite quedas e traumatismos
- colocação de cateter ou máscara de oxigênio
- vigilância constante da paciente pela equipe.

### Tratamento medicamentoso

Serão demonstrados a seguir os tipos de medicamentos que podem ser utilizados na gravidez, como: anticonvulsivantes, hipotensores, antibióticos e diuréticos.

▶ **Anticonvulsivante.** As convulsões devem ser controladas de imediato e sua recorrência deve ser evitada. A substância de escolha é o $MgSO_4$ segundo os mesmos esquemas preconizados para PE grave. Em geral, as convulsões cessam após o início o tratamento, mas caso persistam, indica-se a administração de dose adicional de 2,0 gramas IV em 10 min. Considerações relativas ao uso de $MgSO_4$:

- diante de nova convulsão, adicione 2,0 g IV em 10 min
- ministre 1,0 g IV/h se creatinina > 1,2 g/d$\ell$
- em pacientes obesas, considere infusão de 3,0 g/h
- se necessário remoção, avalie os riscos do esquema IV no transporte
- controle os reflexos patelares e a diurese
- diurese de 50,0 m$\ell$/h ou mais é compatível com segurança
- se houver sinais de toxicidade, administre 10,0 m$\ell$ IV de gluconato de cálcio.

Outros anticonvulsivantes podem ser utilizados, porém nenhum deles apresenta melhor desempenho em relação ao $MgSO_4$, tanto do ponto de vista materno como perinatal, não devendo ser mais utilizado o coquetel lítico, em função dos riscos maternos que acarreta. O uso simultâneo de diferentes substâncias pode incrementar os riscos. Os benzodiazepínicos são utilizados em doses de 10,0 mg IV, repetidas se houver recorrência do quadro convulsivo, e doses de manutenção IV de 3,0 a 5,0 mg/kg de peso a cada 24 h. A fenil-hidantoína é utilizada em doses de ataque de 1,0 g IV, sendo 250 mg IV a cada 30 min e manutenção de 100 mg a cada 8 h.

▶ **Hipotensores.** Quanto aos hipotensores, utiliza-se preferencialmente hidralazina IV ou nifedipino, a exemplo do preconizado na PE grave (Tabela 53.4).

▶ **Antibióticos.** O grave comprometimento materno implica riscos adicionais a quadros infecciosos, principalmente os decorrentes de intervenções cirúrgicas. Considera-se como primeira escolha o uso de cefalosporina de primeira geração, introduzindo 4,0 g/24 h IV, passando para 2,0 g/dia até completar 7 dias.

▶ **Diuréticos.** São justificados na vigência de edema pulmonar. Nas situações de oligúria, não há vantagens no uso de diuréticos quando a creatinina plasmática apresentar valores normais. O ritmo de diurese traduz a intensidade do espasmo na arteríola aferente, havendo progressiva normalização nas 72 h do puerpério à medida que regride, não exigindo terapêutica complementar. Deve-se ter prudência na administração intempestiva de líquidos visando à normalização da diurese.

### Tratamento obstétrico

Diante de condições clínicas estáveis é possível o preparo cervical com misoprostol e posterior indução com ocitocina. A cesárea é o tipo preferencial de parto em situações instáveis e em condições obstétricas desfavoráveis.

O melhor momento para a indução ou prática da cesárea é após a estabilização do quadro clínico materno, e se possível quando houver retomada da consciência. Tal conduta tem as seguintes vantagens:

- o retorno da consciência e a ausência de convulsões são elementos úteis para o diagnóstico diferencial de complicações neurológicas e melhoram a função pulmonar, auxiliando na oxigenação fetal
- viabiliza a correção da acidose decorrente do acúmulo de ácido láctico

- possibilita melhor adaptação da hemodinâmica pulmonar fetal e, consequentemente, melhor recuperação funcional
- torna possível a avaliação laboratorial materna, avaliando a extensão do dano sistêmico e melhor base para a escolha da analgesia.

Quanto à anestesia, os bloqueios têm sido utilizados, ressalvando os riscos adicionais de hipotensão. A anestesia geral impõe-se na presença de coagulopatia ou instabilidade neurológica. A intubação traqueal é um momento delicado, em função dos riscos de aspiração, trauma e elevação da pressão arterial materna. Quando se usam curares, a vigilância pós-anestesia deve ser cuidadosa, levando-se em conta a possibilidade de somatório dos efeitos desses com o $MgSO_4$.

## ▶ Considerações finais

- PE acomete número expressivo de gestantes saudáveis e pode acarretar grave comprometimento materno e fetal, incluindo o risco de morte
- Por apresentar o envolvimento do sistema imune materno, a PE incide com maior frequência em primigestas e em mulheres com antecedente familiar ou pessoal. Hipertensão arterial crônica e obesidade também elevam os riscos
- As formas graves instalam-se com mais frequência antes de 34 semanas de gestação. Assim sendo, gestantes de risco devem ter seguimento diferenciado ao longo do pré-natal
- A proteinúria é o selo diagnóstico da doença, tendo sua intensidade relação direta com a morbidade materna e perinatal
- Não existem métodos efetivos de predição da PE. O Doppler das artérias uterinas ao redor de 24 semanas pode identificar riscos, porém sua aplicabilidade clínica rotineira ainda é motivo de discussão. Novos métodos estão em avaliação, como as concentrações de fatores angiogênicos e antiangiogênicos

- O uso de ácido acetilsalicílico em baixas doses e de dieta rica em cálcio parece reduzir o risco de instalação clínica, justificando sua adoção na prática clínica
- O $MgSO_4$ reduz o risco de morte materna e deve ser usado de modo liberal na PE grave e na eclâmpsia.

# ▶ Referências bibliográficas

1. Report of the National High Blood Pressure Education Program Working Group on High Blood Pressure in Pregnancy. Am J Obstet Gynecol. 2000; 183:S1-S22.
2. Brasil. Ministério da Saúde. DATASUS. Informações de saúde. Estatísticas vitais. Mortalidade e nascidos vivos: óbitos maternos. Acesso em: 2012 Jun 25. Disponível em: http://www2.datasus.gov.br/DATASUS/index.php?area=02.
3. Maxwell MH, Waks AU, Schroth PC et al. Error in blood pressure measurement due to incorrect cuff size in obese patients. Lancet. 1982; (ii):33-6.
4. Moffett A, Hiby SE. How does the maternal immune system contribute to the development of pre-eclampsia? Placenta. 2007; 28(Suppl A):S51-6.
5. Saito S, Sakai M, Sasaki Y et al. Inadequate tolerance induction may induce pre-eclampsia. J Reprod Immunol. 2007; 76(1-2):30-9.
6. Germain SJ, Sacks GP, Soorana SR et al. Systemic inflammatory priming in normal pregnancy and preeclampsia: the role of circulating syncytiotrophoblast microparticles. J Immunol. 2007; 178:5949-56.
7. Roberts JM, Taylor RN, Musci TJ et al. Pre-eclampsia: an endothelial cell disorder. Am J Obstet. 1989; 161:1200-4.
8. Maynard SE, Min JY, Merchan J et al. Excess placental soluble fms-like tyrosine kinase 1 (sFlt1) may contribute to endothelial dysfunction, hypertension, and proteinuria in preeclampsia. J Clin Invest. 2003; 111:649-58.
9. Esser S, Wolburg K, Wolburg H et al. Vascular endothelial growth factor induces endothelial fenestrations in vitro. J Cell Biol. 1998; 140:947-59.
10. Levine RJ, Maynard SE, Qian C et al. Circulating angiogenic factors and the risk of preeclampsia. N Engl J Med. 2004; 350:672-83.
11. Romero R, Nien JK, Espinoza J et al. A longitudinal study of angiogenic (placental growth factor) and anti-angiogenic (soluble endoglin and soluble VEGF receptor-1) factors in normal pregnancy and patients destined to develop preeclampsia and deliver a small-for-gestational-age neonate. J Matern Fetal Neonatal Med. 2008; 21(1):9-23.
12. Oliveira LG, Karumanchi A, Sass N. Pré-eclâmpsia: estresse oxidativo, inflamação e disfunção endotelial. Rev Bras Ginecol Obstet. 2010; 32(12):609-16.
13. Cnossen JS, Morris RK, Riet GT et al. Use of uterine artery Doppler ultra sonography to predict pre-eclampsia and intrauterine growth restriction: a systematic review and bivariable meta-analysis. CMJA. 2008; 178(6):701-11.
14. Duckitt K, Harrington D. Risk factors for pre-eclampsia at antenatal booking: systematic review of controlled studies. BMJ. 2005; 330:565-12.
15. Askie LM, Duley L, Henderson-Smart DJ et al. On behalf of the PARIS Collaborative Group. Antiplatelet agents for prevention of pre-eclampsia: a meta-analysis of individual patient data. Lancet. 2007; 369:1791-98.
16. Hofmeyr GJ, Lawrie TA, Atallah AN et al. Calcium supplementation during pregnancy for preventing hypertensive disorders and related problems. Cochrane Database Syst Rev. 2011; (4):CD001059.
17. Abalos E, Duley L, Steyn DW et al. Antihypertensive drug therapy for mild to moderate hypertension during pregnancy. Cochrane Database Syst Rev. 2011; (4):CD002252.
18. Duley L, Gülmezoglu AM, Henderson-Smart DJ et al. Magnesium sulphate and other anticonvulsants for women with pre-eclampsia. Cochrane Database Syst Rev. 2011; (4):CD000025.
19. Duley L, Henderson-Smart DJ, Meher S. Drugs for treatment of very high blood pressure during pregnancy. Cochrane Database Syst Rev. 2011; (4):CD001449.
20. Sass N, Itamoto CH, Silva MP et al. Does sodium nitroprusside kill babies? A systematic review. São Paulo Med J. 2007; 125(2):108-11.

# 54 Síndrome HELLP

*Thaís Alquezar Facca | Nelson Sass*

## ▶ Introdução

A síndrome HELLP é uma complicação grave da gravidez, associada a alta morbi-mortalidade materna e perinatal. Estima-se que sua incidência seja de 0,2 a 0,6% de todas as gravidezes e de 10 a 20% dos casos de pré-eclâmpsia grave e eclâmpsia.[1] O nome HELLP é um acrônimo que se estende para hemólise (*Hemolysis*), elevação de enzimas hepáticas (*Elevated Liver enzymes*) e plaquetopenia (*Low Platelets*) fazendo alusão à palavra *help*, do inglês, para evidenciar a gravidade do distúrbio.[2]

Ainda é controverso se a síndrome HELLP deve ser considerada uma forma grave da pré-eclâmpsia ou uma doença separada. Seu diagnóstico é essencialmente laboratorial e esta síndrome nem sempre é acompanhada de sintomas, sendo a detecção precoce a chave para o melhor desfecho do quadro, antecipando-se às complicações.

## ▶ Aspectos etiopatogênicos

Para melhor entendimento da fisiopatologia da síndrome HELLP, atenta-se às próprias características laboratoriais necessárias para o seu diagnóstico.

### • Hemólise

A vasoconstrição que ocorre na doença instalada danifica o endotélio vascular, formando uma matriz de fibrina que prejudica a passagem de hemácias pelos vasos. Essas hemácias, quando lesadas morfologicamente, tornam-se esquizócitos e equinócitos, indicando a anemia hemolítica microangiopática, um marco da síndrome.

### • Elevação de enzimas hepáticas

A alteração enzimática hepática deve-se à lesão de hepatócitos por obstrução dos sinusoides com fibrina, conforme já explicitado anteriormente. Pode haver necrose periporta e, mais raramente, ruptura hepática, quadro extremamente grave com alta mortalidade.

### • Plaquetopenia

Na síndrome HELLP há diminuição da vida média das plaquetas, ainda mais acentuada do que já observada na pré-eclâmpsia. A alteração na integridade estrutural plaquetária provoca sua agregação e destruição, o que desencadeia a liberação de aminas vasoativas, causando ainda mais vasospasmo. A medula óssea passa a produzir mais plaquetas, mas de maneira insuficiente frente à agregação e ao consumo exacerbados resultando, assim, em plaquetopenia.

## ▶ Aspectos clínicos

Nem sempre a síndrome HELLP é acompanhada de sintomatologia e seu diagnóstico pode ser retardado pela escassez do quadro clínico. Assim, no que diz respeito à hipótese diagnóstica, sempre se deve rastrear a síndrome solicitando exames laboratoriais.

## • Quadro clínico

As manifestações clínicas na síndrome HELLP são inespecíficas, mas ela deve ser sempre cogitada diante de determinados sinais e sintomas, listados a seguir por ordem decrescente de frequência:[3]

- proteínuria
- hipertensão arterial
- dor epigástrica e/ou em hipocôndrio direito
- aumento excessivo do peso e/ou piora do edema
- náuseas e vômitos
- cefaleia
- alterações visuais, principalmente escotomas
- icterícia subclínica.

## • Fatores de risco

São mais propensas à síndrome HELLP:

- multíparas
- em idade materna avançada (≥ 35 anos)
- caucasianas
- com passado obstétrico ou puerperal ruim.

## • Diagnóstico

O diagnóstico da síndrome HELLP é essencialmente laboratorial e sua extensão não tem relação com a gravidade da hipertensão, nem da proteinúria. Na Tabela 54.1, encontram-se os critérios diagnósticos.

Os exames a serem solicitados para triagem de síndrome HELLP são: hemograma completo, transaminase glutâmico-oxilacética (TGO), desidrogenase láctica (DHL), ureia, creatinina, urina I ou tira-teste reagente e proteinúria de 24 h. Nem sempre as três alterações laboratoriais principais são encontradas; a presença de uma ou duas delas define a ocorrência da chamada síndrome HELLP parcial ou incompleta, que é mais amena e apresenta menor morbidade.

## • Classificação

De acordo com a Tabela 54.2, há uma classificação baseada na contagem de plaquetas que tem grande importância prognóstica, podendo ser empregada na avaliação de pacientes já diagnosticadas pelos critérios anteriores.

■ **Tabela 54.2** Classificação de Martin da síndrome HELLP.[5]

| Classe | Contagem de plaquetas |
|---|---|
| Classe I | ≤ 50.000/mm³ |
| Classe II | > 50.000/mm³ ≤ 100.000/mm³ |
| Classe III | > 100.000/mm³ |

## • Diagnóstico diferencial

São vários os diagnósticos diferenciais da síndrome HELLP que também podem cursar com as mesmas variáveis laboratoriais:

- púrpura trombocitopênica trombótica
- síndrome hemolítico-urêmica
- sepse
- intoxicação medicamentosa

■ **Tabela 54.1** Critérios diagnósticos da síndrome HELLP.[4]

| Hemólise | Esfregaço anormal do sangue periférico (esquistocitose, anisocitose, equinocitose, poiquilocitose) |
|---|---|
| | Bilirrubina total ≥ 1,2 mg/dℓ |
| | DHL ≥ 600 UI/ℓ |
| Elevação de enzimas hepáticas | TGO ≥ 70 UI/ℓ |
| | DHL ≥ 600 UI/ℓ |
| Plaquetopenia | Contagem de plaquetas ≤ 100.000/mm³ |

DHL = desidrogenase láctica; TGO = transaminase glutâmico-oxilacética.

- choque hipovolêmico
- fígado gorduroso agudo da gravidez
- coagulopatia com consumo de fibrinogênio
- exacerbação de doenças do colágeno
- doença renal primária
- colecistopatias, pancreatopatias ou hepatopatias.

## Complicações

Os casos complicados de síndrome HELLP podem chegar a 25%, dentre eles a ruptura hepática é pouco frequente, mas é sem dúvida a pior deles, com até 70% de mortalidade. As principais complicações estão listadas a seguir:

- coagulopatia intravascular disseminada
- síndrome do desconforto respiratório do adulto
- insuficiência hepática e/ou renal
- edema agudo de pulmonar
- hematoma hepático subcapsular
- ruptura hepática
- eclâmpsia
- acidente vascular cerebral
- choque.

A morbimortalidade perinatal pode chegar a 60%. Entre as principais causas de óbito perinatal encontram-se:

- prematuridade extrema
- asfixia perinatal
- descolamento prematuro de placenta
- restrição de crescimento intrauterino.

## ▶ Aspectos terapêuticos

O tratamento da síndrome HELLP é um desafio e a única medida definitiva até o momento ainda é o parto. A tentativa de reverter o quadro deve ser imediata para se evitar complicações mais graves.

## Tratamento

Há 12 passos para aperfeiçoar o tratamento da síndrome HELLP, conforme Tabela 54.3.

## Conduta conservadora

A conduta conservadora pode ser avaliada nos casos com idade gestacional inferior a 34 semanas, principalmente 32 semanas, visando amenizar as consequências da prematuridade, utilizando principalmente a corticoterapia para aceleração da maturidade pulmonar fetal.[7] Entretanto, na tentativa de postergar o parto, a gravidade do quadro materno precisa ser considerada, pois algumas pacientes podem ter seu estado clínico deteriorado rapidamente, aumentando os riscos de insuficiência renal, hepática, respiratória, cardiocirculatória ou de eclâmpsia.

Hidratação venosa cautelosa, terapia antitrombótica e controle pressórico são medidas de suporte que podem ser tomadas. A plasmaférese aparentemente não modifica o prognóstico do quadro clínico.

## Corticoterapia adjuvante

De acordo com uma revisão sistemática da Cochrane Library,[8] não há evidências suficientes para o uso rotineiro de corticoterapia coadjuvante na síndrome HELLP, apesar de ter sido observada melhora das alterações laboratoriais, da pressão arterial e da diurese com o uso da dexametasona (20 mg/dia durante 4 dias) quando comparada ao placebo e à betametasona, principalmente na classe I de Martin.

Um estudo brasileiro[9] que incluiu 105 puérperas não identificou diferença significativa em termos de recuperação da contagem de plaquetas, enzimas hepáticas, necessidade de hemoderivados e mortalidade ou morbidade materna. Nesse ensaio foram utilizadas doses de 10,0 mg IV de dexametasona a cada 12 h por 4 dias. Porém, ainda não foi identificado um grupo específico que poderia ser beneficiado com essa terapêutica. No presente momento, um ensaio clínico randomizado multicêntrico brasileiro (COHELLP) está em fase de desenvolvimento, tendo como objetivo realizar essa identificação.

■ **Tabela 54.3** Tratamento da síndrome HELLP.[6]

| Doze passos para o tratamento da síndrome HELLP | |
| --- | --- |
| Diagnóstico | Observe atentamente a sintomatologia em pacientes com fatores de risco e prossiga à investigação, adiantando-se às complicações |
| Avaliação das condições maternas | Avalie a paciente clínica e laboratorialmente, averiguando a necessidade de unidade de tratamento semi ou intensivo e realize a propedêutica adequada |
| Avaliação das condições fetais | Avalie o binômio materno-fetal, programe o parto de acordo com a gravidade do quadro materno e administre corticoterapia para acelerar a maturidade pulmonar quando oportuno e conforme a idade gestacional |
| Controle da pressão arterial | Mantenha os níveis pressóricos controlados e administre hipotensores de ação rápida (hidralazina, nifedipino) quando a pressão diastólica atingir valores $\geq 110$ mmHg |
| Prevenção da convulsão | Administre sulfato de magnésio nas pacientes graves devido ao elevado risco para convulsão |
| Controle da infusão de líquidos e eletrólitos | Limite o volume total infundido até 150 m$\ell$/h, podendo-se intercalar solução glicofisiológica com lactato de Ringer e observar a diurese, idealmente acima de 30 m$\ell$/h |
| Realização de hemoterapia | Mantenha a contagem de plaquetas acima de 50.000/mm$^3$ para cesárea e de 20.000/mm$^3$ para parto normal. Solicite reserva de plaquetas e/ou de concentrado de hemácias quando a transfusão ainda não for necessária |
| Programação do parto | A indicação é obstétrica e deve ser individualizada para cada caso |
| Cuidado perinatal | Avalie a idade gestacional, a maturidade pulmonar e a viabilidade fetal |
| Cuidado pós-parto | Observe a recuperação clinicolaboratorial após o parto, principalmente as transaminases e as plaquetas, e mantenha sulfato de magnésio por 24 h |
| Atenção a falência de múltiplos órgãos | Tenha atenção a sinais e sintomas de gravidade |
| Aconselhamento sobre as gestações subsequentes | Oriente a paciente sobre riscos futuros e possibilidade de recorrência |

## ▪ Parto e anestesia

A via de parto respeita a indicação obstétrica, devendo-se, entretanto, considerar as condições maternas e fetais, principalmente a contagem de plaquetas, conforme descrito na Tabela 54.4.

■ **Tabela 54.4** Nível mínimo de plaquetas no parto na síndrome HELLP.[6]

| Via de parto | Contagem de plaquetas |
| --- | --- |
| Cesárea | > 50.000/mm$^3$ |
| Parto normal | > 20.000/mm$^3$ |

Assim como a via de parto, a anestesia também depende da contagem de plaquetas. A epidural deve ser evitada nos casos com menos de 100.000 plaquetas/mm$^3$, sendo preferível na vigência de instabilidade hemodinâmica.

O acompanhamento pós-parto, principalmente nas primeiras 48 h, é primordial. Preferencialmente deve-se manter a paciente em uma unidade de tratamento intensivo ou semi-intensivo. Deve-se acompanhar a evolução clínica e laboratorial até que haja melhora da função hepática, principalmente queda de DHL e tendência à elevação da contagem de plaquetas. Com a persistência da plaquetopenia por mais de 96 h após o parto eleva-se o risco de coagulação intravascular disseminada, caracterizada por: alteração no tempo de protrombina e de tromboplastina parcial ativada, queda do fibrinogênio (< 300 mg/d$\ell$), aumento dos produtos da degradação da fibrina (> 40 µg/m$\ell$) e trombocitopenia.

### Prevenção

Não há prevenção primária para síndrome HELLP e o uso de ácido acetilsalicílico em baixas doses e de suplementação de cálcio ainda não foi evidenciado para esses casos. A melhor prevenção ainda é antecipar-se ao quadro, realizando diagnóstico precoce para, assim, amenizar a gravidade e as complicações da doença.

As pacientes que tiveram síndrome HELLP devem ser alertadas sobre o risco de recorrência da doença em uma gravidez subsequente, pois apesar de a síndrome tender a aparecer mais tardiamente e ser mais amena, há maior probabilidade de complicação obstétrica.

## ► Considerações finais

- A síndrome HELLP tem importância pela sua alta morbimortalidade materna e perinatal
- A única cura conhecida até o momento é o parto e a melhor prevenção é o diagnóstico precoce, antecipando-se às complicações clínicas e obstétricas
- Cada caso deve ser individualizado quanto ao parto e à anestesia considerando a gravidade do quadro e a viabilidade fetal

- Mais estudos ainda são necessários para avaliar o uso da corticoterapia adjuvante, que parece estar associada à melhora dos parâmetros clínicos e laboratoriais, principalmente nos casos de plaquetopenia grave.

## ► Referências bibliográficas

1. Benedetto C, Marozio L, Tancredi A *et al.* Biochemistry of HELLP syndrome. Adv Clin Chem. 2011; 53:85-104.
2. Weistein L. Syndrome of hemolysis, elevated liver enzymes and low platelet count: a severe consequence of hypertension in pregnancy. Am J Obstet Gynecol. 1982; 142:159-67.
3. Sass N, Facca TA, Oliveira LG *et al.* Doença hipertensiva específica da gravidez (DHEG). Obstetrícia. São Paulo: Manole, 2011. pp. 966-71.
4. Sibai BM. The HELLP syndrome (hemolysis, elevated liver enzymes, and low platelets): Much ado about nothing? Am J Obstet Gynecol. 1990; 162(2):311-6.
5. Martin JN Jr, Blake BG *et al.* The natural history of HELLP syndrome: patterns of disease, progression and regression. Am J Obstet Gynecol. 1991; 164(6):1500-13.
6. Magann EF, Martin JN. Twelve steps to optimal management of HELLP syndrome. Clin Obstet Gynecol. 1999; 42(3):532-50.
7. Silva FRO, Mesquita MRS, Sass N. Síndrome HELLP. In: Sass N, Camano L, Moron AF. Hipertensão arterial e nefropatias na gravidez. Rio de Janeiro: Guanabara Koogan, 2006. pp. 249-65.
8. Matchaba P, Moodley J. Corticosteroids for HELLP syndrome in pregnancy. Cochrane Database Syst Rev. 2004; (1):CD002076.
9. Leila Katz L, Amorim MMR, Figueiroa JN *et al.* Postpartum dexamethasone for women with hemolysis, elevated liver enzymes, and low platelets (HELLP) syndrome: a double-blind, placebo-controlled, randomized clinical trial. Am J Obstet Gynecol. 2008; 198(3):283.e1-8.

# 55 Gestação Prolongada

## ▶ Introdução

Gestação prolongada ou pós-maturidade é definida quando esta ultrapassa o limite do normal, ou seja, 42 semanas a partir do 1º dia do ciclo menstrual. O termo pós-datismo, frequentemente adotado, não deve ser utilizado (pós qual data?), pois não guarda qualquer relação com o prognóstico e serve apenas para justificar cesáreas "injustificáveis".

A gestação prolongada verdadeira reveste-se de importância pelo maior risco de morbidade e mortalidade perinatais relacionado com graus variáveis de insuficiência placentária instalada nesse período. Estima-se que cerca de 4% das gestações apresentem complicações relacionadas com a pós-maturidade, porém essas taxas podem estar superdimensionadas em função das dificuldades em se precisar a idade gestacional.

Não existe qualquer evidência científica que justifique condutas diferenciadas para gestações que alcancem ou ultrapassem 40 semanas, muito menos defini-las como patologia obstétrica sob a denominação de "pós-datismo". Considera-se que na pós-maturidade verdadeira ocorra elevação nas taxas de morbidade e mortalidade perinatais, representadas por maior possibilidade de mecônio e suas complicações, macrossomia e distocia de ombros, além da maior necessidade de indução do parto e de cesáreas. Ainda que se estabeleçam 42 semanas como limite, a elevação do risco de ocorrência de morte fetal parece se elevar a partir de 41 semanas, o que poderia justificar uma política intervencionista para estas situações.

Em uma avaliação[1] de desfechos relacionados com a idade gestacional em um hospital de referência é possível verificar que existem alguns riscos diferenciados entre 40, 41 e 42 semanas (Tabela 55.1). Não há evidências consistentes para a realização de cesáreas de modo rotineiro em gestantes com idade gestacional inferior a 42 semanas, sem complicações clínicas e/ou obstétricas, justificando redução de morbidade e mortalidade. Porém, com base em uma revisão sistemática,[2] considera-se sensata a indução do parto após 41 semanas de gestação visando reduzir a mortalidade perinatal, mas é preciso ter em mente que existe a necessidade de 500 induções para se prevenir 1 óbito.

## ▶ Aspectos clínicos

As razões pelas quais algumas gestações ultrapassam o limite normal de duração não estão totalmente esclarecidas. Não há conhecimento de mecanismos fisiopatológicos que possam documentar características anatomopatológicas ou funcionais que expliquem o fenômeno com precisão. Do mesmo modo, não existem dados definitivos capazes de confirmar a existência de disfunção placentária concomitante, pois muitas vezes os fetos continuam ganhando peso, mesmo com taxas menores. Entretanto, esse fenômeno é verificado em todas as gestações a partir de 37 semanas.

Como norma geral, fetos em período de pós-maturidade nos quais se verifique concomitância de restrição de seu peso apresen-

■ **Tabela 55.1** Morbidade e mortalidade perinatal em gestações únicas com 40, 41 e 42 semanas no Parkland Hospital entre 1988 e1998.

| Idade gestacional (semanas) | 40 | 41 | 42 | p |
|---|---|---|---|---|
| Número de gestações | 29.136 | 16.386 | 10.795 | – |
| *Desfechos maternos* | | | | |
| Indução do parto (%) | 2,0 | 7,0 | 35,0 | < 0,001 |
| Cesárea por distocia (%) | 7,0 | 6,0 | 9,0 | < 0,001 |
| Cesárea por sofrimento fetal (%) | 2,0 | 3,0 | 4,0 | < 0,001 |
| *Desfechos perinatais (por mil)* | | | | |
| Necessidade de UTI (%) | 4,0 | 5,0 | 6,0 | < 0,001 |
| Convulsão neonatal (%) | 1,0 | 1,0 | 2,0 | 0,12 |
| Óbito fetal (%) | 2,0 | 1,0 | 2,0 | 0,84 |
| Óbito neonatal (%) | 0,2 | 0,2 | 0,6 | 0,17 |

UTI = unidade de terapia intensiva. (Adaptada da Ref. 1.)

tam prognóstico mais reservado, sendo esse um evento sentinela a ser considerado. No outro oposto, fetos macrossômicos parecem ser 10,0% mais frequentes entre pós-maduros do que entre os nascidos entre 37 e 41 semanas. Ainda assim, não há evidências que demonstrem vantagens na indução sistemática visando impedir que os fetos atinjam maior peso, exceto na presença de diabetes melito.

## ▶ Diagnóstico

Muitas vezes, o diagnóstico de certeza é difícil por causa de imprecisão da data da última menstruação e da qualidade e da limitação das avaliações pela ultrassonografia (US). Algumas características clínicas podem auxiliar no diagnóstico, como a redução do peso materno, a parada ou redução do crescimento da altura uterina e da circunferência abdominal e a sensação palpatória de redução do líquido amniótico (LA). Quando possível, a amnioscopia pode revelar mecônio amarelado ou dourado, sinal clássico associado à patologia.

O diagnóstico é confirmado pela aparência do recém-nascido, que exibe pele com áreas de descamação e pregueamento intenso (enrugado), incluindo as palmas das mãos e dos pés – característica que produz a impressão de um recém-nascido de aspecto envelhecido –, além de olhos bem abertos e atentos. Também se destacam unhas muito longas e emagrecimento difuso.

Para o cálculo da idade gestacional, apenas os exames de US realizados antes de 20 semanas de gestação podem oferecer acurácia razoável. Diante da suspeita diagnóstica, os achados da US devem ser interpretados com cautela pois a redução do LA, a placenta com grau III de maturidade e o feto grande para a idade gestacional não são sinais específicos do problema. Acrescente-se ainda que a estimativa da idade gestacional no 3º trimestre pode estar errada em mais de 2 semanas.

Ainda que a impressão diagnóstica de redução do líquido pudesse estar associada à insuficiência placentária e à provável associação com maior risco fetal, ela deve ser interpretada com cautela. O método mais observado na prática atual é a estimativa do volume pela técnica do índice do líquido amniótico (ILA). Com relação a este tema, as questões a seguir devem ser ponderadas.

- ## Achados "anormais" de líquido amniótico justificam conduta ativa?

Anormalidades no volume do LA podem estar associadas a problemas perinatais, particularmente se decorrentes de insuficiência placentária. Um dos padrões de US mais utilizados para sua avaliação é o ILA tendo como base a curva de Moore e Cayle.[3] Porém, em seu trabalho os autores alertam que as variações das medidas do ILA não são constantes em relação ao volume do LA presente, de maneira que a interpretação anormal em um cenário de pressuposto oligoidrâmnio deve ser realizada com cautela.

Não existem informações suficientes para responder se a simples estimativa do volume de LA em gestações no termo sem patologias aparentes possa acarretar algum impacto no prognóstico perinatal. Mesmo entre gestações de alto risco o papel da medida ultrassonográfica do LA parece ter acurácia limitada para identificar efeitos perinatais adversos.[4] Entre diferentes técnicas de avaliação do volume do LA, o ILA tende a identificar mais oligoidrâmnio do que a técnica do menor bolsão, podendo acarretar maior taxa de falso-positivos e, consequentemente, intervenções desnecessárias.[5]

- ## A técnica mede realmente o volume do líquido amniótico?

Estudos que avaliaram a acurácia dos métodos de avaliação ultrassonográfica do volume do LA em relação à medida realizada por métodos de diluição com amino-hipurato de sódio identificaram que o ILA e a técnica de avaliação em dois diâmetros exibiram sensibilidade muito limitada (5,0 a 13,0%) para refletir o volume real de LA.[6-8] Os intervalos de confiança para um erro alfa de 95% são tão amplos que é possível afirmar que esses métodos ultrassonográficos não são capazes de avaliar de forma satisfatória o volume real de LA. Ao se observar a curva ROC que confronta a sensibilidade e a especificidade do método, verifica-se que os critérios utiliza-

dos para definição de oligoidrâmnio podem incluir um grande número de pacientes normais e excluir aquelas que realmente apresentam LA reduzido. Assim, além da sensibilidade limitada do ILA, sua capacidade de avaliar o bem-estar fetal deve ser interpretada com cautela.

- ## Seus achados implicam desfechos perinatais adversos?

A possível associação entre um achado anormal de LA e pior prognóstico fetal parece não se confirmar a partir de estudos clínicos delineados para responder esta questão. Um suposto diagnóstico isolado de oligoidrâmnio não parece ser uma entidade clínica com poder de prever prognóstico fetal. Um protocolo que recomenda indução do parto para essas situações parece acarretar maior índice de cesáreas sem que desfechos perinatais importantes sejam modificados.[9] Também não está estabelecido de maneira clara se o volume do LA pode ser um fator preditivo de acidose fetal no parto. Um ensaio clínico que avaliou o volume do LA por técnicas de diluição não identificou diferenças em termos de acidose fetal no parto entre o grupo com LA reduzido e o grupo normal.[10]

Um estudo caso-controle que incluiu 158 pacientes consideradas como de alto risco concluiu que as taxas de complicações intraparto entre as pacientes com ILA ≤ 5 cm foram similares às taxas apresentadas por aquelas com ILA normal.[11] Uma metanálise realizada na base MEDLINE de trabalhos publicados em inglês avaliou 18 artigos que incluíam 10.551 pacientes, concluindo que entre pacientes com ILA ≤ 5 cm existe maior possibilidade de cesárea e menor índice de Apgar no 5º minuto, porém não foram observadas diferenças em relação à ocorrência de pH < 7,2. Os autores chamam a atenção para possíveis fatores de confusão capazes de influenciar os resultados, entre eles o fato de que definir oligoidrâmnio acarreta maior tendência para induções e que menor índice de Apgar poderia ser correlacionado com outros fatores, como maior uso de narcóticos no parto e ocorrência de recém-nascidos pré-termo.[12]

Um estudo randomizado não registrou diferença entre o ILA e o menor bolsão na avaliação do volume do LA para identificar pacientes com resultados perinatais adversos.[13] Outro ensaio randomizado observou que usar o ILA isoladamente aumenta a chance de se rotular uma gestação como portadora de oligoidrâmnio em comparação ao perfil biofísico modificado (cardiotografia antes do parto + avaliação do menor bolsão) sem que isso implique redução no risco perinatal.[14]

Finalmente, um ensaio clínico randomizado incluiu 61 gestantes no termo com ILA ≤ 5 cm. Um dos grupos foi submetido à indução logo após o diagnóstico, sendo comparado à conduta expectante com avaliação bissemanal da vitalidade. Os resultados concluíram que, ao se definir oligoidrâmnio em gestantes normais no termo, a conduta expectante parece ser a melhor alternativa em relação à indução "profilática", de maneira que muitas pacientes entrariam em trabalho de parto em cerca de 3 dias.[15]

### • O índice de líquido amniótico apresenta vantagens em relação ao perfil biofísico?

A utilização do perfil biofísico fetal (PBF) parece avaliar de modo razoável a chance de ocorrência de óbito do concepto. Ao se observarem 86.955 pacientes (Manitoba – Canadá) com PBF normal, ao longo de 18 anos, registraram-se 65 óbitos fetais (taxa de 0,007 por 1.000) com intervalo médio de 3,62 dias entre a ocorrência e a última avaliação.[16] Utilizar o ILA com os outros componentes do PBF parece não trazer vantagens em relação à técnica clássica, e o ILA pode requerer mais intervenções desnecessárias.[17]

Ainda que aparentemente o PBF apresente desempenho satisfatório em estudos populacionais, não há estudos randomizados com número suficiente de pacientes incluídas para produzir conclusões definitivas sobre as possíveis vantagens do ILA em relação a outros métodos, como a cardiotocografia isolada para avaliação do bem-estar fetal em pacientes de alto risco, incluindo o perfil biofísico fetal.[18]

### • Líquido amniótico em volume reduzido eleva os riscos antenatais?

Não existem estudos que assegurem que a indução sistemática do parto possa reduzir riscos. Do mesmo modo não há estudos capazes de garantir que a suposição de oligoidrâmnio em gestantes no termo sem patologias possa estar associada a insuficiência placentária e hipoxia fetal.

Por outro lado, LA reduzido parece aumentar as chances de desacelerações variáveis decorrentes de compressão funicular. Tais riscos não inviabilizam a parturição por via vaginal, porém a vigilância intraparto deve ser redobrada.

## ▶ Tratamento

O tratamento da pós-maturidade verdadeira será a indução do parto. Tendo como base as considerações anteriores e diretrizes como a do American College of Obstetricians and Gynecologists (ACOG), a adoção de uma conduta intervencionista a partir de 41 semanas parece ser razoável.[19] Acreditamos que antes dessa ação, a partir de 40 semanas, as condições de vitalidade fetal devam ser avaliadas a cada 3 dias por meio de cardiotocografia.

Os métodos de indução são os mesmos discutidos no Capítulo 25, *Indução do Parto*. As doses iniciais de misoprostol devem ser de 25,0 µg a cada 8 ou 12 h. Pacientes com uma cicatriz uterina devem ser estimuladas com sonda de Foley transcervical.

## ▶ Considerações finais

• Considerando as limitações de sua sensibilidade para avaliar o volume do LA em um cenário de oligoidrâmnio e para predizer morbidade, o ILA não deve ser adotado isoladamente para a tomada de decisões. Supondo que a avaliação ultrassonográfica induza a impressão de LA reduzido, deve-se realizar avaliação complementar do bem-estar fetal por meio do PBF preconizado por Manning:

movimentação fetal + tônus fetal + movimentos respiratórios + medidas do bolsão (maior que 2 cm × 2 cm = normal) + cardiotocografia

- Cabe a quem solicitou o exame ecográfico tomar decisões com base no conjunto das informações clínicas e nos dados obtidos nos exames complementares
- O juízo das condições fetais deve basear-se no PBF e não na avaliação isolada de um único fator
- Suposições isoladas de LA reduzido e com PBF normal devem ter conduta expectante
- Pacientes com PBF anormais ou suspeitos em qualquer cenário devem ser internadas para avaliação complementar
- Com base nessas considerações, adota-se na clínica obstétrica da Maternidade Escola de Vila Nova Cachoeirinha o protocolo de assistência para gestação acima de 40 semanas, demonstrado na Figura 55.1.

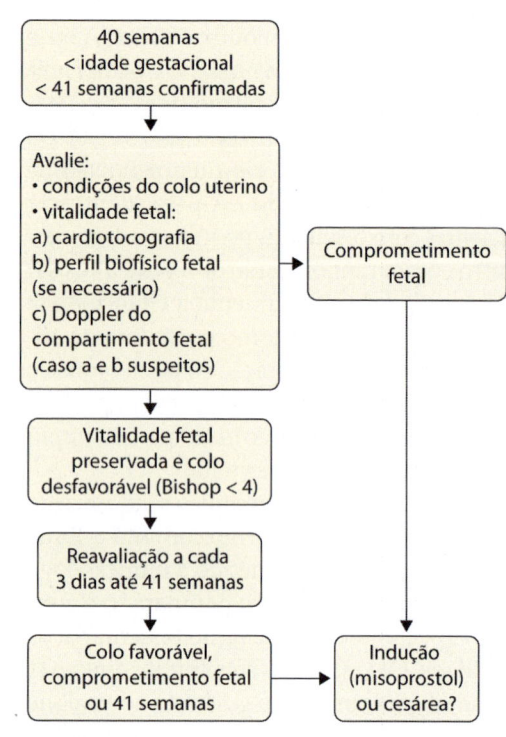

**Figura 55.1** Protocolo de assistência para gestação acima de 40 semanas.

## ► Referências bibliográficas

1. Alexander JM, McIntire DD, Leveno KJ. Forty weeks and beyond pregnancy outcomes by week of gestation. Obstet Gynecol. 2000; 96(2):291-4.
2. Gülmezoglu AM, Crowther CA, Middleton P. Induction of labour for improving birth outcomes for women at or beyond term. Cochrane Database Syst Rev. 2011; (4): CD004945.
3. Moore TR, Cayle JE. The amniotic fluid index in normal human pregnancy. Am J Obstet Gynecol. 1990; 162:1168-73.
4. Magann EF, Chauhan SP, Kinsella MJ et al. Antenatal testing among 1001 patients at high risk: the role of ultrasonographic estimate of amniotic fluid volume. Am J Obstet Gynecol. 1999; 180:1330-6.
5. Magann EF, Sanderson M, Martin JN et al. The amniotic fluid index, single deepest pocket and two-diameter pocket in normal human pregnancy. Am J Obstet Gynecol. 2000; 182:1581-8.
6. Magann EF, Nolan TE, Hess LW et al. Measurement of amniotic fluid volume: accuracy of ultrasonography techniques. Am J Obstet Gynecol. 1992; 167:1533-7.
7. Chauhan SP, Magann EF, Morrison JC et al. Ultrasonographic assessment of amniotic fluid does not reflect actual amniotic fluid volume. Am J Obstet Gynecol. 1997; 177:291-7.
8. Magann EF, Doherty DA, Chauhan SP et al. How well do the amniotic fluid index and single deepest pocket indices (below the 3rd and 5th and above the 95th and 97th percentiles) predict oligohydramnios and hydramnios? Am J Obstet Gynecol. 2004; 190:164-9.
9. Conway DL, Adkins WB, Schroeder B et al. Isolated oligohydramnios in the term pregnancy: is it a clinical entity? J Matern Fetal Med. 1998; 7(4):197-200.
10. Magann EF, Chauhan SP, Martin JM. Is amniotic fluid volume status predictive of fetal acidosis at delivery? Aust N Z J Obstet Gynaecol. 2003; 43(2):129-33.
11. Magann EF, Kinsella MJ, Chauhan SP et al. Does an amniotic fluid index of =5 cm necessitate delivery in high-risk pregnancies? A case-control study. Am J Obstet Gynecol. 1999; 180(6):1354-9.
12. Chauhan SP, Sanderson M, Hendrix NW et al. Perinatal outcome and amniotic fluid index in the antepartum and intrapartum periods: a meta-analysis. Am J Obstet Gynecol. 1999; 181(6):1473-13

13. Moses J, Doherty DA, Magann EF *et al*. A randomized clinical trial of intrapartum assessment of amniotic fluid volume: amniotic fluid index versus the single deepest pocket technique. Am J Obstet Gynecol. 2004; 190:1564-70.

14. Chauhan SP, Doherty DD, Magann EF *et al*. Amniotic fluid index versus single deepest pocket technique during modified biophysical profile: a randomized clinical trial. Am J Obstet Gynecol. 2004; 191:661-8.

15. Conway DL, Groth S, Adkins WB *et al*. Management of isolated oligohydramnios in the term pregnancy: a randomized clinical trial. Am J Obstet Gynecol. 2000; 182(1 Pt 2):S21.

16. Dayal AK, Manning FA, Berck DJ *et al*. Fetal death after normal biophysical profile score: an eighteen-year experience. Am J Obstet Gynecol. 1999; 181(5 Pt 1):1231-6.

17. Magann EF, Doherty DA, Field K *et al*. Biophysical profile with amniotic fluid volume assessments. Obstet Gynecol. 2004; 104(1):5-10.

18. Lalor JG, Fawole B, Alfirevic Z *et al*. Biophysical profile for fetal assessment in high risk pregnancies. Cochrane Database Syst Rev. 2011; (4):CD000038.

19. Cunningham FG, Leveno KJ, Bloom SL *et al*. Postterm pregnancy. In: Williams Obstetrics. 23 ed. New York: McGraw-Hill, 2010. pp. 832-41.

# 56 Gravidez Múltipla

*Carlos Eduardo Negrão*

## ▶ Importância

A gestação múltipla é definida como a gestação com presença simultânea de dois ou mais conceptos, podendo ser classificada de acordo com o número de conceptos em dupla, tripla, quádrupla etc.

Os avanços no conhecimento sobre reprodução assistida têm contribuído consideravelmente para o aumento de sua incidência. Entretanto, isso pode representar aumento da morbidade tanto materna quanto perinatal, pois diversas intercorrências obstétricas podem acompanhar as gestações múltiplas.

Quanto à morbidade perinatal, a ocorrência de prematuridade é 3 a 4 vezes maior nas gestações múltiplas, sendo essa incidência ainda diretamente proporcional ao número de fetos. Com isso, alterações neuropsicomotoras passam também a ter maior incidência. Entre os riscos maternos, encontra-se maior incidência de pré-eclâmpsia, diabetes gestacional, anemia, descolamento prematuro de placenta e placenta prévia. Além disso, parecem ser mais comuns os casos de distocias funcionais e hemorragias do 3º e 4º períodos.[1-3]

## ▶ Classificação e incidência

As gestações múltiplas podem ser: dizigóticas ou monozigóticas.

### • Gestações dizigóticas

Oriundas da fecundação de mais de um óvulo. Nesses casos os produtos conceptuais apresentam materiais genéticos distintos e o sexo pode ser igual ou diferente. Constituem os chamados gêmeos fraternos, não idênticos.

A incidência clássica de gemelaridade dizigótica espontânea pode ser obtida pela regra de Hellin, calculada da seguinte maneira: $1:80^n$, sendo "n" = número de fetos – 1.

Como mencionado anteriormente, graças ao sucesso das terapias de reprodução assistida, a incidência de gêmeos nos EUA encontra-se em torno de 3%. Essa incidência sofre, ainda, influência de fatores como:

- idade materna: pico aos 37 anos (34 a 38 anos)
- etnia: maior incidência em afro-americanos e baixa em asiáticos. Na Nigéria, a incidência chega a 1:20, enquanto no Japão é de apenas 1:155
- paridade: a incidência na primigesta é de 1,3%, enquanto na 4ª gestação é de 2,7%
- história familiar: maior influência do fator hereditário materno
- nutrição: mulheres mais altas e pesadas têm taxas aumentadas de gêmeos dizigóticos
- influência hormonal: níveis de gonadotrofinas naturais ou artificiais aumentam a incidência dos gêmeos dizigóticos em função do maior número de óvulos liberados, como nos casos de interrupção do uso de anticoncepcional oral (secreção repentina de elevados níveis de hormônio foliculestimulante [FSH]) e de indução da ovulação com gonadotrofinas ou citrato de clomifeno.

## • Gestações monozigóticas

Resultantes da divisão da massa embrionária comum. Os produtos conceptuais apresentam materiais genéticos idênticos, sendo obrigatoriamente do mesmo sexo. As causas determinantes de gêmeos monozigóticos são pouco conhecidas, e enquanto a incidência de gêmeos dizigóticos segue a regra de Hellin e sofre influência dos procedimentos de reprodução assistida, as gestações gemelares monozigóticas ocorrem com incidência regular, em torno de 1:250, em todo o mundo.

Quanto à etiologia da monozigótica, costuma-se considerar o que se chama de teoria embriológica de Corner. Nessa teoria, três períodos serão considerados para explicar a segmentação embriológica, conforme demonstrado a seguir.

### Primeiro período

Ocorre até 72 h (3 dias) após a fertilização, durante as divisões dos blastômeros. Nesta fase, tanto o âmnio quanto o córion não estão formados. Eles, portanto, implantam-se separadamente, dando origem a dois conceptos com placentas e membranas ovulares próprias. Dessa maneira, têm-se as gestações dicoriônicas e claro, diamnióticas.

### Segundo período

Ocorre entre 4 e 8 dias após a fertilização. Neste período, a implantação pode estar se iniciando. Com a divisão dos blastômeros, estrutura-se a mórula, e algumas células formam o embrião enquanto outras constituem os anexos placentários. Com o aparecimento da cavidade de segmentação, a mórula passa a ser denominada blastocisto, no qual as células do embrião agrupam-se em um polo do ovo, agora chamado de embrioblasto. Nessa fase, essas células podem formar dois nós embrionários. O córion já está formado, mas o âmnio ainda não, sugerindo, portanto, uma gravidez monozigótica monocoriônica diamniótica.

### Terceiro período

Este período vai do 8º ao 12º dia após a fertilização. O embrioblasto diferencia-se em ectoderma e endoderma, que, por sua vez, dão origem, respectivamente, às vesículas amnióticas e vitelínicas, constituindo o processo de dupla gastrulação. Como o âmnio se forma após o 8º dia de fertilização, nesta fase ocorre uma gravidez monozigótica monocoriônica e monoâmnica.

Quando a divisão ocorre após o 12º dia, o disco germinativo já se encontra completo, podendo ocorrer a condição de gêmeos coligados.

## ▶ Diagnóstico clínico e ultrassonográfico da gestação gemelar

A suspeita clínica de gestação gemelar no início do 1º trimestre está, na maioria das vezes, relacionada com náuseas e vômitos precoces e intensos, sonolência exagerada e aumento do volume uterino além do esperado. Quanto se dispõe de dosagens quantitativas da fração beta da gonadotrofina coriônica humana (hCG), níveis séricos maiores do que os considerados nas curvas de normalidade podem auxiliar o diagnóstico. Informações sobre histórico pessoal ou familiar de gemelidade associadas a esses sinais e sintomas são sempre sugestivos e devem ser valorizados. Por fim, a ultrassonografia deve ser o exame de escolha para o diagnóstico final.

Apesar da facilidade diagnóstica propiciada pela ultrassonografia nos dias atuais, alguns sinais clássicos vistos durante o exame físico da gestante de gêmeos não devem ser esquecidos. Entre eles, destacam-se:

- durante a inspeção é possível notar edema dos membros inferiores, dos grandes lábios e da região suprapúbica (sinal de Pinard). A forma globosa do útero é mais evidente, pois há predomínio do diâmetro transverso sobre o longitudinal. Por vezes nota-se um sulco no fundo uterino (sinal de Hergott) ou na face anterior do útero (sinal de Mauriceau), correspondente à separação dos fetos ou das camadas ovulares

- à palpação mensuradora, nas idades gestacionais de 20 a 30 semanas encontra-se altura uterina cerca de 5 cm maior do que na mensuração das gestações únicas. São mais comuns ainda as mensurações acima de 40 cm de altura uterina e acima de 110 cm de circunferência abdominal ao final da gestação. Durante a palpação propriamente dita, observa-se tensão aumentada da parede abdominal e não se identificam os ligamentos redondos nas regiões inferolaterais uterinas. De maneira geral, considera-se a palpação de dois polos homônimos um sinal importante para o diagnóstico de gestação gemelar
- durante a ausculta é possível ouvir dois focos separados por zona intermédia e silenciosa de mais de 10 cm. Este espaço entre os dois focos é importante para não atribuir os sons à audição do som propagado. Às vezes, em vez de zona silenciosa, escutam-se sons sobrepostos, dando origem a um ritmo de quatro tempos (sinal de Arnoux). Com o uso de sonar Doppler, pode-se atribuir como sinal de certeza a escuta de dois ritmos cardíacos com frequências diferentes entre si (15 batimentos) e da mãe.

O diagnóstico de gestação gemelar ao exame ultrassonográfico pode ser feito já em torno de 5 semanas, na presença de dois ou mais sacos gestacionais. Na 6ª semana é possível identificar corretamente mais de um embrião e visualizar os batimentos cardíacos. O diagnóstico ultrassonográfico precoce da gestação gemelar ainda tem como grande benefício a identificação correta da corionicidade nas gestações com cavidades âmnicas distintas.

Embora a melhor fase para este diagnóstico seja entre 6 e 8 semanas por via transvaginal, a avaliação da membrana interâmnica durante todo 1º trimestre ainda possibilita o diagnóstico preciso. Para tanto, segue-se a membrana até seu ponto de união na face corial da placenta. A gestação dicoriônica pode ser definida pela observação do aspecto de lambda, sendo a forma em T um sinal de gestação monocoriônica (Figura 56.1).

A ausência do lambda após 14 semanas não constitui evidência de monocorionicidade e

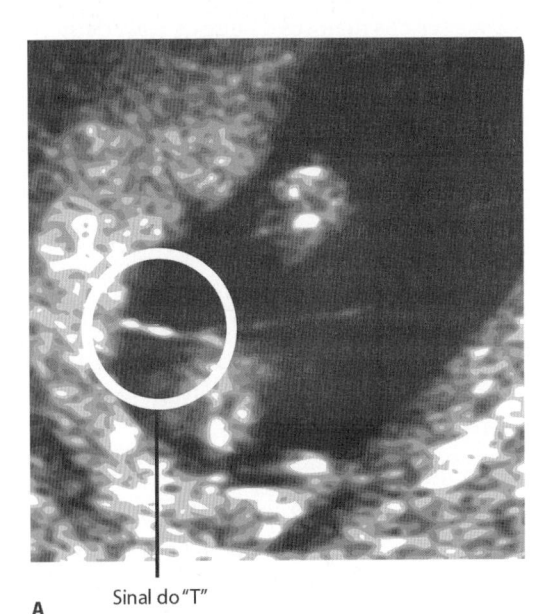

A    Sinal do "T"

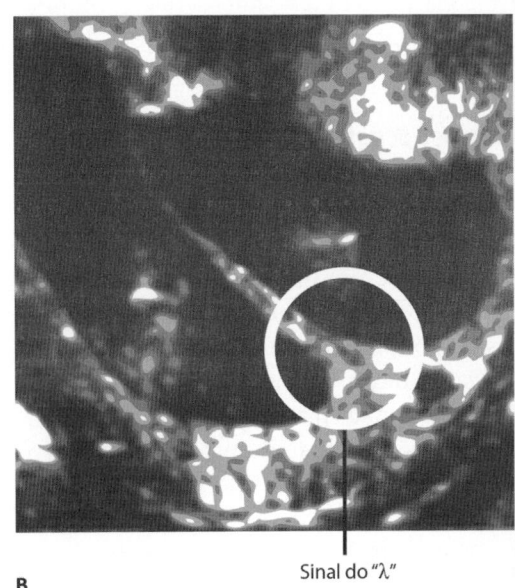

B    Sinal do "λ"

**Figura 56.1 A.** Sinal do T: gestação monocoriônica. **B.** Sinal do γ: gestação dicoriônica.

não exclui a possibilidade de gestação dicoriônica ou dizigótica. Ainda no primeiro trimestre, avalia-se a idade gestacional (datação com margem de erro de 5 a 7 dias) e é possível analisar a translucência nucal, o osso nasal e o Doppler do ducto venoso com a finalidade de quantificar o risco de anomalias cardíacas e cromossômicas. Nesta fase pode ser realizado o diagnóstico de gêmeos evanescentes (*vanishing twin*), também denominado redução embrionária espontânea ou natural.

## ▶ Adaptações circulatórias maternas

As alterações fisiológicas da gestação gemelar são mais intensas que na gestação única. Se na gravidez única o aumento do volume circulatório é de 40 a 50% do volume sanguíneo, na gestação múltipla estima-se que seja em torno de 50 a 60%, podendo chegar a 75%. Com isso, o aumento do débito cardíaco chega a 20%, ocasionando estado hiperdinâmico com repercussão cardíaca na pré e pós-carga. O aumento do volume circulatório contribui para o aumento exagerado de volume uterino na gravidez gemelar. Nesses casos, o volume uterino pode chegar a 10 ℓ e o seu peso a 9 kg.

Essas alterações são responsáveis por queixas expressivas de dificuldade respiratória decorrente da elevação das cúpulas diafragmáticas e da diminuição de sua mobilidade junto aos músculos acessórios da respiração. Embora esses fenômenos sejam responsáveis por queixas importantes, normalmente não modificam a homeostase gasosa e o equilíbrio acidobásico.

## ▶ Assistência pré-natal da gestante de gêmeos

Retoma-se, neste momento, o diagnóstico precoce da gestação gemelar com a correta determinação da corionicidade e do número de fetos. Feito o diagnóstico, recomenda-se estabelecer modelos de acompanhamento de acordo com as possíveis intercorrências. Diante de gestações monocoriônicas é preciso pensar na possibilidade de transfusões feto-fetais. Além disso, deve-se considerar que as gemeligestas são mais suscetíveis ao desenvolvimento de complicações como diabetes gestacional, ganho ponderal excessivo e síndromes hipertensivas, sendo a pré-eclâmpsia uma importante causa de morbimortalidade.

A prematuridade é extremamente comum entres as gestações gemelares, seja espontânea ou eletiva em função de intercorrências maternas e/ou fetais. Causas que aumentam a sua incidência são a ocorrência de inserção baixa de placenta, polidrâmnio e ruptura prematura de membranas.

De maneira geral, pode-se dizer que o acompanhamento pré-natal da gestante de gêmeos deve focalizar o aparecimento das intercorrências clínicas relatadas anteriormente e o rastreamento de riscos adicionais de prematuridade. Orientam-se, por exemplo, a realização de urocultura periódica para detecção da bacteriúria assintomática e visitas ao dentista para avaliação de infecções dentárias e periodontais. Como recomendações gerais, incentiva-se, quando possível, a mudança de hábitos com diminuição do estresse, abolição ou restrição ao consumo de álcool e tabagismo e acompanhamento do ganho ponderal e nutricional.

A realização de exames ultrassográficos deve ser mais frequente, podendo até mesmo ser mensal. Desse modo, é possível realizar a identificação precoce de restrição de crescimento, discordância entre os gêmeos e patologias específicas.

## ▶ Medidas controversas na prevenção da prematuridade em gestações gemelares

As medidas consideradas controversas são:

- repouso hospitalar: não há evidências para recomendar a internação visando reduzir os riscos de prematuridade[4]

- restrição da atividade física: o repouso não garante a não ocorrência de parto prematuro. Entretanto, na vigência de cervicodilatação precoce, é possível que a diminuição da pressão sobre o orifício interno do colo uterino traga benefícios
- restrição da atividade sexual: nos casos de dilatação precoce do colo uterino, preconiza-se repouso com abstinência sexual
- monitoramento da atividade uterina: o monitoramento domiciliar da atividade uterina poderia auxiliar na seleção de casos com risco potencial para o parto prematuro. Porém, alguns autores demonstraram evidências insuficientes em relação ao seu valor clínico. Outros trabalhos, entretanto, sugeriram a existência de possível benefício entre gestações gemelares com cervicodilatação precoce no sentido de se reduzir a necessidade de internação hospitalar
- avaliação do colo uterino: estudos das medidas ultrassonográficas por via vaginal definiram que o ponto de corte para se avaliar o risco para prematuridade é de 25 mm durante o segundo trimestre de gestações únicas (22 a 24 semanas). Não há evidências específicas relacionadas com as gestações gemelares, mas esses critérios costumam ser adotados. Ressalta-se aqui a necessidade de se individualizar esse acompanhamento, realizando avaliações seriadas
- cerclagem profilática: metanálises e estudos prospectivos randomizados[5] demonstraram que a cerclagem profilática não é capaz de reduzir a prematuridade em gestações gemelares, além de contribuir para o aumento da incidência da ruptura prematura de membranas
- progesterona: o American College of Obstetricians and Gynecologists (ACOG) tem recomendado o uso de progesterona natural em pacientes com histórico de parto prematuro sem causa definida e removida, bem como em pacientes com o diagnóstico de colo curto em exames realizados no 2º trimestre. Apesar de constituir uma prática bastante atraente, não há estudos que avaliem o emprego da progesterona nas gestações gemelares. Recomenda-se também aqui a individualização dos casos
- fibronectina fetal: é um teste considerado sensível para predizer o parto prematuro na gestação gemelar. Entretanto, em razão da sua baixa especificidade, orienta-se que seu uso seja em conjunto com a avaliação das modificações do colo uterino.

# ▶ Tomada de decisão e via de parto nas gestações gemelares

Os elementos de conduta na parturição da gemelípara não devem ser analisados isoladamente pelo tocólogo, mas em conjunto, considerando a sua vivência clínica. Dentre esses elementos, destacam-se: idade gestacional para interrupção da gestação, paridade, cicatriz uterina prévia, intercorrências clínico-obstétricas e apresentação fetal.

## ▪ Idade gestacional para interrupção da gestação

Existe controvérsia em relação aos riscos da evolução das gestações gemelares no termo. Ainda que existam recomendações disponíveis na literatura para a antecipação do parto ao redor de 38 semanas ou mesmo antes, não há evidências consistentes para apoiar essa prática de modo sistemático e rotineiro. Os casos devem ser individualizados, porém as orientações são unânimes em não sugerir o prolongamento além de 40 semanas em vista dos riscos perinatais. Há controvérsias com relação às gestações monocoriônicas e monoâmnicas, mas em função dos riscos relacionados com a possibilidade de enovelamento dos cordões e de óbito de um ou ambos os fetos, indica-se a antecipação do parto em torno de 34 semanas. Ainda nesses casos, considera-se possível o seguimento da gestação por métodos biofísicos capazes de assegurar a possibilidade de prolongamento da gestação, reduzindo os riscos da prematuridade, mesmo tardia, que não são desprezíveis.

### • Paridade

O risco de mortalidade perinatal no grupo das nulíparas é cinco vezes maior em relação às multíparas. Não existem evidências para se recomendar a realização de parto cesáreo de modo rotineiro quando o segundo feto encontra-se em apresentação não cefálica, mesmo em primigestas. Um ensaio clínico randomizado ainda em andamento (Twin Birth Study), multicêntrico, que conta com a participação de vários centros brasileiros procura responder a esta questão. Acredita-se que, em breve, será possível recomendar a forma de parturição nessas situações com base em evidências mais consistentes.

### • Cicatriz uterina prévia

Não existem razões para que o parto vaginal não ocorra quando ambos os fetos estão em apresentação cefálica. Justifica-se a via alta em fetos viáveis com o primeiro ou o segundo feto em apresentação não cefálica.

### • Intercorrências clínico-obstétricas

A avaliação deve ser feita caso a caso, sendo necessário verificar se a patologia pode interferir na via de parto. Devem-se considerar aqui as associações frequentes com doença hipertensiva específica da gravidez, placenta prévia e distocia funcional.

### • Apresentação fetal

Na gestação gemelar os fetos mantêm a sua atitude de flexão, dispondo-se um ao lado do outro ou um sobre o outro. As possibilidades e respectivas frequências de apresentações fetais são demonstradas na Figura 56.2.

Quando os dois gêmeos encontram-se em apresentação cefálica, opta-se pela via vaginal, excetuando-se os casos com fetos acima de 4.000 g. Quando o primeiro gêmeo encontra-se em apresentação anômala, em geral opta-se pela cesárea.

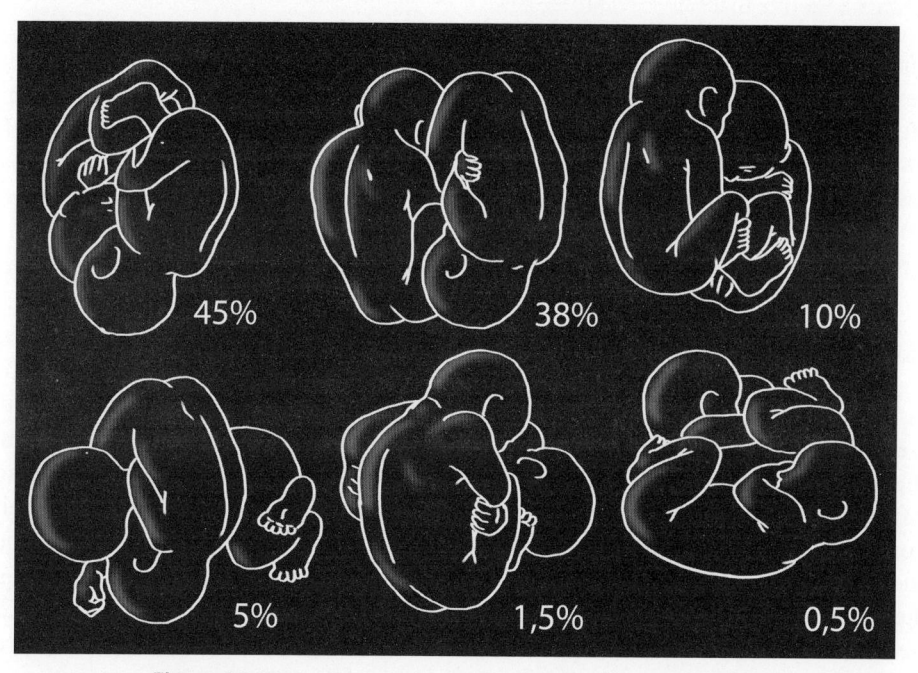

**Figura 56.2** Combinações de apresentações em gestação dupla.

Não existe consenso sobre qual a melhor via de parto para a gestação gemelar quando o segundo gêmeo encontra-se em apresentação anômala. Quando os outros elementos considerados apontarem para a possibilidade de parto transpélvico, recomenda-se a tentativa de versão externa orientada por ultrassonografia, se possível, assim que ultimado o parto do primeiro gêmeo. No insucesso da versão externa, indica-se a extração pélvica.

### ▪ Apresentação e pesos fetais

A classificação do peso fetal para justificar a mudança da via de parto depende das condições de cada serviço, uma vez que o conceito de viabilidade fetal pode diferir de acordo com os recursos disponíveis:

- fetos menores que 750 g: deve ser considerada a viabilidade e decidir com base nos riscos maternos e potenciais benefícios. Aparentemente, a melhor via de parto para fetos extremamente prematuros em apresentações anômalas é a cesárea
- entre 750 g e 2.000 g: quando há apresentação anômala do segundo gêmeo, indica-se o parto cesáreo. Estando ambos os fetos em apresentação cefálica, pode-se optar pelo parto vaginal
- acima de 2.000 g: a via vaginal é aceita em apresentações anômalas do segundo gêmeo. Opta-se pela resolução por via alta se o primeiro gêmeo estiver em posição anômala.

## ▶ Assistência ao parto

A assistência ao parto em gestações gemelares deve ser feita por equipe experiente, pois as complicações maternas e fetais ocorrem com maior frequência. Ambos os fetos devem ser monitorados durante a evolução do trabalho de parto. Distocias funcionais devem ser prontamente corrigidas, principalmente a hipossistolia decorrente da hiperdistensão das fibras miometriais.[6]

A analgesia de parto é recomendada, pois os partos instrumentais dependem de ações como aplicação de fórcipe e possíveis manobras realizadas com o segundo gêmeo.

### ▪ Parto do primeiro gêmeo

No primeiro gêmeo em apresentação cefálica, o parto deve ser realizado o mais fisiológico possível, com amniotomia tardia, se possível, visando à dilatação completa do colo. A ausência de prensa abdominal e a dificuldade de se ajudar a parturiente com compressão do fundo uterino em decorrência da presença do segundo gêmeo intraútero pode levar à necessidade do uso de fórcipe de alívio.

### ▪ Parto do segundo gêmeo

À medida que ocorre o desprendimento do primeiro feto, um auxiliar orienta o útero para que fique como um cilindro, inviabilizando o desvio e a mudança de apresentação do segundo gêmeo também cefálico. Logo após o nascimento do primeiro gêmeo, realiza-se o toque para verificar a apresentação do segundo. Se o diagnóstico é seguro e o feto encontra-se em apresentação cefálica, rompe-se a segunda bolsa. Havendo insinuação do polo cefálico, aumenta-se o fluxo de ocitocina para melhorar a contração uterina, facilitando a expulsão.

O uso de ocitocina no intervalo entre os partos deve ser criterioso e ocorrer quando já definida a apresentação no estreito superior. Quando a apresentação do segundo gêmeo é pélvica ou córmica, pode-se tentar a realização da versão externa cefálica, sendo útil o uso de ultrassonografia na sala de parto para auxiliar no procedimento nesses casos. Se não houver condições para versão externa e o feto encontrar-se em apresentação pélvica, rompe-se a bolsa do segundo gêmeo, executando-se, na sequência, a grande extração pélvica. Considera-se ótimo o intervalo de 5 a 15 min de nascimento entre os gêmeos.

## • Assistência ao parto em situações especiais

A seguir, são apresentados procedimentos que devem ser seguidos em situações de parto especiais, como: colisão, síndrome de transfusão feto-fetal, gêmeos monoamnióticos, gestação com feto saudável associado a mola hidatiforme e parto de três ou mais conceptos.

### Colisão

Os processos de colisão também são situações dramáticas. Ocorrem quando um feto que já está na pequena bacia prende-se ao outro localizado em nível superior no canal de parto. São pré-requisitos: bacia materna ampla e fetos pequenos. Isso pode ocorrer nas seguintes eventualidades:

- quando o primeiro gêmeo (feto A) está em apresentação pélvica e o segundo (feto B) em apresentação cefálica (mais comum)
- quando ambos os fetos estão em apresentação cefálica e, sendo pequenos, insinuam-se simultaneamente na pelve verdadeira
- quando o polo cefálico do primeiro gêmeo, em apresentação pélvica, colide com o do segundo em apresentação córmica.

A melhor conduta é evitar o parto vaginal nas situações de risco para colisão, mas, às vezes, a situação pode já ter ocorrido, exigindo o ultimato do parto de maior complexidade em obstetrícia, que será resolvido em função das circunstâncias e da habilidade do obstetra, por via alta ou baixa. As normas básicas de atendimento da colisão são: nunca tracionar o feto A, para não tornar a colisão irreversível; e tentar mobilizar o feto B. Embora não exista uma regra básica, a mobilização do feto B é dificultada quando o útero está contraído. Nessa situação, uma das soluções é administrar um uterolítico tipo betamimético ou até, dependendo do grau da emergência, halotano, possibilitando o relaxamento uterino adequado para esse tipo de manobra.

Na opção pela via alta, devem-se considerar a incisão longitudinal na pele e a cesárea segmento-corporal, pois a dificuldade de extrair o segundo feto pode piorar o prognóstico materno e fetal.

Nos casos pélvico-cefálicos, quando o rechaço do segundo gêmeo não tiver sucesso, opta-se pela manobra de Kinball-Rand, na qual o primeiro gêmeo é partejado até o pescoço e tracionado para cima, aplicando-se, na sequência, o fórcipe no segundo gemelar, de maneira a desprender ambos os polos cefálicos simultaneamente. Na falha dessa manobra, já com a morte do primeiro feto tida como certa, realiza-se a embriotomia.

Nas apresentações cefálico-cefálicas em colisão, tenta-se a manobra do rechaço. Quando um dos fetos estiver vivo, é preferível a indicação da cesárea.

A ocorrência de colisão é rara, porém alguns autores sugerem que não se deve insistir em manobras vaginais, visando promover o desencaixe. A via alta talvez poupe perdas perinatais, principalmente do segundo feto.

### Síndrome de transfusão feto-fetal

A síndrome de transfusão feto-fetal (STFF) evolui com comprometimento dos fetos em idade gestacional precoce nos casos mais graves, sendo o momento do parto muito discutível, porém a prematuridade quase sempre ocorre. O desafio maior é indicar o parto antes do óbito do feto doador, evitando danos ao feto receptor. Quando o feto doador apresentar sinais de sofrimento, com centralização de fluxo, se os fetos já tiverem passado do limite de viabilidade, o parto deve ser indicado, preferencialmente por via abdominal.

### Gêmeos monoamnióticos

Dentre os gêmeos monozigóticos, 1% é monoamniótico, considerando-se que dois embriões participam do mesmo saco amniótico. Os gêmeos monoamnióticos têm risco aumentado de morbidade e mortalidade. A principal causa de mortalidade é o enovelamento de cordão umbilical, que se estima complicar pelo menos metade dos casos. O manejo é problemático em decorrência da imprevisibilidade de meio efetivo para monitoramento das complicações.

### Gestação com feto saudável associado a mola hidatiforme

Nas gestações de feto normal com a sua respectiva massa placentária e uma mola completa, costumam ocorrer quadros de pré-eclâmpsia grave de instalação precoce. Em 20% dos casos há quadros hemorrágicos graves que acabam levando à necessidade de interrupção precoce da gravidez com altas taxas de óbito fetal e neonatal. Diante desses casos, a conduta expectante deve ser compartilhada com o casal em virtude dos elevados riscos tanto maternos como fetais.

### Parto de três ou mais conceptos

A melhor via de parto é a abdominal, reservando-se o parto vaginal para os casos de prematuridade extrema ou quando a cesárea, por intercorrências maternas, represente sério agravo, com alto risco de mortalidade materna.

## • Complicações fetais especiais da gestação gemelar

Algumas condutas devem ser consideradas em caso de complicações especiais com relação ao feto, como: anomalias congênitas e malformações, gêmeos coligados ou conjugados, crescimento discordante dos gêmeos, síndrome da transfusão feto-fetal e morte unifetal.

### Anomalias congênitas e malformações

A incidência de anomalias congênitas é 1,5 a 3 vezes mais frequente em gestações múltiplas que na gravidez única. Observa-se taxa de malformações congênitas de 5% no gêmeo A (primeiro feto) e próximo de 8% no B (segundo feto). Portanto, deve-se realizar rastreamento genético, por meio de exame ultrassonográfico, entre 11 e 14 semanas, podendo quantificar o risco de cromossomopatia (medida da translucência nucal, identificação do osso nasal e análise do ducto venoso), além da identificação da corionicidade e datação da gestação,

A incidência de gravidez gemelar espontânea aumenta com a idade cronológica da paciente (pico entre 34 e 38 anos), coincidindo também com a época de maior necessidade de indução da ovulação ou de técnicas de reprodução assistida. Uma gestante de 20 anos, por exemplo, tem risco menor que 1% de gravidez gemelar e risco de 1/1.600 para síndrome de Down; por outro lado, uma gestante de 35 aos tem 2 vezes mais chance de gestação gemelar e 4 vezes mais chance de síndrome de Down. Esse argumento é usado por especialistas em medicina fetal para justificar a necessidade do aconselhamento genético na gestação múltipla, embora a incidência de cada feto na gestação gemelar não tenha risco aumentado para ocorrência de síndrome de Down.

### Gêmeos coligados ou conjugados

Para saber mais a respeito de gêmeos coligados ou conjugados, consulte o Capítulo 30, *Distocia Fetal e Anexial.*

### Crescimento discordante dos gêmeos

É definido como discordância acima de 20% na estimativa do peso fetal, expressa em porcentagem do peso do gêmeo maior (peso do gêmeo maior menos peso do gêmeo menor, dividido pelo peso daquele). Quando a discordância aumenta acima de 25%, a taxa de mortalidade fetal aumenta 6,5 vezes e a taxa de mortalidade neonatal aumenta 2,5 vezes, com risco maior para o feto de peso menor. As causas mais frequentes são transfusão feto-fetal, anomalias cromossômicas ou estruturais de um dos gêmeos, infecção, potencial de crescimento genético diferente.

Quando o segundo feto é o discordante maior, deve-se preocupar fundamentalmente se é possível realizar o parto normal. Observou-se aumento significativo da incidência de síndrome do desconforto respiratório nos fetos discordantes quando comparados aos concordantes.

### Síndrome da transfusão feto-fetal

A STFF ocorre quando comunicações vasculares dentro de uma placenta monocoriônica possibilitam a transfusão do sangue entre um gêmeo doador e seu irmão receptor. Acomete 10 a 15% das gestações gemelares monocoriônicas, demonstrando anomalias vasculares (anastomoses). É responsável por 17% da mortalidade perinatal em gemelares. Uma teoria comum sustenta que tais placentas tenham anastomoses arteriovenosas unidirecionais profundas com escassez de anastomoses bidirecionais superficiais. Até 25% dos monozigotos podem ter características dessa síndrome.

O diagnóstico pode ser feito em gestações monocoriônicas quando o exame ecográfico sugerir polidrâmnio na bolsa do maior (bolsão vertical superior 8 cm maior) em relação ao bolsão menor (feto aprisionado ou encarcerado), que às vezes, parece estar aderido à parede (*stuck-twin*) pelo oligoâmnio intenso. Essa combinação polidrâmnio-oligoâmnio pode ocasionar restrição de crescimento, contraturas e hipoplasia pulmonar em um dos gêmeos e insuficiência cardíaca, hidropisia e ruptura das membranas no outro gêmeo.

Outro achado que auxilia no diagnóstico é a bexiga repleta do receptor, vazia no doador e a disparidade de tamanhos. Quanto mais precoce o diagnóstico, pior o prognóstico, considerado grave de 18 a 26 semanas. No gêmeo doador, a isquemia resulta da hipotensão causada por anemia e no receptor a isquemia ocorre em função de episódios de hipotensão grave. Outros fatores podem dificultar o diagnóstico: discordância significativa de peso por anomalias, infecção ou suporte nutricional, além de diferenças de hemoglobinas de maneira aguda no parto sem sequelas clínicas. O diagnóstico tanto antenatal como pós-natal não é simples.

Os tratamentos dessa síndrome usados atualmente são: fotocoagulação com *laser* das anastomoses vasculares, septostomia, amniorredução e feticídio seletivo. A amniorredução por punções e esvaziamentos sucessivos é a terapia que requer menos recursos, resultando em alívio da distensão uterina, podendo melhorar a perfusão pela redução da pressão amniótica e pela compressão placentária, mas se trata de um tratamento paliativo e com riscos de ruptura de membranas, hemorragia por acidente de punção e corioamnionite.

A septostomia consiste na abertura da membrana interâmnica, equilibrando o volume de líquido e reduzindo a compressão placentária e funicular. A eficácia do método parece ser limitada.

Em centros de excelência a ablação com *laser* tem alcançado taxas de sobrevida de um gêmeo 50% mais altas que a amniorredução. A determinação cuidadosa da interrupção da gestação é a terapia final. Uma revisão Cochrane[7] sugere que a ablação com *laser* pode ser utilizada em todos os estágios da STFF, sendo associada a melhores resultados perinatais e neonatais, consolidando-se como o método mais promissor quando comparada a outros métodos. Entretanto, sua realização depende de equipamentos sofisticados e treinamento especializado. Deve-se também ressaltar que sua eficácia é limitada.

### Morte unifetal

A morte de um dos gêmeos não é um evento raro, com incidência ente 2,2 e 8%. A partir do 2º trimestre já existe preocupação em relação ao feto remanescente, principalmente em gestações monocoriônicas. A conduta deve ser individualizada considerando-se os riscos aos quais o feto remanescente está exposto, a idade gestacional e a possibilidade de persistência da causa que determinou o óbito de um dos gêmeos (p. ex., pré-eclâmpsia, diabetes melito etc.).

Em algumas situações, com o prolongamento da gestação, relatam-se a rara possibilidade de liberação de tromboplastina e o desencadeamento de coagulação intravascular disseminada (CIVD) materna. Quando o óbito ocorre no 1º trimestre, não há motivo para o monitoramento laboratorial. Se o óbito ocorrer em fases mais tardias, pode ser considerado o monitoramento do coagulograma materno. A exemplo do que foi discutido no Capítulo 92, *Óbito Fetal*, essa condição parece ter mais risco de ocorrência a partir de 4 semanas de retenção do feto morto.

# ▶ Referências bibliográficas

1. Cunningham FG, Leveno KJ, Bloom SL *et al.* Multifetal gestation. In: Williams Obstetrics. 23 ed. New York: McGraw-Hill, 2010. pp. 859-89.
2. Camano L, Elito Junior J. Gestação múltipla. In: Moron AF, Camano L, Kulay Jr L. Obstetrícia. 1 ed. São Paulo: Manole, 2011. pp. 1220-71.
3. Elito Jr J, Camano L, Guariento A. Gestação múltipla. In: Briquet R, Guariento A (atualizador). Obstetrícia normal. Barueri: Manole, 2011. pp. 554-66.
4. Crowther CA, Han S. Hospitalisation and bed rest for multiple pregnancy. Cochrane Database Syst Rev. 2011; (8):CD000110.
5. Berghella V, Odibo AO, To MS *et al.* Cerclage for short cervix on ultrasonography: meta-analysis of trials using patient-level data. Obstet Gynecol. 2005; 106(1):181-9.
6. Dodd JM, Crowther CA. Elective delivery of women with a twin pregnancy from 37 weeks gestation. Cochrane Database Syst Rev. 2011; (8):CD003582.
7. Devender R, Neilson JP, Kilby M *et al.* Interventions for the treatment of twin-twin transfusion syndrome. Cochrane Database of Systematic Reviews. In: The Cochrane Library, Issue 3, Art. No. CD002073. DOI: 10.1002/14651858.CD002073.pub1.

# 57 Anemias

*Eduardo Baiochi*

## ▶ Introdução

Anemias são de grande importância na área obstétrica dada sua larga ocorrência, variando entre 14 e 50%, podendo atingir até um terço da população mundial, bem como por suas repercussões tanto para o lado materno (maior suscetibilidade a infecções e transfusões sanguíneas, maior ocorrência de toxemia e parto prematuro) como fetal (anemia no 1º ano de vida, distúrbios comportamentais, anormalidades fetais, abortamentos, óbitos fetais, baixo peso e prematuridade). Assinala-se um aumento de oito a dez vezes na taxa de mortalidade materna em pacientes com níveis de hemoglobina menores que 5 g/d$\ell$ e aumentos de duas a três vezes na mortalidade perinatal naquelas com níveis menores que 8 g/d$\ell$. Há de se salientar que a anemia não é um diagnóstico definitivo, e sim um achado clinicolaboratorial que necessita de elucidação etiopatogênica para aplicação do melhor tratamento.[1]

## ▶ Aspectos clínicos

Define-se fisiologicamente a anemia como a diminuição na capacidade transportadora de $O_2$ por unidade de volume de sangue. Na maioria dos casos, tal diminuição deve-se à redução na hemoglobina circulante, tornando possível, então, o embasamento no conceito hematimétrico, que a define como a diminuição do volume de hemácias ou de hemoglobina por unidade de volume de sangue. No que diz respeito a gestantes são registrados níveis inferiores a 11 g% de hemoglobina, segundo a Organização Mundial da Saúde (OMS).[1]

É amplamente conhecido que os níveis hematimétricos que definem a anemia na população gestante sejam menores que os apresentados por não grávidas. O que justifica tal fato é o fenômeno da hemodiluição ou hidremia fisiológica da gravidez, no qual se constata que a expansão volêmica durante a gestação ocorre de modo desigual entre a fração plasmática e a globular, com predomínio da 1ª fração, que se expande entre 35 e 45% na gestação única e até 65% na gemelar, contra aumentos de 10 a 20% na massa eritrocitária em gestantes sem suplementação de ferro e de quase 30% naquelas suplementadas.[2] Tal desequilíbrio ocasiona a diluição dos elementos figurados do sangue com consequente rebaixamento dos índices de hemoglobina e hematócrito na gestação, sem qualquer prejuízo no transporte de oxigênio.

Frente ao achado de anemia, deve-se abordar o caso com anamnese e exame físico esmerados, que na maioria das vezes, já viabilizam a classificação etiológica em anemia por perda sanguínea (pós-hemorrágica), por diminuição da produção de glóbulos (aplasia medular e carenciais) ou, ainda, por destruição aumentada das hemácias (hemolíticas hereditárias ou não). O próximo passo é a obtenção de um bom hemograma capaz de promover confirmação laboratorial bem como enquadrá-la em uma classificação baseada na morfologia das hemácias circulantes. Os índices hematimétricos (Tabela 57.1) mais utilizados são o volume corpuscular médio (VCM), que varia de 80 a 100 f$\ell$ nas hemácias normais e representa o tamanho médio dos glóbulos vermelhos; a hemoglobina corpuscular média (HCM), que varia de 26 a 34 pg e traduz a quantidade média de hemoglobina por glóbulo vermelho; a concentração média de hemoglobina corpuscular (CHCM), que varia de 32 a 36% e representa a concentração média de hemoglobina por hemácia; e ainda a distribuição de tamanho das hemácias (*red cell distribution width* – RDW), que, em condições normais, é menor que 15%.[3]

Além dos índices hematimétricos, um bom esfregaço do sangue periférico pode fornecer valiosas informações para orientação diagnóstica, como achados de policromasia e granulações basófilas nas anemias hemolíticas, hemácias em alvo na hemoglobinopatia C, talassemia e doença hepática, hemácias em foice na doença falciforme e suas variantes, microesferócitos na esferocitose, assim como eliptócitos na eliptocitose hereditária, esquizócitos indicando processo microangiopático (próteses valvares ou coagulação intravascular disseminada – CIVD), acantócitos observados em hepatopatas e estomatócitos nas anemias hereditárias, neoplasias, insuficiência cardíaca congestiva, alcoolismo agudo e uso de drogas ilícitas.

A seguir serão discutidas especificamente as principais situações. Os critérios diagnósticos destas são apresentados na Tabela 57.2.

## ▶ Anemia por deficiência de ferro

Embora grávidas experimentem um aumento fisiológico na absorção intestinal de ferro de 0,8 mg/dia no 1º trimestre para até 6 a 7 mg/dia no 3º trimestre, ainda assim a carência desse elemento é a causa mais frequente de anemia (95%). Entre as gestantes, essa carência tem incidência de 40 a 70%, sendo mais comum em adolescentes e grandes multíparas. Embora a anemia ferropriva materna não esteja associada a grau significante de anemia no recém-nascido, ela produz neonatos vulneráveis a deficiência de ferro e anemia pelo fato de nascerem com baixas reservas. Também foi observado nessas crianças pior desempenho em testes de desempenho mental e psicomotor.

■ **Tabela 57.1** Classificação morfológica das anemias.

| Hipocrômicas microcíticas (HCM < 26 pg e VCM < 80 f$\ell$) | Normocrômicas (26 pg < HCM < 34 pg) e normocíticas (80 f$\ell$ < VCM < 100 f$\ell$) | Normocrômicas macrocíticas (VCM > 100 f$\ell$) |
|---|---|---|
| Deficiência de ferro | Anemia aplásica | Deficiência de folato |
| Anemia sideroblástica | Anemia da insuficiência renal crônica e disfunções endócrinas | Deficiência de vitamina $B_{12}$ |
| Talassemias | Anemias hemolíticas leves | Anemias hemolíticas graves |
| Envenenamento por chumbo | Perda sanguínea aguda | Uso de antimetabólitos |
| Deficiência de cobre | Esferocitose Hemoglobinúria paroxística | Anemia associada a doenças hepáticas e abuso de álcool |

HCM = hemoglobina corpuscular média; VCM = volume corpuscular médio.

■ **Tabela 57.2** Diagnóstico diferencial das anemias.

| Tipo | Hemograma | Mielograma | Eletroforese de hemoglobina | Exames complementares |
|---|---|---|---|---|
| Ferropriva | Hipocromia e nicrocitose RDW > 15 | ↓ ferro ↓ sideroblastos | Normal | Ferritina < 12 ng/d$\ell$ Ferro sérico < 50 ng/d$\ell$ Saturação da trasnferrina < 15% |
| Megaloblástica | Normocromia e macrocitose Plaquetopenia e leucopenia Hipersegmentação de neutrófilos | Megaloblastose dos três setores Dissociação núcleo citoplasmática na série branca | Normal | Folato sérico < 3 µg/$\ell$ Folato eritrocitário < 150 µg/$\ell$ $B_{12}$ sérica < 2 µg/$\ell$ e sinais neurológicos |
| Falciforme | Normocromia Normo ou macrocitose (se reticulocitose) Afoiçamento das hemácias Aumento dos reticulócitos e leucocitose nas crises | Hiperplasia eritroide | Traço falcêmico: Hb A > Hb S (25 a 45%) Anemia falciforme: Hb S (75 a 100%) Doença SC: Hb S = Hb C Sβ talassemia *major*: Hb S sem Hb A Sβ talassemia *minor*: Hb S > Hb A Aumento da Hemoglobina fetal | Afoiçamento das hemácias no sangue periférico (prova de falcização) Leve aumento de bilirrubinas Aumento de DHL |
| Talassemias | Microcitose e hipocromia CHCM normal Hemácias em alvo (β-*major*) RDW < 15 | Hiperplasia eritroide ↑ ferro | β-talassemia *minor*: ↑ Hb A2 > 3,5% e ↑ Hb F > 2% β-talassemia *major*: ↑ Hb F e Hb A2 > 20% Portador de α-talassemia: normal Traço α-talassêmico: ↓ Hb A2 Doença da Hb H: presença de Hb H (β 4) Doença da Hb de Barts: presença Hb Barts (δ4) | Eletroforese de hemoglobina no período neonatal Testes de PCR, nas formas leves da α-talassemia Deformações ósseas da face e do crânio no raios X (β-*major*) Esplenomegalia no ultrassom de abdome Excluir deficiência de ferro |
| Hemolítica autoimune | Normocromia, policromasia Normo ou macrocitose (se reticulocitose) | Hiperplasia eritroide | Normal | Hiperbilirrubinemia indireta, aumento do DHL Coombs direto e indireto + (em 90% dos casos) |
| Aplásica | Pancitopenia Reticulócitos < 1% | Hipocelularidade medular < 30% | Normal | Granulócitos < 500/µ$\ell$ Plaquetas < 20.000/µ$\ell$ Reticulócitos < 1% |
| Aplásica | Pancitopenia Reticulócitos < 1% | Hipocelularidade medular < 30% | Normal | Granulócitos < 500/µ$\ell$ Plaquetas < 20.000/µ$\ell$ Reticulócitos < 1% |

*(continua)*

■ **Tabela 57.2** Diagnóstico diferencial das anemias. *(Continuação)*

| Tipo | Hemograma | Mielograma | Eletroforese de hemoglobina | Exames complementares |
|------|-----------|-----------|------------------------------|------------------------|
| Aplásica | Pancitopenia Reticulócitos < 1% | Hipocelularidade medular < 30% | Normal | Granulócitos < 500/μℓ Plaquetas < 20.000/μℓ Reticulócitos < 1% |
| Paroxística noturna | Normocromia Normo ou macrocitose (se reticulocitose) | Hiperplasia inicial seguida por hipo ou aplasia | Normal | Hemoglobinúria Hemossiderinúria Coombs negativo, teste de Ham + Deficiência das proteínas de membrana eritrocitária CD55 e CD59 |
| Esferocitose | Normocitose e normocromia CHCM > 25 g/dℓ Esferocitose e reticulocitose | Hiperplasia eritroide | Normal | Aumento da fragilidade osmótica das hemácias (teste de fragilidade osmótica incubado a 37°C) |

RDW = distribuição de tamanho das hemácias (*red cell distribution width*); Hb = hemoglobina; SC = *sickle cell* = falciforme; Sβ = subunidade beta; DHL = desidrogenase láctica; CHCM = concentração de hemoglobina corpuscular média; PCR = reação em cadeia da polimerase.

Encontram-se 75% do ferro corporal na hemoglobina e 10% na mioglobina, sob duas formas: ferrosa (ferro$^{++}$) e férrica (ferro$^{+++}$). Também pode ser encontrado sob a forma de armazenamento, na ferritina e na hemossiderina presentes no fígado, no baço e na medula óssea, ou como transporte, na transferrina. O conteúdo corpóreo é de 2 a 5 g, sendo 35 a 40 mg/kg na mulher adulta.

O ferro é indispensável na formação da hemoglobina, na composição da molécula de mioglobina do tecido muscular e, também, atua com cofator das reações enzimáticas do ciclo de Krebs e na síntese das purinas, da carnitina, do colágeno e dos neurotransmissores cerebrais. Na hemoglobina, cuja principal função é o transporte de oxigênio, um átomo de ferro divalente encontra-se no centro do núcleo tetrapirrólico (protoporfirina), formando um núcleo heme.

Uma mulher adulta tem perdas fisiológicas de ferro estimadas em 0,51 mg/dia pela menstruação mais 0,8 mg/dia de perda basal, perfazendo uma necessidade diária de 1,36 mg/dia. Durante a gestação, há necessidade de 800 mg adicionais de ferro, dos quais 300 mg são para o feto e para a placenta e 500 mg para expansão da massa eritrocitária. Em uma dieta saudável habitual de 2.000 kcal, são ofertados 12 mg de ferro. Mesmo considerando o aporte adicional de 300 kcal/dia na gestação e a economia de ferro gerada pela supressão da menstruação, o balanço ainda é negativo, obrigando-as a lançarem mão das reservas de ferro que, na maioria das mulheres, encontram-se abaixo dos 500 mg necessários para fazerem frente às demandas gestatórias.[4]

O ferro encontra-se disponível em muitos alimentos, tanto na forma heme quanto não heme. O fígado e as carnes contêm quantidades relativamente grandes de ferro heme, compondo aproximadamente 10% do ferro ingerido e contribuindo com 40% do total de ferro absorvido. O ferro não heme é encontrado em legumes, ovos, trigo, frutas e vegetais, correspondendo a 90% do total de ferro ingerido, apresentando biodisponibilidade para absorção de apenas 10%. Assim, deve-se orientar a ingestão desses alimentos, principalmente de derivados de carne, durante a gestação, porque a principal causa de anemia ferropriva, em qualquer país, é a dieta pobre em carne, sendo considerada insuficiente uma ingestão diária menor que 27 mg, que frequentemente só é obtida pela suplementação medicamentosa.

Recomenda-se que as gestantes recebam 30 mg de ferro elementar, principalmente sob a forma de sais ferrosos por via oral, o que corresponde a 150 mg de sulfato ferroso ou 90 mg de fumarato ferroso ou ainda 250 mg de gliconato ferroso, a fim de resguardar os depósitos de ferro, iniciando-se na 12ª semana de gestação. Na existência de anemia por deficiência de ferro diagnosticada, preconiza-se o emprego de 60 a 80 mg de ferro elementar, reduzindo-se a dose para 30 mg quando os índices hematimétricos alcançarem níveis normais.

Os sais ferrosos são mais baratos e absorvidos mais rapidamente, porém produzem mais efeitos colaterais como náuseas, vômitos, dor epigástrica, diarreia ou obstipação intestinal, fezes escuras e, a longo prazo, o aparecimento de manchas escuras nos dentes. Sua absorção é maior quando administrados 1 h antes das refeições. O medicamento deve ser ingerido, se possível, acompanhado de suco de fruta rica em vitamina C, importante elemento facilitador da absorção do ferro. Outra recomendação é que o medicamento não seja administrado juntamente com suplementos polivitamínicos e minerais, visto que existem interações entre o ferro com o cálcio, fosfato, zinco e outros elementos, diminuindo sua biodisponibilidade. Outros inibidores da absorção do ferro são chá-mate ou preto, café e antiácidos, que devem ser evitados durante a gestação.

O uso do ferro injetável fica reservado para os casos que não tolerem a via oral ou não adiram ao seu uso, nos quais, então, utilizam-se aproximadamente 250 mg de ferro para cada déficit de 1 g% na hemoglobina, a cada 4 a 7 dias, até ser completada a dose total, respeitando-se os limites máximos diários. Os efeitos colaterais são náuseas, vômitos, cefaleia e possibilidade de reação anafilática no uso intravenoso e também tingimento da pele no local de aplicação intramuscular. No Brasil está disponível para uso intramuscular o ferro polimaltosado na apresentação com 2 m$\ell$ (100 mg – dose máxima 200 mg/dia) e para uso intravenoso, o hidróxido de ferro na apresentação com 5 m$\ell$ (100 mg – dose máxima 500 mg/dia).

A transfusão sanguínea está indicada apenas em pacientes com hemoglobina inferior a 6,0 g% e sintomáticas (tontura, vertigem, hipotensão, taquicardia) ou com sinais de insuficiência cardíaca. Nessas condições é aconselhável a utilização de 10 m$\ell$/kg de concentrado de hemácias, em venóclise lenta com monitoramento dos sinais vitais.

## ▶ Anemia por deficiência de ácido fólico

Ocorre entre 1:200 a 1:40 partos, predominantemente em mulheres com dieta pobre em folatos (< 70 µg/dia), multíparas acima de 30 anos, alcoólatras, de gestação múltipla, toxêmicas, portadoras de anemias hemolíticas, doenças disabsortivas e hiperêmese gravídica. A deficiência de ácido fólico na gestação está associada a maior ocorrência de abortos, defeitos abertos do tubo neural, descolamento prematuro de placenta e baixo peso do concepto.

O tratamento profilático é feito com doses diárias de 400 µg/dia de ácido fólico, disponível em vários polivitamínicos ou associado ao ferro. Já nos casos curativos deve-se ofertar uma dose diária de ao menos 1 mg/dia.

## ▶ Anemia por deficiência de vitamina B$_{12}$

Esse tipo de anemia é rara na gestação, ocorrendo somente associada a problemas gastrintestinais (gastrectomia, enterocolites, giardíase) ou autoimunes que diminuem a absorção de vitamina B$_{12}$ (deficiência de fator intrínseco).

O tratamento é feito com vitamina B$_{12}$ injetável, intramuscular, com dose de ataque de 1 mg/semana por 6 semanas, seguida por manutenção de 1 mg mensalmente.

# ▶ Síndromes falciformes

Grupo de anemias caracterizadas por distúrbio na síntese da cadeia beta da globina, gerado pela simples substituição de um aminoácido, produzindo hemácias que, quando desoxigenadas, precipitam sua hemoglobina formando tactoides. Isto torna suas membranas rígidas, com a característica forma em foice, levando a quadros de vaso-oclusão, geralmente desencadeados por hipoxia, acidose, desidratação, infecção ou estresse psicológico.[5,6]

As principais apresentações clínicas são a anemia falciforme, com frequência de 1:50 na sua forma heterozigota (traço falcêmico) e 1:708 na forma homozigótica, bem como a doença da hemoglobina SC e a Sβ-talassemia, ambas com frequência de 1:2.000 indivíduos.

Sua grande importância na área obstétrica deve-se à alta incidência de complicações associadas às formas mais graves dessas anemias, como óbito materno (1,6%), óbito neonatal (6,7%), óbito fetal (9,3%), abortos espontâneos (24%), pré-eclâmpsia (17,4%), pneumonias e embolismo pulmonar (16,9%) e outras como pielonefrites, colecistites, acidentes vasculocerebrais e insuficiência cardíaca.

O traço falcêmico não piora o resultado perinatal, porém há maior ocorrência de anemia ou piora da preexistente. Raramente essas gestantes apresentam crises, entretanto, exibem maior risco de embolia pulmonar e, pela lesão renal (microinfartos medulares), diminuição da capacidade de concentrar urina, hematúria e maior risco de nefrite e bacteriúria.

Na anemia falciforme (homozigótica), as mulheres já apresentam diminuição de fertilidade e aquelas que engravidam apresentam piora generalizada, com aumento na frequência das crises de falcização e, consequentemente, de fenômenos vásculo-oclusivos. As perdas fetais chegam a valores de 30 a 50%, decorrentes de fenômenos trombóticos na placenta, enquanto o risco materno também se eleva por conta de complicações pulmonares, cardíacas e hipertensivas.

A hemoglobinopatia C, mesmo na sua forma homozigótica, porém sem o traço falcêmico, não altera os resultados perinatais em relação às gestantes normais. Assim, ao se observar anemia grave nessas pacientes, deve-se suspeitar de deficiência de ácido fólico, ferro ou ambos. Já no caso da ocorrência do traço falcêmico em portadoras da hemoglobinopatia C, a chamada doença falciforme da hemoglobina C, o comportamento clínico em relação à gestação é bastante semelhante ao da anemia falciforme homozigota, com grande comprometimento fetal (aborto em 25 a 35% dos casos, natimorto em 5 a 13%, retardo de crescimento intrauterino em 10 a 55%), bem como materno (toxemia em 15 a 30% dos casos, crises vásculo-oclusivas em 10 a 20%), levando à necessidade transfusional em 60 a 75% das gestantes.

O tratamento divide-se em profilático e na crise.

## • Profilático

O tratamento profilático deve considerar:

- suplementação com ácido fólico (5 mg/dia) e ferro somente se necessário
- vacinação para hemófilos, hepatite B e pneumonia estreptocócica ou penicilina G mensalmente
- abstenção de estresse
- investigação rigorosa de sintomas urinários e realização profilática de uroculturas mensais
- vigilância antenatal do bem-estar fetal e ocorrência de retardo do crescimento intrauterino (RCIU) com ultrassonografia seriada e cardiotocografia após 32 semanas de gestação
- transfusões profiláticas com hemácias lavadas, visando manter o hematócrito maior que 25% e os níveis de hemoglobina S menores que 50%, associadas a quelantes de ferro, podem melhorar os resultados perinatais e diminuir o número de crises, embora possam acarretar maior risco para a transmissão de doenças e doença hemolítica perinatal pela ocorrência de aloimunização materna

(3% por unidade de sangue transfundida). O mesmo raciocínio aplica-se para a exsanguineotransfusão materna

- prevenção de hipoxia e hipotensão no parto, além de rigoroso controle de infecção e hidratação, estando indicada a profilaxia antibiótica pós-parto para evitar infecções pulmonares
- no planejamento anestésico, a anestesia geral não é contraindicada, porém os bloqueios são preferíveis, por ocasionarem menos intercorrências pulmonares. Ainda durante a anestesia, a paciente deve ser mantida aquecida, hidratada e, previamente a cirurgias de médio e grande porte, deve-se reduzir a hemoglobina S para percentuais inferiores a 50% por meio de transfusões ou exsanguineotransfusões
- o planejamento familiar deve considerar que estas mulheres apresentam contraindicação para o uso de anticoncepcionais orais combinados (pelo maior risco de tromboembolismo) e de dispositivo intrauterino (maior risco de infecção), tendo como contraceptivos de eleição progestágenos, na forma oral contínua, injetável trimestral ou ainda na forma de implantes que, além da ação contraceptiva, apresentam atividade estabilizadora nas hemácias
- oferecimento de aconselhamento genético bem como a pesquisa antenatal por âmnio ou cordocentese para as pacientes portadoras, cujos parceiros tenham hemoglobina S, hemoglobina C, traço talassêmico ou outros fenótipos potencialmente deletérios.

### • Na crise

O tratamento para a crise deve envolver:

- identificação e tratamento dos fatores desencadeantes
- oxigenoterapia, hidratação e analgesia eficaz com anti-inflamatórios não hormonais ou opioides. Transfusões após o início do quadro não melhoram a dor nem encurtam a duração da crise
- utilização de antibióticos, se necessário

- na síndrome torácica aguda, observação da necessidade de se utilizarem broncodilatadores, corticoides ou transfusão sanguínea, visando alcançar índices de hemoglobina S menores que 50%, antibioticoterapia para estreptococos e cuidados para evitar hiper-hidratação
- nas crises de sequestro esplênico, emprego de transfusão ou exsanguineotransfusão para manter a hemoglobina S abaixo de 50% e níveis hematimétricos seguros.

## ▶ Talassemias

Grupo de anemias caracterizadas por um defeito na velocidade de síntese da hemoglobina que resulta em eritropoese ineficaz e hemólise, sendo designadas pela cadeia de globina cuja produção está reduzida ou ausente. São transmitidas como traços autossômicos recessivos, com frequência da ordem de 1:300 a 1:500 na gestação, sendo mais frequente entre asiáticos e indivíduos com origem na região do Mediterrâneo.

Assim, na fisiopatogenia das talassemias, devido ao desequilíbrio na síntese das cadeias globínicas, ocorre o acúmulo de cadeias normais, que precipitam, ocasionando alterações de membrana; estas implicam diminuição da vida média das hemácias pela hemólise no sistema reticuloendotelial.

A gravidade da $\alpha$-talassemia é variável, desde uma forma assintomática devido à disfunção de um dos quatro genes codificantes para a cadeia $\alpha$ da hemoglobina, até uma forma letal quando há deleção dos quatro genes. Até a 8ª semana de gestação o transporte de oxigênio no embrião é feito por hemoglobinas embrionárias (Grower 1, Grower 2 e Portland). A partir da 8ª semana ocorre a produção de hemoglobina F ($\alpha 2 \gamma 2$;[7] ver Tabela 57.3).

Na gravidez, as formas leves de talassemia não apresentam maiores intercorrências, exceto acentuação da anemia. A disfunção de três genes produz a doença da hemoglobina H, havendo poucos relatos na gestação, podendo ocorrer anemia grave e necessidade transfusional. Nos

■ **Tabela 57.3** Hemoglobinas e algumas hemoglobinopatias.

| Diagnóstico | Genótipo | Fenótipo | Clínica | Gravidez |
|---|---|---|---|---|
| Adulto normal | α2β2<br>α2δ2 | Hb A (96%) (2 cadeias alfa e<br>  2 beta)<br>Hb A2 (2 cadeias alfa e 2 delta) | Normal | Normal |
| Neonato | α2γ2<br>α2δ2<br>α2β2 | Hb F (maioria) (2 cadeias alfa<br>  e 2 gama)<br>Hb A2<br>Hb A | Neonato<br>normal | Normal |
| α-talassemia | *4 genes codificam para síntese da cadeia α* | | | |
| Doença da Hb de Barts<br>  (ausência dos 4 genes) | δ4<br>β4 | Hb de Barts (δ4) (maioria)<br>Hb H (β4) | Hidropisia<br>fetal | Fatal para o<br>concepto |
| Doença da Hb H<br>  (ausência de 3 genes) | β4 | Hb H (β4) (maioria)<br>Hb Barts + Hb A2 | Anemia<br>moderada | Mais anemia |
| Traço α-talassêmico<br>  (ausência de 2 genes α⁰) | Normal | Padrão adulto normal<br>  com ↓ Hb A2 | Pouca<br>anemia | Mais anemia |
| Portador α-talassêmico<br>  (ausência de 1 gene α⁺) | Normal | Padrão adulto normal<br>  "Carregador silencioso" | Normal | Normal |
| β-talassemia | *2 genes codificam para síntese da cadeia β* | | | |
| β-talassemia *major*<br>  (ausência de 2 genes) | α2δ2<br>α2γ2 | Hb A2 (maioria)<br>↑ Hb F | Anemia<br>intensa | Anemia e perdas<br>gestacionais |
| β-talassemia *minor*<br>  (ausência de 1 gene) | α2β2<br>α2δ2 | Hb A (maioria)<br>↑ Hb A2 | Anemia<br>leve | Normal |

Hb = hemoglobina.

indivíduos com disfunção ou deleção dos quatro genes codificantes, não há produção de cadeias α, ocorrendo a formação da hemoglobina de Bart (tetrâmeros de cadeia delta – δ); porém, em decorrência da grande afinidade dessa hemoglobina pelo oxigênio, ocorrem anemia grave e hidropisia não imunológica que levarão a perda fetal ou óbito neonatal quando não diagnosticadas e tratadas intraútero. No lado materno há maior ocorrência de pré-eclâmpsia (30%), hipertensão (60%), hemorragia anteparto, insuficiência renal, descolamento de placenta e complicações no parto em função maior volume desses recém-nascidos hidrópicos e sua massa placentária.

A β-talassemia minor tem pouco ou nenhum efeito sobre a gestação, cursando apenas com pequena acentuação na anemia nesse período. Já os indivíduos portadores da β-talassemia *major* ou anemia de Cooley tendem a morrer na infância, não chegando à idade procriativa ou, quando chegam, apresentam puberdade retardada e raramente engravidam. Com a terapia transfusional, eles chegam à idade adulta, porém, a sobrecarga de ferro em decorrência do aumento da absorção intestinal e das transfusões culminam em insuficiência cardíaca e morte precoce.

O tratamento nas α-talassemias é feito com suplementação de ácido fólico 5 mg/dia, transfusão sanguínea, se necessário, e não suplementação de ferro. Recomenda-se oferecer aconselhamento genético e diagnóstico pré-natal por meio de biopsia de vilo corial, âmnio ou cordocentese para estudo do DNA quando ambos os pais são portadores do traço talassêmico (com frequência de até 40% em asiáticos), pelo risco de 25% dos fetos apresentarem a forma *major*. Para os casais que decidam pela manutenção da gravidez, deve haver acompanhamento a partir da 16ª semana de gestação com ultrassom e Doppler focados em sinais de hidropisia e no pico de velocidade sistólica da artéria cerebral média visando à caracterização da anemia moderada ou grave no feto, atualmente abordada com terapia transfusional intrauterina, que minimiza a morbidade e mortalidade; contudo, esses indivíduos necessitarão de terapia transfusional e quelação de ferro por toda vida. Há relatos promissores de tratamento curativo desses pacientes com transplante de medula.

Nas β-talassemias, a apresentação *minor* deve receber suplementação de ácido fólico (5 mg/dia), transfusões sanguíneas se necessário e ferro só deve ser administrado se for comprovada a deficiência por aspirado medular ou ferritina sérica, pois esses pacientes, em função da hiperplasia eritroide, têm sua absorção intestinal de ferro estimulada. Na forma *major* ou anemia de Cooley, também se deve suplementar o ácido fólico, não deve ser dado ferro e, além disso, são associados os quelantes de ferro, visando evitar a hemossiderose, com uso da desferroxamina na dosagem de 20 a 40 mg/kg/dia por via intravenosa lenta, 5 dias por semana, ou ainda, 500 a 1.000 mg/dia IM e, ainda, 200 mg/dia por via intravenosa durante as transfusões, sempre associadas a 100 a 200 mg por via intravenosa de vitamina C (ajuda a mobilização do ferro). A esplenectomia pode diminuir a hemólise nesses pacientes, porém os melhores resultados têm sido obtidos com programas de transfusões profiláticas que visam manter níveis de hemoglobina acima de 10 g/d$\ell$, gerando consumo da ordem de 190 m$\ell$ de glóbulos/kg/ano. É importante o apoio psicológico para estes indivíduos, bem como o aconselhamento genético para casais portadores.

## ▶ Hemoglobinúria paroxística noturna

Mutação adquirida do gene PIG-A, ligado ao cromossomo X, que codifica a síntese do fosfatidilinositol, levando a alterações nas células primordiais que geram hemácias, leucócitos e plaquetas com defeito na membrana que as torna predispostas a lise pelo complemento e por substâncias como o cloranfenicol e benzeno, sem a presença de anticorpos (Figura 57.1).

As pacientes portadoras dessa patologia raramente engravidam, porém quando o fazem, apresentam maiores ocorrências de aborto, trombose de veia hepática e embolismo pulmonar, principalmente no puerpério.

No seu tratamento, tem-se preconizado suplementação de ácido fólico, reposição cautelosa de ferro (↑ produção glóbulos → ↑ hemólise), prednisona 1 mg/kg/dia e transfusões, quando necessárias, com filtros leucocitários (↓ ativação do complemento) e hemácias lavadas. A anticoagulação profilática com heparina tem sido sugerida, já a anticoagulação plena, em casos de

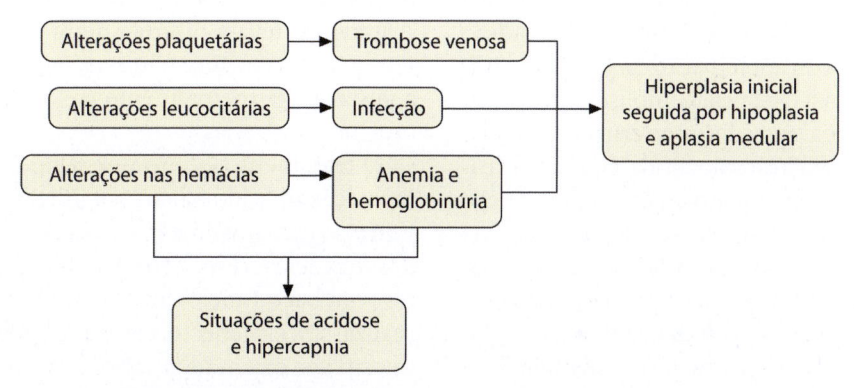

**Figura 57.1** Fisiopatologia da hemoglobinúria paroxística noturna.

fenômenos trombóticos, é sempre necessária. O emprego de dextrana 500 a 1.000 m$\ell$ em solução a 6% intravenosa interrompe rapidamente as crises, porém tem efeito temporário e pode desencadear quadros anafiláticos. Fora do período de gestação, é possível recorrer à testosterona e ao transplante de medula. O tratamento dessa condição tem sido revolucionado com o surgimento do eculizumab, um anticorpo monoclonal contra a proteína C5 do complemento. Seu uso em gestantes parece seguro e previne muitas das complicações observadas nessa condição.

Essas pacientes têm contraindicação para contracepção com anticoncepcionais hormonais combinados e dispositivo intrauterino.

## ▶ Anemia hemolítica autoimune

Com incidência na gestação de 1:50.000, a anemia hemolítica autoimune geralmente ocorre associada a infecções, medicamentos, neoplasias, doenças do colágeno, colites e distúrbios linfoproliferativos.

No tratamento dessas pacientes realiza-se a suplementação de ácido fólico, utiliza-se prednisona 1 mg/kg/dia durante 2 a 4 semanas nas crises, evitam-se transfusões, porém, se necessárias, devem ser feitas sob rigorosa vigilância devido ao risco de hemólise e CIVD, utilizando glóbulos lavados em volumes de 100 m$\ell$ de 12 em 12 h. Ainda na gestação, deve-se realizar a espectrofotometria do líquido amniótico para avaliação da necessidade de transfusão intrauterina ou antecipação do parto em função da anemia fetal pela hemólise causada por anticorpos da classe IgG que cruzem pela placenta. Fora da gestação ainda é possível realizar a esplenectomia, bem como o emprego de imunossupressores como a azatioprina ou a ciclofosfamida, por período de 6 meses, nos casos com resposta ruim ao corticoide. Ainda são utilizados o danazol, a gamaglobulina intravenosa e, nos casos de hemólise grave, a plasmaférese.

## ▶ Anemia aplásica

Forma rara de anemia, 2 a 6 casos/1.000.000 de habitantes, mas que pode ser desencadeada pela gravidez, por mecanismo hormonal, com melhora após o parto. Entre outras causas dessa anemia, podem-se citar uso de medicamentos, radiação, leucemias, anemia de Fanconi, imunológicas e idiopáticas (50% dos casos).

Durante a gravidez devem ser realizados vigilância e tratamento rigoroso para infecções, corticoide e globulina antilinfocítica e antitimocítica nas crises, transfusão de glóbulos para manter a hemoglobina acima de 7 g/d$\ell$, transfusão de plaquetas em casos de trombocitopenia grave (< 20.000/m$\ell$) e de granulócitos durante as infecções. A interrupção da gravidez pode ser necessária nos casos graves desencadeados pela gestação, durante a 1ª metade da gravidez. Após a gravidez, quando não há remissão, pode-se empregar, ainda, a testosterona ou em última instância o transplante de medula.

## ▶ Esferocitose

Compreende um grande grupo de deficiências hereditárias, geralmente autossômicas dominantes, nas proteínas da membrana eritrocitária, que acarretam perda na capacidade de deformação, resultando em hemólise, icterícia, esplenomegalia e anemia. Sua forma mais comum é a heterozigota, já que a forma homozigota é incompatível com a vida. A gravidez leva a discreta piora na anemia, porém a esferocitose não representa agravos à gestação, principalmente nas mulheres já esplenectomizadas.

O tratamento é feito por meio de suplementação de ácido fólico (5 mg/dia) e controle rigoroso para quadros infecciosos que podem desencadear crises hemolíticas em pacientes com baço funcionante. Fora da gestação, realiza-se a esplenectomia. Casais portadores devem ser orientados sobre o risco de seus conceptos.

▶ **Referências bibliográficas**

1. World Health Organization. Iron deficiency anaemia: assessment, prevention and control. A guide for programme managers. Geneva, 2001. Acesso em: 2012 Jun 25. Disponível em: http://www.who.int/nutrition/publications/en/ida_assessment_prevention_control.pdf.

2. Cunningham FG, MacDonald PC, Grant NF *et al.* Maternal Physiology. In: Cunningham F, Leveno K, Bloom S *et al.* Williams Obstetrics. 21 ed. New York: McGraw-Hill, 2001, p. 121-150.

3. Practice Bulletin. Anemia in pregnancy. Obstet Gynecol. 2008; 112(1):201-7.

4. Pena-Rosas JP, Viteri FE. Effects of routine oral iron supplementation with or without folic acid for women during pregnancy. Cochrane Database Syst Rev. 2006; (3):CD004736.

5. Steiner LA, Gallagher PG. Erythrocyte disorders in the perinatal period in adverse pregnancy outcome and the fetus/neonate. Semin Perinatol. 2007; 31(4):254-61.

6. Schnog JB, Duits AJ, Muskiet FA *et al.* Sickle cell disease: a general overview. Neth J Med. 2004; 62(10):364-74.

7. Vichinsky EP. Alpha thalassemia major – new mutations, intrauterine management and outcomes. Hematology Am Soc Hematol Educ Program. 2009:35-41.

# 58 Diabetes Melito Gestacional

*Maria Regina Torloni*

## ▶ Introdução

A associação de diabetes melito (DM) e gravidez é descrita em até 28% da população obstétrica geral. No Brasil, praticamente 7% de todas as gestantes apresentam ou desenvolvem alguma forma de diabetes, sendo o diabetes melito gestacional (DMG) o mais frequente. Com o avanço da epidemia mundial de obesidade, espera-se que a incidência de diabetes aumente entre as mulheres em idade reprodutiva, o que certamente influenciará sua incidência durante a gestação. Portanto, o esmero no acompanhamento pré-natal dessas pacientes torna-se fundamental para a redução dos riscos maternos e perinatais inerentes a essa situação clínica.[1,2]

Na prática diária, o obstetra irá se deparar com dois tipos de gestantes com DM:

- aquelas com DM tipo 1 ou 2 já diagnosticado e que engravidaram (DM preexistente); essas pacientes representam a minoria dos casos (10 a 20%)
- aquelas que recebem o diagnóstico de diabetes durante a gestação, portadoras, portanto, de DMG; essas pacientes representam aproximadamente 80% de todos os seus casos.

O melhor atendimento à gestante diabética é aquele feito por equipe multiprofissional especializada, incluindo, sempre que possível, obstetra, endocrinologista, fisioterapeuta, enfermeira, nutricionista e psicóloga.

## ▶ Definição

Diminuição da tolerância à glicose, de magnitude variável, com início ou diagnosticada pela 1ª vez na gestação, podendo ou não persistir após o parto. Não exclui a possibilidade de a intolerância anteceder a gravidez, sem a paciente ter sido diagnosticada. A definição é válida tanto para os casos tratados apenas com dieta (DMG classe A1), como para aqueles que necessitam de insulina para seu controle (DMG classe A2).

## ▶ Etiopatogenia

O DMG clássico é aquele que "aparece" a partir da 2ª metade da gestação normal, momento em que ocorre um grande aumento na produção de hormônios placentários hiperglicemiantes. Esses hormônios promovem o catabolismo de reservas glicídicas e dificultam a ação da insulina materna, e visam garantir adequado e contínuo aporte de glicose para o feto. Para encarar esse desafio metabólico, o pâncreas de gestantes normais aumenta sua produção de insulina em 30 a 50% a partir da 24ª semana, assegurando que seus níveis glicêmicos se mantenham dentro do normal. Algumas mulheres não conseguem aumentar sua produção de insulina durante a gestação, o que resulta em hiperglicemia materna, especialmente nos períodos pós-prandiais. Esse distúrbio é chamado de DMG.

Uma vez que a glicose atravessa a barreira placentária por difusão facilitada, o feto também fica exposto à hiperglicemia crônica, o que pode ocasionar diversas repercussões, como crescimento excessivo, polidrâmnio e atraso no amadurecimento de diversos órgãos, especialmente os pulmões e o fígado. Consequentemente, as pacientes com DMG apresentam maior risco para a ocorrência de macrossomia fetal, tocotraumatismos, partos operatórios e infecção puerperal. Distúrbios neonatais como desconforto respiratório, icterícia e alterações metabólicas, principalmente hipoglicemia, são também mais frequentes.[3]

O DMG é, na maioria das vezes, uma doença autolimitada, que desaparece espontaneamente com o parto e a eliminação da placenta. Porém, as mulheres que tiveram DMG devem lembrar-se da necessidade de acompanhamento ao longo de suas vidas, já que demonstraram não dispor de uma boa reserva pancreática durante a gestação. Essas mulheres devem realizar exames anuais de glicemia, uma vez que têm risco aumentado para desenvolver intolerância à glicose e DM tipo 2 nos anos subsequentes. Mulheres obesas, sedentárias e com história familiar de DM têm risco ainda maior para o futuro desenvolvimento de DM tipo 2. Por isso, é importante enfatizar a necessidade de atividade física regular e controle alimentar e de peso entre elas. De maneira interessante, as crianças expostas à hiperglicemia durante sua vida fetal devem ser cuidadosamente acompanhadas, pois apresentam maior risco de desenvolver obesidade, DM e síndrome metabólica já durante a infância e a adolescência.

## ▶ Rastreamento e diagnóstico

Não há consenso internacional sobre o método ideal para o rastreamento e diagnóstico do DMG. A seguir é apresentado o modelo recomendado em 2010 pelo International Association of Diabetes and Pregnancy Study Group (IADPSG), que se baseou no estudo HAPO, realizado em mais de 25.000 gestantes em diversos países do mundo[4,5] (Tabela 58.1 e Figura 58.1).

### • Rastreamento na primeira consulta pré-natal

Esse rastreamento é feito com glicemia de jejum e avaliação de fatores de risco. Os fatores de risco para DMG são:

- idade > 30 anos
- obesidade (índice de massa corporal [IMC] pré-gestacional ≥ 30 kg/m²)
- etnia negra, hispânica ou asiática
- antecedente familiar (pais ou irmãos) com DM
- antecedente de DMG em gravidez anterior (ou antecedentes de feto grande para a idade

■ **Tabela 58.1** Diagnóstico de diabetes gestacional com o teste oral de tolerância a glicose com 75 g: critérios atuais.

| Momento de coleta | ADA 2007/SBD 2009/ FEBRASGO 2009 | OMS 1998 | IADPSG 2010 |
|---|---|---|---|
| Jejum | 95 mg/dℓ | 126 mg/dℓ | 92 mg/dℓ |
| 1 h | 180 mg/dℓ | – | 180 mg/dℓ |
| 2 h | 155 mg/dℓ | 140 mg/dℓ | 153 mg/dℓ |
| Quantidade de valores alterados (≥) para diagnóstico de DMG | 2 valores | 1 valor | 1 valor |

ADA = American Diabetes Association; SBD = Sociedade Brasileira de Diabetes; FEBRASGO = Federação Brasileira de Ginecologia e Obstetrícia; OMS = Organização Mundial da Saúde; IADPSG = International Association of Diabetes and Pregnancy Study Group; DMG = diabetes melito gestacional.

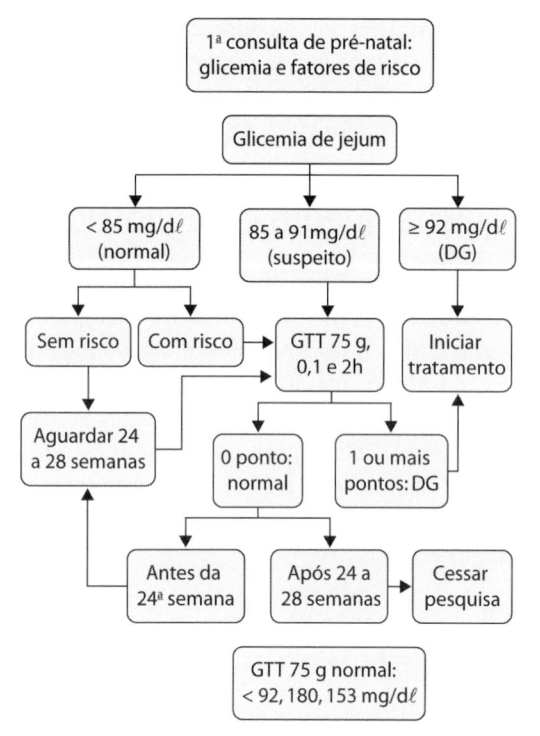

**Figura 58.1** Fluxograma para rastreamento e diagnóstico de diabetes melito gestacional. GTT = teste de tolerância à glicose.

gestacional [GIG], polidrâmnio, óbito fetal sem causa ou malformado)
- tabagismo.

Quatro situações serão possíveis:

- rastreamento para DMG negativo: são aquelas gestantes com glicemia de jejum normal (< 85 mg/d$\ell$) e sem fatores de risco significantes. Conduta: aguardar 24 a 28 semanas e fazer nova avaliação para DMG
- rastreamento para DMG positivo: são aquelas com glicemia de jejum entre 85 e 91 mg/d$\ell$ ou com 2 ou mais fatores de risco. Conduta: deverão submeter-se imediatamente à curva glicêmica com sobrecarga de 75 g de glicose oral
- diagnóstico precoce de DMG: são aquelas com glicemia de jejum entre 92 e 125 mg/d$\ell$, com ou sem fatores de risco. Conduta: devem ser acompanhadas como portadoras de DMG (não necessitam submeter-se a mais nenhum exame adicional)

- diagnóstico de DM preexistente declarado, porém desconhecido: são aquelas com glicemia de jejum ≥ 126 mg/d$\ell$, com ou sem fatores de risco. Conduta: devem ser acompanhadas como portadoras de DMG (não necessitam submeter-se a mais nenhum exame adicional). De preferência, devem ser encaminhadas para centros especializados no acompanhamento de diabetes (DM tipo 1 ou 2).

## Rastreamento universal entre 24 e 28 semanas

Pode ser realizado com curva glicêmica com sobrecarga de 75 g de glicose oral. Os valores normais para esse teste são: jejum < 92 mg/d$\ell$; 1 h após carga < 180 mg/d$\ell$; e 2 h após carga < 153 mg/d$\ell$. Todas as gestantes com diagnóstico negativo no 1º rastreamento devem ser submetidas a esse exame. Deve-se atentar para os cuidados recomendados a seguir para se evitar diagnósticos falso-negativos ou falso-positivos.

Os cuidados para realização da curva glicêmica durante a gestação são:

- dieta rica em carboidratos (> 150 g/dia) por pelo menos 3 dias antes do exame
- atividades físicas habituais até na véspera do exame (evitar a realização em pacientes acamadas ou internadas devido ao maior risco de resultado falso-positivo)
- realizar pela manhã, após 8 a 14 h de jejum (1ª amostra)
- evitar a realização de exames em pacientes em uso de medicação potencialmente hiperglicemiante tais como: betamiméticos (terbutalina, salbutamol), corticoides (betametasona, prednisona) e diuréticos (clortalidona).

Neste 2º momento, duas situações são possíveis:

- gestantes normais: são aquelas com todos os valores da curva normais (*i. e.*, abaixo dos pontos de corte) após teste de tolerância à glicose (GTT) no 2º trimestre. Conduta: continuar o pré-natal normal. Não há a necessidade de realizar nenhum outro exame até o final da gestação

- gestantes com DMG: são aquelas com um ou mais valores iguais ou maiores do que os pontos de corte preconizados pelo IADPSG: 92, 180 ou 153 mg/dℓ (jejum, 1 h e 2 h após sobrecarga com 75 g de glicose). Conduta: devem ser acompanhadas como portadoras de DMG (não necessitam submeter-se a mais nenhum exame adicional).

# ► Diabetes melito desenvolvido na gestação

É quando mulheres saudáveis desenvolvem o diabetes durante a gestação.

## ▪ Aspectos clínicos

A hiperglicemia crônica não tratada expõe o binômio materno-fetal a diversos riscos, conforme assinalado na Figura 58.2. O tratamento adequado reduz a probabilidade de ocorrência de todos esses desfechos. Na medida em que os mecanismos fisiopatológicos envolvidos nos riscos de morbidade e mortalidade fetal foram identificados, torna-se cada vez mais evidente a importância da exposição fetal a altas concentrações de glicose.

## ▪ Aspectos terapêuticos

O objetivo do tratamento do DMG é assegurar uma gravidez sem complicações e que resulte no nascimento de uma criança de termo, com peso adequado para sua idade gestacional e amadurecimento apropriado de todos os seus órgãos, que tenha alta hospitalar juntamente com a sua mãe. Para se alcançar esse objetivo é necessário realizar uma série de intervenções terapêuticas listadas a seguir, que visam assegurar que os níveis glicêmicos maternos mantenham-se dentro da normalidade:

- jejum: 60 a 90 mg/dℓ
- 1 h pós-prandial < 140 mg/dℓ ou
- pós-prandial < 120 mg/dℓ.

## ▪ Recomendações durante a gestação

Algumas recomendações devem ser seguidas em caso de diabetes melito durante a gestação, como as apresentadas a seguir.

### Perfil glicêmico

Este procedimento, também conhecido como "perfil glicêmico", é realizado por meio de avaliações seriadas da glicemia ao longo do dia com picadas de ponta de dedo nos seguintes

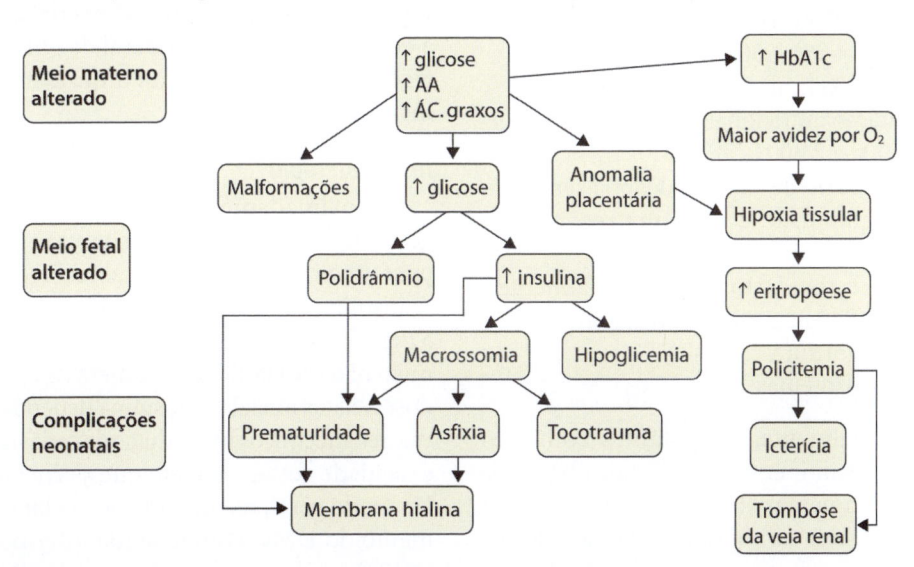

**Figura 58.2** Efeitos da hiperglicemia materna sobre a gestação. Ác. = ácidos; AA = aminoácidos; HbA1c = hemoglobina glicosilada.

momentos: jejum, uma ou duas horas pós-café, pós-almoço, pós-jantar e antes de deitar-se. O ideal seria que todas as gestantes com DMG adquirissem um glicosímetro portátil para realização de automonitoramento. O momento de picada pós-prandial deve ser contado a partir do início da refeição. A frequência do perfil glicêmico é de no mínimo 1 vez/semana, até 7 vezes/semana (perfil diário). Esta frequência deve ser determinada individualmente, dependendo da gravidade do DMG (necessidade de insulina).

### Orientação dietética

A dieta típica para gestantes diabéticas deve seguir os seguintes parâmetros:

- total de calorias diárias: 30 a 35 kcal/kg de peso ideal pré-gestacional + 300 kcal
- cálculo do peso ideal = IMC médio × altura$^2$.

Por exemplo, uma gestante com DMG está com 32 semanas, pesa 80 kg e mede 1,60 m, então:

- cálculo do peso ideal: $22 \times 1,60^2 = 22 \times 2,56 = 56,3$ kg
- cálculo do total calórico diário recomendável na gestação:
  - $(56,3 \times 30) + 300 = 1.989$ kcal (cerca de 2.000 kcal) ou
  - $(56,3 \times 35) + 300 = 2.270$ kcal (cerca de 2.300 kcal)
- orientação nutricional: a gestante deve ingerir 2.000 a 2.300 kcal/dia
- o total diário de calorias deveria ser distribuído conforme as seguintes recomendações:
  - 50% carboidratos (preferencialmente complexos, alimentos integrais)
  - 30% gordura
  - 20% proteínas.

Adicionalmente, as gestantes com DM devem consumir entre 25 e 30 g de fibras diárias para aumentar sua saciedade e modular sua absorção de carboidratos. O total calórico diário deve ser fracionado em 6 a 7 refeições ao longo do dia, para evitar longos interva-

**■ Tabela 58.2** Recomendação de calorias em cada refeição.

| Refeição | Quantidade (kcal) |
| --- | --- |
| Café | 250 (2.000/8 = 250) |
| Lanche | 250 |
| Almoço | 500 |
| Lanche | 250 |
| Jantar | 500 |
| Lanche | 250 |

los sem aporte nutritivo e grandes oscilações glicêmicas.

Por exemplo, uma gestante com cálculo de ingestão diária de 2.000 kcal fracionadas em 6 refeições (café da manhã 1/8; lanche da manhã 1/8; almoço 2/8; lanche da tarde 1/8; jantar 2/8; lanche noturno 1/8) deve seguir a recomendação de calorias demonstrada na Tabela 58.2.

### Atividade física

Recomenda-se que toda gestante com DMG faça atividades aeróbicas leves por pelo menos 30 min e 5 vezes/semana (caminhada, natação ou hidroginástica). A atividade física regular oferece os seguintes benefícios: ajuda a controlar o ganho ponderal, facilita o controle glicêmico e diminui a necessidade de insulina.

### Insulinoterapia

Aproximadamente 20 a 25% de todas as gestantes com DMG necessitam de insulina para atingir as metas glicêmicas recomendadas. A insulina deve ser introduzida se, após 3 a 5 dias de dieta e atividade física, o perfil glicêmico não estiver dentro da meta desejada. As doses exatas iniciais de insulina dependem dos valores glicêmicos individuais de cada paciente e da idade gestacional em que se encontram. De modo geral, recomenda-se iniciar o tratamento do DMG com insulina intermediária (NPH) ao deitar-se (22 h) para melhorar a glicemia de jejum e utilizar insulina de ação rápida (R) 1 h antes das principais refeições (café da manhã, almoço e jantar) conforme os valores de glicemia nesses horários. Uma forma de calcular a dose de insulina a ser administrada é dividir por 4 o valor de glicose acima da glicemia desejada para esse horário.

Por exemplo, uma gestante com 29 semanas fez dieta por 1 semana e sua glicemia de jejum é de 120 mg/d$\ell$ e 2 h pós-almoço é de 140 mg/d$\ell$:

- prescrição de insulina (arredondamento das insulinas sempre para cima)
- 8 UI de insulina NPH subcutânea [(120 a 90)/4] às 22 h e
- 6 UI de insulina R subcutânea [(140 a 120)/4] 1 h antes do almoço.

### Recomendações pós-parto

As pacientes que não precisaram fazer uso de insulina durante a gestação não precisam de monitoramento logo após o parto e apenas recomenda-se a sua avaliação por perfil glicêmico no 1º dia após o parto desde que com dieta restabelecida. As pacientes que precisaram utilizar insulina devem ser monitoradas já nas primeiras horas após o parto. Recomenda-se realizar perfil glicêmico completo no 1º dia após o parto, quando se avalia a necessidade de manter o uso de insulina. Para tanto, pode-se basear nos valores obtidos durante o novo perfil glicêmico.

Todas as mulheres que tiveram DMG devem ser submetidas a nova curva glicêmica de 75 g a partir de 6 semanas após o parto. Aquelas com valores normais (jejum < 100 mg/d$\ell$ e 2 h pós-carga < 140 mg/d$\ell$) são consideradas normais e recebem alta com a recomendação de realizar reavaliação glicêmica uma vez por ano, ao longo de toda sua vida, em função do risco de desenvolverem DM tipo 2 com o passar dos anos. Idealmente deveriam realizar curva glicêmica de 75 g anual; porém, no mínimo, devem realizar uma glicemia de jejum anual.

Aquelas com alterações na curva (jejum 100 a 125 mg/d$\ell$ e/ou pós-carga 140 a 199 mg/d$\ell$) ou com diagnóstico de DM (jejum $\geq$ 126 mg/d$\ell$ e/ou pós-carga $\geq$ 200 mg/d$\ell$) devem ser enca-

minhadas imediatamente para acompanhamento por endocrinologista.

## ▶ Diabetes melito preexistente

Pode ser definido como as mulheres já portadoras de diabetes melito tipo 1 ou tipo 2 que engravidam.

### Aspectos clínicos

Idealmente, todas as mulheres com diabetes preexistente deveriam receber aconselhamento pré-concepcional e engravidar de forma planejada, para otimizar os seus riscos reprodutivos. Mesmo com possibilidades mais amplas de controle glicêmico, os riscos não são desprezíveis e devem ser individualizados. A decisão pela gravidez implica também decidir sobre riscos pessoais de agravamento de sua condição metabólica, além evidentemente dos riscos fetais e perinatais já discutidos neste capítulo.

### Exames pré-concepcionais obrigatórios

Os exames pré-concepcionais considerados obrigatórios são:

- exame físico completo
- exame oftalmológico (fundo de olho)
- avaliação neurológica
- avaliação da função renal (proteinúria, *clearance* de creatinina)
- avaliação cardíaca.

A partir desses resultados e da história da sua doença (idade no diagnóstico e duração do DM), a paciente pode ser categorizada em uma das classes estabelecidas por Priscilla White e ser informada quanto ao seu risco gestacional. A classificação prognóstica (quanto mais avançada a classe, pior o resultado perinatal) de Priscilla White é a seguinte:

- A1 – DMG controlado com dieta
- A2 – DMG controlado com insulina

- B – DM que surgiu depois dos 20 anos de idade e dura menos de 10 anos
- C1 – DM que surgiu entre 10 e 19 anos de idade
- C2 – DM que dura entre 10 e 19 anos
- D1 – DM que surgiu antes dos 10 anos de idade
- D2 – DM que dura 20 ou mais anos
- D3 – presença de retinopatia benigna (não proliferativa)
- D4 – calcificação em vasos dos membros inferiores
- F – nefropatia diabética (proteinúria é o 1º sinal)
- H – cardiopatia decorrente do DM
- R – retinopatia proliferativa
- T – transplante renal.

### ▪ Aconselhamento pré-concepcional

As recomendações para reduzir riscos gestacionais (aborto e malformações fetais) são: continuar usando método anticoncepcional até 2ª ordem; ingerir diariamente suplemento contendo, ao menos, 4 mg de ácido fólico/dia (*i. e.*, 10 vezes a dose habitual recomendada para a população geral que é de 0,4 mg/dia), pelo menos 30 dias antes da concepção e manter essa mesma dose até 12ª semana da gestação; suspender o uso de hipoglicemiante oral (DM tipo 2) e passar para insulinoterapia; e adequar doses de insulina até alcançar níveis de HbA1c < 6% por 2 meses consecutivos.

### ▪ Aspectos terapêuticos durante a gestação

As gestantes com DM1 ou DM2 devem seguir as mesmas recomendações quanto a dieta e atividade física feitas para as pacientes com DMG. A insulinoterapia deve ser ajustada conforme necessário para se alcançarem as mesmas metas terapêuticas planejadas para as gestantes com DMG. No Brasil, os hipoglicemiantes orais não estão liberados para uso na gestação, exceto quando estiverem sendo usados como parte de estudos científicos, com

a devida autorização do comitê de ética em pesquisa da instituição e após obtenção de assinatura de termo de consentimento informado da paciente. Esta preocupação deriva basicamente da inexistência de estudos a longo prazo sobre as crianças expostas a esses medicamentos durante a vida fetal.

## ▶ Considerações finais

Quanto ao diabetes melito desenvolvido durante a gravidez, pode-se afirmar:

- DMG é uma doença frequente na população geral obstétrica; sua incidência é semelhante à da pré-eclâmpsia. Porém é uma doença silenciosa, diagnosticada apenas ao se realizarem exames laboratoriais
- a tendência é que o número de gestantes com DMG aumente cada vez mais, em paralelo com a epidemia de obesidade
- o DMG não tratado aumenta significativamente os riscos maternos e perinatais
- todas as gestantes devem ser rastreadas para DMG em dois momentos: na 1ª consulta de pré-natal e no meio do 2º trimestre (24 a 28 semanas)
- o tratamento do DMG tem como base dieta adequada, atividade física e insulinoterapia
- todas as gestantes que apresentarem DMG devem ser reavaliadas após o parto.

E quanto ao diabetes melito adquirido anteriormente à gravidez, pode-se assegurar:

- o planejamento pré-concepcional é fundamental para todas as mulheres com DM preexistente
- além de um bom controle glicêmico pré-concepcional (HbA1c < 6%), mulheres com DM preexistente devem fazer um exame clínico completo e ingerir 4 mg de ácido fólico/dia pelo menos 1 mês antes da concepção, para reduzir o risco de aborto e malformações fetais graves (defeito aberto do tubo neural)
- gestantes com DM preexistente devem ser encaminhadas para tratamento em serviços

terciários nos quais terão acesso a atendimento multiprofissional e maiores recursos para aperfeiçoar os seus resultados gestacionais

- insulinoterapia aliada a dieta e atividade física ainda constituem o tripé do tratamento do DM durante a gestação.

# ► Referências bibliográficas

1. Jiwani A, Marseille E, Lohse N *et al.* Gestational diabetes mellitus: results from a survey of country prevalence and practices. J Matern Fetal Neonatal Med. 2012; 25(6):600-10.

2. Schmidt MI, Matos MC, Reichelt AJ *et al.* Prevalence of gestational diabetes mellitus: do the new WHO criteria make a difference? Brazilian Gestational Diabetes Study Group. Diabet Med. 2000; 17(5):376-80.

3. Walker JD. NICE guidance on diabetes in pregnancy: management of diabetes and its complications from preconception to the postnatal period. NICE clinical guideline 63. Diabet Med. 2008; 25(9):1025-7.

4. Metzger BE, Gabbe SG, Persson B *et al.* International association of diabetes and pregnancy study groups recommendations on the diagnosis and classification of hyperglycemia in pregnancy. Diabetes Care. 2010; 33(3):676-82.

5. Diagnosis and classification of diabetes mellitus. Diabetes Care. 2011; 34(Suppl 1):S62-9.

# 59 Hipertensão Arterial Crônica

*Nelson Sass*

## ▶ Introdução

Hipertensão arterial crônica (HAC) é definida por pressão arterial sistólica (PAS) maior ou igual a 140 mmHg e/ou pressão arterial diastólica (PAD) maior que 90 mmHg, precedente à gestação ou diagnosticada antes de 20 semanas ou que não desaparece após 12 semanas de puerpério.

Em 95% das vezes é representada por hipertensão arterial essencial. As influências sobre o desenvolvimento fetal têm relação direta com as condições da microcirculação, tendo a PAD do 1º trimestre impacto proporcional no prognóstico perinatal.[1] Essas influências podem ser classificadas segundo sua expressão clínica da seguinte maneira:

- leves: PAD menor que 100 mmHg
- moderadas: PAD maior ou igual a 100 mmHg e menor que 110 mmHg
- graves: PAD igual ou maior que 110 mmHg.

Quanto aos critérios diagnósticos de sobreposição de pré-eclâmpsia, a proteinúria é o padrão de melhor sensibilidade para a definição (proteinúria em amostra isolada detectada por fita reagente com uma ou mais cruzes ou maior que 300 mg em urina de 24 h, sendo valorizada, eventualmente, a detecção de 1,0 g ou mais em amostra isolada), ainda que a elevação do padrão de pressão arterial deva ser acompanhada com cautela.

Estratégias diferenciadas devem ser delineadas para o atendimento, considerando-se os antecedentes maternos e as condições clínicas da gestação atual. O início da assistência pré-natal mais precocemente possível e utilização de estrutura com disponibilidade e agilidade para avaliação das condições clínicas maternas e fetais são fundamentais para assegurar a qualidade da assistência.

## ▶ Assistência pré-natal

Predomina na prática clínica a presença de portadoras de formas leves e moderadas de hipertensão arterial. É perfeitamente possível acompanhar a evolução da gestação dessas pacientes observando algumas recomendações para o seguimento clínico.

### ▪ Rotina de consultas

Os intervalos de consultas são individualizados. Quanto maior a pressão arterial basal da paciente e piores seus antecedentes, mais frequentes serão as consultas.

#### Exames subsidiários

Além da rotina geral, a função renal deve ser avaliada pela creatinina plasmática. Diante de pacientes com PAD grave, avalia-se a proteinúria de 24 h na primeira consulta, tendo com o objetivo identificar possíveis lesões renais preexistentes, informação que pode ser útil no futuro para verificar possível sobreposição de pré-eclâmpsia.

### Dieta

A dieta deve ser o mais balanceada possível, incentivando o consumo de alimentos ricos em cálcio, além de boa oferta de proteínas. Não existem evidências consistentes capazes de garantir que a influência de algum tipo especial de dieta no prognóstico da gestação. Quanto ao sal, ensaios clínicos randomizados não identificaram melhor controle clínico ou prevenção de pré-eclâmpsia[2,3] relacionados com a restrição de cloreto de sódio Considerem-se ainda as dificuldades práticas para adesão a uma redução rígida de sal além do comprometimento do sabor do alimento.

### Atividade física

O repouso tem sido uma recomendação clássica em obstetrícia quando a meta é aperfeiçoar a perfusão uteroplacentária. Assim, as atividades físicas e profissionais devem ser readequadas quando necessário.

### Utilização de ácido acetilsalicílico

A utilização de doses diárias de 100 mg de ácido acetilsalicílico (AAS) parece reduzir em 10,0% o risco de pré-eclâmpsia, sem a detecção de grupos de pacientes nos quais essa proteção seja mais efetiva. Essa recomendação deve ser extensiva para todas as gestantes com HAC.

### Utilização de hipotensores

O uso de hipotensores na gestação tem sido objeto de discussão, uma vez que não se observa consenso nas recomendações sobre o momento de utilização e sobre qual seria a melhor opção.[4] Acrescente-se ainda a preocupação com possíveis efeitos fetais além da possibilidade de redução do fluxo uteroplacentário. Uma revisão sistemática relativa ao tema,[5] além de constatar a escassez de ensaios clínicos randomizados, não registrou alterações significativas no prognóstico materno e fetal em pacientes hipertensas leves e moderadas. O único desfecho verificado foi a redução do agravamento da pressão arterial, ainda que sem redução de morbidade e mortalidade materna, não sendo observado qualquer efeito protetor para a sobreposição de pré-eclâmpsia.

Hipotensores são introduzidos quando a PAD é igual ou maior que 100 mmHg, reduzindo-se ou mesmo suspendendo-se as doses utilizadas antes da gestação. Ressalte-se ainda que a adaptação fisiológica da gestação promove redução da pressão arterial no 2º trimestre, evento que parece traduzir adequada adaptação circulatória do território uteroplacentário e consequente prognóstico favorável à evolução gestacional.

Ao se considerar indicado o uso de hipotensor, a primeira escolha é a alfametildopa, com doses iniciais de 750 mg/dia, dividida em três tomadas. Não há vantagens em utilizar doses diárias inferiores ou com intervalos superiores a 8 h entre as tomadas.

A metildopa tem sido o agente hipotensor mais utilizado na gestação, com larga experiência clínica, ainda que não seja traduzida por grandes ensaios clínicos. Efeitos adversos ou anomalias fetais relevantes não têm sido registrados. Quanto aos riscos maternos, registra-se risco de hepatite de 1 a 10/100.000 entre pacientes tratados, não se sabendo se esses riscos permanecem na gestação.

Quanto aos diuréticos tiazídicos, não se registram riscos maternos ou efeitos fetais adversos, sendo considerados como alternativa de hipotensores na gestação, exceto no período de lactação.

Com relação aos betabloqueadores, ensaios clínicos randomizados que compararam desfechos clínicos com uso de atenolol e labetalol verificaram uma tendência preocupante de restrição do crescimento fetal.[6] Não têm sido registrados tais eventos com a utilização do metropolol, do pindolol e do oxprenolol, embora a experiência clínica documentada em ensaios randomizados seja escassa. Trabalhos[5] que compararam resultados entre betabloqueadores e metildopa não demonstraram maior eficiência dos primeiros, sem serem observadas diferenças relativas à ocorrência de recém-nascidos pequenos para a idade gestacional. Quanto aos riscos maternos, não têm sido registrados problemas relevantes que limitem sua utilização.

Quanto aos bloqueadores de canais de cálcio, há registros de que o nifedipino resultou em hipotensão materna e sofrimento fetal. Existe uma grande limitação de ensaios randomizados no tocante a segurança materna e/ou fetal, possíveis riscos e efetividade na gestação.

Quanto aos fármacos que interferem na ação da angiotensina, se por um lado não acarretam riscos maternos, sua utilização tem sido associada a quadros de disfunção renal do feto, oligoidrâmnio, restrição do crescimento, hipoplasia pulmonar e óbito. Não devem ser utilizados na gestação, não havendo, porém, restrições ao uso durante a lactação.

Outro aspecto a se considerar é a necessidade de associação de medicamentos, pois tal situação clínica materna traduz um comprometimento próximo ao limite funcional, dificilmente alcançando grande prolongamento da gestação. Diante da opção de se associarem três ou mais substâncias, torna-se necessária a internação da paciente, a fim de possibilitar o acompanhamento judicioso das condições maternas e fetais, com antecipação eletiva do parto quando preciso.

### Emergências hipertensivas

São definidas pela persistência de PAD igual ou maior que 110 mmHg associada a sintomas como cefaleia, tonturas e alterações visuais.

São empregados os mesmos critérios utilizados na pré-eclâmpsia grave, não havendo diferenças quanto à avaliação clínica e laboratorial, bem como aos esquemas de tratamento.[7] Assim, são fármacos preferenciais a hidralazina e o sulfato de magnésio. Diante de sinais clínicos compatíveis com edema pulmonar, o hipotensor de escolha deve ser o nitroprussiato de sódio.

### Uso de corticoide antenatal

Diante de situações que exigem a antecipação do parto, quando em idade gestacional entre 24 e 34 semanas,[8] utilizam-se duas doses de 12,0 mg de betametasona com intervalo de 24 h ou quatro doses de 6,0 mg de dexametasona com intervalos de 12 h. A experiência clínica acumulada não registra elevação na pressão arterial que possa ser atribuída ao uso dos corticoides,[9] porém é imperativa a vigilância rigorosa das condições maternas e fetais ao longo da administração do fármaco, não sendo justificável a exposição de mãe e feto a riscos evidentes ao longo do tempo necessário para ação dos corticoides.

Alguns critérios devem ser utilizados para internação desse grupo de pacientes:

- PAD acima de 110 mmHg, especialmente se associada a sintomatologia
- evidências de sobreposição de pré-eclâmpsia (proteinúria ou piora da pressão arterial)
- insuficiência placentária (oligoidrâmnio; restrição do crescimento fetal).

## ▶ Assistência ao parto

As decisões relativas ao momento e modo de realizá-lo estão submetidas à necessidade de equilibrar as condições maternas e fetais. A seguir, serão discutidas diversas situações a esse respeito.

### Hipertensão arterial crônica leve

Nesse grupo de pacientes é possível aguardar o desencadear da parturição em seu tempo oportuno. As indicações de parto operatório baseiam-se nas condições obstétricas. Recomenda-se que tais decisões devam estar asseguradas pela documentação das condições fetais e pelo perfil biofísico fetal.

### Hipertensão arterial crônica moderada

Diante de controle clínico satisfatório e da ausência de complicações fetais, é possível aguardar o termo da gestação. Nesse grupo de pacientes é possível realizar indução eletiva do parto após 38 semanas, utilizando-se, quando pertinente, métodos de preparo do colo (misoprostol; sonda de Foley) associados à indução segundo as condições cervicais, excetuando-se, evidentemente, situações obstétricas que indiquem o parto operatório.

Para tanto, é razoável, a partir de 38 semanas, a internação da paciente e o início do preparo das condições cervicais, utilizando-se 25 µg de misoprostol colocados junto ao colo uterino, inicialmente a cada 8 h. Em pacientes com cesárea anterior, o uso de sonda de Foley cervical mantida por 24 h pode induzir as modificações cervicais necessárias para o sucesso da indução. A partir das modificações cervicais, se ainda necessário, deve-se considerar ocitocina IV nas doses de 2 a 5 mU por minuto, com a finalidade de induzir as contrações uterinas. Essas doses devem ser reavaliadas ao longo da evolução do parto. A vigilância do bem-estar fetal deve ser verificada preferencialmente por cardiotocografia intraparto.

## • Hipertensão arterial crônica grave

Observam-se, nesse grupo, elevadas taxas de mortalidade perinatal, decorrentes da instalação muitas vezes precoce de grave insuficiência placentária, sendo necessário decidir sobre a antecipação do parto, decisão esta complicada pela concomitância da prematuridade.

As decisões relativas à parturição devem ser pontuadas por diversas variáveis a serem analisadas no conjunto. As situações mais frequentes na clínica são demonstradas a seguir.

### Grave comprometimento fetal associado ou não a oligoidrâmnio

Considera-se que o parto deva ser o cesáreo nessas situações, em função das baixas reservas na oxigenação fetal. Diante de idade gestacional precoce, quando não se verificar adequada formação do segmento inferior, exige-se do cirurgião a opção pela cesárea longitudinal segmento-corporal. Tal alternativa, ainda que associada a maior risco materno, possibilita melhor acesso à cavidade uterina, viabilizando

a realização de manobras mais eficientes e menos traumáticas ao feto, muitas vezes em apresentação anômala.

### Reservas fetais adequadas associadas ou não a oligoidrâmnio

Nessas situações é preciso considerar a apresentação fetal. Diante de apresentação cefálica, é possível investir no parto vaginal, que deve ser acompanhado por monitoramento contínuo, levando-se em conta a possibilidade de compressão funicular persistente. Diante de apresentações anômalas, o parto deve ser o cesáreo.

### Situações de risco materno

Resguardar os interesses maternos deve ser o principal objetivo diante de graves complicações, como as emergências hipertensivas, eclâmpsia, síndrome HELLP ou situações que comprometam a função de um ou mais órgãos. As ações necessárias são similares às descritas nos Capítulos 53, *Doença Hipertensiva Específica da Gravidez*, e 54, *Síndrome HELLP*.

Diante dessas situações, o parto deve ser realizado pela via mais rápida, após a estabilização clínica da paciente, avaliação laboratorial materna e do bem-estar fetal. Diante de apresentação cefálica e condições obstétricas favoráveis, como colo uterino esvaecido e/ou dilatado ou quando instalado o trabalho de parto, considera-se razoável, diante de condições maternas estáveis, a parturição por via natural.

## ▶ Referências bibliográficas

1. Sass N, Moron AF, El-Kadre D *et al*. Contribuição ao estudo da gestação em portadoras de hipertensão arterial crônica. Rev Paul Med. 1990; 108(6):261-6.
2. Hofmeyr GJ, Lawrie TA, Atallah AN *et al*. Calcium supplementation during pregnancy for preventing hypertensive disorders and related problems. Cochrane Database Syst Rev. 2011; (4):CD001059.
3. Duley L, Henderson-Smart D. Reduced salt intake compared to normal dietary salt, or high intake, in pregnancy. Cochrane Database Syst Rev. 2011; (4):CD001687.
4. Abalos E, Duley L, Steyn DW *et al*. Antihypertensive drug therapy for mild to moderate hypertension during pregnancy. Cochrane Database Syst Rev. 2011; (4):CD002252.

5. Mulrow CD, Chiquette E, Ferrer RL *et al.* Management of chronic hypertension during pregnancy. Evidence Report/Tecnology Assessment no. 14 (Prepared by the San Antonio Evidence-based Practice Center – University of Texas Health Science Center). AHRQ no. 00-E011. Rockville MD. Agency for Healthcare Research and Quality, 2000.

6. Magee LA, Duley L. Oral beta-blockers for mild to moderate hypertension during pregnancy. Cochrane Database Syst Rev. 2011; (4):CD002863.

7. Duley L, Henderson -Smart DJ. Drugs for rapid treatment of very high blood pressure during pregnancy. Cochrane Database Syst Rev. 2011; (4):CD001449.

8. Devender R, Dalziel SR. Antenatal corticosteroids for accelerating fetal lung maturation for women at risk of preterm birth. Cochrane Database Syst Rev. 2011; (4):CD004454.

9. Sass N, Cançado RR, Oliveira ML *et al.* Corticoterapia pré-natal nas síndromes hipertensivas da gestação e seus efeitos na pressão arterial materna. Rev Ass Med Bras. 2001; 47(3):255-8.

# 60 Cardiopatias

*Daniel Born*

## ▶ Introdução

A mortalidade materna no ciclo gravídico-puerperal pode ocorrer por causa direta ou indireta. Entre as indiretas, ou seja, morte materna resultante de uma doença orgânica de base, destacam-se as cardiopatias, admitindo-se que podem ser evitadas por assistência pré-natal especializada e adequado planejamento familiar.

No Brasil a incidência de doenças cardíacas na gravidez varia de 1 a 4%, sendo considerada a causa não obstétrica mais comum de mortalidade materna. A cardiopatia reumática é a mais frequente (55%, sendo 80% dos casos representados pela estenose mitral, seguida pelas etiologias chagásica e congênita). Entre as cardiopatias congênitas, as mais frequentes são a comunicação interatrial (CIA), a comunicação interventricular (CIV) e a estenose pulmonar, sendo a tetralogia de Fallot a cardiopatia congênita cianótica mais comum na gestação.[1]

## ▶ Modificações fisiológicas cardiovasculares na gravidez

A gravidez e o puerpério caracterizam-se por ajustes fisiológicos de todos os sistemas do organismo materno. Na paciente portadora de doença cardíaca, as alterações cardiovasculares podem desmascarar cardiopatias não diagnosticadas ou causar e/ou agravar a insuficiência cardíaca, ocasionando risco de morte. Por isso, é fundamental que os médicos conheçam as modificações fisiológicas deste período para compreender a fisiopatologia das cardiopatias do ciclo gravídico-puerperal.

### ▪ Volume sanguíneo e seus componentes

O volume sanguíneo aumenta em torno de 40% acima dos níveis pré-gravídicos, mas a variabilidade individual é muito ampla.[2] A hipervolemia induzida pela gravidez destina-se a suprir a demanda do útero aumentado, com seu sistema vascular altamente hipertrofiado, bem como para proteger a mãe e o feto contra os efeitos deletérios do retorno venoso prejudicado nas posições ereta e supina e, principalmente, para salvaguardar a mãe contra os efeitos adversos da perda associada à parturição.

A maior parte do aumento do volume sanguíneo deve-se ao aumento do volume plasmático. Já a partir da 6ª semana de gestação, ocorre um aumento de 50% desse componente, ou seja, 1.200 a 1.500 m$\ell$, expandindo-se mais rapidamente durante o 2º trimestre, até a 24ª semana, e a seguir mais lentamente até a 32ª semana.

O aumento desproporcional do volume plasmático durante a gravidez resulta em hemodiluição, manifestada por queda do hematócrito e da concentração de hemoglobina. Essa condição é denominada por alguns autores como anemia fisiológica da gravidez.

## • Débito cardíaco

Durante a gravidez humana, o débito cardíaco eleva-se em torno de 40%. Essa elevação tem início entre 10 e 12 semanas de gestação, atingindo um platô entre 20 e 24 semanas, de 30 a 50% acima dos níveis pré-gravídicos.

Pode ocorrer redução do débito cardíaco quando a paciente assume a posição supina, fato verificado em 5 a 10% das gestantes, como consequência da diminuição do retorno venoso pela compressão do útero grávido sobre a veia cava inferior, podendo seguir-se hipotensão, síncope e bradicardia, caracterizando a síndrome da hipotensão supina.[3]

No trabalho de parto, o débito cardíaco aumenta a cada contração uterina e retorna a uma linha de base progressivamente mais elevada no intervalo intercontrátil. A magnitude de cada elevação do débito cardíaco é relacionada diretamente com a intensidade da contração uterina, que promove ejeção do sangue intramural uterino, aumentando o retorno venoso.

As alterações do débito cardíaco associadas ao parto ou à cesariana também são influenciadas por analgesia ou anestesia. Utilizando a anestesia local, o débito cardíaco aumenta progressivamente com o avançar do trabalho de parto. O bloqueio do sistema simpático associado à anestesia regional, promovendo vasodilatação periférica, também reduz o débito cardíaco.[3]

No pós-parto imediato, o débito cardíaco aumenta de 60 a 80%, podendo permanecer elevado durante alguns dias ou semanas, como consequência do esvaziamento sanguíneo do útero e da diminuição da compressão da veia cava inferior.

## • Resistência vascular e pressão arterial

Na gravidez, existe redução da resistência vascular periférica, quer pela ação de fístula da circulação uteroplacentária, quer pela ação hormonal. A queda da resistência vascular periférica tem maior magnitude que o aumento concomitante do débito cardíaco. Como consequência, ocorre diminuição da pressão arterial no 1º e, particularmente, no 2º trimestre de gravidez, que clinicamente se traduz pelo aumento da amplitude do pulso periférico. Nas últimas semanas da gravidez, a pressão arterial tende a atingir os níveis pré-gravídicos.

Durante o trabalho de parto, a pressão arterial sistólica eleva-se de 15 a 20 mmHg e a diastólica de 10 a 15 mmHg, sendo a magnitude dessas alterações dependente da intensidade da contração uterina e relacionada com dor, ansiedade e posição da parturiente.

## ► Repercussões das doenças cardíacas no ciclo gravídico-puerperal

A incidência de abortamento em pacientes cardiopatas é maior, principalmente quando há hipoxemia materna ou quando são utilizados anticoagulantes orais. Nas cardiopatias congênitas cianóticas, a intensidade da cianose é importante; quando o hematócrito é maior que 65%, o abortamento ocorre em 80 a 100% das oportunidades.

A ocorrência da prematuridade está associada à intensidade da insuficiência cardíaca (maior nas classes funcionais III/IV), ao uso de anticoagulantes orais e à hipoxemia.

Para que ocorra crescimento fetal adequado, bem como do útero e da placenta, é necessário que haja suprimento adequado de sangue oxigenado. Pacientes com insuficiência cardíaca congestiva precoce e persistente, ou acompanhada de cianose, apresentam risco maior de retardo do crescimento uterino e fetal.

Em mães com cardiopatia congênita, é descrita maior incidência de cardiopatias congênitas nos seus filhos.

A doença cardíaca não influencia a evolução do trabalho de parto. No puerpério, pacientes com insuficiência cardíaca têm maior risco de fenômenos tromboembólicos e de infecções, especialmente as submetidas ao parto por cesariana. A amamentação é permitida às pacientes cardiopatas compensadas (classes funcionais I ou II), sendo desaconselhada na vigência de descompensação cardíaca (classes III ou IV), em virtude das más condições físicas e da sobrecarga emocional que a mesma determina.

## ▶ Repercussões do ciclo gravídico-puerperal nas doenças cardíacas

As alterações cardiovasculares da gravidez normal podem impor graves riscos às pacientes cardiopatas. Pacientes sem qualquer limitação funcional, ou que a apresentem de forma mínima quando não grávidas, podem experimentar piora súbita durante a gravidez.

A avaliação das repercussões da gravidez sobre as doenças cardíacas muitas vezes torna-se difícil, em virtude de seus sintomas e sinais serem comumente observados em gestantes normais. A experiência registra não haver interferência da gestação na história natural da cardiopatia.

Podese predizer que a 2ª metade da gestação, o parto e o puerpério imediato são os períodos de maior risco para a gestante cardiopata. Após a 20ª semana de gravidez, o débito cardíaco alcança os seus níveis máximos e a frequência cardíaca aumenta progressivamente. Em pacientes com estenose mitral, a idade gestacional de início da congestão pulmonar tende a ser paralela à da ocorrência do aumento do débito cardíaco e da volemia, sendo a maior incidência de descompensação cardíaca na gravidez por volta da 32ª semana de gestação.

Algumas cardiopatias implicam elevado risco de morte, justificando o aconselhamento para interrupção da gestação. Estão incluídas nessa categoria a síndrome de Eisenmenger, a hipertensão pulmonar primária ou esquistossomótica, a coarctação de aorta grave não corrigida, a síndrome de Marfan com raiz de aorta maior que 40 mm e a miocardiopatia periparto que mantém déficit de função ventricular 6 meses após o parto.

O risco de morte materna varia bastante e cresce de maneira diretamente proporcional à gravidade dos procedimentos terapêuticos realizados previamente ou no curso da gestação, tais como cirurgia cardíaca, necessidade do uso de fármacos anticoagulantes, tempo decorrido entre a cirurgia e a gravidez (superior a 10 anos), longo tempo de evolução da lesão cardíaca e ritmo cardíaco alterado, especialmente fibrilação atrial.[4]

## ▶ Diagnóstico da cardiopatia na gestação

A gravidez normal costuma ser acompanhada por alterações físicas e fisiológicas que podem ser confundidas com sinais de doença cardíaca. Frequentemente, gestantes normais queixam-se de fadiga, dispneia, palpitações, ortopneia e edema periférico. Certos sintomas devem alertar o clínico para possível doença cardíaca na gravidez, como limitação progressiva da atividade física decorrente de dispneia progressiva, dor torácica que acompanha o exercício e síncope precedida por palpitações ou após esforço físico.

Sopros sistólicos são comumente observados em gestantes normais. Por outro lado, sopros diastólicos, quando presentes, devem ser considerados patológicos. A terceira bulha é ouvida com frequência e não é um sinal de anormalidade. Distensão venosa e edema periférico são encontrados na maioria das gestantes normais. O exame físico é compatível com doença cardíaca quando há sopro sistólico rude (grau de intensidade maior que 3+/6+) ou clique, sopro diastólico, cardiomegalia inequívoca na radiografia de tórax, cianose, baqueteamento de dedos e distensão jugular persistente. Arritmia cardíaca persistente no eletrocardiograma também contribui para o diagnóstico da cardiopatia.

No eletrocardiograma são comuns as seguintes alterações: onda T invertida em DIII e AVF; segmento ST infradesnivelado entre 0,5 e 1 mm, sem que haja qualquer correlação clinicoeletrocardiográfica, retornando à linha isoelétrica logo após o parto. Extrassístoles atriais e ventriculares também são comuns.

Na radiografia de tórax pode ser observada cardiomegalia decorrente de horizontalização do coração causada por elevação diafragmática, sendo comum o aparecimento de aumento da vascularização pulmonar. Derrame pleural não é raro, especialmente no puerpério; em geral é pequeno e regride em aproximadamente 2 semanas.

O ecocardiograma da gestante normal revela aumento das dimensões das câmaras cardíacas, particularmente das câmaras direitas. Essas alterações aumentam progressivamente durante a gestação e normalizam-se no puerpério. A dimensão e a função do ventrículo esquerdo são inalteradas ou discretamente aumentadas. Derrame pericárdico é descrito em 40% das gestantes de termo. Foram descritos refluxos discretos (funcionais) das valvas tricúspide, mitral e pulmonar na maioria das gestantes normais.

Os seguintes critérios devem ser adotados para o diagnóstico da cardiopatia na gestação:

- sopro cardíaco diastólico, pré-sistólico ou contínuo
- aumento efetivo de volume cardíaco
- sopro sistólico áspero, rude com irradiação e acompanhado de frêmito
- grave arritmia (p. ex., de fibrilação atrial).

Pacientes que não apresentam nenhum desses traços raramente têm cardiopatia. Estabelecidos todos esses diagnósticos, o obstetra e o cardiologista podem, sem dúvida, programar com total segurança os cuidados pré-natais a serem oferecidos à gestante cardiopata.

# ► Cardiopatias mais frequentes no ciclo gravídico-puerperal

As cardiopatias mais frequentes são: valvopatias reumáticas, cardiopatias congênitas, cardiopatia periparto, hipertensão pulmonar primária, síndrome de Marfan, arritmias, extrassistolia ventricular, doença de Chagas e doença coronária.

## ▪ Valvopatias reumáticas

A doença reumática é a causa mais frequente de cardiopatia na gravidez no Brasil e sua incidência é estimada em 50% entre outras cardiopatias.[5] Algumas orientações são válidas para todas as pacientes, como: restrição da atividade física e profilaxia antibiótica para endocardite infecciosa, além de profilaxia antibiótica para novos surtos de febre reumática.

De maneira geral, lesões valvares obstrutivas, como estenoses mitral e aórtica, apresentam pior evolução clínica, sendo associadas a maiores índices de complicações quando comparadas às lesões regurgitantes. O prognóstico das lesões estenóticas relaciona-se com o grau anatômico da lesão valvar, enquanto o das regurgitantes, com a preservação da função ventricular. As classes funcionais III/IV sempre se relacionam com má evolução, devendo-se considerar medidas terapêuticas intervencionistas durante a gravidez. Os eventos que ampliam este risco são insuficiência cardíaca, hipertensão pulmonar, fibrilação atrial e antecedentes de tromboembolismo e/ou endocardite infecciosa.

### Estenose mitral

É a lesão valvar mais frequente na gestação. Uma parcela significativa das pacientes apresenta deterioração clínica em vista da expansão hemodinâmica e de eventuais arritmias supraventriculares, como fibrilação ou *flutter* atrial. Essa combinação de eventos pode produzir elevação importante da pressão capilar pulmonar e edema agudo de pulmão, sendo os períodos mais críticos o fim da gestação, o parto e o puerpério imediato.

O tratamento nesse grupo visa reduzir a frequência cardíaca e atenuar o aumento da volemia. Os sintomas e a frequência cardíaca são efetivamente controlados com restrição da atividade física (repouso absoluto no leito), além do uso de betabloqueadores (propranolol, metropolol, atenolol), digitálicos e diuréticos.

Os tiazídicos devem ser evitados no 3º trimestre, por causarem plaquetopenia neonatal. A espironolactona é contraindicada na gravidez pela possibilidade de feminilização do feto de sexo masculino. A frequência pode ser reduzida de modo a melhorar o tempo de esvaziamento do átrio esquerdo com o uso de propranolol (40 a 80 mg/dia) ou betabloqueadores cardiosseletivos como o metropolol (50 a 75 mg/dia), ou com digitálicos, de particular interesse para as pacientes que desenvolvem fibrilação atrial aguda. Os vasodilatadores, os nitratos e a hidralazina são úteis para diminuir o retorno venoso.

As pacientes sem boa resposta ao tratamento clínico podem ser tratadas com valvoplastia com cateter-balão. A comissurotomia mitral está atualmente restrita às pacientes que apresentam contraindicações para realização de valvoplastia mitral (aspectos anatômicos da válvula mitral no ecocardiograma, trombo em átrio esquerdo), pois a cirurgia cardíaca com circulação extracorpórea está associada a um índice de mortalidade fetal de aproximadamente 30%.

Nas pacientes que se apresentam para o trabalho de parto com edema agudo de pulmão, além do tratamento medicamentoso com uso de diuréticos, digitálicos IV e betabloqueadores, pode-se associar a analgesia peridural, que promove vasodilatação por bloqueio simpático, proporcionando, assim, adequada redução do retorno venoso.

As complicações cardiológicas mais frequentes observadas neste grupo são: progressão para tipo funcional III/IV, edema agudo de pulmão e fibrilação atrial aguda.[6]

A fibrilação atrial é considerada fator de risco materno-fetal, especialmente quando surge durante a gravidez, e pode elevar a mortalidade materna em até 15%. Esse aspecto se explica pelo aumento no risco de fenômenos tromboembólicos e pela diminuição do débito cardíaco. A cardioversão elétrica pode ser efetuada durante a gravidez, uma vez que não há registro de efeitos adversos na literatura.[7]

## Insuficiência mitral

É bem tolerada, sendo provavelmente atenuada pela diminuição da resistência vascular periférica observada na gestante, porém a dilatação atrial esquerda que acompanha a insuficiência mitral também pode predispor à fibrilação atrial e aos fenômenos tromboembólicos.

A insuficiência mitral causa sobrecarga de volume ao ventrículo esquerdo, e como a função ventricular geralmente ainda é preservada na mulher jovem, os mecanismos de manutenção do débito cardíaco conseguem preservar o equilíbrio hemodinâmico. A progressão da insuficiência cardíaca geralmente é lenta, entretanto as arritmias supraventriculares são frequentes. A fibrilação atrial crônica predispõe aos riscos de tromboembolismo e pode justificar a profilaxia para fenômenos tromboembólicos durante a gravidez.

O tratamento de gestantes com insuficiência mitral inclui, além da restrição da atividade física, o uso de digitálicos, diuréticos (furosemida) e a redução da pós-carga pode ser efetuada com o uso de hidralazina e da pré-carga, utilizando-se nitritos ou nitratos.

## Insuficiência aórtica

Ocorre com menor frequência. A insuficiência aórtica é mais comum que a estenose aórtica, além de raramente apresentar déficit importante da função ventricular esquerda na idade fértil; desse modo, a gestação é bem tolerada, e a diminuição da resistência periférica fisiológica pode atenuar o refluxo valvar aórtico.

## Estenose aórtica

As portadoras de estenose aórtica grave apresentam alto risco materno-fetal. As pacientes com área valvar menor que 1 $cm^2$ devem ser desaconselhadas a engravidar antes de serem submetidas à correção cirúrgica. Quando ocorre descompensação cardíaca durante a gestação, pode-se recorrer à valvoplastia com cateter-balão ou com cirurgia (troca valvar ou comissurotomia aórtica).

O aumento do volume sistólico provoca aumento no trabalho ventricular esquerdo que pode não se traduzir por aumento correspondente do fluxo sanguíneo. Se o volume sistólico não aumenta, ocorre taquicardia, que ocasiona redução do fluxo coronário (que ocorre na diástole), por diminuição do tempo de enchimento ventricular. Deve ser ressaltado ainda que a vasodilatação arterial fisiológica da gravidez é deletéria nessas pacientes por aumentar o gradiente valvar.

Assim, as pacientes com estenose aórtica grave podem falecer por insuficiência cardíaca ou apresentar morte súbita por arritmias ou por diminuição aguda do retorno venoso, seja por hipotensão ou por perdas sanguíneas fisiológicas do parto e puerpério.

No tratamento das gestantes com estenose aórtica grave sintomática tem sido indicada a valvoplastia percutânea com cateter-balão ou o procedimento cirúrgico de substituição valvar ou, eventualmente, a comissurotomia valvar.

### Prótese valvar

A evolução da portadora de prótese valvar no ciclo gravídico-puerperal depende de vários fatores, como tipo, número e localização das próteses, tempo de evolução pós-operatória, ritmo cardíaco e função ventricular esquerda.

A maioria das portadoras de próteses mecânicas bem funcionantes, mesmo que múltiplas, é capaz de tolerar a sobrecarga hemodinâmica da gravidez. A anticoagulação aumenta os riscos maternos (fenômenos hemorrágicos e tromboembólicos) e fetais (abortamentos, óbitos fetais intrauterinos, prematuridade e crescimento intrauterino retardado, além de malformação). As biopróteses têm a vantagem de dispensar a anticoagulação, mas têm menor durabilidade e, com alguma frequência, necessitam de reoperação.

As biopróteses podem apresentar disfunção por ruptura ou por estenose, com maiores complicações. Enquanto as disfunções de biopróteses têm evolução mais lenta, as disfunções de próteses mecânicas (trombose) são mais agudas e frequentemente disponibilizam

pouco tempo para que sejam realizados o diagnóstico e o tratamento, registrando elevado índice de mortalidade.

### Prolapso de valva mitral

Na gestação, tem sido observada redução dos fenômenos auscultatórios e mesmo ecocardiográficos como resultado do aumento fisiológico do volume diastólico final, além da diminuição da resistência vascular periférica. O aumento da volemia poderia realinhar o aparelho valvar mitral pelo aumento das dimensões do ventrículo esquerdo e pelo alongamento do eixo longitudinal do ventrículo. A experiência da literatura mostra evolução materno-fetal satisfatória nessas pacientes.

## ▪ Cardiopatias congênitas

As cardiopatias congênitas são responsáveis por aproximadamente 10% das doenças cardíacas na puerperalidade e constituem 0,5 a 1% dos óbitos maternos. Deve ainda ser ressaltada a alta incidência de defeitos congênitos nos filhos de pacientes com lesões cardíacas congênitas, especialmente as de via de saída de cavidades esquerdas.

A evolução materna é determinada pelos seguintes fatores: tipo de cardiopatia; correção cirúrgica prévia ou não; cianose e função ventricular, demonstrando que, quando a cardiopatia materna é complicada por cianose, o risco materno e fetal é maior.

A correção das cardiopatias congênitas cianóticas, mesmo se parcial, diminui significativamente o risco fetal e melhora as condições de crescimento fetal intrauterino. A gravidez em mulheres com cardiopatias congênitas cianóticas tem prognóstico relacionado com o grau de cianose e correlação linear, que demonstrou que o hematócrito acima de 60% associou-se a quase 100% de perdas fetais.

O tratamento rotineiro da insuficiência cardíaca direita é recomendado, mas deve-se lembrar que o uso excessivo de diuréticos pode causar piora da hemoconcentração e alteração da função renal na paciente cianótica. A recomendação para a anticoagulação parece ser justificada nos casos em que há trombose venosa profunda e prótese valvar.

A profilaxia antibiótica para a endocardite no parto é um tema polêmico, recomendando-se, no Brasil, sua realização em todos os casos.

O trabalho de parto, o período expulsivo e o puerpério imediato são momentos de especial risco, uma vez que a redução da pressão arterial e da resistência vascular sistêmica pode aumentar a direção do fluxo sanguíneo direito-esquerdo e agravar o quadro de hipoxemia, por vezes fatal.

## Comunicação interatrial

A comunicação interatrial (CIA) é a cardiopatia congênita mais frequentemente encontrada durante a gravidez. Ao *shunt* esquerda-direita soma-se a sobrecarga volumétrica da gestação, que leva a maior sobrecarga (estresse) sobre o ventrículo direito. Entretanto, a vasculatura pulmonar geralmente acomoda esse volume, com manutenção das pressões pulmonares e da resistência pulmonar. A paciente com CIA não complicada por outra patologia ou por hipertensão pulmonar tolera bem a gestação, podendo, eventualmente, apresentar insuficiência cardíaca ou arritmia supraventricular em sua evolução. A profilaxia para endocardite infecciosa não é indicada especialmente nas portadoras de CIA do tipo *ostium secundum*.

## Comunicação interventricular

Portadoras de comunicação interventricular (CIV) isoladas sem hipertensão pulmonar toleram bem a gestação, mas existem relatos de insuficiência cardíaca, arritmias e, inclusive, embolia paradoxal em pacientes sem correção cirúrgica. Quando a CIV é grande, a gestação pode desencadear insuficiência cardíaca. As pacientes com correção cirúrgica da CIV têm evolução igual à das gestantes normais.

Um episódio de hipotensão grave durante o trabalho de parto ou no puerpério pode inverter o *shunt* em pacientes sem correção cirúrgica e com hipertensão pulmonar importante. Nessa ocasião, indicam-se a reposição de volume e o uso de substâncias vasopressoras. O risco materno eleva-se nas portadoras de hipertensão pulmonar. As pacientes sem correção cirúrgica também devem receber profilaxia antibiótica para endocardite infecciosa.

## Persistência do canal arterial

Essa patologia já foi muito frequente na gestação, sendo rara atualmente. A gestação não apresenta maiores riscos para portadoras de persistência do canal arterial (PCA) sem hipertensão pulmonar.

## Estenose aórtica congênita

Há poucos relatos na literatura revelando alta taxa de mortalidade materna nos casos em que o gradiente é maior do que 100 mmHg. As maiores complicações são morte súbita e insuficiência cardíaca esquerda, além de endocardite infecciosa.

## Estenose pulmonar

Portadoras de estenose pulmonar leve a moderada toleram bem a gestação; entretanto, nos casos graves, pode ocorrer insuficiência cardíaca direita. Tais situações podem ser tratadas com valvoplastia por cateter-balão ou mesmo por valvotomia cirúrgica.

## Coarctação da aorta

As portadoras de coarctação de aorta não complicada têm evolução favorável da gravidez; contudo, há relatos de insuficiência cardíaca, hipertensão e angina, além de dissecção da aorta e ruptura de aneurismas do círculo de Willis. Também foram descritos casos de endocardite infecciosa e aumento na incidência de cardiopatias congênitas nos filhos dessas pacientes. Em função desses fatos, é recomendável que a portadora de coarctação da aorta seja submetida à correção cirúrgica antes da gravidez.

Acreditava-se que a ruptura-dissecção aórtica fosse mais frequente durante a gestação, mas este fato não se comprovou verdadeiro. A decisão sobre o parto deve ser de indicação obstétrica, sendo preferencial o parto vaginal com realização de fórcipe de alívio.

As recomendações para essas pacientes são limitação da atividade física e controle da pressão arterial, já que raramente ocorre ruptura de aneurisma aórtico da artéria na ausência de hipertensão. Nas pacientes já submetidas à correção cirúrgica, a evolução da gestação é satisfatória.

## Tetralogia de Fallot

A tetralogia de Fallot (T4F) é a cardiopatia congênita cianótica mais comum na gestante. As alterações hemodinâmicas da gravidez podem causar, na paciente sem correção cirúrgica ou com correção parcial, piora na intensidade do *shunt* direita-esquerda, o que origina queda da saturação arterial de $O_2$ e elevação dos níveis de hematócrito pelo estímulo à eritropoese, explicando o aumento da cianose durante a gestação. Esse agravamento é explicado pelo aumento da volemia associado à queda na resistência vascular sistêmica.

O prognóstico da gestante com T4F não corrigida é especialmente sombrio quando a paciente apresenta episódios de síncopes com hematócrito superior a 60%, saturação de oxigênio menor que 80% e pressão do ventrículo direito maior que 100 mmHg.

O trabalho de parto, o parto e o puerpério imediato são os períodos de risco particular, já que qualquer queda na pressão arterial e da resistência vascular sistêmica pode aumentar o *shunt* direita-esquerda e levar a paciente ao óbito.

As pacientes submetidas à cirurgia paliativa antes da gestação apresentam menor mortalidade materna, porém as perdas conceptuais ainda são elevadas, especialmente naquelas com hematócrito elevado. As pacientes com correção cirúrgica total têm evolução satisfatória no ciclo gravídico-puerperal, com redução importante no número de abortamentos e na mortalidade fetal e neonatal.

## Síndrome de Eisenmenger

Em termos práticos o termo síndrome de Eisenmenger é usado para descrever todas as situações nas quais ocorre hipertensão pulmonar e *shunt* direita-esquerda decorrentes de qualquer comunicação entre a circulação arterial e venosa.

A partir dos dados acumulados é possível concluir que a síndrome é acompanhada por alta mortalidade materna e fetal. A elevada resistência vascular pulmonar não diminui durante a gestação. A queda da resistência vascular sistêmica fisiológica da gravidez acarreta aumento no *shunt* direita-esquerda, com consequente diminuição do fluxo pulmonar, agravando a hipoxia.

O trabalho de parto, o parto e o puerpério são os períodos de maior risco. A maior parte dos óbitos ocorre no parto ou nas primeiras 2 semanas de puerpério, e os restantes, durante a cesariana. É possível também a morte por trombose da artéria pulmonar.

Com base nesses achados, recomendam-se:

- contraindicar a gestação em portadoras de síndrome de Eisenmenger
- indicar abortamento terapêutico por risco materno
- se a interrupção não for aceita ou não for mais possível, deve-se internar a paciente após a 20ª semana
- anticoagulação
- oxigenoterapia para elevar a saturação de oxigênio e atenuar a hiper-resistência pulmonar
- controle gasométrico frequente
- tratamento rotineiro da insuficiência cardíaca
- preferência pelo parto espontâneo e com fórcipe de alívio
- monitoramento hemodinâmico e eletrocardiográfico no parto
- anestesia peridural para essas pacientes; entretanto, para as que têm indicação obstétrica de parto cesariano, tem sido recomendada a anestesia geral
- monitoramento da saturação arterial de oxigênio e controle frequente dos gases arteriais durante o trabalho de parto, parto e puerpério
- hospitalização por, no mínimo, 15 dias após o parto.

## • Cardiomiopatia periparto

A cardiomiopatia periparto é caracterizada por cardiomegalia, insuficiência cardíaca, disritmias e embolias. São critérios para o diagnóstico:

- início dos sintomas 2 semanas antes do parto até 30 semanas pós-parto
- nenhuma evidência de cardiopatia orgânica durante a gestação e o trabalho de parto
- nenhuma outra causa detectável de cardiopatia.

Não há um agente etiológico conhecido para a enfermidade. É mais comum sua associação a pré-eclâmpsia e má nutrição, idade materna acima de 30 anos, multiparidade e hipertensão sistêmica, podendo recidivar em outras gestações.

Seis meses após o início da enfermidade, as pacientes voltam a apresentar volume cardíaco normal e estão assintomáticas, e o prognóstico a longo prazo é bom. Naquelas que continuam com cardiomegalia 6 meses após, o prognóstico é grave.

## • Hipertensão pulmonar primária

Apesar de as pacientes assintomáticas terem melhor prognóstico, é muito difícil predizer, com base no quadro clínico pré-gestacional, qual paciente irá desenvolver insuficiência cardíaca direita ou falecerá durante a gestação. O risco de morte materna é maior nas pacientes com níveis mais elevados de pressão arterial pulmonar. O desenvolvimento de cianose, dor precordial, insuficiência cardíaca direita e dispneia intensa são sinais de mau prognóstico.

O óbito pode ocorrer em qualquer momento, sendo mais comum no final da gestação, no parto e nos primeiros dias do puerpério. Nessas ocasiões, ocorre aumento do trabalho cardíaco associado a diminuição da oferta de oxigênio tecidual em função da sobrecarga. Este fato pode explicar isquemia miocárdica e, consequentemente, falência ventricular direita e arritmias fatais.

## • Síndrome de Marfan

As portadoras dessa síndrome podem ter má evolução durante a gravidez, pois apresentam risco maior de dissecção ou ruptura aórtica, insuficiência cardíaca secundária, regurgitação valvar (aórtica ou mitral) e endocardite infecciosa. Recomenda-se que a gestação seja contraindicada nas pacientes com diâmetro da raiz aórtica superior a 40 mm, em função do elevado risco de dissecção, e, na ausência desse achado, recomenda-se que a paciente complete a sua prole em curto espaço de tempo. Essas pacientes devem ser submetidas a repetidas avaliações do aparelho cardiovascular, além de terem o trabalho de parto e o parto com um mínimo de estresse cardiovascular.

## • Arritmias

O tratamento das arritmias cardíacas é semelhante ao realizado no estado pré-gravídico. A natureza da cardiopatia deve ser determinada, assim como fatores predisponentes, como o hipertireoidismo. Se apresentar arritmias graves com risco de morte, a paciente deve ser tratada antes da investigação da doença de base. Dessa maneira, a fibrilação ventricular, a fibrilação atrial aguda e o *flutter* agudo com baixo débito devem ser tratados com cardioversão elétrica (sem restrições durante a gravidez) e bloqueios atrioventriculares totais com marca-passo.

Durante a gestação, a queixa de palpitações, e mesmo taquicardias, é frequente. Vários autores têm relatado maior suscetibilidade para a ocorrência de taquicardia paroxística supraventricular durante a gravidez. As taquiarritmias podem produzir sintomas mais facilmente que o estado não gravídico, porém o tratamento não é diferente.

### Taquicardia paroxística supraventricular

A taquicardia paroxística supraventricular (TPSV) ocorre em pacientes com ou sem doença cardíaca. Alguns autores têm relatado que a incidência de TPSV está aumentada na gravidez, embora esse aspecto ainda não tenha sido comprovado.

A conduta é praticamente a mesma empregada fora do período gestacional. Após a realização de manobra vagal, o medicamento de escolha para a reversão é a adenosina, pois tem meia-vida de 10 segundos e é rapidamente metabolizada nas hemácias e no endotélio, não causando repercussão fetal.

### Flutter atrial

Esta arritmia é incomum na gestante, contudo pode causar piora importante no quadro hemodinâmico em gestantes portadoras de cardiopatia reumática. A cardioversão elétrica é a terapêutica de eleição.

### Fibrilação atrial

É mais frequentemente observada em pacientes com valvopatias mitrais de etiologia reumática. Nessas, o quadro clínico depende da gravidade da lesão e da frequência e função ventriculares, podendo variar de palpitações a franca insuficiência cardíaca e edema pulmonar agudo.

Em gestantes portadoras de estenose mitral, a fibrilação atrial aguda é mal tolerada. Além dos efeitos deletérios na circulação materna, a diminuição do débito cardíaco materno pode contribuir para aumento da morbidade e mortalidade fetais em função da menor perfusão placentária.

A conduta terapêutica depende da repercussão da arritmia, de modo que pacientes com grave deterioração funcional devem ser submetidas a cardioversão elétrica, enquanto naquelas com discretas alterações pode-se tentar a reversão com medidas farmacológicas.

O tratamento farmacológico para o controle da frequência ventricular inclui digital, betabloqueadores ou antagonistas dos canais de cálcio. A restauração do ritmo sinusal nas pacientes com instabilidade hemodinâmica é feita por meio de cardioversão elétrica, enquanto nas gestantes sem instabilidade pode ser tentada a reversão farmacológica com quinidina, procainamida ou sotalol. A prevenção de embolia deve ser realizada inicialmente com heparina de forma habitual, mantendo-se o tempo de tromboplastina parcial ativada (TTPa) 1,5 a 2 vezes o valor de controle.

### ▪ Extrassistolia ventricular

Durante a gestação pode ocorrer o aumento na frequência das extrassístoles ventriculares que podem estar associadas a cardiomiopatia ou prolapso de valva mitral ou mesmo em pacientes sem cardiopatia estrutural.

### ▪ Doença de Chagas

A cardiopatia chagásica é caracterizada por seu polimorfismo e pela grande variabilidade na expressão de seu quadro clínico, tanto pela falência miocárdica como pelos distúrbios de condução ou do ritmo cardíaco. As manifestações clínicas da cardiopatia chagásica podem agravar-se no ciclo gravídico-puerperal.

Distúrbio grave da condução deve ser tratado com implante de marca-passo, que pode garantir uma evolução normal da gestação, especialmente se a paciente tiver a função miocárdica preservada.

Em pacientes com predomínio de lesão miocárdica, as complicações descritas são insuficiência cardíaca, fenômenos tromboembólicos, choque cardiogênico e intoxicação digitálica.

A transmissão congênita da doença de Chagas exibe incidência variável na literatura, mas costuma ser rara, e leva a prematuridade e quadros clínicos graves no período neonatal. Além dessas complicações, podem ocorrer placentite chagásica, abortamentos e óbito fetal. A transmissão congênita pode ocorrer mesmo nas formas crônicas e indeterminadas da doença.

### ▪ Doença coronária

O infarto do miocárdio (IAM) na gestação é raro, estimando-se sua incidência em 1 a 10/100.000 gestações. Em países desenvolvidos, constatou-se sua ocorrência entre mulheres com faixa etária mais avançada.

A etiologia do IAM no puerpério de pacientes com coronárias normais ainda não está estabelecida e os fatores de risco incluem história de doença hipertensiva específica da gestação e outras condições nas quais haja vasospasmo arterial.

Após o IAM, a conduta com relação à paciente deve ser individualizada. Casos de cesariana registram maior mortalidade (23%) quando comparados aos de parto normal (15%).

Com relação à conduta terapêutica, existem relatos de desobstrução mecânica (angioplastia coronária), cirurgia cardíaca para revascularização coronária e até do uso de fibrinolíticos, apesar da contraindicação relativa para o uso desses agentes na gestação.

Os efeitos adversos do uso de trombolíticos incluem sangramentos e, eventualmente, descolamento prematuro da placenta e reações alérgicas. Uma alternativa para o tratamento de gestantes com coronariopatia é o uso de angioplastia coronária, que evita a administração de medicamentos à mãe, mas expõe o feto a uma pequena dose de radiação.

Não há contraindicação obstétrica para o uso de nitratos, antagonistas do cálcio e beta-bloqueadores. O único cuidado deve ser em relação à hipotensão relacionada com o uso de nifedipino e nitroglicerina.

## ▶ Assistência pré-natal da cardiopata | Atendimento clínico

É fundamental que a assistência à gestante portadora de doença cardíaca seja multidisciplinar e que, além dos exames rotineiros do pré-natal, seja oferecida assistência cardiológica adequada durante o ciclo gravídico-puerperal. A equipe de assistência multidisciplinar deve ser composta por anestesista e neonatologista, além de enfermeiros com conhecimento e treinamento nos cuidados deste grupo particular de pacientes de alto risco.

A primeira consulta pré-natal deve ser realizada o mais precocemente possível. Nessa consulta, obstetra e cardiologista definem o diagnóstico, o prognóstico evolutivo da ges-

tação e se a gestação foi programada ou não. Com base nesse diagnóstico, estabelecem a conduta a ser adotada, optando pela manutenção ou pela interrupção da gestação, conduta extremamente rara que, quando necessária, deve ser assumida após consulta interdisciplinar, como será discutido mais adiante na seção *Abortamento terapêutico* deste capítulo.

Em todas as gestantes, especialmente naquelas com cardiopatia, devem-se evitar o aumento excessivo de peso e a retenção anormal de líquidos, por predisporem à insuficiência cardíaca. Assim, o ganho de peso aceito seria de cerca de 10 kg, distribuídos regularmente pela gestação à custa de dieta rica em proteínas, com restrição para carboidratos, visto que as necessidades calóricas para a gestante cardíaca são menores em decorrência da diminuição da atividade física. A restrição de sódio não é absoluta, e níveis de 2 g/dia são, na maioria das vezes, bem aceitos. Os diuréticos são utilizados apenas quando necessário. Preconizam-se o uso de meia elástica de baixa compressão e períodos de repouso em decúbito lateral, a fim de prevenir a retenção de sódio e água e promover a diurese.

As consultas de controle, sempre conjuntas (obstetra e cardiologista), devem ser programadas conforme a necessidade de cada caso em particular, não havendo, portanto, normas preestabelecidas. Aos primeiros sinais de associação da cardiopatia a pré-eclâmpsia, a gestante deve ser internada para adoção das medidas pertinentes.

### ▪ Trabalho de parto pré-termo

O trabalho de parto pré-termo pode ocorrer na gestante cardiopata, devendo-se avaliar com muito cuidado as vantagens e as desvantagens da tentativa de impedir a evolução do mesmo. Sabe-se que o parto pré-termo é, por vezes, consequente à diminuição do débito cardíaco ou ao aporte insuficiente de oxigênio e nutrientes no nível da circulação uteroplacentária. Isso pode ocorrer nas insuficiências cardíacas graves (classe funcional III ou IV) e nas cardiopatias congênitas cianóticas. Nesses casos, a tentativa de interromper o trabalho de parto pré-termo é contraindicada. Entretanto, se, depois de avaliados os riscos e os benefícios, a opção for pela tentativa de inibição desse trabalho de parto, defronta-se com outro aspecto polêmico. Os fármacos uterolíticos mais comuns têm importantes efeitos sobre o aparelho cardiovascular materno.

### Fármacos de efeito cardiovascular

Os digitálicos, que cruzam a placenta e não têm efeitos teratogênicos, podem e devem ser utilizados, sem ocasionar riscos para o feto. São utilizados também para o tratamento da insuficiência cardíaca e de arritmias fetais.

A utilização de diuréticos tiazídicos (especialmente no último trimestre) pode causar trombocitopenia fetal, preferindo-se a furosemida. Os inibidores da enzima de conversão da angiotensina são contraindicados em função de seus efeitos teratogênicos e pelo risco de causarem insuficiência renal neonatal. Os betabloqueadores em doses de até 60 mg de propranolol e 75 mg de atenolol podem ser utilizados no tratamento de estenose mitral, cardiomiopatias hipertróficas, taquiarritmias e hipertensão arterial. Nessas pacientes, é importante observar que o recém-nascido pode apresentar apneia neonatal, hipoglicemia e, eventualmente, restrição do crescimento fetal.

### Tratamento das arritmias

A fibrilação atrial aguda constitui uma situação de urgência, devendo ser controlada rapidamente e, se possível, revertida ao ritmo sinusal, porque aumenta o índice de mortalidade materna. A fibrilação atrial crônica tem melhor prognóstico.

Essas alterações podem ser tratadas com os antiarrítmicos habituais sem risco fetal. Podem ser empregados os métodos farmacológicos mais comuns, como quinidina, digital, propranolol, verapamil e amiodarona. Os métodos elétricos, como o marca-passo, a cardioversão elétrica e cardioestimulação transesofágica,

também podem ser utilizados sem qualquer contraindicação. A amiodarona é uma substância rica em iodo e, teoricamente, poderia determinar hipotireoidismo fetal. Entretanto, existem vários relatos sobre o seu uso sem problema algum.

### Anticoagulação

A anticoagulação durante a gravidez representa um dilema clínico, pois apesar de estar associada a riscos maternos e fetais, é indicada para tratamento e profilaxia da trombose venosa profunda e para a prevenção e o tratamento de fenômenos tromboembólicos associados a valvopatias e próteses valvares cardíacas. A anticoagulação oral a longo prazo é recomendada para todas as pacientes com próteses mecânicas ou bioproteses que apresentem fibrilação atrial ou tenham passado de fenômenos tromboembólicos.

Os esquemas terapêuticos já foram bem estabelecidos para pacientes não grávidas, entretanto durante a gravidez ainda existe muita controvérsia sobre a melhor e mais segura forma de anticoagulação.[8,9]

Todas as modalidades de tratamento apresentam riscos de morbidade e mortalidade tanto para a mãe como para o feto. É fundamental o conhecimento dos riscos das diversas formas de anticoagulação (heparina/anticoagulantes orais); o melhor tratamento deve ser planejado com o consentimento informado da paciente e de sua família.

O uso de anticoagulantes orais está associado à embriopatia varfarínica, caracterizada por hipoplasia nasal e alterações epifisárias com aspecto pontilhado em ossos longos, vértebras e calcâneo. A exata incidência dessa anormalidade não está estabelecida. Mesmo utilizando anticoagulação adequada, com controle adequado da relação normatizada internacional (RNI), pode ocorrer perda fetal intrauterina em virtude de fenômenos hemorrágicos fetais. É importante lembrar que o fígado fetal é imaturo e menores quantidades de anticoagulante podem tornar o feto suscetível a hemorragias;

apesar deste risco teórico, anomalias no sistema nervoso central decorrentes de hemorragias intracranianas são raras.

No fim da gravidez, os anticoagulantes orais estão associados a hemorragias intracranianas que ocorrem por ocasião da passagem do recém-nascido pelo canal do parto; após essa observação tem sido recomendada a suspensão do anticoagulante oral e sua substituição por heparina nas 2 semanas que antecedem o parto.

A heparina não cruza a placenta e, portanto, não atua na coagulação do feto, sendo teoricamente o medicamento ideal na gravidez. Em um estudo prospectivo[9] que analisou a evolução de 155 gestantes, foi encontrado risco de fenômenos tromboembólicos 4,5 vezes maior nas gestantes tratadas com heparina quando comparadas com aquelas tratadas com anticoagulantes orais. Entretanto, oito de 12 eventos que ocorreram nas pacientes tratadas com heparina estavam associados a níveis inadequados ou desconhecidos de anticoagulação.

Na Unifesp, a heparinização intravenosa é utilizada durante o 1º trimestre (até 13 semanas) quando a paciente procura o pré-natal neste período. A anticoagulação oral é posteriormente substituída por heparinização intravenosa em torno da 34ª semana gestacional. A justificativa para a mudança no esquema de anticoagulação é que 30% das gestações acompanhadas na instituição terminaram por partos prematuros com idade gestacional inferior a 37 semanas.

As heparinas de baixo peso molecular constituem uma opção durante a gravidez, pois não cruzam a barreira placentária, e têm menor incidência de plaquetopenia, osteoporose e de fenômenos hemorrágicos, além de dispensarem controle laboratorial. Apesar da efetividade e da segurança no tratamento da trombose venosa profunda durante a gestação, até o presente momento não existem dados sobre o uso das heparinas de baixo peso molecular em gestantes com próteses valvares mecânicas.

O esquema adotado na instituição é a introdução da heparina intravenosa contínua com manutenção do TTPa em 2,5 a 3 vezes o controle no 1º trimestre, ou no mínimo durante o período compreendido entre a 6ª semana e a 13ª semana de gravidez, e após a 33ª semana até 6 h antes do parto. No restante da gestação, é precrito o anticoagulante oral com objetivo de manter a RNI entre 2,5 e 3,5. Seis a oito horas após o parto, a heparina é reintroduzida e no dia seguinte ao parto o anticoagulante oral é reiniciado.

## ▪ Tratamento cardiológico intervencionista | Cirurgia cardíaca

Com o advento da valvoplastia por cateter-balão da valva mitral, as indicações de cirurgia cardíaca na gravidez são restritas ao grupo de pacientes que têm contraindicação para realização da valvoplastia por cateter-balão (aspectos anatômicos da válvula ou trombo em átrio esquerdo) ou nas raras pacientes com indicação de substituição valvar. A valvoplastia por cateter-balão tem baixo risco para o feto e é realizada envolvendo o dorso e o abdome da paciente com avental de chumbo. A radiação utilizada não põe em risco o bem-estar e o desenvolvimento do feto.

Não há restrições para estimulação cardíaca artificial com marca-passo durante a gravidez. Já têm sido descritos na literatura casos de pacientes submetidas a tratamento eletrofisiológico invasivo e mesmo ao implante de desfibriladores, sem comprometer a segurança do feto.

## ▶ Profilaxia

### ▪ Profilaxia da febre reumática

Recomendam-se a profilaxia antibiótica com penicilina benzatina, 1.200.000 U IM a cada 3 semanas durante a gestação e a aplicação da dose de reforço quando se realizar o trabalho de parto. A sulfadiazina ou a eritromicina, se necessário, pode ser utilizada.

## • Endocardite infecciosa

A profilaxia da endocardite infecciosa está indicada para gestantes que apresentem valvopatias reumáticas, prolapso mitral com insuficiência valvar, prótese valvar, cardiopatias congênitas não corrigidas com risco de endocardite infecciosa, fundamentada pela bacteriemia que ocorre no parto. Preconiza-se a ampicilina na dose de 2 g IV e depois 1 g VO a cada 6 h durante 24 h. Associa-se a gentamicina, na dose de 1,5 mg/kg de peso corporal (máximo de 80 mg IM ou IV por dose) administrada 30 a 60 min antes da intervenção, e mais duas doses subsequentes com intervalo de 8 h.[10]

## ▶ Internação

A internação pode ser frequentemente necessária para as gestantes das classes funcionais III e IV, por diferentes motivações (insuficiência cardíaca, arritmias, disfunção de próteses, concomitância com intercorrências clínicas ou obstétricas).

## ▶ Abortamento terapêutico

A cardiopatia só constitui indicação de abortamento por risco materno em casos excepcionais. O abortamento só é indicado frente a casos graves de cardiomiopatias com pacientes classe funcional III ou IV já no início da gestação e nas doenças cardíacas graves sem possibilidade de correção cirúrgica (cardiopatias congênitas cianóticas graves, como síndrome de Eisenmenger, hipertensão pulmonar primária e síndrome de Marfan com raiz de aorta alargada). Também é recomendado às pacientes com passado de dissecção da aorta e hipertensão pulmonar grave de qualquer etiologia.

## ▶ Assistência ao parto da cardiopata

A assistência ao parto nas pacientes com cardiopatia deve ser sempre ser multidisciplinar, envolvendo obstetra, cardiologista, neonatologista e anestesista.

A cardiopatia não é indicação de antecipação do parto, a não ser que concomitantemente surja outra intercorrência que a exija. A indicação da via de parto é obstétrica; alguns autores indicam a cesariana para as pacientes com coarctação da aorta que já apresentaram dissecção de aorta, porém mesmo essa indicação encontra opositores.

A volemia deve ser cuidadosamente controlada com a administração de solutos (75 m$\ell$/h). O monitoramento da paciente com o uso de técnicas invasivas raramente é necessário, de modo que as técnicas comuns de monitoramento são suficientes: pressão arterial, frequência de pulso e eletrocardiografia.

É fundamental o alívio da dor na condução do parto dessas pacientes. A anestesia peridural tem como inconveniente o bloqueio simpático que causa redução do débito cardíaco por diminuição do retorno venoso decorrente da venodilatação, redução da resistência periférica total e diminuição da capacidade de compensação da pressão arterial em vigência de compressão da veia cava inferior.[11] Outra opção seria o uso de analgesia peridural com opiáceos, que não causa bloqueio simpático.

O período expulsivo deve ser abreviado com a utilização de fórcipe de alívio. A posição ideal da parturiente no momento do parto é a semi-Fowler, com as pernas na altura ou pouco abaixo do nível do coração e com a mesa ginecológica mantendo certo proclive.

A assistência do 3º e 4º períodos do parto nada apresenta de diferente. Não deve ser aplicada a ocitocina em *bolus*, mas sim em infusão venosa contínua. O uso dos derivados do *ergot* deve ser evitado por seu efeito vasopressor e por acarretar aumento da pressão venosa central.

Esses períodos do parto são, sem dúvida alguma, os momentos mais perigosos para a cardiopata. Rapidamente ocorrem alterações hemodinâmicas, como o aumento acentuado do retorno venoso, o declínio abrupto do espaço intravascular e a perda de sangue, que acontecem simultaneamente à tensão cardíaca recente causada pelo parto, tornando a paciente suscetível a insuficiência cardíaca congestiva, edema agudo de pulmão e arritmias.

## ► Assistência ao puerpério da cardiopata

Essa assistência exige controle cardiológico rigoroso, mantendo-se a paciente em decúbito elevado, recomendando-se exercícios respiratórios, deambulação precoce e o uso de meia elástica para evitar o represamento de sangue nas veias dilatadas dos membros inferiores e a tromboembolia pulmonar. Mantém-se neste período a restrição do uso excessivo de líquidos.

Nas pacientes anticoaguladas e que passaram pela rotina de troca pela heparina e suspensão dessa substância por ocasião do parto, deve-se retomar o uso da heparina 4 h após parto, e a anticoagulação oral é reiniciada, substituindo-se a heparina a partir do 2º dia pósparto.

O aleitamento é permitido, sendo contraindicado nas classes funcionais III e IV. As puérperas sob uso de anticoagulantes orais podem amamentar desde que o recém-nascido seja extremamente bem controlado.

A alta hospitalar deve ser postergada para o mínimo de 5 dias. Também há indicações para 8 ou 15 dias nas cardiopatas das classes funcionais III e IV e nas cardiopatas cianóticas.

## ► Referencias bibliográficas

1. Feitosa HN, Moron AF, Born D *et al.* Mortalidade materna por cardiopatia. Rev. Saúde Pública. 1991; 25(6):443-51.
2. Born D, Tucci PJF. Gravidez e sistema cardiovascular. In: Porto CC. Doenças do coração: prevenção e tratamento. Rio de Janeiro: Guanabara Koogan, 1998. pp. 1042-5.
3. Elkayam U, Gleicher N. Cardiovascular physiology of pregnancy. In: Elkayam U, Gleicher N. Cardiac problems in pregnancy: diagnosis and management of maternal and fetal disease. New York: Alan Liss Inc., 1999. p. 18.
4. Avila WS, Rossi EG, Ramires JF *et al.* Pregnancy and heart disease. Experience with 1000 cases. Clin Cardiol. 2003; 26:135-42.
5. Avila WS, Grinberg M, Decourt LV *et al.* Evolução clínica de portadoras de estenose mitral no ciclo gravídico-puerperal. Arq Bras Cardiol. 1992; 58:359-64.
6. Born D. Insuficiência e estenose mitral na gravidez: análise de variáveis maternas e do concepto. [Tese de Doutorado.] São Paulo: Universidade Federal de São Paulo, 1997.
7. Diretrizes sobre Cardiopatia e Gravidez da Sociedade Brasileira de Cardiologia. Arq Bras Cardiol. 1999; 72(Supl III):6.
8. Born D, Massonetto JC, Almeida PAM *et al.* Cirurgia cardíaca com circulação extracorpórea na gestação. Análise da evolução materno-fetal. Arq Bras Cardiol. 1995; 64(3):207-11.
9. Born D, Martinez EE, Almeida PAM *et al.* Pregnancy in patients with prosthetic heart valves: the effects of anticoagulation on mother, fetus and neonate. Am Heart J. 1992; 124:413-7.
10. Born D, Ferraz MCG, Moron AF. Cardiopatia e gravidez. In: Moron AF, Camano L, Kulay Jr L (eds.). Obstetrícia. Barueri: Manole, 2011. pp. 393-425.
11. Yamashita AM, Amaral JLG. Condutas em analgesia e anestesia em obstetrícia. In: Camano L, Sass N, Mattar R (eds.). Guia de medicina ambulatorial e hospitalar UNIFESP/Escola Paulista de Medicina. Obstetrícia. Barueri: Manole, 2003. pp. 241-63.

# 61 Função Tireoidiana, Hiper e Hipotireoidismo na Gestação

*Nelson Sass*

## ▶ Introdução

A tireoide tem papel fundamental no metabolismo humano. Estimulada pelo hormônio estimulante da tireoide (TSH), produz a tiroxina (T4), seu principal hormônio circulante. A maior parte do TSH (85,0%) encontra-se ligado em sua proteína carreadora (TBG), sendo apenas 1,0% encontrado na forma livre. Apenas sua forma convertida T3 tem ação metabólica ativa.

As modificações gravídicas interferem nas concentrações desses hormônios, sendo suas principais causas:

- aumento da depuração renal de iodo, acarretando redução de sua biodisponibilidade e consequente aumento da atividade glandular na tentativa de compensação, produzindo moderado aumento da tireoide materna com hiperplasia glandular e aumento da vascularização. Essas alterações podem se acentuar em cenários de ingestão de iodo insuficiente
- elevação de estrógeno, que ocasiona glicolisação da TBG, reduzindo seu metabolismo hepático e, consequentemente, aumentando sua concentração plasmática, com aumento do T3 e T4 totais
- a fração beta da gonadotrofina coriônica (hCG) tem a capacidade de estimular a produção de TSH, levando ao incremento da produção hormonal, sendo possível suprimir o TSH por retroalimentação negativa, sendo esse achado mais comum no 1º trimestre.

## ▶ Hipertireoidismo

O hipertireoidismo ou tireotoxicose ocorre em cerca de 1 em 2 mil gestações, sendo a causa mais comum a doença de Graves. Outras causas são menos frequentes, mas merece destaque a disfunção transitória específica da gestação decorrente da moléstia trofoblástica gestacional por excessiva produção de hCG.

A doença de Graves tem etiopatogenia autoimune, observando-se a formação de anticorpos que ocupam na glândula os locais de TSH estimuladores da tireoide. Muitas vezes está associada a exoftalmia e edema pré-tibial. A gravidez pode atenuar os efeitos da elevação hormonal em decorrência da elevação da TBG, neutralizando transitoriamente esse efeito, porém os sintomas podem ser exacerbados no puerpério pela perda dessa proteção. Os anticorpos estimuladores atravessam a barreira placentária e podem estimular a tireoide fetal.

### • Quadro clínico

O estado hipermetabólico da gestação pode dificultar o diagnóstico clínico, mas alguns sinais podem ajudar: taquicardia e palpitações, insônia, dificuldades para ganho de peso ou mesmo perda ponderal, exoftalmia, hipertensão arterial, arritmias cardíacas e tremores de extremidades.

As alterações específicas da gestação podem levar à descompensação da doença. Assim, no 1º trimestre da gestação a maior produção de hCG pode desencadear o quadro clínico ou descompensar pacientes com controle adequado. À medida que a gestação evolui, a queda da hCG e a elevação da TBG tendem a reduzir os sintomas ou facilitar o controle.

O hipertireoidismo pode acarretar grave comprometimento clínico materno e complicações obstétricas. Destacam-se as possibilidades de insuficiência cardíaca congestiva, hipertensão arterial, abortamento, prematuridade, baixo peso ao nascer e pré-eclâmpsia grave.

## • Diagnóstico

Ainda que o quadro clínico possa definir o diagnóstico, deve-se considerar que disfunções leves podem ser mascaradas pelas características clínicas típicas da gestação. Portanto, diante de suspeita clínica, o diagnóstico deve basear-se na dosagem plasmática de T4 ou T3 livres, de TSH e de autoanticorpos. A patologia cursa com elevação de T4 ou T3 livres e TSH suprimido. Elevações discretas podem ser acompanhadas sem medicação, porém tiroxina livre superior a 2,0 ng/m$\ell$ exige medicação.

O mapeamento e a captação da tireoide com iodo radioativo nunca devem ser feitos em mulheres gestantes, devendo ser obrigatório o teste de gravidez antes da realização do exame.

## • Tratamento

É necessário diante de clínica relevante e taxas elevadas de formas livres de T3 e T4. A decisão pelo uso de medicamentos deve considerar risco e benefícios, pois os medicamentos utilizados para esse fim atravessam a barreira placentária e podem afetar a tireoide fetal.

São utilizadas substâncias inibidoras da síntese dos hormônios da tireoide. As alternati-

vas são os propiltiouracila (PTU), na dose de 100 a 450 mg/dia dividido em três ou quatro doses. Outra opção é o metimazol administrado nas doses de 10 a 40 mg/dia em uma ou duas doses. Quanto maior a dose necessária, maior será o risco de inibição da tireoide fetal.

Os efeitos colaterais para a gestante podem ser: leucopenia transitória, agranulocitose aguda, prurido generalizado e alteração das enzimas hepáticas. Aparentemente não existem diferenças nas taxas de passagem transplacentária, sendo o risco de anomalias fetais extremamente raro. As doses dos medicamentos podem ser ajustadas na dependência da idade gestacional, tendendo a reduzir a partir do 2º trimestre.

Os efeitos dos fármacos antitireoidianos ocorrem de modo pleno em cerca de 15 dias após sua introdução. Até que este efeito seja alcançado, pode ser utilizado o propranolol em doses diárias de 40 a 240 mg/dia divididos em três ou quatro tomadas, visando reduzir a taquicardia e os tremores. Doses elevadas de propranolol por tempo prolongado podem elevar os riscos de restrição do crescimento fetal e hipoglicemia neonatal.[1]

O monitoramento do tratamento é feito com dosagens séricas de T4 livre a cada 2 semanas até o controle clínico, podendo ser espaçado para controles mensais nos casos estáveis. O tratamento cirúrgico na gestação é uma opção excepcional para pacientes com grave descompensação e refratárias ao tratamento clínico.

## • Conduta obstétrica

As decisões devem basear-se exclusivamente nas condições obstétricas. Diante de parto prematuro, a tocólise deve ser ponderada em relação aos riscos da associação de substâncias tocolíticas. Os betamiméticos não devem ser utilizados frente ao estado hiperdinâmico. Outras alternativas, como os inibidores de canal de cálcio, devem ser utilizadas com cautela pelos riscos de hipotensão. Condições de comprometimento fetal devem ser individualizadas. Ainda que raro, bócio fetal de grandes dimensões decorrente de altas doses de antitireoidianos pode determinar distocia fetal.

## • Cuidados no puerpério e na lactação

No pós-parto pode ocorrer reativação ou exacerbação do hipertireoidismo, sendo necessário aumentar a dose do antitireoidiano em uso. Em relação à amamentação, não existe contraindicação ao uso do fármaco, uma vez que a passagem para o leite materno é muito pequena. Como a meia-vida da PTU é de cerca de 3 h, deve-se sugerir que a paciente tome a medicação imediatamente após o término da mamada e que esta ocorra novamente com intervalo de pelo menos 3 h após a tomada do medicamento. O recém-nascido deve ser seguido pelo neonatologista com cuidado em vista da possibilidade de hipotireoidismo durante o aleitamento, principalmente na vigência de doses elevadas de PTU.[1,2]

## ▶ Hipotireoidismo

Trata-se de associação rara na gestação, uma vez que as características metabólicas do hipotireoidismo determinam, na maioria das vezes, anovulação crônica e consequentemente infertilidade. De modo geral as pacientes já estão em tratamento quando chegam ao pré-natal, e o retorno da fertilidade sinaliza adequado controle.

## • Diagnóstico

Na história clínica, o relato da paciente traz informações suficientes para a definição e, muitas vezes, para a etiologia do processo (cirurgia prévia, tireoidite etc.). Sem informações preliminares, o diagnóstico clínico pode ser dificultado pela possibilidade de confusão com sintomas típicos da gestação. Diante de suspeita clínica, o diagnóstico laboratorial é fundamental para identificar níveis elevados de TSH (quando de disfunção glandular primária) e taxas reduzidas de T4 livre. Anticorpos antiperoxidase (ATPO) e antitireoglobulina (ATG) relacionam-se com a forma mais comum de tireoidite (Hashimoto).

## • Tratamento

Definido o diagnóstico, existem razões aceitáveis para que se proporcione o melhor controle possível por meio da reposição com tiroxina, pois mesmo uma discreta elevação do TSH parece comprometer o prognóstico perinatal. A tiroxina deve ser administrada em dose única diária, em jejum. As doses iniciais variam de 25 a 50 μg/dia e, caso necessário, eleva-se a dose em 12,5 a 50,0 μg, mantida por 2 semanas, visando manter o TSH abaixo de 4,0 mU/$\ell$.

Na gestação a dose de manutenção deve ser ajustada, pois suas condições metabólicas necessitam de doses 25% maiores que as basais. O controle da reposição hormonal deve ser feito logo no início do pré-natal e, posteriormente, em intervalos de 4 a 6 semanas, devendo o TSH ficar no limite inferior da normalidade.

## • Conduta obstétrica

A escolha pela via de parto deve basear-se exclusivamente nas condições obstétricas. Após sua resolução, em geral, há redução da necessidade da reposição, sendo conveniente reajustar as doses diárias conforme o nível do TSH. A amamentação deve ocorrer com as orientações habituais.[1,2]

## ▶ Referências bibliográficas

1. ACOG practice bulletin. Thyroid disease in pregnancy. Int J Gynecol Obstet. 2002; 79:171-80.
2. Cunningham FG, Leveno KJ, Bloom SL *et al.* Thyroid and other endocrine disorders. In: Williams obstetrics. 23 ed. New York: McGraw-Hill, 2010. pp. 1126-44.

# 62 Asma

*Leandro Gustavo de Oliveira | Gabriela Araújo Calabone*

## ▶ Introdução

A asma é uma doença inflamatória crônica que resulta da interação de fatores genéticos e ambientais, representados por alergênicos e irritantes. A doença caracteriza-se por hiper-responsividade das vias respiratórias inferiores e por limitação variável ao fluxo aéreo. A asma representa importante impacto na saúde pública, sendo responsável por cerca de 350 mil internações por ano no Brasil, constituindo, assim, a quarta causa de hospitalização pelo Sistema Único de Saúde (SUS). Por acometer, frequentemente, mulheres jovens, a asma pode ser comumente encontrada durante o ciclo gravídico-puerperal. Assim, é importante ter controle adequado da doença, e orientações a gestantes e profissionais da área de saúde são importantes para se evitarem atendimentos emergenciais e hospitalizações.

## ▶ Etiopatogenia e interação entre asma e gravidez

A asma é uma doença respiratória inflamatória crônica, com importante influência genética. A resposta imunológica na asma se dá pelo perfil Th2, com produção de citocinas dos tipos IL-4 e IL-13, que, por sua vez, induzem a formação de imunoglobulinas do tipo IgE. A interação entre IgE presentes na superfície de mastócitos brônquicos e diferentes alergênios determina a liberação de mediadores inflamatórios como histaminas, responsáveis por lesões e alterações na integridade epitelial brônquica. Observam-se, a partir disso, alterações do controle neural autônomo e do tônus da via respiratória, assim como alterações na permeabilidade vascular, hipersecreção de muco, mudança na função mucociliar e aumento da reatividade do músculo liso da via respiratória. Todas essas alterações manifestam-se clinicamente por episódios recorrentes de sibilância, dispneia, aperto no peito e tosse, particularmente à noite e pela manhã ao despertar. Alguns indivíduos são mais suscetíveis a fatores alergênicos ambientais, como o cigarro, que aumentam a resposta inflamatória das vias respiratórias.

Não há evidências conclusivas de que a asma altere seu curso durante a gestação e há estudos clínicos observacionais[1] demonstrando que um terço das gestantes asmáticas piora seu quadro clínico, um terço delas melhora e um terço mantém o quadro de asma estável durante a gestação. Essas diferentes apresentações clínicas certamente relacionam-se com a própria resposta imunológica da paciente quanto à gestação, uma vez que o sistema imunológico materno deve possibilitar o desenvolvimento do concepto semialogênico, sendo a placenta a grande responsável pela interação imunológica nesses casos. Em outras palavras, é possível supor que se a interação imunológica ocorrer de maneira adequada, menores serão os efeitos provocados sobre as respostas imunológicas sistêmicas.

Clinicamente, a gestação ocasiona grandes mudanças cardiorrespiratórias adaptativas que podem influenciar patologias como a asma. Destaca-se, dentre elas, a diminuição da complacência da parede torácica em função do aumento da pressão abdominal, decorrente do aumento do volume uterino. Esse quadro resulta em importante diminuição da capacidade residual funcional pulmonar. Além disso, existe um aumento global de consumo de oxigênio, em especial na 2ª metade da gestação.

As reais repercussões da asma sobre a gestação não são consenso entre os autores. Alguns estudos[1] demonstram pequeno aumento na incidência de pré-eclâmpsia, prematuridade, recém-nascidos de baixo peso e mortalidade perinatal. Certamente, as repercussões perinatais observadas são diretamente proporcionais à gravidade da doença. O acompanhamento da vitalidade fetal não deve ser negligenciado.

## ▶ Aspectos clínicos

A persistência ou a piora da broncoconstrição causa, inicialmente, hipoxia leve que pode ser compensada pela hiperventilação e alcalose respiratória. Quando não prontamente revertida, a obstrução pode provocar alteração da relação ventilação-perfusão, com consequente retenção de $CO_2$. Por isso, a asma apresenta um grande espectro de sinais e sintomas clínicos, que variam desde leve dispneia à insuficiência respiratória, sendo então classificada de acordo com a sua gravidade em intermitente, persistente leve, persistente moderada e persistente grave. Os parâmetros considerados para a sua classificação são: frequência e intensidade dos sintomas, tolerância ao exercício, medicação necessária para estabilização das crises, assim como a necessidade de atendimento hospitalar (Tabela 62.1).

## ▶ Aspectos terapêuticos

O tratamento da asma, tanto nos momentos de crise quanto na manutenção, não difere durante a gravidez, sendo as doses ajustadas de acordo com a necessidade e não em decorrência do estado gravídico. É importante salientar que o acompanhamento multidisciplinar, com clínico, pneumologista e fisioterapeuta, determinará os melhores resultados.

Na fase aguda são utilizados os fármacos dos grupos dos broncodilatadores $\beta_2$-agonistas de curta ação (salbutamol, fenoterol e terbutalina), cujo efeito dura de 4 a 6 h; dos anticolinérgicos (brometo de ipratrópio), que quando associados ao $\beta_2$-agonista têm efeito adicional no caso da asma aguda grave; e das xantinas (aminofilina), broncodilatadores de baixa potência, com alto risco de toxicidade. A Figura 62.1 demonstra os passos para o tratamento da crise asmática.

Os corticosteroides são os fármacos de escolha na manutenção, podendo ser inalatórios (beclometasona, budesonida, fluticasona) ou sistêmicos (prednisona e prednisolona).

■ **Tabela 62.1** Classificação clínica da asma.[1]

| Aspectos clínicos | Intermitente | Persistente leve | Persistente moderada | Persistente grave |
|---|---|---|---|---|
| Sintomas | Raros | Semanais | Diários | Diários ou contínuos |
| Despertares noturnos | Raros | Mensais | Semanais | Quase diários |
| Necessidade de $\beta_2$-agonistas | Rara | Eventual | Diária | Contínua |
| Limitação de atividades | Nenhuma | Somente nas crises | Somente nas crises | Frequente |
| Exacerbações | Raras | Afeta atividades e sono | Afeta atividades e sono | Frequentes |
| VEF$_1$ ou PFE | ≥ 80% predito | ≥ 80% predito | 60 a 80% predito | ≤ 60% |
| Variação VEF$_1$ ou PFE | < 20% | 20 a 30% | > 30% | > 30% |

VEF$_1$ = volume expiratório forçado no primeiro minuto; PFE = pico de fluxo expiratório.

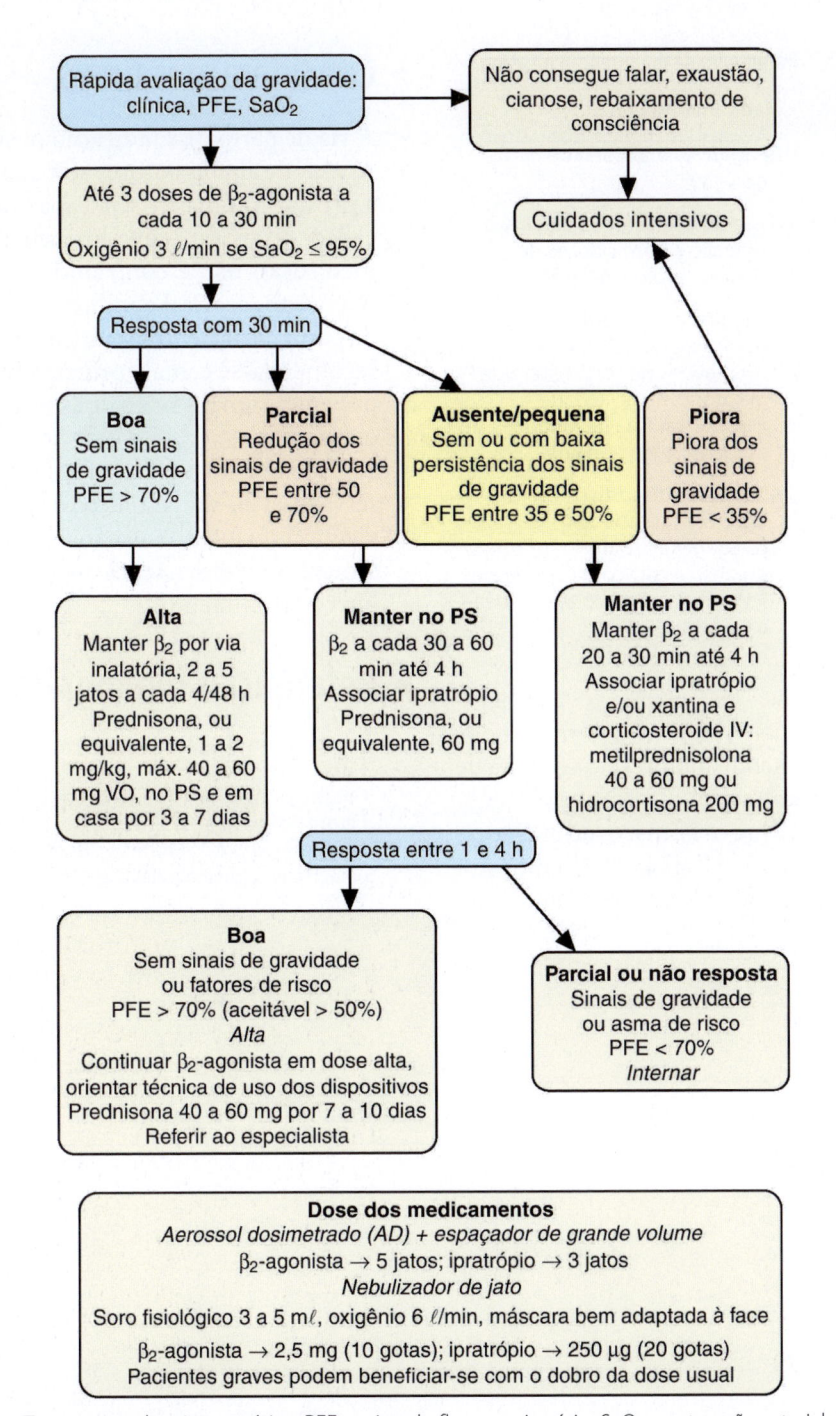

**Figura 62.1** Tratamento da crise asmática. PFE = pico de fluxo expiratório; SaO$_2$ = saturação arterial de oxigênio; VO = via oral; PS = pronto-socorro; IV = via intravenosa.[1]

■ **Tabela 62.2** Tratamento de manutenção na asma.[1]

| Classificação | Medicamentos |
|---|---|
| Intermitente | $\beta_2$-agonista inalatório de curta duração |
| Persistente leve | $\beta_2$-agonista inalatório de curta duração e baixas doses de corticosteroide inalatório |
| Persistente moderada | $\beta_2$-agonista inalatório de longa duração e doses baixas a moderadas de corticosteroide inalatório. Se necessário, associar xantina de longa duração como teofilina |
| Persistente grave | Altas doses de corticosteroide inalatório associado a $\beta_2$-agonista inalatório de longa duração e corticoide oral. Pode ser associado como alternativa à teofilina |

Podem também ser utilizados fármacos dos grupos dos broncodilatadores $\beta_2$-agonista de longa ação (salmeterol e formoterol), cujo efeito dura até 12 h, e os fármacos do grupo das xantinas (teofilina). A Tabela 62.2 demonstra alternativas para o tratamento de manutenção.

## ► Considerações finais

- A via de parto é de indicação obstétrica
- Apesar de alguns autores acreditarem que a prostaglandina E1 seja capaz de desencadear ou piorar o quadro asmático, essa medicação não é contraindicada para a maturação cervical e indução de trabalho de parto da paciente asmática. Entretanto, recomenda-se cautela principalmente em pacientes com histórico de asma moderada ou grave[2]
- Sempre que a vitalidade fetal estiver preservada, evita-se a resolução da gestação na vigência do quadro asmático, devendo-se sempre compensar a paciente antes de qualquer procedimento.

## ► Referências bibliográficas

1. IV Diretrizes Brasileiras para o Manejo da Asma. J Bras Pneumol. 2006; 32 (Supl. 7):S447-74.
2. Cecatti JG, Agudelo AC, Escobedo J *et al.* Federação Latino Americana de Sociedades de Obstetrícia e Ginecologia (FLASOG): uso de misoprostol em obstetrícia e ginecologia. 2 ed. [S.I.]: E. Faúndes, 2007.

# 63 Consumo de Tabaco, Álcool e Drogas Ilícitas

*Sandro Sendin Mitsuhiro*

## ▶ Introdução

O aumento da participação das mulheres, a maioria delas em plena idade reprodutiva, no contingente de tabagistas, consumidores de bebidas alcoólicas e drogas ilícitas nas últimas décadas tem sido expressivo.[1] Dessa maneira, houve significativa elevação do consumo dessas substâncias também durante a gravidez e, consequentemente, o impacto negativo desse comportamento foi intensificado, agravando de modo preocupante o prognóstico tanto da mãe quanto do concepto.[2]

Entretanto, particularmente nos países em desenvolvimento, nos quais esse cenário é ainda pior, os estudos de prevalência de uso de substâncias psicotrópicas durante a gravidez são raros. Além disso, os dados obtidos frequentemente são subestimados, porque obter dados confiáveis a respeito do uso de drogas durante a gravidez costuma ser um ponto crítico em pesquisas, o que é corroborado pelo fato de alguns estudos apontarem que 24 a 63% das mães que utilizam drogas negam o consumo.[3] Isso acontece porque a admissão esbarra em inúmeras questões. Existem as preocupações quanto às implicações legais, o medo de envolvimento com a Justiça, bem como o constrangimento pela utilização de algo proibido. Por outro lado, as complicações resultantes do consumo de drogas[3] já são de domínio público. Isso gera na gestante sentimentos por expor o feto a um risco conhecido e, consequentemente, contribui para a dissi-

mulação do uso de substâncias de abuso. Dessa maneira, pesquisas envolvendo o consumo de drogas durante a gravidez com base somente em entrevistas costumam gerar dados subestimados de prevalência.[4]

Uma solução é adotar métodos de confirmação biológica do uso de substâncias. A rigor, qualquer amostra biológica pode ser utilizada para essa investigação. No entanto, alguns fatores como tempo de metabolização da droga, características da circulação sanguínea na amostra a ser analisada, limitações técnicas dos métodos laboratoriais atuais e custo determinam o que será utilizado nas investigações epidemiológicas. Desse modo, os métodos mais utilizados para o rastreamento do consumo de drogas ilícitas na gravidez encontrados na literatura são urina, mecônio e fio de cabelo. Cada um desses exames apresenta particularidades em relação a custos, aplicabilidade, duração da janela de detecção, sensibilidade e especificidade. Todas essas características variam também de acordo com o tipo de substância em avaliação, não havendo consenso na literatura a respeito do melhor tipo de amostra biológica a ser analisada para a obtenção de resultados confiáveis. Também não há um método laboratorial considerado ideal.

Por outro lado, em decorrência do custo relativamente elevado envolvido nesse tipo de procedimento, da logística mais complexa inerente à realização desses exames e da falta de domínio técnico de centros de pesquisa menos desenvolvidos, poucos estudos realizam esses procedimentos de confirmação. A falta de informação consistente compromete a implantação de medidas de saúde pública necessárias ao controle de tão grave problema, por não existir uma definição clara de sua real dimensão.

## ▶ Epidemiologia

O contexto social exerce importante influência sobre o comportamento do indivíduo, podendo sobrepujar as características individuais de personalidade. Por isso, baixo nível socioeconômico, condições precárias de moradia, baixa disponibilidade de serviços de saúde e de suporte social, acesso fácil a drogas lícitas e ilícitas, grande número de usuários na vizinhança e aceitabilidade social do uso da droga são importantes fatores preditores para o uso de substâncias de abuso durante a gravidez.[5,6]

### ▪ Tabaco

Nos EUA, 22 milhões de mulheres eram fumantes em 1993.[7] Contudo, segundo os Centers for Disease Control and Prevention (CDC) dos EUA,[8] apenas 15,8% das mulheres conseguem parar de fumar durante a gravidez. Portanto, o cigarro constitui uma das substâncias psicotrópicas mais consumidas durante a gestação.

### ▪ Álcool

Outro estudo americano realizado na Califórnia, em 1993, com amostra representativa em nível estadual, envolvendo 29.494 parturientes, revelou que 6,72% das pacientes analisadas tiveram resultado positivo para álcool.

### ▪ Maconha

Os dados de prevalência de uso de maconha na gravidez são bastante variáveis. Taxas entre 0,8 e 5,3% podem ser encontradas. Essa grande variabilidade se deve não apenas às diferenças entre as várias populações, mas também à sensibilidade entre os métodos empregados (entrevistas simples, análise de urina, cabelo, mecônio).

No Brasil, foi realizado um estudo em gestantes adolescentes de uma maternidade pública da periferia de São Paulo, no Hospital Municipal Maternidade-Escola de Vila Nova Cachoeirinha "Dr. Mário de Moraes Altenfelder Silva". Embora não tenha sido utilizada uma amostra populacional representativa, esse hospital atende a boa parte da população de baixo nível socioeconômico da região norte da cidade que não tem acesso ao atendimento da rede privada. Além disso, foi utilizado o exame do fio de cabelo para a confirmação do consumo de maconha no 3º trimestre, o que posibilitou a obtenção de dados bastante confiáveis, embora restritos a uma população de risco (adolescentes de baixa renda). A prevalência de uso de maconha no 3º trimestre da gravidez encontrada foi de 4,3%.[9]

### ▪ Cocaína

Nos EUA, o estudo intitulado National Survey on Drug Use and Health revelou que a prevalência de uso de cocaína em mulheres grávidas com idades entre 15 e 44 anos é de 0,9%.[10] Isso significa que cerca de 45 mil bebês oriundos de mães nessa faixa etária são expostos anualmente à cocaína. Essa pesquisa utilizou entrevista simples, sem confirmação biológica, mas é considerada metodologicamente confiável graças à preocupação com a amostragem e com a aplicação das entrevistas.

No Brasil, o estudo anteriormente mencionado, relacionado com o uso de maconha, avaliou também o consumo de cocaína no 3º trimestre da gravidez por adolescentes. A prevalência de uso obtida por meio da análise de fio de cabelo foi de 2,0%.[9]

### ▪ Solventes

Embora o uso de solventes seja bastante difundido no Brasil, infelizmente, não há dados de prevalência de uso dessa substância durante a gravidez na literatura.

## ▶ Consequências obstétricas e perinatais do consumo de substâncias na gravidez

A permeabilidade placentária às diversas substâncias de abuso depende de uma série de fatores, sendo o peso molecular, a polaridade da molécula e a lipossolubilidade as principais variáveis que podem interferir na capacidade de atravessar a placenta. Por outro lado, a capacidade de ultrapassar a barreira placentária é fundamental na determinação do potencial teratogênico de uma substância. Sendo assim, de modo geral, o potencial de transferência placentária é diretamente proporcional ao potencial teratogênico da substância.

A Tabela 63.1 resume a capacidade de transferência placentária das substâncias de abuso mais consumidas no Brasil, objeto de análise deste capítulo, evidenciando o potencial teratogênico de cada uma delas.

Como se pode notar, a placenta não oferece proteção fetal às substâncias mais comumente usadas no Brasil. Algumas delas apresentam altíssimo potencial de transferência placentária. Além disso, em função das características lipofílicas dessas substâncias, a tranferência é feita com grande rapidez. Desse modo, na maioria dos casos, o feto alcança níveis próximos aos níveis séricos da mãe em até 1 h após o consumo materno.

A única substância hidrofílica entre as analisadas é a cocaína. Essa característica confere à cocaína a propriedade de alcançar níveis na circulação placentária até mesmo maiores que os maternos pela retenção na membrana coriônica, embora a demora no processo de transferência seja muito maior do que o observado nas substâncias lipofílicas.

Diante do exposto, fica bastante claro o risco teratogênico oferecido pelo consumo dessas substâncias durante a gravidez. Isso é válido tanto para as substâncias lipofílicas quanto para a cocaína, que é hidrofílica.

A análise dos efeitos deletérios do consumo de substâncias psicoativas durante a gravidez também deve considerar as potenciais variáveis de confusão. As principais fontes de viés identificadas nesse tipo de estudo são: consumo concomitante de mais de uma droga de abuso, pré-natal inadequado, baixo nível socioeconômico, entre outros. Esses fatores, quando não controlados durante a análise dos resultados de uma pesquisa, podem dar origem a conclusões equivocadas. Trata-se de preocupações metodológicas no sentido de garantir que o desfecho em questão (efeito negativo do consumo de substâncias durante a gravidez) seja influenciado pelo fator estudado (consumo de determinada substância), descontando-se a eventual influência de outros fatores (variáveis de confusão). São os estudos com tal tipo de cuidado metodológico que devem ser considerados na análise dos efeitos do consumo de drogas na gravidez.

Instrumentos de avaliação neurocomportamentais mais sofisticados, como o Brazelton Neonatal Assessment Scale, têm surgido nos últimos anos, aumentando a sensibilidade na detecção de distúrbios precoces no desenvolvimento que somente se tornariam evidentes em idades mais avançadas. Contudo, sua aplicação em estudos específicos sobre as repercussões do uso de substâncias na gravidez sobre o recém-nascido ainda é restrita.[11]

■ **Tabela 63.1** Potencial de transferência placentária de substâncias de abuso.

| Substância | Físico-química | Potencial de transferência placentária |
|---|---|---|
| Tabaco | Lipofílico | Muito alto |
| Álcool | Lipofílico | Alto |
| Maconha | Altamente lipofílica | Muito alto |
| Cocaína | Moderadamente hidrofílica | Moderadamente alto |
| Solventes | Lipofílicos | Muito alto |

## • Tabaco

O tabagismo durante a gravidez está associado a uma série de complicações obstétricas e perinatais. Dentre as complicações obstétricas, podem ser destacados prematuridade, retardo de crescimento intrauterino, ruptura prematura de membranas, parto prematuro, placenta prévia e abortamento espontâneo. As principais complicações perinatais são baixo peso ao nascer, síndrome da morte fetal súbita, asma, redução da circunferência craniana, desenvolvimento intelectual abaixo do normal, infecções de vias respiratórias, distúrbios do comportamento e transtorno de déficit de atenção e hiperatividade.[12]

Os efeitos cardiovasculares da nicotina estão relacionados com a estimulação direta de receptores colinérgicos localizados nos gânglios autônomos, na medula suprarrenal e nas junções neuromusculares, liberando uma grande variedade de peptídios e aminas vasoativas. Esse parece ser um dos mecanismos pelos quais o comprometimento do crescimento fetal ocorre. A circulação nas artérias uterinas e umbilicais é reduzida pelo efeito vasoativo da nicotina. Outro fator envolvido é a inibição da liberação do oxigênio nos tecidos fetais pela carboxi-hemoglobina. Esses fenômenos diminuem o aporte de oxigênio ao feto, prejudicando o seu crescimento.[12]

Não há evidências consistentes na literatura relacionando o tabagismo durante a gravidez e defeitos teratogênicos.[13] Por outro lado, estima-se que, sendo o tabagismo um fator de risco de mortalidade perinatal passível de prevenção, a cessação durante a gravidez poderia evitar 4.600 dos 87 mil óbitos perinatais ocorridos ao ano nos EUA.[13]

O fumo passivo também tem a sua importância. Segundo Eliopoulos *et al.*,[14] a concentração de cotinina, um dos principais metabólitos ativos da nicotina, obtida pela análise do fio de cabelo em neonatos expostos no período intrauterino ao fumo ativo foi de 2,8 ng/mg contra 0,15 ng/mg daqueles expostos ao fumo passivo. Fatores diversos podem influenciar esses níveis, como teor de nicotina do cigarro, modo de fumar e modo de inalar a fumaça. Contudo, certamente não se podem desprezar as potenciais consequências negativas desse fenômeno sobre o feto, embora não existam estudos conclusivos a respeito de sua real dimensão.

O papel do profissional de saúde envolvido no cuidado pré-natal das gestantes fumantes bem como daquelas expostas ao fumo passivo é fundamental. A orientação adequada a respeito dos riscos desse hábito pode ter um impacto bastante importante nos prognósticos obstétrico e neonatal.

## • Álcool

A síndrome fetal alcoólica é a expressão máxima do que pode ocorrer de negativo pela exposição de um bebê ao álcool no período intrauterino. Trata-se de um conjunto de características físicas e de disfunções cognitivas e comportamentais que ocorrem em virtude dos efeitos teratogênicos dessa substância, que podem ser sintetizados da seguinte maneira:

- retardo de crescimento: retardo de crescimento intrauterino, peso baixo ao nascer e retardo de crescimento após o nascimento, mesmo com os cuidados nutricionais adequados
- características faciais típicas: fendas palpebrais estreitas, hipoplasia maxilar, prega epicântica, lábio superior fino e filtro labial plano (Figura 63.1)
- disfunções do sistema nervoso central: microcefalia, retardo no desenvolvimento de habilidades sociais e motoras, comprometimento intelectual, distúrbios comportamentais neonatais, como irritabilidade e dificuldades na amamentação.

A exemplo de outras condições clínicas relacionadas com a exposição intrauterina a substâncias, existe correlação entre a dose e a intensidade das repercussões. A síndrome fetal alcoólica está relacionada com o consumo de grande volume de álcool durante a gravidez.

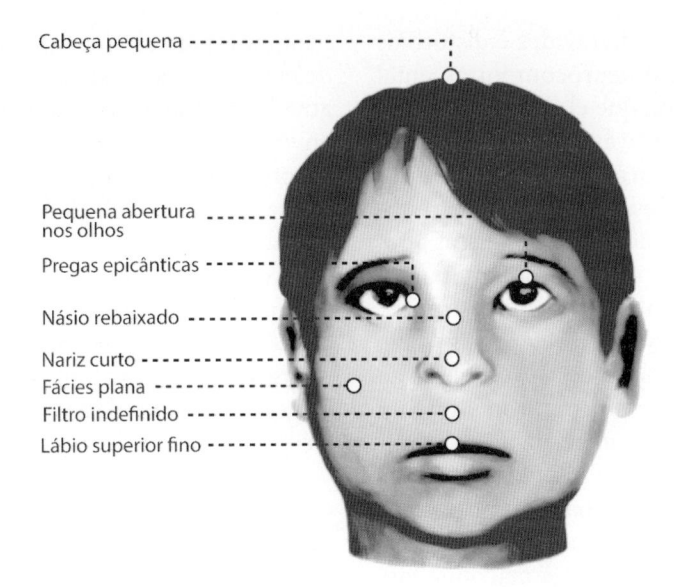

Cabeça pequena

Pequena abertura nos olhos

Pregas epicânticas

Násio rebaixado

Nariz curto

Fácies plana

Filtro indefinido

Lábio superior fino

**Figura 63.1** Características de crianças submetidas ao álcool na vida fetal, compatíveis com a síndrome alcoólica fetal.

A exposição intraútero a 45 ou mais unidades de álcool ao mês aumenta de maneira considerável o risco de sua ocorrência. Outros fatores podem, no entanto, atuar como mediadores de sua expressão, como condição socioeconômica, idade materna, uso concomitante de outras substâncias, diversidade étnica e genética, padrão de consumo e momento da gravidez em que houve a exposição, gerando taxas de prevalência variáveis.[15] Nos EUA, por exemplo, a prevalência é de quase 0,26 por mil nascimentos vivos em mulheres caucasianas das classes média e alta,[16] enquanto na África do Sul, em mulheres negras, pode chegar a 39 por mil nascimentos vivos.[17]

Crianças expostas a volumes menores de álcool também podem apresentar parte dessas características, caracterizando a chamada síndrome fetal alcoólica parcial. Esses indivíduos apresentam algumas características faciais da síndrome fetal alcoólica e retardo mental menos acentuado (limítrofe), assim como disfunções cognitivas e comportamentais mais leves.

Na realidade, não existe um consenso a respeito da volume de álcool seguro a ser consumido durante a gravidez. Até mesmo o consumo de 5 doses ou mais por semana cronicamente durante a gravidez está relacionado com peso baixo ao nascer, retardo de crescimento intrauterino, parto prematuro e abortamento espontâneo.[18]

## • Maconha

Embora haja poucos estudos com características metodológicas adequadas com controle para fatores confundidores diversos como tabagismo e fatores socioeconômicos e com amostras homogêneas constituídas de maneira cuidadosa com relação à intensidade do consumo durante a gravidez, pode-se dizer, à luz do conhecimento atual, que o uso da maconha durante a gravidez não está associado à ocorrência de complicações obstétricas.[19] Tampouco há evidências com relação às repercussões negativas sobre o peso, o comprimento, a circunferência craniana e outros parâmetros relacionados com o desenvolvimento intrauterino.[20]

Por outro lado, alterações comportamentais e cognitivas têm sido descritas em crianças expostas intraútero à maconha. Diversos estudos demonstraram a relação entre o uso da maconha durante a gravidez e distúrbios no desenvolvimento neurocomportamental da criança à medida que ela cresce. As chamadas funções executivas constituem um sistema complexo de organização, integração e execução de processos cognitivos em um determinado intervalo de tempo. Essas alterações parecem funcionar como um marcador do funcionamento da região pré-frontal, localizada na porção anterior do lobo frontal, e podem não ser evidentes até os 4 anos de idade. No entanto, o seu comprometimento é dissociado do comprometimento da inteligência global, denotando prejuízo de apenas parte das funções intelectuais.[21]

Estudos de acompanhamento avaliando as crianças expostas intraútero à maconha fornecem evidências consistentes de alterações neurocomportamentais[22] com comprometimento cognitivo em um sentido amplo, sendo registradas ocorrências de distúrbios do sono, déficit de compreensão em testes de leitura e comprometimento do aprendizado escolar, prejuízo da fluência verbal, impulsividade e diminuição da capacidade de sustentar a atenção/concentração e transtornos do comportamento.[21]

### • Cocaína

O uso de cocaína durante a gravidez está associado a uma série de comportamentos de risco que frequentemente contribuem para a ocorrência de complicações tanto para a mãe quanto para o bebê. Bauer *et al.*[23] detectaram em gestantes usuárias de cocaína uma prevalência significativamente maior de doenças sexualmente transmissíveis, AIDS e hepatites, bem como exposição maior à violência, particularmente àquela ocorrida dentro de suas próprias casas.

A despeito da gravidade dos problemas descritos, relacionados com comportamentos de risco associados ao uso da droga, o efeito direto da cocaína sobre a gestante e o concepto não pode ser desprezado. Durante a gravidez, algumas alterações metabólicas ocorrem, con-

tribuindo para a potencialização dos efeitos deletérios dessa substância. Nesse período, a atividade plasmática da colinesterase, enzima envolvida na metabolização da cocaína em ecgonina e benzoilecgonina, está diminuída. Dessa maneira, a velocidade com que a substância é decomposta em metabólitos inativos é menor, aumentando o tempo de atividade da substância no corpo. Outro exemplo da interação entre as alterações fisiológicas gestacionais e o uso da cocaína é a hipervolemia decorrente da gravidez associada ao efeito vasoconstritor da droga, podendo levar a crises hipertensivas.

Muitas complicações obstétricas causadas pelo uso de cocaína durante a gravidez estão descritas na literatura. Essas ocorrências estão diretamente atreladas à quantidade utilizada e ao período da gravidez em que foi utilizada. Quanto ao tipo de complicações, no entanto, os relatos são controversos. Uma revisão realizada por Fajemirokun-Odudeyi *et al.*[24] cita trabalho de parto prematuro, placenta prévia, abortamento espontâneo e retardo de crescimento intrauterino como as mais importantes complicações. Por outro lado, em uma metanálise, Addis *et al.*[25] concluíram que os efeitos obstétricos que podem seguramente ser atribuídos à cocaína são apenas placenta prévia e ruptura prematura de membranas. Com relação às outras complicações, em alguns estudos analisados na metanálise, não se pôde separar o efeito da cocaína do de outras drogas.

Conforme demonstrado na Tabela 63.2, a cocaína apresenta um potencial de transferência placentária moderadamente alto e é essa característica bioquímica que parece mediar os seus efeitos sobre o feto exposto a essa substância durante a gravidez. Dessa maneira, fetos expostos a grandes quantidades de cocaína podem apresentar taquicardia e hipertensão e, em casos extremos, evoluir com acidente vascular cerebral. A síndrome de abstinência é outra complicação que deve ser encarada com cuidado nos três primeiros dias após o parto. Os sintomas principais são sucção deficiente, problemas na amamentação, irritabilidade, hipertonia, bocejos e espirros.[24]

■ **Tabela 63.2** Comparação entre métodos de rastreamento.

| Método | Período de detecção | Vantagens | Desvantagens |
| --- | --- | --- | --- |
| Urina | 1 semana | Baixo custo | Abrangência pequena |
| Mecônio | 2ª metade da gravidez | Grande abrangência | Uso restrito a gestantes<br>Alto custo |
| Cabelo | Cada segmento de 1,0 cm corresponde à avaliação de 1 mês de consumo | Grande abrangência<br>Versatilidade | Alto custo<br>Não adequado para detectar consumo recente |

Pequenas alterações no recém-nascido no período perinatal podem também ser identificadas. Contudo, ao contrário do que se imaginava, as evidências científicas atuais apontam para sinais e sintomas bastante sutis em vez de anomalias congênitas graves ou alterações anatômicas teratogênicas identificáveis, pelo menos nas doses que costumam ser consumidas.[26] Sintomas como agitação, irritabilidade, tremores, sugar excessivo e choro agudo podem ser destacados. Eles sugerem, a exemplo do que foi relatado anteriormente sobre a maconha, potenciais efeitos neurocomportamentais e distúrbios de aprendizado com manifestação mais tardia.[24]

Há também evidências de alterações físicas (não teratogênicas) decorrentes da exposição à cocaína no período pré-natal. Segundo Covington *et al.*,[27] tanto o comprimento quanto o peso ao nascer são significativamente afetados pelo consumo de cocaína durante a gravidez, mesmo após o controle de fatores confundidores como idade gestacional, peso antes da gravidez, consumo de álcool ou tabagismo.

### • Solventes

O uso inalatório de solventes voláteis por gestantes facilita o acesso da droga ao feto, pois graças às suas características lipofílicas, os solventes atravessam a barreira placentária sem dificuldades, já tendo sido isolados em vários tecidos fetais e no líquido amniótico. Um dos solventes de uso inalatório de maior destaque é o tolueno, principal substância envolvida no comportamento de abuso em função de suas propriedades euforizantes e alucinatórias. Contudo, a avaliação do impacto teratogênico da exposição intraútero aos solventes voláteis é prejudicada pela falta de estudos que levem em consideração aspectos fundamentais, como período da gravidez em que ocorreu a exposição, duração da exposição e doses utilizadas. Além disso, potenciais confundidores como o uso concomitante de outras substâncias não mereceram a devida atenção. Dessa maneira, os achados da literatura não podem ser considerados conclusivos. A exposição a altas doses, no entanto, parece estar associada a alterações do crescimento intrauterino que se estendem após o nascimento,[28] além de alterações fenotípicas similares àquelas causadas pela exposição intrauterina ao álcool (síndrome fetal pelo álcool).[29]

## ▶ Consequências do uso abusivo de álcool e substâncias no puerpério

O leite materno é um fluido complexo produzido pelas glândulas mamárias da mãe que promove a adequada nutrição e garante a proteção imunológica do recém-nascido enquanto as suas próprias defesas ainda não se encontram suficientemente desenvolvidas. O aleitamento materno cumpre um papel semelhante ao desempenhado pela placenta durante o período de gestação. Sendo assim, é de se esperar que as substâncias consumidas pela mãe durante a fase puerperal sejam transferidas ao recém-nascido pela lactação. Isso, obviamente, provoca a exposição dessas crianças aos efeitos negativos das substâncias de abuso.[30]

A lactação é o resultado da complexa interação entre determinados hormônios (prolactina e ocitocina), arcos reflexos neurológicos e aspectos relacionados com o instinto e com o comportamento da mãe e do recém-nascido.[31] Esse delicado equilíbrio pode ser rompido de várias maneiras. O consumo de álcool e outras drogas é um desses mecanismos.[32]

Diante do exposto, é possível afirmar que o consumo de álcool e drogas no período puerperal pode provocar efeitos negativos ao recém-nascido tanto pela ação direta da substância como pela redução da produção do leite materno.

Podem ser encontrados na literatura estudos acerca das repercussões sobre a criança a partir do consumo no período puerperal de tabaco, álcool, maconha e cocaína. Não foram encontradas referências sobre o consumo de solventes. Cabe salientar, no entanto, que isso não significa que o tolueno não exerça efeitos negativos no período puerperal. Apenas não foram encontrados estudos a respeito.

### ▪ Tabaco

O aleitamento materno por mães tabagistas pode ser prejudicial ao recém-nascido tanto pelo efeito direto da nicotina transferida pelo leite como pela transmissão passiva da fumaça ao bebê.[33] É óbvio, portanto, que o tabagismo deve ser desencorajado. No entanto, tendo em vista o alto poder aditivo do tabaco, raramente as mães tabagistas conseguem interromper o hábito durante o período de amamentação. Então surge o dilema: o que é pior, o efeito da nicotina sobre o recém-nascido ou a falta da amamentação natural?

Segundo a American Academy of Pediatrics,[33] embora a exposição ao tabaco seja prejudicial, a perda em termos nutricionais e imunológicos gerada pela amamentação artificial é mais prejudicial à criança. Esse fato é ainda mais evidente nas camadas menos favorecidas da população. Portanto, em nome do bom desenvolvimento do recém-nascido, recomenda-se a cessação do tabagismo no período de amamentação. Entretanto, quando isso não for possível, apesar do efeito negativo do cigarro sobre a criança, é preferível que ela seja amamentada naturalmente.

### ▪ Álcool

Segundo Burgos *et al.*,[34] o consumo de álcool por lactantes pode provocar redução da produção de leite e da quantidade de lactose e aumento da quantidade de gordura. Tudo isso acontece em decorrência da diminuição da quantidade de hormônio luteinizante, ocitocina e prolactina. Assim, os lactentes apresentam redução do consumo alimentar, do peso corporal e do crescimento.

Embora haja poucos estudos relacionados com a ação direta do álcool sobre o recém-nascido, as evidências existentes relatam principalmente alterações do sono e retardo do desenvolvimento psicomotor. Os dados da literatura não são suficientes para se estabelecer com segurança o limite de consumo de álcool a partir do qual ocorrerão os efeitos patológicos no binômio mãe/filho. No entanto, apesar das consequências negativas do consumo de etílicos pela lactante, quando não é possível conter a ingestão durante a amamentação, a exemplo do que foi citado anteriormente com relação ao tabaco, recomenda-se que o recém-nascido continue a ser amamentado, já que os benefícios superam os malefícios.[35]

### ▪ Maconha

Apesar da alta prevalência do consumo desta droga ilícita, há poucos estudos relacionados com a amamentação por parte de lactantes usuárias de canabinoides na literatura. Segundo uma revisão realizada por Djulus *et al.*,[36] 0,8% da dose ingerida pela mãe é transmitida ao lactente (dose corrigida para porcentagem do peso corporal), sendo a concentração da substância no leite oito vezes maior que a concentração plasmática. Comprometimento do desenvolvimento motor, letargia e diminuição das mamadas em tempo e em frequência por parte do bebê em decorrência de uma diminuição do interesse são os efeitos do consumo da maconha sobre o recém-nascido pela amamentação.

Por outro lado, essa mesma revisão relata estudos em animais que sugerem que o consumo de canabinoides por parte das lactantes pode diminuir a produção de leite pela supressão da produção de prolactina e pelo efeito direto da substância sobre as glândulas mamárias.[36] Não há, contudo, estudos em humanos corroborando tais hipóteses.

Portanto, é recomendável que o uso de maconha seja desestimulado durante a lactação. Quando isso não for possível, tanto a mãe quanto o recém-nascido devem ser cuidadosamente monitorados. Não se pode considerar segura a amamentação nessas condições. No entanto, os riscos causados pela amamentação artificial devem ser considerados na decisão final.

## Cocaína

De acordo com Mott *et al.*,[37] crianças que ingerem oralmente a cocaína podem apresentar taquicardia, tontura, ataxia, irritabilidade, desorientação, *delirium* e convulsões. Contudo, apesar da prevalência relativamente alta de lactantes que consomem essa substância, faltam estudos mais detalhados sobre o assunto. Também faltam evidências a respeito do potencial de transferência da cocaína pelo leite e os poucos dados existentes são bastante variáveis, sem padronização metodológica.

De qualquer modo, segundo Sarkar *et al.*,[38] o uso durante a amamentação deve ser desestimulado. Quando isso não for possível, tanto a mãe quanto o bebê devem ser rigorosamente monitorados tanto clínica quanto laboratorialmente (urina materna e do recém-nascido e leite materno).

## Considerações finais

- Embora seja bastante difundida a noção de que o consumo de substâncias de abuso durante a gravidez e lactação é prejudicial tanto do ponto de vista obstétrico quanto perinatal, infelizmente, o número de mulheres que expõem seus filhos a esse risco é muito maior do que o esperado

- A simples difusão da informação, a exemplo de outras situações em que o consumo de drogas em geral está implicado, parece não ser suficiente para conter o avanço desse verdadeiro problema de saúde pública

- Inúmeros fatores parecem estar envolvidos, e prova disso é o elevado número de gestantes que apresentam comorbidades entre abuso ou dependência de drogas ilícitas e álcool e outros transtornos psiquiátricos. Provavelmente, existem outros fatores associados, mas a maioria deles permanece obscura e, portanto, não é ponderada nas abordagens terapêuticas

- De qualquer maneira, parece seguro dizer que, mais do que um problema clínico, o consumo de álcool, tabaco e drogas ilícitas na gravidez constitui um fenômeno biopsicossocial em que a complexa interação entre os fatores individuais, ambientais e sociais resulta no comportamento em questão. Sendo assim, a eficácia das medidas de controle do avanço desse flagelo só pode ser garantida se essa complexidade de fatores for levada em consideração.

## ▶ Referências bibliográficas

1. Kuczkowski KM. Marijuana in pregnancy. Ann Acad Med Singapore. 2004; 33(3):336-9.
2. Wolfe EL, Davis T, Guydish J *et al.* Mortality risk associated with perinatal drug and alcohol use in California. J Perinatol. 2005; 25(2):93-100.
3. Ostrea EM, Knapp DK, Tannenbaum L *et al.* Estimates of illicit drug use during pregnancy by maternal interview, hair analysis, and meconium analysis. J Pediatr. 2001; 138(3):344-8.
4. Bessa MA, Mitsuhiro SS, Chalem E *et al.* Under-reporting of use of cocaine and marijuana during the third trimester of gestation among pregnant adolescents. Addict Behav. 2010; 35(3):266-9.
5. Finch BK, Vega WA, Kolody B. Substance use during pregnancy in the state of California, USA. Soc Sci Med. 2001; 52(4):571-83.
6. Ebrahim SH, Gfroerer J. Pregnancy-related substance use in the United States during 1996-1998. Obstet Gynecol. 2003; 101(2):374-9.

7. Centers for Disease Control and Prevention (CDC). Indicators of nicotine addiction-USA, 1991-1992. MMWR. 1995; 44:102-5.
8. Centers for Disease Control and Prevention (CDC). Smoking cessation during previous year among adults, 1990 and 1991. MMWR. 1993; 42:504-7.
9. Mitsuhiro SS, Chalem E, Barros MC et al. Prevalence of cocaine and marijuana use in the last trimester of adolescent pregnancy: socio-demographic, psychosocial and behavioral characteristics. Addict Behav. 2007; 32(2):392-7.
10. Schiller C, Allen PJ. Follow up of infants prenatally exposed to cocaine. Pediatric Nursing. 2005; 31(5):427-36.
11. de Moraes Barros MC, Guinsburg R, Mitsuhiro S et al. Neurobehavioral profile of healthy full-term newborn infants of adolescent mothers. Early Hum Dev. 2008; 84(5):281-7.
12. Lambers DS, Keneth EC. The maternal and fetal physiologic effects of nicotine Semin Perinatol. 1994; 20:115-26.
13. Economides D, Braithwaite J. Smoking, pregnancy and the fetus. J R Soc Health. 1994; 114(4):198-201.
14. Eliopoulos C, Klein J, Phan MK et al. Hair concentrations of nicotine and cotinine in women and their newborn infants. JAMA. 1994; 271(8):621-3.
15. O'Leary CM. Fetal Alcohol Syndrome: diagnosis, epidemiology and developmental outcomes. J Paediatr Child Health. 2004; 40:2-7.
16. Abel EL. An update on the incidence of FAS: FAS is not an equal opportunity birth defect. Neurotoxicol Teratol. 1995; 17:437-43.
17. May PA, Brooke L, Gossage JP et al. Epidemiology of fetal alcohol syndrome in a South African community in the Western Cape Province. Am J Public Health. 2000; 12:1905-12.
18. Lundsberg LS, Bracken MB, Saftlas AF. Low-to-moderate gestational alcohol use and intrauterine growth retardation, low birthweight, and preterm delivery. Ann Epidemiol. 1997; 7(7):498-508.
19. Shiono PH, Klebanoff MA, Nugent RP et al. The impact of cocaine and marijuana use on low birth weight and preterm birth: a multicenter study. Am J Obstet Gynecol. 1995; 172(1 Pt 1):19-27.
20. Fergusson DM, Horwood LJ, Northstone K, ALSPAC Study Team. Avon Longitudinal Study of Pregnancy and Childhood. Maternal use of cannabis and pregnancy outcome. BJOG. 2002; 109 (1):21-7.
21. Fried PA, Smith AM. A literature review of the consequences of prenatal marijuana exposure. An emerging theme of a deficiency in aspects of executive function. Neurotoxicol Teratol. 2001; 23:1-11.
22. Barros MCM, Guinsburg R, Peres CA et al. Exposure to marijuana during pregnancy alters neurobehavior in the early neonatal period. J Pediatr. 2006; 149:781-7.
23. Bauer CR, Shankaran S, Bada HS et al. The Maternal Lifestyle Study: drug exposure during pregnancy and short-term maternal outcomes. Am J Obstet Gynecol. 2002; 186(3):487-95.
24. Fajemirokun-Odudeyi O, Lindow SW. Obstetric implications of cocaine use in pregnancy: a literature review. Eur J Obstet Gynecol Reprod Biol. 2004; 112(1):2-8.
25. Addis A, Moretti ME, Ahmed Syed F et al. Fetal effects of cocaine: an updated meta-analysis. Reprod Toxicol. 2001; 15(4):341-69.
26. Behnke M, Eyler FD, Garvan CW et al. The search for congenital malformations in newborns with fetal cocaine exposure. Pediatrics. 2001; 107(5):E74.
27. Covington CY, Nordstrom-Klee B, Ager J et al. Birth to age 7 growth of children prenatally exposed to drugs: a prospective cohort study. Neurotoxicol Teratol. 2002; 24(4):489-96.
28. Arnold GL, Kirby RS, Langendoerfer S et al. Toluene embryopathy: clinical delineation and developmental follow-up. Pediatrics. 1994; 93(2):216-20.
29. Toutant C, Lippman S. Fetal solvents syndrome. Lancet. 1979; (8130):1356.
30. American Academy of Pediatrics, Committee on Drugs. Transfer of drugs and other chemicals into human milk. Pediatrics. 1994; 93:137-50.
31. Del Rio V. Bases fisiológicas y nutricionales para una lactancia materna exitosa. Rev Chil Nut. 1993; 21:19-32.
32. Liston J. Breastfeeding and the use of recreational drugs: alcohol, caffeine, nicotine and marijuana. Breastfeed Rev. 1998; 6(2):27-30.
33. American Academy of Pediatrics, Committee on Drugs. Transfer of drugs and other chemicals into human milk. Pediatrics. 2001; 108:776-89.
34. Burgos MGPA, Bion FM, Campos F. Lactação e álcool: efeitos clínicos e nutricionais. Archivos Latinoamericanos de Nutrición. 2004; 54(1):4.
35. Menella J. Alcohol's effect on lactation. Alcohol Res Health. 2001; 25(3):230-4.
36. Djulus J, Moretti M, Koren G. Marijuana use and breastfeeding. Canadian Family Physician. 2005; 51(5):349-50.
37. Mott SH, Packer RJ, Soldin SJ. Neurologic manifestations of cocaine exposure in childhood. Pediatrics. 1994; 93:557-60.
38. Sarkar M, Djulus J, Koren K et al. When a cocaine-using mother wishes to breastfeed: proposed guidelines. Ther Drug Monit. 2005; 27(1):1-2.

# 64 Epilepsia

*Nelson Sass*

## ▶ Introdução

A epilepsia é uma doença neurológica crônica, caracterizada por crises recorrentes de convulsões, estimando-se que afete 1,0% da população mundial. Para definição diagnóstica, é necessário que a paciente tenha apresentado duas ou mais crises nos últimos 12 meses sem evidências de associação de fatores desencadeantes como febre, álcool, intoxicação por drogas ilícitas ou abstinência.[1]

Trata-se de uma das doenças neurológicas mais prevalentes na gestação e reveste-se de importância pelas relevantes inter-relações recíprocas. Ainda que sem um nível de evidência consistente, o estado gravídico parece aumentar o risco de crises, possivelmente por perda de adesão ao tratamento, redução inadequada das doses do medicamento e das concentrações plasmáticas decorrentes das modificações fisiológicas da gestação.

## ▶ Efeitos da epilepsia na gestação

A epilepsia aumenta o risco de complicações na gestação, principalmente as associadas à qualidade do controle da doença, ou seja, quanto mais crises ocorrerem, maior risco adicionado. Considera-se que alguns eventos adversos, como parto cesáreo, pré-eclâmpsia, hemorragia pós-parto e depressão puerperal, têm maior risco de ocorrência. Destaca-se também o fato de que filhos de mães epilépticas tenham 10,0% de risco adicional de se tornarem epilépticos no futuro.

Sem dúvida, a maior preocupação no manejo clínico de pacientes epilépticas na gestação reside no risco diferenciado para o desenvolvimento de anomalias fetais, reconhecendo-se que a monoterapia resulta em menor risco quando comparada com a exposição à múltiplos agentes anticonvulsivantes.

Os fármacos utilizados com maior frequência são a fenitoína, a carbamazepina e o fenobarbital. Quando usados isoladamente resultam em elevação de 2 a 3 vezes no risco para malformações com relação à população geral. Estudos populacionais exibem risco similar com o uso de lamotrigina.

O medicamento que exige maior restrição na gestação é o valproato, pois seus efeitos são dose-dependentes e resultam em risco de 4 a 8 vezes maior de malformações. Além disso, existem relatos de que a exposição fetal pode resultar em déficits de função cognitiva em crianças aos 3 anos de idade.[2]

## ▶ Manejo clínico

É muito importante que exista integração entre o neurologista e o obstetra para se atingir os melhores resultados maternos e fetais. A epilepsia não é uma contraindicação para a gestação, mas o aconselhamento deve se iniciar antes da concepção.

Para que os riscos de anomalias sejam reduzidos, as pacientes devem ser preparadas no período pré-concepcional por meio de medidas que incluem suplementação com ácido fólico para redução dos riscos de defeitos no fechamento do tubo neural e uso de contracepção segura. Anticonvulsivantes como o fenobarbital, primidona, fenitoína e carbamazepina aceleram o metabolismo hepático, reduzindo as concentrações de estrógeno oriundas de contraceptivos orais. Assim, caso a escolha seja por estes métodos, as concentrações de estrógenos devem ser superiores a 50 μg. Ainda assim métodos alternativos ou a adição de proteção contraceptiva devem ser considerados para essas pacientes, evitando gestações indesejadas e instaladas em momentos inadequados.

Uma vez que a mulher decida engravidar, cabe ao neurologista realizar o monitoramento antes da concepção e o controle clínico por meio da retirada de anticonvulsivantes de maior risco (como o valproato), além de adequar este controle ao menor número possível de fármacos, sendo preferível instituir monoterapia.

Nas fases iniciais da gestação, a êmese e os vômitos gravídicos podem interferir na absorção do fármaco e expor a paciente à maior risco de convulsões. Essas gestantes não devem realizar tarefas nas quais o desencadeamento de crises possa resultar em risco relevante, como dirigir um automóvel.

O principal objetivo na gestação é evitar a ocorrência de crises epilépticas, administrando a menor dose e o menor número de substâncias possível. Não existem evidências para apoiar a recomendação para o monitoramento da concentração plasmática das substâncias, sendo perfeitamente possível que o controle materno seja adequado a partir das informações clínicas.

O diagnóstico diferencial de crise epiléptica com a eclâmpsia é difícil para o obstetra, sendo fundamental a identificação de características clínicas e laboratoriais que possam definir o diagnóstico, como o comportamento da pressão arterial, o ganho de peso, a presença de proteinúria, a elevação de ácido úrico ou outras provas laboratoriais relacionadas com a pré-eclâmpsia (ver Capítulo 53, *Doença Hipertensiva Específica da Gravidez*). Nessas situações o sulfato de magnésio também deve ser instalado, uma vez que as características fisiopatológicas e seu mecanismo de ação são similares aos apresentados na população geral.

Além do controle clínico já mencionado, a rotina assistencial durante o pré-natal segue as mesmas recomendações gerais, sendo necessário individualizar e monitorar algumas situações segundo suas características clínicas. Não há razão médica que justifique a antecipação do parto ou a prática sistemática de cesáreas nesse grupo de pacientes. A via de parto, portanto, é de indicação obstétrica.

Com relação à lactação, o uso de substâncias anticonvulsivantes não contraindica a amamentação, ainda que todas as substâncias estejam presentes no leite materno, exigindo a observação do recém-nascido.[3]

Quanto ao ajuste das substâncias, na medida em que ocorre a regressão das modificações gravídicas, as doses eventualmente aumentadas durante a gestação podem ser novamente adequadas. O mesmo é válido em relação à introdução de fármacos contraindicados previamente, porém sempre que possível deve-se adotar na fase de lactação a política de reduzir ao máximo a exposição do recém-nascido.

## ▶ Referências bibliográficas

1. Yacubuian EMT, Sakamoto AC. Epilepsia. In: Borges DR, Rothschild HA (eds.). Atualização terapêutica. 23 ed. São Paulo: Artes Médicas, 2007. pp. 1120-7.
2. Cunningham FG, Leveno KJ, Bloom SL *et al.* Neurological and psychiatric disorders. In: Williams obstetrics. New York: McGraw-Hill, 2010. pp. 1164-84.
3. Haratz KK, Lobo GAR, Haratz SS *et al.* Doenças neurológicas na gestação. In: Moron AF, Camano L, Kulay Jr L (eds.). Obstetrícia. Barueri: Manole, 2011. pp. 767-85.

# 65 Lúpus Eritematoso Sistêmico

*Priscylla Carolynne O. Macedo*

## ▶ Introdução

O lúpus eritematoso sistêmico é, dentre as doenças do tecido conectivo, a que exerce maior impacto na vida reprodutiva das mulheres e, por essa razão, deve ser bem compreendida pelos médicos, visando a um melhor aconselhamento pré-concepcional, além de acompanhamento gestacional. O impacto da doença será proporcional ao acometimento pré-concepcional, sendo que o caráter clínico da doença caracterizado por vasculopatia e, em alguns casos, exacerbação da coagulação pode comprometer sobremaneira o prognóstico materno e perinatal.

## ▶ Aspecto clínico

A etiologia dessa doença ainda não é completamente definida. Acredita-se que estejam envolvidos aspectos genéticos, uso de medicamentos e processos virais, além de fatores ambientais e hormonais.

As formas clínicas do lúpus dividem-se em eritematoso cutâneo e eritematoso sistêmico. A primeira restringe-se ao acometimento da pele, enquanto a segunda á caracterizada por pelo menos quatro dos seguintes critérios:

- *rash* malar
- lesões em cavidade oral e/ou nasal vistas pelo médico
- lesão de fotossenssibilidade

- lesão discoide
- artrite
- derrame pleural ou pericárdico (serosite)
- alteração hematológica – diminuição de seus componentes
- convulsão ou psicose
- nefrite
- fator antinuclear (FAN) positivo
- alteração de imunidade com outro anticorpo positivo como anti-DNA ou VDRL.

É importante lembrar da possibilidade de variações clínicas apresentadas pela paciente. Na atualidade, o prognóstico desfavorável do lúpus é reservado para os casos de nefropatia grave ou importante comprometimento do sistema neurológico. Em relação à paciente lúpica na menacme, a fertilidade pode ser comprometida por anticorpos antiovarianos ou pelo uso cumulativo de ciclofosfamida. Entretanto, a possibilidade de concepção deve ser considerada, sendo necessário o uso de método anticoncepcional.

A opção de engravidar deve ser bem discutida com essas pacientes, uma vez que deve ser desencorajada qualquer tentativa de concepção se a doença encontrar-se em atividade ou se a paciente estiver fazendo uso de fármacos como metotrexato, ciclofosfamida ou clorambucila, pelos potenciais riscos de malformações e abortamentos.

Nos casos em que se opte pela gravidez, algumas condições devem ser consideradas durante o seguimento pré-natal.[1] Deve-se lembrar de que a reativação ou a exacerbação da doença durante a gravidez pode ocorrer em 40 a 50% dos casos. Em torno de 25% das pacientes também podem apresentar algum grau de proteinúria após a 24ª semana de gestação, dificultando o diagnóstico de pré-eclâmpsia, que incide em cerca de 30% dos casos. Um grupo de risco especial para o desenvolvimento de pré-eclâmpsia é o de pacientes com hipertensão arterial crônica associada a anticorpos antifosfolipídios. Por fim, em algumas situações a diferenciação entre nefrite lúpica em atividade e pré-eclâmpsia pode ser extremamente difícil, uma vez que em ambas as situações clínicas ocorrem doença hipertensiva e proteinúria. Em casos como esses, a experiência clínica é fundamental.

É preciso enfatizar a necessidade de se realizar sempre o aconselhamento pré-concepcional das pacientes com desejo de engravidar, recomendando-se que estejam nas seguintes condições clínicas:

- último episódio de exacerbação da doença há pelo menos 6 meses
- diagnóstico da doença há pelo menos 2 anos
- boa função renal.

Essas condições clínicas são fundamentais para aumentar as chances de sucesso da gestação.

Feito o diagnóstico da gestação, deve-se estabelecer seguimento por equipe multiprofissional composta por obstetra experiente, reumatologista, psicólogo e enfermeiro. Devem-se solicitar, na primeira consulta pré-natal, anticorpos antifosfolipídios, pesquisa de função renal (ureia, creatinina, proteinúria de 24 h e *clearance* de creatinina), dosagem de complementos e velocidade de hemossedimentação (VHS), além dos exames de rotina pré-natal. Recomenda-se também a pesquisa dos anticorpos anti-RO e anti-LA, por apresentarem a propriedade de se ligar às fibras do sistema de condução cardíaco fetal, podendo ser responsáveis por bloqueios de ramo.

O comprometimento endotelial sistêmico característico do lúpus, bem como o aspecto imunológico da doença, pode contribuir por inadequada adaptação e desenvolvimento placentário. Por isso, é recomendável a investigação precoce das circulações uteroplacentária e fetal com o exame de dopplerfluxometria, observando-se as modificações fisiológicas dos vasos uterinos nesses casos. Considerando-se ainda a grande incidência de pré-eclâmpsia nesse grupo de pacientes, indicam-se dieta rica em cálcio e o uso de ácido acetilsalicílico em doses baixas (100 mg) desde o início da gestação, desde que na ausência de sangramentos. Nas pacientes com associação de síndrome antifosfolipídio é recomendada também a terapia com heparina.[2]

O tratamento do lúpus na gestação deve seguir as mesmas recomendações para pacientes não gestantes.[3] O corticoide é a substância de escolha na dose de até 1 mg/kg/dia. Nos casos de exacerbação da doença pode ser realizada a pulsoterapia com metilprednisolona na dose de 15 a 30 mg/kg/dia. Com esse esquema as doses diárias devem ser de 500 a 1.000 mg (frascos de 125 e 500 mg) e repetidas por 3 dias consecutivos. Para a infusão, deve-se diluir a dose de corticoide em 500 mℓ de soro fisiológico 0,9% e infundir lentamente em 4 a 6 h. Deve-se sempre associar profilaxia para estrongiloidíase, com albendazol 400 mg/dia durante 3 dias ou tiabendazol 25 mg/kg/dose (máximo de 1.500 mg) de 12/12 h por 3 dias.

Outros fármacos que podem ser introduzidos ou mantidos durante a gestação são azatioprina e a cloroquina. Anti-inflamatórios não hormonais devem ser evitados. Além disso, o uso da ciclofosfamida deve ser suspenso pelo menos 3 meses antes do início da gestação.

A indicação obstétrica é a norteadora da via de parto, sendo sempre desejável o parto normal. Entretanto, a alta incidência de casos de insuficiência placentária, pré-eclâmpsia grave e nefropatias contribui para elevadas taxas de partos cesáreos. No pós-parto, recomenda-se a vigilância cuidadosa. Pacientes com comprometimento renal não devem receber altas doses de anti-inflamatórios e deve-se dar atenção especial para quadros de anemia e risco de fenômenos tromboembólicos. Alguns estudos recomendam também a utilização de corticoide no puerpério imediato, visando à prevenção de insuficiência suprarrenal nas pacientes em uso de dose superior a 10 mg/dia de prednisona. Esse aspecto deve ser discutido com a equipe responsável.

## ► Referências bibliográficas

1. Mintz G, Niz J, Gutierrez G *et al.* Prospective study of pregnancy in systemic lupus erythematosus. Results of multidisciplinary approach. J Rheumatol. 1986; 13:732-9.
2. Lassere M, Empson M. Treatment of antiphospholipid syndrome in pregnancy: a systematic review of randomized therapeutic trial. Thrombosis Research. 2004; 114:419-26.
3. Lockshin MD, Reinitz E, Druzin MI. Lupus pregnancy. Case-control prospective study demonstrating absence of lupus exacerbation during or after pregnancy. Am J Med. 1984; 77:893-8.

# 66 Trombofilias

*Leandro Gustavo de Oliveira | Raquel Doria Ramos Richetti*

## ▶ Introdução

A ocorrência de fenômenos tromboembólicos no ciclo gravídico-puerperal é motivo de constante preocupação. É sabido que a gravidez *per se* constitui risco adicional para a ocorrência desse importante problema clínico, seja pelas alterações específicas no sistema de coagulação (Tabela 66.1), seja pelas alterações mecânicas e hormonais, como é o caso da estase venosa dos membros inferiores. Dessa maneira, o somatório de outras formas clínicas relacionadas com fenômenos tromboembólicos pode contribuir para o aumento da incidência dessas complicações e causar grande impacto no que se refere às chances de óbito da mãe. Nos EUA, por exemplo, 50% das mortes maternas são relacionados com os fenômenos tromboembólicos.

Aliado a essa preocupação, o interesse em se investigar as causas relacionadas com resultados obstétricos adversos tem motivado as pesquisas sobre o impacto das trombofilias no ciclo gravídico-puerperal, ainda que a investigação rotineira dessas pacientes não seja consenso absoluto. Dentre as possíveis alterações a se investigar estão as trombofilias adquiridas e as trombofilias hereditárias.

## ▶ Trombofilias adquiridas

A trombofilia adquirida mais frequente é a síndrome do anticorpo antifosfolípídio (SAAF). Na SAAF, a produção de autoanticorpos pró-coagulantes favorece a ocorrência de fenômenos tromboembólicos que podem acometer tanto o sistema arterial quanto o venoso, de maneira que as formas clínicas dos fenômenos tromboembólicos relacionados com a SAAF variam de casos mais comuns, como tromboses venosas de membros inferiores, a casos mais raros e complexos, como tromboses renais, mesentéricas e intracranianas. A SAAF pode manifestar-se de maneira isolada (SAAF primária) ou associada a outras doenças autoimunes, como o lúpus eritematoso sistêmico (LES), sendo caracterizada como SAAF secundária. Estima-se que 30% das pacientes com LES também apresentem provas positivas para anticorpos antifosfolipídio (aFL). Dentre os principais anticorpos aFL reconhecidos e relacionados com a SAAF, destacam-se o

■ **Tabela 66.1** Perfil dos fatores de coagulação durante a gravidez.

| Parâmetro | Modificação |
|---|---|
| Plaquetas | ↓ |
| Fatores V e VIII | Controverso |
| Antitrombina, proteína C | Sem alteração |
| Proteína S | ↓ |
| Fator XI | Sem alteração ou levemente ↓ |
| Fibrinogênio, fator de von Willebrand | ↑ |
| Fatores VII, VIII, IX, X, XII | ↑ |
| Ativador de plasminogênio tecidual | ↓ |
| PAI-1, inibidor de fibrinólise | ↑ |
| Fator II, antitrombina III, dímero D | ↑ |

anticoagulante lúpico, a anticardiolipina e o anti-β2-glicoproteína I.

A relação da SAAF com maus resultados obstétricos tem sido relatada desde meados da década de 1980. Entretanto, muitas das informações atualmente disponíveis sobre a relação entre essa síndrome e complicações obstétricas ainda permanecem controversas. Enquanto alguns autores demonstraram que 10 a 15% de mulheres com quadros de abortamento de repetição são positivas para anticorpos aFL,[1] outros encontraram essa associação em apenas 1% dos casos.[2] O entendimento sobre a relação da SAAF em pacientes obstétricas torna-se ainda mais complexo ao se constatar que algumas pacientes positivas para anticorpos aFL evoluem com gravidez normal.

Do ponto de vista das complicações obstétricas, os anticorpos aFL têm sido relacionados também com insuficiência placentária de graus variáveis, descolamento prematuro de placenta, pré-eclâmpsia, restrição de crescimento fetal e óbitos fetais, principalmente de 2º trimestre. Um estudo recente do tipo caso-controle[3] demonstrou que mulheres positivas para anticorpos aFL apresentam incidência de pré-eclâmpsia que varia de 11 a 29%, contra 7% do grupo-controle. Além disso, uma metanálise recente demonstrou que anticorpos anticardiolipina, mesmo em titulações moderadas, apresentam forte associação com pré-eclâmpsia.[3] De maneira geral, estima-se que a positividade dos testes para anticorpos aFL determine um risco relativo até nove vezes maior para o desenvolvimento de pré-eclâmpsia.

As discrepâncias e incertezas geradas pelas investigações a respeito da positividade para anticorpos aFL e os resultados obstétricos adversos podem ser decorrentes da dificuldades de se avaliar de maneira pormenorizada os desfechos clínicos em questão. Sabe-se, por exemplo, que causas de abortamentos ou óbitos fetais são difíceis de serem definidas na prática clínica diária, seja pela falta de material adequado para estudo (material insuficiente, fetos macerados), seja pela falta de rotina preestabelecida para a investigação dessas causas. Isso certamente dificulta a realização de estudos clínicos bem desenhados, o que se traduz em falha na obtenção de resultados confiáveis. Em função de uma tendência mundial a se acreditar na associação entre anticorpos aFL e maus resultados obstétricos, originou-se uma importante linha de pesquisa, cujos interessantes resultados experimentais devem ser aplicados na prática clínica do ponto de vista translacional.

## ▶ Anticorpos antifosfolipídio e problemas obstétricos | Mecanismos de ação

Tendo em vista o efeito trombogênico dos anticorpos aFL, é fácil supor que fenômenos tromboembólicos provocados por esses anticorpos no segmento uteroplacentário possam ser os grandes responsáveis pelos desfechos obstétricos desfavoráveis aqui discutidos. Desse modo, dois efeitos pró-coagulantes têm de fato sido relacionados com os anticorpos aFL na interface materno-fetal. O primeiro deles é visto pela indução de maior produção de tromboxano A2 e pelo estabelecimento de um perfil pró-coagulante quando se expõe, *in vitro*, células trofoblásticas humanas aos anticorpos aFL. Outro mecanismo seria decorrente da inibição da função da anexina A5 pelos anticorpos aFL. Sabe-se que, em condições fisiológicas, a A5 atua recobrindo superfícies aniônicas trombogênicas que dispõem da capacidade de desencadear a cascata da coagulação por meio da promoção da ligação entre o fator X ativado e a protrombina. Nesse contexto, o anticorpo anti-β2-glicoproteína I tem se monstrado capaz de inibir o efeito protetor da A5 tanto em culturas de células trofoblásticas quanto de células endoteliais.

Apesar da associação entre fenômenos tromboembólicos no segmento uteroplacentário e maus desfechos obstétricos, as análises histopatológicas de materiais provenientes de casos sugestivos de envolvimento entre SAAF e esses desfechos nem sempre demonstram alterações tromboembólicas. Por isso, outras hipóteses passaram a ser formuladas com o intuito de se estabelecer uma relação causal. Os anticorpos aFL podem ligar-se à superfície do trofoblasto e induzir disfunção celular, levando a redução de sua proliferação e menor capacidade invasiva. Essas alterações culminariam, entre outras alterações, na incapacidade trofoblástica em promover as adaptações circulatórias necessárias para o sucesso da gravidez, ocasionando o que se denomina estresse oxidativo.

Partindo-se do princípio de que o trofoblasto normal expressa moléculas β2-glicoproteína I em sua superfície, Chen *et al.* demonstraram que anticorpos monoclonais anti-β2-glicoproteína I são capazes de se ligar a essas moléculas no trofoblasto e induzir apoptose e necrose.[4] As partículas necróticas geradas dessas alterações são lançadas em grande quantidade na circulação materna e acabam sendo fagocitadas pelas células endoteliais. Esse processo determina importante resposta inflamatória sistêmica e disfunção endotelial, alterações inerentes às formas clínicas da pré-eclâmpsia.

Além disso, os anticorpos aFL são responsáveis pelo aumento da expressão de moléculas de adesão e citocinas inflamatórias na superfície placentária (p. ex., VCAM-1, TNF-α). Esse fenômeno é responsável por desencadear e perpetuar a resposta inflamatória gerada na interface materno-fetal, alterações observadas em complicações obstétricas como abortamentos, insuficiência placentária e pré-eclâmpsia.

Por fim, é possível afirmar que o envolvimento entre os anticorpos aFL e a obstetrícia, principalmente a placenta, guarda ainda muitas informações interessantes a serem desvendadas para a correta interpretação desse, por assim dizer, relacionamento turbulento.

## ▶ Critérios diagnósticos para síndrome do anticorpo antifosfolipídio

O diagnóstico de SAAF baseia-se em alterações clínicas relacionadas com fenômenos tromboembólicos associadas a pelo menos um

■ **Tabela 66.2** Critérios preconizados para o diagnóstico da SAAF.

| Critérios clínicos | Critérios laboratoriais |
|---|---|
| Pelo menos um episódio de trombose arterial ou venosa, podendo ser de pequeno ou grande vaso (recomenda-se que este episódio seja bem documentado, com evidências clínicas e provas diagnósticas. Em caso de avaliação histopatológica, o vaso acometido não deve apresentar sinais inflamatórios para ser relacionado com SAAF) | Anticoagulante lúpico em plasma e identificado em pelo menos duas ocasiões com intervalo de 12 semanas. Devem ser consideradas as recomendações da International Society on Thrombosis and Hemostasis (Scientific Subcommittee on LAC/phospholipid-dependent antibodies) |
| Do ponto vista obstétrico<br>História de óbito fetal sem causa evidente e determinada<br>Recém-nascido com restrição de crescimento bem evidenciada (< percentil 10)<br>Pré-eclâmpsia grave/eclâmpsia, principalmente levando a prematuridade<br>Evidência de insuficiência placentária, determinada por dopplervelocimetria<br>Três ou mais abortamentos consecutivos antes de 10 semanas gestacionais, desde que descartadas causas genéticas, hormonais e uterinas | Anticorpo anticardiolipina em soro ou plasma, das classes IgG ou IgM (titulações > 40 GPL ou MPL, ou > percentil 99). O ideal é que a determinação dos anticorpos seja feita em pelo menos duas ocasiões com intervalo de 12 semanas pela técnica de ELISA |
| | Anticorpo anti-β2-glicoproteína I (anti-β2GPI) em soro ou plasma, das classes IgG ou IgM (titulações > percentil 99). O ideal é que a determinação dos anticorpos seja feita em pelo menos duas ocasiões com intervalo de 12 semanas pela técnica de ELISA |

GPL = unidade fosfolipídica IgG; MPL = unidade fosfolipídica IgM; ELISA = *enzyme-linked immunosorbent assay*.
Adaptada de Miyakis S, Lockshin MD, Atsumi T *et al.* International consensus statement on an update of the classification criteria for definite antiphospholipid syndrome (APS). J Thromb Haemost. 2006; 4:295-306.

anticorpo aFL identificado entre os testes laboratoriais preconizados. Na Tabela 66.2 estão relacionados os critérios preconizados para a confirmação diagnóstica da SAAF.

Considera-se uma paciente positiva para anticorpos aFL quando pelo menos um dos seguintes testes encontra-se positivo:

- pesquisa de anticoagulante lúpico
- pesquisa de anticorpo anticardiolipina
- pesquisa de anticorpo anti-β2-glicoproteína I.

Vale ressaltar que não há como saber se uma paciente que apresenta positividade nos três testes diagnósticos tem a mesma evolução clínica que aquela que apresenta apenas um teste investigativo positivo. Acredita-se, entretanto, que a positividade no teste para anticoagulante lúpico seja mais expressiva para complicações obstétricas do que a positividade para anticardiolipina ou anti-β2-glicoproteína I.

### • Pesquisa de anticoagulante lúpico

Essa pesquisa é feita em plasma a partir de exames que avaliam o tempo de coagulação do sangue da paciente investigada, pois apesar de a presença de anticorpos aFL determinar fenômenos tromboembólicos *in vivo*, esses anticorpos têm a capacidade de impedir a coagulação quando avaliados *in vitro*. Por isso, os testes são realizados em duas fases. Na primeira, o sangue da paciente é analisado na presença de baixas concentrações de fosfolipídios, que ativam a via extrínseca da cascata de coagulação. Quando a paciente tem anticorpos aFL circulantes, estes impedem que a cascata de coagulação seja ativada ao se ligarem aos fosfolipídios. No intuito de confirmar essa reação, em uma segunda fase adiciona-se concentração extra de fosfolipídios, que terminam por concluir o fenômeno da coagulação. O procedimento é sempre feito comparando-se as amostras com o fosfolipídio adicional a uma amostra sem essa adição, considerando-se positiva quando é necessário tempo superior ou igual a 8 segundos para ocorrer a coagulação.

### • Pesquisa de anticorpo anticardiolipina

Essa pesquisa é feita em soro ou plasma pelo método ELISA. É possível identificar anticorpos das classes IgG ou IgM e títulos acima de 40 GPL ou MPL são considerados positivos.

### • Pesquisa de anticorpo anti-β2-glicoproteína I

Essa pesquisa é feita em soro ou plasma pelo método ELISA. É possível identificar anticorpos das classes IgG ou IgM e títulos acima do percentil 99 na curva padronizada são considerados positivos.

## ▶ Trombofilias hereditárias e gravidez

Conforme já mencionado, a associação entre fatores hereditários capazes de induzir fenômenos tromboembólicos e provavelmente relacionar-se com resultados obstétricos adversos tem sido motivo de estudos recentes. Dentre as alterações que possivelmente determinam alterações com potencial risco obstétrico estão a deficiência de antitrombina III, a deficiência de proteína C, a deficiência de proteína S, a mutação no fator V de Leiden G1691A e a mutação do fator II ou protrombina G20210A. Uma metanálise recente (Tabela 66.3)[5] avaliou o impacto de cada uma dessas alterações sobre as intercorrências obstétricas.[6] Ressalta-se apenas que a mutação da enzima metileno-tetraidrofolato redutase C677T não tem sido mais vista como um fator determinante de risco para fenômenos tromboembólicos na gestação e, por isso, não deve mais ser investigada com este objetivo.

Ainda que as complicações relacionadas com os fenômenos tromboembólicos sejam bastante graves, não se preconiza a investigação sistemática de trombofilias hereditárias em toda a população, sendo sugerida em casos

■ **Tabela 66.3** Metanálise sobre trombofilias adquiridas e risco obstétrico.

| Estudo ou subcategoria | TEV n/N | Sem TEV n/N | Odds ratio (aleatória) IC 95% | Odds ratio (aleatória) IC 95% |
|---|---|---|---|---|
| LV, homozigoto | 29/91 | 145/1.248 | | 34,40 (9,86 a 120,05) |
| Subtotal (IC 95%) | | | | |
| Teste de heterogeneidade: $\chi^2 = 0,47$, df = 4 (p = 0,98) | | | | |
| Teste do efeito total: z = 5,55 (p < 0,00001) | | | | |
| LV, heterozigoto | 96/226 | 263/1.595 | | 8,32 (5,44 a 12,70) |
| Subtotal (IC 95%) | | | | |
| Teste de heterogeneidade: $\chi^2 = 3,00$, df = 5 (p = 0,7) | | | | |
| Teste do efeito total: z = 9,80 (p < 0,00001) | | | | |
| Protrombina, homozigoto | 2/2 | 40/233 | | 23,89 (1,13 a 507,08) |
| Subtotal (IC 95%) | | | | |
| Teste de heterogeneidade: $\chi^2 = 0,00$, df = 0 (p < 0,00001) | | | | |
| Teste do efeito total: z = 3,70 (p = 0,04) | | | | |
| Protrombina, heterozigoto | 42/61 | 277/1.005 | | 6,80 (2,46 a 18,77) |
| Subtotal (IC 95%) | | | | |
| Teste de heterogeneidade: $\chi^2 = 7,15$, df = 3 (p = 0,067) | | | | |
| Teste do efeito total: z = 3,70 (p = 0,00002) | | | | |
| MTHFR, homozigoto | 20/128 | 85/534 | | 0,75 (0,22 a 2,53) |
| Subtotal (IC 95%) | | | | |
| Teste de heterogeneidade: $\chi^2 = 9,97$, df = 3 (p = 0,019) | | | | |
| Teste do efeito total: z = −0,46 (p = 0,6) | | | | |
| Deficiência de antitrombina | 8/11 | 242/815 | | 4,69 (1,30 a 16,96) |
| Subtotal (IC 95%) | | | | |
| Teste de heterogeneidade: $\chi^2 = 0,91$, df = 2 (p = 0,64) | | | | |
| Teste do efeito total: z = 2,36 (p = 0,02) | | | | |
| Deficiência de proteína C | 23/32 | 232/715 | | 4,76 (2,15 a 10,57) |
| Subtotal (IC 95%) | | | | |
| Teste de heterogeneidade: $\chi^2 = 1,62$, df = 2 (p = 0,45) | | | | |
| Teste do efeito total: z = 3,84 (p = 0,0001) | | | | |
| Deficiência de proteína S | 16/28 | 250/911 | | 3,19 (1,48 a 6,88) |
| Subtotal (IC 95%) | | | | |
| Teste de heterogeneidade: $\chi^2 = 1,05$, df = 2 (p = 0,59) | | | | |
| Teste do efeito total: z = 2,95 (p = 0,003) | | | | |
| Subtotal (IC 95%) | 236/579 | 1.534/7.056 | | 5,40 (3,47 a 8,39) |
| Teste de heterogeneidade: $\chi^2 = 65,00$, df = 28 (p = 0,0001) | | | | |
| Teste do efeito total: z = 7,48 (p < 0,00001) | | | | |

0,01  0,2     1     50  1.000

Risco negativo          Risco positivo
mais elevado            mais elevado

LV = fator V de Leiden; MTHFR = metileno-tetraidrofolato redutase.

selecionados por histórias pessoais e familiares de comprometimentos, tendo em mente que os abortamentos de causas desconhecidas, principalmente os de repetição, podem constituir sinais de alerta para se considerarem as trombofilias.

## ▶ Profilaxia antitrombótica

A profilaxia de fenômenos tromboembólicos na gestação e no puerpério em pacientes portadoras de trombofilias adquiridas ou hereditárias tem sido cada vez mais realizada.[7] Entretanto, observam-se excessos nessa conduta, sendo discutível se há benefícios claros que superem os riscos relacionados com o uso dos anticoagulantes para todas as formas de trombofilia. A Tabela 66.4 resume para quais formas de trombofilias e em que situações deve-se utilizar a profilaxia no ciclo gravídico-puerperal. Ressalta-se que pacientes com formas heterozigotas para as trombofilias hereditárias parecem não se beneficiar do uso de anticoagulantes, a menos que tenham histórias pessoais ou familiares de fenômenos tromboembólicos. A Tabela 66.5 resume as recomendações de profilaxia para pacientes submetidas ao parto cesáreo.

Durante a última conclusão estabelecida pelo American College of Chest Physicians em 2012, discutiu-se que em decorrência dos elevados riscos de trombocitopenia induzida

■ **Tabela 66.4** Recomendações para profilaxia antitrombótica de acordo com situações clínicas específicas.[7]

| Situação clínica associada à trombofilia | Conduta recomendada |
| --- | --- |
| Fertilização assistida | Não se recomenda profilaxia de rotina em qualquer forma de trombofilia |
| Síndrome de hiperestimulação | Manter profilaxia por pelo menos 3 meses após resolução clínica da hiperestimulação em qualquer forma de trombofilia |
| Paciente submetida a operação cesareana | Profilaxia por 6 semanas de acordo com o estabelecido na Tabela 66.5 |
| Pacientes fazendo profilaxia com heparina de baixo peso molecular e com parto programado | Suspender profilaxia por pelo menos 24 h antes do parto |
| Pacientes homozigotas para fator V de Leiden ou protrombina 20210A e história familiar positiva para trombose | Profilaxia durante a gestação e continuar por 6 semanas após o parto |
| Pacientes com outras formas de trombofilia e história familiar positiva para trombose | Vigilância clínica durante a gestação e profilaxia pós-parto (manter por 6 semanas) |
| Pacientes homozigotas para fator V de Leiden ou protrombina 20210A, mas sem história familiar positiva para trombose | Vigilância clínica durante a gestação e profilaxia pós-parto (manter por 6 semanas) |
| Pacientes com outras formas de trombofilia, mas sem história familiar positiva para trombose | Apenas vigilância clínica durante a gestação e após o parto (6 semanas) |
| História de abortamentos e investigação negativa para anticorpos antifosfolipídios | Não fazer profilaxia |
| Pacientes com história de complicações obstétricas (pré-eclâmpsia, restrição de crescimento, insuficiência placentária) e investigação negativa para trombofilia | Não fazer profilaxia |

■ **Tabela 66.5** Recomendações sobre profilaxia antitrombótica em pacientes submetidas a parto cesáreo.

| Profilaxia para tromboembolismo após cesárea se for identificado um ou mais fatores de risco a seguir | Fazer profilaxia para tromboembolismo após cesárea se forem identificados dois ou mais fatores de risco a seguir |
|---|---|
| Imobilização por pelo menos 1 semana antes do parto | IMC > 30 |
| Hemorragia pós-parto (> 1.000 mℓ) | Gravidez múltipla |
| História de trombose | Hemorragia pós-parto (> 1.000 mℓ) |
| Pré-eclâmpsia com restrição de crescimento fetal | Tabagismo (> 10 cigarros/dia) |
| Deficiência de antitrombina | Deficiência de proteína C |
| Mutação no fator V de Leiden (homo e heterozigota) | Deficiência de proteína S |
| Mutação na protrombina G20210A (homo e heterozigota) | Pré-eclâmpsia |
| Lúpus eritematoso sistêmico | |
| Doença cardíaca | |
| Anemia falciforme | |
| Necessidade de transfusão sanguínea | |
| Infecção puerperal | |

IMC = índice de massa corporal.

por heparina e de osteoporose associada ao uso crônico de heparina, os medicamentos de escolha para a profilaxia e o tratamento de fenômenos tromboembólicos na gravidez passariam a ser as heparinas de baixo peso molecular, como enoxaparina e dalteparina.[8] Entretanto, esse consenso esclarece que o uso desses medicamentos não é isento de complicações, de maneira que há chance de os fenômenos hemorrágicos acontecerem em até 2% dos casos durante o ciclo gravídico-puerperal. Esses fenômenos variam de sangramentos de ferida operatória a hemorragias intracranianas graves. Outras medicações, como inibidores diretos da trombina (dabigatrana) e inibidores indiretos do fator Xa (foundaparinux), não devem ser utilizadas durante a gestação.

Algo também discutido de maneira interessante nesse encontro foi o risco da síndrome da varfarina sódica em fetos de pacientes utilizando cronicamente essa medicação. Concluiu-se que esse risco não ocorre antes de 6 semanas de gestação e, portanto, a conduta nesses casos é manter a varfarina e realizar teste de gravidez assim que houver atraso menstrual, momento no qual a paciente deve procurar assistência para substituir a medicação.

O uso de anticoagulantes durante o período da amamentação não parece trazer complicações para o recém-nascido. Os anticoagulantes orais como a varfarina não são excretados no leite materno. A heparina, ainda que possa ser encontrada em concentrações muito baixas no leite humano, não apresenta atividade quando administrada por via oral.

De maneira geral, é possível dizer que o esquema profilático mais próximo do ideal consiste na associação de heparina de baixo peso molecular com ácido acetilsalicílico (AAS) nas seguintes doses:

- enoxaparina: 40 a 60 mg/dia ou dalteparina: 5.000 UI/dia
- AAS: 100 mg/dia.

O momento ideal para a introdução dessas medicações durante a gestação é discutível. Preconiza-se o início da profilaxia assim que a gravidez for diagnosticada, não havendo evidências de que essa prática possa expor o feto a riscos de teratogenicidade.[7] O uso desses medicamentos deve ser adiado ou suspenso apenas nos casos de sangramentos de 1º trimestre.

Por fim, não há evidências que a associação de corticoterapia (prednisona) determine algum benefício adicional para essas pacientes, ficando esta conduta restrita às pacientes com outras situações clínicas associadas, como o LES.

Pacientes com formas clínicas de fenômenos tromboembólicos devem ser tratadas juntamente com equipe multiprofissional e as prescrições e condutas devem ser compartilhadas e discutidas com os especialistas da área.

## ▶ Considerações finais

- A profilaxia antitrombótica para as trombofilias adquiridas e hereditárias é mundialmente recomendada durante a gestação. Entretanto, alguns clínicos têm orientado essa terapia também para pacientes com história de abortamentos e pesquisas de anticorpos aFL negativas. Não há evidências que fundamentem essa prática, devendo-se avaliar melhor essa conduta
- Ainda que se utilizem medicamentos para profilaxia de fenômenos trombembólicos nos casos de SAAF, a complexa fisiopatologia da relação entre essa síndrome e a gravidez sugere que o tratamento ainda está longe de ser o ideal, sendo necessárias novas perspectivas, visando a melhor assistência durante esses casos. Algo bastante promissor encontra-se fundamentado em possíveis imunoterapias
- Novos testes diagnósticos encontram-se em fases de estudos e podem contribuir para a melhor interpretação da relação entre a SAAF e os resultados obstétricos.

## ▶ Referências bibliográficas

1. Rai RS, Clifford K, Cohen H *et al.* High prospective fetal loss rate in untreated pregnancies of women with recurrent miscarriage and antiphospholipid antibodies. Hum Reprod. 1995; 10(12):3301-4.
2. Branch DW, Silver RM, Porter TF. Obstetric antiphospholipid syndrome: current uncertainties should guide our way. Lupus. 2010; 19:446-52.
3. do Prado AD, Piovesan DM, Staub HL *et al.* Association of anticardiolipin antibodies with pre-eclampsia: a systematic review and meta-analysis. Obstet Gynecol. 2010; 116(6):1433-43.
4. Chen Q, Viall C, Kang Y *et al.* Antiphospholipid antibodies increase non-apoptotic trophoblast shedding: a contribution to the pathogenesis of pre-eclampsia in affected women? Placenta. 2009; 30(9):767-73.
5. Miyakis S, Lockshin MD, Atsumi T *et al.* International consensus statement on an update of the classification criteria for definite antiphospholipid syndrome (APS). J Thromb Haemost. 2006; 4:295-306.
6. Wu O, Robertson L, Twaddle S *et al.* Screening for thrombophilia in high-risk situations: systematic review and cost-effectiveness analysis. The Thrombosis: Risk and Economic Assessment of Thrombophilia Screening (TREATS) study. Health Technol Assess. 2006; 10(11):1-110.
7. Pierangeli SS, Leader B, Barilaro G *et al.* Acquired and inherited thrombophilia disorders in pregnancy. Obstet Gynecol Clin North Am. 2011; 38(2): 271-95.
8. Bates SM, Greer IA, Middeldorp S *et al.* American College of Chest Physicians. VTE, thrombophilia, antithrombotic therapy, and pregnancy: Antithrombotic Therapy and Prevention of Thrombosis. 9 ed. American College of Chest Physicians Evidence-Based Clinical Practice Guidelines. Chest. 2012;141(2 Suppl):e691S-736S.

# 67 Doença Renal Crônica

*Jussara Leiko Sato | Nelson Sass*

## ▶ Introdução

A doença renal crônica (DRC) é um problema de saúde pública em todo o mundo. É definida como dano renal ou redução da função renal (redução da taxa de filtração glomerular) por 3 meses ou mais, geralmente em consequência a um processo patológico lentamente progressivo. Ao contrário do que se observa na maioria dos casos de insuficiência renal aguda (IRA), na DRC não ocorre regeneração do parênquima renal, e por isso a perda de néfrons é irreversível.

Existem inúmeros exemplos de nefropatias que podem ocasionar perda progressiva da função renal após um período entre 5 e 20 anos, evoluindo para um estado conhecido como doença renal em fase terminal, que se caracteriza pela queda irreversível da função renal para níveis residuais (< 15% do normal). Nesse momento, a histopatologia renal perde as características específicas das fases iniciais da nefropatia, apresentando uma alteração universal conhecida como fibrose glomerular intersticial, associada a degeneração e atrofia dos túbulos. O paciente apresenta, então, os diversos sinais e sintomas típicos da chamada síndrome urêmica, tornando-se imprescindível a terapia de substituição renal, representada pelos métodos dialíticos e pelo transplante renal. Às vezes, no entanto, a falência renal crônica pode se instalar de maneira aguda, como acontece em dois exemplos clássicos: necrose cortical aguda e glomerulonefrite rapidamente progressiva.

A National Kidney Fundation propôs uma classificação de DRC em cinco estágios, de acordo com a taxa de filtração glomerular:

- estágio 1: taxa de filtração glomerular > 90 m$\ell$/min/1,73 m². Existe lesão renal estrutural, mas ainda não há insuficiência renal
- estágio 2: taxa de filtração glomerular = 60 a 90 m$\ell$/min/1,73 m². Insuficiência renal crônica leve
- estágio 3: taxa de filtração glomerular = 30 a 59 m$\ell$/min/1,73 m². Insuficiência renal crônica moderada
- estágio 4: taxa de filtração glomerular = 15 a 29 m$\ell$/min/1,73 m². Insuficiência renal grave. Sintomas urêmicos iniciais
- estágio 5: taxa de filtração glomerular < 15 m$\ell$/min/1,73 m². Falência renal crônica. Uremia grave (diálise).

As mulheres portadoras de nefropatia crônica tendem a apresentar infertilidade decorrente de ciclos anovulatórios, amenorreia, hiperprolactinemia e perda da libido, sintomas determinados pela uremia e mesmo por dificuldades de relacionamento decorrente da própria doença.[1,2] A visão prevalente é de que o grau de comprometimento funcional renal e a presença ou ausência de hipertensão, antes da concepção, representam papel importante tanto para o prognóstico gestacional como para a história natural da doença.[3]

Embora o foco deste capítulo não seja as mudanças fisiopatológicas durante a gravidez, um breve resumo acerca de alguns pontos importantes será apresentado, uma vez que essa adaptação resulta em impacto na função renal.

Na gestação normal os rins aumentam de tamanho, em aproximadamente 1,0 cm. O sistema coletor sofre modificações morfológicas significativas, com dilatação dos cálices renais, pélvis e ureteres. Essas alterações são mais acentuadas do lado direito e podem persistir por 3 a 4 meses após o parto. Fatores hormonais e compressão dos ureteres pelo útero gravídico no local em que os vasos ilíacos cruzam os ureteres são considerados responsáveis.

Duas das principais alterações renais funcionais encontradas durante a gestação são o aumento do fluxo renal plasmático e a consequente elevação do ritmo de filtração glomerular (RFG). O RFG eleva-se no 1º mês após a concepção, alcançando níveis 50% maiores entre 16 e 18 semanas. Esse estado de hiperfiltração persiste durante a gestação e retorna aos níveis basais 3 meses após o parto.[4,5] Alguns autores acreditam que as mudanças induzidas pela gravidez poderiam acelerar o declínio do RFG na DRC.[6] Sabe-se que a hiperfiltração na gravidez parece ser causada primariamente pelo aumento do fluxo sanguíneo renal. Entretanto, em decorrência da importante vasodilatação das arteríolas renais aferentes e eferentes, responsáveis por impedir o aumento da pressão capilar glomerular, a hiperfiltração não resulta em sequelas patológicas.[7,8]

Além disso, a gravidez está associada a um estado de hipercoagulabilidade[9] que poderia levar à trombose glomerular após gestações repetidas.[8,10,11] Mas ao se estudarem as mesmas modificações em pacientes com algum grau de comprometimento glomerular, essa resposta adaptativa não parece ser igual, e prejuízos morfológicos e funcionais podem ocorrer. A maioria dos estudos acerca de doenças renais na gravidez envolve um número relativamente pequeno de mulheres, impossibilitando quaisquer conclusões definitivas a respeito da progressão de um tipo de nefropatia em particular durante a gestação, sendo a reserva funcional apresentada previamente à gestação o principal fator prognóstico dessas pacientes. Entretanto, algumas doenças glomerulares são preocupantes durante a gestação. Dentre elas, destacam-se a glomerulonefrite membranoproliferativa, a nefropatia por IgA, a glomeruloesclerose focal e a nefrite lúpica.[12]

Davison e Dunlop, em 1980,[13] criaram arbitrariamente três categorias em que se consideravam portadoras de doença renal leve as pacientes com níveis séricos de creatinina ≤1,4 mg/dℓ, de doença renal moderada aquelas com creatinina de 1,5 até 2,8 mg/dℓ e com comprometimento funcional grave as pacientes com creatinina > 2,8 mg/dℓ. Os autores verificaram que as pacientes do primeiro grupo apresentavam boa evolução gestacional e bom prognóstico quanto à função renal a longo prazo, enquanto as duas últimas categorias evoluíam para perda funcional. Os pesquisadores afirmaram, ainda, que uma em cada três pacientes que engravidam com níveis de creatinina maiores do que 2 mg/dℓ evolui para o estágio final da doença no 1º ano após o parto.

No que se refere à influência da doença renal sobre a gravidez, verifica-se maior risco relativo para a ocorrência de pré-eclâmpsia, prematuridade e restrição de crescimento fetal. Destaque especial deve ser dado à ocorrência de polidrâmnio, que pode incidir em até 60% das vezes e cuja causa se relaciona com a elevada concentração de produtos nitrogenados que chegam à circulação fetal, determinando diurese osmótica. Quanto aos resultados perinatais, 29 gestantes foram avaliadas no Setor de Hipertensão e Nefropatias da Escola Paulista de Medicina da Universidade Federal de São Paulo (Unifesp-EPM), pacientes com creatinina > 1,4 mg/dℓ resultaram em 60% de prematuros e 20% de restrição de crescimento fetal. Ao avaliar somente as pacientes com creatinina > 2,5 mg/dℓ, a incidência de prematuros foi de 89% e 42% de restrição de crescimento fetal.[14] Quanto à via de parto, a cesariana é realizada em cerca de 53% dos casos, e suas indicações se relacionam com as síndromes hipertensivas e os quadros de insuficiência placentária.

## ▶ Tratamento

Deve-se ressaltar que, embora muitas doenças glomerulares não devam ser tratadas na gravidez por serem incertos os resultados das alternativas terapêuticas ou devido à natureza das substâncias utilizadas entre outras causas, a hipertensão arterial concomitante deve ser sempre tratada. Acredita-se que o controle rigoroso da pressão arterial terá efeito protetor para os rins, como demonstrado fora da gravidez. No que tange aos casos de síndrome nefrótica, muitas pacientes voltam a apresentar diurese satisfatória após repouso no leito e restrição leve de sódio. Esse recurso é ainda mais útil na gravidez, em decorrência das limitações referentes ao uso de diuréticos. Também é preciso estar atento à prevenção de complicações imediatas e tardias das doenças glomerulares, como o risco de tromboembolismo.

No que se refere ao uso de medicamentos imunossupressores, deve-se sempre avaliar o risco-benefício em cada caso e se os efeitos colaterais não contraindicam sua utilização em grávidas.

A indicação de tratamento dialítico deve ser particularmente mais precoce durante a gestação. Como o feto fica sob alto risco de morte sempre que os níveis de ureia estão acima de 60,0 mg%, nos casos em que o feto é prematuro, o tratamento dialítico visa proteger o feto e deve ser programado antes do parto. Dois tipos de pacientes devem ser relacionados para essa discussão. O primeiro deles representa as mulheres que já se encontravam em tratamento dialítico e engravidaram. O outro, aquelas que tinham, sabidamente ou não, algum grau de comprometimento da função renal e após a gestação passaram a necessitar de diálise. No primeiro caso o tratamento é sempre mantido. No segundo grupo deve-se acompanhar individualmente cada caso para decidir o momento ideal para o início do tratamento.

Os melhores resultados maternos e perinatais atualmente são os relacionados com o pronto atendimento, no que se refere ao início e à intensificação do tratamento dialítico.[15,16]

Hou, em 2008,[7] sugeriu como indicação de diálise níveis de ureia maiores ou iguais a 100 mg/d$\ell$. Atualmente esse valor ainda é respeitado, mas nota-se na literatura uma tendência a utilizar valores de corte cada vez menores, visando à melhora dos resultados perinatais.

No que se refere à modalidade de tratamento, nota-se que a hemodiálise relaciona-se com trocas metabólicas muito rápidas, associando-se a maior risco de instalação de quadros graves de hipotensão e anemia. Por isso, torna-se difícil o controle volêmico nessas pacientes durante as sessões, piorando os quadro de edema e polidrâmnio. Outra preocupação importante está vinculada a possíveis complicações no que se refere à anticoagulação durante o procedimento. Apesar dessas considerações, na prática acaba-se utilizando com maior frequência a hemodiálise, sendo este o método de maior experiência até então.

## ▶ Considerações finais

- Embora seja difícil comparar séries de pacientes de diferentes procedências e de épocas diversas, a maioria dos estudos tem revelado que insuficiência renal, proteinúria grave ou síndrome nefrótica, hipertensão arterial sistêmica grave ou sem controle representam fatores de risco importantes para o agravamento da função renal durante e após a gravidez,[16] e a mulher que deseja engravidar precisa estar ciente desses riscos para ela própria e das eventuais consequências para o feto
- De modo geral, as mulheres normotensas com disfunção renal mínima têm chance superior a 90% de ter uma gestação bem-sucedida, e é pouco provável que a gravidez afete adversamente o curso da doença
- Hipertensão arterial aumenta a taxa de complicações substancialmente, se não for controlada agressivamente; e o prognóstico também é ruim em mulheres com disfunção renal moderada

- Nessa última condição, a maior parte das gestações tem êxito, mas se acompanha de um risco materno considerável: mais de 20% apresentam deterioração da função renal e 30 a 40% delas têm problemas importantes com hipertensão arterial
- Sendo assim, a tendência é não recomendar a gravidez em pacientes com insuficiência renal moderada e desestimular a gravidez quando o ritmo de filtração glomerular está gravemente reduzido, pois o risco materno é substancial.[17]

## ▶ Referências bibliográficas

1. Robson SC, Dunlop W, Hunter S. Hemodynamic changes during early pregnancy. Br J Gynaecol. 1998; 95:1134-6.
2. Palmer BF. Sexual dysfunction in men and women with chronic kidney disease and end-stage kidney disease. Adv Ren Replace Ther. 2003; 10(1):48-60.
3. Bagon JA, Vernaeve H, De Muylder X et al. Pregnancy and dialysis. Am J Kidney. 1998; 31:756-65.
4. Moroni G, Quaglini S, Banfi G et al. Pregnancy in lupus nephritis. Am J Kidney Dis. 2002; 40:713-20.
5. Davison JM. Pre-pregnancy care and counseling in chronic renal patients. Eur Clinics Obstet. Gynaecol. 2006; 2:24-5.
6. Trevisan G, Ramos JG, Martins CS et al. Pregnancy in patients with chronic renal insufficiency at Hospital das Clínicas of Porto Alegre, Brazil. Ren Fail. 2004; 26(1):29-34.
7. Hou S. Pregnancy in women on dialysis: is a success a matter of time. Clin J Am Soc Nephrol. 2008; 3(2):312-3.
8. Mackay EV. Pregnancy and renal disease. Aust N Z J Obstet Gynaecol. 1968; 21:38-45.
9. Fink JC, Schwartz SM, Benedetti TJ et al. Increased risk of adverse maternal and infant outcomes among women with renal disease. Paediatr Perinat Epidemio. 1988; 12:277-87.
10. Fischer MJ, Lehnerz SD, Hebert JD et al. Kidney disease is an independent risk factor for adverse fetal and maternal outcomes in pregnancy. Am J Kidney Dis. 2004; 43:415-23.
11. Kirsztajn GM. Síndrome nefrítica e nefrótica na gestação. In: Sass N, Camano L, Moron AF. Hipertensão arterial e nefropatias na gravidez. 1 ed. Rio de Janeiro: Guanabara Koogan, 2006. pp. 359-73.
12. Kirsztajn GM, Pereira AB. Síndrome nefrítica. In: Prado FC, Ramos JA, Valle JR. Atualização terapêutica. São Paulo: Artes Médicas, 2003. pp. 814-6.
13. Davison JM, Dunlop W. Renal hemodynamics and tubular function in normal human pregnancy. Kidney Int 1980; 18(2):152-61.
14. Sato JL, Oliveira LG, Kirsztajn GM et al. Chronic kidney disease in pregnancy requiring first-time dialysis. Int J Gynaecol Obstet. 2010; 111(1):45-8.
15. Fischer MJ, Lehnerz SD, Hebert JD et al. Kidney disease is an independent risk factor for adverse fetal and maternal outcomes in pregnancy. Am J Kidney Dis. 2004; 43:415-23.
16. Imbasciati E, Ponticelli C. Pregnancy and renal disease: predictors for fetal and maternal outcome. Am J Nephrol. 1991; 11(5):353-62.
17. Lindheimer MD, Katz AL. Gestation in women with kidney disease: prognosis and management. Baillieres Clin Obstet Gynaecol. 1994; 8(2):387-404.

# 68 Transplante Renal

*Leandro Gustavo de Oliveira | Nelson Sass*

## ▶ Introdução

A insuficiência renal crônica leva frequentemente à infertilidade. A incidência de gravidez em mulheres com essa condição clínica é de aproximadamente 1:200. Dentre as causas de infertilidade, destacam-se a disfunção ovariana, os níveis elevados de prolactina e a perda da libido. Além disso, algumas dessas pacientes não conseguem manter um relacionamento com atividade sexual regular por causa do trabalho que têm com os cuidados de sua própria doença.

O transplante renal tem sido utilizado para o tratamento de pacientes com falência renal desde a década de 1950 e, nos últimos anos, os importantes avanços principalmente com relação à terapia imunossupressora têm possibilitado a oferta de melhor qualidade de vida a essas pacientes. Do ponto de vista reprodutivo, o transplante renal ocasiona importante recuperação da fertilidade e a incidência de gravidez passa a ser de 1:50 ou ainda maior.

Entretanto, ainda que o transplante proporcione esse considerável aumento nas possibilidades de gestação, não há dúvida de que essas mulheres constituem um grupo distinto de pacientes, com riscos potenciais tanto para a mãe quanto para o seu concepto. Desse modo, desde a primeira gestação de sucesso comprovada em 1958, diversas publicações têm enfatizado a elevada incidência de hipertensão arterial, anemia, disfunção do enxerto, pré-eclâmpsia, prematuridade, ruptura prematura de membranas, restrição de crescimento fetal e óbito perinatal.[1]

## ▶ Efeitos da gravidez sobre o enxerto

Alterações na fisiologia renal são marcantes durante a gravidez, sendo o aumento do fluxo renal plasmático e consequente aumento do ritmo de filtração glomerular (RFG) alguns de seus aspectos mais interessantes. Comportamento semelhante deve ser esperado no caso do rim transplantado, e desde que o órgão exerça função pré-gravídica o mais próximo do normal (creatinina sérica < 125 µmol/$\ell$ ou 1,4 mg/d$\ell$) pode-se também notar aumento no RFG. Essas alterações fisiológicas pelas quais passa o enxerto na gravidez podem ser responsáveis pelo aparecimento de discreta proteinúria (≥ 300 mg/24 h) nas pacientes que não a apresentavam previamente, bem como de discreta piora naquelas que já apresentavam perda proteica urinária antes da gestação. É importante acompanhar o quadro com cautela, mas desde que a hipertensão arterial seja ausente ou mínima e que os níveis de creatinina permaneçam estáveis, essa proteinúria tende a resolver-se espontaneamente no pós-parto sem maiores implicações clínicas.

## ▶ Disfunção do enxerto

De maneira prática, consideram-se normais elevações de até 0,2 mg/d$\ell$ durante a gestação, enquanto elevações de 0,3 mg/d$\ell$ ou maiores devem ser consideradas decorrentes de disfunção do enxerto, sendo necessário investigar suas causas. Dentre as causas mais frequentes de disfunção do enxerto durante a gestação destacam-se pré-eclâmpsia, infecção do trato urinário, rejeição, recorrência de nefropatias prévias e compressão do enxerto e/ou ureter pelo útero gravídico.

A causa mais comum de disfunção durante a gestação é a pré-eclâmpsia, e isso deve ser considerado ao se atender uma transplantada renal com disfunção do enxerto. Vale lembrar que essas pacientes tendem a apresentar histórico de hipertensão arterial e proteinúria, o que dificulta sua avaliação. Quanto à recorrência de doenças glomerulares que acometam o rim transplantado, ressalta-se que a glomerulosclerose segmentar focal (GESF) apresenta-se como causa recorrente importante. A incidência de rejeição na população com transplante renal é de quase 4%. Esperava-se, inicialmente, que as alterações imunológicas da gravidez contribuíssem para menor incidência dessa complicação. Entretanto, a mesma incidência tem sido relatada independentemente do estado gravídico. Na última avaliação feita por Oliveira *et al.*[2] foram observadas 34 gestações em 31 pacientes acompanhadas de janeiro de 2006 a fevereiro de 2010, observando-se 2 casos de rejeição (5,8%), dentre os quais uma das pacientes evoluiu com perda definitiva do enxerto e retorno ao tratamento dialítico. Diante dos riscos de rejeição durante a gravidez, é importante orientar a paciente a não interromper o uso dos imunossupressores de maneira alguma nesse período.

É comum a dúvida sobre o fato de a gravidez poder ou não afetar a função do enxerto, sendo encontrados alguns trabalhos com relatos de prejuízo funcional em até 15% dos casos. Entre 39 pacientes avaliadas[2] no Hospital do Rim e Hipertensão da Universidade Federal de São Paulo (Unifesp), a disfunção do enxerto diagnosticada durante a gravidez (creatinina sérica $\geq 0,3$ mg/d$\ell$) não afetou a função do órgão a longo prazo nem a sobrevida do enxerto e/ou das pacientes quando comparadas a transplantadas que não engravidaram. Também não foi identificada piora funcional até 1 ano após o parto, exceto nos casos de rejeição. Por

isso, acredita-se que as disfunções observadas durante a gestação são, na maioria das vezes, transitórias, desde que a função renal pré-gestacional seja normal (creatinina < 1,4 mg/d$\ell$). Contrariamente, pode haver piora definitiva da função quando o enxerto já apresenta algum grau de disfunção em período pré-gestacional, quadro clínico semelhante ao de pacientes com insuficiência renal crônica. Diante dessas considerações, alguns aspectos devem ser avaliados no momento em que se informam os riscos impostos pela gravidez a portadoras de transplante renal. A Tabela 68.1 ilustra as condições ideais para se chegar mais próximo do sucesso nesses casos.

■ **Tabela 68.1** Características clínicas relacionadas com o bom prognóstico da gestação em transplantadas renais segundo Davison (1991).[3]

| |
|---|
| Boa saúde 2 anos após o transplante renal |
| Ausência de proteinúria ou, se presente, a mínima possível |
| Ausência ou hipertensão arterial bem controlada |
| Ausência de dilatação pielocalicial |
| Níveis de creatinina menores ou iguais a 1,5 mg% |
| Fármacos imunossupressores em doses baixas e estáveis<br>Prednisona 15 mg/dia ou menos<br>Ciclosporina 5 mg/kg/dia ou menos<br>Azatioprina 2 a 3 mg/kg/dia ou menos |

## ► Efeitos do transplante renal sobre a gravidez

Hipertensão arterial crônica é uma complicação clínica frequente nessas pacientes, que ocorre em 60 a 80% dos casos e deve ser bem controlada. Para tanto, podem ser utilizadas as mesmas opções disponíveis para hipertensas crônicas em geral, sendo a alfametildopa o hipotensor de primeira escolha, seguido por nifedipino e hidralazina.

Infecção do trato urinário é frequente em face das alterações anatômicas relacionadas com a posição do enxerto e ureter pélvicos e também das condições imunológicas dessas pacientes. Recomenda-se a realização de urocultura seriada mensal, tornando-se imprescindível a antibioticoprofilaxia em casos de repetição ou histórico de infecções recorrentes.

Anemia é outro problema crônico nesse grupo de pacientes, sendo algumas vezes de difícil tratamento. Reposição vitamínica com sulfato ferroso e ácido fólico tem sido utilizada de rotina, mas em muitos casos o uso de eritropoetina recombinante (25 a 50 UI/kg, 1 a 2 vezes/semana) torna-se necessário. Em experiência clínica, a piora do quadro anêmico tende a ocorrer já em torno de 26 semanas de gravidez, provavelmente em virtude da intensificação da hemodiluição gravídica.

Preocupação adicional existe com relação ao diabetes gestacional, em função do uso prolongado de corticosteroides. Vale lembrar, também, que infecções virais como hepatite B e C sempre foram relatadas com maior frequência nessas pacientes. Outras infecções como por citomegalovírus e herpes também podem ser mais incidentes, principalmente nos primeiros meses após o transplante, quando as doses de imunossupressores são maiores. Esses casos devem ser avaliados de maneira individualizada, discutindo-se as possíveis repercussões maternas e/ou fetais. O tratamento das lesões herpéticas pode ser feito com aciclovir nas doses de 200 mg, 5 vezes/dia de acordo com as orientações gerais. Apesar de publicações recentes terem apontado certa segurança quanto ao seu uso no 1º trimestre, deve-se considerar o risco/benefício para o tratamento nessa fase quando possível.

## ▶ Imunossupressores

Conforme salientado anteriormente, a paciente não deve interromper o uso dos imunossupressores durante a gestação. Os fármacos mais comumente utilizados são os inibidores de calcineurina (ciclosporina e tacrolimo), a azatioprina e a prednisona. A literatura parece seguir em consenso de que não há riscos adicionais de malformações fetais relacionados com essas medicações. Entretanto, trabalhos recentes[4] têm relacionado o micofenolato mofetila com malformações faciais e de linha média. Por essa razão, orienta-se a troca desse imunossupressor em período pré-concepcional a todas as pacientes planejando a gravidez. A melhor opção para essa troca deve ser avaliada pela equipe de nefrologistas. A rapamicina é um imunossupressor de uso mais recente que pode também estar relacionado com maiores riscos de malformações fetais, mas isso ainda não está bem definido.

Alguns imunossupressores, como a azatioprina, podem contribuir para a piora do quadro anêmico e ocasionar plaquetopenia. Esses quadros, entretanto, são controlados durante o acompanhamento com a equipe responsável pelo transplante, sendo as quedas progressivas dos níveis séricos de plaquetas na maioria das vezes relacionadas com a pré-eclâmpsia grave e não com o fármaco imunossupressor.

O uso de imunossupressores sempre foi visto como fator de restrição para a amamentação. Recentemente, grupos de pediatria neonatal têm optado por permitir a amamentação e acompanhar esses recém-nascidos expostos. Essa conduta ainda não é considerada definitiva para todos os imunossupressores comumente utilizados, uma vez que há trabalhos que mostram que a ciclosporina pode ser encontrada em concentrações maiores no leite do que no próprio sangue materno em determinados momentos do dia. Salienta-se, ainda, que os recém-nascidos de mães em uso de imunossupressores podem ter sua resposta imune alterada nos primeiros meses do nascimento. Todos esses aspectos devem ser considerados pela equipe de pediatria neonatal também para a orientação quanto à cartela de vacinação.

## ▶ Via de parto

De maneira geral, a via de parto deve seguir a conduta obstétrica para esse grupo de pacientes. Desse modo, orienta-se o encorajamento do parto transpélvico sempre que possível, por promover menor perda sanguínea, menor risco infeccioso e menores alterações hemodinâmicas. É preciso ter em mente que o rim transplantado é um órgão denervado e por isso não responde de maneira satisfatória a alterações circulatórias intensas e rápidas. Isso deve ser lembrado pela equipe cirúrgica e anestésica, mas não há contraindicações para anestesias regionais e/ou analgesias de condução de parto. Ressalta-se, ainda, que durante o parto cesáreo é preciso ter cuidado ao se manipularem válvulas suprapúbicas e outros materiais capazes de traumatizar o enxerto pélvico e/ou ureter inserido na parede anterior da bexiga. Por fim, enfatiza-se que o uso de anti-inflamatórios por essas pacientes é contraindicado.

## ▶ Referências bibliográficas

1. Aivazoglou L, Sass N, Silva Junior HT *et al.* Pregnancy after renal transplantation: an evaluation of the graft function. Eur J Obst Gynecol Reprod Biol. 2011; 155(2):129-31.
2. Oliveira LG, Sass N, Sato JL *et al.* Pregnancy after renal transplantation: a five years single-center experience. Clin Transplant. 2007; 21(3):301-4.
3. Davison JM. Dialysis, transplantation and pregnancy. Am J Kidney Dis. 1991; 17:127-32.
4. Oliveira LG, Câmara NOS, Sato JL. Diálise renal na gravidez. In: Sass N, Camano L, Moron AF (eds.). Hipertensão arterial e nefropatias na gravidez. Rio de Janeiro: Guanabara Koogan, 2006. pp. 389-93.

# 69 Leiomioma Uterino

*Milton Sakano*

## ▶ Introdução

O leiomioma uterino é um tumor benigno do músculo liso, sendo sua frequência bastante variável, segundo dados da literatura.[1] Pode sofrer alterações durante o ciclo gravídico-puerperal e a sua incidência na gravidez está entre 0,5 e 5%.

Existem diversas teorias sobre a causa do aparecimento e desenvolvimento do leiomioma, e a principal seria a perda da regulação do crescimento das células miometriais. Como sinonímia, registram-se o fibromioma, o mioma e o fibroma.

Os leiomiomas podem ser encontrados no corpo (subseroso, submucoso ou intramural) e no colo uterino. As manifestações clínicas dependem do tamanho e da localização, sendo o diagnóstico feito por anamnese, exame físico e exames subsidiários, sendo o exame ultrassonográfico o mais utilizado. O diagnóstico definitivo é o anatomopatológico.

Com relação às modalidades de tratamento, é possível adotar a conduta expectante, o tratamento medicamentoso, o cirúrgico e de embolização das artérias uterinas. O tratamento expectante depende das condições clínicas da paciente.

## ▶ Aspectos etiopatogênicos

O leiomioma uterino é um tumor benigno constituído por fibras musculares lisas do miométrio, com disposição circular e, por estroma conectivo. O crescimento dos leiomiomas resulta da ação e da interação de hormônios esteroides como o estrógeno e a progesterona, as citocinas, os fatores de crescimento e as mutações somáticas. O desenvolvimento do leiomioma ocorre por hiperplasia, hipertrofia de células miometriais e aumento da matriz extracelular. Estudos demonstram que existem receptores de estrógeno e progesterona aumentados em relação ao miométrio normal e diferentes interações bioquímicas para os nódulos leiomiomatosos do mesmo útero, ocorrendo crescimento diferenciado.

## ▶ Anatomia patológica

Comumente apresenta-se como um nódulo circunscrito, com superfície de corte esbranquiçada e fasciculada de consistência firme, podendo variar nos processos degenerativos. Na microscopia, a grande maioria caracteriza-se pela apresentação de amplos feixes de células musculares lisas, sem atipias, necroses ou mitoses, permeadas por variável quantidade de colágeno e vasos sanguíneos, com variações nos processos degenerativos.

Durante a gestação, o estímulo hormonal pode acarretar notável expansão do volume dos nódulos de leiomioma sem garantir proporcional provimento vascular. A seguir são listados os possíveis processos degenerativos: degeneração hialina; degeneração gordurosa; degeneração mucoide; degeneração vermelha, rubra ou carnosa, também chamada de necrobiose asséptica, sendo o processo mais comum durante a gravidez; degeneração sarcomatosa; calcificação; e atrofia.

## ► Aspectos clínicos

Os leiomiomas uterinos na maioria das vezes são assintomáticos durante a gravidez ou puerpério. Os sintomas clínicos dependem do tamanho e da localização do tumor. Fora da gestação, é possível observar dor, aumento do fluxo menstrual e infertilidade. Durante a gestação, verificam-se volume uterino aumentado não compatível com a idade gestacional apresentada, sintomas compressivos intestinais e urinários (como disúria e polaciúria progressiva) e dor traduzindo processos degenerativos como necrobiose asséptica, isquemia ou processo infeccioso.

Na gestação, pode ocorrer abortamento, sendo a variedade submucosa apontada como uma das principais causas do evento, que é motivado por alterações tróficas do endométrio, deformação da cavidade uterina e maior excitabilidade do miométrio. A curetagem uterina nesses casos pode ser difícil, pois a cavidade pode estar irregular, aumentando a possibilidade de perfuração ou de esvaziamento incompleto pelo difícil acesso.

Na gestação, os riscos de prematuridade, ruptura prematura das membranas e inserção baixa da placenta são elevados, dependendo da presença e da localização de leiomiomas. A restrição do crescimento fetal não é usual, ainda que possa ocorrer na dependência da extensão do tumor que resulta em grande demanda do fluxo sanguíneo uterino com redução do fluxo placentário. Deve-se ressaltar aqui o fato de a presença de leiomioma na maioria das vezes não comprometer a evolução da gestação e nem do parto. Entretanto, o parto pode ser afetado por apresentações anômalas ou alterações contráteis do miométrio (distocia funcional) decorrentes das alterações estruturais que a matriz pode sofrer.

Também se devem ressaltar os riscos de prolapso de cordão e ruptura prematura de membranas pela má adaptação da apresentação na bacia materna. Dependendo da localização do leiomioma, ou seja, quando está posicionado no segmento inferior ou no colo uterino, este pode obstruir o canal do parto, inviabilizando a progressão do feto.

Após o desprendimento fetal pode haver maior risco de retenção placentária, atonia uterina e acretismo placentário. Portanto, a revisão cuidadosa da placenta e da cavidade uterina é fundamental para garantir a segurança materna nessas situações. Muitas vezes, a curagem ou curetagem uterina complementar é necessária. Nesses casos, a dificuldade de acesso à cavidade uterina e o risco de perfuração exigem toda a cautela e perícia do operador.

No puerpério a atonia uterina resultante da dificuldade na contratilidade uterina pode acarretar grave hemorragia, exigindo a adoção de medidas pertinentes à situação (discutidas no Capítulo 33, *Atonia Uterina*). Ocasionalmente, podem se instalar necrobiose séptica e peritonite nos leiomiomas supurados, sendo necessária a pronta intervenção clínica (antibióticos, analgésicos e anti-inflamatórios) e cirúrgica. No puerpério tardio os leiomiomas tendem a regredir de modo muito evidente.

## ► Aspectos terapêuticos

A abordagem clínica ou cirúrgica dos leiomiomas na gestação necessita que sejam considerados vários elementos de conduta. Nestes elementos, devem ser considerados o momento da gestação, a localização, o volume, o tipo (subseroso ou intramural) e a existência de complicações. De maneira didática, foram enumeradas ações pertinentes a cada período.

### ▪ Na gestação

O tratamento é essencialmente conservador, utilizando-se repouso e analgésicos, em caso de dor. O tratamento cirúrgico é raro, sendo indicado quando há quadros dolorosos intensos que não melhoram com medidas habituais, manifestações urológicas, necrose do leiomioma, infecção e torção do pedículo. O tratamento cirúrgico deve ser preferencialmente conservador, sendo a miomectomia na gestação individualizada e raramente indicada.[2]

## • No parto

A assistência ao parto deve seguir a conduta obstétrica habitual. A cesárea é indicada apenas diante de distocia funcional, apresentação anômala e tumor prévio, entre outras. A simples presença de leiomiomas, mesmo em grande extensão, não contraindica o parto vaginal, sendo a evolução, muitas vezes, surpreendentemente positiva.

Durante a cesárea, a miomectomia de nódulos sésseis jamais deve ser realizada, devido ao risco de ocasionar grave hemorragia. Apenas para miomas subserosos pediculados devem-se realizar ligadura do pedículo e revisão da hemostasia. Este procedimento deve ser realizado de forma rotineira, por causa do risco de torção do tumor no puerpério. Ainda na cesárea, a posição dos leiomiomas pode dificultar a histerotomia necessária à extração fetal. Nessas situações, a tática operatória deve considerar a incisão longitudinal segmento-corporal ou apenas corporal, evitando a entrada em áreas com extensa vascularização e consequente potencial hemorrágico.

A histerectomia puerperal é indicada apenas nos casos de atonia uterina ou hipotonia com sangramento abundante. O tratamento definitivo deve ser reservado após a completa involução uterina no puerpério remoto.[3,4]

## • No puerpério

Após o nascimento, a existência de leiomiomas pode comprometer a contração uterina, fenômeno essencial para a redução do sangramento pós-parto. Além disso, a exposição da cavidade uterina e da área de inserção placentária podem facilitar a entrada de bactérias, elevando os riscos de infecção. Miomas múltiplos ou de grandes dimensões podem decretar sangramento, exigindo medidas cirúrgicas imediatas. A necrobiose séptica pode exigir intervenção.

## ▶ Considerações finais

- O leiomioma uterino na gravidez, em geral, não acarreta problemas relevantes para o binômio materno-fetal
- É preciso, porém, estar atento para seu diagnóstico e evolução ao longo do ciclo gravídico-puerperal, em vista dos riscos decorrentes de sua posição, dificuldades de suporte sanguíneo, interferência na dinâmica uterina, obstrução do parto e complicações hemorrágicas que demandam perícia da equipe cirúrgica.

## ▶ Referências bibliográficas

1. Camano L, Souza E. Leiomioma uterino e puerperalidade. In: Camano L, Souza E, Sass N *et al.* (eds.). Guia de obstetrícia. Barueri: Manole, 2003. pp. 663-72.
2. Vieira OM. As indicações da cirurgia no ciclo gestativo. In: Montenegro CAB, Rezende J (eds.). Rezende obstetrícia. 11 ed. Rio de Janeiro: Guanabara Koogan, 2011. pp. 807-9.
3. Silva ALB, Seibel SA, Capp E *et al.* Miomas e infertilidade: bases fisiopatológicas e implicações terapêuticas. Rev Bras Saude Mater Infant. 2005; 5(1):13-8.
4. Coronado GD, Marshall LM, Schwartz SM. Complications in pregnancy, labor and delivery with uterine leiomyomas: a population-based study. Obst Gynecol. 2000; 95(5):764-9.

# 70 Câncer do Colo Uterino

*Pedro Luiz Lacórdia | Sérgio Mancini Nicolau*

## ▶ Introdução

A neoplasia cervical é um grave problema de saúde pública mundial. Trata-se do 2º tipo de câncer mais comum entre as mulheres no mundo. Estima-se que, anualmente, ocorram por volta de 490 mil casos novos, e que, aproximadamente, 270 mil mulheres morrem em decorrência do câncer do colo uterino nesse mesmo período. Pelo que se apura, 80% dessas mortes ocorrem nos países em desenvolvimento.

No Brasil, de acordo com o Instituto Nacional do Câncer (INCA), a estimativa anual da doença é de aproximadamente 19 mil casos, ou seja, um risco aproximado de 19 casos para cada 100 mil mulheres. A doença tem seu pico de incidência entre 45 e 49 anos. Um em cada três casos de câncer do colo uterino ocorrem no período reprodutivo da mulher.[1]

Cerca de 3% dos casos são detectados na gravidez, o que corresponde à metade dos casos de neoplasias diagnosticados na puerperalidade, com ocorrências em torno de 1 caso para cada mil a 5 mil gestações. Isso talvez se deva ao fato de o rastreamento fazer parte da rotina pré-natal. O câncer do colo uterino é, inegavelmente, a neoplasia maligna mais frequente da gravidez.

Dentre os fatores de risco que mais contribuem para a ocorrência dessa neoplasia estão: início precoce e promíscuo da atividade sexual, multiplicidade de parceiros, tabagismo e antecedentes de doenças sexualmente transmissíveis.

Os tipos histológicos mais frequentemente encontrados entre grávidas e não grávidas são o carcinoma espinocelular (80% dos casos) e o adenocarcinoma (15% dos casos).[2–4]

## ▶ Etiopatogenia

O câncer do colo uterino está relacionado com a infecção por papilomavírus humano (HPV) oncogênico em 99% das vezes, demonstrando que os fatores de risco estão nitidamente vinculados ao comportamento sexual.[5]

Atualmente, são descritos mais de 150 tipos de HPV. Desses, aproximadamente 15 são classificados como de alto risco oncogênico, sendo capazes de causar câncer do colo uterino e em outros locais. Destacam-se os tipos: 16, 18, 31, 33, 35, 39, 45, 51, 52, 56, 58, 59, 68 e 82. Dois tipos virais do HPV considerados de alto risco oncogênico e encontrados em cerca de 70% dos casos são o 16 e o 18. Ambos, sem sombra de dúvida, são grandes responsáveis pelo risco, pois sua ação biológica confere risco de 11 a 17 vezes maior em relação aos outros sorotipos para indução de lesões intraepiteliais de alto grau.

A infecção persistente, causada pelos tipos oncogênicos do HPV, é condição determinante para o desenvolvimento das lesões precursoras de alto grau, assim como das lesões malignas.

## ▶ Aspectos clínicos

### • Rastreamento

Alguns países, incluindo o Brasil, utilizam o método de rastreamento por meio da citologia cervicovaginal (exame de Papanicolaou), que apesar de já ter demonstrado eficácia, mesmo em países desenvolvidos, pode falhar. A sensibilidade do método varia em todo mundo de 30 a 87%. No Brasil, o Ministério da Saúde, por intermédio do INCA, recomenda que a prevenção por meio de colpocitologia seja realizada em mulheres de 25 a 59 anos, anualmente, podendo, a partir de dois testes consecutivos normais, passar para cada 3 anos.

Um estudo recente, realizado na Índia,[6] comparou quatro estratégias diferentes de abordagem para rastreamento da neoplasia cervical, acompanhando 130 mil mulheres por quase 10 anos. A primeira estratégia foi submeter as pacientes apenas ao acompanhamento clínico; a segunda coletou a colpocitologia uma vez; a terceira realizou exame visual associado ao acido acético; e, finalmente, a quarta estratégia era a realização de um único teste de pesquisa do HPV. Esta última estratégia resultou em incidência do câncer avançado e mortalidade significativamente menores.

### • Câncer do colo do útero

Embora a prevalência dos exames colpocitológicos apresentando anormalidades (5 a 8%) não seja diferente entre gestantes e não gestantes, acredita-se que, quando comparadas às mulheres não grávidas, as grávidas apresentem chances duas a três vezes maiores de que o câncer seja diagnosticado em estágios passíveis de tratamento cirúrgico.

A idade média das gestantes com a doença varia entre 30 e 35 anos. A incidência de neoplasia intracervical (NIC) aumentou muito nos últimos 10 anos em muitos países, refletindo-se também no ciclo gravídico-puerperal. A literatura especializada aponta ocorrências médias de neoplasia intraepitelial na gravidez em torno de 1 para 770 gestações.

Apesar de a gestação produzir nítidas modificações histológicas na região cervical, isso não parece influenciar negativamente a história natural da NIC. As lesões intraepiteliais apresentam taxas de regressão espontânea durante a gestação que variam de 25 a 65%.

O diagnóstico na gravidez inclui a tríade clássica: citologia, colposcopia, biopsia (conização, se necessário). A citologia e a biopsia guiada por colposcopia são indicações exequíveis e seguras na gestação. O mesmo não se pode afirmar em relação à conização, seja utilizando técnica tradicional com bisturi ou com cirurgia de alta frequência, pois o procedimento pode resultar em sangramento copioso. Assim, o procedimento deve ser restrito aos casos com forte suspeita de invasão neoplásica, nos quais a confirmação (ou não) anatomopatológica pode mudar radicalmente o prognóstico da paciente.

Quando inevitável, a conização deve ser programada para o 2º trimestre de gravidez, seguida de circlagem do colo uterino. Além do sangramento, já destacado, abortamento, prematuridade e doença residual são outras complicações frequentes após a conização.

Uma vez diagnosticado o câncer, o estadiamento deve ser conduzido do mesmo modo como seria na mulher não grávida.

O esquema terapêutico indicado na gestação para as pacientes com doença no estágio I depende da idade gestacional na ocasião do diagnóstico, além de respeitar as convicções da paciente a respeito da possível necessidade de interrupção da gravidez.

Com um acompanhamento obstétrico e oncológico criterioso, é plausível adiar o tratamento até que se alcance a maturidade fetal, sobretudo nos casos de microinvasão até os estágios (Ib1), com tumores menores de 4 cm.

Com relação às possíveis influências recíprocas do binômio, a literatura compulsada[7-10] não refere influência negativa da gravidez sobre o câncer do colo uterino nem sobre a sobrevida global da paciente. Da mesma maneira, parece que o câncer não causa impactos nefastos diretos na gestação.

## ▶ Tratamento na gestação

A conduta no câncer do colo uterino, no ciclo gravídico-puerperal, deve estar de acordo com os mesmos preceitos seguidos quando fora da puerperalidade, relacionados a seguir:

- estágio Ia1: diagnosticado na peça obtida pela conização, o que se propõe é apenas o seguimento com colpocitologia e colposcopia
- estágio Ia2: assim como na doença mais avançada, o planejamento de qualquer proposta terapêutica deve ser feito com acordo explícito da paciente, obedecendo ao desejo materno. Nos casos com idade gestacional inferior a 20 semanas, o tratamento não deve ser postergado. A radioquimioterapia ou a cirurgia podem ser realizadas com ou sem interrupção da gravidez
- estágios Ib2 e Ib1: idade gestacional acima de 28 semanas, sobretudo em tumores pequenos, menores que 2 cm, em que qualquer sinal suspeito de metástase linfonodal não seja evidente à ressonância magnética. Também é viável adiar o tratamento oncológico definitivo, até atingir-se a viabilidade fetal.

Nos estágios mais avançados (todos a partir de Ib2), deve-se considerar a neoadjuvância quimioterápica com intuito de prevenir a progressão das lesões neoplásicas. A gestação deve ser ultimada até a 34ª semana.

As indicações de interrupção da gestação decorrentes de doença local avançada são muito raras. A possibilidade de preservação da maioria dos fetos é, portanto, a regra.

## ▶ Referências bibliográficas

1. Nicolau SM, Signorini FRC. Câncer do colo do útero. In: Moron AF, Camano L, Kulay L (eds.). Obstetrícia. 1 ed. Barueri: Manole, 2011. pp. 647-57.
2. Amant F, Calsteren K, Vergote I *et al*. Gynecologic oncology in pregnancy. Crit Rev Oncol Hematol. 2008; 67:187-95.
3. Jacobs IA, Chang CK, Salti GI. Coexistence of pregnancy and cancer. Am Surg. 2004; 70(11):1025-9.
4. Moore DH. Cervical cancer. Obstet Gynecol. 2006; 107(5):1152-61.
5. Costa KCBC. Infecção pelo papilomavírus humano no ciclo gravídico-puerperal. In: Martins NV, Ribalta JCL (eds.). Patologia do trato genital inferior. São Paulo: Roca, 2005. pp. 235-39.
6. Sankaranarayanan R, Nene BM, Shastri SS *et al*. HPV screening for cervical cancer in rural India. N Engl J Med. 2009; 360(14):1385-94.
7. Signorini FRC, Marques RM, Nicolau SM *et al*. Carcinoma invasor do colo do útero. In: Girão MJBC, Lima GR, Baracat EC (eds.). Ginecologia. Barueri: Manole, 2009. pp. 671-86.
8. National Comprehensive Cancer Network. NCCN clinical pratice guidelines in oncology. Cervical cancer. Washington, 2009. Acesso em: 2009 Jul 25. Disponível em: http://www.nccn.org/professionals/phisician_gls/pdf/cervical.pdf.
9. Nguyen C, Montz FJ, Bristow RE. Management of stage I cervical cancer in pregnancy. Obstet Gynecol Surv. 2000; 55(10):633-43.
10. Hunter MI, Tewari K, Monk BJ. Cervical neoplasia in pregnancy. Part 2: current treatment of invasive disease. Am J Obstet Gynecol. 2008; 199(1):10-8.

# 71 Tumores Malignos de Mama

*Alexandre Pitorri | Paula Rossa Todorovic*

## ▶ Introdução

A associação entre câncer de mama e gestação é definida como o câncer de mama diagnosticado durante o ciclo gravídico-puerperal ou até 1 ano após o parto, com uma incidência que pode chegar a 1:4.000 mulheres com média de idade de 32 a 38 anos.[1]

O diagnóstico geralmente é tardio, uma vez que se baseia na identificação por palpação de lesões suspeitas que levem à investigação, sendo o prognóstico mais reservado quando o diagnóstico ocorre no período puerperal.

## ▶ Aspectos etiopatogênicos

A etiologia do câncer de mama é desconhecida. Fatores genéticos, nutricionais e hormonais poderiam estar implicados ou relacionados entre si na constituição da doença. A gestação não está associada à etiologia ou à progressão da doença, assim como estados de imunologia celular deprimida e aumento de corticosteroides circulantes induzidos pela gestação.[2]

## ▶ Aspectos clínicos

Quanto mais inicial a idade gestacional, melhores as chances de diagnóstico precoce, em função das poucas modificações gravídicas das glândulas mamárias. A retenção hídrica, maior turgescência mamária e maior dificuldade de diagnóstico de alterações sutis ao exame físico da mama dificultam o diagnóstico quanto maior a evolução da gravidez.

O exame físico das mamas é essencial, principalmente no 1º trimestre e após o nascimento, no puerpério. Dessa maneira, nódulos ou massas palpáveis assintomáticas, espessamentos mamários e descargas papilares patológicas podem ser diagnosticados à inspeção, palpação e expressão das mamas, podendo-se suspeitar de doença maligna.

Com relação a exames subsidiários, a mamografia apresenta índices de falso-negativos em torno de 50% em pacientes com idade inferior a 35 anos, faixa etária que está em fase reprodutiva. Ainda assim, graças às suas próprias modificações locais, a gravidez também pode interferir na sensibilidade da mamografia, gerando cerca de outros 50% de falsos-negativos. Vale ressaltar que a mamografia, desde que utilizada proteção abdominal, pode ser realizada em qualquer fase da gestação.

O uso da ultrassonografia das mamas é fundamental após suspeita clínica, podendo-se distinguir lesões sólidas, císticas ou complexas. O exame pode, ainda, ter grande utilidade em relação a procedimentos invasivos. A ultrassonografia abdominal pode auxiliar na detecção de metástases, principalmente hepáticas.

Os métodos invasivos incluem a punção aspirativa com agulha fina (PAAF) que possibilita a obtenção de citologia, a biopsia *core* e a biopsia incisional a bisturi, sendo possível nas duas últimas alternativas obter material para estudo histológico e imuno-histoquímico.

Outros métodos propedêuticos dependem tanto da idade gestacional quanto da sua real necessidade em função da quantidade de radiação utilizada. Os raios X de tórax são seguros, mesmo no 1º trimestre, bem como a utilização da ressonância magnética (RM), cuja aplicação se faz principalmente no rastreamento de doença óssea ou hepática.

Para adequada avaliação na RM de doença mamária é necessário o uso de contraste, com gadolínio, que se mostrou teratogênico em modelos animais, não sendo, portanto, recomendado. Em decorrência das altas doses de radiação, tanto a tomografia computadorizada quanto a cintigrafia óssea não são recomendadas durante a gravidez.

## ▶ Aspectos terapêuticos

O tratamento cirúrgico deve ser realizado em qualquer fase da gestação e depende da idade gestacional e do estágio inicial da doença. A mastectomia radical modificada com esvaziamento axilar é a cirurgia mais empregada e a de escolha em qualquer idade gestacional. A cirurgia conservadora pode ser realizada no 3º trimestre da gestação com a realização de radioterapia até 12 semanas após a cirurgia. A biopsia do linfonodo sentinela não é padrão de tratamento para esse grupo de pacientes, porém estudos que relataram a utilização da técnica adotaram sempre o radioisótopo com segurança, sem a utilização do corante vital.

Os critérios de terapia sistêmica são os mesmos utilizados na população não grávida. Em relação à utilização de quimioterapia adjuvante, o grupo do MD Anderson Cancer Institute apresentou a maior casuística, com 57 pacientes, utilizando a combinação de 5-fluorouracila, doxorrubicina e ciclofosfamida (FAC) após o 1º trimestre da gestação.

O regime FAC foi bem tolerado durante a gestação e não a afeta adversamente. Em relação à neoadjuvância o esquema FAC foi o mais utilizado sem consequências ao concepto

após o 1º trimestre. O uso de trastuzumabe, lapatinibe e bevacizumabe é contraindicado por falta de estudos na população obstétrica.

A radioterapia é teratogênica e pode induzir distúrbios hematológicos e doenças malignas da infância, sendo assim, contraindicada.

Quanto à hormonoterapia adjuvante o uso de tamoxifeno está associado à síndrome de Goldenhar (hipoplasia facial, displasia oculo-auriculovertebral e retardo mental) na 1ª metade da gestação. O uso de tamoxifeno está associado à ameaça de abortamento e ao abortamento espontâneo. O uso de inibidores de aromatase não é aplicado em pacientes na pré-menopausa, portanto sem indicação em câncer de mama na gestação.

Na programação do parto, deve-se considerar o intervalo de 3 semanas entre a última dose de quimioterapia e o parto, para evitar a neutropenia materna e/ou fetal e considerar a via de parto (cesariana ou parto vaginal) com base na indicação obstétrica. Embora metástases de câncer de mama na placenta sejam raras, é preciso encaminhá-la para estudo patológico. Durante o período puerperal recomenda-se como método contraceptivo não hormonal o uso de dispositivo intrauterino (DIU) durante o tratamento sistêmico. A amamentação é proscrita enquanto a puérpera estiver em quimioterapia ou radioterapia.

Com relação a uma nova gestação é prudente aguardar o prazo de 2 anos após o término do tratamento adjuvante nos casos de câncer de mama inicial. O futuro reprodutivo dessas pacientes deve ser discutido, em função dos esquemas quimioterápicos utilizados, que podem induzir a falência ovariana precoce dependendo dos fármacos, das doses utilizadas e da idade da paciente.

A interrupção da gestação não deve ser realizada, pois o curso clínico e o tempo de sobrevida não são influenciados por essa exposição.[3,4]

## ▶ Considerações finais

- O atraso do diagnóstico justifica o pior prognóstico do câncer de mama na gestação

- O exame físico é essencial no 1º trimestre da gestação e puerpério a fim de diagnosticar a doença o mais precocemente possível
- O manejo do câncer de mama em pacientes gestantes deve contar com uma equipe multiprofissional para seu adequado tratamento e acompanhamento
- Atualmente o prognóstico dessas pacientes não é pior que em pacientes não grávidas, como se pensava no passado, sendo necessária uma abordagem mais adequada para definir o melhor esquema terapêutico a fim de preservar a fertilidade e qualidade de vida dessa população
- Para isso, mais estudos devem ser conduzidos com a finalidade de estabelecer esquemas quimioterápicos ideais, o intervalo entre o tratamento, a realização do desejo reprodutivo e o papel da amamentação na gestação seguinte.

## ▶ Referências bibliográficas

1. Amaral LFP, Medeiros IB, Medeiros FR *et al*. Câncer de mama associado à gravidez. In: Chagas CR, Menke CH, Vieira RJS *et al*. (eds.). Tratado de mastologia da SBM. Rio de Janeiro: Revinter, 2011. pp. 753-7.
2. Ruaro S, Schuh F, Boff RA *et al*. Câncer de mama e gestação. In: Boff RA, Wisintainer F (eds.). Mastologia moderna: abordagem multidisciplinar. Caxias do Sul: Mesa Redonda, 2006. pp. 339-44.
3. Guidroz JA, Scott-Conner CEH, Weigel RJ. Management of pregnant women with breast cancer. J Surg Oncol. 2011; 103:330-40.
4. Vivian F, Facina G, Gebrin LH. Câncer de mama e gravidez: aspectos atuais. Femina. 2006; 34(2):129-34.

# 72 Tumores Benignos de Ovário

*Alexandre Pitorri*

## ▶ Introdução

A incidência de massas anexiais durante a gestação é de 2,3 a 8,8%.[1] A ampla utilização da ultrassonografia tem diagnosticado tumores ovarianos, principalmente no 1º trimestre, sendo, em sua maioria, cistos funcionais que espontaneamente regridem até a 16ª semana de gestação.[1,2] Essas tumorações, quando persistentes, podem provocar alguns problemas, entre eles a torção do pedículo anexial, a ruptura do cisto, a obstrução ao parto vaginal e o atraso no diagnóstico de sua natureza maligna.

Não há alternativa diante do diagnóstico senão a realização de procedimentos cirúrgicos, que representam risco tanto à mãe quanto ao feto, sendo recomendados quando ocorrer sintomatologia, com persistência do tumor no 2º trimestre, nos casos de tumores complexos e maiores que 5 cm.[1,3] A laparotomia, principalmente no 2º trimestre, era o tratamento estabelecido no passado, porém atualmente a laparoscopia pode ser realizada com segurança.[3,4]

## ▶ Aspectos etiopatogênicos

Os achados de tumores benignos incluem tumores funcionais e neoplasias benignas. Entre os tumores funcionais, encontram-se os cistos de corpo lúteo, cistos foliculares e cistos tecaluteínicos. Algumas neoplasias benignas são observadas coincidentemente na gestação em exames ecográficos de rotina, sendo as mais comuns o teratoma cístico maduro, os cistadenomas e os endometriomas.

## ▶ Aspectos clínicos

Grande parte dos tumores de ovário é assintomática. À medida que o tumor começa a tomar maiores proporções, começam as queixas, sendo as mais comuns aumento do volume abdominal, desconforto e dor pélvica, aumento da frequência urinária e constipação intestinal.

Ao exame físico, à palpação abdominal é possível identificar apenas tumores de grandes volumes. Os tumores menores podem ser evidenciados ao toque vaginal combinado, que apresenta tumorações parauterinas, podendo-se avaliar suas características. Tumores móveis, císticos, regulares e sem ascite evidenciam sinais de benignidade, enquanto tumores fixos, endurecidos, irregulares, bilateralidade e ascite indicam maior possibilidade de malignidade. Os principais achados são apresentados a seguir.

### · Cistos de corpo lúteo e foliculares

A maioria dos tumores anexiais encontrados na ultrassonografia de 1º trimestre corresponde a cistos de corpo lúteo, que exibem uma série de variações na ultrassonografia. Muitas vezes, resultam de um hematoma que ao longo do tempo vai sendo reabsorvido, formando um conteúdo fluido. Sua parede é translúcida com cápsula lisa, sem septos ou vegetações. Apresentam sua resolução espontânea em algumas semanas, sendo necessário apenas acompanhamento clínico e ultrassonográfico. É possível o diagnóstico diferencial entre gestação ectópica, podendo ser utilizada a laparoscopia para seu diagnóstico quando o exame físico e a ultrassonografia não o elucidam.

Cistos foliculares também podem ser achados pela ultrassonografia e apresentam parede fina, conteúdo anecoico, sem septos ou vegetações, sendo uniloculares e de resolução geralmente espontânea.

## • Cistos tecaluteínicos

São cistos funcionais e geralmente associados a situações em que se observam elevados títulos de betagonadotrofina coriônica humana (β-hCG), como nas doenças trofoblásticas gestacionais, gestações múltiplas ou hipertireoidismo. Variam no tamanho, aparecendo como múltiplos cistos, de parede fina, anecoides e sem vegetações. Imagens semelhantes podem aparecer na síndrome de hiperestimulação ovariana após tentativa de indução de ovulação com gonadotrofinas ou citrato de clomifeno a fim de reprodução assistida. A torção e a trombose da veia ovariana são complicações frequentes. Geralmente os cistos tecaluteínicos têm resolução espontânea, porém podem persistir até o último trimestre da gestação.

## • Teratoma cístico maduro

Exibe grande variedade ecográfica. Pelo fato de derivar de células germinativas, o teratoma cístico maduro apresenta tecidos derivados dos três folhetos germinativos: ectoderma, mesoderma e endoderma. Costuma apresentar, ainda, conteúdo sebáceo, cabelos e dentes, além de área hiperecoica conhecida como tubérculo de Rokitansky. Pode ser bilateral e tem grande risco de torção. Raramente é maligno, mas por sua heterogeneidade ao exame ecográfico pode ser confundido com patologia maligna.

## • Cistadenoma seroso

É uma neoplasia benigna comumente encontrada na gestação. Geralmente é unilateral, unilocular, pouco vascularizado e ocasionalmente apresenta finos septos em seu interior. Pode alcançar volumes consideráveis e tem como característica ultrassonográfica o contorno regular, com paredes finas, conteúdo absolutamente anecoide e praticamente ausência de vascularização ao redor.

## • Cistadenoma mucinoso

Pode alcançar maiores dimensões e apresenta superfície lisa, multiloculada, com septos internos e pouca vascularização. Exibe características muito semelhantes às dos cistos serosos, com exceção do conteúdo ao ultrassom, que exibe textura heterogênea com inúmeros *débris* em seu interior.

## • Endometriomas

São cistos com conteúdo de coloração achocolatada escurecida em decorrência da deposição de hemossiderina. Localizam-se no ovário, em regiões para-anexiais ou retrouterinas. Na gestação as células endometriais podem sofrer reação de decidualização, fazendo com que os cistos exibam *débris* ecogênicos internos, projeções papilares e aumento da vascularização, sugerindo malignidade aos achados ecográficos.

## • Outras neoplasias benignas

Ainda com menor incidência podem ser identificados fibromas, cistadenofibromas e tumores de Brenner. Devem ser considerado ainda, tumores não ovarianos, como cistos paratubáreos, hidrossalpinge, miomas subserosos pediculados, cistos e pseudocistos de peritônio.

O diagnóstico dos tumores na gestação baseia-se na queixa clínica, associada ao exame pélvico cuidadoso, e na ultrassonografia. Não existem razões para a utilização de marcadores tumorais como Ca-125 (para tumores epiteliais) ou de alfafetoproteína e hCG (para tumores de células germinativas), pois exibem alto custo e acurácia muito limitada. Isso é válido tanto para o diagnóstico do tumor como para avaliar possível caráter maligno do tumor. Além disso, esses "marcadores" apresentam níveis séricos elevados na gestação, dificultando ainda mais sua interpretação.

# Aspectos terapêuticos

Os tumores benignos funcionais geralmente apresentam resolução espontânea, não havendo necessidade de intervenção cirúrgica a não ser em casos emergenciais. A torção do pedículo vascular provoca dor muito intensa, sendo necessária a intervenção cirúrgica, com risco estimado de 0 a 7% de torção durante a gestação, sendo 61% dessas no 1º trimestre. Em função de sua baixa incidência, são raros os casos em que a cirurgia é indicada por essa hipótese.[5]

A possibilidade de malignidade é a principal indicação para a intervenção cirúrgica, apesar de ser muito rara. Estima-se a ocorrência de 1 caso de câncer para 56 mil partos. A conduta expectante é recomendada nos tumores anexiais assintomáticos e sem suspeita clínica de malignidade. Caso contrário, a ressecção cirúrgica está indicada.[5]

Considerando-se a maior acessibilidade da cavidade abdominal, a maior possibilidade de acesso ao tumor e o menor risco de complicações hemorrágicas, a cirurgia deve ser realizada de forma ideal entre 14 e 16 semanas. A laparotomia preferencial é a incisão mediana longitudinal em pele, a fim de proporcionar melhor acesso à anatomia pélvica e possibilitar o estadiamento cirúrgico em caso de achado intraoperatório de malignidade, ressaltando a necessidade de um patologista para análise da peça por congelação. Essa opção deve ser justificada para a paciente, em face aos riscos e benefícios do procedimento, e pelas expectativas relacionadas com

a estética da cicatriz. A dor pós-operatória e o desconforto podem limitar a mobilidade da paciente, podendo acarretar problemas tromboembólicos.[5] O manejo da dor e o deambular precoce contornam esses riscos de maneira adequada.

O protocolo da Society of American Gastrintestinal and Endoscopic Surgeons (SAGES)[6] indica com segurança a cirurgia laparoscópica na gestante em qualquer trimestre, devendo ser feito monitoramento do $CO_2$ com capnógrafo e primeira punção com agulha de Veress, aberta (Hasson) ou por trocarte óptico, dependendo da experiência do cirurgião. O monitoramento fetal deve ser feito no pré e pós-operatório e é dispensável a utilização de tocolíticos.[4]

# Considerações finais

- Os tumores benignos achados em exames de rotina pré-natal são funcionais em sua maioria e regridem espontaneamente até o final do 1º trimestre, necessitando apenas de observação clínica e acompanhamento ecográfico. Dependendo do volume e do aspecto ecográfico, a laparotomia está indicada, devendo ser realizada preferencialmente ao final do 1º trimestre
- Algumas situações podem evoluir com sinais e sintomas de abdome agudo, em função de torção do pedículo anexial ou ruptura da cápsula do cisto ovariano, gerando irritação peritoneal. Nesses casos, existe a necessidade de cirurgia de emergência em qualquer época da gestação
- Tomadas as devidas providências para a conduta cirúrgica, seja qual for sua via de abordagem, laparotômica ou laparoscópica, tanto a mãe como o feto têm relativa segurança.

# Referências bibliográficas

1. Koo YJ, Kim TJ, Lee JE *et al.* Risk of torsion and malignancy by adnexal mass size in pregnant women. Acta Obstet Gynecol Scand. 2011; 90(4):358-61.

2. Turkçuoglu I, Meydanli MM, Engn-Ustun Y *et al.* Evaluation of histopathological features and pregnancy outcomes of pregnancy associated adnexal masses. J Obstet Gynaecol. 2009; 29(2):107-9.
3. Ribic-Pucelj M, Kobal B, Peternelj-Marinsek S. Surgical treatment of adnexal masses in pregnancy. J Reprod Med. 2007; 52(4):273-9.
4. Chohan L, Kilpatrick CC. Laparoscopy in pregnancy a literature review. Clin Obstet Gynecol. 2009; 52(4):557-69.
5. Schwartz N, Timor-Tritsch IE, Wang E. Adnexal masses in pregnancy. Clin Obstet Gynecol. 2009; 52(4):570-85.
6. Society of American Gastrointestinal and Endoscopic Surgeons – SAGES. Guidelines for Diagnosis, Treatment, and Use of Laparoscopy for Surgical Problems during Pregnancy. Practice/Clinical Guidelines published on 01/2011. Acesso em: 2011 Jul 10. Disponível em: http://www.sages.org/publication/id/23.

# 73 Tumores Malignos de Ovário

*Pedro Luiz Lacórdia | Antonio Fernandes Moron |*
*Wagner José Gonçalves*

## Introdução

A ocorrência do binômio tumor ovariano e gestação é pouco frequente, com incidência de 0,8 a 8,0%, portanto, de 1 em cada 81 até 2.500 gravidezes. No que diz respeito à ocorrência de neoplasias malignas, o percentual é ainda muito menor, com valores variando entre 1 para 17 mil a 47.115 gestações. Há de se destacar o fato de esses tumores serem, em geral, detectados nos estágios iniciais.

A maioria desses tumores ovarianos é assintomática. Tal fato dificulta a suspeita clínica isoladamente como ferramenta diagnóstica. O diagnóstico apoia-se, principalmente, em uma boa e criteriosa avaliação ultrassonográfica realizada ao início da gestação.

As boas revisões sobre esse tema são unânimes em considerar os teratomas císticos benignos a neoplasia ovariana mais frequentemente diagnosticada na gravidez. Os percentuais podem variar de 20 a 36% de todos os casos.

Infartos, necrose tumoral, torções pediculares, rupturas traumáticas e/ou espontâneas e obstrução do canal de parto são as principais intercorrências associadas a esse binômio. Massas sólidas, detectadas por exame ultrassonográfico, com dimensões acima de 5 cm de diâmetro na gestação a partir do 2º trimestre são indicativas de investigação cirúrgica.

Um artigo de revisão[1] cujos dados baseiam-se em 28 casos de neoplasias de ovário detectadas na gravidez relatou a seguintes características: mulheres de raça branca foram maioria, perfazendo 71,4% de todos os casos (total de 20 pacientes), contra 28,6% de pacientes de raça negra (total de 8 mulheres). A maior parte das pacientes era assintomática (85,7%), porém quatro delas (14,3%) apresentavam sintomas de dor atípica no hipogástrio e fossa ilíaca. A ultrassonografia foi o grande instrumento diagnóstico, sendo útil em 12 mulheres (42,8%), dentre as quais o diagnóstico clínico ocorreu somente em um caso (3,6%). A idade gestacional média em que a ultrassonografia atuou como melhor elemento diagnóstico foi ao redor de 12 semanas.

Todas as pacientes com diagnóstico de neoplasia ovariana na gravidez foram submetidas a tratamento cirúrgico. A idade gestacional média por ocasião da laparotomia foi de 26 semanas, mas nas mulheres com diagnóstico precoce, seja por exame clínico ou ultrassonográfico, a cirurgia foi realizada entre 14 e 15 semanas.

As incisões de escolha para o acesso laparotômico nas 14 pacientes operadas foram: incisão longitudinal mediana infraumbilical em nove casos (64,3%), incisão paramediana infraumbilical em três casos (21,4%) e incisão de Pfannenstiel em dois casos (14,3%).

Dos achados histopatológicos destacam-se o teratoma cístico benigno, o mais frequente (57,1%), seguido do cistadenoma mucinoso (17,9%). No entanto, duas pacientes (7,1%) apresentaram histologia maligna – um caso de cistadenocarcinoma mucinoso e um caso de disgerminoma.

Esses casos apresentavam-se em estágios diferentes: enquanto o disgerminoma possibilitava conduta conservadora (anexectomia unilateral, biopsia do ovário contralateral, omentectomia infracólica, lavado peritoneal), além da continuidade da gestação, o adenocarcinoma mucinoso mostrava-se em estágio avançado (IV) e foi tratado com histerectomia total abdominal, anexectomia bilateral e omentectomia infracólica na 13ª semana da gravidez.

No que concerne à lateralidade predominante do tumor, 50% deles localizavam-se no ovário direito e 32,1%, no lado esquerdo. Em cinco casos (17,9%) os tumores eram bilaterais: quatro deles eram teratomas císticos benignos, e o último, adenocarcinoma mucinoso. O tamanho médio dos teratomas foi de 9,7 cm, os cistadenomas mucinosos variaram de 7 a 18 cm. Três gestantes (10,7%) apresentaram complicações pós-operatórias, sendo um caso de abortamento espontâneo, um de infecção urinária e um de trombose venosa profunda de membro inferior.

## ▶ Diagnóstico

Conforme relatado anteriormente, além da frequência irrisória do binômio, o fato de esses tumores serem majoritariamente assintomáticos justifica plenamente o achado de 14% dos casos com quadro clínico de dores atípicas no baixo ventre como sintomatologia principal. O diagnóstico é obtido, de maneira mais adequada, por meio do exame ultrassonográfico que, consoante os dados anteriormente confrontados, deve ser realizado preferencialmente no 1º trimestre da gestação.

Não há valor do estudo com Doppler na gestação porque, além da maior vascularização, os índices de resistência e pulsatilidade apresentam-se baixos nos tumores funcionais.

## ▶ Tratamento

O manejo terapêutico depende dos achados ultrassonográficos e histopatológicos, do diâmetro do tumor, de eventuais complicações e da idade gestacional.

Quando o diagnóstico ocorre no 1º trimestre a gravidez, recomenda-se aguardar até o 2º trimestre para que se possa operar com risco menor de abortamento. Prematuridade e abortamentos decorrentes da cirurgia atingem percentuais de até 25% dos casos. Em situações em que a cirurgia é realizada de emergência, essas cifras podem ser ainda maiores.

Mulheres jovens, tumores em estágio Ia e neoplasias de baixo grau histológico de malignidade podem receber tratamento conservador: ooforectomia, omentectomia infracólica e coleta do lavado peritoneal. O monitoramento rigoroso pré e pós-natal é mandatório.

Nos demais estágios das doenças malignas, preconiza-se a conduta radical. Nos casos de pacientes no 3º trimestre da gravidez, pode-se optar por postergar a cirurgia, acelerando a maturidade pulmonar fetal e promovendo a antecipação do parto.

A ultrassonografia desempenha um papel fundamental na decisão terapêutica. Em casos em que a imagem sugere benignidade em tumores de até 6 cm de diâmetro, deve-se repetir o exame em 4 semanas: para tumores acima de 6 cm indica-se planejar cirurgia durante o 2º trimestre. Entretanto, se a imagem sugerir malignidade, a cirurgia deve ser planejada imediatamente, independentemente da idade gestacional.

A neoplasia maligna do ovário é a 5ª em frequência associada à gestação, revelando-se rara. Com relação ao ambiente hormonal gestacional e sua possível influência sobre o carcinoma, o tema é controverso, mas segundo alguns autores[2] a gestação não desencadeia progressão mais rápida do câncer. Entretanto, exerce influência danosa sobre o prognóstico conceptual, produzindo um número de perdas fetais em torno de 30%.

Quando necessária, a quimioterapia durante a gestação deve ser administrada com o rigor dos melhores protocolos. Fármacos antimetabólicos não devem ser prescritos na gravidez. Os de 1ª linha no tratamento das neoplasias malignas do ovário, como a carboplatina e a cisplatina, podem atravessar a barreira placentária e provocar danos fetais. A literatura[3,4] recomenda que, quando imperativa, a quimioterapia deve ser realizada apenas a partir dos 2º e 3º trimestres.

Quanto mais avançado o estadiamento, menos favorável é o prognóstico. Como na maioria das vezes o diagnóstico é feito no estágio I, a conduta costuma ser conservadora.

As cirurgias preconizadas nos casos de tumores malignos são a anexectomia, a biopsia do ovário contralateral, a omentectomia infracólica, a citologia do lavado peritoneal e a linfadenectomia seletiva. Dosagens de Ca-125 costumam se alterar durante a gestação, portanto, o acompanhamento desses casos deve ser feito com dosagens de desidrogenase láctica e ressonância magnética.

No que concerne às neoplasias malignas de linhagem germinativa, cabe destacar que são as mais frequentes na gestação e que 17% dessas ocorrências correspondem ao disgerminoma.

Finalmente, não se deve esquecer que o manejo cirúrgico das neoplasias germinativas na gestação, mesmo em estágios avançados, deve ser parcimonioso, já que o sucesso terapêutico advém mais do programa quimioterápico do que da radicalidade cirúrgica.[5-7]

O uso da técnica videolaparoscópica é proposto por alguns autores na abordagem dos tumores de ovário em gestantes. Esses especialistas acreditam que a abordagem laparoscópica possibilitaria um manejo cirúrgico mais seguro, tanto na cirurgia eletiva quanto na emergencial. Esse tema ainda carece de melhores evidências.[8]

## ▶ Considerações finais

- Os tumores de ovário na gestação são pouco frequentes e, em geral, benignos
- A sintomatologia clínica é costumeiramente pobre e o diagnóstico costuma ser feito por meio da ultrassonografia
- A variedade histológica mais frequente é o teratoma cístico benigno
- Os tumores malignos registrados com mais frequência são o disgerminoma e o adenocarcinoma mucinoso

- A conduta deve ser individualizada, levando-se sempre em consideração os aspectos ultrassonográficos do tumor e a idade gestacional na ocasião do diagnóstico
- O tratamento deve ser planejado para um momento gestacional mais propício, com menor risco materno e fetal
- Vale ressaltar que o tratamento oncológico envolve a necessidade de centro especializado para sua boa execução, equipe multiprofissional treinada, além do envolvimento integral dessa equipe durante todo o processo
- Cabe destacar que a paciente deve ser devidamente esclarecida de todos os passos protocolares para a condução do seu caso, incluindo os possíveis riscos e benefícios das terapias propostas, para que ela seja capaz de consentir de maneira livre e consciente cada modalidade do tratamento.

## ▶ Referências bibliográficas

1. Gonçalves WJ, Bortoletto CCR, Estevão R *et al.* Ovarian tumors in pregnancy: report of 28 cases. Prog Obstet Ginecol. 1997; 40(5):331-6.
2. Schmeler KM, Mayo-Smith WW, Peipert JF *et al.* Anexial masses in pregnancy: surgery compared with observation. Obstet Gynecol. 2005; 105:1098-103.
3. Agarwal N, Bhatla AKN, Gupta A. Management and outcome of pregnancies complicated with adnexal masses. Arch Gynecol Obstet. 2003; 267:148-52.
4. Zanetta G, Mariani E, Lissoni A *et al.* A perspective study of the role of ultra-sound in the management of adnexal masses in pregnancy. BJOG. 2003; 110:578-83.
5. Gonçalves WJ, Nicolau SM, Bortoletto CCR *et al.* Conduta nos tumores de ovário. In: Moron AF, Camano L, Kulay Jr L (eds.). Obstetrícia. 1 ed. Barueri: Manole, 2011. pp. 659-64.
6. Henderson CE, Elia G, Garfinkel D *et al.* Platinum chemotherapy during pregnancy for serous cystadenocarcinoma of the ovary. Gynecol Oncol. 1993; 49:92-4.
7. Katz VL, Watson WJ, Hansen WF *et al.* Massive ovarian tumor complicating pregnancy: a case report. J Rep Med. 1993; 38:907-10.
8. Moore RD, Smith WG. Laparoscopic management of adnexal masses in pregnant women. J Reprod Med. 1999; 44:97-100.

# 74 Sífilis

*Maria dos Anjos Mesquita*

## ▶ Introdução

A sífilis é uma doença infectocontagiosa sistêmica de evolução crônica, com surtos de agudização e períodos de latência, causada pelo *Treponema pallidum*, espiroqueta de alta patogenicidade. Apesar da existência de testes diagnósticos sensíveis e de tratamento efetivo e de baixo custo, a sífilis continua sendo um sério problema de saúde pública no Brasil.[1-3]

Para fins de vigilância epidemiológica, a sífilis na gestante ocorre quando a grávida, durante o pré-natal, apresenta evidências clínicas e/ou sorológicas não treponêmicas reagentes, com testes treponêmicos positivos ou não realizados. Em 2004, estudos brasileiros estimaram prevalência de sífilis em 1,6% das gestantes.[4-6]

Pela Portaria nº 33 do Ministério da Saúde do Brasil, de 15 de julho de 2005,[4,5] a sífilis da gestante passou a ser de notificação compulsória ao Sistema de Informação de Agravos de Notificação (SINAN).[3] A sífilis adquirida precoce corresponde ao código A-51; a tardia, ao A-52; e as outras formas, ao A-53 do código internacional de doenças, CID-10.[7]

A sífilis congênita ocorre quando o *Treponema pallidum* é transmitido da gestante para o seu feto.[8,9] Em 1997, o Ministério da Saúde do Brasil traçou como meta o registro de um caso de sífilis congênita por mil nascidos vivos/ano,[4,5] mas essa meta não foi alcançada.[1] No Brasil a transmissão vertical da sífilis representa um grande problema de saúde pública.[5]

A incidência de sífilis congênita em menores de 1 ano de idade no Brasil subiu de 0,9/1.000 nascidos vivos em 1998 para 1,9/1.000 em 2006[1] e em 2008.[6] Essas incidências mostram falhas dos serviços de saúde, principalmente no que se refere ao pré-natal, uma vez que o diagnóstico e o tratamento das grávidas com sífilis são simples e eficazes.[2,9]

No Brasil, por intermédio da Portaria do Ministério da Saúde nº 542 de 22 de dezembro de 1986[5] (correspondente ao código A-50 do código internacional de doenças, CID-10[7]), a sífilis congênita passou a ser considerada uma doença de notificação compulsória.[5,10]

## ▶ Aspectos etiopatogênicos

A sífilis adquirida é uma doença de transmissão predominantemente sexual e cerca de um terço dos indivíduos expostos a um parceiro sexual com sífilis adquire a doença. Atualmente, a transmissão por transfusão sanguínea é rara. O contágio involuntário pode ocorrer pelo manuseio inadequado e/ou desprotegido das crianças com sífilis congênita portadoras de lesões cutâneas e mucosas ricas em treponemas.[2,4,9]

O *Treponema pallidum* tem como único reservatório o homem. O período de incubação da sífilis adquirida é de 10 a 90 dias, em média de 21 dias, a partir do contato sexual. A suscetibilidade à doença é universal e infecções anteriores não determinam imunidade frente a novas exposições ao treponema.[2,9]

Das doenças de transmissão vertical, a sífilis é a que tem as maiores taxas de transmissão.[4,5] A sífilis congênita ocorre pela disseminação hematogênica do *Treponema pallidum* da gestante infectada, não tratada ou inadequadamente tratada, para a corrente sanguínea do feto por via transplacentária em qualquer momento da gestação[2,5,9,10] e em qualquer estágio da doença materna. Multiplica-se rapidamente em todo o organismo fetal principalmente no sistema nervoso, no pulmão, no fígado, no pâncreas, nos ossos, nas mucosas e na pele.[10]

A probabilidade de o feto infectar-se depende do estágio da doença da sua mãe, do trimestre da gestação e do tratamento materno prévio.[3,9] Acreditava-se que a infecção do feto não ocorria antes do 4º mês de gestação, porém o *Treponema pallidum* já foi detectado em conceptos abortados com 9 semanas de gestação.[2,5,9]

Na ausência de tratamento, quanto mais recente a infecção da gestante, maior a probabilidade de transmissão vertical uma vez que mais treponemas estarão circulando e mais gravemente o feto será atingido. Na infecção mais antiga, a produção progressiva de anticorpos pela mãe atenua a infecção no concepto e o surgimento de lesões mais tardiamente. Assim, na fase primária da sífilis não tratada a transmissão do espiroqueta da gestante para o feto é de 100%; na secundária, de 90%,[4] diminuindo para 30% na fase terciária e latente tardia.[2,4,5,9]

A transmissão do *Treponema pallidum* para a criança também pode ocorrer durante a sua passagem pelo canal de parto, pelo contato com as lesões genitais maternas, e durante o aleitamento se houver lesão mamária. Na ausência de um teste confirmatório, qualquer título reagente de *venereal diseases research laboratory* (VDRL) serve como indicativo de que a gestante tem sífilis, desde que não tenha recebido tratamento adequado anteriormente.[5]

Aborto espontâneo, natimorto e morte perinatal podem ocorrer em cerca de 40% dos conceptos de gestantes com sífilis não tratada.[5]

## ▶ Aspectos clínicos

O quadro clínico da sífilis na gestante não é diferente do apresentado pela mulher não grávida. A sífilis adquirida é classificada como recente quando tem menos de 1 ano de evolução, e como tardia quando a sua duração é superior a esse tempo. A sífilis recente pode ser subdividida em primária, secundária e latente recente; e a tardia, em latente tardia e terciária.[3]

No período toxêmico, o quadro clínico é variável, podendo manifestar-se com febre, anemia, icterícia, hepatoesplenomegalia e linfadenopatia generalizada.[4]

A sífilis primária apresenta-se por uma lesão erosada ou ulcerada denominada cancro duro.[2–4,9] Geralmente é única, indolor, com bordas endurecidas com fundo liso e brilhante.[3,4] Surge entre 10 e 90 dias, média de 21 dias, após o contato sexual infectante. Na mulher, geralmente aparece nos pequenos lábios vaginais, paredes vaginais, colo uterino e ânus, podendo passar despercebida. Pode estar associada a adenopatia satélite. O cancro duro desaparece em 4 semanas sem deixar cicatrizes.[4]

A sífilis secundária surge 6 a 8 semanas após o desaparecimento espontâneo do cancro duro e nela ocorre a disseminação dos treponemas pelo organismo. A lesão mais precoce é a roséola sifilítica. Posteriormente podem surgir lesões papulares cutâneas palmoplantares (sífilis papular), placas nas mucosas, alopecia em clareira, poliadenopatia generalizada e lesões pápulo-hipertróficas nas regiões de dobras ou de atritos (condiloma plano) que desaparecem aproximadamente em 6 meses. As reações sorológicas são sempre positivas nesta fase da doença.[2-4,9]

Os sinais e sintomas da sífilis tardia ou terciária surgem entre 2 e 40 anos após o contágio. Ocorrem em indivíduos infectados pelo treponema não tratados ou com tratamento inadequado. Nas manifestações cutâneas ocorrem tubérculos ou gomas cutaneomucosos destrutivos. Na sífilis óssea pode ocorrer osteíte gomosa, periostite, osteíte esclerosante, artralgia, artrite, sinovite e nódulos justarticulares. A manifestação cardiovascular mais frequente é a aortite sifilítica levando a insuficiência aórtica, aneurisma aórtico, aneurisma e estenose coronariana. No sistema nervoso central as lesões podem ser assintomáticas ou associadas a alteração meningovascular, meningite aguda, goma cerebral ou medular, atrofia do nervo óptico, lesão do sétimo par, paralisia geral, *tabes dorsalis*, crise de epilepsia e demência. Nessa fase da doença as reações sorológicas são positivas.

As sífilis latente recente e tardia, de duração variável, não apresentam sintomatologia alguma, sendo o diagnóstico realizado apenas por testes sorológicos.

A infecção, se não tratada, evolui em tempo variável para sequelas neurológicas graves e lesões deformantes com destruição dos tecidos ósseos e cutaneomucosos. A remissão espontânea da doença é improvável, mas o tratamento geralmente interrompe a sua evolução.

O diagnóstico diferencial da sífilis adquirida deve ser feito com:[4]

- cancro mole, herpes genital, linfogranuloma venéreo, donovanose, leishmaniose, câncer e trauma na sífilis primária
- farmacodermias, doenças exantemáticas não vesiculares, hanseníase e colagenoses na fase secundária da doença
- tuberculose, leishmaniose, aneurismas congênitos, tumor intracraniano, distúrbios psiquiátricos e emocionais na sífilis terciária.

Gestantes sifilíticas com títulos sorológicos elevados ou tratadas no 2º ou 3º trimestre de gravidez devem ser submetidas à ultrassonografia obstétrica para a avaliação fetal. Na presença de sinais ultrassonográficos de sífilis congênita, a gestante deve ser hospitalizada para monitoramento materno e fetal nas primeiras 24 h após o tratamento, podendo apresentar contrações uterinas com diminuição dos movimentos fetais, trabalho de parto prematuro, sofrimento e até morte fetal.[5]

## ▪ Sífilis congênita

As manifestações clínicas da sífilis congênita são variáveis e dependentes:[2,9]

- do tempo de exposição do feto ao treponema ou da duração da gestação com sífilis não tratada
- da carga treponêmica da gestante
- da virulência do treponema
- do tratamento da infecção materna
- da coinfecção materna por HIV ou de outra causa de imunodeficiência.

Dependendo desses fatores podem ocorrer aborto, natimorto ou óbito neonatal e sífilis congênita "sintomática" ou "assintomática" ao nascimento. As manifestações clínicas podem demorar meses ou anos para aparecerem, podendo apresentar sequelas graves e irreversíveis.

A sífilis congênita é classificada como precoce ou recente quando se manifesta clinicamente até os 2 anos de idade, e como tardia quando a clínica surge após essa idade.[2,3,5,9,10]

Mais de 50% dos neonatos com sífilis congênita precoce são assintomáticos, porém podem nascer com um quadro clínico grave manifestado por sepse, hidropisia e insuficiência respiratória. Geralmente os sinais clínicos aparecem nos primeiros 3 meses de vida, comumente nas cinco primeiras semanas.[2,5,9,10]

As crianças podem ser prematuras e/ou com baixo peso. O período toxêmico é variável e pode manifestar-se com febre, icterícia, anemia, hepatoesplenomegalia e linfadenopatia generalizada.

As crianças podem ter choro ao manuseio e, de acordo com o órgão acometido, podem apresentar pênfigo palmoplantar, rágades, fissuras perilabiais, fissuras orificiais, condiloma plano, periostite, osteíte, osteocondrite, pseudoaparalisia de membros, hidropisia, anemia, edema, icterícia, hepato e/ou esplenomegalia, diástese hemorrágica, petéquias, púrpura, linfadenopatia generalizada (principalmente epitroclear), síndrome nefrótica, convulsões, meningite, pneumonia alba, obstrução nasal, rinite e coriza serossanguinolenta.[2,5,9,10] Na Figura 74.1, é possível visualizar lesões cutâneas de um recém-nascido portador de sífilis congênita.

Na invasão maciça de treponemas e/ou quando estes são muito virulentos, a evolução clínica é grave e a letalidade, alta. A placenta é volumosa, com lesões e manchas amareladas ou esbranquiçadas.[2,9]

Na sífilis congênita tardia as manifestações clínicas surgem a partir dos 2 anos de idade e, geralmente, devem-se a treponemas menos virulentos ou à infecção materna de longa duração. A sífilis congênita pode manifestar-se com fronte olímpica, nariz "em sela", palato em arco, deformidade dentária dos incisivos medianos (dentes de Hutchinson), molares em "amora", mandíbula curta, rágades periorais, queratite intersticial com cegueira, tíbia em "lâmina de sabre", articulações de Clutton, surdez neurológica, hidrocefalia, retardo mental e dificuldades de aprendizado.[2,5,9,10]

A remissão espontânea da doença é pouco provável. A evolução da infecção é variável e geralmente é interrompida com o tratamento. O tratamento adequado leva a remissão dos sintomas em poucos dias. Quando não tratada, a infecção treponêmica leva a lesões deformantes com destruição tecidual óssea e cutaneomucosa e a graves sequelas neurológicas. As lesões tardias já instaladas não são revertidas com a antibioticoterapia.[2,5,9]

O comprometimento de múltiplos órgãos e sistemas obriga a diferenciação com septicemia e outras infecções congênitas como rubéola, toxoplasmose, citomegalovírus, herpes simples e malária. Lesões mais tardias podem ser confundidas com sarampo, catapora, escarlatina e escabiose.

## ▪ Diagnóstico

O diagnóstico laboratorial da sífilis é feito por microscopia direta e sorologias treponêmicas e não treponêmicas. Pelo risco variável do acometimento fetal, os testes sorológicos na gestante devem ser realizados na primeira consulta do pré-natal, na 28ª semana de gestação e na internação hospitalar para a realização do parto ou de curetagem uterina por aborto.

A investigação de sífilis congênita deve ser realizada em todas as crianças filhas de mães com evidência clínica e/ou laboratorial de sífilis na gestação, parto ou puerpério e em todos os menores de 13 anos com suspeita clínica e/ou epidemiológica de sífilis congênita.[5,9]

### Microscopia direta

A identificação direta do *Treponema pallidum* confirma o diagnóstico. A microscopia imediata de campo escuro, realizada com material coletado de lesões cutaneomucosas, possibilita a visualização dos treponemas em forma de espiral e mobilidade em "saca-rolhas", com sensibilidade de 74 a 86% e especificidade de 97%. O encontro microscópico direto do *Treponema pallidum* também pode ser obtido por material de biopsia ou necropsia do concepto, de tecido placentário ou do cordão umbilical.[5,9,10]

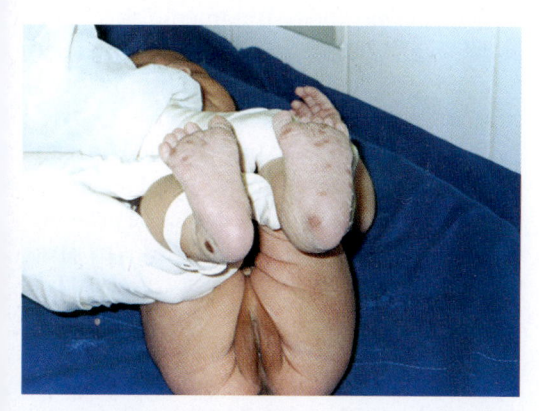

**Figura 74.1** Pênfigo plantar de recém-nascido com sífilis congênita. (Cedida por Maria dos Anjos Mesquita.)

Quando a pesquisa da espiroqueta não pode ser imediata, a imunofluorescência direta está indicada, pois tem sensibilidade (73 a 100%) e especificidade (89 a 100%) superiores à do campo escuro na identificação do *Treponema pallidum*.[5] O *Treponema pallidum* não é cultivável, mas a inoculação em cobaia promove seu isolamento e a confirmação laboratorial.[9]

### Reações sorológicas

As reações sorológicas viabilizam um diagnóstico indireto pelo encontro de anticorpos IgM e/ou IgG anti-*Treponema pallidum*. Essas reações podem ser feitas por testes treponêmicos e não treponêmicos ou cardiolipínicos e, de maneira geral, são a principal forma de estabelecer o diagnóstico de sífilis.

Recém-nascidos de mães com sífilis, mesmo não infectados, podem apresentar anticorpos maternos transferidos passivamente pela placenta. A transferência passiva de anticorpos IgG maternos para o feto torna limitado o significado da positividade dos testes sorológicos treponêmicos e não treponêmicos. Os anticorpos de origem materna tendem a declinar em alguns meses até a sua negativação, enquanto os títulos tendem a aumentar ou a se manter se a criança tiver sífilis congênita.[5,9]

#### ▶ Testes não treponêmicos ou de cardiolipina.

Os testes não treponêmicos (VDRL e o *rapid plasma reagin* – RPR), graças à sua alta sensibilidade, 78 a 100% e 86 a 100%, respectivamente, são utilizados para triagem diagnóstica de sífilis. Por serem quantitativos expressos em títulos, também são usados no acompanhamento do tratamento da infecção.

As reações sorológicas não treponêmicas para a sífilis adquirida tornam-se positivas a partir da 4ª à 5ª semana após o contágio.[2,4]

O VDRL é um exame de técnica simples, rápida e de baixo custo. A sua especificidade é de 98% e a sua sensibilidade é variável dependendo do estágio da doença adquirida. Corresponde a 78% na sífilis primária, 100% na secundária, 96% na latente, caindo para 70% após 1 ano de evolução. Resultados falso-positivos devem-se às reações cruzadas com outras infecções treponêmicas ou com doenças como lúpus, artrite reumatoide e hanseníase, entre outras. Falso-negativos podem ocorrer pelo excesso de anticorpos (efeito prozona) ou pela não diluição da amostra sorológica. No estágio primário e tardio da doença pode haver redução da sensibilidade.[2,4,5,9]

O resultado do VDRL é descrito qualitativamente em reagente e não reagente. Quantitativamente é dado em diluições, sendo considerado reagente a partir de títulos de 1:1. Mesmo sem o tratamento os seus títulos caem progressivamente com a evolução da doença. Com o tratamento, tendem a negativar, mas podem manter-se reagentes pela "memória imunológica" ou cicatriz sorológica mesmo com a cura da doença.[3,5,9]

A demora da negativação dos testes de cardiolipina ou não treponêmicos na sífilis adquirida tratada adequadamente é proporcional à duração da infecção e aos títulos no início do tratamento. Nos casos de sífilis primária ou secundária, os títulos tendem a cair quatro vezes ou dois títulos nos primeiros 3 a 6 meses, e de oito vezes ou quatro títulos no final de 6 a 12 meses. Negativam-se em cerca de 1 ano na sífilis primária, e em 2 anos na forma secundária tratada. Na forma latente precoce, geralmente, ocorre queda no título em quatro vezes, em 1 ano. Pacientes no estágio latente tardio ou que tiveram múltiplos episódios de sífilis podem ter um declínio mais gradual dos títulos. A persistência da reação positiva do VDRL, mesmo após o tratamento adequado, pode dever-se a infecção persistente ou reexposição, principalmente se os títulos forem superiores a 1:4.[5]

Títulos de testes não treponêmicos do sangue do recém-nascido menores ou iguais aos da sua mãe podem ser resultantes da presença dos anticorpos maternos transferidos passivamente pela placenta durante a gestação. Os títulos de anticorpos começam a declinar após os 3 meses de idade, negativando-se aos 6 meses. Após essa idade, a criança com VDRL reagente deve ser investigada, a não ser que esteja em seguimento ambulatorial.[5,9,10]

Títulos do VDRL do neonato duas a três vezes maiores que os maternos são sugestivos de sífilis congênita. Na sífilis congênita tratada, os títulos do VDRL devem diminuir até se negativarem, o que pode demorar 2 anos. No recém-nascido com títulos não reagentes, mas com suspeita epidemiológica, os testes sorológicos devem ser repetidos após o 3º mês de vida pela possibilidade de positivação tardia.[5,10]

▶ **Testes treponêmicos.** Os testes treponêmicos (*Treponema pallidum hemaglutination* – TPHA, *fluorescent treponemal antibody-absorption* – FTA-Abs e o *enzyme-linked immunosorbent assay* – ELISA) são testes específicos que confirmam a infecção pelo *Treponema pallidum*, levando à exclusão dos resultados falso-positivos dos testes não treponêmicos em adultos. A especificidade é de 98 a 100% no TPHA, 94 a 100% no FTA-Abs e de 97 a 100% no ELISA.[3,5,9]

A sensibilidade dos testes treponêmicos na sífilis adquirida é de 84% na fase primária, 100% nas fases secundária e latente e de 96% na sífilis terciária. Por serem menos sensíveis que os testes não treponêmicos, não são utilizados como testes de triagem sorológica. As reações sorológicas treponêmicas para a sífilis adquirida tornam-se positivas a partir da 3ª semana de infecção.[2,4]

Os testes treponêmicos não são usados para monitorar o tratamento, uma vez que os anticorpos treponêmicos persistem por toda a vida e não possibilitam a distinção entre uma infecção recente ou passada.[3,5]

Não se utilizam os testes treponêmicos no diagnóstico de sífilis congênita uma vez que a pesquisa de anticorpos IgM no soro do recém-nascido pode ser falso-positiva em 10% dos resultados e falso-negativa em 20 a 40%, mesmo que os anticorpos maternos IgM não atravessem a placenta.[5] O seu uso limitado, para o diagnóstico da sífilis de origem vertical, também se deve ao fato de os anticorpos IgG maternos ultrapassarem a barreira placentária.[9]

A negatividade dos testes treponêmicos no recém-nato não exclui a doença, principalmente quando a infecção da mãe ocorre próximo ao parto. Na suspeita epidemiológica, os testes treponêmicos não reagentes devem ser repetidos após o 3º mês de vida, pois podem tornar-se positivos mais tardiamente. Resultados mais fidedignos podem ser obtidos com a realização da sorologia com FTA-Abs 19s IgM.[5] Porém este teste não está disponível em todos os laboratórios, tem baixa sensibilidade e desempenho inadequado para a definição de sífilis congênita.

Os testes treponêmicos são usados após os 18 meses de vida, para seguimento da doença, quando os anticorpos de origem materna já não estão presentes no organismo da criança. Após essa idade, a positividade do teste define o diagnóstico de sífilis congênita.[5,9]

O sangue do cordão umbilical não deve ser utilizado para diagnóstico sorológico de sífilis congênita[5,9] pela possível presença de sangue materno e ocorrência de atividade hemolítica que podem determinar falsos resultados. Deve-se realizar VDRL em amostra de sangue periférico de todos os recém-nascidos cujas mães apresentaram VDRL reagente na gestação ou no parto, ou em caso de suspeita clínica de sífilis congênita.

O diagnóstico de sífilis congênita pode ser confirmado quando:

- o FTA-Abs 19s IgM, realizado em sangue periférico de recém-nato, é positivo. No entanto, sua disponibilidade é limitada aos centros laboratoriais de referência ou de pesquisa
- o teste não treponêmico é reagente após o 6º mês de vida
- o teste treponêmico é reagente após o 18º mês de vida
- os exames microbiológicos em amostras de tecidos da criança, da placenta ou do cordão umbilical detectam o *Treponema pallidum*.

▶ **Outros exames realizados na criança com suspeita de sífilis congênita.** Pelo frequente e precoce acometimento ósseo na sífilis congênita, deve ser feita a avaliação radiológica do úmero, do fêmur e da tíbia da criança. As lesões mais encontradas são osteocondrite, osteíte e periostite na metáfise e diáfise dos ossos longos.[5,10]

As alterações do líquido cefalorraquidiano (LCR) são mais frequentes nas crianças com sífilis congênita sintomática do que nas assintomáticas. A neurolues congênita é identificada quando há mais que 25 leucócitos/mm$^3$, e/ou proteína maior que 150 mg/d$\ell$ e/ou VDRL positivo no liquor do neonato. Em crianças maiores do que 28 dias de vida, as alterações do LCR na neurossífilis manifestam-se com VDRL positivo e/ou concentração de proteínas maior ou igual a 40 mg/d$\ell$ e/ou leucócitos de cinco células/mm$^3$ ou mais. Não se recomenda o uso do RPR no LCR.[5,9,10]

## ▶ Aspectos terapêuticos

A seguir, são apresentados os tratamentos ideais para sífilis e sífilis congênita.

### ▪ Tratamento da sífilis

O tratamento da sífilis da gestante deve ser realizado de acordo com a fase da doença:[3-5,9]

- sífilis primária: penicilina G benzatina 2.400.000 UI/IM, em dose única, aplicando-se 1.200.000 UI em cada glúteo
- sífilis secundária ou sífilis assintomática com menos de 1 ano de evolução (latente recente): duas séries de penicilina G benzatina 2.400.000 UI/IM, 1.200.000 UI em cada glúteo, com intervalo de 1 semana entre cada série (dose total de 4.800.000 UI)
- sífilis terciária ou sífilis assintomática com mais de 1 ano de evolução (latente tardia) ou com duração ignorada: três séries de penicilina G benzatina 2.400.000 UI/IM, 1.200.000 UI em cada glúteo, com intervalo de 1 semana entre cada série (dose total de 7.200.000 UI).

Se a gestante apresentar a fase secundária da sífilis, a primeira dose da penicilina pode resultar em reação de Jarisch-Herxheimer com risco de abortamento.[5] Esta reação geralmente se inicia 2 a 4 h após a administração de penicilina, podendo durar entre 24 e 48 h. Manifesta-se com febre, calafrios, mialgia, dor de cabeça, hipotensão, taquicardia e acentuação das lesões cutâneas.[5]

As gestantes com manifestações neurológicas e cardiovasculares devem receber esquemas especiais de penicilina em regime hospitalar.[3] Gestantes comprovadamente alérgicas à penicilina devem ser dessensibilizadas[4,5,9] e posteriormente tratadas com penicilina.[5] Na impossibilidade, deverão ser tratadas com estearato de eritromicina 500 mg por via oral (VO), de 6 em 6 h durante 15 dias, para a sífilis recente, ou durante 30 dias, para a sífilis tardia.[3-5,9] Entretanto, essa gestante não é considerada adequadamente tratada para fins de transmissão fetal, sendo obrigatórios a investigação e o tratamento adequado da criança logo após o seu nascimento.

O(s) parceiro(s) da gestante deve(m) ser tratado(s) concomitantemente,[3,5] mesmo na impossibilidade do seu diagnóstico laboratorial. Na sífilis primária, o parceiro deve ser tratado, com a mesma dose, independentemente de apresentar manifestação clínica.[9] Nas sífilis secundária e terciária o tratamento do parceiro só deve ser feito após avaliação clínica e laboratorial, e só deve ser tratado aquele com sífilis confirmada.[9]

Durante e após o tratamento e o desaparecimento dos sintomas, a mulher com sífilis e o(s) seu(s) parceiro(s) deve(m) usar preservativos durante a relação sexual[3,5] ou se abster. Se o tratamento for interrompido ou se o intervalo das doses for maior que 7 dias, o mesmo deve ser reiniciado.[5,9]

O controle da cura da sífilis na gestante deve ser feito pela realização de VDRL mensal,[3-5,9] considerando-se adequado o tratamento quando existir declínio dos títulos do teste não treponêmico durante o primeiro ano.[5] Se, apesar de estar decrescendo, o título do VDRL permanecer positivo após esse período, o exame deve ser repetido a cada 6 meses. A elevação de títulos em quatro ou mais vezes (de 1:2 para 1:8, por exemplo) acima do último VDRL indica novo tratamento,[3-5,9] mesmo na ausência de sinais ou sintomas específicos de sífilis. Deve-se verificar se o tratamento do companheiro foi realizado.

O tratamento adequado leva à remissão dos sintomas em poucos dias. Porém, as lesões tardias já instaladas não são revertidas com a antibioticoterapia.[4] Considera-se que o tratamento da sífilis da gestante foi adequado se foi completo e pertinente ao estágio da doença, realizado com penicilina e finalizado pelo menos 30 dias antes do parto, sendo o parceiro tratado concomitantemente.[5]

O tratamento da gestante com sífilis é inadequado se ocorrer uma das seguintes situações:

- realizado com qualquer medicamento que não a penicilina
- incompleto, mesmo que tenha sido feito com penicilina
- inadequado para a fase clínica da doença
- realizado dentro de 30 dias antes do parto
- na ausência de documentação de tratamento anterior
- não houver queda dos títulos pela sorologia não treponêmica após o tratamento adequado
- parceiro não tratado, inadequadamente tratado ou sem informação disponível sobre o seu tratamento.

A falência terapêutica pode ocorrer em 14% das gestantes, levando a risco de interrupção da gestação ou nascimento de neonatos com sífilis.[5] São fatores relacionados com a falha da terapia:[5]

- coinfecção de sífilis e HIV
- estágios precoces da sífilis
- altos títulos de VDRL no momento do tratamento e parto
- parto prematuro
- hidropisia, hepatomegalia, placentomegalia, ascite e elevação das transaminases fetais
- tratamento após 24 semanas de idade gestacional.

## ▪ Tratamento da sífilis congênita

A penicilina é o antibiótico de escolha para o tratamento de todas as apresentações da sífilis congênita. Não existem relatos de casos de resistência treponêmica a esse antibiótico.[2,4,9]

O Programa DST-AIDS/MS, de 2005, preconiza a seguinte conduta para os recém-nascidos cujas mães tiveram sífilis durante a sua gestação:[2,5,9]

1. Nos recém-nascidos de mães com sífilis não tratada ou inadequadamente tratada, independentemente do resultado do VDRL do sangue periférico do recém-nascido, devem-se realizar hemograma, radiografia de ossos longos, punção lombar e outros exames quando indicados clinicamente. Na impossibilidade de realizar a punção liquórica, o caso deve ser tratado como neurossífilis

   1.1. Se houver alterações clínicas e/ou sorológicas e/ou radiológicas e/ou hematológicas, o tratamento deve ser feito com penicilina G cristalina na dose de 50.000 UI/kg/dose por via intravenosa (IV), a cada 12 h, nos primeiros 7 dias de vida, e a cada 8 h, após 7 dias de vida, durante 10 dias ou com penicilina G procaína na dose de 50.000 UI/kg, por via intramuscular (IM), em dose única diária durante 10 dias

   1.2. Se houver alteração liquórica, o tratamento deve ser feito com penicilina G cristalina na dose de 50.000 UI/kg/dose IV, a cada 12 h, nos primeiros 7 dias de vida, e a cada 8 h, após 7 dias de vida, durante 10 dias

   1.3. Se não houver alterações clínicas, radiológicas, hematológicas e/ou liquórica e a sorologia for negativa o tratamento deve ser realizado com penicilina G benzatina na dose única de 50.000 UI/kg, IM. O seguimento da criança é obrigatório, inclusive com VDRL sérico seriado. Se esse acompanhamento for impossível ou não garantido, o recém-nascido deve ser tratado como descrito no item 1.1

2. Nos recém-nascidos de mães adequadamente tratadas, deve-se realizar VDRL no sangue periférico da criança

2.1. Se o VDRL for reagente com titulação maior que a da mãe e/ou a criança apresentar alterações clínicas, devem-se realizar hemograma, radiografia de ossos longos, punção lombar e outros exames quando indicados clinicamente

    2.1.1. Se houver alterações clínicas e/ou radiológicas e/ou hematológicas sem alterações liquóricas, o tratamento deve ser feito como descrito no item 1.1

    2.1.2. Se houver alteração liquórica, o tratamento deve ser feito como descrito no item 1.2

2.2. Se o VDRL não for reagente e o recém-nascido for assintomático, deve-se fazer apenas o acompanhamento clinicolaboratorial da criança. Se esse acompanhamento for impossível ou não garantido, o recém-nascido deve ser tratado com penicilina G benzatina na dose única de 50.000 UI/kg, IM

2.3. Se o VDRL for reagente com titulação menor ou igual à materna e o recém-nascido for assintomático, deve-se realizar apenas o acompanhamento clinicolaboratorial da criança. Se esse acompanhamento for impossível ou não garantido, devem ser realizados hemograma, radiografia de ossos longos e punção lombar, tratando-se como descrito no item 1.1 (sem alterações do LCR) ou no item 1.2 (com alterações do LCR).

Se o tratamento for interrompido por mais de um dia, deve ser reiniciado de acordo com o esquema preconizado. Em todas as crianças com sífilis congênita sintomática devem ser realizados exames neurológicos, de fundo de olho e avaliação audiológica. Precauções padrão de contato devem ser realizadas para os casos de sífilis congênita por até 24 h após o início do tratamento com a penicilina.[5,9]

O uso de outro antimicrobiano não é adequado. A penicilina deve ser utilizada por 10 dias mesmo quando a ampicilina foi prescrita inicialmente para o tratamento de possível sepse neonatal.[5,9] Após 28 dias de vida, se a criança apresentar quadro clínico e sorológico sugestivo de sífilis congênita, este deve ser investigado conforme descrito anteriormente. Se o diagnóstico for confirmado, deve-se iniciar o tratamento descrito, porém, a penicilina G cristalina deve ser administrada de 4 em 4 h e a procaína, de 12 em 12 h, mantendo-se as mesmas doses.[2,5,9]

A criança deve ser acompanhada mensalmente no ambulatório nos primeiros 6 meses de vida e, após, a cada 2 meses até completar 12 meses. O VDRL deve ser realizado com 1, 3, 6, 12 e 18 meses de vida, interrompendo-se a sua titulagem após dois exames consecutivos negativos. Se a titulagem do VDRL aumentar ou se persistir positiva até 18 meses de idade, deve-se investigar a criança e tratá-la novamente. Deve-se realizar o TPHA ou o FTA-Abs após 18 meses de idade para a confirmação da sífilis congênita.[2,5,9,10]

Se a criança apresentar neurossífilis, a reavaliação liquórica deve ser realizada a cada 6 meses até a sua normalização. Se as alterações forem persistentes, ela deve ser tratada novamente.[5,9–10] Por 2 anos, semestralmente, a criança deve ser submetida à avaliação oftalmológica, neurológica e audiológica.[5,9–10] As crianças tratadas de maneira inadequada devem ser clínica e laboratorialmente reavaliadas e ter o tratamento reiniciado conforme o preconizado.[5,9]

## ▶ Prevenção da sífilis congênita

A sífilis congênita pode ser prevenida pela detecção precoce da infecção materna antes ou durante a gestação[8] e pelo seu tratamento nos últimos 30 dias antes do nascimento. Mudanças na incidência da sífilis primária e secundária entre as mulheres em geral são seguidas por mudanças similares na incidência da sífilis congênita.

A prevenção efetiva da sífilis congênita é alcançada com pré-natal adequado. Este deve ter:

- início precoce, o que facilita a detecção e o tratamento precoces da gestante com sífilis
- realização de, no mínimo, seis consultas com atenção integral
- realização de VDRL no 1º trimestre da gestação, idealmente na primeira consulta, e de um 2º teste em torno da 28ª semana
- tratamento e seguimento adequado da gestante e do(s) seu(s) parceiro(s), abordando os casos de forma clinicoepidemiológica
- documentação dos resultados das sorologias e do tratamento da sífilis na carteira da gestante
- notificação dos casos de sífilis congênita, incluindo abortos e natimortos.

A realização do VDRL na mulher também deve ser feita nas ocasiões em que há possibilidade de ela se infectar ou de transmitir a doença para o seu filho antes da gravidez.[5] Essas ocasiões englobam a admissão na maternidade para a realização do parto, para curetagem pós-aborto ou em qualquer outra intercorrência durante a gravidez.[4,5]

Medidas de controle da sífilis também devem ser adotadas antes de a mulher engravidar por meio do diagnóstico precoce da doença na idade reprodutiva das mulheres e dos seus parceiros, realizando-se VDRL nas mulheres que desejam engravidar e tratando-se imediatamente os casos diagnosticados.[4]

## ▶ Coinfecção | Sífilis e HIV

A associação entre diversas doenças sexualmente transmissíveis é frequente. Existe aumento do risco de infecção pelo HIV na presença de úlceras genitais.[2]

A história natural da sífilis pode ser modificada pela coinfecção com o HIV. As lesões de sífilis primária e secundária podem ser atípicas, os títulos de testes não treponêmicos podem demorar a positivar e resultados falso-negativos são comuns. A neurossífilis, nesses indivíduos, pode ser mais precoce e a sua ocorrência deve ser considerada quando aparecerem sinais neurológicos em pacientes com síndrome de imunodeficiência adquirida (AIDS). Gestantes coinfectadas com o HIV podem apresentar demora ou até a não ocorrência de queda dos títulos sorológicos. Pelo maior risco de falha terapêutica e de envolvimento do sistema nervoso central, estas mulheres e seus recém-nascidos devem ser acompanhados com atenção maior, e a punção lombar é sempre indicada.[2]

Crianças expostas ao *Treponema pallidum* durante a gestação têm chances maiores de adquirir o HIV de origem materna se a mesma não for adequadamente tratada da sífilis.[2]

## ▶ Considerações finais

- Medidas para a prevenção, detecção e tratamento da sífilis das mulheres na idade reprodutiva têm importante função na diminuição da incidência de sífilis congênita
- Se a gestante doente for adequadamente tratada, a sífilis congênita é erradicada. Para isso, a assistência pré-natal qualificada é fundamental.

## ▶ Referências bibliográficas

1. Brasil. Ministério da Saúde. Secretaria de Vigilância em Saúde. Programa Nacional de DST/AIDS. Incidência de sífilis congênita em menores de 1 ano de idade (por 1.000 nascidos vivos) segundo UF e região de residência por ano de diagnóstico. 2007. Acesso em: 2011 Jun 5. Disponível em: http://portal.saude.gov.br/portal/arquivos/pdf/incidencia_sc.pdf.
2. Brasil. Ministério da Saúde. Secretaria de Vigilância em Saúde. Departamento de Vigilância Epidemiológica. Sífilis adquirida e congênita. In: Doenças infecciosas e parasitárias: guia de bolso. 8 ed. Brasília: Ministério da Saúde, 2010. pp. 363-76.
3. Brasil. Ministério da Saúde. Secretaria de Atenção à Saúde. Departamento de Ações Programáticas Estratégicas. Doenças sexualmente transmissíveis (DSTs). Sífilis. In: Gestação de alto risco: manual técnico. 5 ed. Brasília: Ministério da Saúde, 2010. pp. 139-42.
4. Brasil. Ministério da Saúde. Secretaria de Vigilância em Saúde. Sífilis em gestantes. Guia de vigilância epidemiológica – Caderno 6 [Internet]. 2005. Acesso

em: 2011 Jun 13. Disponível em: http://portal.saude.gov.br/portal/arquivos/pdf/gve_7ed_web_atual_sifilis_em_gestantes.pdf.

5. Brasil. Ministério da Saúde. Secretaria de Vigilância em Saúde. Programa Nacional de DST/AIDS. Diretrizes para controle da sífilis congênita: manual de bolso/Ministério da Saúde, Secretaria de Vigilância em Saúde, Programa Nacional de DST/AIDS. 2 ed. Brasília: Ministério da Saúde, 2006. pp. 6-60.

6. Brasil. Ministério da Saúde. Departamento de DST, AIDS e Hepatites virais. Avanços e desafios na prevenção e controle de DST, AIDS e hepatites virais. Secretaria de Vigilância em Saúde [Internet]. 2010. Acesso em: 2011 Jun 23. Disponível em: http://portal.saude.gov.br/portal/arquivos/pdf/gerson_pereira.pdf.

7. Classificação estatística internacional de doenças e problemas relacionados à saúde – CID-10 [Internet]. 2008. Acesso em: 2011 Jun 23. Disponível em: http://www.datasus.gov.br/cid10/v2008/cid10.htm.

8. Centers for Disease Control and Prevention. Congenital syphilis – United States, 2003-2008. MMWR. 2010; 59(14):413-17.

9. Brasil. Ministério da Saúde. Secretaria de Vigilância em Saúde. Sífilis congênita.Guia de vigilância epidemiológica – Caderno 6 [Internet]. 2005. Acesso em: 2011 Jun 13. Disponível em: http://portal.saude.gov.br/portal/arquivos/pdf/gve_7ed_web_atual_sifiles_congenita.pdf.

10. Yoshimoto CE, Diniz EMA. Sífilis congênita. In: Vaz FAC, Diniz EMA, Ceccon MEJR *et al.* (eds.). Neonatologia. 1 ed. Barueri, SP: Manole, 2011. pp. 295-302.

# 75 Doenças Sexualmente Transmissíveis | Gonorreia, Clamídia, Cancro Mole

*Fernanda Rebouças Pinheiro | Nelson Sass*

## ▶ Introdução

As doenças sexualmente transmissíveis (DST) compreendem infecções causadas por bactérias, vírus, fungos ou protozoários que são transmitidas por contato interpessoal íntimo e sexual. Segundo as estimativas recentes do Ministério da Saúde brasileiro, ocorrem mais de 10 milhões de novas infecções de transmissão sexual que podem permanecer assintomáticas ou evoluir para doenças sintomáticas como uretrites, cervicites, úlceras e verrugas genitais.[1]

Dentre as DST, o cancro mole e as cervicites causadas pelo gonococo e pela clamídia são infecções bacterianas cujo diagnóstico é clínico e a terapia antimicrobiana adequada deve ser instituída. Em gestantes, é importante lembrar-se das contraindicações aos medicamentos de acordo com a idade gestacional.

## ▶ Aspectos etiopatogênicos

A seguir, são apresentados os aspectos etiopatogênicos do cancro mole e das cervicites gonocócica e não gonocócica.

### • Cancro mole

O cancro mole ou úlcera mole é uma infecção causada pelo cocobacilo gram-negativo *Haemophilus ducreyi* inoculado em pequenas soluções de continuidade na pele ou na mucosa consequentes das múltiplas microabrasões epidérmicas que ocorrem durante o coito.[2]

### • Cervicite gonocócica e não gonocócica

A infecção causada pelo diplococo gram-negativo *Neisseria gonorrhoeae* e pelo bacilo gram-negativo *Chlamydia trachomatis* ocorre na mucosa endocervical, pois esses microrganismos apresentam tropismo por epitélio colunar (conjuntiva, endocérvice, uretra, endométrio e trompas). Esses agentes etiológicos podem se propagar por via hematogênica, por contiguidade ou ser carregados pelos espermatozoides. Segundo o Ministério da Saúde, não existe razão prática para a diferenciação entre a cervicite gonocócica e a não gonocócica, já que isso depende de exames laboratoriais que retardariam o tratamento. Portanto, a terapia antimicrobiana deve apresentar espectro de cobertura para todos os possíveis agentes infecciosos.

## ▶ Aspectos clínicos

Os aspectos clínicos do cancro mole e das cervicites gonocócica e não gonocócica são descritos a seguir.

### ▪ Cancro mole

O cancro mole é caracterizado por lesões ulceradas dolorosas, bordas irregulares, contornos eritemato-edematosos e fundo irregular recoberto por exsudato necrótico amarelado de odor fétido. Comumente são úlceras múltiplas e "em espelho" em decorrência de autoinoculação, o que as diferencia do cancro duro ou sífilis, já que neste caso a úlcera é única e indolor. A linfadenopatia geralmente está associada. Os locais mais comumente acometidos são a fúrcula e a face interna dos pequenos e grandes lábios. A evolução das lesões é importante para o diagnóstico diferencial com o herpes simples genital, pois enquanto o cancro mole é precedido por pápulas eritematosas que formam pústulas e sofrem erosões, a infecção do herpes é caracterizada por vesículas múltiplas e dolorosas ou pruriginosas que evoluem para lesões ulceradas.

### ▪ Cervicite gonocócica e não gonocócica

A infecção por gonococo ou clamídia tende a ser assintomática em mulheres. O quadro clínico mais comum é endocervite purulenta que se manifesta por sintomas genitais leves como corrimento vaginal, dispareunia e/ou disúria. No exame físico, observa-se colo friável e toque bimanual doloroso. A cervicite prolongada sem tratamento adequado pode evoluir com acometimento de endométrio e trompas causando a doença inflamatória pélvica (DIP). Esta complicação cursa com esterilidade, maior risco de gravidez ectópica e dor pélvica crônica devido às aderências pélvicas decorrentes do processo inflamatório intenso.

## ▶ Aspectos terapêuticos

A seguir, são apresentados os aspectos terapêuticos ideais para o tratamento do cancro mole e das cervicites gonocócica e não gonocócica.

### ▪ Cancro mole

O tratamento do cancro mole na gestação deve ser feito com ceftriaxona 250 mg, IM, dose única ou eritromicina (estearato) 500 mg VO, 6 em 6 h por 7 dias. Ciprofloxacino é um antibiótico que pode ser usado no tratamento do cancro mole, porém está contraindicado na gravidez (classe C). A azitromicina também é uma opção (1,0 g VO, dose única), mas sua segurança e eficácia durante a gravidez ainda não foram bem esclarecidas (classe B). A paciente deve ser orientada quanto à higiene local e o parceiro deve ser tratado (azitromicina) em razão dos casos de portadores assintomáticos. Deve-se sempre solicitar sorologia para sífilis no momento do diagnóstico e 30 dias após para afastar a possibilidade de associação ao *Treponema pallidum*.

### ▪ Cervicite gonocócica e não gonocócica

O tratamento da cervicite abrange todos os agentes (gonococo e clamídia), pois o diagnóstico laboratorial do agente específico retarda o tratamento. A clamídia é sensível aos macrolídeos (azitromicina e eritromicina) e às tetraciclinas (doxiciclina). Na gestação, a escolha é a eritromicina (estearato) ou a azitromicina no mesmo esquema utilizado para cancro mole. A amoxicilina 500 mg VO, de 8 em 8 h, é uma opção. A doxiciclina está contraindicada durante a gravidez (classe D). Para o gonococo, a escolha antimicrobiana é a ceftriaxona 250 mg IM, dose única. As quinolonas não são completamente seguras na gravidez (classe C). As opções à ceftriaxona são cefixima 400 mg VO, dose única, ou espectinomicina (aminoglicosídio) 2,0 g IM, dose única, para pacientes

■ **Tabela 75.1** Esquemas de tratamento de DST na gestação.

| DST | Agente etiológico | Aspecto clínico | Tratamento |
|---|---|---|---|
| Cancro mole | *Haemophilus ducreyi* | Úlcera genital dolorosa | Ceftriaxona 250 mg IM<br>Eritromicina 500 mg VO, 6/6 h por 7 dias<br>Azitromicina 1 g VO, dose única |
| Gonorreia | *Neisseria gonorrhoeae* | Endocervicite purulenta | Ceftriaxona 250 mg IM<br>Espectinomicina 2 g IM |
| Gonorreia | *Neisseria gonorrhoeae* | Endocervicite purulenta | Ceftriaxona 250 mg IM<br>Espectinomicina 2 g IM |
| Clamídia | *Chlamydia trachomatis* | Endocervicite purulenta | Azitromicina 1 g VO, dose única<br>Eritromicina 500 mg VO, 6/6 h por 7 dias |

DST = doença sexualmente transmissível; IM = via intramuscular; VO = via oral.

alérgicas aos betalactâmicos. O parceiro deve sempre ser tratado.

## ▶ Considerações finais

- As DST podem ocorrer em qualquer mulher com vida sexual ativa e devem ser tratadas adequadamente[3]
- Em gestantes, deve-se evitar o uso de fármacos previamente contraindicados
- Deve-se lembrar que as DST podem estar associadas umas às outras, já que o meio de contágio é o mesmo e por isso é preciso sempre afastar todos os diagnósticos
- É importante solicitar sorologias para HIV, sífilis e hepatites para pacientes com diagnóstico de cancro mole e cervicite gonocócica ou não gonocócica
- A Tabela 75.1 resume os esquemas de tratamento na gestação.

## ▶ Referências bibliográficas

1. Brasil. Ministério da Saúde. Caderno de atenção básica. Brasília: Ministério da Saúde, 2006. Acesso em: 2011 Mai 15. Disponível em: http://portal.saude.gov.br/portal/arquivos/pdf/abcad18.pdf.
2. Passos MRL, de Almeida Filho GL. Atlas de DST e diagnóstico diferencial. Rio de Janeiro: Revinter, 2002.
3. Brasil. Ministério da Saúde. Guia de bolso: doenças infecciosas e parasitárias. 8 ed. Brasília: Ministério da Saúde, 2010.

# 76 Hepatites Virais

*Grecy Kenj*

## ▶ Introdução

A hepatite viral é uma infecção causada por diferentes tipos de vírus, destacando-se: A, B, C, delta, E e G. Com relação à gestação, a hepatite B apresenta maior relevância em vista das possibilidades de prevenção no recém-nascido.[1,2]

## ▶ Hepatite A

A principal via de contágio do vírus da hepatite A (HBA) é a fecal-oral por contato inter-humano ou por água e alimentos contaminados. Há grande quantidade de vírus nas fezes de indivíduos infectados. A transmissão parenteral é rara e a disseminação está relacionada com o nível socioeconômico da população e com o grau de saneamento básico e condições de higiene da população. A doença é autolimitada e de caráter benigno. Cerca de 0,1% dos casos pode evoluir para hepatite fulminante.

### • Aspecto clínico

A doença pode ocorrer de forma esporádica ou em surtos e, em função de a maioria dos casos cursarem sem icterícia e com sinais e sintomas pouco específicos, pode passar despercebida na maioria das vezes. Nos pacientes sintomáticos, o período de doença caracteriza-se pela presença de colúria, hipocolia fecal e icterícia.

### • Diagnóstico

O diagnóstico específico da hepatite A aguda é confirmado por meio da detecção de anticorpos anti-HAV da classe IgM. A Tabela 76.1 ilustra a interpretação sorológica.

■ **Tabela 76.1** Hepatite A: interpretação dos marcadores sorológicos.

| Anti-HAV total | Anti-HAV IgM | Interpretação |
|---|---|---|
| (+) | (+) | Infecção recente por HAV |
| (+) | (−) | Infecção passada por HAV ou imunizado por vacina |
| (−) | (−) | Ausência do contato com HAV, não imune (suscetível) |

HAV = vírus da hepatite A; IgM = imunoglobulina M.

A gravidez não altera a evolução nem o tratamento das pacientes com hepatite A. Recomenda-se repouso e dieta nutritiva, de acordo com a tolerância. A transmissão para o feto é rara.

## ▶ Hepatite B

A hepatite B tem como principais formas de transmissão a parenteral, a sexual e por meio do parto.

### • Aspecto clínico

O quadro clínico das hepatites agudas é semelhante, consistindo nas fases de incubação, prodrômica, de estado e convalescença. Nas formas ictéricas, a colúria é o primeiro sinal relevante, podendo apresentar hepatomegalia dolorosa e esplenomegalia, com cura em cerca de 90 a 95% dos casos. Do ponto de vista bioquímico, caracterizam-se por níveis elevados de transaminases, em geral superiores a 500. A persistência de níveis elevados por mais de 6 meses caracteriza o diagnóstico de hepatite crônica. A continuidade da agressão ao hepatócito tende a ocasionar cirrose.

### • Diagnóstico

Nos casos de hepatite B, o diagnóstico é feito por sorologia. A identificação de antígeno de superfície do HBV (HBsAg) e do anticorpo anti-HBc IgM no soro confirmam o quadro viral agudo. A hepatite B crônica caracteriza-se pela manutenção da positividade para o HBsAg por mais de 6 meses. Além disso, há a positividade para o anticorpo anti-HBc total e dos

marcadores do sistema "e". O HBeAg apresenta-se positivo na fase replicativa, assim como o HBVD NA. Na fase não replicativa ocorre positividade para o anti-HBe e ausência de HBVD NA (Tabelas 76.2 e 76.3).

### • Risco perinatal

O risco de transmissão vertical no 1º e 2º trimestre é menor que 10% e no 3º trimestre é de 65%. A infecção neonatal pode ser evitada com a administração de gamaglobulina hiperimune para hepatite B.

Em recém-nascido de mãe HBsAg-positiva, estão indicadas a gamaglobulina hiperimune para hepatite B, 0,5 m$\ell$ IM e a vacina anti-HBV,

■ **Tabela 76.2** Hepatite B: significado dos marcadores sorológicos.

| Abreviatura | Definição | Significado clínico |
|---|---|---|
| HBsAg | Antígeno de superfície do vírus da hepatite B | Primeiro marcador da infecção por vírus da hepatite B<br>Aparece de 1 a 3 semanas antes dos sintomas<br>Sua presença junto ao anti-HBc indica infecção<br>Persistência por mais de 6 meses indica infecção crônica<br>Desaparece nos primeiros 6 meses da doença quando a evolução é para a cura |
| Anti-HBc IgG ou total | Anticorpo IgG contra o antígeno de superfície do vírus da hepatite B | Marcadores contato prévio com o vírus da hepatite B<br>Não indica imunidade<br>Não é induzido pela vacinação |
| Anti-HBc IgM | Anticorpo IgM contra o antígeno de superfície do vírus da hepatite B | Aparece com o início dos sintomas<br>Marcador da infecção aguda recente<br>Pode persistir por 6 meses |
| HBeAg | Antígeno de replicação viral | Aparece pouco antes dos sintomas<br>Indica alta infectividade<br>Sua persistência no soro indica replicação viral independentemente da fase da doença (aguda ou crônica) |
| Anti-HBe | Anticorpo contra o antígeno de replicação viral | Aparece dentro de poucas semanas após a perda do HBeAg<br>Indica declínio de infectividade |
| Anti-HBs | Anticorpo contra o antígeno de superfície do vírus da hepatite B | Aparece 1 a 3 meses após a vacinação contra a hepatite B ou após a recuperação de uma infecção aguda<br>Indica imunidade à hepatite B |

■ **Tabela 76.3** Hepatite B: interpretação dos testes sorológicos.

| Interpretação | HBsAg | HBeAg | Anti-HBc IgM | Anti-HBc IgG | Anti-HBe | Anti-HBs |
|---|---|---|---|---|---|---|
| Suscetível | (–) | (–) | (–) | (–) | (–) | (–) |
| Incubação | (+) | (–) | (–) | (–) | (–) | (–) |
| Fase aguda | (+) | (+) | (+) | (+) | (–) | (–) |
| Fase aguda final ou hepatite crônica | (+)<br>(+)<br>(+) | (+)<br>(–)<br>(–) | (–)<br>(–)<br>(–) | (+)<br>(+)<br>(+) | (–)<br>(+)<br>(–) | (–)<br>(–)<br>(–) |
| Início de fase convalescente ou infecção recente | (–) | (–) | (+) | (+) | (–) | (–) |
| Imunidade, infecção passada recentemente | (–) | (–) | (–) | (+) | (+) | (+) |

HBsAg = antígeno de superfície do vírus da hepatite B; HBeAg = antígeno de replicação viral; anti-HBc IgM = anticorpo IgM contra o antígeno de superfície do vírus da hepatite B; anti-HBc IgG = anticorpo IgG contra o antígeno de superfície do vírus da hepatite B; anti-HBe = anticorpo contra o antígeno de replicação viral; anti-HBs = anticorpo contra o antígeno de superfície do vírus da hepatite B.

10 μg IM nas primeiras 12 h de vida. A vacina deve ser repetida com 1 e 6 meses de vida.

Não existe contraindicação ao aleitamento natural. Da mesma maneira, não se justifica a realização de parto cesáreo com o objetivo de redução do risco de transmissão vertical.

Com relação à vacinação, a nota técnica 39/09/CGPNI/DEVEP/SVS/MS do Ministério da Saúde[3] recomenda a vacina contra hepatite B para gestantes que apresentem sorologia negativa no pré-natal, devendo ser realizada após o 1º trimestre da gestação.

## ▶ Hepatite C

A hepatite C em geral é assintomática, ocorrendo icterícia em aproximadamente 25% dos casos, e progride para complicações como infecção crônica em muitos pacientes (75 a 80%) com cirrose (em 20%) e carcinoma (1 a 4%).

Estão expostos a maior risco indivíduos que tenham contato com sangue ou hemoderivados contaminados, como os que apresentam comportamentos de risco (usuário de drogas ilícitas), necessidades terapêuticas (transfusões, hemodiálise) e risco profissional.

### ▪ Diagnóstico

O diagnóstico de hepatite C é feito por meio de rastreamento inicial para detecção de anticorpos anti-HCV por ELISA (*enzyme-linked immunoassay*). Caso o resultado seja positivo, é necessária a identificação de sorologia positiva para antígenos virais identificados por meio de RIBA (*recombinannt immunoblot assay*) ou por RT-PCR (*reverse transcriptase polymerase chain reaction*) HCV RNA. As pacientes com hepatite crônica diferem das portadoras saudáveis por apresentarem elevação de testes relativos à função hepática.

Pacientes portadoras saudáveis ou com hepatite crônica devem ser encaminhadas para seguimento especializado. Para o tratamento são recomendadas alfainterferona 2b e ribavirina, porém não existem evidências que ponderem riscos e benefícios do tratamento durante a gestação, sendo a ribavirina contraindicada em vista dos riscos de teratogenicidade.

### ▪ Assistência ao parto

O risco de transmissão vertical parece ser relacionado com a carga viral materna e não com a via de parto, sendo os fatores de risco de transmissão mãe-feto mais consistentes a partir de carga viral maior que $10^6/m\ell$. Até o presente momento não existem estudos controlados que assegurem que a cesárea eletiva possa reduzir os riscos de transmissão. A American Academy of Pediatrics, o American College of Obstetricians and Gynecologists (ACOG) e a Society of Obstetricians and Gynaecologists of Canada não recomendam o parto cesáreo como possibilidade de proteção contra a transmissão vertical, independentemente da carga viral materna.

### • Aleitamento materno

Em várias doenças virais maternas, como hepatite, herpes, sarampo e caxumba, pode haver excreção de vírus no leite humano.

Em mães HCV-positivas, a transmissão por essa via não foi comprovada. Por isso, mães HCV-positivas não estão contraindicadas a amamentar. Porém a prevenção da ocorrência de fissuras mamilares deve ser prioritária, em vista do possível contato do bebê com o sangue materno. Em linhas gerais, o aleitamento materno não deve ser considerado como fator preocupante para a transmissão viral, não havendo, portanto, contraindicações para sua recomendação.

## ▶ Hepatite delta

O vírus delta (HDV) é um vírus defectivo, satélite do vírus B (HBV), que precisa do HBsAg para realizar sua replicação. A hepatite delta crônica ocorre em áreas endêmicas da Itália, da Inglaterra e do Brasil (Amazônia). Por sua dependência funcional do vírus da hepatite B, o vírus tem mecanismos de transmissão idênticos aos do HBV. Desse modo, pode ser transmitido por solução de continuidade, relações sexuais desprotegidas e via parenteral. A transmissão vertical pode ocorrer e depende da replicação do HBV.

A suspeita diagnóstica pode ser guiada por dados clínicos e epidemiológicos. A confirmação diagnóstica é laboratorial e realiza-se por meio de marcadores sorológicos (HDVAg; anti-HDV IgG; anti-HDV IgM) após a realização dos exames para o HBV. A imunoglobulina humana antivírus da hepatite B é indicada para o recém-nascido.

## ▶ Hepatite E

O vírus da hepatite E (HEV) é de transmissão fecal-oral. Essa via de transmissão favorece a disseminação nos países em desenvolvimento, onde a contaminação dos reservatórios de água perpetua a doença. A transmissão interpessoal não é comum. Em alguns casos, os fatores de risco não são identificados. A doença é autolimitada e pode apresentar formas clínicas graves, principalmente em gestantes.

## ▶ Referências bibliográficas

1. Brasil. Ministério da Saúde. Programa Nacional para Prevenção e o Controle das Hepatites Virais Manual de Aconselhamento em Hepatites Virais. Brasília: Ministério da Saúde, 2005.
2. Brasil. Ministério da Saúde-Brasil. Manual de Controle das Doenças Sexualmente Transmissíveis. Coordenação Nacional de DST e AIDS. Brasília: Ministério da Saúde, 2006.
3. Brasil. Ministério da Saúde. Departamento de Vigilância Epidemiológico. Programa Nacional de Imunizações. Nota técnica 39/09/CGPNI/DEVEP/SVS/MS.

# 77 Infecção pelo Papilomavírus Humano

*Célia Regina de Souza Bezerra Sakano | Milton Sakano*

## ▶ Introdução

O papilomavírus humano (HPV) causa a doença sexualmente transmissível (DST) viral mais frequente nas mulheres em atividade sexual. A idade da primeira relação sexual, o número de parceiros e a preferência sexual são fatores epidemiológicos relevantes, podendo ocorrer tanto no homem como na mulher. A manifestação clínica é representada pela verruga, sendo encontrada principalmente na genitália externa.

A gravidez promove na mulher modificações imunológicas e hormonais. Essas condições fisiológicas, quando associadas à atividade sexual de risco para HPV, favorecem a proliferação e o desenvolvimento de lesões por ele induzidas.[1]

## ▶ Aspectos etiopatogênicos

O HPV pertencente à família Papovaviridae é um DNA-vírus com mais de 100 subtipos classificados, em dois grandes grupos, de acordo com o potencial oncogênico: baixo risco (6, 11, 42, 43, 44) e alto risco (16, 18, 33, 35, 39, 45, 46, 51, 52, 56, 58, 59, 68). Os de baixo risco podem manifestar-se como verruga (condiloma) anogenital, papilomatose laríngea neonatal e neoplasia intraepitelial de baixo grau. Os de alto grau podem desenvolver neoplasia intraepitelial de alto grau, e câncer em áreas anogenital e oral.

A ação do HPV na célula hospedeira é complexa e continua em estudo. A replicação viral ocorre no núcleo das células, com liberação das partículas infectantes pelas células superficiais. Dependendo do tipo, da imunidade do hospedeiro, das condições higiênicas e dietéticas e dos hábitos (tabagismo, alimentação) pode evoluir para condiloma ou neoplasia maligna.

A transmissão viral é predominantemente por via sexual. A disseminação é feita pelo contato de mucosa e de pele. Existem relatos de casos, em mulheres, em que foi encontrado HPV antes do primeiro contato sexual. Outros referem, ainda, a propagação do vírus de grávidas para o feto ou recém-nascido, antes ou durante o parto. Esse tipo de contaminação é chamado de transmissão vertical e representa uma modalidade não sexual. O risco de transmissão para o recém-nascido é de 1 a 5%. A prevalência do HPV em recém-nascidos varia de acordo com a positividade do HPV materno, caracterizando um fator de risco. A autoinoculação e a transmissão por fômites podem ser consideradas.[2,3]

## ▶ Aspectos clínicos

A infecção pelo HPV tem as formas clínica, subclínica e latente:

- infecção clínica: é diagnosticada com a visão desarmada. Representada pelo condiloma acuminado, que são verrugas cutâneas, únicas ou múltiplas, pequenas ou gigantes, ocupando toda vulva. A sintomatologia em geral é pobre, mas dependendo do tamanho da lesão pode ocorrer prurido, sangramento, dor, e até obstrução vaginal e/ou urinária nas grandes lesões. As lesões são encontradas na vulva, na vagina, no colo do útero e no ânus

- infecção subclínica: é diagnosticada por meio da peniscopia, vulvoscopia, colposcopia, colpocitologia oncótica e biopsia. O condiloma plano é diagnosticado na colposcopia após aplicação do ácido acético
- infecção latente: é diagnosticada por meio dos testes de HPV-DNA, em pacientes com colposcopia, vulvoscopia, citologia e anatomopatológico normais.

O diagnóstico pode ser clínico, quando as lesões são visualizadas a olho nu, e por exames subsidiários como:

- citologia oncótica: são encontradas alterações celulares como coilocitose, discariose, binucleação e disqueratose
- colposcopia e vulvoscopia: lesões espiculadas ou micropapilares e áreas acetorreagentes que orientam o local da biopsia
- anatomopatológico: o condiloma apresenta um eixo vascular central recoberto por epitélio contendo coilocitose, hiperqueratose, papilomatose e acantose. Diagnostica também as neoplasias intraepiteliais e invasoras
- biologia molecular: diagnóstico de HPV por técnica de hibridização *in situ*, reação em cadeia da polimerase (PCR) ou captura híbrida.

## ▶ Aspectos terapêuticos

Muitas lesões induzidas pelo HPV podem ter remissão espontânea e outras, mesmo com os tratamentos instituídos, podem ter recidiva, pois dependem do estado imunológico do hospedeiro.

**Medidas higiênicas e dietéticas.** Higiene geral e local, atividade física, alimentação saudável e evitar o tabagismo.

**Orientações.** Convocar o parceiro a investigar a possibilidade de infecção e tratamento se necessário. Orientar a paciente para não ter relação sexual durante o tratamento. Incentivar o uso de preservativo após o tratamento.

**Alternativas terapêuticas.** As lesões são tratadas pelos métodos destrutivos (químicos e físicos), imunoterápico ou excisão cirúrgica (Tabela 77.1).

O controle deve ser feito após 6 meses de tratamento, avaliando-se clinicamente e com colposcopia, vulvoscopia, biopsia e citologia oncótica.

Na gestação, o tratamento é individualizado de acordo com a idade gestacional e a gravidade da lesão (Figura 77.1). Em geral, o tratamento deve ser feito até a 36ª semana de gestação e continuado após 2 meses do parto, se a lesão não for neoplásica.

Nas gestantes, deve-se considerar o binômio materno-fetal. O tratamento para a mãe é feito durante a gestação conforme relatado anteriormente e faz-se necessário o controle

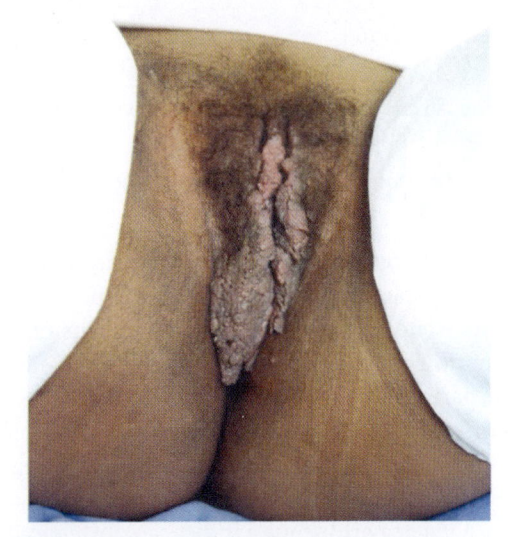

**Figura 77.1** Lesões vulvares extensas por HPV que podem interferir na decisão da via de parto. (Cedida pelo Prof. Edmir José Marin.)

■ **Tabela 77.1** Métodos destrutivos, imunoterápico ou por excisão cirúrgica para tratar lesões induzidas pelo HPV.

| Métodos | Descrição |
|---|---|
| Ácido tricloroacético | Tem efeito cáustico necrosante. É utilizado na concentração de 50 a 90% sob visão colposcópica com aplicação semanal sobre a lesão até desparecimento da mesma. Em geral, é realizado de 4 a 6 sessões e aplicado pelo médico. Pode ser usado em gestante |
| Podofilotoxina a 0,5% | Tem efeito antimitótico. A paciente aplica sobre a lesão pela manhã e à noite, por 3 dias consecutivos, durante 4 semanas. Orientá-la a lavar 6 h após a aplicação. Usar apenas nas lesões de pele (não em mucosas). Não pode ser utilizada em gestante |
| 5-fluorouracila 5% | Tem efeito antiproliferativo, inibindo a produção de ácidos nucleicos celulares. Aplicada na forma de creme. É utilizada em casos específicos, pois pode acarretar úlceras vaginais, estenose e adenose vaginal. É recomendada em pacientes imunossuprimidas e com multifocalidade de lesão. Não pode ser utilizada em gestante |
| Imiquimode 5% | Usado na forma de creme. É um imunomodulador que age induzindo a célula na produção de citocinas. Aplica-se um sachê de 250 mg sobre a lesão, por 3 dias da semana intercalados, no total de 4 a 16 semanas. Não utilizado na gestação |
| Interferona | Imunoterápico utilizado em casos selecionados. Não utilizada durante a gravidez, nas doenças autoimunes, em cirrose hepática, leucopenia, trombocitopenia e imunossuprimidos |
| Crioterapia | Destruição da lesão por congelamento |
| Eletrocauterização | Destruição da lesão pelo calor. Indicado para pequenas lesões. Na vulva e na vagina deve-se aplicar anestesia local. Não indicado no 1º trimestre da gestação para lesão de colo uterino |
| Vaporização a *laser* de $CO_2$ | Destruição da lesão por vaporização. É um bom método para lesões maiores e bem preciso no controle da destruição, na extensão e na profundidade |
| Excisão a bisturi | Tem indicação nas lesões volumosas para ressecção com margens de segurança |
| Excisão com cirurgia por ondas de alta frequência | Utilizada também para lesões grandes |
| Excisão a *laser* de $CO_2$ | Destruição e retirada da lesão por congelamento |

colpocitológico e colposcópico, para avaliar se há evolução para as neoplasias intraepiteliais. Para o feto, existe a possibilidade de transmissão do HPV durante a passagem pelo canal de parto. Há relatos de que possa existir contaminação do líquido amniótico mesmo com bolsa íntegra, causando papilomatose laríngea na infância.

A via de parto segue a indicação obstétrica, exceto quando o condiloma funcionar como um tumor prévio ou colo do útero com lesões cervicais grandes e se no local da episiotomia houver lesão extensa que possa causar sangramento abundante.

O tratamento oncológico das neoplasias malignas do trato genital inferior na gravidez segue o protocolo de tratamento estabelecido.[4]

## • Vacinas

O Ministério da Saúde avalia, desde 2006, a incorporação da vacina contra o HPV pelo SUS.[5]

Três pareceres contraindicaram, em 2007, 2010 e 2011, a utilização da vacina contra o HPV como política de saúde, considerando prudente, para subsidiar a tomada de decisão do Ministério da Saúde sobre o tema, esperar o resultado de estudo sobre custo-efetividade da vacinação no cenário brasileiro, a avaliação do impacto na sustentabilidade do Programa Nacional de Imunizações (PNI) e as negociações para transferência de tecnologia para produção da vacina no país.

Em dezembro de 2011 foi apresentado o resultado do estudo de custo-efetividade da incorporação da vacina contra HPV no PNI, que concluiu que a vacinação é custo-efetiva no país.

Em julho de 2012 ocorreu a primeira reunião técnica do grupo de trabalho para elaboração das diretrizes para introdução da vacina contra o HPV no calendário nacional:

- vacina contra HPV: atualmente existem dois tipos de vacinas, sendo os materiais imunogênicos partículas semelhantes ao vírus (VLP), específicas para o HPV tipos 6, 11, 16, 18
- vacina tetravalente: com VLP (6, 11, 16, 18), conferindo proteção para o condiloma acuminado e neoplasia intraepitelial. Aplicada em três doses, IM, nos dias 0, 60 e 180, para o sexo feminino de 9 a 26 anos
- vacina bivalente: com VLP (16, 18), conferindo proteção para as neoplasias intraepiteliais, aplicada em três doses, IM, nos dias 0, 30 e 180, para o sexo feminino de 10 a 25 anos.

A vacina está contraindicada durante a gestação, até que estudos possam definir o contrário. O esquema de vacinação deve ser interrompido em caso de gravidez e reiniciado 1 mês após o parto.

## ▶ Considerações finais

- A infecção por HPV é um problema atual na saúde pública pela sua prevalência, pois se não controlado e não diagnosticado pode evoluir, dependendo da virulência e das condições do hospedeiro, para câncer de colo uterino, vagina ou vulva
- Como em todas as doenças no âmbito da saúde pública, é preciso prevenir para não onerar o tratamento em estágio avançado e, principalmente, evitar o sofrimento das pacientes que adquirirem essa patologia
- Hoje, além das orientações preventivas e do tratamento, há uma esperança com o uso das vacinas no caminho da prevenção do câncer genital. Infelizmente, a maioria da população de risco ainda não tem acesso a esse procedimento. São decisões que dependem de acordos burocráticos entre os cientistas e governantes para que se tomem medidas eficazes de prevenção capazes de serem alcançadas para toda população suscetível.

## ▶ Referências bibliográficas

1. Bertini AM, Conz CBL, Silva MCS. Papilomavírus humano (HPV). In: Camano L, Souza E, Sass N *et al.* (eds.). Guia de obstetrícia. Barueri: Manole, 2003. pp. 635-43.
2. Passos MRL, Bravo RS, Giraldo PC *et al.* Doenças sexualmente transmissíveis. In: Montenegro CAB, Rezende J (eds.). Rezende, Obstetrícia. 11 ed. Rio de Janeiro: Guanabara Koogan, 2011. pp. 676-700.
3. Federação Brasileira das Associações de Ginecologia e Obstetrícia (Brasil). Manual de orientação em trato genital inferior e colposcopia. São Paulo: FEBRASGO, 2010.
4. Costa MC, Bornhausen-Demarch E, Azulay DR *et al.* Sexually transmitted disease during pregnancy: a synthesis of particularities. An Bras Dermatol. 2010; 85(6):767-85.
5. Instituto Nacional do Câncer – INCA. HPV e câncer. Acesso em: 2013 Mar 30. Disponível em: http://www2. inca.gov.br/wps/wcm/connect/inca/portal/home.

# 78 Infecção pelo HIV

*Grecy Kenj*

## ▶ Introdução

O aumento da ocorrência de casos de HIV entre mulheres em idade reprodutiva tem como consequência a elevação dos riscos de transmissão materno-fetal. A taxa de transmissão vertical do HIV, sem qualquer intervenção, situa-se em torno de 25,5%. No entanto, diversos estudos publicados demonstram a redução da transmissão para níveis entre zero e 2%, por meio de intervenções preventivas, como o uso de antirretrovirais combinados, o parto por cirurgia cesariana eletiva, o uso de quimioprofilaxia com zidovudina (AZT) na parturiente e no recém-nascido, e a contraindicação da amamentação.[1,2]

## ▶ Rotina pré-natal | Rastreamento do HIV

O diagnóstico da infecção do HIV no início da gestação acarreta melhor resultado em termos de controle de infecção materna e reduz os riscos de transmissão vertical. O teste anti-HIV deve ser realizado em todas as gestantes na primeira consulta. Ainda que não seja exigido consentimento formal, o teste deve ser voluntário e confidencial. Para tanto é fundamental a troca de informações entre o profissional de saúde e a paciente. A repetição da sorologia para o HIV deve ser feita ao início do 3º trimestre.

## ▶ Assistência pré-natal

O resultado final da sorologia para o HIV 1 é informado à paciente e uma primeira etapa de esclarecimento, orientação e aconselhamento, desenvolvida por equipe multiprofissional composta por médico, enfermeira, psicólogo, nutricionista e assistente social, é realizada.

A rotina de assistência deve ser individualizada em termos de retornos de consultas. Quanto à propedêutica subsidiária, além da rotina geral de pré-natal, devem ser solicitados ao longo da gestação os exames listados na Tabela 78.1.

## ▶ Imunizações

As vacinas com vírus vivos não devem ser administradas durante a gestação. Estão contraindicadas a vacina tríplice viral (para sarampo, caxumba e rubéola) e a vacina contra varicela. Considerando as condições imunológicas das gestantes, sempre que possível, deve-se adiar a administração de vacinas em pacientes sintomáticas ou com imunodeficiência grave (contagem de linfócitos T CD4+ inferior a 200 cél./mm$^3$), até que um grau satisfatório de reconstituição imune seja obtido com o uso de terapia antirretroviral, o que proporciona melhora na resposta vacinal e reduz o risco de complicações pós-vacinais.

As imunizações que podem ser indicadas na gestação de mulheres soropositivas para o HIV estão especificadas na Tabela 78.2.

## ▶ Terapêutica pré-natal | Uso de antirretrovirais

A indicação de terapia antirretroviral (TARV) na gestação pode ter dois objetivos.

■ **Tabela 78.1** Periodicidade de repetição de exames durante a gestação.

| Exame | Inicial | Periodicidade | Comentários |
|---|---|---|---|
| Hemograma | Sim | Repetir ao redor de 30 semanas | – |
| Tipagem sanguínea | Sim | – | – |
| Coombs indireto | Sim | Se o resultado for negativo, na 28ª semana administrar globulina anti-D. A partir de então, não mais repetir o teste de Coombs | Solicitar em caso de paciente Rh negativo e pai Rh positivo ou desconhecido |
| CP | Sim | Repetir e encaminhar para colposcopia (e, se necessário, para biopsia) em caso de resultado alterado (ASCUS ou NIC) | – |
| Urina tipo 1 ou exame sumário de urina | Sim | Ao redor de 30 semanas | – |
| Urocultura | Sim | 30 semanas | – |
| Glicemia de jejum e sobrecarga com 75,0 g de glicose VO | Sim | 25ª semana | – |
| Provas de função hepática | Sim | Na primeira consulta, com repetição mensal ou a cada 2 meses | Em caso de uso de nevirapina, deve-se realizar o controle quinzenal nas primeiras 18 semanas. Após esse período, o controle deve ser mensal |
| VDRL | Sim | 30 semanas e na admissão para o parto | – |
| Sorologia para rubéola | Não | – | – |
| HBsAg | Sim | Na primeira consulta | Imunizar em caso de resultado negativo |
| Anti-HCV | Sim | Na primeira consulta | – |
| Anti-HAV | Sim | Na primeira consulta | Imunizar em caso de resultado negativo em gestantes coinfectadas com HCV |
| Sorologia para citomegalovírus | Sim | Trimestral | Repetição indicada caso o exame inicial seja negativo |
| Sorologia para toxoplasmose | Sim | Trimestral | Repetição indicada caso o exame inicial seja negativo |
| Sorologia para Chagas | Sim | Na primeira consulta | Indicado para áreas endêmicas |
| Contagem de linfócitos T CD4+ | Sim | Na primeira consulta, devendo ser repetido, pelo menos, entre 4 e 6 semanas após início de TARV e a partir da 34ª semana | – |
| CV | Sim | Na primeira consulta, devendo ser repetido após 4 a 6 semanas de início da TARV e a partir da 34ª semana | Caso a CV seja detectável, repetir o exame e reforçar a adesão. A repetição da CV a partir da 34ª semana auxilia na definição da via de parto |

*(continua)*

■ **Tabela 78.1** Periodicidade de repetição de exames durante a gestação. *(Continuação)*

| Exame | Inicial | Periodicidade | Comentários |
|---|---|---|---|
| PPD | Sim | – | Resultado reator forte (≥ 5 mm): realizar a investigação de tuberculose ativa. Caso a investigação seja negativa, indicar a profilaxia com isoniazida associada à piridoxina |
| *Swab* vaginal e anal para pesquisa de estreptococo do grupo B | Não | Colher na 35ª semana | Se a cultura for positiva, tratar com penicilina G cristalina intravenosa durante o trabalho de parto |
| Exame especular com realização de teste de pH e teste das aminas (teste do cheiro ou de Whiff) | Sim | 3º trimestre e sempre que houver sintomas e sinais de vaginite | O rastreamento da vaginose bacteriana pode ser considerado para as gestantes com história prévia de parto pré-termo |

CP = citopatológico de colo do útero; ASCUS = células escamosas atípicas de significância indeterminada; NIC = neoplasia intraepitelial cervical; VO = via oral; VDRL = teste antigênico não treponêmico; HBsAg = antígeno de superfície do vírus da hepatite B; HCV = vírus da hepatite C; HAV = vírus da hepatite A; TARV = terapia antirretroviral; CV = carga viral; PPD = reação de Mantoux.

■ **Tabela 78.2** Imunizações recomendadas em gestantes soropositivas para o HIV.

| Imunização | Recomendação |
|---|---|
| Vacina para pneumococo | Considerada |
| dT | Indicado o reforço caso a última dose tenha sido administrada há mais de 5 anos. Se a gestante não for vacinada ou o estado vacinal for desconhecido, indicar 3 doses (esquema padrão) |
| Vacina para hepatite B | Recomendada para gestantes suscetíveis (anti-HBs negativas), em situação de risco. A dose deve ser o dobro daquela recomendada pelo fabricante: momentos 0, 1, 2 e 6 ou 12 meses |
| HBIg | Recomendada para as gestantes suscetíveis (anti-HBs negativas), as usuárias de drogas ilícitas que compartilhem seringas e agulhas, aquelas que tenham tido contato sexual desprotegido com pessoas HBsAg positivas ou em caso de vítimas de violência sexual. Deve ser indicada ainda nos primeiros 14 dias de exposição |
| Vacina para hepatite A | Recomendada para as gestantes suscetíveis (anti-HAV negativas) coinfectadas com hepatite B ou C. Realizar 2 doses com intervalo de 6 meses |
| *Influenza* | Recomendada anualmente para os infectados pelo HIV, antes do período da *influenza*. Vacina inativada trivalente, 1 dose anual, pode ser feita na gestação |
| Imunoglobulina para VVZ | Recomendada para as gestantes suscetíveis (anti-VVZ negativas), após exposição em ambientes domésticos, hospitalar ou com vizinhos próximos |

dT = vacina para tétano e difteria; anti-HBs = anticorpo contra o antígeno de superfície do vírus da hepatite B; HBIg = imunoglobulina humana para vírus da hepatite B; HAV = vírus da hepatite A; VVZ = vírus da varicela-zóster.

■ **Tabela 78.3** Conduta em gestantes sem TARV prévia.

| Idade gestacional | *Status* clinicolaboratorial da gestante | Conduta |
|---|---|---|
| Após 28ª semana de gestação | Assintomática, sem contagem de LT-CD4+ disponível | Coletar sangue para a contagem de LT CD4+ e CV, iniciar imediatamente a profilaxia com TARV combinada (associação de 3 ARV) independentemente do resultado de LT CD4+ e CV |
| Entre 14ª e 28ª semana de gestação | Assintomática, com contagem de LT CD4+ ≥ 350 céls./mm³ | Profilaxia com TARV combinada (associação de 3 ARV) |
| Independentemente da IG | Assintomática com LT CD4+ < 200 céls./mm³ | Tratar + quimioprofilaxia para IO (esta só deve ser indicada se LT CD4+ < 200 céls./mm³) |
| | Sintomática | Tratar + quimioprofilaxia primária para IO |

TARV = terapia antirretroviral; CV = carga viral; LT = linfócitos T; ARV = antirretrovirais; IG = idade gestacional; IO = infecções oportunistas.

O primeiro é a profilaxia da transmissão vertical e o segundo é o tratamento da infecção pelo HIV, reduzindo o risco de progressão da doença, diminuindo a morbidade e a mortalidade associadas ao HIV. As ações iniciais são apresentadas na Tabela 78.3.

A TARV inicial recomendada como esquema preferencial é a associação de duas substâncias do grupo de inibidores da transcriptase reversa análogos de nucleosídios ou nucleotídios (ITRN) e outra do grupo de inibidores de protease associada ao ritonavir. Outro esquema alternativo recomendado é a associação de duas substâncias do grupo ITRN e uma do grupo de inibidores da transcriptase reversa não análogos de nucleosídios (ITRNN). Os esquemas preferenciais para terapia inicial e as substâncias e combinações preferenciais e alternativas podem ser encontradas na Tabela 78.4.

• **Terapia antirretroviral prévia**

Na avaliação de mulheres que engravidam em uso de TARV, dois aspectos essenciais devem ser considerados: a eficácia do esquema e a segurança para o binômio mãe/feto. O esquema terapêutico em uso deve ser mantido enquanto se mostrar eficaz, exceto se contiver substâncias sabidamente contraindicadas para uso na gestação, como hidroxiureia, efavirenz e zalcitabina, que devem ser substituídas. Alguns efeitos colaterais estão listados na Tabelas 78.5 e 78.6. Outros antirretrovirais

■ **Tabela 78.4** Fármacos e combinações.

| Grupo farmacológico | Primeira escolha | Segunda escolha |
|---|---|---|
| 2 ITRN | AZT+3TC | ddI EC + 3TC ou D4T + 3TC |
| IP | LPV/r | SQV/r |
| ITRNN | NPV | – |
| AZT, ddI EC, d4T, NVP, LPV, r, e SQV | 3TC | – |

ITRN = inibidores da transcriptase reversa análogo de nucleosídio ou nucleotídio; IP = inibidor de protease; ITRNN = inibidores da transcriptase reversa não análogo de nucleosídio; AZT = zidovudina; ddI = didanosina entérica; d4T = estavudina; NVP = nevirapina; LPV = lopinavir; r = ritonavir; SQV = saquinavir; 3TC = lamivudina.

contraindicados durante a gestação são: a combinação didanosina + estavudina (ddI + d4T), o indinavir (IDV) e o amprenavir (APV) por via oral (VO). Recomenda-se para a gestante com exposição prévia a TARV:

- iniciar um esquema com alta barreira genética, incluindo inibidores de protease/ritonavir, como o lopinavir
- realizar o exame de carga viral após 8 semanas de tratamento
- caso a carga viral esteja indetectável, manter seguimento para garantir a manutenção da indetectabilidade viral
- caso a carga viral seja > 2.000 cópias/mℓ, indicar teste de genotipagem, desde que exista boa adesão ao tratamento

- quando indicado teste de genotipagem, recomenda-se manter o mesmo esquema antirretroviral até o seu resultado.

# ▶ Via de parto | Critérios para a decisão

Com a evolução do conhecimento da patogenia da transmissão do HIV, dados epidemiológicos registraram que até mesmo 80% das transmissões materno-fetais ocorreriam durante a parturição, sugerindo que a redução de intervenções obstétricas e o parto cesáreo eletivo poderiam reduzir os riscos.

Com base em novas evidências científicas, os resultados do PACTG 367 sugeriram ausência

■ **Tabela 78.5** Efeitos colaterais associados à terapia antirretroviral.

| Inibidores da transcriptase reserva análogos de nucleosídios (ITRN) | |
|---|---|
| Zidovudina (AZT) | Anemia, neutropenia, náuseas, cefaleia, dores musculares e astenia |
| Lamivudina (3TC) | Dores abdominais, náuseas, diarreia, *rash* e pancreatite |
| Estavudina (d4T) | Neuropatia periférica, cefaleia, diarreia, náuseas, insônia, anorexia, pancreatite, função hepática aumentada, anemia e neutropenia |
| Didanosina (ddI) | Pancreatite, acidose láctica, neuropatia, diarreia, dores abdominais e náuseas |
| Abacavir (ABC) | Náuseas, diarreia, anorexia, dores abdominais, fadiga, cefaleia, insônia e reações de hipersensibilidade |
| **Inibidores da transcriptase reserva não análogos de nucleosídios (ITRNN)** | |
| Nevirapina (NVP) | *Rash* (incluindo casos de síndrome de Stevens-Johnson), febre, náuseas, cefaleia, hepatite e provas de função hepática alteradas |
| Delavirdina (DLV) | *Rash* (incluindo casos de síndrome de Stevens-Johnson), náuseas, diarreia, cefaleia, fadiga e provas de função hepática aumentadas |
| Efavirenz (EFV) | *Rash* (incluindo casos de síndrome de Stevens-Johnson), insônia, sonolência, tontura, distúrbios de concentração e anormalidades do sonho |
| **Inibidores de protease (IP)** | |
| Indinavir (IDV) | Náuseas, dores abdominais, nefrolitíase e hiperbilirrubinemia indireta |
| Nelfinavir (NFV) | Diarreia, náuseas, dores abdominais, astenia e *rash* |
| Ritonavir (RTV) | Astenia, diarreia, náuseas, parestesia, alterações do apetite e aumento do colesterol e dos triglicerídios |
| Saquinavir (SQV) | Diarreia, dores abdominais, náuseas, hiperglicemia e provas de função hepática aumentadas |
| Amprenavir (AMP) | Náuseas, diarreia, *rash*, parestesia, alterações do apetite e depressão |
| Lopinavir/ritonavir | Diarreia, fadiga, cefaleia, náuseas e aumento do colesterol e triglicerídios |

■ **Tabela 78.6** Recomendações diante de exantema ou alteração hepática associadas à nevirapina.

| Condições | Recomendações |
|---|---|
| *Rash* médio e/ou moderado sem sintoma | Continuar a nevirapina |
| *Rash* presente sem aumento de transaminase | Continuar a nevirapina |
| *Rash* grave ou sintomas constitucionais ou disfunção orgânica | Interromper a nevirapina |
| *Rash* presente e aumento de transaminases | Interromper a nevirapina |

de transmissão do HIV em mães com carga viral indetectável. Da mesma maneira, não há evidências que demonstrem benefícios na cesárea eletiva entre gestantes com carga viral inferior a 1.000 cópias/mℓ.[1] Com base nessas evidências, devem-se considerar os cenários descritos na Tabela 78.7 para a decisão relativa ao parto.

## Recomendações na cesárea eletiva

Deve-se programar o parto eletivo entre 38 e 39 semanas. Deve-se administrar AZT injetável, segundo protocolo (Tabela 78.8), ini-ciando 3 h antes do início do parto e mantido até a ligadura do cordão umbilical. O esquema posológico do AZT na parturiente deve ser o seguinte:

- AZT injetável – frasco-ampola de 200 mg com 20 mℓ (10 mg/mℓ):
  - dose: deve-se iniciar a infusão, em acesso venoso individualizado, com 2 mg/kg na primeira hora, seguindo-se infusão contínua de 1 mg/kg/h, até o clampea-mento do cordão umbilical
- preparo da solução (Tabela 78.8): a concen-tração não deve exceder 4 mg/mℓ.

■ **Tabela 78.7** Via de parto segundo a carga viral.

| Carga viral | Idade gestacional (da avaliação) | Recomendação |
|---|---|---|
| ≥ 1.000 cópias/mℓ ou desconhecida[1] | ≥ 34 semanas | Parto cesáreo eletivo[2] |
| < 1.000 cópias/mℓ ou indetectável | ≥ 34 semanas | Parto vaginal[3] |

[1] Para efeito de indicação da via de parto, deve-se considerar também carga viral desconhecida, aquela aferida antes da 34ª semana de gestação. [2] Nesse grupo de mulheres, mesmo tendo o trabalho de parto iniciado, a operação cesariana deve ser a via de parto de escolha desde que esteja a dilatação cervical em até 3 a 4 cm e as membranas amnióticas íntegras. [3] O parto por operação cesariana, nesse grupo de mulheres, só se aplica quando houver indicação obstétrica.

■ **Tabela 78.8** Preparo da solução de AZT para infusão IV em 100 mℓ de soro glicosado a 5%.

| Esquemas de infusão | Peso da paciente | 40 kg | 50 kg | 60 kg | 70 kg | 80 kg | 90 kg |
|---|---|---|---|---|---|---|---|
| *Ataque* | | | | | | | |
| 2 mg/kg Correr na primeira hora | Volume de AZT | 8 mℓ | 10 mℓ | 12 mℓ | 14 mℓ | 16 mℓ | 18 mℓ |
| | Gotas por minuto | 36 | 37 | 37 | 38 | 39 | 39 |
| *Manutenção* | | | | | | | |
| 1 mg/kg/h em infusão contínua | Volume de AZT | 4 mℓ | 5 mℓ | 6 mℓ | 7 mℓ | 8 mℓ | 9 mℓ |
| | Gotas por min | 35 | 35 | 35 | 36 | 36 | 36 |

Observação: nas situações em que o AZT injetável não esteja disponível pode ser adotado esquema alternativo por via oral: 300 mg no início do parto seguidos de 300 mg a cada 3 h até o clampeamento do cordão. AZT = zidovudina; IV = via intravenosa.

Observação: essa recomendação se aplica a todo tipo de parto, incluindo a cesárea eletiva. Nesta, inicia-se o AZT IV 3 h antes da intervenção cirúrgica.

Em vista dos riscos do desencadeamento do parto antes do programado, as pacientes devem ser orientadas a procurar a referência para seu parto tão logo este se inicie. Da mesma maneira, a equipe assistencial deve estar adequadamente treinada para administração de TARV. Ressalta-se, mais uma vez, que a indicação do parto cesáreo só se mantém diante de dilatação cervical inferior a 4 cm e integridade das membranas.

### • Recomendações no parto vaginal

Em caso de parto normal, devem-se seguir as orientações:

- deve-se administrar AZT IV desde o início do trabalho de parto até o clampeamento do cordão umbilical
- mesmo pacientes que não receberam AZT durante a gestação devem receber AZT injetável durante o parto até o clampeamento do cordão umbilical
- a ligadura do cordão umbilical deve ser feita o mais rapidamente possível
- são contraindicados os procedimentos invasivos durante a gestação e o parto, tais como amniocentese, cordocente, amniotomia e escalpo cefálico. O uso de fórceps e vácuo-extrator deve ser evitado
- a episiotomia deve ser evitada sempre que possível
- o trabalho de parto deve ser cuidadosamente monitorado, evitando-se toques repetidos
- deve-se evitar que as parturientes portadoras do HIV permaneçam com bolsa rota por mais de 4 h, ou em trabalho de parto prolongado, visto que a taxa de transmissão aumenta progressivamente após 4 h de bolsa rota (cerca de 2% a cada hora até 24 h). O uso de ocitocina está indicado desde que respeitadas as contraindicações e assegurado o correto manuseio

- sempre que possível, deve-se realizar o parto mantendo a integridade da bolsa das águas
- não há a necessidade de isolamento da paciente portadora do HIV.

### Utilização de testes rápidos para detecção do HIV

São testes de triagem que produzem resultados em 30 min. São indicados em situações específicas que requeiram decisão terapêutica, tais como a prevenção de transmissão materno-infantil do HIV em parturientes ou puérperas com sorologia desconhecida. A Figura 78.1 ilustra a sequência de intervenções necessárias nas situações em que tais testes são utilizados.

### • Recomendações no puerpério

Em caso de puerpério, devem-se seguir as orientações:

- a decisão de continuar ou interromper os antirretrovirais no pós-parto depende da contagem de linfócitos T CD4+ (LTCD4 +), dos sintomas clínicos, das coinfecções e do estágio da doença

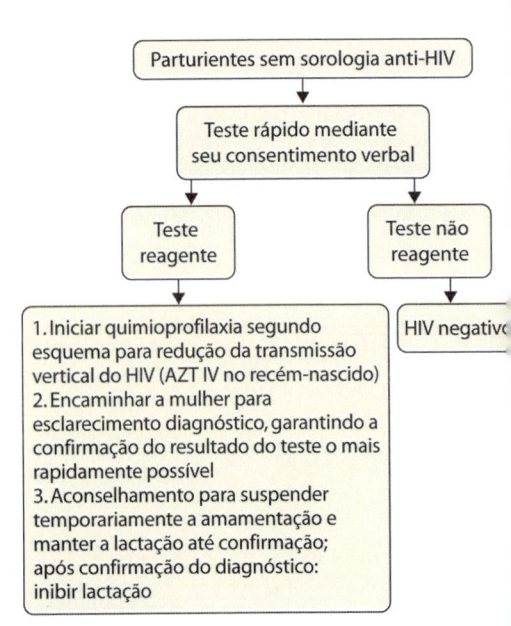

**Figura 78.1** Roteiro para uso do teste rápido em parturientes. AZT = zidovudina.

as puérperas com LT CD4+ < 350 céls./ mm$^3$ e/ou sintomas/sinais de imunossupressão devem ser aconselhadas a manterem a TARV

as puérperas com LT CD4+ > 350 céls./mm$^3$ e assintomáticas, bem como as que utilizaram apenas AZT injetável no periparto, devem suspender a TARV imediatamente após o parto. Nessa situação, deve-se suspender o uso de nevirapina, mantendo-se, porém, os demais ARV por mais 7 a 14 dias para as pacientes submetidas a TARV na gestação, seus recém-nascidos devem ser submetidos a TARV com até 6 semanas de vida quando não há sorologia prévia, deve-se submeter ao teste rápido e proceder segundo protocolo

quando o resultado for positivo ou inconclusivo, a paciente deve ser submetida a rotina de investigação, período em que a amamentação deve ser suspensa

se o segundo exame resultar negativo, deve ser coletada uma terceira amostra que, finalmente, se resultar negativa, indica liberação da paciente para a amamentação

as puérperas HIV-positivas devem ser assistidas pela equipe multiprofissional DST/ AIDS, devendo ser agendado retorno ambulatorial em 7 dias

são terminantemente contraindiciados o aleitamento cruzado, a alimentação mista e o uso de leite humano com pasteurização domiciliar. A inibição farmacológica da lactação deve ser realizada imediatamente após o parto, utilizando-se enfaixamento mamário. Em situações de exceção pode ser utilizada a cabergolina 1,0 mg VO, em dose única.

## Infecção pelo vírus T linfotrópico humano

Os vírus linfotrópicos de células T humanas (HTLV) fazem parte do grupo dos retrovírus, da família Retroviridae, em que se incluem os primeiros vírus conhecidos pela sua associação a doenças malignas, distúrbios neurológicos e imunodeficiências, ocasionando viremia de longo tempo.

Tanto o HTLV- I como o HTLV-II têm tropismo pelos linfócitos T, causando destruição dessas células, linfopenia e inversão da relação CD4/CD8. Além disso, causam transformações nos linfócitos T, resultando no desenvolvimento de leucemia ou linfoma depois de um período médio de incubação de 20 a 30 anos, em uma minoria dos pacientes infectados.

O principal modo de transmissão é sexual, via linfócitos do sêmen infectados em que a concentração é maior. Outro modo de transmissão, a sanguínea, pode ocorrer com a utilização de drogas injetáveis, pelo compartilhamento de agulhas e seringas, e também com produtos sanguíneos contaminados por HTLV-I. A transmissão ainda pode ocorrer de forma vertical por passagem transplacentária ou pela amamentação.

A recomendação na gestação, quanto à via de parto, é a cesárea, sendo contraindicado o aleitamento natural (pela abundância de linfócitos infectados no leite materno de mães com HTLV).

Embora a patogenicidade do HTLV-I pareça ser maior que a do HTLV-II, este último tem sido isolado ou detectado em pacientes com leucemia linfocítica crônica com neutropenia, linfoma cutâneo, síndrome de Sézary, dermatite esfoliativa, síndrome da fadiga crônica e distúrbios neurodegenerativos súbitos.

## ▶ Referências bibliográficas

1. Brasil. Ministério da Saúde. Recomendações para a profilaxia da Transmissão Vertical do HIV e Terapia Anti-retroviral em Gestantes. Brasília: Ministério da Saúde, 2010.
2. Brasil. Ministério da Saúde. Manual de Controle das Doenças Sexualmente Transmissíveis. Coordenação Nacional de DST e AIDS. Brasília: Ministério da Saúde, 2006.

# 79 Infecção Urinária

*Thaís Alquezar Facca | Nelson Sass*

## ▶ Introdução

A infecção do trato urinário (ITU) é uma das complicações clínicas mais frequentes na gestação, com incidência de até 20%, podendo comprometer o prognóstico materno e perinatal. Associa-se a risco elevado de trabalho de parto prematuro, ruptura prematura de membranas, corioamnionite, infecção neonatal, insuficiência renal crônica, sepse, infecção puerperal, insuficiência respiratória e óbito. Entende-se ITU como uma replicação bacteriana que lesa o trato urinário, mas na gravidez sua definição torna-se mais ampla em decorrência das diferentes apresentações clínicas. A gestação *per se* não é um fator isolado para ITU, mas as alterações anatômicas e funcionais nesse período predispõem a infecção assintomática a se transformar em sintomática ou agravar-se.[1]

## ▶ Aspectos etiopatogênicos

Durante a gravidez, há diversas alterações estruturais e funcionais renais. Os rins aumentam cerca de 1 cm de comprimento, quase um terço de seu volume e o sistema coletor sofre importante dilatação, principalmente à direita pela dextrorrotação uterina, predispondo à estase urinária. A hidronefrose geralmente regride em 1 semana após o parto, mas pode persistir até o 4º mês do puerpério.

A taxa de filtração glomerular aumenta quase 50% até o final da gestação, resultando em valores menores de ureia e creatinina sérica.

Assim, deve-se suspeitar de comprometimento renal quando a creatinina sérica encontrar-se acima de 0,8 mg/d$\ell$.

A glicosúria, quando não associada ao diabetes, também pode estar presente na gravidez, levando a maior suscetibilidade para infecções do trato urinário. Isso se deve à menor reabsorção tubular que, assim como a excreção de glicose, pode acarretar maior perda urinária de eletrólitos, aminoácidos e proteínas.[2]

## ▶ Aspectos clínicos

O trato urinário lesado por infecção bacteriana pode desencadear um quadro sintomático ou oligossintomático, que na gestação classifica-se em bacteriúria assintomática (BA), cistite ou pielonefrite.

A importância da detecção precoce e do tratamento correto da ITU em grávidas é o fato de quase 30% das infecções assintomáticas não tratadas adequadamente poderem evoluir para pielonefrite.

### ▪ Fatores de risco

Gestantes oligossintomáticas parecem ter características epidemiológicas semelhantes às não gestantes, no entanto o risco de ITU eleva-se na presença de alguns fatores de risco: atividade sexual, paridade, suscetibilidade individual, baixo nível socioeconômico, extremos de idade, hemoglobinopatias e anemias, hipertensão arterial, diabetes melito, anormalidades do trato urinário, tabagismo.

## • Diagnóstico

O diagnóstico de ITU é eminentemente clínico, exceto para BA, que se baseia na urocultura. A disúria associada à leucocitúria e/ou a presença de nitrito na urina têm especificidade de 53% e sensibilidade de 80% para fim diagnóstico. Entretanto, a urocultura é o padrão-ouro para ITU, sendo considerada positiva quando há mais de 100.000 UFC/m$\ell$. Diante da suspeita de ITU, seja em gestante ou não, os exames de urina I e urocultura com antibiograma devem ser solicitados sempre que possível.

A leucocitúria pode estar aumentada tanto na vigência de inflamação quanto na de ITU, com valor superior de referência de 10.000 leucócitos/m$\ell$ de urina, e também por outros fatores, como litíase renal, vulvovaginites ou simplesmente, coleta inadequada. A identificação de nitrito no exame de urina é uma forma indireta de diagnosticar ITU, pois bactérias gram-negativas são capazes de reduzir nitrato em nitrito.

### Coleta de urina

A urina normal é estéril, porém excelente meio de cultura, e por isso o período entre a coleta e a análise da urina em temperatura ambiente não deve exceder 2 h. A coleta de urina deve ser realizada com antissepsia prévia do genital e com amostra intermediária do fluxo urinário, para desprezar o conteúdo do terço distal da uretra e de preferência, e o intervalo entre a última micção deve ser superior a 2 h.

## • Classificação e manejo

A incidência de ITU na gravidez, segundo seu quadro clínico, é de 2 a 7% de BA, 0,3 a 1,3% de cistite, e de 1 a 2% de pielonefrite.

### Bacteriúria assintomática

Definida pela presença de bacteriúria na ausência de sintomas. O diagnóstico é feito por meio de duas uroculturas positivas com mais de 100.000 UFC/m$\ell$ de urina, pois os

■ **Tabela 79.1** Principais esquemas terapêuticos para BA na gestação.

| Amoxicilina | 2 g VO DU |
|---|---|
| Ampicilina | 2 g VO DU |
| Cefalexina | 2 g VO DU |
| Nitrofurantoína | 200 mg VO DU |
| Fosfomicina | 3 g VO DU |

BA = bacteriúria assintomática; VO = via oral; DU = dose única.

resultados falso-positivos podem chegar a 40% com uma amostra única.

O rastreamento da BA no início do pré-natal descarta a necessidade de repetir a urocultura ao longo da gestação, pois menos de 2% terão infecção assintomática. De acordo com a Tabela 79.1, há vários esquemas de tratamento da BA e parece não haver diferença significativa entre dose única (DU) e com mais de 3 dias, a recorrência é de 30% para ambos, entretanto ressalta-se que quanto menor o tempo do tratamento, menor o custo e maior a aderência da paciente.

### Cistite

Apresenta-se com quadro clínico evidente com disúria, urgência miccional, polaciúria e dor suprapúbica, mas raramente há repercussão sistêmica. Seu diagnóstico é confirmado pela urocultura com mais de 100.000 UFC/m$\ell$.

O tratamento é similar ao da BA, porém mais eficaz se mantido por mais de 3 dias em vez de DU, pode ser domiciliar e por via oral (VO), somado a hidratação, repouso e analgésicos. A Tabela 79.2 mostra os principais esquemas utilizados.

■ **Tabela 79.2** Principais esquemas terapêuticos para cistite na gestação.

| Amoxicilina | 500 mg VO 8/8 h 7 a 14 dias |
|---|---|
| Ampicilina | 500 mg VO 6/6 h 7 a 14 dias |
| Cefalexina | 500 mg VO 6/6 h 7 a 14 dias |
| Nitrofurantoína | 100 mg VO 6/6 h 7 a 14 dias, até 38 semanas |

VO = via oral.

## Uretrite

Deve-se suspeitar na vigência de disúria, hematúria, urgência miccional ou incontinência urinária com urocultura negativa. O patógeno mais comum é a *Chlamydia trachomatis* que frequentemente pode estar associada a cervicite mucopurulenta.

## Pielonefrite

A pielonefrite é a intercorrência clínica grave mais comum na gestação e apresenta risco elevado para sepse e óbito materno. É caracterizada pelo acometimento sistêmico da ITU, muitas vezes acompanhada por queda do estado geral, anorexia, vômitos, dispneia, febre e dor lombar.

## ▶ Aspectos terapêuticos

O tratamento inicial deve ser realizado sob internação hospitalar e com antibioticoterapia empírica intravenosa (IV) até o resultado da urocultura. Além da antibioticoterapia, devem ser realizadas outras medidas, como hidratação venosa, administração de analgésicos e antitérmicos, além de controle de diurese e sinais vitais.

Figuram entre os exames a serem solicitados: urina I, urocultura com antibiograma; hemograma completo para avaliar a repercussão sistêmica da infecção, podendo haver leucocitose com desvio à esquerda e anemia; ureia e a creatinina sérica para avaliação da função renal. Os exames de sangue devem ser repetidos a cada 48 h para controle terapêutico. A hemocultura pode estar positiva em até 15% dos casos.

A radiografia de tórax pode ser útil na avaliação de dispneia. Algumas bactérias gram-negativas liberam endotoxinas que podem acometer os alvéolos e causar edema interstícial pulmonar e, consequentemente, insuficiência respiratória.

A ultrassonografia de rim e vias urinárias não deve ser solicitada de rotina, mas sim em casos sem melhora clínica e/ou laboratorial em vigência de antibioticoterapia para afastar outras causas, como litíase renal, abscesso renal, alterações anatômicas etc. A radiografia abdominal pode ser útil para litíase renal caso o cálculo seja radiopaco. Eventualmente pode haver necessidade de avaliação urológica, com registros de alguns casos que precisam até de cateter uretral duplo J ou cirurgia.

Na Tabela 79.3 estão listados os principais esquemas terapêuticos para pielonefrite. A antibioticoterapia IV pode ser substituída pela realizada por VO quando houver ausência de febre por mais de 24 a 48 h, e esta deve ser mantida por 10 a 14 dias. A melhora do quadro costuma aparecer nas primeiras 48 h de tratamento.

O tratamento deve ser individualizado e introduzido precocemente, mesmo que empiricamente com base nos sintomas, nos uropatógenos mais frequentes e na sensibilidade antimicrobiana, em função da demora do resultado da urocultura.

Ainda não há consenso para o tratamento de ITU na gestação. São inúmeros os esquemas terapêuticos e, além disso, nem todos os antibióticos podem ser prescritos para gestantes pelo risco de efeitos adversos ao feto. Dentre os mais utilizados, destacam-se as cefalosporinas. O ácido nalidíxico pode ser usado na gestação, mas apresenta a desvantagem de causar grande resistência bacteriana; os aminoglicosídios podem ser oto/nefrotóxicos; sulfonamidas podem causar tetatogenicidade no 1º trimestre e *kernicterus* no 3º; a nitrofurantoína pode provocar anemia hemolítica tanto na mãe quanto no feto; e as quinolonas, apesar de poucas evidências, parecem prejudicar o desenvolvimento da cartilagem de crescimento do feto, e não devem prescritas como primeira opção.[2]

■ **Tabela 79.3** Principais esquemas de terapia venosa para pielonefrite.

| Cefalotina | 1 g IV 6/6 h | Manter até 48 h afebril e substituir por esquema VO por 10 a 14 dias |
|---|---|---|
| Cefazolina | 1 g IV 8/8 h | |
| Ampicilina | 1 g IV 6/6 h | |
| Ceftriaxona | 1 g IV 12/12 h | |

IV = via intravenosa; VO = via oral.

### Uropatógenos

A *Escherichia coli* (*E. coli*) é responsável por até 80% dos casos de ITU, sendo seguida por outras bactérias aeróbias gram-negativas, como *Klebsiella pneumoniae*, *Proteus mirabilis* e *Enterobacter*; e gram-positivas, como *Streptococcus agalactiae*, *Staphylococcus saprophyticus* e estafilococos coagulase-negativos. Dentre outros menos frequentes estão a *Gardnerella vaginalis* e o *Ureaplasma urealyticum*. Recentemente foi descoberto que algumas cepas de *E. coli* parecem ter maior virulência em decorrência da presença de fímbrias ou *pili* que facilitam a sua ascensão até os rins.[4]

### Controle de cura

A necessidade da verificação do sucesso terapêutico pela repetição de urocultura parece ser controversa. Em pacientes com infecção de repetição ou que apresentem fatores de risco, essa medida parece ser sensata. Desse modo, a urocultura deve ser repetida após 2 semanas do término do antibiótico e, dependendo do caso, repetida mensalmente durante o pré-natal até o término da gestação.

### Quimioprofilaxia

Deve ser iniciada em mulheres após dois ou mais episódios de ITU na gravidez atual ou um de pielonefrite associada a outros fatores de risco, como transplante renal, litíase renal etc. Na Tabela 79.4, encontram-se os medicamentos mais utilizados.

■ **Tabela 79.4** Quimioprofilaxia para ITU na gravidez.

| Nitrofurantoína | 100 mg VO ao deitar, até 38 semanas |
| --- | --- |
| Ampicilina | 250 mg VO 1 vez/dia |
| Cefalexina | 250 mg VO 12/12 h |

ITU = infecção do trato urinário. VO = via oral.

## ▶ Considerações finais

- A gestação predispõe às manifestações mais graves de ITU
- A ITU na gravidez está associada com a elevação do risco de prematuridade e pior prognóstico materno e perinatal
- O rastreamento da BA deve fazer parte da rotina do pré-natal, reduzindo a incidência de pielonefrite
- O tratamento precoce é uma maneira eficaz de prevenir a progressão da ITU às formas mais graves
- Não há um regime correto de antibioticoterapia para ITU, mas há várias opções terapêuticas seguras
- A ocorrência de ITU, mesmo que com sucesso terapêutico, frequentemente se associa a desfechos perinatais adversos e mortalidade perinatal, em vista da possibilidade de corioamnionite subclínica remanescente
- A quimioprofilaxia deve ser empregada na gestação nos casos considerados de risco para ITU de repetição.

## ▶ Referências bibliográficas

1. Vazquez JC, Villar J. Tratamientos para las infecciones urinarias sintomáticas durante el embarazo (Revisión Cochrane traducida). La Biblioteca Cochrane Plus. 2008; 2.
2. Musiello RB, Guerzet EA, Filho AC. Infecção do trato urinário na gravidez. In: Sass N, Camano L, Moron AF. Hipertensão arterial e nefropatias na gravidez. Rio de Janeiro: Guanabara Koogan, 2006. pp. 353-8.
3. Duarte G, Marcolin AC, Quintana SM *et al.* Infecção urinária na gravidez. Rev Bras Ginecol Obstet. 2008; 30(2):93-100.
4. Soares RC, Guaré SO. Infecção do trato urinário. In: Moron AF, Camano L, Júnior LK. Obstetrícia. São Paulo: Manole, 2011. pp. 443-58.

# 80 Enteroparasitoses

*Nelson Sass*

## ▶ Introdução

Estima-se que infestações parasitárias intestinais afetem cerca de 20% da população mundial.[1] Por relacionar-se diretamente com as condições socioeconômicas e educacionais de cada população, sua frequência é considerada um dos indicadores de desenvolvimento.

Considerando-se que a condição gravídica exige plena capacitação orgânica, em função das necessidades metabólicas maternas e fetais, infestações intestinais poderiam abalar essas necessidades em vista dos distúrbios digestivos e da espoliação sanguínea que podem acarretar. Justifica-se, assim, seu rastreamento rotineiro na assistência pré-natal. Além disso, seria possível identificar vantagens adicionais nesse procedimento:

- oportunidade de ações educativas extensivas para toda a família, incluindo-se educação sanitária pessoal e comunitária
- possibilita o diagnóstico da infestação pelo *Schistosoma mansoni*, condição ainda endêmica e negligenciada no Brasil.

## ▶ Aspectos clínicos

Suscitam a suspeita clínica sintomas inespecíficos de dor abdominal, flatulência, mudança do hábito intestinal, náuseas e vômitos, que podem facilmente ser confundidos com queixas comuns a todas as gestantes. Algumas informações específicas podem facilitar o diagnóstico, como prurido anal ou eliminação de vermes. A identificação de eosinofilia no hemograma concomitantemente às queixas clínicas pode reforçar a hipótese diagnóstica.

O diagnóstico específico se faz por meio da pesquisa de ovos, helmintos ou protozoários em amostras de fezes, preferencialmente em três amostras, sendo uma delas sob efeito laxativo, condição que eleva a acurácia do método. Na prática clínica corrente, porém, é feita na maioria das vezes a pesquisa apenas em uma amostra coletada na ocasião da primeira consulta pré-natal.

Estudos realizados em unidades básicas de saúde no estado de São Paulo e no Rio de Janeiro identificaram, entre os helmintos, maior frequência de *Ascaris*, ancilostomídeos, *Trichuris* e *Strongyloides*, enquanto entre os protozoários a *Entamoeba histolytica* e a *Giardia lamblia* foram as principais representantes. A presença de *Schistosoma mansoni* foi positiva em cerca de 2% das 1.100 amostras avaliadas.[2]

## ▶ Aspectos terapêuticos

Com relação ao tratamento na gestação, devem ser levados em consideração:

- riscos e benefícios do tratamento, utilizando-se esquemas com a melhor eficácia. As alternativas para o tratamento e a classificação dos riscos dos medicamentos utilizados para este fim estão na Tabela 80.1
- algumas infestações não são consideradas patogênicas e não necessitam de ação terapêutica. Nessa classe destacam-se *Entamoeba coli*, *Endolimax nana*, *Entamoeba hartmanni*, *Iodamoeba butshilii*, *Chilomas-*

■ **Tabela 80.1** Tratamento de infestações intestinais na gestação e risco segundo classificação FDA.

| Agente | Medicamento | Dose | Classe FDA |
|---|---|---|---|
| *Entamoeba histolytica* | Tinidazol | 2,0 g/dia, por 2 dias | C |
| | Etofamida | 500 mg 2 vezes/dia, por 3 dias | B |
| Ancilostomíase | Albendazol | 400 mg DU | C |
| | Mebendazol | 200 mg 2 vezes/dia, por 3 dias | C |
| Ascaridíase | Levamisol | 150 mg DU | C |
| | Albendazol | 400 mg DU | C |
| Enterobíase | Albendazol | 400 mg DU | C |
| | Pamoato de pirantel | 500 mg DU | C |
| Estrongiloidíase | Tiabendazol | 500 mg 1 vez/dia, de 7 a 10 dias | C |
| | Cambendazol | 180 mg 2 comprimidos DU | C |
| Giardíase | Tinidazol | 2,0 g DU | C |
| | Metronidazol | 250 mg 3 vezes/dia, por 7 dias | B |
| Himenolepsíase | Praziquantel | 150 mg, 4 comprimidos DU | B |
| Teníase | Praziquantel | 150 mg, 4 comprimidos DU | B |
| Triquiuríase | Albendazol | 400 mg DU | C |
| | Mebendazol | 200 mg 2 vezes/dia, por 3 dias | C |

FDA = Food and Drug Administration; DU = dose única.

*tix mesnili*, *Trichomonas hominis*, *Retortamonas intestinalis* e *Enteromonas hominis*
- não há segurança para utilizar os medicamentos preconizados para o tratamento do *Schistosoma mansoni* durante a gestação e lactação. Feito o diagnóstico, a paciente deve ser encaminhada para unidades de saúde capacitadas para o tratamento após o parto e lactação.

## ▶ Considerações finais

- As parasitoses intestinais são intercorrências frequentes na gestação, o que justifica seu rastreamento como rotina ao longo do pré-natal
- A realização de exame protoparasitológico das fezes em uma única amostra reduz a

acurácia do método, sendo ideal a avaliação em três amostras
- As espécies de helmintos mais comuns são representadas por *Ascaris*, ancilostomídeos, *Trichuris* e *Strongyloides* enquanto entre os protozoários destacam-se a *Entamoeba histolytica* e a *Giardia lamblia*
- O tratamento da esquistossomose mansônica deve ser planejado para após o parto e lactação.

## ▶ Referências bibliográficas

1. Miszputen SJ. Parasitoses. In: Borges DR, Rothschild HA (eds.). Atualização terapêutica. 23 ed. São Paulo: Artes Médicas, 2007. pp. 391-5.
2. Sass N. Enteroparasitoses na gestação. In: Moron AF, Camano L, Kulay Jr L. Obstetrícia. 1 ed. São Paulo: Manole, 2011. pp. 335-8.

# 81 Toxoplasmose

*Maria dos Anjos Mesquita*

## ▶ Introdução

A toxoplasmose é uma zoonose causada pelo protozoário *Toxoplasma gondii*, cuja clínica varia desde a ausência de sintomas a manifestações sistêmicas extremamente graves. É uma das infecções mais comuns no mundo, com cerca de 70 a 95% da população infectada. A positividade da sorologia no ser humano aumenta com o avançar da idade.

Pela diversidade de fatores ambientais, socioeconômicos e culturais, a distribuição da doença é variável entre os diversos países do mundo, e mesmo entre as regiões de um mesmo país. Em virtude de sua gravidade na infecção congênita, a toxoplasmose é um importante tema para a saúde pública.[1-6]

A infecção aguda nas gestantes pode ser transmitida para o feto, podendo causar graves sequelas, como retardo mental, cegueira, epilepsia e dificuldade de aprendizado. A toxoplasmose corresponde ao código B58 da Classificação Internacional de Doenças, a CID-10.[7]

## ▶ Aspectos etiopatogênicos

O *Toxoplasma gondii* é um protozoário intracelular, pertencente à família Sarcocystidae, da classe Sporozoa, que afeta cerca de 1/3 da população mundial.[8] Parasito de animais de sangue quente, o *Toxoplasma gondii* tem como hospedeiros definitivos o gato e outros felinos.[9] Por muitas semanas, eles eliminam o parasito pelas fezes, após o mesmo ter completado o ciclo sexual nas células epiteliais do seu intestino. Os hospedeiros intermediários são o ser humano, outros mamíferos não felinos, algumas aves e, provavelmente, alguns répteis.[2]

Fora do intestino do gato, o *Toxoplasma gondii* pode apresentar-se sob três formas:

- trofozoítas, taquizoítas, endozoítas ou forma proliferativa, que, na fase aguda da infecção, invadem e se replicam dentro das células[5]
- bradizoítas, que, durante a infecção latente, ficam no interior de cistos teciduais
- esporozoítas, forma do parasito encontrada nos oocistos.[5,8]

A transmissão não ocorre entre os seres humanos, a não ser da gestante para o feto por via transplacentária. O ser humano pode adquirir a infecção por:

- ingestão de oocistos provenientes do solo, areia ou de qualquer material contaminado com fezes de gatos infectados.[10] Os oocistos eliminados pelos felinos esporulam e tornam-se infectantes após 1 a 5 dias, conservando-se nessa situação por 1 ano
- ingestão de cistos presentes na carne ou em outros alimentos crus ou mal cozidos, especialmente na carne de porco e de carneiro[8]
- infecção transplacentária, o que ocorre em 40% dos fetos cujas mães adquiriram a infecção durante a gravidez[1,5-6]
- transfusão sanguínea ou transplante de órgãos.[6]

O período de incubação varia de 5 a 23 dias quando a fonte for a carne, e de 5 a 20 dias quando se ingere o oocisto das fezes de gato.[1,6]

Após a infecção aguda, o *Toxoplasma gondii* persiste nos cistos de tecidos, principalmente de músculos e do cérebro. No interior do cisto, multiplica-se lenta, mas continuamente.[11] Um cisto pode conter até 3.000 bradizoítas, que provocam pouca ou nenhuma resposta imunológica nos indivíduos imunocompetentes.[11] Em imunodeprimidos, como portadores do vírus HIV e portadores de doenças malignas, a ruptura dos cistos ocasiona a reativação da doença que, por sua vez, leva a toxoplasmose disseminada, inclusive com encefalite.[9]

A toxoplasmose congênita resulta da infecção fetal intrauterina[1] quando a gestante contrai a toxoplasmose aguda pela 1ª vez durante a gravidez[8-10] ou quando a infecção anterior recrudesce. Durante a infecção aguda, ocorre parasitemia que estimula o seu sistema imune.[11] A resposta imunológica leva à parada da replicação dos taquizoítos e à formação de cistos nos tecidos, inclusive na placenta.[11] Os cistos eventualmente podem romper-se e liberar parasitos capazes de invadir outras células, alcançar a circulação placentária e contaminar o feto[11] por disseminação hematogênica. O *Toxoplasma gondii* alcança todos os sistemas fetais, sendo o sistema nervoso central (SNC) e as túnicas oculares os tecidos mais acometidos. No cérebro ocorrem áreas de necrose que podem calcificar, o que também pode ocorrer no fígado, no baço, nos pulmões, no miocárdio, nos músculos esqueléticos e em outros órgãos.[8]

A transmissão congênita é inexistente, ou com mínima chance de ocorrer, se a doença na gestante apresentar-se 3 meses antes da concepção.[10] Nas gestantes com imunidade normal, o risco fetal ocorre, na maioria das vezes, quando a grávida adquire a infecção durante a gestação. Em gestantes imunocomprometidas, com toxoplasmose anterior à gravidez, pode haver a transmissão materno-fetal.[4] Com o avançar da gestação, o risco de transmissão fetal aumenta. A gravidade das lesões é inversamente proporcional à idade gestacional, e os fetos contaminados no 1º trimestre geralmente têm a forma mais grave da doença com comprometimento cerebral e ocular frequente.[11]

## ▶ Aspectos clínicos

Indivíduos imunocompetentes infectados costumam ser assintomáticos.[12] Porém, a toxoplasmose varia desde uma doença assintomática até um quadro com manifestações clínicas graves.[1] A toxoplasmose febril aguda geralmente inicia-se com um quadro assintomático, podendo evoluir para exantema maculopapular, pneumonia, miocardite, miosite, hepatite e encefalite.[1]

A linfadenite toxoplasmósica caracteriza-se por linfadenopatia localizada, geralmente nos nódulos linfáticos cervicais posteriores, ou generalizada, que persiste por 1 semana a 1 mês.[1,12] A coriorretinite é a lesão mais frequente da toxoplasmose ocular, apresentando intensa inflamação no quadro agudo que se manifesta por dor ocular, fotofobia e visão embaçada. Se as estruturas retinianas centrais forem afetadas, ocorre perda progressiva da visão, podendo chegar a cegueira.[12]

Na grávida, a infecção pelo *Toxoplasma gondii* geralmente é assintomática e não detectada. Por isso, sugere-se a realização de testes sorológicos na gestante durante o pré-natal.[1] Se a mulher foi infectada antes da gravidez, o feto está protegido em função da imunidade desenvolvida. Se a gestante adquire a doença durante ou logo antes de ficar grávida, pode passar o protozoário para o feto, acarretando infecção congênita. A gravidade da lesão do concepto pode ser maior quanto mais precocemente a transmissão tiver ocorrido. Pode ocorrer aborto, morte fetal ou comprometimento neonatal.[12]

Fetos contaminados no 1º trimestre geralmente têm a doença na forma grave com comprometimento cerebral e ocular. As infecções no 2º trimestre não apresentam distúrbios neurológicos apesar de poderem resultar em calcificações intracranianas. Fetos acometidos no final da gestação costumam ser assintomáticos.[11] Em 70 a 90% das infecções congênitas as crianças são assintomáticas ou têm sintomas brandos não reconhecidos ao nascimento.[6,8] A doença congênita pode manifestar-se nos primeiros meses de vida, na infância ou na adolescência.[8,9,12]

A toxoplasmose congênita pode apresentar-se com *rash* maculopapular, linfadenopatia, coriorretinite, glaucoma, microftalmia, alterações liquóricas, convulsões, calcificações intracranianas, hidrocefalia, microcefalia, convulsões, retardo mental, surdez, pneumonite, hepatomegalia, esplenomegalia, anemia, icterícia, trombocitopenia, sangramento, febre, hipotermia, vômitos e diarreia. As crianças afetadas tendem a ser prematuras, ter retardo de crescimento intrauterino e baixo peso ao nascer.

A tríade clássica, com hidrocefalia, calcificações cerebrais e coriorretinite, corresponde às manifestações mais comuns da lesão tecidual da toxoplasmose congênita. A tétrade de Sabin inclui também retardo mental associado a essas três características.[1,13]

## ▶ Diagnóstico

O diagnóstico da toxoplasmose na gestante baseia-se na associação dos antecedentes epidemiológicos e obstétricos,[2] além das manifestações clínicas e da confirmação por estudos sorológicos ou pela detecção do agente em tecidos ou líquidos corporais.[1]

A toxoplasmose pode ser comprovada por métodos histológicos e isolamento do protozoário, mas essas alternativas são trabalhosas e demoradas.[2] O método mais comum para o diagnóstico da toxoplasmose baseia-se no encontro de anticorpos específicos antitoxoplasmose IgM e IgG.[6] A determinação do momento em que ocorreu a toxoplasmose na gestante é importante, uma vez que a infecção antes da concepção pode não levar a risco substancial de transmissão fetal da infecção, enquanto a adquirida após a concepção leva a esse risco.[5]

O teste sorológico padrão-ouro para o diagnóstico da toxoplasmose gestacional e congênita é o teste do corante (*dye test*), de alta sensibilidade e especificidade, porém, por utilizar parasitos vivos só é realizado em laboratórios de referência.[8]

### ▪ Infecção materna

O diagnóstico da toxoplasmose na gestante tem como principal objetivo prevenir a infecção congênita e as suas sequelas. O Ministério da Saúde do Brasil recomenda a realização da triagem sorológica das gestantes para a identificação e o seguimento das suscetíveis. Este visa à instituição de medidas de prevenção primária, à detecção precoce da infecção com a finalidade de evitar a transmissão fetal e à instituição do tratamento caso tenha ocorrido a infecção intrauterina.[4] A triagem deve ser feita pela detecção de anticorpos antitoxoplasma IgG e IgM na primeira consulta do pré-natal.

### *Detecção de IgG*

Os testes mais usados para a sua detecção são o ensaio imunossorvente ligado à enzima (*enzyme-linked immunosorbent assay* – ELISA) e a reação de imunofluorescência (RIF).[8] Os anticorpos IgG específicos para o *Toxoplasma* aparecem precocemente, têm pico dentro de 6 meses após a infecção e permanecem detectáveis por toda a vida.[9] Devem-se comparar pelo menos duas amostras de soro, com intervalo maior que 3 semanas, para que se detecte a soroconversão de negativo para positivo e/ou o aumento da titulação, em pelo menos quatro vezes, o que confirma a infecção aguda.[10] Se na sorologia da gestante com menos de 16 semanas de gestação forem detectados anticorpos IgM, deve ser feito o teste de avidez de IgG na mesma amostra do soro.[4] Os testes de avidez de IgG auxiliam na distinção entre infecção antiga e recente.[6] Nos exames realizados após 16 semanas de gestação, o teste de avidez é desnecessário, pois mesmo quando ela é alta, a infecção adquirida durante a gestação não é descartada, embora ajude a determinar a época em que ocorreu.[4]

### *Detecção de IgM*

Para a sua detecção, também são usados o ELISA e a RIF. Deve ser usado um método enzimático de captura com boa sensibilidade e especificidade.[4] Pelas diretrizes do Ministério da Saúde do Brasil, a toxoplasmose aguda na gestação deve ser notificada à Vigilância Epidemiológica.[4] A gestante é considerada:[4]

- imune se tiver anticorpos IgG positivos e IgM negativos
- suscetível se IgG e IgM forem negativos
- com possibilidade de infecção na gestação se IgG e IgM forem positivos. Com este resultado, se na amostra anterior constava IgG e IgM negativos, a infecção ocorreu durante a gestação
- com infecção muito recente se IgG for negativo e IgM for positivo.

## • Infecção fetal

Quando a gestante tem toxoplasmose aguda suspeita ou confirmada, a possibilidade de infecção fetal deve ser investigada.[4] Se adquiriu a toxoplasmose após a 30ª semana de gravidez, o risco de infecção fetal é tão alto que dispensa o diagnóstico fetal e indica o tratamento imediato com esquema tríplice composto por espiramicina, sulfadiazina e ácido folínico.[4] O diagnóstico da infecção fetal é feito por reação em cadeia da polimerase (PCR) e ultrassonografia gestacional.

### Reação em cadeia da polimerase

A PCR é o melhor exame para o diagnóstico de comprometimento fetal.[4] Pode ser realizada após 18 semanas de gravidez para a detecção do DNA do *Toxoplasma gondii* no líquido amniótico, obtido por amniocentese,[4,6,11] ou no sangue fetal.[6] Por ser muito sensível, essa técnica de ampliação do DNA pode apresentar resultados falso-positivos.[11] Resultados falso-negativos são menos frequentes.[11] A PCR pode ser usada até o final da gestação, beneficiando o feto e o recém-nascido do tratamento, sem a necessidade de se esperar o diagnóstico pós-natal da criança.[11]

### Ultrassonografia gestacional

Detecta as complicações da toxoplasmose fetal. São frequentes as alterações cerebrais (dilatação ventricular e calcificações cerebrais), imagens hiperdensas hepáticas e esplênicas, ascite e espessamento da placenta com ecogenicidade normal. Deve ser realizada mensalmente nos casos de infecção aguda na gestante, pois as imagens fetais anormais podem indicar a mudança de tratamento de espiramicina para o tratamento tríplice com pirimetamina, sulfadiazina e ácido folínico.[4]

## • Infecção no recém-nascido

Nas crianças cujas mães tiveram toxoplasmose durante a sua gravidez ou na suspeita ou certeza de toxoplasmose adquirida durante a gestação, o neonato deve ser submetido a investigação completa para o diagnóstico de infecção congênita por meio de exame clínico, sorológico, neurológico, oftalmológico, de imagem cerebral (ultrassom ou tomografia computadorizada), hemograma, de função hepática e do líquido cefalorraquidiano (LCR).[4,10]

Os exames sorológicos usados são: detecção de IgG, detecção de IgM, PCR e reação de *Western blot*.

### Detecção de IgG

Pela transferência de anticorpos IgG anti-*Toxoplasma gondii* pela placenta da gestante para o feto, esses anticorpos não são úteis para o diagnóstico da infecção congênita no recém-nascido. A persistência de IgG por mais de 12 meses de vida confirma a infecção congênita.[6] Quando de origem materna, geralmente, ocorre diminuição desses títulos pela metade a cada 30 dias.[8]

### Detecção de IgM

Embora seja útil no diagnóstico da infecção congênita, a criança pode estar infectada com este tipo de anticorpos negativos.[8] O diagnóstico baseia-se no encontro de anticorpos IgM específicos antitoxoplasma. Os testes de imunocaptura IgM são mais sensíveis para sua a identificação.[2]

### Detecção de IgA

Técnicas de ELISA e reação de aglutinação por imunoabsorção (*immunosorbent agglutination assay* – ISAGA) são pouco usadas em função de seu alto custo.[10]

### Reação em cadeia da polimerase

Pode ser realizada no sangue, na urina e no LCR, tendo sensibilidade elevada.[2]

### Reação de Western blot

Identifica anticorpos IgG fetais, diferenciando-os dos maternos.[2]

Anemia com reticulocitose e plaquetopenia, por sangramento e/ou hemólise é comum nos recém-nascidos com toxoplasmose congênita. Podem ocorrer leucocitose e eosinofilia.[2]

Análise do LCR (bioquímica, celularidade e sorologia para toxoplasmose) deve ser realizada se a infecção fetal/congênita for comprovada ou muito provável.[10] O LCR, tanto nas crianças sintomáticas como nas assintomáticas, quando alterado sugere doença do SNC.[2] Geralmente é xantocrômico, com glicose baixa, proteínas elevadas[8] e com pleocitose, à custa de linforreticulomonocitárias, com porcentagem elevada de eosinófilos.[2]

Nas crianças sintomáticas, a função hepática deve ser avaliada, sendo comum a alteração das enzimas hepáticas. A hiperbilirrubinemia direta ou mista também é frequente.[2]

A tomografia de crânio sem contraste, que detecta melhor calcificação intracraniana, deve ser realizada se a infecção fetal/congênita for comprovada ou muito provável.[2,10]

Lesões ósseas podem ser vistas na radiografia, manifestando-se por estrias longitudinais na epífise de ossos longos e por radioluscência óssea.[2]

O fundo de olho mostra as lesões retinianas características da toxoplasmose.[6]

Diagnóstico diferencial deve ser feito com outras infecções congênitas, principalmente citomegalovírus, sífilis, rubéola, herpes, síndrome da imunodeficiência adquirida e doença de Chagas. Também deve ser diferenciado de malformações congênitas e de *kernicterus*.

## ▶ Aspectos terapêuticos

Apesar das alternativas descritas para o tratamento da toxoplasmose, ainda permanecem dúvidas sobre sua efetividade para reduzir a transmissão ao feto. Um dos aspectos a se considerar é que, na ocasião do diagnóstico, provavelmente a instalação do parasito já ocorreu de modo que as intervenções não terão capacidade de interferir em um processo amplamente disseminado. Também há que ser considerado que não há nenhum estudo controlado que possa assegurar a efetividade das terapêuticas propostas.

## ▪ Tratamento da infecção aguda da gestante e do feto

O tratamento da grávida tem como objetivo evitar a infecção do feto ou iniciar o seu tratamento precocemente caso esteja infectado. Exames sorológicos com maior periodicidade podem ser realizados nas gestantes negativas para que a "viragem" sorológica seja detectada e o tratamento específico para a toxoplasmose seja iniciado.[8]

Na viragem sorológica da gestante, quando houver o aparecimento de anticorpos IgG e, principalmente, de IgM, deve-se iniciar imediatamente o uso de espiramicina na dose 750 mg a 3.000 mg/dia VO,[1,4,11] dividida de 8 em 8 h, ou de clindamicina na dose de 600 mg VO, a cada 6 h.[1] Na forma ocular, para diminuir a necrose, a inflamação e a cicatriz, utilizam-se 40 mg/dia de prednisona VO, por 1 semana, seguidas por 20 mg/dia durante mais 7 semanas.[1]

O teste sorológico deve ser repetido, e se a infecção aguda for confirmada antes da 30ª semana de gestação, a espiramicina deve ser mantida até o final da gravidez na dose anteriormente referida. Se a infecção ocorrer após a 30ª semana de gravidez, recomenda-se a instituição de pirimetamina (25 mg VO de 12 em 12 h), sulfadiazina (1.500 mg VO de 12 em 12 h) e ácido folínico (10 mg/dia VO).[4]

Quando se registra baixa avidez de IgG, a infecção aguda é possível e o tratamento com espiramicina deve ser imediatamente iniciado. A alta avidez indica infecção antiga, não indicando tratamento nem testes adicionais.[4]

A espiramicina não atravessa a barreira placentária, e o seu uso objetiva impedir ou retardar a passagem do *Toxoplasma gondii* para o concepto. Assim, seria capaz de prevenir a infecção do feto, apesar de não tratar os já infectados. Por isso, quando a infecção fetal é comprovada ou muito provável, tem sido proposto o uso de pirimetamina, sulfadiazina e ácido folínico. Supõe-se que esses medicamentos diminuam a taxa de transmissão fetal e a gravidade da doença no recém-nascido, pois atuam no feto. O feto é considerado tratado se a gestante recebeu, pelo menos por 8 semanas, a associação de pirimetamina, sulfadiazina e ácido folínico. A pirimetamina é contraindicada no 1º trimestre da gravidez por ser teratogênica.[1]

Ainda que essas recomendações sejam disponíveis na maioria dos protocolos, deve ser ressaltado que não existem estudos controlados que assegurem a eficiência dessa estratégia, pois se postula que, quando o diagnóstico foi feito por clínica ou sorologia, muito tempo de exposição já tenha ocorrido.

## • Tratamento do recém-nascido

A associação de sulfadiazina e pirimetamina tem sido recomendada durante todo o tratamento da toxoplasmose congênita, mesmo em crianças assintomáticas. Essa associação aumenta em seis vezes a eficácia no tratamento da toxoplasmose[11] e é indispensável durante todo o 1º ano de vida.[2] Quando usada no 1º ano de vida, essa associação promove melhor prognóstico, com diminuição da frequência de alterações motoras e cognitivas, da deficiência auditiva e do surgimento de novas alterações oftalmológicas.[8] Uma proposta de tratamento da toxoplasmose congênita está descrita na Tabela 81.1.

A pirimetamina, medicamento de escolha para o tratamento da toxoplasmose, compete com a di-hidrofolato redutase, inibindo a redução do ácido fólico em folínico. Essa inibição impede a síntese de nucleoproteínas com consequente falha da divisão nuclear do parasito. Age apenas nos taquizoítos (forma de replicação do *Toxoplasma gondii*), não tendo

■ **Tabela 81.1** Tratamento da toxoplasmose congênita.[10]

| Medicamento | Posologia |
| --- | --- |
| Sulfadiazina | 100 mg/kg/dia VO, divididas em duas doses, durante 1 ano<br>Pode ser manipulada como solução de 100 mg/m$\ell$ |
| Pirimetamina | 1 mg/kg/dia, em dose única VO, por 2 a 6 meses, dependendo da gravidade da doença<br>Após, 1 mg/kg/dia VO, 3 vezes/semana, até completar 1 ano de uso do medicamento<br>Pode ser manipulada como solução de 2 mg/m$\ell$ |
| Ácido folínico | 5 mg 3 vezes/semana VO, aumentando para 10 mg após 1 mês de vida ou peso $\geq$ 4,5 kg<br>A dose deve ser ajustada conforme a contagem de neutrófilos periféricos:<br>• 10 mg/dia, se neutrófilos de 750 a 900/mm$^3$<br>• 10-20 mg/dia, se neutrófilos < 500/mm$^3$. Neste caso, suspender a pirimetamina<br>Manter a mesma dose até 1 semana após o final do tratamento da pirimetamina<br>Pode ser manipulada como solução de 5 mg/m$\ell$ ou comprimido de 5 mg |
| Prednisona ou prednisolona | 1 mg/kg/dia, dividido em duas doses, se houver coriorretinite em atividade com risco de perda visual e/ou proteinorraquia $\geq$ 1.000 mg/d$\ell$, em crianças menores de 1 mês de idade. Utilizar até o processo inflamatório melhorar e sempre em associação a sulfadiazina e pirimetamina |

VO = via oral.

qualquer ação nos cistos[11] e, assim, pode não prevenir a infecção latente ou a ativação tardia da doença. A pirimetamina atravessa a barreira hematencefálica, o que possibilita o tratamento da doença neurológica.[11] É completamente absorvida pelo trato gastrintestinal, metabolizada pelo fígado e eliminada principalmente por via urinária, em várias semanas.[11] Tem meia-vida de 35 a 175 h[11] e deve ser administrada juntamente com a alimentação para minimizar os efeitos gastrintestinais.[6] Outros efeitos colaterais da pirimetamina são anemia, pantocitopenia, trombopenia, náuseas, vômitos e perda de peso,[11] que geralmente não levam à suspensão do tratamento.[10]

A sulfadiazina inibe a di-hidrofolato sintetase, responsável pela síntese de ácido fólico.[11] A diminuição de ácido fólico no interior do parasito inibe a formação de coenzimas necessárias à síntese de purinas, pirimidinas e outras substâncias essenciais para o crescimento e reprodução do *Toxoplasma*. É bem absorvida quando administrada por via oral e alcança boas concentrações no LCR. Precisa ser administrada com o estômago vazio e com água. A meia-vida plasmática é de 10 a 12 h e a sua excreção é, principalmente, urinária. Pode competir com a bilirrubina na ligação com a albumina,[11] aumentando a chance de *kernicterus*.

O ácido folínico previne ou corrige as alterações hematológicas causadas pela pirimetamina. Atua como intermediário na transferência de carbonos para a síntese de purinas e pirimidinas. É absorvido no duodeno e na porção superior do jejuno, sendo rapidamente transportado para os tecidos. Não é absorvido pelos taquizoítos.[11]

Crianças recebendo sulfadiazina e pirimetamina devem ser examinadas e submetidas a avaliação hematológica semanal nos primeiros 2 meses de vida para o controle dos efeitos colaterais desses fármacos. A estabilização dos neutrófilos periféricos torna possível que as avaliações sejam mensais até o final do tratamento.[10]

Nos casos das crianças assintomáticas ou com infecção inconclusiva, o início, a manutenção e a suspensão do tratamento são definidos individualmente e de acordo com a evolução clínica e da sorologia. A sugestão é o início do tratamento, com o esquema tríplice anteriormente referido, em todos os recém-nascidos filhos de mães com toxoplasmose aguda comprovada durante a gravidez. Após a repetição da sorologia da criança, em 1 mês, a manutenção do tratamento deve ser avaliada.[10]

As crianças com doença ocular precisam ser acompanhadas por um oftalmologista. Avaliações oftalmológicas devem ser semestrais a partir de 3 meses após o término do tratamento, quando ocorre aumento da IgG. Avaliações anuais devem ser mantidas após a idade escolar. Nas crianças sintomáticas, principalmente com comprometimento neurológico, deve-se realizar avaliação auditiva.[10]

## ▶ Prevenção

A prevenção da toxoplasmose congênita é feita por:

- realização de testes sorológicos no início da gestação. Quando negativos, deve-se orientar as gestantes quanto à prevenção primária e repetir a sorologia com maior periodicidade (a cada 1 a 3 meses) para identificar a soroconversão[4,10]
- tratamento da toxoplasmose gestacional, o mais precocemente possível, se a gestante soroconverter de negativo para positivo, para se prevenir ou limitar a transmissão ao feto e suas consequências[10]
- diagnóstico e tratamento da infecção fetal[10]
- diagnóstico e tratamento da toxoplasmose congênita dos recém-nascidos, prevenindo os riscos de reativação e de complicações tardias.[10]

As gestantes soronegativas devem:

- não comer carne crua e/ou malpassada, incluindo embutidos
- consumir apenas água filtrada ou fervida ou leite pasteurizado
- lavar e descascar verduras, legumes e frutas

- lavar as mãos com sabão e água após a manipulação e antes de comer carnes e vegetais crus
- lavar bem facas, tábuas e outros utensílios após o uso em carnes e vegetais crus com sabão e água quente
- manter os alimentos no *freezer*
- evitar contato com fezes de gatos
- não manipular ou usar luvas na manipulação de areia e terra, pois podem estar contaminadas com fezes de gato
- lavar as mãos com sabão e água após a manipulação de terra e areia
- lavar as mãos após contato com animais
- evitar o acesso de insetos à cozinha
- alimentar os gatos com carne cozida ou ração, impedindo a ingestão de caça.

## ▶ Considerações finais

- O diagnóstico da toxoplasmose congênita é complexo e difícil
- O seu prognóstico é muito ruim, principalmente nas crianças sintomáticas. Assim, a adequação do pré-natal no sentido de se conhecer o estado sorológico da gestante é fundamental para a prevenção da doença nas gestantes suscetíveis
- Nas crianças infectadas, medidas adequadas são essenciais para se minimizar as sequelas
- Persistem dúvidas sobre a eficácia dos protocolos de tratamento propostos.

## ▶ Referências bibliográficas

1. Brasil. Ministério da Saúde. Secretaria de Vigilância em Saúde. Departamento de Vigilância Epidemiológica. Toxoplasmose. In: Doenças infecciosas e parasitárias: guia de bolso. 8 ed. Brasília: Ministério da Saúde, 2010. pp. 394-7.

2. Diniz EMA, Vaz FAC. Toxoplasmose congênita. In: Vaz FAC, Diniz EMA, Ceccon MEJR *et al.* (eds.). Neonatologia. 1 ed. Barueri, SP: Manole, 2011. pp. 303-15.

3. Muñoz-Zanzi CA, Fry P, Lesina B *et al. Toxoplasma* gondii oocyst: specific antibodies and source of infection. Emerg Infect Dis. 2010; 16(10):1591-3.

4. Brasil. Ministério da Saúde. Secretaria de Atenção à Saúde. Departamento de Ações Programáticas Estratégicas. Toxoplasmose. In: Gestação de alto risco: manual técnico. 5 ed. Brasília: Ministério da Saúde, 2010. pp. 115-18.

5. Lopez A, Dietz VJ, Wilson M *et al.* Preventing congenital toxoplasmosis. National Center for Infectious Diseases [Internet]. 2001. Acesso em: 2011 Jun 18. Disponível em: http://www.cdc.gov/mmwr/preview/mmwrhtml/n4902a5.htm.

6. Jones JL. Toxolasmosis. Centers for Disease Control and Prevention [Internet]. 2010. Acesso em: 2011 Jun 18. Disponível em: http://www.cdc.gov/travel/yellowbook/2010/chapter-5/toxoplasmosis.htm.

7. Classificação estatística internacional de doenças e problemas relacionados á saúde – CID-10 [Internet]. 2008. Acesso em: 2011 Jun 23. Disponível em: http://www.datasus.gov.br/cid10/v2008/cid10.htm

8. Remington JS, McLeod R, Thulliez P *et al.* Toxoplasmosis. In: Remington JS, Klein JO, Wilson CB *et al.* (eds.). Infectious diseases of the fetus and newborn infant. Philadelphia: Elsevier-Saunders, 2006. pp. 947-1091.

9. Jones JL, Kruszon-Moran D, Wilsom M. Toxoplasma gondii infection in the United States, 1999-2000. Emerg Infect Dis. 2003; 9(11):1371-4.

10. Mussi-Pinhata MM, Carvalheiro CG, Yamamoto AY. Atualização em toxoplasmose congênita. Programa de atualização em neonatologia (PRORN) Ciclo 4 – Módulo 1. Sociedade Brasileira de Pediatria. Porto Alegre: Artmed Panamericana, 2004. pp. 65-92.

11. Couto JCF, Melo RN, Rodrigues MV *et al.* Diagnóstico pré-natal e tratamento da toxoplasmose na gestação. Femina. 2003; 31(1):85-90.

12. Centers for Disease Control and Prevention. Parasites – Toxoplasmosis (*Toxoplasma infection*). [Internet]. 2010. Acesso em: 2011 Jun 18. Disponível em: http://www.cdc.gov/parasites/toxoplasmosis/disease.html.

13. Neto EC, Rubin R, Schulte J *et al.* Newborn screening for congenital infectious diseases. Emerg Infect Dis. 2004; 10(6):1068-73.

# 82 Streptococcus Beta-hemolítico

*José Martins Siqueira*

## ▶ Introdução

O *Streptococcus* beta-hemolítico do grupo B (SBH) de Lancefield ou *Streptococcus agalactiae* foi descrito na década de 1920 como o principal agente etiológico da mastite bovina. No entanto, apenas a partir de 1964 esse patógeno foi responsabilizado pelo grande número dos casos de infecções graves em neonatos, sendo o principal agente etiológico nos processos pneumônicos, septicêmicos e meníngeos do recém-nascido.[1] A partir dos anos 1990, a orientação para rastreamento na gestação e profilaxia intraparto passou a ser recomendada como rotina pelo American College of Obstetricians and Gynecologists (ACOG) e pela American Academy of Pediatrics (AAP). Existem evidências consistentes para apoiar o rastreamento e profilaxia intraparto rotineiros dessa condição em face das possibilidades de redução no risco perinatal, sendo de 0,6/mil o risco estimado de morte neonatal de recém-nascidos por sepse cujas mães sejam portadoras de SBH.[2]

## ▶ Aspectos etiopatogênicos

Os SBH são cocos aeróbios gram-positivos, que têm como reservatório humano o trato gastrintestinal, colonizando o homem de maneira transitória, crônica ou intermitente. A letalidade dessa colonização para a gestante é baixa, porém ao final da gestação toma proporções de singular gravidade para os recém-natos.[3]

Das mães colonizadas pelo SBH, a transmissão vertical ocorre em uma proporção de 30 a 70% dos neonatos, com até 2% podendo desenvolver a infecção sintomática pelo SBH com desfecho grave em até 72 h de vida. Os fatores de risco materno são amplamente salientados, pois aumentam significativamente a probabilidade do desenvolvimento da doença no recém-nascido.[4,5] Os fatores orientam a adoção de medidas profiláticas que podem reduzir em cerca de 2/3 as chances de complicações infecciosas neonatais. Os principais fatores de risco são:

- febre intraparto (maior ou igual a 38°C)
- tempo de ruptura de membranas maior que 18 h
- infecção urinária com o SBH identificado na urocultura em qualquer época da gestação
- antecedente de recém-nascido com doença neonatal precoce pelo SBH
- parto prematuro (menor que 37 semanas).

Outros fatores de risco também são descritos, como idade materna inferior a 20 anos, diabetes melito materno e etnia (mulheres negras). Porém, isoladamente tais fatores não justificam mudanças na conduta médica.

## ▶ Aspectos clínicos

A doença neonatal precoce do recém-nascido caracteriza-se por processos pneumônicos, septicêmicos e meníngeos, nos quais o SBH é o agente mais frequentemente isolado. A infecção pode assumir a forma precoce, quando se desenvolve até o 7º dia de vida; a forma tardia, que vai do 8º dia até o 3º mês de vida; e a doença de início remoto, desenvolvendo-a após o 3º mês de vida. Reveste-se de importância para o obstetra a doença de forma precoce, já que medidas profiláticas terapêuticas podem ser instituídas no parto. Os recém-nascidos acometidos pela infecção pelo SBH podem desenvolver um amplo espectro clínico, desde bacteriemia assintomática até sepse de instalação precoce e com rápida evolução fatal.

## ▶ Aspectos terapêuticos

Em 1996, nos EUA, os Centers for Disease Control and Prevention (CDC)[2] passaram a recomendar a adoção rotineira de medidas que pudessem prevenir a infecção neonatal:

- introdução de antibiótico profilático intraparto com base na identificação de fatores de risco
- realização de culturas de rotina com *swab* em fúrcula vaginal e perianal em gestantes com 35 a 37 semanas para detecção de colônias de SBH.

## ▪ Cultura de Streptococcus beta-hemolítico

A triagem das gestantes no período de 35 a 37 semanas por meio da realização de culturas de rotina com *swab* em fúrcula vaginal e perianal para detecção de colonização de SBH vem ao encontro do protocolo recomendado pelos CDC, pelo ACOG e pela APP. Tal protocolo fundamenta-se na prevenção de 85% dos casos de doença neonatal de início precoce quando se adota a cultura sistemática do *swab* anogenital a partir de 35 semanas, com a prevenção baseada apenas em fatores de risco reduzindo praticamente 69% destes.

Orienta-se que coleta do *swab* seja feita pela manhã, e que a paciente não tenha relações sexuais no dia anterior à coleta. Visando preservar a flora local, a coleta deve ser feita sem que a paciente tenha tomado banho ou realizado higiene local com produtos habitualmente utilizados como sabonetes ou outros produtos. Aplica-se o *swab* (cotonete estéril) no introito vaginal sem utilização de espéculo. A amostra deve ser coletada da vagina inferior, introduzindo o *swab* por cerca de 2 cm, fazendo movimentos giratórios por toda a circunferência da parede vaginal. Posteriormente, um *swab* anal é introduzido levemente (em torno de 0,5 cm) no esfíncter anal, procurando evitar a coleta de fezes (Figura 82.1). Em princípio, o material pode ser armazenado conjuntamente, pois, nos casos de cultura positiva, as medidas de profilaxia estarão indicadas, independentemente da origem do material.

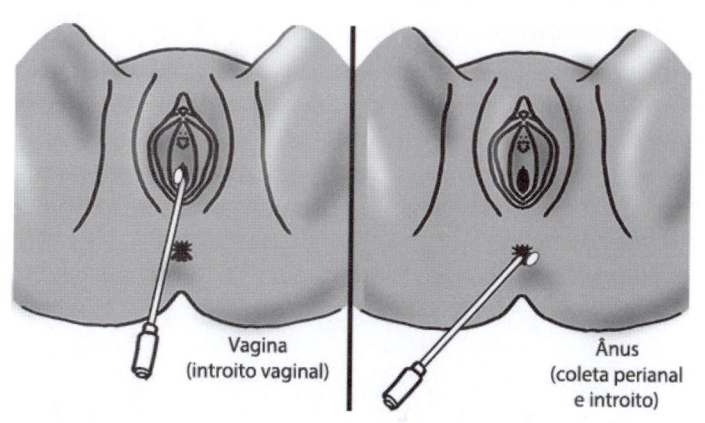

Vagina
(introito vaginal)

Ânus
(coleta perianal
e introito)

**Figura 82.1** Técnica de coleta de material para cultura seletiva de SBH. O material deve ser coletado dos introitos vaginal e perianal. Pode ser utilizado o mesmo cotonete coletor estéril para ambos os locais. Nesse caso, deve-se iniciar pela vagina. Evite a coleta de fezes.

■ **Tabela 82.1** Ordem de escolha dos antibióticos na prevenção da doença neonatal precoce.

| Antibiótico | Dose inicial (intravenosa) | Dose subsequente (intravenosa) | Intervalo |
|---|---|---|---|
| Penicilina G cristalina | 5,0 milhões unidades | 2,5 milhões unidades | 4/4 h |
| Ampicilina | 2,0 g | 1,0 g | 4/4 h |
| Eritromicina | 500 mg | 500 mg | 6/6 h |
| Clindamicina | 900 mg | 900 mg | 8/8 h |

- **Antibioticoprofilaxia intraparto**

A sensibilidade do SBH à classe de antibióticos betalactâmicos é notória e o uso desses fármacos sempre por via parenteral (intravenosa) tem se mostrado o mais eficiente até o momento. A Tabela 82.1 lista a ordem de escolha dos antibióticos na prevenção da doença neonatal precoce.

Observações importantes relativas ao uso de antibióticos:

- iniciar o esquema desde o início do trabalho de parto, a ser mantido até o nascimento nos casos com cultura positiva detectada entre 35 e 37 semanas
- na ausência da cultura ou de informações sobre seu resultado, deve-se introduzir o antibiótico com base nos fatores de risco. Nos casos em que a cultura for negativa, essa informação prevalece para que não se utilize antibiótico intraparto, mesmo entre pacientes classificadas como de risco
- nos casos de cultura positiva ou desconhecida, o antibiótico deve ser introduzido em todos os casos de parto prematuro. Caso este tenha sido inibido, o antibiótico deve ser mantido por 48 h
- toma-se como estratégia ideal a aplicação de no mínimo 2 doses do antibiótico antes do nascimento, respeitando o intervalo recomendável entre cada dose
- pacientes a serem submetidas a cesárea eletiva, fora de trabalho de parto e com membranas íntegras não necessitam do uso do antibiótico, mesmo que tenham cultura positiva
- vancomicina é o antibiótico de escolha nos casos de alergia aos betalactâmicos e de resistência à eritromicina e/ou à clindamicina.

▶ **Referências bibliográficas**

1. El Beitune P, Duarte G, Maffei CM. Colonization by *Streptococcus agalactiae* during pregnancy: maternal and perinatal prognosis. Braz J Infect Dis. 2005; 9(4):276-82.
2. Schrag S, Gorwitz R, Fultz-Butts K *et al*. Prevention of perinatal group B streptococcal disease. Revised guidelines from CDC. MMWR Recom Rep. 2002; 51(RR-11):1-22.
3. Bergeron MG, Ke D, Ménard C *et al*. Rapid detection of group B streptococci in pregnant women at delivery. N Engl J Med. 2000; 343(3):175-9.
4. Pogere A, Zoccoli CM, Tobouti NR *et al*. Prevalência da colonização pelo streptococo do grupo em gestantes atendidas em ambulatório de pré-natal. Rev Bras Ginecol Obstet. 2005; 27:174-80.
5. van Dyke MK, Phares CR, Lynfield R *et al*. Evaluation of universal antenatal screening for group B streptococcus. N Engl J Med. 2009; 360(25):2626-36.

# 83 Rubéola

*Eduardo Cordioli*

## ▶ Introdução

O vírus da rubéola foi o primeiro vírus correlacionado com a teratogênese em humanos e, mesmo após a introdução da vacina ao final da década de 1960, a Organização Mundial da Saúde estima que mais de 100 mil crianças nasçam anualmente com sinais e sintomas da síndrome da rubéola congênita (SRC).[1]

O agente etiológico dessa doença é um RNA-vírus da família Togaviridae cujo único hospedeiro é o homem. O contágio ocorre pelo trato respiratório, principal porta de entrada do vírus. O período de transmissão ocorre entre 7 dias antes até 7 dias após o *rash* cutâneo. O quadro clínico manifesta-se em somente 50% dos casos com "estado gripal", podendo ser acompanhado de conjuntivite, linfadenomegalia, exantema e artralgia. É uma doença de prevalência mundial com maiores incidências no fim do inverno e início da primavera.[2]

Em trabalho realizado na Universidade Federal de São Paulo (Unifesp) com 2 mil gestantes de classe média-baixa, a soropositividade do IgG, isto é imunidade, correspondeu a 85%. Ou seja, há 15% de pacientes suscetíveis à doença durante a gestação que merecem orientação sobre medidas higiênicas e, principalmente, vacinação após o parto.[3] A elevada soroprevalência na primeira infância mostra alta taxa de transmissão nas creches e pré-escolas, sendo fácil uma gestante suscetível contrair a infecção de seus filhos mais velhos, tendo sido perdidas várias oportunidades de imunização nos seus puerpérios anteriores.

O risco da transmissão vertical aumenta com o crescer da idade gestacional, mas as principais alterações são causadas quando o acometimento materno ocorre em idades gestacionais mais precoces, principalmente no 1º trimestre.[4]

## ▶ Diagnóstico materno

O diagnóstico materno de forma clínica é difícil, por ser mais uma síndrome gripal, estando o *rash* cutâneo sugestivo presente em apenas 50% dos casos, e mesmo assim o *rash* cutâneo pode ser manifestação de outras doenças, sendo necessária a sorologia para a detecção de anticorpos IgM e IgG específicos por meio de métodos como ELISA, imunofluorescência ou imunoenzimáticos, considerando-se este último o melhor método laboratorial.[5] A soroconversão da IgM específica com aumento dos títulos de forma progressiva, presentes cerca de 5 dias após a erupção cutânea materna e ainda por cerca de 6 semanas, caracteriza a infecção aguda.[6]

Porém, também há que se questionar a sensibilidade e a especificidade da sorologia materna para o diagnóstico da rubéola aguda. Tipples *et al.*,[7] quando compararam sete testes comerciais para a detecção de IgM específica para rubéola, relataram uma sensibilidade variando de 66,4 a 78,9% e especificidade com um intervalo de 85,6 a 96,1%. Além disso, já foi demonstrado que o teste de IgM específica para a rubéola pode ser falso-positivo em pacientes com parvovirose, infecções por mononucleose ou com um fator reumatoide positivo.[8,9] Há ainda casos de portadoras crônicas de IgM para rubéola, mesmo após a cura da doença ou vacinação. Geralmente esses títulos são baixos e não progressivos.[10]

O teste de avidez para IgG específica para rubéola pode ajudar no diagnóstico de infecção aguda, sendo a baixa avidez preditiva de infecção aguda até 10 a 12 semanas da realização do exame.[11] O teste de avidez tem, portanto, limitado uso em obstetrícia, pois só tem valor se a paciente o realizar até o final do 1º trimestre. Após esse período não há como garantir que não houve doença aguda no começo da gravidez.

## ▶ Diagnóstico fetal

Felizmente a ocorrência de infecção fetal de mães com rubéola aguda é exceção. Mesmo entre os afetados, a minoria apresenta complicações, e não há descrição de malformações fetais decorrentes da vacinação inadvertida em gestantes.[12] Portanto, o primeiro ato do obstetra frente a um caso de doença aguda ou vacinação na gestação é tranquilizar a gestante. A segunda ação é solicitar a avaliação morfológica fetal.

A amniocentese e a ultrassonografia podem diagnosticar a infecção fetal. A realização da primeira é questionada por alguns autores, uma vez que não há tratamento para a rubéola, sem qualquer mudança no prognóstico fetal. Entretanto, a amniocentese pode ser considerada útil pela importância de ter-se o diagnóstico de certeza, objetivando a orientação adequada aos pais, evitando atitudes drásticas, como a interrupção da gestação em um momento de ansiedade e temor dos possíveis acometimentos do concepto, além de otimizar os recursos diagnósticos, o fornecimento de informações aos neonatologistas e a programação das condições ideais para o nascimento.

Pelo estudo morfológico do feto podem ser mais frequentes os seguintes achados: hidrocefalia, microcrania, anomalia cardíaca, hepatoesplenomegalia, catarata, hidropisia fetal, res-trição simétrica do crescimento do concepto, calcificações intestinais ou até espessamento da placenta.[13] Por meio da amniocentese, realizada após a 16ª semana, obtém-se líquido amniótico, que deve ser analisado pela técnica de reação em cadeia da polimerase (PCR) para a pesquisa específica do agente etiológico. É importante realizar esta avaliação 6 a 8 semanas após a infecção materna, para melhor acurácia do método.[14]

## ▶ Diagnóstico neonatal

A definição do diagnóstico neonatal é realizada pela observação de sinais clínicos e pela confirmação laboratorial da doença. Os sinais clínicos sugestivos de SRC são:[15]

- específicos: catarata ou glaucoma congênito, cardiopatia congênita (mais comumente persistência do canal arterial ou estenose pulmonar), diminuição da audição, retinopatia pigmentar
- gerais: púrpura, hepatoesplenomegalia, icterícia, microcefalia, restrição do crescimento, meningoencefalite.

## ▶ Tratamento

O uso imunoglobulina hiperimune em altas doses (20 m$\ell$ em adultos) para profilaxia pós-exposição da rubéola ao início da gravidez não é recomendado e os benefícios clínicos ainda não foram demonstrados.[4] Não há tratamento específico para rubéola congênita.

A introdução da vacinação no calendário oficial deve resultar em redução do número de mulheres suscetíveis. Na gestação, o reconhecimento do *status* vacinal ou sorológico é importante, sendo recomendável, quando pertinente, a vacinação de puérperas suscetíveis 48 h após o parto. Por isso, é importante o rastreamento sorológico na gestação, exceto para aquelas gestantes que dispõem de informações sobre seu *status* vacinal. O rastreamento tem como principal objetivo identificar os casos suscetíveis e prover orientações higiênicas, visando reduzir a exposição. Em relação à vacinação, está contraindicada a concepção durante os 3 meses subsequentes à imunização, embora não haja nenhum caso descrito na literatura de alterações fetais causadas pela vacinação inadvertida de gestantes.

## ▶ Referências bibliográficas

1. Armstrong N, O'Donnell N. Anniversary of rubella epidemic. Lancet. 2004: 364(9431):328.
2. Epidemiology and prevention of vaccine-preventable disease. The pink book. 12th edition. Disponível em: http://www.cdc.gov/vaccines/pubs/pinkbook/index.html. Acessado em 26/04/2013.
3. Cordioli E, Hamasaki J, Amed AM *et al.* Soroprevalência de infecções torsch no pré-natal do Hospital São Paulo – UNIFESP [CD-ROM]. In: 50º Congresso Brasileiro de Ginecologia e Obstetrícia; 2003 Nov 18-22; Recife. Anais. São Paulo: Unimagem, 2003.
4. De Santis M, Cavaliere AF, Straface G *et al.* Rubella infection in pregnancy. Reprod Toxicol. 2006: 21(4):390-8.
5. Andrews N, Pebody RG, Berbers G *et al.* The European seroepidemiology network: standardizing the enzyme immunoassay results for measles, mumps and rubella. Epidemiol Infect. 2000; 125:127-41.
6. Hudson P, Morgan-Capner P. Evaluation of 15 commercial enzyme immunoassays for the detection of rubella-specific IgM. Clin DiagnVirolol. 1996; 5(1):21-6.
7. Tipples GA, Hamkar R, Mohktari-Azad T *et al.* Evaluation of rubella IgM enzyme immunoassays. Clin Virol. 2004; 30:233-8.
8. Almeida JD, Griffith AH. Viral infections and rheumatic factor. Lancet. 1980; 2(8208-9):1361-2.
9. Thomas HI, Morgan-Capner P, Roberts A *et al.* Persistent rubella-specific IgM reactivity in the absence of recent primary rubella and rubella reinfection. J Med Virol. 1992; 36(3):188-92.
10. Banatvala JE, Best JM, O'Shea S *et al.* Persistence of rubella antibodies after vaccination: detection after experimental challenge. Rev Infect Dis. 1985; 7(Suppl. 1):86-90.
11. Bottiger B, Jensen IP. Maturation of rubella IgG avidity over time after acute rubella infection. Clin Diagn Virol. 1997; 8:105-11.
12. Morice A, Ulloa-Gutierrez R, Avila-Agüero ML. Congenital rubella syndrome: progress and future challenges. Expert Rev Vaccines. 2009; 8(3):323-31.
13. Degani S. Sonographic findings in fetal viral infections: a systematic review. Obstet Gynecol Surv. 2006; 61(5):329-36.
14. Valente P, Sever JL. In utero diagnosis of congenital infections by direct fetal sampling. Isr J Med Sci. 1994; 30(5-6):414-20.
15. Centers for Disease Control and Prevention. MMWR rubella and congenital rubella syndrome, United States, 1994-1997. MMWR. 1997; 46(16):350-4.

# 84 Citomegalovírus

*Eduardo Cordioli*

## ▶ Introdução

Citomegalovírus (CMV) é um dos agentes etiológicos mais comuns de infecção congênita e perinatal em diversas partes do mundo. Ocorre em 0,2 a 2,2% dos recém-nascidos, com incidência maior em populações de baixo nível socioeconômico.[1]

Como no Brasil o saneamento básico e a medicina preventiva ficam à margem dos investimentos na área da saúde, é de grande importância o tema infecção materno-fetal principalmente no que se refere ao diagnóstico da infecção fetal. Frente a um caso positivo, é preciso analisar os efeitos causados ao feto, fornecer informações esclarecedoras aos pais e promover um suporte adequado para o acompanhamento do feto desde o nascimento até o momento da alta hospitalar.

Aproximadamente 1% dos fetos nascidos nos EUA apresenta infecção congênita por CMV, o que corresponde a 40 mil recém-nascidos acometidos. Desses, de 3 mil a 4 mil são sintomáticos ao nascimento, e um adicional de 4 mil a 6 mil apresentam desenvolvimento neurológico ou auditivo anormal nos primeiros anos de vida.

A infecção por CMV é a causa mais comum de perda auditiva na infância, sendo considerado um problema de saúde pública nos EUA, país em que o custo anual estimado para cuidar de crianças portadoras de infecção congênita por CMV é de 1,86 bilhão de dólares.[2]

## ▶ Conceito

O CMV é um herpes-vírus formado por uma dupla hélice de DNA, e é transmitido pelo contato com sangue, saliva ou urina, ou pelo contato sexual com pessoas infectadas.

Os herpes-vírus são conhecidos por sua habilidade de causar infecções latentes e subsequentemente serem reativados. Existem cerca de 25 subfamílias destes vírus, mas apenas sete tipos infectam o ser humano. A infecção por herpes-vírus em humanos é a segunda maior causa de acometimento viral, perdendo apenas para os vírus da gripe.

Esses vírus contêm dupla hélice de DNA, que estão encerradas em um capsídio nuclear icosaédrico que, por sua vez, está confinado em uma capa de glicoproteína. Entre a capa de glicoproteína e o capsídio há o tegumento, contendo enzimas facilitadoras da replicação viral. Os herpes-vírus apresentam o maior genoma dentre os vírus causadores de doenças no homem, e dentre os herpes-vírus, o CMV é o de maior bagagem genética.[3]

Recentemente, foi postulado que o CMV pode ser dividido em quatro subtipos, de acordo com a variação na glicoproteína B, que é a mais importante do envelope viral, por promover a fusão da membrana do envelope viral com a membrana celular. Essa subdivisão parece correlacionar-se com o tropismo viral *in vivo*, e algumas evidências mostram que a variação na glicoproteína B pode influenciar a virulência do CMV.[4]

Infecções *in vivo* e *in vitro* pelo CMV apresentam citopatologia característica, com as células citomegálicas aumentadas de tamanho e contendo inclusões intranucleares e citoplasmáticas. O período de incubação do CMV é de 28 a 60 dias, com média de 40 dias. As infecções primárias produzem uma resposta humoral por IgM que desaparece em média de 30 a 60 dias, podendo permanecer positiva em *kits* ultrassensíveis por até 300 dias. A viremia pode ser detectada em 2 a 3 semanas após a inoculação. A infecção primária em adultos geralmente é assintomática, e o vírus tem tropismo por células epiteliais. Ocasionalmente os pacientes apresentam uma síndrome "mononucleose-*like*", com leucocitose, linfocitose, testes hepáticos anormais, febre, mal-estar, mialgia e calafrios.

Após a infecção inicial, o CMV permanece latente nas células do hospedeiro. A reinfecção pode ocorrer por reativação do vírus em latência, processo comum, que ocorre entre 5 e 15% das vezes em indivíduos acometidos pela doença. A excreção viral pode durar anos após a infecção primária.[5]

Dos fetos com infecção congênita decorrente de infecção primária materna, 10 a 15% apresentam sintomas ao nascimento, sendo as manifestações clínicas mais comuns hepatoesplenomegalia, calcificações intracranianas, icterícia, restrição de crescimento simétrica, microcefalia, coriorretinite e perda auditiva. As alterações laboratoriais mais frequentes são trombocitopenia, hiperbilirrubinemia e transaminases hepáticas elevadas.

Aproximadamente 30% dos recém-nascidos gravemente infectados evoluem para o óbito, e 80% dos sobreviventes apresentam sequelas neurológicas graves. Cerca de 85 a 90% dos fetos infectados são assintomáticos ao nascimento. Desses, 10 a 15% apresentaram uma ou mais sequelas até os 2 anos de vida: perda auditiva neurossensorial, coriorretinite, defeitos dentários, retardo mental e atrofia do nervo óptico. Estudos atuais comprovam a antiga teoria de que, quanto mais prematuramente a infecção ocorre na gestação, pior o prognóstico fetal.[6]

A infecção recorrente materna tem efeitos menos devastadores. Aparentemente, esses fetos são assintomáticos ao nascimento, mas podem apresentar algum tipo de sequela até os 5 anos de idade, sendo a mais comum a perda auditiva.[7]

## ▶ Epidemiologia

A infecção pelo CMV é endêmica e não há variação sazonal. Até o final da segunda década de vida a maioria dos adultos já têm anticorpos contra CMV. De maneira geral, a prevalência da colonização por CMV é maior em países em desenvolvimento e nas populações de menor nível socioeconômico. Também são fatores de risco promiscuidade, história de citologia cervicovaginal alterada, primeira gravidez antes dos 15 anos, multiparidade e antecedente de doenças sexualmente transmissíveis.[8]

Dos fatores epidemiológicos que levam a maior afecção materna por CMV e, consequentemente, maior acometimento perinatal, seja por infecção primária, seja por reativação do vírus latente, o nível socioeconômico é a principal variável, sendo as populações de baixa renda as mais acometidas, apresentando o dobro do número de casos quando comparadas a populações de maior renda.[9]

Não se dispõe na literatura nacional de dados sobre a real incidência de CMV congênita na população brasileira nem sobre suas repercussões. Nos EUA, estima-se que o patógeno em questão seja o principal agente causal de sequelas tardias e permanentes, como perda auditiva neurossensorial, retardo neuropsicomotor, sendo responsável por cerca de 8 mil casos anuais de recém-nascidos com deficiência permanente.[10]

A cada quatro mulheres que engravidam com sorologia negativa para CMV, uma soroconverte durante a gravidez.[11] Nas gestantes com infecção primária, 40 a 50% dos fetos são infectados, sendo a probabilidade de infecção diretamente proporcional à idade gestacional, e as consequências, inversamente proporcionais.

Em uma revisão dos últimos 15 anos, em diferentes áreas geográficas e níveis socioeconômicos, foi observada a maior taxa de soroprevalência de anticorpos contra CMV em torno de 100% e a menor, 40%. Já em termos de infecção congênita, observou-se a maior porcentagem em torno de 2,2% e a menor, 0,3%.[12]

Na Universidade Federal de São Paulo (Unifesp), um levantamento realizado em 850 gestantes de classe média baixa e de baixo risco para infecção por CMV demonstrou 0,80% de infecção aguda na gestação no 1º trimestre e 91,83% de presença de IgG anti-CMV na primeira consulta de pré-natal.[13]

Na Figura 84.1 apresenta-se um resumo da história natural da infecção congênita por CMV.[14]

## ▶ Diagnóstico

O diagnóstico de CMV congênito pode ser suspeitado pela documentação da infecção primária ou recorrente materna, mas principalmente, após a detecção de achados ultrassonográficos sugestivos de infecção.[15] Esses sinais são apresentados na Tabela 84.1.

O diagnóstico de infecção primária materna é realizado atualmente pela soroconversão de IgM anti-CMV, detectada com o auxílio de *kits* comerciais de ELISA, ou pela presença de IgG anti-CMV em pacientes sabidamente negativas na pré-concepção. Já o diagnóstico da infecção recorrente é suspeitado quando há aumento dos títulos de IgG anti-CMV, ou nova soroconversão de IgM, na presença de IgG positivo previamente.[17]

O uso do teste de avidez IgG específico anti-CMV mostrou-se eficaz em datar a infecção primária, sendo considerada baixa avidez índice < 30%, sugerindo que o contato com

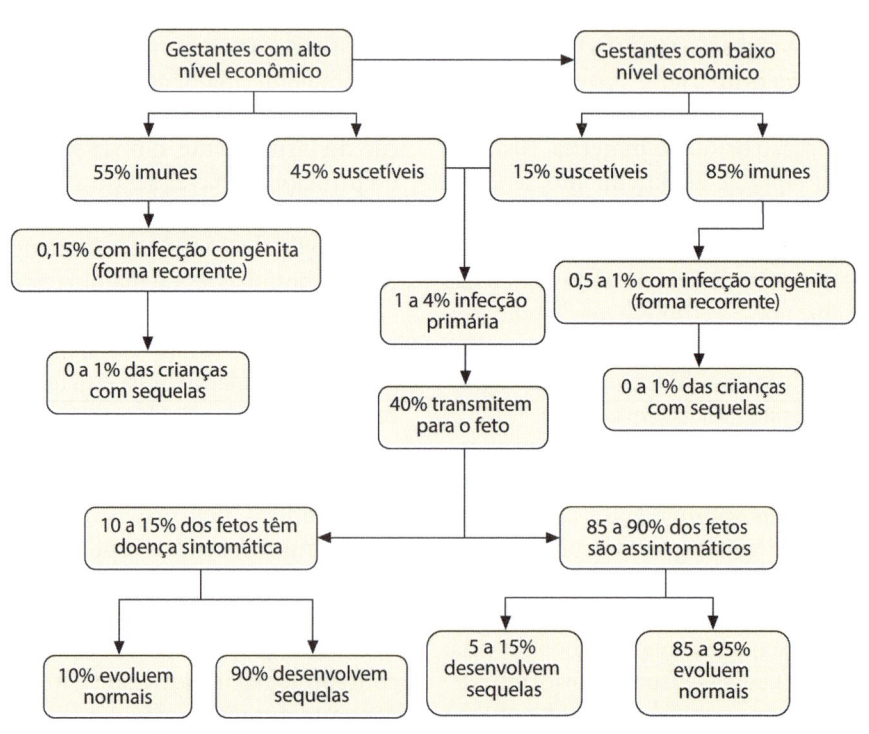

**Figura 84.1** História natural da infecção congênita por CMV.

■ **Tabela 84.1** Sinais ultrassonográficos de infecção fetal por CMV, com os mais frequentes destacados.[16]

| SNC | Coração | Abdome | Placenta/LA | Outros |
|---|---|---|---|---|
| Ventriculomegalia<br>Calcificações<br>  intracranianas<br>Microcefalia | Cardiomegalia | Hepatomegalia<br>Esplenomegalia<br>Calcificações<br>  parenquimatosas<br>Ascite<br>Intestino hiperecogênico | Placentomegalia<br>Placenta pequena<br>Oligoâmnio<br>Polidrâmnio | RCF<br>Hidropisia fetal |

CMV = citomegalovírus; SNC = sistema nervoso central; RCF = restrição do crescimento fetal; LA = líquido amniótico.

o vírus ocorreu há menos de 20 semanas. Já Baccard-Longere *et al.*[18] propuseram aumentar o índice de alta avidez para 80%, para se excluir definitivamente a infecção por CMV até 12 semanas da data do exame. Esse teste, entretanto, não é eficaz em diferenciar infecção recorrente de tardia e, visto que há a possibilidade de acometimento fetal nessa modalidade de infecção, o teste, isoladamente, não é totalmente seguro para se descartar acometimento fetal.[19]

O padrão-ouro para confirmar a infecção congênita por CMV é o isolamento do vírus por cultura de urina ou saliva do recém-nascido, até 3 semanas do nascimento, realizado em fibroblastos humanos.[20]

Nos últimos anos, tem sido demonstrada em vários ensaios clínicos a utilidade do método da reação em cadeia da polimerase (PCR) na confirmação da infecção do concepto a partir de amostras de líquido amniótico, sangue ou placenta, com a sensibilidade variando entre 77 e 100%, especificidade entre 95 e 100%.[15]

Liesnard *et al.*[6] realizaram um estudo da ferramenta diagnóstica com acompanhamento pós-natal até 2 anos de idade. Foram estudadas 210 pacientes com o diagnóstico de infecção aguda por CMV, registrando-se que 55 delas transmitiram o vírus para o feto (26%). Aproximadamente 18% dos recém-nascidos com a doença congênita diagnosticada pelo método apresentaram sequelas neurológicas graves. O estudo da PCR no líquido amniótico tornou possível uma sensibilidade global de 80%, mas os autores observaram que, quando o exame

era realizado após 21 semanas ou se respeitava um intervalo de 7 semanas entre o diagnóstico materno e a amniocentese, sua precisão aumentava.

Uma pesquisa brasileira também comprovou que o exame da PCR no líquido amniótico para diagnóstico de CMV tem maior acurácia com o aumento da idade gestacional em que a amniocentese é realizada, com sensibilidade de 87,5% a partir da 21ª semana e 100% a partir da 23ª.[21]

## ▶ Tratamento

Embora haja medicamentos antivirais específicos para o tratamento da citomegalovirose, como ganciclovir e foscarnet, seu uso para o tratamento da infecção de CMV congênito é incerto, dada a escassez de dados. Atualmente o tratamento da doença de CMV é indicado apenas para pacientes imunodeficientes, em risco de morte ou com perda da visão.

O foscarnet é um competidor de pirofosfato,[22] enquanto o ganciclovir age como um competidor de guanosina durante a síntese de DNA viral. Porém, efeitos colaterais provocados pelos medicamentos devem ser considerados cuidadosamente, em especial a toxicidade renal pelo uso de foscarnet e a pancitopenia provocada pelo uso de ganciclovir.

O primeiro relato da tentativa de tratamento fetal humano data de 1993, quando Revello *et al.*[23] administraram ganciclovir intraútero, por cordocentese, para o tratamento de um concepto de 29 semanas com o diagnóstico de infecção fetal, trombocitopenia e aumento do nível das transaminases hepáticas. Após o uso do medicamento, houve queda da carga viral, melhora da trombocitopenia e diminuição no nível das transaminases hepáticas. Entretanto, ocorreu óbito fetal com 32 semanas de gestação e durante a necropsia várias células com corpos de inclusão citomegálico foram descritas em diversos tecidos fetais.

Já outros autores relataram a administração intravenosa com sucesso de ganciclovir para uma gestante portadora do vírus da imunodeficiência humana e infecção por CMV. Após o nascimento foi comprovada a passagem do vírus pela placenta e o recém-nascido apresentou traços do medicamento em seu plasma, discreta anemia, mas nenhum sinal de infecção congênita por CMV.[24] Recentemente uma paciente com 31 anos de idade, transplantada renal, com o diagnóstico de infecção por CMV e afecção fetal comprovada pelo PCR do líquido amniótico foi tratada com ganciclovir oral e deu à luz um recém-nascido saudável, com ausência de vírus na cultura de urina.[25]

Uma alternativa para o tratamento fetal seria o uso de gamaglobulinas hiperimunes anti-CMV. Existem apenas duas referências na literatura, ambas relatos de casos. Na primeira, foi infundida gamaglobulina intraperitonealmente no feto, com 28 e 29 semanas. Posteriormente, foram comprovados aumento nos níveis de IgG anti-CMV na circulação fetal e ausência de DNA do CMV no líquido peritoneal fetal, embora tenha sido detectado vírus na urina quando o feto nasceu.[26]

Outro relato propôs o uso de gamaglobulinas hiperimunes anti-CMV em uma gestação gemelar em que um feto aparentava infecção fetal (placentomegalia e restrição de crescimento) e outro não. O diagnóstico de CMV foi confirmado por PCR no líquido amniótico. Foi prescrita a medicação intravenosa materna. Após algumas semanas da medicação, o concepto afetado voltou a crescer e houve diminuição do edema da placenta. Ao nascimento foi confirmada a presença de IgG anti-CMV em ambos os fetos, assim como a presença de vírus na urina, embora ambos a partir de 8 meses

de idade não apresentassem mais traços do patógeno, muito menos sequelas.[27]

Por outro lado, recentemente, tem sido postulado o tratamento neonatal imediato com ganciclovir. Kimberlin *et al.*[28] realizaram um estudo controlado, randomizado e duplo-cego, entre 1991 e 1999, envolvendo 100 recém-nascidos com acometimento congênito comprovado e com sintomas neurológicos. Desses pacientes, 25 receberam ganciclovir intravenoso por 6 semanas e 75 não receberam tratamento. Dos pacientes em tratamento, 84% melhoraram ou mantiveram audição normal contra 59% do grupo controle (p = 0,06). Nenhum do grupo de estudo demonstrou qualquer perda de audição, enquanto 41% do grupo controle apresentaram piora nesse sentido (p < 0,01). Dois terços dos pacientes tratados apresentaram neutropenia. Os autores concluíram que a terapia com ganciclovir deve ser instituída para recém-nascidos com infecção congênita e sintomas neurológicos, a fim de prevenir a perda da audição, em vista da eficácia exibida.[29]

## ► Referências bibliográficas

1. Alford CA, Stagno S, Pass RF. Congenital and perinatal cytomegalovirus infections. Rev Infect Dis. 1990; 12:745-52.
2. Dobbins JG, Stewart JA, Demmler GL. Surveillance of congenital cytomegalovirus disease, 1990-1991. Morb Mortal Wkly Rep. 1992; 41:35-9.
3. Chee M, Rudolf S, Plachter B *et al.* Identification of the major capsid protein gene of human CMV. J Virol. 1989; 63:1345-53.
4. Meyer-Konig U, Volgelberg C, Bongarts A. Glycoprotein B genotype correlates with cell tropism in vivo of human cytomegalovirus infection. J Infect Dis. 1998; 55:75-81.
5. Stagno S. Cytomegalovirus. In: Remington JS, Hlein, JO (eds.). Infectious diseases of the fetus and newborn infant. 5 ed. Philadelphia: W.B. Sauders, 2001. pp. 389-424.
6. Liesnard C, Donner A, Brancart M *et al.* Prenatal diagnosis of congenital cytomegalovirus infection: prospective study of 2137 pregnancies at risk. Obstet Gynecol. 2000; 6(1):881-8.
7. Fowler KB, Stagno S, Pass RF. The outcome of congenital cytomegalovirus infection in relation to maternal antibody status. N Engl J Med. 1992; 326:663-7.

8. Betts RF. Cytomegalovirus infection epidemiology and biology in adults. Semin Perinatol. 1983; 7:22.
9. Mustakangas P, Sarna S, Ammala P *et al.* Human cytomegalovirus seroprevalence in three socioeconomically different urban areas during the first trimester: a population-based cohort study. Int J Epidemiol. 2000; 29(3):587-91.
10. Cannon MJ, Davis KF. Washing our hands of the congenital cytomegalovirus disease epidemic. BMC Public Health. 2005; 20;5:70.
11. Adler SP. Cytomegalovirus and pregnancy. Curr Opinion Obstet Gynecol. 1992; 4:670.
12. Gayant MA, Steegears EAP, Semmekrot BA *et al.* Congenital cytomegalovirus infection: review of the epidemiology and outcome. Obstet Gynecol Surv. 2002; 57(4):245-56.
13. Cordioli E, Hamasaki J, Amed AM *et al.* Soroprevalência de infecções TORSCH no pré-natal do Hospital São Paulo – UNIFESP [CD-ROM]. In: 50º Congresso Brasileiro de Ginecologia e Obstetrícia; 2003 Nov 18-22; Recife. Anais. São Paulo: Unimagem, 2003.
14. Stagno S, Whitley RJ. Herpes virus infection of pregnancy. N Engl J Med. 1985; 313:1270-4.
15. ACOG practice bulletin. Perinatal viral and parasitic infections. Obstet Gynecol. 2000; 96(3):1-13.
16. Crino JP. Ultrasound and fetal diagnosis of perinatal infection. Clin Obstet Gynecol. 1999; 42(1):71-80.
17. Britt WJ, Alford CA. Cytomegalovirus. In: Fields BN, Knipe DM, Howley PM (eds.). Fields virology. 3 ed. Philadelphia: Lippincott-Raven, 1996. pp. 2493-523.
18. Baccard-Longere M, Freymuth F, Cointe D *et al.* Multicenter evaluation of a rapid and convenient method for determination of cytomegalovirus immunoglobulin G avidity. Clin Diagn Lab Immunol. 2001; 8(2):429-31.
19. Bodéus M, van Ranst M, Bernard P *et al.* Anticytomegalovirus IgG avidity in pregnancy: a 2-year prospective study. Fetal Diagn Ther. 2002; 17(6):362-6.
20. Lazzarotto T, Varani S, Guerra B *et al.* Prenatal indicators of congenital cytomegalovirus infection. J Pediatrics. 2000; 137:90-5.
21. Cordioli E, Moron AF, Okay TS *et al.* Accuracy of CMV-DNA detection by PCR in amniotic fluid samples according to gestational age. Einstein (São Paulo). 2007; 5(2):129-36.
22. Chrisp P, Clissold SP. Foscarnet. A review of its antiviral activity, pharmacokinetic properties and therapeutic use in immunocompromised patients with cytomegalovirus retinitis. Drugs. 1991; 41(1):104-29.
23. Revello MG, Percivalle E, Baldanti F *et al.* Prenatal treatment of congenital human cytomegalovirus infection by fetal intravascular administration of ganciclovir. Clin Diagn Virol. 1993; 1:61-7.
24. Brandy RC, Schleiss MR, Witte DP *et al.* Placental transfer of ganciclovir in a woman with acquired immunodeficiency syndrome and cytomegalovirus disease. Pediatr Infect Dis J. 2002; 21(8):796-7.
25. Puliyanda DP, Silverman NS, Lehman D *et al.* Successful use of oral ganciclovir for the treatment of intrauterine cytomegalovirus infection in a renal allograft recipient. Transpl Infect Dis. 2005; 7(2):71-4.
26. Negishi H, Yamada H, Hirayama E *et al.* Intraperitoneal administration of cytomegalovirus hyperimmunoglobulin to the cytomegalovirus-infected fetus. J Perinatol. 1998; 18(6 Pt 1):466-9.
27. Nigro G, Torre RL, Anceschi MM *et al.* Hyperimmunoglobulin therapy for a twin fetus with cytomegalovirus infection and growth restriction. Am J Obstet Gynecol. 1999; 180(5):320-7.
28. Kimberlin DW, Lin CY, Sanchez PJ *et al.* Effect of ganciclovir therapy on hearing in symptomatic congenital cytomegalovirus disease involving the central nervous system: a randomized, controlled trial. J Pediatr. 2003;143:16-25.
29. Schleiss MR. Antiviral therapy of congenital cytomegalovirus infection. Semin Pediatr Infect Dis. 2005; 16(1):50-9.

# 85 Dengue

*Raquel Keiko de Luca Ito*

## ▶ Introdução

A dengue é uma doença febril aguda, que pode ser de curso benigno ou grave, dependendo da forma como se apresente:

- infecção inaparente
- dengue clássica (DC)
- febre hemorrágica da dengue (FHD)
- síndrome do choque da dengue (SCD).

Atualmente, a dengue é a mais importante arbovirose que afeta o ser humano, constituindo-se em sério problema de saúde pública no mundo. Ocorre especialmente nos países tropicais, em que as condições do meio ambiente favorecem o desenvolvimento e a proliferação do *Aedes aegypti*, principal mosquito vetor.

A Organização Mundial da Saúde (OMS) estima que 3 bilhões de pessoas vivam em áreas de risco para contrair dengue no mundo. Estima-se que anualmente 50 milhões de pessoas sejam infectadas, com 500 mil casos de FHD e 21 mil óbitos, principalmente em crianças.[1]

## ▶ Aspectos etiopatogênicos

O vírus da dengue é um RNA-vírus, classificado como arbovírus do gênero *Flavivirus*, pertencente à família Flaviviridae. São conhecidos quatro sorotipos: DENV 1, DENV 2, DENV 3 e DENV 4. A fonte de infecção e reservatório vertebrado é o ser humano. Foi descrito, na Ásia e na África, um ciclo selvagem envolvendo macacos. Os vetores são mosquitos do gênero Aedes. O *Aedes aegypti* é o mais importante

na transmissão da doença e também pode ser transmissor da febre amarela urbana.

Após serem inoculados pela picada do mosquito, os vírus da dengue fazem uma primeira replicação em células musculares estriadas, lisas e fibroblastos, bem como em linfonodos locais. Seguindo tal multiplicação, tem início a viremia, disseminando-se por todo o organismo. Os vírus podem circular livres, no plasma ou no interior de monócitos/macrófagos. Sabe-se que os vírus da dengue têm tropismo por essas células fagocitárias, que são os maiores locais de replicação viral.[2]

Os sintomas gerais da dengue, como febre e mal-estar, surgem após período de incubação de 2 a 7 dias, coincidindo com a viremia. Esses sintomas estão relacionados com níveis séricos elevados de citocinas liberadas por macrófagos ao interagirem com linfócitos T *helper* ativados. Em alguns casos pode haver leucopenia, em decorrência de uma discreta e transitória depressão medular, que também está relacionada com os altos teores de citocinas macrofágicas. As mialgias são consequência, em parte, da multiplicação viral no próprio tecido muscular, sendo acometidos, inclusive, músculos oculomotores, o que ocasiona a cefaleia retro-orbitária apresentada por muitos pacientes. O desaparecimento da doença é resultado de uma resposta imune eficaz, com o aparecimento de anticorpos contra o vírus.

A dengue hemorrágica é consequência de resposta imune anômala, causando aumento da permeabilidade por má função vascular endotelial, sem destruição do endotélio, com extravasamento de líquidos para o interstício, causando queda da pressão arterial e manifestações hemorrágicas associadas à trombocitopenia. Essa resposta imune pode ser observada em dois grupos de indivíduos: acima de 1 ano de idade com uma segunda infecção por dengue (mais de 90% dos casos) e crianças menores de 1 ano infectadas pela primeira vez, filhos de mães portadoras de anticorpos para dengue.

# ▶ Aspectos clínicos

A infecção por dengue causa uma doença cujo espectro inclui desde formas oligo ou assintomáticas, até quadros com hemorragia e choque, podendo evoluir para óbito.

O percentual de infecções assintomáticas está relacionado com fatores ambientais, individuais, do vetor e do próprio vírus. O percentual de infecções assintomáticas ou oligossintomáticas pode variar de 29 a 56%.

## • Dengue clássica

Caracteristicamente, a enfermidade manifesta-se com febre de início súbito, cefaleia, dor retro-orbitária, mialgia, artralgia, astenia e prostração. Manifestações gastrintestinais, como náuseas, vômitos e diarreia, podem ocorrer, assim como linfadenopatia. A febre persiste, em média, por 5 a 7 dias.

Em 5 a 30% dos casos podem ocorrer manifestações hemorrágicas, principalmente gengivorragia, petéquias, epistaxe ou metrorragia e, mais raramente, hematêmese e hematúria, tornando importante a diferenciação desses casos de DC com complicações hemorrágicas dos casos de FHD.

## • Febre hemorrágica da dengue

As manifestações clínicas iniciais da dengue hemorrágica são as mesmas descritas para a DC, até ocorrer a defervescência da febre, entre o 3º e o 7º dia, e a síndrome se instalar. Evidenciam-se o surgimento de manifestações hemorrágicas espontâneas ou provocadas, trombocitopenia (plaquetas < 100.000/mm³) e perda de plasma para o terceiro espaço.

As manifestações hemorrágicas mais frequentes são as petéquias observadas na prova do laço positiva, os hematomas e os sangramentos nos locais de punção venosa. Petéquias podem ser vistas nas extremidades, na face e nas axilas. Epistaxes e gengivorragias são comuns, mas os sangramentos gastrintestinais volumosos são mais raros. Hepatomegalia dolorosa, de tamanho variável, pode surgir no início da fase febril.

## • Síndrome do choque da dengue

Na SCD, após uma primeira fase com febre, mal-estar, vômitos, cefaleia, anorexia etc., entre o 3º e o 7º dia de doença pode surgir uma segunda fase, com o paciente apresentando pele fria, manchada e congestionada, pulso rápido e cianose perioral. As dores abdominais são frequentemente referidas antes do início do choque que, se profundo, torna a pressão sanguínea e o pulso imperceptíveis.

O paciente pode recuperar-se rapidamente após terapia antichoque apropriada. No entanto, o choque não tratado adequadamente pode evoluir com acidose metabólica e graves sangramentos gastrintestinais e em outros órgãos, com possível evolução ao óbito em 12 a 24 h.

## • Manifestações clínicas menos comuns

Em frequência cada vez maior, têm sido registrados casos de comprometimento do sistema nervoso central, comprometimento hepático, esplênico e miocardiopatia.

Outras manifestações neurológicas têm sido relacionadas com a dengue, tais como: síndrome de Guillain-Barré (polirradiculoneuropatia aguda), meningoencefalomielite, mononeuropatias, paralisia de Bell, neurite óptica, dificuldade de deambulação, retenção ou mesmo incontinência urinária.

## ▶ Particularidades da gravidez

O risco de a gestante adquirir dengue é o mesmo de qualquer outro indivíduo, mas o diagnóstico da dengue pode ser dificultado nessa população, uma vez que alguns sinais e sintomas da dengue podem ser mascarados pelas alterações fisiológicas da gravidez.

Durante a gestação, os leucócitos podem estar elevados e com tendência a um aumento de formas jovens (desvio à esquerda). Portanto, a leucopenia decorrente de infecções virais, incluindo a dengue, pode não aparecer nesses casos. A hemoconcentração pode estar mascarada pela hemodiluição própria da gravidez. Além disso, a gestante apresenta um estado de hipercoagulabilidade que pode retardar o aparecimento das manifestações hemorrágicas. Tanto a dengue quanto a gravidez podem manifestar aumento das enzimas hepáticas. E, finalmente, a resposta febril às infecções pode estar atenuada durante a gestação.

Não existem evidências de que haja um risco maior de evolução para dengue hemorrágica na gravidez, mas quando há o desenvolvimento das formas graves, parece haver associação ao aumento de incidência de complicações como trabalho de parto prematuro, pré-eclâmpsia/eclâmpsia e óbito fetal.

## ▶ Confirmação laboratorial

O método de escolha é a pesquisa de anticorpos ou de antígenos virais no sangue, que deve ser realizada de acordo com o tempo de evolução da doença:

- do 1º ao 5º dia do início dos sintomas: pesquisa de antígeno NS1
- a partir do 6º dia do início dos sintomas: pesquisa de anticorpos IgM por testes sorológicos.

Observação: caso a pesquisa de antígeno NS1 seja negativa, a sorologia para dengue deve ser solicitada a partir do 6º dia do início dos sintomas.

O diagnóstico da dengue também pode ser comprovado por outros métodos:

- pesquisa de vírus (tentativa de isolamento viral)
- pesquisa de genoma do vírus da dengue (RT-PCR)
- estudo anatomopatológico seguido de pesquisa de antígenos virais por imuno-histoquímica.

## ▶ Diagnóstico diferencial

Em função da inespecificidade de sua apresentação clínica, a DC pode ser confundida com gripe, rubéola, sarampo e outras infecções virais, bacterianas e exantemáticas. Complicação grave da gravidez, a síndrome HELLP (hemólise, elevação de enzimas hepáticas e plaquetopenia) é clinicamente semelhante à dengue hemorrágica, porém com fisiopatologia diversa e abordagem terapêutica completamente diferente.

Outras doenças que se apresentam de forma similar à dengue hemorrágica são: choque endotóxico decorrente de infecção bacteriana ou meningococcemia, leptospirose, febre amarela, malária, hepatite infecciosa e outras febres hemorrágicas transmitidas por mosquitos ou carrapatos.

## ▶ Efeitos para o feto e o neonato

Embora haja evidências de passagem transplacentária do vírus da dengue, não há relato de malformações fetais associadas à infecção materna. Quando a infecção ocorre antes ou ao início da gestação, a passagem de anticorpos maternos parece ser um fator protetor para o recém-nascido, mas se este permanece nas áreas de maior endemicidade, pode haver um risco maior de desenvolver FHD ou SCD.

A situação de maior risco para o bebê é quando a mãe adquire a doença próximo ao parto, com possibilidade de transmissão vertical do vírus e o aparecimento de sinais e sintomas de dengue nas duas primeiras semanas de vida.

## ▶ Aspectos terapêuticos

O Ministério da Saúde propõe uma abordagem clinicoevolutiva para o manejo da dengue, uma vez que a classificação da OMS é retrospectiva e depende de critérios clínicos e laboratoriais que nem sempre estão disponíveis nos primeiros dias da doença.

### ▪ Definição de caso suspeito

Considera-se como caso suspeito todo paciente que apresente doença febril aguda com duração máxima de até 7 dias, acompanhada de pelo menos dois dos sintomas como cefaleia, dor retro-orbitária, mialgia, artralgia, prostração ou exantema, associados ou não à presença de hemorragias. Além desses sintomas, o paciente deve ter estado, nos últimos 15 dias, em área em que esteja ocorrendo transmissão de dengue ou tenha a presença de *Aedes aegypti*.

A anamnese e o exame físico da gestante com suspeita de dengue devem incluir:

- coexistência de doenças crônicas como diabetes melito, hipertensão arterial, doença pulmonar obstrutiva crônica, doenças hematológicas crônicas (especialmente a anemia falciforme), doença renal crônica, doença cardiovascular grave, doença cloridropéptica e doenças autoimunes
- uso de medicamentos: ácido acetilsalicílico (AAS), antiagregantes plaquetários, anticoagulantes, anti-inflamatórios, imunossupressores
- ocorrência de sinais de alerta e de choque (Tabela 85.1)
- medida da pressão arterial em duas posições (sentada/deitada e em pé)
- realização da prova do laço:
  - determinar a pressão arterial da paciente seguindo as recomendações técnicas
  - voltar a insuflar o manguito até o ponto médio entre a pressão máxima e a mínima (p. ex., pressão arterial de 120 por 80 mmHg, insuflar até 100 mmHg). O aperto do manguito não pode fazer desaparecer o pulso
  - orientar a paciente sobre o pequeno desconforto que a prova pode causar
  - após 5 min, soltar o ar do manguito e retirá-lo do braço da paciente
  - procurar por petéquias na área em que estava o manguito e abaixo da prega do cotovelo
  - escolher o local de maior concentração e marcar um quadrado de 2,5 × 2,5 cm de diâmetro
  - contar nessa área o número de petéquias
  - a prova do laço é considerada positiva se forem contadas 20 ou mais petéquias.

■ **Tabela 85.1** Sinais de alerta e de choque.

| Sinais de alerta | Sinais de choque |
| --- | --- |
| Dor abdominal intensa e contínua | Hipotensão arterial |
| Vômitos persistentes | Pressão arterial convergente (PA diferencial < 20 mmHg) |
| Hepatomegalia dolorosa | Extremidades frias |
| Desconforto respiratório | Cianose |
| Hipotensão postural e/ou lipotimia | Pulso rápido e fino |
| Hipotermia | Enchimento capilar lento (maior que 2 segundos) |
| Taquicardia (FC > 100 bpm em repouso) | |
| Hemorragias | |
| Sonolência/irritabilidade | |
| Diminuição da diurese | |
| Aumento repentino do hematócrito | |
| Queda brusca das plaquetas | |

FC = frequência cardíaca; PA = pressão arterial; mmHg = milímetros de mercúrio.

Como a gestante está entre os grupos de risco apontados pelo Ministério da Saúde, a coleta do hemograma é obrigatória para o estadiamento da doença e para ser definida a conduta terapêutica.[3]

# ▶ Manejo clínico dos casos suspeitos de dengue

## ▪ Grupo A | Baixa prioridade

Caso suspeito de dengue sem manifestações hemorrágicas espontâneas e sem sinais de alarme. O hemograma é normal e a prova do laço é negativa. O Grupo A corresponde à DC da classificação da OMS. O tratamento é ambulatorial, com hidratação oral (60 a 80 mℓ/kg/dia) e medicação sintomática. Não devem ser utilizados salicilatos, anti-inflamatórios não hormonais e corticoides.

É preciso orientar a gestante quanto aos sinais de alerta e solicitar retorno em 24 h para reavaliação.

## ▪ Grupo B | Média prioridade

Caso suspeito de dengue com manifestações hemorrágicas leves e sem sinais de alarme. A conduta clínica depende do resultado do hemograma. Quando é normal ou o hematócrito encontra-se aumentado em até 10% acima do valor basal (ou $\geq 40\%$ e $\leq 44\%$), com plaquetas acima de 100.000 células/mm$^3$ e leucócitos < 1.000 células/mm$^3$, o tratamento é ambulatorial (ver Grupo A).

Se a gestante apresenta hematócrito aumentado em mais de 10% acima do valor basal (ou > 44%) e/ou plaquetopenia < 50.000 células/mm$^3$, ela deve ser encaminhada para hidratação venosa em leito de observação sob supervisão médica por um período mínimo de 6 h, com reavaliação clínica e laboratorial (hematócrito). A hidratação parenteral deve ser infundida nas primeiras 4 a 6 h, em um volume de 20 mℓ/kg, sendo 1/3 na forma de solução salina isotônica (soro fisiológico) e 2/3 com solução glicosada a 5%.

Se houver melhora clínica e hematócrito normal após a etapa de hidratação, pode-se dar alta para tratamento ambulatorial (ver Grupo A) e solicitar retorno para reavaliação clinicolaboratorial em 24 h. Se a resposta for inadequada, deve-se repetir a conduta e solicitar internação.

## ▪ Grupo C | Alta prioridade

Caso suspeito de dengue com sinais de alarme, mas sem sinais de choque. Seu tratamento inclui sintomáticos e hidratação venosa sob supervisão médica em regime de internação hospitalar por um período mínimo de 24 h. A primeira fase da hidratação deve ser realizada em 4 h, 25 mℓ/kg, sendo um 1/3 do volume na forma de solução salina isotônica. Após as primeiras 4 h de hidratação venosa, o paciente deve ser reavaliado clinicamente e o hematócrito deve ser repetido.

Diante de melhora clínica e laboratorial, deve-se passar para a etapa seguinte, denominada etapa de manutenção, com 25 mℓ/kg, sendo 1/3 do volume na forma de solução salina isotônica, em cada uma das etapas seguintes (em 8 h e depois em 12 h).

Por outro lado, se o paciente apresentar resposta inadequada ao tratamento, deve ser abordado como paciente com sinais de choque (ver Grupo D).

## ▪ Grupo D | Urgência/emergência

Caso suspeito de dengue com sinais de choque. Deve-se iniciar hidratação intravenosa imediata (expansão com 20 mℓ/kg de soro fisiológico), com reavaliação a cada 15 a 30 min. Essa conduta pode ser repetida até 3 vezes, se necessário.

É preciso, também, solicitar hemograma e outros exames conforme necessidade (gasometria, eletrólitos, transaminases, albumina, radiografia de tórax, ultrassonografia etc.).

Se houver reversão dos sinais de choque, o paciente deve ser tratado como do Grupo C. Caso não haja melhora, é necessário encaminhar paciente para a unidade de cuidados intensivos. O uso de expansores plasmáticos, como a albumina (perda de plasma para o terceiro espaço) e hemoderivados (hemorragias e/ou coagulopatia de consumo), deve ser considerado e a acidose metabólica e os eletrólitos devem ser corrigidos quando indicado.

Não há tratamento específico para a dengue. Os medicamentos antivirais, a interferona alfa e a gamaglobulina até o momento não apresentaram resultados satisfatórios que subsidiem sua indicação terapêutica.

Até o momento, não há vacina disponível contra a dengue. As principais medidas preventivas são o uso de repelentes e o combate aos focos do mosquito transmissor.

## ► Considerações finais

- Embora o risco de aquisição da dengue não seja maior para a gestante do que para o restante da população, quando há o desenvolvimento das formas graves da doença, as complicações podem ser desastrosas tanto para a mãe quanto para o concepto
- O diagnóstico precoce da dengue pode ser dificultado não só pela inespecificidade da clínica e semelhança com outras doenças, como também pela possibilidade de confusão com alterações fisiológicas da gestação
- O tratamento baseia-se em medidas de suporte, como sintomáticos, controle cuidadoso do balanço de fluidos e eletrólitos, reposição de albumina e hemoderivados, quando necessário
- O manejo clínico adequado pode evitar a progressão para formas graves e reduzir os riscos de complicações na gestação, como o trabalho de parto prematuro, pré-eclâmpsia e eclâmpsia, assim como o óbito fetal.

## ► Referências bibliográficas

1. Ministério da Saúde (Brasil), Secretaria de Vigilância em Saúde. Dengue: decifra-me ou devoro-te [CD ROM]. 2 ed. Brasília: Ministério da Saúde, 2009.
2. Figueiredo LTM. Patogenia das infecções pelos vírus do dengue. Medicina, Ribeirão Preto. 1999; 32:15-20.
3. Ministério da Saúde (Brasil), Secretaria da Vigilância em Saúde, Departamento de Vigilância Epidemiológica. Doenças infecciosas e parasitárias: guia de bolso. 8 ed. Brasília: Ministério da Saúde, 2010.

# 86 Febre Amarela

*Raquel Keiko de Luca Ito*

## ▶ Introdução

A febre amarela é uma doença febril aguda, de curta duração (máximo 12 dias) e de gravidade variável. A forma grave caracteriza-se clinicamente por manifestações de insuficiência hepática e renal que podem levar ao óbito.

Apesar da existência de uma vacina eficaz contra a doença, a Organização Mundial da Saúde estima que cerca de 200 mil casos e 30 mil mortes pela febre amarela ocorram a cada ano no mundo e esses números têm aumentado desde a década de 1980.

No Brasil, a partir do desaparecimento da febre amarela urbana em 1942, só ocorreram casos de febre amarela silvestre. Até 1999, esses focos estavam restritos aos estados das regiões Norte, Centro-Oeste e área amazônica do estado do Maranhão. Desde então, tem-se observado uma expansão da circulação viral nos sentidos leste e sul do país.[1]

## ▶ Aspectos etiopatogênicos

O vírus da febre amarela (ou vírus amarílico) é um arbovírus RNA do gênero *Flavivirus*, da família Flaviviridae. O principal vetor da febre amarela silvestre no Brasil é o mosquito *Haemagogus janthinomys*; os primatas são os principais hospedeiros do vírus amarílico e o homem é um hospedeiro acidental. Na doença urbana, o principal vetor é o mosquito *Aedes aegypti* e o homem é o único hospedeiro com importância epidemiológica.

No homem, após ser introduzido na circulação pela picada do transmissor, o vírus atinge os linfonodos regionais em poucas horas e desaparece da circulação nas 24 h seguintes. Nos linfonodos, infectam preferencialmente células linfoides e macrófagos, realizando nesse local o ciclo replicativo. Posteriormente, com a liberação pelas células, as partículas virais são levadas pelos vasos linfáticos até a corrente sanguínea, iniciando o período de viremia, atingindo, pela via hemática, o fígado (seu principal local de ação), o baço, o coração, o cérebro e outros órgãos.

## ▶ Aspectos clínicos

Os aspectos clínicos têm as seguintes características:

- período de incubação: de 3 a 6 dias após a picada do mosquito
- período de transmissibilidade: inicia-se de 24 a 48 h antes do aparecimento dos sintomas e vai até 3 a 5 dias após o início dos sintomas, período em que o homem pode infectar os mosquitos transmissores. Esse período corresponde ao período de viremia. O mosquito, após ter sido infectado, é capaz de transmitir a doença por toda sua vida.

### ▪ Manifestações clínicas

O quadro típico tem evolução bifásica (período de infecção e de intoxicação), de início abrupto, com febre alta e pulso lento em relação à temperatura (sinal de Faget), cefaleia intensa, calafrios, náuseas, vômitos, mialgias, prostração, congestão conjuntival e fotofobia com duração de quase 3 dias. Após esse período, a doença pode evoluir para a cura ou para o agravamento do caso.

Nas formas graves, seguindo-se ao período infeccioso, há o período que se caracteriza por sensação de melhora e cura iminente, em que se observa diminuição da febre. As dores musculares diminuem e a cefaleia torna-se suportável. O período de remissão costuma durar de algumas horas até 2 dias, em geral 1 dia. Em seguida, ao contrário dos indivíduos que evoluem para cura, esses pacientes repentinamente apresentam piora do quadro.

Inicia-se, então, o período de intoxicação ou fase de localização, em que o vírus deixa de circular no sangue, sendo encontrado principalmente no fígado e no baço, mas também no coração, nos linfonodos e em outros órgãos. As náuseas intensificam-se e os vômitos agravam-se ou surgem repentinamente. Aparecem as manifestações hemorrágicas e a icterícia.

As manifestações hemorrágicas costumam ser encontradas em tegumento, gengivas e ouvido. No trato gastrintestinal, observam-se hematêmese e melena. Acompanhando ou mesmo antecedendo as hemorragias há plaquetopenia, muitas vezes tão acentuada que pode chegar a menos de 20.000/cm$^3$ de sangue. Parece que nem sempre a gravidade da hemorragia associa-se ao número de plaquetas, mas aos problemas ligados à ativação do complemento e ao consumo dos fatores de coagulação, indicando que na febre amarela há coagulação intravascular disseminada.

A icterícia (da qual resulta o nome da doença) é basicamente do tipo verdínica e se deve, sobretudo, ao aumento da fração direta. Encontram-se valores de bilirrubina acima de 10 mg% e mesmo de 20 a 30 mg%. As aminotransferases elevam-se muito, com valores que podem chegar a 5.000 U/cm$^3$ de sangue. A concentração de aspartato aminotransferases (AST) frequentemente ultrapassa a de alanino aminotransferase (ALT), presumivelmente pelo efeito citopático do vírus no miocárdio e nos músculos esqueléticos. A encefalopatia constitui sinal de mau prognóstico.

Por volta do 5º até o 7º dia do período de estado, instala-se a insuficiência renal que se manifesta inicialmente pela diminuição do volume urinário. Nessa fase, se não for vigorosamente tratada, a oligúria rapidamente evolui para anúria em decorrência da necrose tubular aguda generalizada que se instala. Os óbitos ocorrem com mais frequência nesse período.

Os sobreviventes recuperam-se lenta, mas completamente e sem sequelas. Durante a convalescência, a astenia, a indisposição e as dores musculares costumam perdurar por mais de 2 semanas. Mais raramente, ocorrem óbitos tardios por lesão cardíaca.[2,3]

## ▶ Particularidades da gravidez

À semelhança do que pode ser observado na dengue durante a gestação, o diagnóstico precoce da febre amarela em gestantes pode ser difícil pelo fato de algumas alterações fisiológicas da gravidez serem capazes de encobrir ou retardar os sintomas da doença.

Do mesmo modo, é possível afirmar que, quando há a evolução para a forma maligna, aumentam os riscos de complicações como trabalho de parto prematuro e óbito fetal.

### Diagnóstico laboratorial

O diagnóstico pode ser realizado pelo isolamento do vírus amarílico em cultura, detecção do RNA viral (PCR) e por sorologia (dosagem de anticorpos específicos do tipo IgM pelo método ELISA). Também podem ser realizados exames de imuno-histoquímica em tecidos.

### Diagnóstico diferencial

O diagnóstico das formas leve e moderada é difícil, pois pode ser confundido com outras doenças infecciosas do sistema respiratório, digestivo ou urinário. Formas graves com quadro clínico clássico ou fulminante devem ser diferenciadas de malária, leptospirose, febre macular, febre hemorrágica da dengue e dos casos fulminantes de hepatite.

### Efeitos para o feto e o neonato

Com base em alguns estudos realizados com gestantes que receberam inadvertidamente a vacina da febre amarela, parece não haver relação entre a infecção pelo vírus amarílico na gravidez e malformações fetais maiores. Foi descrito o aparecimento de IgM em um neonato cuja mãe recebeu a vacina ao final da gestação.

## ▶ Aspectos terapêuticos

Não existe um tratamento específico no combate à febre amarela. O paciente deve permanecer em repouso, com reposição de líquidos e perdas sanguíneas quando necessário. Os casos graves devem ser atendidos em unidade de terapia intensiva, de modo que as complicações sejam controladas e a chance de óbito, eliminada.

### • Vacina contra a febre amarela

É uma vacina viral atenuada originária da cepa 17D do vírus da febre amarela. O vírus vacinal é cultivado em ovos embrionados de galinha. A vacina confere imunidade em cerca de 95% dos vacinados. O início da proteção é a partir do 10º dia. O Regulamento Sanitário Internacional[4] preconiza a revacinação a cada 10 anos.

Como regra geral, nenhuma vacina viral atenuada deve ser administrada na gravidez. No caso de não haver possibilidade de adiar o deslocamento para áreas endêmicas, e considerando-se o alto risco de exposição, recomenda-se a vacinação.

Em decorrência da descrição de casos de meningoencefalite em lactentes, provavelmente causados pelo vírus vacinal transmitido pelo leite materno, o Ministério da Saúde recomenda retardar a vacinação da nutriz contra a febre amarela até a criança completar 6 meses de vida ou orientar alternativas para evitar a transmissão do vírus pelo aleitamento materno.[5]

## ▶ Considerações finais

- Embora a febre amarela no Brasil seja considerada uma doença de viajantes ou da população residente em áreas endêmicas

silvestres, é importante lembrar que, devido à facilidade de deslocamentos e à presença do *Aedes aegypti* na maioria dos municípios do país, é preciso manter-se atento à possibilidade de ressurgimento de casos de febre amarela urbana
- O diagnóstico precoce da doença na gestação pode ser dificultado pela inespecificidade dos sintomas nas formas leves e os sinais de evolução para formas graves podem ser confundidos ou retardados pelas alterações fisiológicas da gravidez
- O manejo clínico das formas graves deve ser feito em unidade de terapia intensiva, a fim de se evitarem complicações e chance de óbito para a mãe e seu concepto
- Não existe tratamento específico para o vírus amarílico. Apesar de o uso rotineiro de vacina viral atenuada ser contraindicado em gestantes, a administração da vacina contra a febre amarela deve ser considerada nas situações de alto risco, em função da gravidade e da letalidade da doença.

## ▶ Referências bibliográficas

1. Secretaria de Saúde do Estado de São Paulo, Centro de Vigilância Epidemiológica "Prof. Alexandre Vranjac" (CVE), Divisão de Imunização, Divisão de Zoonoses e de Doenças Transmitidas por Vetores. Informe técnico sobre a febre amarela [Internet]. São Paulo: Secretaria de Saúde do Estado de São Paulo, 2006. Acesso em: 2011 Set 28. Disponível em: http://www.cve.saude.sp.gov.br/htm/zoo/FA_INFORME. htm.
2. Brasil, Ministério da Saúde, Secretaria da Vigilância em Saúde, Departamento de Vigilância Epidemiológica. Doenças infecciosas e parasitárias: guia de bolso. 8 ed. Brasília: Ministério da Saúde, 2010.
3. Vasconcelos PFC. Febre amarela. Rev Soc Bras Med Trop. 2003; 36(2):275-93.
4. Suzano CE, Amaral E, Sato HK *et al.*. Campinas Group on Yellow Fever Immunization during Pregnancy. The effects of yellow fever immunization (17DD) inadvertently used in early pregnancy during a mass campaign in Brazil. Vaccine. 2006; 24(9):1421-6.
5. Traiber C, Coelho-Amaral P, Ritter VR *et al.* Infant meningoencephalitis caused by yellow fever vaccine virus transmitted via breast milk. J Pediatr. 2011; 87(3):269-72.

# 87 Málaria

*Rodrigo Medeiros de Souza | Renato Barboza | Suiane da Costa Negreiros do Valle | Cláudio Romero Farias Marinho*

## ▶ Introdução

A cada ano, cerca de 50 milhões de mulheres que vivem em zonas endêmicas para malária engravidam, aumentando o risco de sofrerem as complicações associadas às infecções por *Plasmodium* sp. Essa enfermidade é uma das principais causas de mortalidade em regiões tropicais, resultando em cerca de 10 mil mortes maternas e de 75 mil a 200 mil mortes infantis a cada ano. Além de ser uma importante causa de mortalidade materno-infantil, a malária associada à gravidez (PAM, do inglês *pregnancy-associated malaria*) ocasiona aumento do número de abortos, de nascimentos prematuros, de anemia e de retardo no desenvolvimento fetal e infantil.[1,2]

Mulheres grávidas são particularmente suscetíveis à malária e necessitam de tratamento rápido e eficaz. Infelizmente, o número de medicamentos antimaláricos que são sabidamente seguros e eficazes na gravidez é muito limitado. Protocolos quimioterápicos utilizados de modo rotineiro costumam ser vetados para gestantes em decorrência de sua toxicidade para o feto. Portanto, novos estudos são necessários para definir as melhores opções terapêuticas e novos tratamentos, especialmente nas regiões onde a resistência aos quimioterápicos tem comprometido todas as estratégias de controle da doença.

## ▶ Aspectos etiopatogênicos

No ser humano, o ciclo de vida do plasmódio inicia-se com a picada pela fêmea de um mosquito do gênero *Anopheles*. Após a inoculação, os plasmódios, que estão na fase de esporozoíto, chegam ao fígado pela corrente sanguínea, onde invadem os hepatócitos. Dentro dos hepatócitos, os esporozoítos transformam-se em esquizontes que, por sua vez, dividem-se por reprodução assexuada, gerando merozoítos. São as formas merozoíticas que invadem os eritrócitos (hemácias), multiplicando-se assexuadamente. O acúmulo de merozoítos dentro dos eritrócitos faz com que essas células se rompam, acarretando destruição maciça dessas células e liberação de toxinas e moléculas bioativas do parasito. A liberação dos parasitos e de seus produtos ativa o sistema imunológico e induz a produção de mediadores pró-inflamatórios (interleucina [IL] 6, IL-1β e fator de necrose tumoral alfa [TNF-α] e espécies reativas do oxigênio que contribuem para a patogênese da malária e são os responsáveis pelos sintomas mais comuns, como dores de cabeça, febre e calafrio. As principais características clínicas da malária, como a anemia e a febre, relacionam-se com a fase assexuada do ciclo do parasito. Além disso, a contínua destruição dos eritrócitos pode levar a quadros de anemia grave.

O motivo pelo qual as mulheres grávidas apresentam maior suscetibilidade às infecções pelos plasmódios, e especialmente por *Plas-*

*modium falciparum,* tem sido foco de intenso debate nos últimos anos. Inicialmente, foi proposto que a maior suscetibilidade seria decorrente da imunossupressão materna que, por um lado, protege o feto contra a ação do sistema imunológico, mas por outro, deixa a gestante menos resistente às infecções.

Durante a gestação, os hormônios são responsáveis pela manutenção da gravidez e pelo crescimento fetal. A influência hormonal ocorre tanto pela modulação do sistema imunológico quanto pela regulação das funções placentárias como o transporte de nutrientes e oxigênio. Estudos mostram associação entre redução dos níveis de IGF-1 (do inglês *insulin-like growth factor 1*) e a malária placentária. Da mesma maneira, mulheres primíparas infectadas com plasmódio apresentam diminuição dos níveis de leptina, hormônio relacionado com o controle do apetite, metabolismo e armazenamento de lipídios.

Experimentos *in vitro* demonstram que o cortisol, o estrógeno e a glicoproteína A são capazes de suprimir respostas imunes celulares. Essa supressão durante a gestação relaciona-se com a tolerância imunológica que possibilita a implantação do feto no útero. Em mulheres não infectadas, observa-se um claro direcionamento da resposta imunológica para um padrão Th2, associado à produção de citocinas como IL-4, IL-5 e IL-13. Esse tipo de resposta, embora aumente a suscetibilidade materna a infecções, é benéfica para manutenção do feto. No entanto, em mulheres com malária placentária, verifica-se o direcionamento da resposta imunológica para um padrão Th1 caracterizado pela produção de citocinas pró-inflamatórias como interferona gama (IFN-γ), TNF-α e IL-1β. O quadro pró-inflamatório gerado pela resposta do tipo Th1 está intimamente ligado ao aumento no número de abortos e de nascimentos prematuros.

Atualmente acredita-se que a placenta ofereça um ambiente único para o desenvolvimento de subpopulações de parasitos que se ligam aos receptores, como a condroitina sulfato A (CSA), presente em grande quantidade nesse órgão. Assim, os eritrócitos parasitados

são sequestrados e se multiplicam no ambiente placentário, evitando a sua posterior destruição pelo baço. Em infecções causadas por *P. falciparum,* essa ligação é mediada pela expressão de antígenos variáveis (VSA) na superfície dos eritrócitos infectados, como a proteína de membrana de eritrócito de *P. falciparum* (PfEMP1), variante da família de proteínas codificadas pelo gene *var2CSA.*

A adesão dos eritrócitos infectados ao sinciciotrofoblasto faz com que essas células secretem fatores quimiotáticos que promovem intenso infiltrado inflamatório no espaço intervilar, produção de citocinas pró-inflamatórias como IFN-γ, TNF-α e IL-2 e consequente inflamação placentária. Até o momento, pouco se sabe sobre o sequestro na placenta de eritrócitos infectados por *P. vivax.* Entretanto, resultados de experimentos *in vitro* demonstraram que eritrócitos infectados com essa espécie também têm a habilidade de se ligarem à CSA.

Em conjunto, os efeitos diretos (transporte de nutrientes e oxigênio) e indiretos (inflamação) do sequestro de eritrócitos na placenta têm sido descritos como as principais causas de retardo no crescimento intrauterino, de nascimento prematuro e de anemia fetal. Além disso, a malária placentária também está relacionada com o nascimento de crianças com baixo peso (< 2.500 g), importante fator de risco para mortalidade infantil. No caso da mãe, o sintoma mais comumente associado à malaria durante a gravidez é a anemia, que pode ser branda (hemoglobina < 11 g/dℓ) ou grave (hemoglobina < 7 g/dℓ), de acordo com a Organização Mundial da Saúde (OMS).

Imunidade específica contra as formas placentárias do parasito é adquirida após sucessivas gestações, podendo-se prevenir o sequestro e, dessa maneira, evitar a cascata de eventos inflamatórios que conduzem ao agravamento da doença. Paradoxalmente, mulheres que vivem em áreas de alta endemicidade, muitas vezes, apresentam poucos sintomas da doença. Em particular, os efeitos mais graves da malária são observados na primeira e na segunda gravidez, indicando a existência de um forte mecanismo de proteção associado à imunidade específica frente às formas placentárias do plasmódio, o que poderia ser reforçado pela vacinação. Nessas mulheres, o aumento dos níveis de parasitemia durante a gestação é um importante indicador de suscetibilidade.

Entretanto, as informações sobre os mecanismos responsáveis pela recrudescência da infecção durante a gravidez são de difícil acessibilidade nas populações humanas. Além disso, a malária pode ser assintomática durante a gravidez e, mesmo assim, trazer sérios prejuízos ao desenvolvimento fetal, sugerindo um complexo mecanismo de patogênese ligado à recrudescência, às lesões placentárias e, consequentemente, ao retardo no desenvolvimento intrauterino.[3]

## ▶ Aspectos clínicos

A malária é uma doença infecciosa febril aguda, caracterizada por febre alta acompanhada de calafrios, sudorese e cefaleia, que ocorrem em padrões cíclicos, dependendo da espécie de plasmódio infectante. Os ataques paroxísticos (acesso malárico) característicos da doença coincidem com a ruptura dos eritrócitos ao final da esquizogonia e apresentam três estágios principais e sucessivos: o primeiro é caracterizado por frio intenso, acompanhado de calafrios e tremores; o segundo, por calor, febre alta, face hiperêmica, taquipneia, e por fim, o terceiro estágio, em que se apresentam sudorese e apirexia, com duração total de 6 a 12 h. A periodicidade dos sintomas é dependente do tempo de duração do ciclo intraeritrocítico de cada espécie de plasmódio: 48 h para *P. falciparum, P. vivax* e *P. ovale* (malária terçã) e 72 h para *P. malariae* (malária quartã).

Outras manifestações, como náuseas, vômito, astenia, fadiga, diarreia, tosse, artralgia e dor abdominal, podem ser acompanhadas de palidez, icterícia e hepatoesplenomegalia. As formas brandas da doença normalmente são causadas por *P. vivax, P. malariae* e *P. ovale*. Nesses casos, o paciente tende a apre-

sentar febre, calafrios e sudorese em dias alternados ou a cada 3 dias. A forma clínica mais grave é causada por *P. falciparum* que até o momento é o único capaz de produzir alterações na microcirculação, citoaderência e hiperparasitemia, levando ao surgimento de uma doença mais grave e com complicações como insuficiência renal, insuficiência respiratória, hipoglicemia, coagulopatia de consumo, choque e coma. As principais manifestações clínicas e laboratoriais na malária grave e complicada por *P. falciparum* podem ser encontradas na Tabela 87.1.

Em zonas endêmicas são frequentes os casos de malária associada à gravidez que se apresentam com um amplo espectro de complicações como hipoglicemia grave, coagulação intravascular disseminada, insuficiência renal aguda e quadro cerebral, caracterizado por alterações sensoriais e convulsões. Para o binômio materno-fetal, a malária pode causar anemia materna, abortos, nascimentos prematuros ou de recém-nascido com baixo peso. Desse modo, a malária durante a gravidez deve ser considerada potencialmente grave, principalmente se a mulher for primípara e o agente etiológico for *P. falciparum* e/ou quando a mulher não tiver histórico de malária.

Embora seja mais comum a incidência de malária em primíparas, as multíparas em áreas de baixa transmissão também estão sob risco elevado de desenvolver algum tipo de complicação. A taxa de mortalidade no grupo de mulheres grávidas com malária é de 2 a 10 vezes maior que em mulheres não grávidas.

Com relação ao feto, observam-se maior risco de aborto, morte perinatal, partos prematuros, retardo do crescimento intrauterino e baixo peso ao nascimento (< 2.500 g). A malária por *P. falciparum* geralmente provoca contrações uterinas e ocasiona parto prematuro. A frequência e a intensidade dessas contrações parecem estar relacionadas com a intensidade da febre. O sofrimento fetal é comum devido à falência placentária e, muitas vezes, não é diagnosticado, resultando em mau prognóstico.

■ **Tabela 87.1** Manifestações clínicas e laboratoriais na malária grave e complicada por *P. falciparum*.

| Forma de malária grave | Manifestações clínicas | Achados em exames complementares |
|---|---|---|
| Malária cerebral | Prostração, rebaixamento do nível de consciência, convulsões múltiplas ou coma (escore < 9 na escala de coma de Glasgow) | Tomografia computadorizada de crânio normal ou com edema cerebral difuso |
| Hipoglicemia | Prostração, rebaixamento do nível de consciência, convulsões múltiplas ou coma | Glicemia < 40 mg/d$\ell$ |
| Anemia grave | Intensa palidez cutaneomucosa e astenia | Hematócrito < 21% em adultos |
| Malária pulmonar | Angústia respiratória com crepitações à ausculta pulmonar (inicialmente nas bases) | Infiltrado alveolar difuso ou imagem de condensação difusa à radiografia de tórax |
| Acidose láctica | Angústia respiratória com respiração acidótica | Acidose à gasometria arterial e hiperlactatemia |
| Malária álgida | Síndrome do choque | Pode haver hemocultura positiva para bactérias gram-negativas |
| Malária renal | Oligúria (< 400 m$\ell$) mesmo após reidratação | Creatinina sérica > 3,0 mg/m$\ell$ |
| CIVD | Sangramento de grande relevância | Plaquetopenia, prolongamento de TAP e TTPA, hipofibrinogenemia, aumento dos PDF e dímeros D |
| Colestase hepática | Icterícia | Bilirrubina sérica total > 5,0 mg/m$\ell$ |
| Febre hemoglobinúrica | Colúria intensa | Presença de hemoglobinúria maciça ao EAS |

CIVD = coagulação intravascular disseminada; TAP = tempo de atividade da protrombina; TTPA = tempo de tromboplastina parcial ativada; PDF = produtos de degradação da fibrina; EAS = exame sumário de urina.

As infecções por *P. vivax*, *P. ovale* e *P. malarie* tendem a um curso menos grave, podendo apresentar para os dois primeiros um potencial para doença latente e recrudescência. Estudos sobre os efeitos da malária por plasmódio não *falciparum* em gestantes são limitados. *P. vivax* tem sido associado a anemia materna e baixo peso ao nascer, sem aumento no risco de morte fetal, aborto ou redução na duração da gestação. Raros são os casos com edema pulmonar em malária por *P. vivax*, mas outras complicações graves não são vistas nos casos de malária por outros plasmódios que não *P. falciparum*.

## • Malária grave

Em áreas endêmicas, a prevalência de malária em gestantes, a alta parasitemia e as taxas de infecção placentária são mais elevadas em primíparas que em multíparas. Os mecanismos imunológicos para que essas evidências ocorram não estão totalmente elucidados, mas sabe-se que o nível de imunidade tem relação inversa ao grau de parasitemia e é possível que primíparas tenham um sistema imunológico com menor capacidade de conter uma infecção quando comparadas com as multíparas.

A hipoglicemia e o edema pulmonar são as duas manifestações clínicas mais comuns na malária gestacional. As mulheres grávidas são particularmente propensas à hipoglicemia, que está associada, geralmente, a outras complicações da doença, principalmente a malária cerebral. Os sintomas da hipoglicemia (glicose < 40 mg/dℓ) podem estar ausentes ou mascarados pela sintomatologia da malária. Esse sintoma também pode ser acentuado pelo tratamento com quinina. Além disso, o edema pulmonar agudo também é uma complicação que está associada a elevada mortalidade em gestantes com malária. Pode ter como origem a hiperventilação e a febre alta. As formas mais graves caracterizam-se pela síndrome da angústia respiratória do adulto, com intensa transudação alveolar e grave diminuição da pressão arterial de oxigênio.

## • Efeitos no feto

Vários efeitos adversos fetais e perinatais são causados pela malária, podendo ser mediados por mecanismos metabólicos, inflamatórios ou circulatórios. Dentre os efeitos observa-se aumento de duas a sete vezes no risco de morte fetal, aumento de quatro vezes no risco de baixo peso ao nascer, além de acidose fetal que, no caso do *P. falciparum,* é causado por hiperpirexia. O risco de parto prematuro ou restrição de crescimento intrauterino da malária não é bem elucidado, pois a maioria dos estudos que relatam baixo peso ao nascer não diferenciam as duas condições. O processo inflamatório decorrente do sequestro do parasito na placenta pode prejudicar as trocas materno-fetais, mas estudos que explorem essa situação ainda são limitados. Além disso, estudos com Doppler demonstraram que os padrões de fluxo umbilical foram consistentes com a insuficiência placentária durante uma crise de malária por *P. falciparum* em mulheres grávidas. Embora a malária em áreas endêmicas seja frequentemente citada como uma causa de aborto, não há estudos conclusivos que fundamentem tal fato.

## • Malária congênita

Acomete 0,3% das crianças de mulheres infectadas imunes e de 1 a 4% das não imunes. A maior parte dos estudos sobre a malária congênita está sob a forma de relato de caso. Em decorrência da presença da imunoglobulina G materna e da elevada proporção de hemoglobina fetal que inibem o desenvolvimento do parasito, esse quadro raramente é sintomático. Todas as quatro espécies de plasmódio podem resultar em malária congênita, mas *P. malariae,* por sua persistência, provoca um número desproporcional de casos em países não endêmicos a essa espécie. Os sinais clínicos incluem febre, irritabilidade, problemas na alimentação, anemia, icterícia e hepatoesplenomegalia.[4]

## ► Aspectos terapêuticos

A malária constitui um risco especial às mulheres durante a gravidez, sendo uma questão de saúde pública importante em muitos países tropicais. Para as mulheres com pouca ou nenhuma imunidade, há risco aumentado de ocorrência de malária grave, tanto para a mãe quanto para o feto, desde anemia materna e baixo peso ao nascer até complicações que levem à morte de ambos.

Para as mulheres sem imunidade, a profilaxia torna-se extremamente necessária, pois a malária nessa condição pode precipitar síndromes graves. Em zonas endêmicas, no entanto, a maioria das infecções pode ser assintomática, contribuindo para que os problemas na gravidez não sejam frequentemente diagnosticados ou que sejam descobertos tardiamente. Logo, medidas de controle ativas são necessárias para reduzir ou prevenir as infecções pelo plasmódio durante a gravidez, garantindo condições favoráveis para o desenvolvimento da gestação.

O principal objetivo do tratamento imediato e adequado contra o plasmódio na gestação está focado na prevenção da malária grave, na redução da mortalidade, bem como na redução da transmissão da doença. O tratamento é diretamente relacionado com o diagnóstico clínico e, principalmente, o parasitológico. Quanto mais precocemente for identificada a espécie de plasmódio, mais favorável é o prognóstico, principalmente em se tratando de *P. falciparum*. Além disso, é importante conhecer aspectos do ciclo biológico do parasito, já que existem medicamentos que agem mais especificamente em determinadas formas evolutivas do parasito e outros mais efetivos contra determinadas espécies. Deve-se levar em consideração, também, a ocorrência de resistência na área de transmissão, a gravidade do quadro clínico e a idade da paciente em função da existência de fármacos indicados para cada situação.

De modo geral, a abordagem terapêutica escolhida para o tratamento de uma paciente gestante com malária deve considerar a relação risco-benefício entre um tratamento potencialmente tóxico e uma infecção potencialmente letal.

## • Aspectos gerais do tratamento

Os princípios da conduta incluem cuidados de suporte adequado, tratamento contra o plasmódio, controle e tratamento das complicações e vigilância do bem-estar fetal. A malária grave é uma emergência médica e a demora do seu tratamento pode ser fatal. Hipertermia contínua, hipoglicemia, icterícia, vômitos intensos, convulsões e distúrbios da consciência são indicativos de mau prognóstico. O tratamento da malária grave durante a gravidez necessita de ação imediata no sentido de realizar a terapêutica adequada ou, quando isto não for possível, providenciar o encaminhamento com urgência da gestante para uma unidade de referência.

Algumas medidas devem ser adotadas no tratamento das manifestações inespecíficas da gestante com malária, o que pode contribuir em grande parte para a recuperação da paciente. O tratamento da febre com um antitérmico seguro e métodos físicos (uso de compressas de água

morna e ventilação) podem impedir os efeitos da hipertermia, que incluem confusão, convulsões, parto prematuro e acidose fetal. Para a cefaleia podem-se empregar analgésicos seguros, bem como medidas não medicamentosas que possam trazer algum alívio às pacientes, tais como o uso de bolsas de gelo. No entanto, em função das dores musculares e articulares generalizadas que podem estar associadas à cefaleia, dá-se preferência aos analgésicos.

A anemia pode se desenvolver rapidamente em pacientes não imunes, mas também é comum em gestantes imunes. Se o hematócrito estiver abaixo de 20% e a hemoglobina menor que 7 g/d$\ell$, a transfusão de concentrado de hemácias é indicada a fim de prevenir o comprometimento cardiopulmonar e problemas no desenvolvimento fetal.

A hipoglicemia pode ser resultado direto da infecção malárica ou pode ser secundária ao hiperinsulinismo quinino-induzido. A hipoglicemia é tratada com administração intravenosa "em bolo" de 25 a 50 m$\ell$ de solução de glicose a 50%, seguida por infusão contínua de solução de glicose a 5 ou 10%. Problemas circulatórios e efeitos nefrotóxicos do pigmento malárico e da hemoglobina livre podem ocasionar insuficiência renal aguda. Não havendo restabelecimento da função renal, diálise peritoneal ou hemodiálise deve ser indicada. Edema pulmonar resultante de aumento da permeabilidade capilar pode ocorrer rapidamente, de maneira que a reposição de fluidos deve ser cuidadosamente monitorada. Os corticosteroides e outros agentes antiedematosos são contraindicados no coma malárico, assim como o uso da heparina.

## • Tratamento das infecções pelo plasmódio

Os fármacos antimaláricos podem ser usados de modo profilático para evitar a malária, bem como para tratar as crises agudas. Em geral, os medicamentos utilizados podem ser classificados em termos da ação contra os diferentes estágios do ciclo biológico do parasito.

## Agentes esquizonticidas sanguíneos

Usados para tratar a forma aguda, ou seja, fármacos que produzem cura "supressiva" ou "clínica", por exemplo, quinina, mefloquina, cloroquina, artemeter e artesunato. É importante observar que os derivados de artemisina não devem ser utilizados rotineiramente no 1º trimestre da gestação pela falta de estudos clínicos que apoiem a segurança do seu uso nesse período.

## Agentes esquizonticidas teciduais

Efetuam a destruição de formas latentes do parasito no ciclo hepático (hipnozoítas) das espécies *P. vivax* e *P. ovale*, evitando recaídas tardias. Também destroem os gametócitos (formas sexuadas) e, assim, diminuem a disseminação da infecção, por exemplo, primaquina.

É importante que a dose seja ajustada ao peso da gestante para garantir boa eficácia e baixa toxicidade no tratamento antimalárico. Caso não seja possível, recomenda-se a utilização da relação peso/idade conforme indicado nas tabelas dos esquemas terapêuticos.

## Tratamento da malária não complicada

O tratamento deve ser imediato com medicamentos antimaláricos eficazes para eliminar rapidamente as formas infectantes. Quando infectadas por *P. vivax* ou *P. ovale*, as gestantes devem ser tratadas apenas com cloroquina (Tabela 87.2), tendo em vista que a primaquina é contraindicada na gestação, diante do alto risco de hemólise fetal. Quando houver um segundo episódio (recaída) de malária por *P. vivax* ou *P. ovale*, a gestante deve receber o tratamento preconizado com cloroquina (Tabela 87.2) seguido de um esquema profilático com cloroquina semanal por um período de 12 semanas, com a finalidade de prevenir novas recaídas (Tabela 87.3).

Para malária por *P. falciparum* no 1º trimestre de gravidez deve ser administrada apenas a quinina associada a clindamicina. No 2º e 3º

trimestres da gestação, a associação utilizada com segurança deve ser a de artemeter associado a lumefantrina ou artesunato associado a mefloquina (Tabelas 87.4 e 87.5); já a doxiciclina é contraindicada, enquanto a clindamicina pode ser usada de forma segura, associada a quinina. Em caso de malária grave, os derivados da artemisinina podem ser usados no 1º trimestre de gestação, caso o risco de morte da gestante seja iminente.

## Tratamento da malária grave e complicada causada por P. falciparum

Deve ser considerada como portadora de malária grave e complicada a gestante com resultado positivo para *P. falciparum* e que venha a apresentar um dos seguintes sinais e/ou sintomas: hipertermia (temperatura > 41°C), convulsão, hiperparasitemia (> 200.000/mm³), vômitos repetidos, oligúria, dispneia, anemia intensa, icterícia, hemorragias e hipotensão arterial. Para essa gestante, o tratamento deve ser realizado, de preferência, em unidade hospitalar. A principal finalidade do tratamento, nesses casos, é evitar que a paciente venha a morrer por malária causada por *P. falciparum* (Tabela 87.6) e, por isso, fármacos potentes e de rápida ação devem ser administrados (Tabela 87.7), juntamente com medidas de suporte à vida da gestante. Posteriormente, após a observação de melhora das complicações da malária grave, é preciso focalizar a prevenção de recaída, da transmissão, do aparecimento de resistência e de prevenção de morbidades.

A malária grave é uma emergência médica, por isso deve ser garantido o acesso às vias respiratórias em gestantes inconscientes e devem ser avaliados os parâmetros da respiração e circulação. Além disso, devem-se fazer os cálculos de ajuste dos antimaláricos com base no peso corpóreo da gestante. Um acesso venoso deve ser realizado para as determinações laboratoriais de glicemia, hemograma completo, parasitemia, gasometria arterial e parâmetros de função renal e hepática. Deve ser realizado um exame cliniconeurológico

■ **Tabela 87.2** Esquema terapêutico recomendado para infecções por *P. vivax* ou *P. ovale* em gestantes, com comprimidos de cloroquina de 150 mg, em dose única diária.

| Idade/peso | 1º dia | 2º dia | 3º dia |
|---|---|---|---|
| 10 a 11 anos/25 a 34 kg | 2 | 2 | 2 |
| 12 a 14 anos/35 a 49 kg | 3 | 2 | 2 |
| ≥ 15 anos/≥ 50 kg | 4 | 3 | 3 |

Observação: dar preferência ao peso para a escolha da dose e administrar os medicamentos, preferencialmente, às refeições.

■ **Tabela 87.3** Esquema terapêutico recomendado para prevenção de recaídas frequentes por *P. vivax* ou *P. ovale* em gestantes, com comprimidos de cloroquina de 150 mg semanais em 12 semanas.

| Idade/peso | Número de comprimidos por semana |
|---|---|
| 10 a 11 anos/25 a 34 kg | 1 |
| 12 a 14 anos/35 a 49 kg | 1 e ½ |
| ≥ 15 anos/≥ 50 kg | 2 |

Observação: somente utilizar este esquema caso se tenha certeza de que a paciente aderiu corretamente ao tratamento convencional; deve-se dar preferência ao peso para a escolha da dose e recomendar à paciente para não se esquecer de tomar as doses corretas.

■ **Tabela 87.4** Esquema terapêutico recomendado para infecções por *P. falciparum* em gestantes, com a combinação fixa de comprimidos de artemeter de 20 mg com comprimidos de lumefantrina de 120 mg por 3 dias.

| Idade/peso | 1º dia | | 2º dia | | 3º dia | |
|---|---|---|---|---|---|---|
| | Manhã | Noite | Manhã | Noite | Manhã | Noite |
| 10 a 14 anos/25 a 34 kg | 3 | 3 | 3 | 3 | 3 | 3 |
| ≥ 15 anos/≥ 35 kg | 4 | 4 | 4 | 4 | 4 | 4 |

Observação: no primeiro dia, a segunda dose pode ser administrada em intervalo de 8 a 12 h; deve-se dar preferência ao peso para a escolha da dose e administrar os medicamentos, preferencialmente, às refeições. Não se deve administrar durante o 1º trimestre de gravidez (use esquema da Tabela 87.6).

■ **Tabela 87.5** Esquema terapêutico recomendado para infecções por *P. falciparum* em gestantes, com a combinação fixa de comprimidos de artesunato de 100 mg com comprimidos de mefloquina de 200 mg por 3 dias.

| Idade/peso | 1º dia | 2º dia | 3º dia |
|---|---|---|---|
| 9 a 14 anos/25 a 34 kg | 1 | 1 | 1 |
| ≥ 15 anos/≥ 35 kg | 2 | 2 | 2 |

Observação: deve-se dar preferência ao peso para a escolha da dose e administrar os medicamentos, preferencialmente, às refeições. Não se deve administrar durante o 1º trimestre de gravidez (use esquema da Tabela 87.6).

■ **Tabela 87.6** Esquema terapêutico recomendado para tratamento das infecções não complicadas por *P. falciparum* no 1º trimestre de gestação, com comprimidos de quinina de 500 mg por 3 dias e comprimidos de clindamicina de 300 mg por 5 dias.

| Idade/peso | 1º, 2º e 3º dias | | 4º e 5º dias |
| | Quinina | Clindamicina | Clindamicina |
| --- | --- | --- | --- |
| 12 a 14 anos/30 a 49 kg | 1 e 1/2 (manhã) e 1 (noite) | 1/2 (6 em 6 h) | 1/2 (6 em 6 h) |
| ≥ 15 anos/≥ 50 kg | 2 (manhã) e 2 (noite) | 1 (6 em 6 h) | 1 (6 em 6 h) |

Observação: deve-se dar preferência ao peso para a escolha da dose.

■ **Tabela 87.7** Esquemas terapêuticos recomendados para o tratamento da malária grave e complicada por *P. falciparum*.

### Esquema 1

*Artesunato\**: 2,4 mg/kg (dose de ataque) IV, seguida de 1,2 mg/kg administrados após 12 e 24 h da dose de ataque. Em seguida, deve-se manter uma dose diária de 1,2 mg/kg durante 6 dias. Se a paciente estiver em condições de deglutir, a dose diária pode ser administrada em comprimidos VO

*Clindamicina:* 20 mg/kg/dia IV, diluída em solução glicosada a 5% (1,5 mℓ/kg de peso), infundida gota a gota em 1 h, dividida em 3 doses ao dia, durante 7 dias. Se a paciente estiver em condições de deglutir, a dose diária pode ser administrada em comprimidos VO, de acordo com a Tabela 87.5.
*Observação:* esquema não indicado para gestante no 1º trimestre

### Esquema 2

*Artemeter:* 3,2 mg/kg (dose de ataque) IM. Após 24 h deve-se aplicar 1,6 mg/kg/dia, durante mais 4 dias (totalizando 5 dias de tratamento). Se a paciente estiver em condições de deglutir, a dose diária pode ser administrada em comprimidos VO

*Clindamicina:* 20 mg/kg/dia IV, diluída em solução glicosada a 5% (1,5 mℓ/kg de peso), infundida gota a gota em 1 h, durante 7 dias. Se a paciente estiver em condições de deglutir, a dose diária pode ser administrada em comprimidos VO, de acordo com a Tabela 87.5
*Observação:* esquema não indicado para gestante no 1º trimestre

### Esquema 3

*Quinina:* deve-se administrar IV, na dose de 20 mg/kg de dicloridrato de quinina (dose de ataque),\*\* diluída em 10 mℓ/kg de solução glicosada a 5% (máximo de 500 mℓ de SG 5%), por infusão IV durante 4 h. Após 8 h do início da administração da dose de ataque, deve-se administrar uma dose de manutenção de quinina de 10 mg/kg, diluídos em 10 mℓ de SG 5%/kg, por infusão IV (máximo de 500 mℓ de SG 5%), durante 4 h. Essa dose de manutenção deve ser repetida a cada 8 h, contadas a partir do início da infusão anterior, até que a paciente possa deglutir; a partir desse momento, deve-se administrar comprimidos de quinina na dose de 10 mg/kg a cada 8 h, até completar um tratamento de 7 dias

*Clindamicina:* 20 mg/kg/dia IV, diluída em solução glicosada a 5% (1,5 mℓ/kg de peso), infundida gota a gota em 1 h, durante 7 dias. Se a paciente estiver em condições de deglutir, a dose diária pode ser administrada em comprimidos VO, de acordo com a Tabela 87.5
*Observação:* esquema indicado para gestantes no 1º trimestre

\* Dissolver o pó de artesunato (60 mg por ampola) em diluente próprio ou em uma solução de 0,6 mℓ de bicarbonato de sódio 5%. Essa solução deve ser diluída em 50 mℓ de SG 5% e administrada por via intravenosa, em 1 h. \*\* Outra possibilidade é administrar quinina em infusão intravenosa (ou bomba de infusão) em uma dose de ataque de 7 mg/kg durante 30 min, seguida imediatamente de 10 mg/kg diluídos em 10 mℓ/kg de solução glicosada a 5% (máximo de 500 mℓ), em infusão intravenosa durante 4 h. IV = via intravenosa; IM = via intramuscular; VO = via oral; SG = soro glicosado.

detalhado, enfatizando o estado de consciência da paciente, com o registro do escore da escala de coma. Deve-se ainda realizar análise no líquido cefalorraquidiano para excluir meningite bacteriana em pacientes inconscientes.

### Tratamento de infecções mistas

No caso de gestantes com infecção mista por *P. falciparum* e *P. vivax* (ou *P. ovale*), o tratamento baseia-se no artemeter associado a lumefantrina (Tabela 87.4) ou artesunato associado a mefloquina (Tabela 87.5) nos três primeiros dias, tendo em vista que não se pode administrar primaquina a gestantes.

## ▶ Referências bibliográficas

1. Brasil. Ministério da Saúde. Secretária de Vigilância em Saúde. Departamento de Vigilância Epidemiológica. Guia Prático de Tratamento da Malária no Brasil. Brasília: Ministério da Saúde, 2010. pp. 18-26.
2. Okoko BJ, Enwere G, Ota MO. The epidemiology and consequences of maternal malaria: a review of immunological basis. Acta Trop. 2003; 87:193-205.
3. Brabin BJ, Romagosa C, Abdelgalil S *et al.* The sick placenta-the role of malaria. Placenta. 2004; 25:359-78.
4. Umbers AJ, Aitken EH, Rogerson SJ. Malaria in pregnancy: small babies, big problem. Trends in Parasitol. 2011; 27(4):168-75.

# 88 Herpes Genital

*José Martins Siqueira*

## ▶ Introdução

O herpes simples vírus (HSV) é o responsável pelo herpes febril ou herpes genital, da família Herpesviridae, disseminado na natureza e infectando os mais diversos grupos humanos. Pertencem ao grupo dos DNA-vírus, com dois tipos antigênicos: HSV1 e HSV2. O primeiro produz lesões típicas de lábios e face, enquanto o HSV2 acomete a região genital. O tropismo viral pelo tecido nervoso (bainha de mielina dos nervos periféricos), associado ao caráter latente do processo infeccioso, torna o homem um veículo de disseminação da doença nos períodos de agudização e viremia. Por ser uma doença de veiculação sexual, acomete a faixa etária fértil, trazendo ao processo de gestação grande preocupação quanto à morbidade e à mortalidade associadas à infecção neonatal.

## ▶ Aspectos etiopatogênicos

A transmissão do herpes genital é predominante pelo contato sexual, principalmente frente à exposição direta com feridas ulceradas ou vesiculadas, não sendo possível também descartar o contágio pelo indivíduo assintomático. O período de incubação tem em média 7 dias após o contágio, podendo variar de 1 a 26 dias. A cada 100 mulheres suscetíveis, duas tornam-se portadoras da doença na gestação; na fase aguda da doença, o feto e o recém-nascido podem ser acometidos.

## ▶ Aspectos clínicos

As manifestações clínicas ocorrem na forma primária ou recorrente. Na primeira forma, após o contágio, em aproximadamente 24 h iniciam-se ardor, prurido local e dor, surgindo, na sequência, pequenas vesículas que se rompem em 4 a 5 dias, podendo ainda ser acompanhadas de febre, cefaleia e mialgias. Posteriormente, espera-se a forma recorrente de manifestação, cujos surtos são mais brandos que a primoinfecção. A doença reveste-se de peculiar preocupação durante a gestação por estar associada a abortamentos, prematuridade, restrição do crescimento fetal e infecção herpética congênita, além das possíveis malformações como coriorretinite e hidroanencefalia.[1] A transmissão vertical é influenciada por fatores que devem ser de conhecimento do obstetra, com lesões ativas na região genital, devendo ser consideradas de alta capacidade para infecção neonatal. Alguns aspectos aumentam os riscos:

- primoinfecção materna
- ruptura prematura de membranas de forma prolongada (maior que 6 h)
- propedêuticas invasivas como monitores fetais intraútero
- gravidade das lesões (lesões extensas e múltiplas).

## ▶ Aspectos terapêuticos

Durante a gestação, apesar dos estudos ainda limitados, assegura-se que o aci-

■ **Tabela 88.1** Esquemas de tratamento para herpes genital na gestação, de acordo com os Centers for Disease Control and Prevention.

| Formas primárias | Formas recorrentes |
| --- | --- |
| Aciclovir 400 mg VO 8/8 h ou 200 mg VO 5 vezes/dia, por 7 a 10 dias | Aciclovir 400 mg VO 8/8 h por 5 dias |
| Valaciclovir 1,0 g VO, 12/12 h por 7 a 10 dias | Valaciclovir 1,0 g VO, 1 vez/dia durante 5 dias |

VO = via oral.

clovir deva ser o medicamento de escolha, incluindo o 1º trimestre.[2] Os esquemas terapêuticos recomendados são apresentados na Tabela 88.1.

## ▶ Conduta obstétrica

Adotar uma política de realização de cesárea em todas as pacientes portadoras de herpes não parece reduzir os riscos de infecção neonatal. A única situação que justifica a realização sistemática de cesárea é a concomitância do parto com membranas íntegras com lesões ativas na região genital. Nas situações com ruptura de membranas há mais de 4 h e exposição da câmara âmnica, aparentemente não existem mais vantagens na cesárea visando à proteção fetal. Nos casos de ruptura prematura das membranas nos quais cabe a conduta expectante, está indicada a introdução de terapêutica materna segundo os esquemas preconizados na Tabela 88.1. Na forma recorrente da doença sem lesões ativas, a via de parto é de indicação obstétrica. Quando pertinente, a corticoterapia para aceleração da maturidade fetal não é contraindicada.

## ▶ Referências bibliográficas

1. Brown ZA, Selke S, Zeh J *et al.* The acquisition of herpes simplex virus during pregnancy. N Engl J Med. 1997; 337:509-15.
2. Centers for Disease Control and Prevention. Sexually transmitted diseases treatment guidelines. MMWR Recomm Rep. 2002; 51(RR-6):1-82.

# 89 Tuberculose

*Ligia Vilalva Figueira | Nelson Sass*

## ▶ Introdução

A tuberculose é uma doença infectocontagiosa grave que afeta todas as idades. A doença acompanha a humanidade desde os primórdios da sua existência e, atualmente, está em estado de emergência decretado pela Organização Mundial da Saúde.[1,2] Cerca de 20 a 43% da população do mundo está infectada pelo *Mycobacterium tuberculosis*. Praticamente 8,8 milhões de casos novos foram identificados em 2003 no mundo, e a cada ano 3 milhões de pessoas morrem em decorrência dessa doença, a maioria em países em desenvolvimento.

No Brasil, atualmente, notificam-se perto de 100 mil casos de tuberculose. Estima-se que cerca de 900 milhões de mulheres do mundo, em idade reprodutiva, estejam infectadas pelo bacilo e, no mínimo, 2,5 milhões delas contraiam a doença. Esses dados refletem a importância do diagnóstico e do tratamento corretos da doença.

Discute-se, desde a Antiguidade, a influência da gravidez na incidência, na evolução e no prognóstico da tuberculose. Não há, até o momento, dados científicos que comprovem ou revoguem a progressão de uma infecção assintomática para a doença ativa em função das modificações gravídicas do corpo materno. O atraso no diagnóstico e no tratamento inadequado explica as formas mais extensas e mais graves da doença. Consequentemente, pode ocorrer aumento de 4 vezes da mortalidade materna, 9 vezes de parto pré-termo, abortamento, restrição de crescimento fetal e baixo peso ao nascimento, caso não ocorra a terapêutica correta. Além disso, o estado nutricional deficiente, a anemia e a hipoproteinemia podem contribuir para a morbimortalidade materna.

As alterações mecânicas, bioquímicas e imunológicas que ocorrem na gravidez podem conduzir ao desencadeamento ou à exacerbação das patologias respiratórias. A caixa torácica apresenta um aumento de 2,0 cm no seu diâmetro transverso e sofre elevação de 4,0 cm. A circunferência torácica aumenta em até 6,0 cm. Assim, há diminuição global do volume residual pulmonar, resultando na redução da complacência total respiratória ao fim da gestação e na diminuição da capacidade residual funcional. Doenças cardíacas e respiratórias devem ser descartadas quando a dispneia é intensa ou apresenta piora progressiva. As maiores necessidades de oxigênio costumam piorar significativamente as doenças preexistentes no coração e nos pulmões.

## ▶ Aspectos etiopatogênicos

O agente causador da doença é o *Mycobacterium tuberculosis,* bacilo álcool-acidorresistente, também conhecido como bacilo de Koch. Seu reservatório principal é o homem, e a transmissão ocorre de pessoa a pessoa, pelo ar. A fala, o espirro e, principalmente, a tosse de um doente com tuberculose pulmonar bacilífera lançam no ar gotículas contendo o bacilo no seu interior. A transmissibilidade ocorre enquanto o doente estiver eliminando os bacilos, sem iniciar o tratamento. Com o início do esquema terapêutico, a transmissão é reduzida a níveis insignificantes em poucos dias ou semanas.

Após a infecção pela microbactéria, são detectadas as lesões primárias em 4 a 12 semanas, e a doença pulmonar, em torno de 12 meses após a infecção inicial. A doença desenvolve-se somente em 10% dos indivíduos infectados. A tuberculose primária ocorre durante uma primoinfecção e pode evoluir tanto a partir do foco pulmonar quanto do foco ganglionar, ou em consequência da disseminação hematogênica, o que acontece em 5% dos primoinfectados, em até 2 anos após a infecção.

A tuberculose pós-primária ocorre em indivíduos previamente imunizados, após 3 anos da primoinfecção, por reativação de um foco latente ou por reinfecção. O quadro clínico é o mesmo nos dois tipos da doença.

Nos pacientes adultos, maiores de 15 anos, a tuberculose pulmonar é a forma mais frequente, correspondendo a 80% dos casos. Em menores de 15 anos, esse percentual é de 85%, podendo localizar-se em outras partes do organismo como rins, ossos e meninges. A forma mais grave é a tuberculose miliar, de acometimento sistêmico. O desenvolvimento da doença depende basicamente da relação bacilo *versus* hospedeiro, e a lesão tecidual é decorrente da resposta imunológica do hospedeiro, por meio da inflamação e destruição tecidual. A formação do granuloma caseoso consiste na forma de conter o processo infeccioso, destruindo ou inativando os bacilos. Em alguns casos, a resposta imunológica não é suficiente e a lesão progride para a necrose caseosa. A caverna tuberculosa é constituída quando o processo se estende para a parede brônquica, possibilitando a entrada de ar na cavidade, com uma concentração de até 1 milhão de bacilos/m$\ell$.

## ▶ Aspectos clínicos

A apresentação mais comum da doença é a forma pulmonar e o quadro clínico na gravidez é semelhante ao de mulheres não gestantes. Os sinais e sintomas da infecção podem ser tosse produtiva, escarro mucopurulento, cansaço, perda de peso, anorexia e febre (que podem estar associados a sudorese noturna), mal-estar e caquexia. A doença extrapulmonar pode ocorrer também na gravidez e afetar órgãos do trato geniturinário, ossos e articulações, meninges, linfonodos, pleura e peritônio. Sua incidência está relacionada particularmente com a coinfecção pelo HIV. As principais complicações consistem em distúrbio ventilatório obstrutivo e/ou restritivo; infecções respiratórias de repetição; formação de bronquiectasias; hemoptise; atelectasia e empiema.

## ▶ Diagnóstico

O diagnóstico em gestantes é semelhante ao realizado em outros indivíduos. Devem ser considerados a história clínica e o contato prévio com pessoas infectadas. A sintomatologia é, às vezes, difícil de avaliar em decorrência de alterações fisiológicas do período gravídico. A gestação não altera a resposta da hipersensibilidade retardada à tuberculina, portanto recomenda-se a prova cutânea de tuberculina para o diagnóstico. Se positiva, a radiografia de tórax está indicada, com devida proteção abdominal. Como diagnóstico definitivo, recorre-se à prova do escarro (baciloscopia). A utilização da reação em cadeia da polimerase (PCR) pode ser útil para pacientes com escarro negativo, porém com imagem suspeita de tuberculose. No entanto, não é, no momento, uma técnica de uso rotineiro. Se a prova tuberculínica for negativa, não são necessários mais exames complementares.

### ▪ Baciloscopia direta do escarro

Possibilita a identificação do doente bacilífero. Deve ser indicada para todos os casos que apresentem sintomas respiratórios (tosse e expectoração por 3 semanas ou mais). Tem relevância para pacientes com alterações pulmonares radiográficas e contatos de tuberculose pulmonar bacilífera.

## • Exame radiológico

Auxilia no diagnóstico, sobretudo nos casos suspeitos. Em pacientes com baciloscopia positiva, tem como função principal a exclusão de outra doença pulmonar associada, além de viabilizar a avaliação da evolução radiológica daqueles que não respondem à quimioterapia.

## • Prova tuberculínica

Indicada para diagnóstico em pessoas não vacinadas com BCG ou infectadas pelo HIV. O teste positivo, isoladamente, indica apenas infecção. A interpretação do resultado depende da probabilidade de infecção latente, do risco de adoecimento por tuberculose, do tamanho do endurado e da idade

- gestantes de alto risco (infecção pelo HIV, alterações radiográficas, ou contato com doentes com tuberculose ativa): teste é positivo para PPD = 5 mm
- gestantes de baixo risco (HIV-negativas, usuárias de drogas ilícitas intravenosas, patologias crônicas, baixo nível socioeconômico): teste positivo para PPD ≥ 10 mm
- demais grupos: positivo para PPD ≥ 15 mm.

## ▶ Tratamento

As indicações e os princípios do tratamento da tuberculose em gestantes não diferem daqueles considerados para a população em geral. A terapêutica instituída precoce e eficazmente favorece o bom prognóstico da doença.

Esquema terapêutico recomendado pelo Mistério da Saúde do Brasil, em qualquer período gestacional (categoria C, segundo a Food and Drug Administration), para pacientes com peso maior que 50 kg:

- 1ª fase: 2 meses – rifampicina (600 mg/dia) + isoniazida (300 mg/dia) + pirazinamida (1.600 mg/dia)
- 2ª fase: 4 meses – rifampicina (600 mg/dia) + isoniazida (400 mg/dia).

Nos casos de resistência medicamentosa, o etambutol (15 a 25 mg/dia) deve ser adicionado ao esquema nos dois primeiros meses.

A administração de piridoxina, 25 mg/dia, é particularmente importante em razão das necessidades crescentes na gravidez e na amamentação, amenizando também os efeitos colaterais da isoniazida.

Esse esquema de tratamento não provoca trabalho de parto prematuro, abortamento, teratogenicidade ou natimortalidade. A função hepática materna deve ser monitorada mensalmente em decorrência dos efeitos colaterais das medicações.

Caso a paciente seja bacilífera no período do parto, são necessárias precauções respiratórias para aerossóis durante o parto (máscara). É controversa a necessidade de separar o recém-nascido da mãe bacilífera, exceto nos casos de bacilo multirresistente ou de falta de adesão ao tratamento.

## • Transmissão vertical

Nos casos em que o tratamento foi efetivo, a transmissão para o feto é rara. Após 2 a 3 semanas de tratamento, a mãe não é mais considerada infectada. Na suspeita de infecção congênita, cuidadosa avaliação da placenta e do bebê deve ser feita para confirmar ou excluir infecção perinatal. A transmissão geralmente ocorre por disseminação hematogênica ou via transplacentária. Sua incidência está mais relacionada com as gestantes com doença extrapulmonar.

## • Aleitamento materno

Não há contraindicações. A identificação de bacilo de Koch no leite materno é excepcional, e os medicamentos usados no tratamento são considerados seguros para o aleitamento. A paciente deve utilizar máscara enquanto estiver amamentando apenas nos casos em que for considerada bacilífera. Considera-se, após 3 semanas de tratamento efetivo, que essas pacientes não apresentam mais risco de contágio.

Recém-nascidos de mães bacilíferas ou com menos de 3 semanas de tratamento devem receber profilaxia com isoniazida 10,0 mg/kg/dia 1 vez/dia durante 3 meses, devendo realizar teste tuberculínico no 3º mês. Caso o resultado seja positivo, deve-se rastrear infecção ativa. Uma vez afastada a possibilidade de doença, deve-se manter o esquema por mais 3 meses. Caso o resultado do teste seja negativo no 3º mês, deve-se suspender a isoniazida e vacinar com BCG.

Em recém-nascidos de mães não contagiantes ou abacilíferas, recomenda-se manter a amamentação de forma normal e proceder à vacinação com BCG no nascimento. Tuberculose extrapulmonar também não contraindica o aleitamento.[3,4]

## ▶ Referências bibliográficas

1. Souza MVN. Tuberculose em gestantes: um importante problema de saúde pública mundial. Rev Bras Farm. 2006; 87(4):132-8.
2. Nhan-Chang CL, Jones TB. Tuberculosis in pregnancy. Clin Obstet Gynecol. 2010; 53(2):311-21.
3. Marques HHS. Infecção materna. In: Issler H. O aleitamento materno no contexto atual. Políticas, prática e bases científicas. São Paulo: Sarvier, 2008. pp. 465-71.
4. Ministério da Saúde do Brasil. Doenças infecciosas e parasitárias. Guia de bolso. 8 ed. revista. Brasília: Ministério da Saúde, 2010. pp. 412-28.

# 90 Infecção Puerperal

*Paula Rossa Todorovic*

## ▶ Introdução

Por definição clássica, entende-se como infecção puerperal (IP) aquela que acomete o aparelho genital, principalmente o útero e o canal de parto após o parto recente. A IP está inserida em um quadro clínico infeccioso mais abrangente chamado morbidade febril puerperal.[1,2] Como existem outras patologias que podem cursar com febre no puerpério, é importante definir o conceito de morbidade febril puerperal como sendo a ocorrência de temperatura oral de 38°C ou mais, em 2 dias consecutivos, dentro dos 10 primeiros dias pós-parto, ou 38,7°C ou mais nas primeiras 24 h pós-parto.[2] A temperatura deve ser verificada por via oral (VO) pelo menos 4 vezes/dia, segundo a técnica padrão, para não sofrer influência direta da elevação térmica das mamas, decorrente da apojadura.

A expressão "febre puerperal", assim como a morbidade febril puerperal, abrange todas as elevações térmicas do puerpério resultantes de inúmeras etiologias como a infecção do trato urinário, do aparelho respiratório, da glândula mamária, cicatriz cirúrgica, infecção puerperal e trombose venosa de membros inferiores.

Após o parto vaginal, sua incidência é de 1 a 2% e aumenta na medida em que surgem fatores predisponentes como ruptura prematura de membranas e trabalho de parto prolongado com excessiva manipulação. Nesses casos, a incidência alcança 5 a 6%. Após o parto cesáreo, a incidência é maior e pode chegar a taxas de 10% quando separados determinados grupos de risco.

## ▶ Aspectos etiopatogênicos

Entre os principais fatores de risco para a ocorrência de infecção puerperal figuram: ruptura prematura de membranas, amniocentese (principalmente múltiplas punções), trabalho de parto prolongado, número excessivo de toques vaginais, lacerações do canal de parto, cerclagem, vaginoses, más condições de assepsia no momento do parto, condições clínicas como diabetes melito, anemia e desnutrição importante, sangramento excessivo, retenção de restos placentários e manipulações inadequadas como a dequitação manual da placenta.[3]

O processo infeccioso pode iniciar-se pela via exógena, mas os germes mais frequentemente relacionados com a infecção são aqueles que colonizam a vagina e o colo uterino, que se tornam patogênicos quando associados aos fatores de risco. Destacam-se entre esses germes: *Streptococcus agalactiae, Enterococcus, Escherichia coli, Bacteroides bivius* e *Bacterioides disiens.* É preciso destacar ainda que a infecção puerperal geralmente exibe espectro polimicrobiano, sendo os germes anaeróbios os responsáveis por 80% dos casos mais graves (Tabela 90.1).

## ▶ Aspectos clínicos

O quadro clínico da infecção puerperal envolve queda do estado geral, febre, dor abdominal e secreção vaginal com odor. Ao exame físico é possível encontrar a clássica tríade de Bumm, que corresponde ao útero pouco involuído, amolecido e doloroso à palpação.

■ **Tabela 90.1** Bactérias mais encontradas na endomiometrite pós-parto.

| Bactérias | Gram-positivas | Gram-negativas |
|---|---|---|
| Aeróbias | Estreptococos (grupos A, B e D)<br>*Enterococcus*<br>*Staphylococcus* | *Escherichia coli*<br>*Enterobacter* sp.<br>*Klebsiella pneumoniae*<br>*Proteus mirabilis*<br>*Morganella morganii*<br>*Gardnerella vaginallis* |
| Anaeróbias | *Peptostreptococcus* spp.<br>*Peptococcus* spp.<br>*Clostridium* spp. | *Bacteroides bivius*<br>*Bacteroides melaninogenicus*<br>*Bacteroides disiens*<br>*Bacteroides fragilis*<br>*Bacteroides* spp. |
| Outras | *Mycoplasma hominis*<br>*Chlamydia trachomatis*<br>*Ureaplasma urealyticum* | – |

Ao toque vaginal, o colo encontra-se pérvio e doloroso à mobilização. Em algumas ocasiões pode-se encontrar loquiação purulenta. Destaque para as infecções por estreptococo beta-hemolítico do grupo A, que se caracterizam por loquiação escassa e sem odor fétido ou até mesmo por parada de sua eliminação.

Além disso, é preciso considerar que algumas pacientes dão entrada no pronto-socorro obstétrico já com quadro de choque séptico instalado, devendo-se considerar a infecção puerperal. Entretanto, alguns casos não são clinicamente tão evidentes ou dependem da extensão do processo infeccioso, que pode se apresentar como salpingite, salpingo-ooforite, parametrite, tromboflebite pélvica e infecção linfática.

### ▪ Complicações

Diante do quadro de infecção puerperal, é preciso considerar possíveis complicações como hematoma pélvico infectado, celulite pélvica difusa, peritonite, abscessos, tromboflebite pélvica séptica, embolia séptica, distúrbios hidreletrolíticos, obstrução intestinal, insuficiência renal, insuficiência hepática, insuficiência respiratória e distúrbios da coagulação. Os quadros compatíveis com choque séptico devem ser avaliados preferencialmente por equipe multiprofissional e adotadas intervenções adequadas à situação, como expansão volêmica inicial.

### ▪ Exames complementares

Os exames complementares dependem do quadro clínico apresentado pelas pacientes. Inicialmente, solicitam-se hemograma completo, ureia, creatinina, $Na^+$, $K^+$ e gasometria arterial nos casos com suspeita de sepse. Sempre que possível, solicitam-se hemocultura, urocultura e cultura de secreção vaginal e cervical para possível orientação da antibioticoterapia.

A ultrassonografia pélvica ou transvaginal revela informações como retenção de produtos da concepção, abscessos intracavitários e de parede abdominal. Exames como tomografia computadorizada e ressonância nuclear magnética são reservados para os quadros complicados e com pouca resposta ao tratamento antibiótico.

### ▶ Aspectos terapêuticos

O tratamento da infecção puerperal inicia-se com a correção dos distúrbios associados, como desidratação, distúrbios hidreletrolíticos e anemias. Preconiza-se a transfusão sanguínea nos casos de anemia grave (Hb < 8 mg/dℓ). Em casos de choque séptico é desejável manter os níveis de hemoglobina em concentrações maiores do que 9 mg/dℓ.

## • Tratamento medicamentoso

Considerando-se o caráter polimicrobiano das infecções puerperais, orienta-se cobertura antibiótica ampla contra bactérias gram-positivas, gram-negativas e anaeróbias (Tabela 90.2). O esquema clássico envolve penicilina cristalina, gentamicina e metronidazol. Alternativa razoável é a utilização de clindamicina e gentamicina. Outra combinação com o mesmo padrão de cobertura é a associação de clindamicina e ceftriaxona. Diante de pouca resposta à antibioticoterapia e/ou na possibilidade de orientar-se pelas culturas bacterianas, deve-se considerar que:

• clindamicina em associação a gentamicina não se mostra efetiva contra enterococos
• penicilina associada a aminoglicosídios (gentamicina ou amicacina) e metronidazol não é efetiva contra estafilococos produtores de penicilinase
• na suspeita de estafilococos produtores de penicilinase, deve-se utilizar oxacilina, clindamicina ou vancomicina

• nos casos de infecção de origem hospitalar, a orientação antibiótica deve seguir, ainda, a orientação das comissões de infecção hospitalar, pois diferentes floras bacterianas podem ser identificadas em determinados hospitais.

O tratamento antibiótico adequado deve levar à melhora clínica e à ausência de febre em 24 a 48 h. Sendo assim, a antibioticoterapia deve ser mantida por 10 a 14 dias. Na ausência de melhora clínica, deve-se considerar a presença de complicações, sendo prudente a avaliação colaborativa com outros profissionais, como um infectologista para nova adequação do esquema terapêutico.

## • Tratamento cirúrgico complementar

Nos casos de identificação de restos ovulares, deve-se proceder ao esvaziamento uterino, preferencialmente por aspiração manual intrauterina (AMIU) ou curetagem. A drenagem de abscessos e o desbridamento de material necrótico também se fazem necessários na maioria dos casos, mas avaliações individualizadas podem ocorrer. Por fim, é sempre prudente pensar na necessidade de histerectomia puerperal, pois a demora na tomada de decisões a esse respeito pode comprometer o

■ **Tabela 90.2** Exemplos de antibióticos com suas respectivas doses.

| Antibióticos | Doses | Intervalos | Atenção |
|---|---|---|---|
| Clindamicina | 600 mg IV ou 900 mg IV | 6/6 h 8/8 h | Toxicidade renal e hepática |
| Metronidazol | 500 mg IV | 8/8 h | – |
| Gentamicina | 180 mg IV ou 240 mg IV | 24 h | Toxicidade renal e ototoxidade |
| Amicacina | 7,5 mg/kg IV | 12/12 h | Toxicidade renal e ototoxidade |
| Ampicilina–Sulbactam | 1,5–3 mg/kg IV | 6/6 h | – |
| Ampicilina | 1 g IV | 6/6 h | – |
| Penicilina G cristalina | 4 milhões UI IV | 4/4 h | – |
| Aztreonam | 2 g IV | 8/8 h | – |
| Ceftriaxona | 1 g IV | 12/12 h | – |

IV = via intravenosa.

prognóstico da paciente. Recomenda-se, sempre que possível, que a histerectomia seja total.

A persistência de febre pode ser indicativa de tromboflebite pélvica, que, somente em alguns casos, se associa a massa palpável e dolorosa até a margem do músculo reto abdominal. Nesses casos, orienta-se o uso de heparina na dose inicial de 5.000 a 10.000, mantendo-se 1.000 UI/h em bomba de infusão. O controle é feito com a avaliação do tempo de coagulação, que deve permanecer em duas vezes e meia o normal.

## • Antibioticoterapia profilática

O uso de antibioticoprofilaxia peroperatória encontra-se entre as principais intervenções que visam à redução dos casos de infecção puerperal. Por isso, nas operações cesarianas, recomenda-se o uso de cefalosporinas de 1ª geração (cefazolina ou cefalotina) em dose única, precedendo a incisão. As doses preconizadas são 2,0 g IV, dose única, realizada de 30 a 60 min antes da incisão da pele. Não há razões para que se aguarde o clampeamento do cordão umbilical para adoção desse procedimento.

Nos casos de parto vaginal, o uso de antibióticos justifica-se quando ocorrem sangramento excessivo e lacerações extensas. Entretanto, é preciso salientar que diante de fatores de risco importantes como ruptura prematura de membranas, parto prolongado e condições clínicas associadas à imunodepressão, deve-se manter a antibioticoterapia pelo período pós-parto.[4,5]

## ▶ Referências bibliográficas

1. Souza GN, Souza E, Camano L. Infeção puerperal e choque séptico em obstetrícia. In: Moron AF. Obstetrícia. Barueri: Manole, 2011. pp. 1353-64.
2. Cunningham FG, Leveno KJ, Bloom SL *et al.* Puerperal infection. In: Cunnigham FG, Leveno KL, Bloom SL *et al.* (eds.). Williams obstetrics. 23 ed. New York: McGraw-Hill, 2010. pp. 661-73.
3. Chongsomchai C, Lumbigation P, Laspaiboon M. Prophylactic antibiotics for mamual removal of retained placenta in vaginal birth. Cochrane Database Syst Rev. 2006; 19(2):CD004904.
4. Rudge MV, Atallah NA, Peraçoli JC *et al.* Randomized controlled trial on prevention of postcesarean infection using penicillin or cephalotin in Brazil. Acta Obstet Gynecol Scand. 2006; 85;954-8.
5. Duggal N, Mercado C, Daniels K *et al.* Antibiotic prophylaxis for prevention of postpartum perineal wound complications: a randomized controlled trial. Obstet Gynecol. 2008: 111:1268-73.

# 91 Vulvovaginites

*Giuliana Nunes Petti | Nelson Sass*

## ▶ Introdução

As vulvovaginites são processos inflamatórios ou infecciosos do trato genital inferior (vulva, vagina e ectocérvice) que podem manifestar-se clinicamente por corrimento vaginal, prurido, irritação de vulva e vagina, além de disúria e dispareunia. Podem ser causadas por fungos, protozoários e bactérias. As situações mais comuns na prática clínica são a candidíase, a tricomoníase e a vaginose bacteriana. Não existem evidências consistentes para se afirmar que tais infecções possam relacionar-se com prematuridade, porém todas devem ser tratadas durante a gestação.[1]

O quadro clínico mais evidente é a queixa de corrimento vaginal associado a prurido, dispareunia ou odor desagradável na secreção vaginal, na dependência do agente etiológico. Na gestação, a queixa de corrimento é frequente em decorrência das modificações gravídicas locais que determinam aumento do conteúdo vaginal e desconforto relacionado com a sensação de umidade. Também ocorrem modificações no pH vaginal que podem favorecer a instalação de flora oportunista. Diante de queixa genérica de corrimento, impõe-se a realização de exame clínico, evitando-se tratamento desnecessário. Por outro lado, o diagnóstico precoce reduz não só a sintomatologia, mas também pode ser capaz de reduzir os riscos de cervicite e ruptura de membranas, principalmente nos casos de vaginose bacteriana.

## ▶ Candidíase vaginal

### • Considerações gerais

A candidíase é causada na maioria das vezes (90%) por *Candida albicans*, um fungo gram-positivo e saprófito, responsável por cerca de 20 a 25% dos corrimentos genitais. Não é considerada uma doença sexualmente transmissível uma vez que ocorre também em mulheres que nunca tiveram relações sexuais e pode ser encontrada na flora vaginal em cerca de 20% das mulheres sadias e assintomáticas.

Assume a forma de esporos e hifas que, quando reunidas, formam uma estrutura denominada micélio, que é o verdadeiro invasor da mucosa vaginal. Esse processo de invasão ocorre por meio da produção de proteases, que estimulam a liberação de bradicininas e prostaglandinas com consequente quadro clínico de prurido, edema e eritema.

A flora vaginal normal é rica em lactobacilos (bacilos de Döderlein), formadores de ácido láctico a partir do glicogênio, cuja produção e secreção são estimuladas pelos estrogênios. Esse mecanismo mantém a acidez vaginal adequada (pH 4,5), o que dificulta a proliferação da maioria dos patógenos. A *Candida* é exceção, pois sua proliferação só ocorre em ambiente ácido. As alterações hormonais da gravidez aumentam o risco de infecção e de recorrência da candidíase. Os principais fatores predisponentes estão na Tabela 91.1.

■ **Tabela 91.1** Fatores predisponentes para a instalação de candidíase vaginal.

| Gravidez | Uso de contraceptivo oral (com estrogênio) |
|---|---|
| Diabetes melito | Hábitos de higiene |
| Uso de antibióticos | Uso de diafragma, esponja espermicida e DIU |
| Uso de glicocorticoides e imunossupressores | Tipo de vestuário |
| Obesidade | Imunodeficiências |

DIU = dispositivo intrauterino.

### ▪ Aspectos clínicos

Dentre os sintomas, destaca-se o prurido vaginal e vulvar, podendo estar associado a ardor, disúria e dispareunia. Também se observa corrimento branco, grumoso e inodoro, com aspecto caseoso (leite talhado), às vezes aderido às paredes vaginais, além de colpite difusa.

### ▪ Diagnóstico

É fundamentalmente clínico, por meio de história e exame físico. Algumas vezes pode-se recorrer a exames subsidiários como:

- exame a fresco com solução de KOH a 10% demonstra micélios birrefringentes e/ou esporos
- cultura no meio ágar Sabouraud ou de Nickerson (realizar quando não possível o diagnóstico por exame a fresco)
- citologia cervicovaginal.

Como diagnósticos diferenciais devem ser considerados hipersensibilidade, alergias, dermatite de contato, irritação e trauma provocado por ato sexual.

### ▪ Tratamento durante a gestação

São recomendados preferencialmente derivados imidazólicos tópicos.[2] As principais alternativas são apresentadas na Tabela 91.2.

## ▶ Tricomoníase

A seguir, são apresentadas as características da tricomoníase.

### ▪ Considerações gerais

A tricomoníase é uma infecção causada por *Trichomonas vaginalis,* podendo acometer vagina, uretra, bexiga e glândulas de Bartholin. O *Trichomonas vaginalis* é um protozoário oval ou piriforme, anaeróbio e flagelado que comumente se associa ao gonococo e à flora anaeróbia. A tricomoníase é sintomática na mulher, tendo transmissão predominantemente sexual. Na gravidez parece ser relacionada com o parto prematuro e a ruptura prematura das membranas ovulares.

### ▪ Aspectos clínicos

Os sintomas exacerbam-se durante ou após a menstruação, sendo característico o corrimento volumoso, bolhoso, com coloração amarela ou amarelo-esverdeada e odor fétido acompanhado de prurido e ardor vulvar. Em geral, o pH vaginal é maior do que 4,5. Podem estar associados a dispareunia, disúria

■ **Tabela 91.2** Esquemas terapêuticos para candidíase vaginal na gestação.

| Medicamento | Concentração | Duração | Administração |
|---|---|---|---|
| Miconazol | Óvulo 100,0 mg | 7 dias | Vaginal, à noite |
| Tioconazol | Creme 6,5% ou óvulo com 300 mg | Dose única | Vaginal, à noite |
| Isoconazol | Creme vaginal 1,0% | 7 dias | Vaginal, à noite |
| Nistatina | 25.000 UI/g | 14 dias | Vaginal, à noite |

e polaciúria. Ao exame da cérvice destacam-se vários pontos hemorrágicos descritos como "colo em framboesa".

### Diagnóstico

É fundamentalmente clínico, ou seja, com base nos sintomas relatados pela paciente e pelo aspecto do conteúdo vaginal. No exame a fresco ou na citologia cervicovaginal deve ser possível identificar os protozoários flagelados.

### Tratamento

O metronidazol (classe B) pode ser considerado a melhor alternativa na gestação em vista de sua segurança. As doses de 2,0 g por via oral (VO) em dose única ou de 250 mg VO a cada 8 h por 7 dias são consideradas efetivas em todos os trimestres da gestação. O tinidazol (classe D) pode ser utilizado na dose de 250 mg VO a cada 12 h por 7 dias. Recomenda-se abstinência sexual durante tratamento, sendo necessário tratar o parceiro sexual.[3]

## ▶ Vaginose bacteriana

A seguir, são apresentadas as características da vaginose bacteriana.

### Considerações gerais

O termo vaginose bacteriana foi introduzido para descrever a síndrome clínica polimicrobiana, caracterizada pelo aumento da secreção vaginal sem sinais de inflamação clínica, notável ausência de leucócitos e substituição dos lactobacilos normais por organismos anaeróbios. Geralmente afeta mulheres na vida reprodutiva, indicando possível papel dos hormônios sexuais na sua patogênese. É igualmente encontrada em mulheres grávidas e não grávidas. Na gestação ocorre com frequência de 10 a 26%.

Há controvérsias quanto a sua definição como doença sexualmente transmissível ou não. As evidências em favor da transmissão sexual incluem transmissão de bactérias associadas durante a relação sexual, associação a número de parceiros sexuais desde o início de atividade sexual, correlação com número de parceiros 30 dias antes do exame, baixos índices em casais monogâmicos, biotipos bacterianos diferentes e ausência de detecção de bactérias em virgens. Por outro lado, como o tratamento simultâneo do parceiro não diminui a frequência das recorrências nem aumenta o intervalo entre os episódios de infecção, a vaginose bacteriana pode não ser caracterizada como doença de transmissão sexual.

A gravidez influencia o ambiente vaginal pela modificação do equilíbrio imunológico e hormonal, pelo desaparecimento do fluxo vaginal, pela alteração da secreção vaginal e pelo aumento do pH. Os agentes mais encontrados são a *Gardnerella vaginalis,* que pode estar presente em pacientes sem infecção em 40 a 50%, sendo possível identificar outras bactérias como *Peptostreptococcus, Mycoplasma hominis, Mobiluncus* e *Bacteroides fragilis.*

A sua importância na gravidez decorre de poder provocar trabalho de parto prematuro e ruptura prematura de membranas, abortamento, corioamnionite, infecção do local da episiotomia e endometrite pós-parto.[6]

### Aspectos clínicos

A vaginose bacteriana caracteriza-se por corrimento homogêneo, acinzentado, com odor de peixe podre e prurido leve ou queimação vulvar também leve. A sintomatologia pode ser exacerbada após a menstruação e relações sexuais.

### Diagnóstico

O diagnóstico baseia-se no quadro clínico ou nos critérios diagnósticos como pH vaginal maior que 4,5, teste das aminas positivo (uma gota de KOH a 10,0% na secreção aplicada em lâmina resulta na liberação de odor de peixe podre) e *clue cells* na citologia cervicovaginal.

■ **Tabela 91.3** Alternativas terapêuticas para tricomoníase e vaginose bacteriana na gestação.

| Afecção | Medicamento | Dose | Via | Duração |
|---|---|---|---|---|
| Tricomoníase | Metronidazol | 2,0 g | Oral | Dose única |
| | Metronidazol | 250 mg | Oral | 8/8 h por 7 dias |
| | Tinidazol | 250 mg | Oral | 12/12 h por 7 dias |
| Vaginose bacteriana | Metronidazol | 250 mg | Oral | 8/8 h por 7 dias |
| | Clindamicina | 300 mg | Oral | 12/12 h por 7 dias |

## ▪ Tratamento

O metronidazol é o melhor medicamento para o tratamento da vaginose bacteriana. A dose de 250 mg VO 8/8 h por 7 dias possibilita cura em cerca de 90% dos casos. Outra alternativa é o tinidazol (classe D) 250 mg VO 12/12 h por 7 dias ou a clindamicina 300 mg VO a cada 12 h por 7 dias.[4,5] A Tabela 91.3 resume as alternativas terapêuticas para essas afecções.

## ▶ Referências bibliográficas

1. Sullivan C. Smith LG. Management of vulvovaginitis in pregnancy. Clin Obstet Gynecol. 1993; 36(1):195-205.
2. Young GL, Jewell D. Topical treatment for vaginal candidiasis (thrush) in pregnancy. Cochrane Database Syst Rev. 2001; (4):CD000225.
3. Gülmezoglu AM. Interventions for trichomoniasis in pregnancy. Cochrane Database Syst Rev. 2000; (2):CD000220.
4. Biswass MK. Bacterial vaginosis. Clin Obstet Gynecol. 1993; 36(1):166-76.
5. Brocklehurst P, Hannah M, McDonald H. Interventions for treating bacterial vaginosis in pregnancy. Cochrane Database Syst Rev. 2000; (2):CD000262.
6. McDonald HM, Brocklehurst P, Gordon A. Antibiotics for treating bacterial vaginosis in pregnancy. Cochrane Database Syst Rev. 2007; (1):CD000262.

# 92 Óbito Fetal

*Maria Regina Torloni*

## ▶ Introdução

A Organização Mundial da Saúde (OMS) conceitua óbito fetal (OF) como a morte do concepto antes da sua expulsão ou extração completa do organismo materno, independentemente da duração da gestação.

O OF é classificado de acordo com a época em que ocorre em precoce (< 20ª semana, também denominado aborto), intermediário (20 a 28 semanas) ou tardio (> 28ª semana). Quando não se tem a idade gestacional, utiliza-se o ponto de corte de 500 g para separar OF precoce (aborto) dos outros tipos. Neste capítulo, serão abordados apenas os OF intermediários e tardios, ou seja, aqueles com peso ao nascer ≥ 500 g e/ou idade gestacional ≥ 20 semanas).

## ▶ Diagnóstico clínico

Ocorre o desaparecimento dos sintomas sugestivos da gestação: redução do peso materno (em decorrência da reabsorção da embebição gravídica), diminuição do ingurgitamento mamário (com possível aparecimento de leite em função da queda dos níveis de progesterona), cessação dos movimentos fetais, parada ou regressão no crescimento uterino, redução quantitativa do líquido à palpação, ausência dos batimentos cardíacos fetais à ausculta. Podem também surgir os sinais de Boero (ausculta da pulsação da aorta materna na topografia uterina) e de Negri (crepitação dos ossos do crânio fetal ao toque vaginal). A amnioscopia pode revelar líquido de coloração achocolatada.

## ▶ Diagnóstico radiológico

Existem mais de 30 sinais radiológicos sugestivos de morte fetal que perderam significância com o advento da ultrassonografia (USG). Entretanto, eles ainda podem ser úteis em algumas situações, por exemplo, quando não existe serviço de USG disponível.

A hiperflexão da coluna vertebral (sinal de Hartley, 1939) surge além do 10º dia, a superposição dos ossos cranianos (sinal de Spalding e Horner, 1922) aparece após a 1ª semana do óbito, enquanto o sinal do halo craniano (sinal de Deuel, 1947) é observado a partir de 36 h após a morte fetal. O sinal patognomônico, e também o mais precoce, é gás na circulação fetal (sinal de Robert, 1949) poucas horas após o óbito.

## ▶ Diagnóstico ultrassonográfico

A USG é o melhor método disponível na atualidade para confirmar a presença ou ausência de vitalidade fetal. Pode ser realizada por via abdominal, sendo que a oportunidade de identificação do problema proporciona tomada de decisões mais imediatas que reduzem riscos maternos. É evidente que a observação da ausência dos batimentos cardíacos define o óbito, mas outros aspectos podem ser úteis para o planejamento da assistência, tais como a apresentação fetal, o peso do feto, eventuais anomalias com aumentos de volume localizados que poderiam dificultar a parturição ou mesmo aspectos que poderiam auxiliar na definição etiológica do caso.

## ▶ Investigação etiológica

Diante de uma paciente com OF, o obstetra tem três tarefas:

- esmerar-se na investigação das causas da morte do feto
- buscar oferecer a melhor assistência possível ao parto
- minimizar o trauma psicológico da gestante e de seus familiares.

Apesar de o OF ser responsável por aproximadamente metade da mortalidade perinatal, sua etiologia permanece obscura em 25 a 35% dos casos (Figura 92.1). Dentre as causas maternas responsáveis por 5 a 10% dos óbitos fetais, destacam-se as síndromes hipertensivas, o diabetes melito, os distúrbios da tireoide, a síndrome de anticorpos antifosfolipídios e as trombofilias, as hemoglobinopatias e o uso de substâncias tóxicas para o feto (antineoplásicos, anticoagulantes orais, chumbo, mercúrio).

As anomalias cromossômicas e estruturais, assim como as infecções congênitas, figuram entre as principais causas fetais de óbito intrauterino, sendo responsáveis por aproximada-

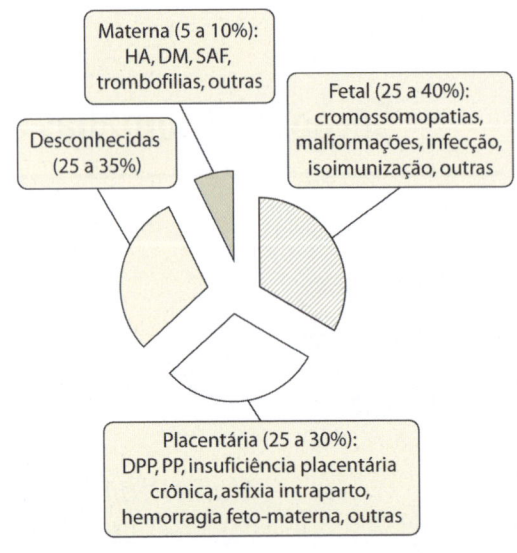

**Figura 92.1** Etiologia do óbito fetal. HA = hipertensão arterial; DM = diabetes melito; DPP = descolamento prematuro da placenta; PP = placenta prévia.

mente 25 a 40% de todas essas mortes. O descolamento prematuro da placenta assim como a placenta de inserção baixa, o prolapso de cordão e a asfixia intraparto são causas importantes de OF tardio (Tabela 92.1). Os pesos relativos de cada uma dessas quatro principais categorias etiológicas do OF variam conforme o local (países desenvolvidos × em desenvolvimento) e o tipo de protocolo de investigação utilizado para identificar a causa do OF.[1]

Na tentativa de esclarecer a etiologia do OF, o obstetra deve solicitar exames subsidiários. O painel exato de exames para os casos de OF ainda é controverso, porém aqueles apresentados na Tabela 92.1 figuram na maioria das recomendações internacionais.[2,3] O esclarecimento da etiologia do OF é importante por três motivos fundamentais:

- torna possível aconselhamento reprodutivo mais preciso quanto ao risco de recorrência em uma próxima gestação
- possibilita a realização de tratamentos ou intervenções específicas, que eventualmente podem evitar nova perda gestacional (diabetes, hipotireoidismo, síndrome de anticorpos antifosfolipídios, trombofilias)

■ **Tabela 92.1** Exames para investigação das causas do óbito fetal.

| No feto e placenta |
|---|
| Inspeção detalhada (descrever no prontuário) |
| Necropsia e anatomopatológico da placenta |
| Raios X (do corpo fetal todo) |
| Bacterioscopia e cultura (inclusive viral)* |
| Estudo citogenético/cariótipo* |
| Ressonância magnética** |

| Na mãe |
|---|
| Sorologia para STORCH |
| Hemograma completo com plaquetas |
| Glicemia, hemoglobina glicosilada, curva glicêmica |
| Tipagem sanguínea, Coombs indireto e teste de Kleihauer-Betke |
| Pesquisa de anticorpos antifosfolipídios (LAC e ACA) |
| Dosagem de TSH |
| Se anêmica ou VCM < 80: eletroforese de Hg |
| Pesquisa de trombofilia hereditária (deficiência de antitrombina III, proteína C, proteína S, resistência à proteína C ativada, hiper-homocisteinemia)† |

STORCH = sífilis, toxoplasmose, rubéola, citomegalovírus, herpes; LAC = anticoagulante lúpico; ACA = anticorpo anticardiolipina; TSH = hormônio tireoestimulante; VCM = volume corpuscular médio.
\* Pode ser realizado em líquido amniótico.
\*\* Importante se a família não autorizar necropsia.
† Importante se não existirem outras causas evidentes ou paciente/familiares tiverem história de eventos tromboembólicos.

- o esclarecimento da etiologia do OF também é fundamental no processo de elaboração do luto do casal, uma vez que dissipa fantasias, temores e culpas infundadas sobre a causa da morte fetal.

## ► Assistência ao parto de casos com óbito fetal

Feito o diagnóstico de OF, cabe decidir qual é o melhor momento e qual a melhor via de parto para a paciente. No planejamento estratégico da tomada de decisão, recomenda-se que o obstetra considere as seguintes informações:[4,5]

- etiologia do óbito
- tempo transcorrido entre a ocorrência do óbito e o diagnóstico

- distúrbios da coagulação
- antecedentes obstétricos
- condições emocionais do casal.

### • Conduta expectante no óbito fetal

A adoção da conduta expectante tem a seu favor o fato de a grande maioria (> 90%) dos casos terminarem em resolução espontânea no prazo de 4 semanas sem riscos adicionais, particularmente nos casos com antecedente de cesárea.

Em certas situações, a conduta expectante está contraindicada como na aloimunização Rh, na ruptura prematura das membranas, na corioamnionite, na coagulopatia, no descolamento prematuro da placenta e nas hemorragias.

A desvantagem da conduta expectante, além da ansiedade que gera nos familiares, é a maceração do feto, que pode dificultar a necropsia e os exames citogenéticos e laboratoriais.

A coagulopatia pode afetar 25% das gestantes com OF retido por mais de 4 semanas e 40% daquelas que prolongarem a espera além da 5ª semana, em vista da possibilidade de o feto morto liberar tromboplastina tissular em quantidade suficiente para ativar o sistema de coagulação materno, levando ao consumo desses fatores e consequente alteração da crase sanguínea. Com base nessa informação, só se justifica a solicitação de coagulograma a partir da 4ª semana da ocorrência do OF e não como exame de rotina para todas as situações.

### • Conduta ativa no óbito fetal

A conduta ativa alivia a ansiedade dos familiares, evita distúrbios de coagulação e garante material adequado para estudos anatômicos e citogenéticos de feto. Por outro lado, expõe a paciente aos riscos inerentes ao processo de indução ou da cesariana. A realização intempestiva e apressada do parto também pode ser prejudicial para a saúde mental da paciente, pois inviabiliza seu contato com a realidade da perda fetal, favorecendo o processo psicológico de negação e o surgimento do luto patológico.

Os métodos disponíveis para a indução devem ser individualizados, podendo-se utilizar laminárias, soluções hipertônicas intra- ou extra-amnióticas, balão de Foley intracervical, infusões contínuas de ocitocina e prostaglandinas e seus análogos (misoprostol).

Nos colos desfavoráveis (índice de Bishop menor que 6) em pacientes sem cicatrizes uterinas, utiliza-se a dose de 200 µg de misoprostol por via vaginal, repetindo até no máximo a cada 4 h por um período de 48 h. Nas idades gestacionais superiores a 26 semanas, a dose de misoprostol deve ser menor; recomendam-se habitualmente 50 µg intravaginais a cada 4 h.

Nos colos favoráveis, a indução com ocitocina (10 U em 500 m$\ell$ de soro) pode ser empregada, titulando-se o gotejamento até a ocorrência de contrações regulares.

A cicatriz uterina de cesárea é fator limitante na conduta ativa nos casos de OF. Nessas circunstâncias, o obstetra deve ser extremamente cuidadoso na escolha da conduta a ser tomada. Não se recomenda o uso intempestivo de misoprostol nesses casos, em função do risco de ruptura uterina, especialmente em idades gestacionais avançadas. É possível tentar melhorar as condições do colo uterino utilizando injeções intracervicais de hialuronidase, laminárias ou balão de Foley, para depois iniciar a indução cuidadosa com ocitocina, com vistas à redução dos riscos de ruptura uterina.

A cesárea, recurso terapêutico banalizado, deve ser cogitada com critério e rigor quanto aos riscos e benefícios diante de casos de OF.

Durante a assistência ao parto, a parturiente deve estar em ambiente tranquilo, de preferência em local isolado de outras parturientes, utilizando os recursos de analgesia e anestesia de maneira liberal. Deve-se evitar a episiotomia, revisar cuidadosamente a cavidade uterina e o canal do parto e utilizar uterotônicos na prevenção da hemorragia pós-parto. Nos casos de mulheres Rh-negativas não sensibilizadas, deve-se administrar imunoglobulina anti-D.

No puerpério, deve-se ter especial atenção com inibição da lactação. O manejo dessa situação deve ser feito utilizando-se método mecânico, ou seja, o enfaixamento mamário aplicado o mais precocemente possível. A utilização de fármacos para esse objetivo é justificada em caráter excepcional, em vista dos riscos colaterais que essas substâncias apresentam.

## ▪ Assistência psicológica

Dedicar suporte psicológico à gestante e a sua família é dever do obstetra. Contar também com a colaboração de outros profissionais da área da saúde mental, (psicólogos, psiquiatra), quando disponíveis, pode ser útil para acelerar a recuperação da paciente.

Durante o trabalho de parto, parto e puerpério, o médico pode autorizar a presença de um acompanhante, que pode ajudar a confortar a paciente. O obstetra deve garantir que a paciente receba analgesia ou anestesia adequada para o alívio de suas dores físicas, porém deve evitar a sedação excessiva da gestante.

O luto é um processo natural, lento e gradual, que passa por várias fases e dura em média até 2 anos. Para a elaboração fisiológica do luto, é necessário que a mulher tenha contato com a realidade da perda, sinta-se compreendida, bem atendida e bem informada.

Para confirmar a realidade da perda, deve ser oferecida à mãe a possibilidade de ver e tocar o seu natimorto na sala de parto ou depois. Ela também deve ser autorizada a participar do velório e enterro do seu bebê, assim como dar-lhe um nome, guardar fotos e pertences da criança. Além disso, deve ser autorizada e incentivada a falar sobre sua perda nos retornos, se assim desejar.

Em vez de prescrever calmantes e sedativos para pacientes internadas com diagnóstico de OF, a atitude terapêutica mais recomendada é deixar a paciente expressar os seus sentimentos e estar disponível para responder suas dúvidas e perguntas, repetindo as mesmas informações sempre que necessário. A paciência, a empatia e a compreensão do obstetra desde a notícia do OF até a alta da paciente são elementos que favorecem a boa relação médico-paciente e o luto fisiológico do casal.

## • Retorno pós-parto

Após a alta, recomenda-se marcar um retorno dentro de 1 semana para avaliação física da paciente, rever os resultados dos exames solicitados, avaliar o estado emocional do casal e, eventualmente, encaminhar o casal para especialistas, incluindo geneticistas, reumatologistas e profissionais de saúde mental.

O planejamento de uma próxima gestação depende do desejo do casal e do esclarecimento da etiologia do OF. Uma nova gestação imediatamente após uma perda fetal deve ser desencorajada, pois o manejo inadequado das condições emocionais, ou seja, uma nova gestação em um momento em que ainda não ocorreu a superação da perda anterior, pode elevar os riscos de distúrbios mentais que exigirão tratamento psiquiátrico prolongado, como o luto patológico.

## ▶ Considerações finais

- Avaliar peso e/ou idade gestacional para classificar o tipo de OF (precoce intermediário ou tardio)

- Apesar de todas as investigações, aproximadamente um terço dos casos de OF são de causa desconhecida
- Na atualidade, o melhor método para o diagnóstico de OF é a USG obstétrica
- A investigação da sistemática e minuciosa da etiologia do OF é importante por motivos médicos e psicológicos
- A escolha da conduta (expectante ou ativa) deve ser cuidadosa
- Uma boa assistência ao parto e puerpério é fundamental para a recuperação física e psicológica da paciente.

## ▶ Referências bibliográficas

1. Vergani P, Cozzolino S, Pozzi E *et al.* Identifying the causes of stillbirth: a comparison of four classification systems. Am J Obstet Gynecol. 2008; 199(3):319-4.
2. Silver RM, Varner MW, Reddy U *et al.* Work-up of stillbirth: a review of the evidence. Am J Obstet Gynecol. 2007; 196(5):433-44.
3. ACOG Committee Opinion No. 383: Evaluation of stillbirths and neonatal deaths. Obstet Gynecol. 2007; 110(4):963-6.
4. ACOG Practice Bulletin No. 102: Management of stillbirth. Obstet Gynecol. 2009; 113(3):748-61.
5. Silver RM, Heuser CC. Stillbirth workup and delivery management. Clin Obstet Gynecol. 2010; 53(3):681-90.

# 93 Restrição do Crescimento Fetal

Ana Carolina Rabachini Caetano |
Luciano Marcondes Machado Nardozza

## ▶ Conceito

As definições de restrição de crescimento fetal (RCF) divergem na literatura. Idealmente, essa restrição é conceituada como processo capaz de modificar o potencial de crescimento do produto conceptual, de modo a restringir o desenvolvimento intrauterino. Esse conceito é mais abrangente do que o clássico, que caracteriza como portador de RCF todo concepto cujo peso, considerado em determinada comunidade, esteja abaixo do 10º percentil do adequado à própria idade gestacional.

Na prática clínica, a RCF é definida pelo percentil do peso em relação à idade gestacional. A Organização Mundial da Saúde (OMS) define a RCF quando o feto está abaixo do percentil 3. Já para o American College of Obstetricians and Gynecologists (ACOG), a RCF é definida quando o feto está abaixo do percentil 10 para a curva de peso para a idade gestacional e está frequentemente associado à insuficiência placentária,[1] sendo esta a classificação mais utilizada.

## ▶ Etiologia

A etiologia da RCF é multifatorial, podendo ser didaticamente subdividida em causas fetais, maternas e decorrentes da insuficiência vascular uteroplacentária, não sendo incomum a sobreposição dos fatores etiológicos.

### ▪ Fatores fetais

Os fatores fetais são caracterizados por: alterações cromossômicas; síndromes gênicas; infecções intrauterinas; gestações múltiplas; erros inatos do metabolismo.

### ▪ Fatores maternos

Os fatores maternos são definidos por: patologias clínicas, como os estados hipertensivos da gravidez e outras doenças como diabetes melito insulinodependente com vasculopatia, cardiopatias cianóticas, pneumopatias restritivas e doenças autoimunes;[2] transtornos de nutrição; uso de substâncias, destacando-se o tabagismo; e por outros fatores, como constitucionais, étnicos, estresse, depressão.

### ▪ Fatores placentários

A interação entre as circulações materna e fetal na placenta é fundamental para a adequada troca de nutrientes e oxigênio. A placentação inadequada, ou seja, a ausência de destruição da porção musculoelástica das artérias espiraladas na migração trofoblástica, origina um território com alta resistência ao fluxo sanguíneo. Ocorre, assim, diminuição da nutrição do espaço interviloso, e possibilidade de maior ação de elementos vasoconstritores, já que a inervação não foi afetada.[3] Essa menor perfusão uteroplacentária associada à doença vascular materna é responsável por cerca de

30% dos casos de RCF, sendo a causa mais comum em fetos não anômalos.

# ▶ Classificação

A RCF é classificada em três tipos:

- tipo I: simétrico ou harmônico, definido por redução do potencial intrínseco de crescimento fetal. Há dois subtipos:
  - conceptos normais pequenos: com redução do crescimento e trofismo normal. Esses neonatos são absolutamente normais, também conhecidos como "pequenos constitucionais"
  - conceptos com anormalidades congênitas
- tipo II: alteração linear do crescimento, de início tardio, em geral assimétrico e desarmônico. A RCF assimétrica teria como principal fator etiológico a insuficiência placentária
- tipo III: é uma associação entre os mecanismos anteriores (tipos I e II). A alteração ocorreria no 2º trimestre, portanto na fase de hiperplasia e hipertrofia.

# ▶ Diagnóstico

O diagnóstico é realizado por dados clínicos e propedêutica subsidiária. Inicialmente, a determinação da idade gestacional torna-se imperiosa para que a suspeita e a confirmação de RCF possa ser realizada.

## ▪ Aspecto clínico

Entre os dados clínicos, destaca-se a anamnese pré-natal cuidadosa para identificação de fatores de risco para RCF, como intercorrências maternas. No exame físico, a mensuração cuidadosa e seriada da altura uterina e inadequado ganho ponderal materno podem contribuir para o rastreamento da RCF. A palpação obstétrica também se constitui como subsídio clínico na avaliação subjetiva do tamanho fetal e do volume de líquido amniótico. No entanto,

a sensibilidade e a especificidade dos dados clínicos para o diagnóstico da RCF são baixas (50%), além de serem tardias.

## ▪ Ultrassonografia

Na suspeita de RCF, a ultrassonografia (US) deve ser usada para confirmar ou excluir o diagnóstico. A estimativa de peso fetal pela US é o melhor teste para rastrear e diagnosticar RCF, além de fornecer dados para pesquisa da etiologia.

As estimativas de peso fetal que utilizam na equação as medidas de circunferência abdominal (CA), circunferência cefálica (CC), diâmetro biparietal e medida do fêmur apresentam a melhor acurácia.[4] As relações biométricas também são importantes para o diagnóstico da RCF.

Além disso, a identificação de aceleração da maturidade placentária, ou seja, a instalação de graus de maturação definidos por Grannum antes do tempo normal, muitas vezes associada à redução de líquido amniótico, é um sinal de alerta que merece seguimento diferenciado.

## ▪ Dopplervelocimetria

Outro método de fundamental importância no diagnóstico e no manejo da RCF é a dopplervelocimetria. Avaliando a circulação materna (artérias uterinas), fetoplacentária (artérias umbilicais) e fetal (artéria cerebral média, aorta abdominal, renais, ducto venoso, seio transverso), o Doppler disponibiliza, de modo não invasivo, uma possibilidade única de identificação da insuficiência placentária (importante causa de RCF) e de avaliação das alterações hemodinâmicas fetais que ocorrem em resposta à deficiência de oxigênio.

### Dopplervelocimetria das artérias uterinas

A dopplervelocimetria das artérias uterinas tem papel fundamental no diagnóstico da placentação anormal. Geralmente é realizada no 2º trimestre e é capaz de identificar gestações sob risco de insuficiência placentária e pré-eclâmpsia, patologias que frequentemente vêm acompanhadas de RCF, em função do aumento da resistência com ou sem a presença de incisura protodiastólica (*notch*).[5]

### Dopplervelocimetria arterial

Consiste na avaliação, principalmente, das artérias umbilical e cerebral média, porém também possibilita a análise do território da aorta, das suprarrenais, esplênicas e coronárias, entre outras. A avaliação da artéria umbilical reflete a resistência vascular placentária e está fortemente correlacionada com a insuficiência placentária. Em condições normais, a resistência da artéria umbilical diminui progressivamente durante a gestação; já na insuficiência placentária ocorre o inverso.[5]

Segundo Carrera,[6] é possível definir de maneira bastante clara quatro períodos de resposta do feto frente à hipoxia, em que o feto com RCF pode estar envolvido: período silencioso de aumento das resistências, redução do fluxo umbilical, centralização de fluxo e descentralização de fluxo.

Durante o período silencioso, apesar da má implantação placentária, o perfil hemodinâmico fetal encontra se normal, mesmo com obliteração de até 50% dos vasos placentários funcionantes, sem que isso se reflita em um aumento do índice de pulsatilidade das artérias umbilicais. A redução do fluxo placentário, habitualmente, é o primeiro sinal hemodinâmico observável da existência de lesão placentária e comprometimento da microcirculação vilositária. A lesão placentária obedece, portanto, a uma diminuição da perfusão da artéria umbilical.

O ducto venoso (DV) tem importante papel em retardar o processo de centralização hemodinâmica fetal, desviando uma quantidade importante de sangue do fígado fetal até o coração, garantindo mais sangue ao cérebro e ao coração.

A centralização hemodinâmica fetal é o próximo passo na deterioração fetal em resposta à insuficiência placentária. Existe, portanto, vasodilatação seletiva para preservação de órgãos nobres (cérebro, coração e glându-las suprarrenais) e vasoconstrição de outros órgãos (rins, pulmões, intestino, pele e esqueleto) nesses fetos com hipoxemia.[5]

O desaparecimento do componente diastólico da dopplervelocimetria das artérias umbilicais coincide com alterações do equilíbrio acidobásico.[7]

### Dopplervelocimetria venosa

O território venoso fornece informações sobre a resposta cardiovascular do feto, em especial o DV.[5] Os fetos em regime de hipoxia e com perfil hemodinâmico alterado (centralização hemodinâmica) têm alterações progressivas no fluxo do território venoso. Existe um aumento do fluxo reverso na veia cava inferior de até 30% do fluxo total, que em condições normais alcança somente 10%.[7]

O DV pode ter a sua onda de fluxo modificada com a onda A, onda correspondente à contração atrial, tornando-se reversa, e a veia umbilical pode apresentar pulsações em seu fluxograma.

## ▪ Mecanismos adaptativos cardíacos

O efeito protetor cerebral da centralização do fluxo na vigência de insuficiência placentária foi exaustivamente estudado nos últimos anos. Diversamente, são mais escassas as pesquisas que buscam elucidar os mecanismos adaptativos cardíacos fetais frente à hipoxia e suas possíveis consequências imediatas e tardias.[8]

O coração é um órgão central no processo adaptativo, sendo relatado aumento de peptídio natriurético atrial e alterações ecocardiográficas em recém-nascidos pequenos para a idade gestacional. As alterações cardíacas são precoces nesses fetos, incluindo alterações na fração de ejeção e no índice de desempenho miocárdico, muitas vezes precedendo o processo de centralização de fluxo.

A isquemia determina necrose celular e liberação de proteínas contidas no aparelho contrátil da musculatura estriada miocárdica, que podem ser dosadas em nível sanguíneo. Dentre essas proteínas figura o complexo das troponinas, principalmente a troponina I cardíaca, por sua grande especificidade tecidual e alta sensibilidade, capaz de diagnosticar lesões microscópicas.

## ▶ Conduta

Não existe, na atualidade, intervenção terapêutica efetiva capaz de reverter nem ao menos interromper o curso progressivo da insuficiência placentária.

Aperfeiçoar a assistência e decidir o momento apropriado do parto é complexo, pois exige o confronto entre os riscos inerentes à prematuridade e os decorrentes da acidemia com a permanência intrauterina, que podem chegar à morte e à lesão de múltiplos órgãos.[5] No presente, essa decisão fundamenta-se na idade gestacional, na etiologia do retardo de crescimento, no grau de comprometimento da vitalidade fetal e no nível de experiência e recursos tecnológicos disponíveis na instituição de tratamento que, preferencialmente, deve ser de porte terciário.

Medidas gerais como limitação da atividade física diária e repouso em decúbito lateral esquerdo, embora amplamente recomendadas, não dispõem de evidências científicas demonstrando seus benefícios.[9] Deve-se prevenir ou tratar possíveis fatores de risco envolvidos na etiologia da RCF, dispensando-se atenção especial ao tabagismo.

Atualmente, há consenso de que o momento do diagnóstico de diástole zero ou centralização de fluxo não necessariamente coincide com o da interrupção da gravidez, mas que há necessidade de seguimento intensivo dessas gestações, objetivando que a interrupção ocorra no melhor momento possível.

Deve-se considerar, ainda, a possibilidade de utilização da corticoterapia antenatal com os objetivos de acelerar a maturidade pulmonar e reduzir o risco de hemorragias intracranianas.

A via de parturição depende da intensidade de acometimento do concepto e das condições clínicas e obstétricas maternas. Elege-se o parto vaginal nas malformações incompatíveis com a vida. Os demais casos devem ser individualizados, pois o feto com RCF é mais suscetível a mudanças bruscas de fluxo uteroplacentário, com maior risco de hipoxia, acidose, mecônio e óbito intraparto.

## ▶ Referências bibliográficas

1. ACOG. Intrauterine growth restriction. Obstet Gynecol. 2000; 95 (1):1-12.
2. Infant-Rivard C, Rivard GE, Yotov WV *et al.* Absence of association of thrombophilia polymorfhisms with intrauterine growth restriction. N Engl J Med. 2002; 347:19-25.
3. Robertson WB, Brosens I, Pijnenborg R *et al.* The making of placental bed. Eur J Obstet Gynecol Reprod Biol. 1984; 18(5-6):255-66.
4. Vintzileos AM, Campbell WA, Rodis JF *et al.* Fetal weight estimation formulas with head, abdominal, femur, and thigh circumference measurements. Am J Obstet Gynecol. 1987; 157:410-4.
5. Botosis D, Vrachnis N, Christodoulakos G. Doppler assessment of the intrauterine growth-restricted fetus. Ann N Y Acad Sci. 2006; 1092:297-303.
6. Carrera JM. Estudio hemodinâmico del deterioro fetal en el crecimiento intrauterino retardado. In: Carrera JM (ed.). Crecimiento fetal normal y patológico. Barcelona: Masson, 1997. pp. 389-99.
7. Bilardo CM, Nicolaides KH, Campbell S. Doppler measurements of fetal and uteroplacental circulations: relationship with umbilical venous blood gases measured at cordocentesis. Am J Obstet Gynecol. 1990; 162(1):155-8.
8. Bahtiyar MO, Copel JA. Cardiac changes in the intrauterine growth-restricted fetus. Semin Perinatol. 2008; 32:190-3.
9. Ferrazzi E, Bozzo M, Rigano S *et al.* Temporal sequence of abnormal Doppler changes in the peripheral and central circulatory systems of the severely growth restricted fetus. Ultrasound Obstet Gynecol. 2002; 19(2):140-6.

# 94 Anencefalia

*Wagner Jou Hisaba | Fernanda Borges Hisaba*

## ▶ Introdução

A anencefalia faz parte de um grupo de malformações denominado defeitos do tubo neural (DTN), que também inclui a espinha bífida e a encefalocele. Essas malformações apresentam muitas características em comum em sua embriologia, etiologia e epidemiologia. Do mesmo modo, a prevenção pelo uso de ácido fólico também é um ponto em comum a essas malformações. A anencefalia apresenta frequência de 1 para cada mil nascidos vivos e representa, juntamente com as alterações congênitas do coração, uma das malformações mais prevalentes na população mundial.

A anencefalia mostra evolução letal em todos os casos, geralmente nas primeiras 24 h de vida extrauterina, mas há raros casos descritos com sobrevida por mais de 1 semana. A suspeita diagnóstica pode ser realizada a partir da 12ª semana, pela identificação de sinais indiretos; a confirmação da ausência da calota craniana à ultrassonografia pode ser identificada já com 15 semanas. Em 40 a 50% dos casos, ocorre polidrâmnio a partir da 24ª semana por dificuldade de deglutição fetal, pela diminuição dos níveis de hormônio antidiurético (em virtude da ausência ou do desenvolvimento rudimentar da hipófise fetal) e pelo transudato que resulta da exposição das meninges e do tecido neural rudimentar. A taxa de recorrência gira em torno de 4 a 6% e pode se manifestar em gestação subsequente na forma de qualquer defeito de fechamento do tubo neural.

## ▶ Aspectos etiopatogênicos

Os aspectos etiopatogênicos podem ser relacionados com a embriologia e com a etiologia, como mostrado a seguir.

### ▸ Embriologia

O sistema nervoso tem origem a partir da placa neural que dá origem ao tubo neural. Esse processo ocorre no início da 4ª semana (22 a 23 dias) e é denominado neurulação. Inicialmente, a notocorda induz o ectoderma sobrejacente a se diferenciar na placa neural. Surge o sulco neural ao longo do eixo mediano do embrião e, posteriormente, surgem as pregas neurais que aparecem nas bordas desse sulco, convergindo e fundindo-se no plano mediano para formar o tubo neural (Figura 94.1). O fechamento de sua extremidade superior, também denominada neuróporo cranial, ocorre por volta do 25º dia e o fechamento da parte caudal ocorre 2 dias mais tarde. A falha do fechamento do neuróporo cranial está relacionada com a anencefalia e a falha do fechamento do neuróporo caudal está associada ao aparecimento de espinha bífida aberta (mielomeningocele, meningocele e raquisquise).[1]

Atualmente, é aceita a hipótese dos múltiplos locais de fechamento do tubo neural.[2] Há cinco locais que se fecham concomitantemente ao longo do tubo neural e a falha de seu fechamento determina o tipo de malformação (Figura 94.2):

- ponto 1: ocorre na região cervical do embrião e o fechamento progride bidirecionalmente para as partes rostral e caudal. A falha de fechamento leva a mielomeningocele torácica e lombar (Figura 94.3)

- ponto 2: inicia-se na região cefálica e progride até encontrar-se com o ponto de fechamento 3. Em sua direção caudal progride sobre o mesencéfalo para terminar na parte superior do rombencéfalo. Nessa região há a ocorrência da anencefalia na alteração de seu fechamento (Figura 94.4)
- ponto 3: É unidirecional, iniciando-se no estomodeu; sua progressão é caudal (face-crânio) até encontrar-se com o segmento descendente do ponto de fechamento 2. Há o aparecimento das encefaloceles frontais na falha de oclusão desses locais
- ponto 4: inicia-se na parte caudal do rombencéfalo e é unidirecional, no sentido rostral, até encontrar-se com a porção caudal do ponto 2 e é responsável pelas encefaloceles occipitais
- ponto 5: inicia-se na parte mais caudal do tubo neural e progride no sentido rostral até encontrar-se com a parte final do segmento caudal do ponto 1, podendo levar às mielomeningoceles sacrais ou lombares baixas.

No centro do tubo neural forma-se uma estrutura tubular denominada canal neural que dá origem ao sistema ventricular cerebral e ao canal central da medula espinal.

## ▪ Etiologia

O risco de recorrência é de 4 a 6% para qualquer defeito aberto de tubo neural. Algumas famílias têm mostrado um padrão de herança ligado ao cromossomo X ou de caráter autossômico recessivo. Ácido valproico, antagonistas do ácido fólico, diabetes materno, hipertemia e deficiência do ácido fólico estão associados ao aumento do risco de defeitos abertos do tubo neural. Os DTN apresentam etiologia multifatorial. Fatores genéticos relacionados com o metabolismo do ácido fólico e da homocisteína interagem com a falta ou deficiência da ingestão de folatos no período periconcepcional. Para a adequada concentração no interior das hemácias, deve-se ingerir o ácido fólico por pelo menos 2 meses de modo diário. Desse modo, para a prevenção dos DTN, as pacientes devem iniciar o uso do ácido fólico suplementar 2 meses antes da concepção.

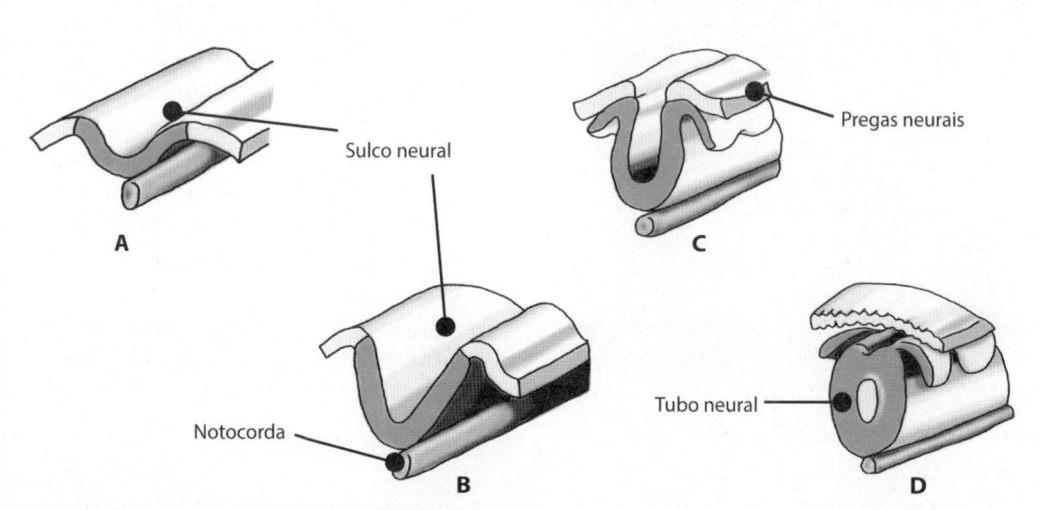

**Figura 94.1** Formação do tubo neural. Formação do sulco neural com espessamento do ectoderma ao longo da notocorda (**A**). O sulco torna-se mais profundo (**B**) e surgem as pregas neurais (**C**) que se fundem e formam o tubo neural (**D**).

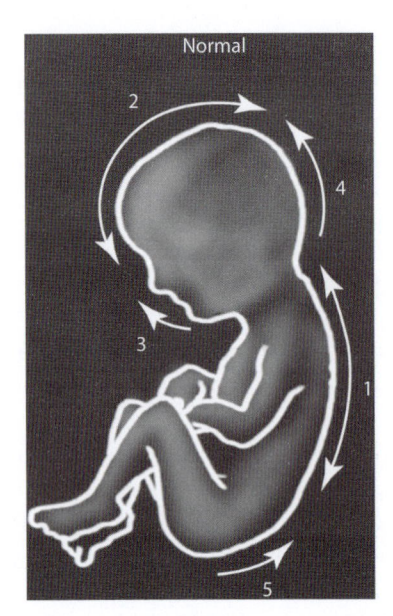

**Figura 94.2** Locais de fechamento normal do tubo neural. O ponto 1 envolve a formação da coluna torácica e lombar alta. O ponto 2 forma a parte craniana superior. O ponto 3 forma a parte anterior e frontal do crânio. O ponto 4 é responsável pela formação do occipício e parte da coluna cervical e o ponto 5 forma a coluna lombar baixa e sacral.

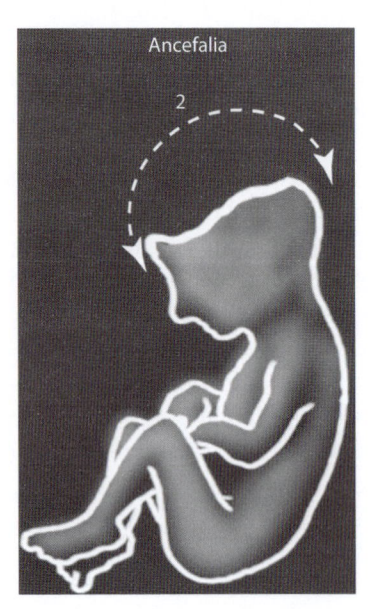

**Figura 94.4** Anencefalia. Defeito de fechamento no ponto 2 que envolve a parte craniana superior.

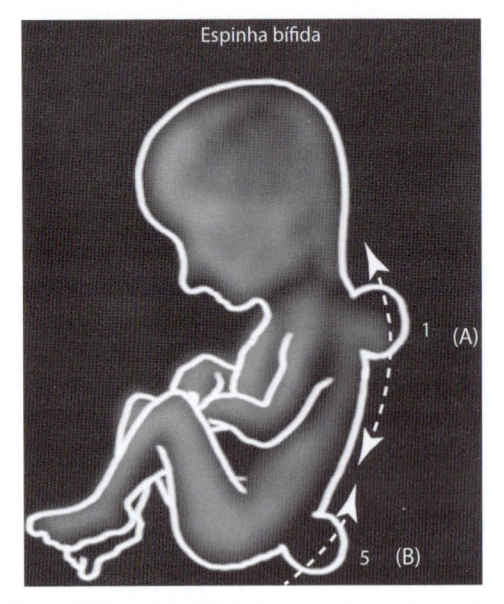

**Figura 94.3** Espinha bífida (com meningocele ou mielomeningocele). Defeitos de fechamento do ponto 1, gerando anomalia na coluna torácica ou lombar alta (**A**). Em **B**, o defeito ocorre no ponto 5, gerando abertura na coluna lombar baixa ou sacral.

Concentrações aumentadas de homocisteína no plasma materno e no líquido amniótico foram encontradas em pacientes portadoras de fetos com DTN. Da mesma maneira, também foi observado aumento da concentração sérica de homocisteína em fetos com DTN, sugerindo uma possível ação direta nas alterações da formação embrionária.

Variações ou mutações em alguns genes que regulam a atividade enzimática e o transporte do complexo metabólico folato-homocisteína foram associadas aos DTN. Vários são os polimorfismos dos genes envolvidos no metabolismo da homocisteína, com destaque inicial para a variação do gene C677T – MTHFR, que regula a enzima metilenotetraidrofolato redutase, acarretando um risco de 1,6 a 2,0 para o desenvolvimento de DTN em mulheres portadoras da variante do C677T – MTHFR.

## ▶ Diagnóstico

A suspeita ultrassonográfica da anencefalia pode ser levantada entre 11 e 14 semanas de gestação, por meio da visualização dos hemisférios cerebrais flutuando no líquido amniótico, dando a impressão de duas protuberâncias na parte superior do crânio, sem a identificação da calota craniana (sinal do "Mickey Mouse"). Com o passar da gestação, o tecido cerebral rudimentar sofre um processo de corrosão com destruição total ou quase total da massa encefálica. Com mais de 15 semanas, o quadro de anencefalia é bem caracterizado, com a identificação apenas das órbitas, sem a visualização dos ossos frontais, parietais, temporais e occipitais nos cortes axial, coronal e sagital.[3] Não há caracterização de massa encefálica nem da calota craniana (Figura 94.5).

A dosagem de alfafetoproteína no sangue materno caiu em desuso para o rastreamento dos defeitos do tubo neural, pois é dosada a partir da 16ª semana e a ultrassonografia apresenta sensibilidade de 100% para o diagnóstico da anencefalia já com 15 semanas de gestação.

## ▶ Diagnósticos diferenciais

A anencefalia tem como diagnósticos diferenciais:

- síndrome da banda amniótica: nesse caso, a formação das bridas amnióticas leva à amputação do crânio fetal, havendo evolução para anencefalia, porém com etiologia, epidemiologia e recorrência diversas daquelas descritas para DTN
- encefalocele: as encefaloceles com saída de grande parte do tecido cerebral podem confundir o diagnóstico. Nesses casos, observa-se presença da maior parte dos ossos do crânio, sendo a lesão coberta por meninge e pele no caso da encefalocele.

## ▶ Conduta na gestação e no parto

O diagnóstico da anencefalia pode ser realizado já na 15ª semana pela ultrassonografia. Quando ocorrem outras alterações, tais como malformações cardíacas, hérnia diafragmática, onfalocele e defeitos do sistema urinário, é importante a realização do cariótipo fetal para exclusão de aneuploidias, em especial a trissomia do cromossomo 18.

Como complicação pré-natal, o polidrâmnio pode ocorrer em 40% das gestações, podendo ocasionar distensão uterina, com possibilidade de descolamento prematuro da placenta após a ruptura das membranas em virtude da rápida descompressão uterina. A distensão miometrial importante pode desencadear hipotonia uterina com consequente hemorragia puerperal. Desse modo, as consultas pré-natais são importantes para acompanhar a altura uterina e evitar as complicações decorrentes da distensão uterina.

O quadro de polidrâmnio acentuado também pode cursar com desconforto respiratório materno, devendo ser controlado pelo uso de anti-inflamatórios não hormonais, com destaque para indometacina por via retal (para manter o controle da função renal materna), ou por amniodrenagens de repetição guiadas por ultrassonografia e realizadas por profissional habilitado, atentando-se para a retirada lenta e não excessiva de líquido amniótico (não exceder o volume de 2 $\ell$), a fim de evitar o descolamento prematuro da placenta anteriormente descrito como complicação do quadro.

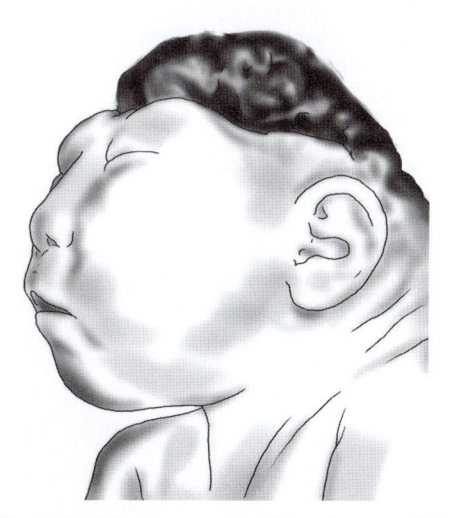

**Figura 94.5** Imagem característica do anencéfalo.

A lesão da hipófise fetal leva à diminuição da produção de hormônio adrenocorticotrófico (ACTH), com redução dos níveis de cortisol endógeno fetal, que pode estar relacionado com o determinismo do parto. Desse modo, não é raro que os fetos ultrapassem 42 semanas de gestação. É importante salientar que o crescimento fetal ocorre normalmente se não houver insuficiência placentária, de maneira que há o risco de distocia do bisacromial, dificultando-se extração fetal pela ausência de polo cefálico.[4,5]

Não há leis que autorizem a interrupção da gestação no Brasil para qualquer tipo de malformação congênita. A interrupção da gestação para fetos com anencefalia por meio jurídico é possível em decorrência de precedentes judiciais manifestados por alvarás já conferidos no Brasil, considerando-se a inviabilidade do feto e, ainda, o risco que a evolução dessas gestações proporciona ao bem-estar materno (ver Capítulo 102, *Tratamento Cirúrgico do Abortamento*).

## ► Considerações finais | Prevenção dos defeitos do tubo neural

- A dose recomendada para prevenção dos defeitos do tubo neural foi amplamente estudada, sendo recomendado, para as pacientes de baixo risco (sem antecedentes de DTN em gestação anterior), a dose de 0,4 a 0,8 mg/dia e, para aquelas com antecedente em sua prole ou fatores maiores de risco, como o uso de anticonvulsivantes, a dose de 4 mg/dia, com diminuição de 70 a 80% em sua recorrência[6]
- Alguns países realizam o enriquecimento de alguns alimentos industrializados com ácido fólico. Em 1998, a Food and Drug Administration (FDA) determinou o enriquecimento de cereais manufaturados (farinha, arroz, pães, macarrão e outros) com ácido fólico na concentração de 0,14 mg/100 g do produto. No Canadá, é utilizada a concentração de 0,15 mg/100 g e no Chile, 0,22 mg/100 g de farinha
- No Brasil, pela RCD nº 344 da Anvisa, a partir de junho de 2004, foi regulamentada a adição de 0,15 mg/100 g de farinha de trigo e milho. Sem dúvida, os programas de enriquecimento das farinhas de trigo e milho e de outros produtos industrializados representam um importante caminho para a prevenção das malformações congênitas, lembrando, entretanto, que a cocção inativa cerca de 50% do ácido fólico dos alimentos. Desse modo, as orientações de suplementação com dietas ricas em folatos e o uso de preparados farmacêuticos são importantes na dieta diária.

## ► Referências bibliográficas

1. Moore KL, Persaud TVN. Embriologia Básica. 7 ed. Rio de Janeiro: Saunders, 2008. pp. 259-83.
2. van Allen MI. Multisite neural tube closure in humans. Birth Defects Orig Artic Ser. 1996; 30:203-35.
3. Monteagudo A, Timor-Tritsch IE. Fetal neurosonography of congenital brain anomalies. In: Ultrasonography of the prenatal and neonatal brain. USA: Appleton & Lange, 1996. pp. 147-220.
4. The infant with anencephaly. The Medical Task Force on Anencephaly. N Engl J Med. 1990; 82:669-74.
5. Melnick M, Myrianthopoulos NC. Studies in neural tube defects. II. Pathologic findings in a prospectively collected series of anencephalic. Am Med Genet. 1987; 26:797-810.
6. MRC Vitamin Stud Research Group. Prevention of neural tube defects: results of the medical research council vitamin study. Lancet. 1991; 338:131-7.

# 95 Hidrocefalia Fetal

*Wagner Jou Hisaba | Fernanda Borges Hisaba*

## ▶ Introdução

A hidrocefalia é a alteração estrutural mais frequente observada no cérebro fetal e ocorre em 0,3 a 1,5 por mil nascidos vivos. Apresenta etiologias variadas e seu prognóstico está relacionado com as suas causas e com outras malformações dentro do sistema nervoso central e em outros sistemas. Utiliza-se o termo *ventriculomegalia* para caracterizar o aumento dos ventrículos laterais independente do nível de pressão intracraniana. O termo *hidrocefalia* é utilizado nos casos em que há aumento das dimensões dos ventrículos laterais acompanhado pelo aumento da pressão liquórica.

Em casos de agenesia do corpo caloso como única alteração cerebral, é observado o deslocamento do 3º ventrículo para a parte superior do cérebro, com aumento dos ventrículos laterais, mas não há aumento da pressão liquórica (esse quadro também é chamado colpocefalia). Quando há obstrução de drenagem liquórica (p. ex., nos casos de estenose de aqueduto cerebral), ocorre aumento progressivo do volume ventricular com consequente aumento da pressão intracraniana e macrocrania e, nesse caso, é caracterizada a hidrocefalia.[1]

## ▶ Aspectos etiopatogênicos

Para o bom entendimento das anormalidades que resultam no acúmulo do líquido cefalorraquidiano, é necessário entender como se processa sua circulação normal.

## • Circulação do liquor

O principal local de produção do líquido cefalorraquidiano (LCR, líquor) é o plexo coroide, encontrado nos ventrículos laterais, 3º e 4º ventrículos, produzindo cerca de 75% de seu volume. O endotélio dos capilares intracranianos produz o restante do liquor. Sua absorção ocorre nas granulações aracnóideas localizadas ao longo do seio sagital superior. O liquor flui a partir dos ventrículos laterais e comunica-se com o 3º ventrículo por meio dos forames de Monro.

Na sequência, o líquido sai do 3º para o 4º ventrículo pelo aqueduto de Sylvius. O LCR deixa o 4º ventrículo pelos forames de Lushcka (laterais) e Magendie (mediano), passa pelas cisternas basais, sobe para o seio sagital superior e desce em direção do espaço espinal (Figuras 95.1 e 95.2). A absorção ocorre nas granulações aracnóideas ao longo do seio sagital.[1]

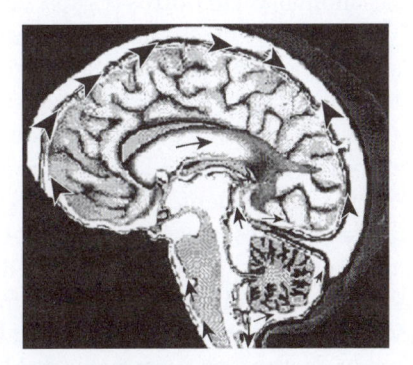

**Figura 95.1** Sistema ventricular. O liquor é produzido pelos plexos coroides nos ventrículos laterais, que é dividido em corno anterior, corpo, átrio, corno posterior e corno inferior. O líquido segue para o 3º ventrículo e depois passa pelo aqueduto de Sylvius para chegar ao 4º ventrículo. O liquor banha as cisternas e é reabsorvido pelas granulações aracnóideas no espaço subaracnóideo.

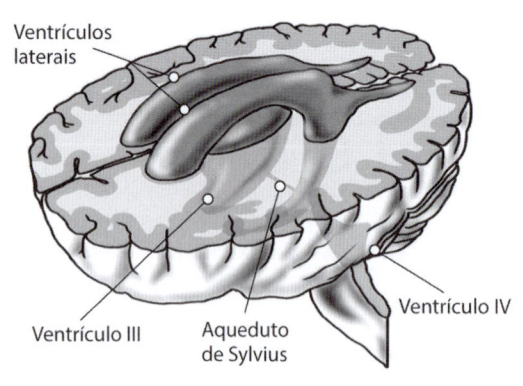

**Figura 95.2** Detalhes espaciais da circulação do liquor, destacando os ventrículos e forames.

## • Etiologia

As causas da hidrocefalia fetal são múltiplas e podem ser intrínsecas ao sistema ventricular em função dos processos obstrutivos como a estenose de aqueduto de Sylvius ou podem ser secundárias a outras malformações congênitas, como a espinha bífida aberta, ou, ainda, ser decorrentes de outros agentes como trauma, processos hemorrágicos, infecções ou tumores. A dilatação do sistema ventricular é encontrada em várias síndromes gênicas e a hidrocefalia isolada é rara. Em mais de 35% dos casos há outras alterações do sistema nervoso central, e em mais de 60% dos casos há outras anomalias em outros órgãos.

Nos processos de circulação anormal do liquor, ocorre diminuição de sua absorção ou obstrução à sua passagem dentro do sistema ventricular. É possível, desse modo, observar alterações da absorção do LCR no seio sagital superior (extremamente raro em fetos e está relacionado com os processos inflamatórios da meninge) ou obstrução em algum ponto da drenagem liquórica: forames de Luschka, forame de Magendie, aqueduto de Sylvius (local mais frequente de obstrução) e forames de Monro.

Como agentes etiológicos associados à obstrução liquórica figuram: agentes genéticos, cromossômicos e infecciosos, hemorragia cerebral, tumores cerebrais e malformações do sistema nervoso central:

- genéticos: ligada ao cromossomo X, no qual há uma mutação no gene L1-CAM, localizado no cromossomo Xq28 e que ocorre em cerca de 25% dos indivíduos do sexo masculino com hidrocefalia
- cromossômicos: observados em 10 a 20% dos casos
- infecciosos: os principais agentes envolvidos são o *Toxoplasma gondii*, o citomegalovírus, os vírus da rubéola, coxsackie B, parvovírus e adenovírus
- hemorragia cerebral com obstrução do sistema ventricular
- tumores cerebrais
- malformações do sistema nervoso central: há os casos de espinha bífida aberta (ver Capítulo 96, *Espinha Bífida*), nos quais o deslocamento do tronco cerebral e cerebelo alteram a drenagem pelos forames de Lushcka e Magendie. A obstrução do aqueduto de Sylvius pode ocorrer nos casos do complexo de Dandy-Walker (caracterizados pelo aparecimento de um cisto em fossa posterior, com hipoplasia ou agenesia do verme cerebelar e comunicação da cisterna magna com o 4º ventrículo) em função do deslocamento da tenda cerebelar. Nos casos de encefalocele, a tração das estruturas encefálicas pode determinar importante distorção dos ventrículos e sua drenagem.[2]

A hidrocefalia pode ser classificada em:

- comunicante: nesse tipo de hidrocefalia, os forames do sistema ventricular e aqueduto de Sylvius estão abertos e há alteração de drenagem ao longo do seio sagital (meningites e hemorragias) ou por obstrução das cisternas subaracnóideas que circundam o tronco cerebral como ocorre nos casos de espinha bífida
- não comunicante: há obstrução no sistema ventricular. Como exemplo característico podem-se citar as obstruções ou estenoses de aqueduto de Sylvius e as obstruções em nível de forames de Monro.

Outra classificação baseia-se no agente etiológico essencial:

- primária: hidrocefalia comunicante, estenose de aqueduto, atresia dos forames. As causas estão ligadas a um processo de formação e canalização do sistema ventricular ou a um processo de absorção do LCR
- disgenética: espinha bífida, encefalocele, Dandy-Walker, cistos cerebrais. Há malformação cerebral responsável pela alteração da drenagem do LCR
- secundária: tumores cerebrais, hemorragia, infecção congênita, trauma. São fatores externos e não ligados a malformação própria do sistema nervoso.

Cerca de 30% dos casos são primários; 55% são de causa disgenética e os demais são de causas secundárias. Essa classificação etiológica também ajuda na orientação quanto ao prognóstico cognitivo. O quociente de inteligência observado é de 75 (variação de 20 a 132) nos casos de hidrocefalia primária, 52 (variação de 20 a 120) nos casos disgenéticos e 26 (variação de 5 a 70) nos secundários.

Obviamente há variações de inteligência dentro de cada um desses três grupos. Assim, há um prognóstico intelectual mais reservado na hidrocefalia primária ligada ao cromossomo X, no qual é observada alteração virtualmente em todos os casos. No complexo Dandy-Walker, o prognóstico está associado às alterações do verme cerebelar e ao grau da hidrocefalia. A avaliação cuidadosa do período pré e pós-natal é fundamental para a orientação aos pais quanto ao prognóstico da criança.[3]

## ▶ Aspectos clínicos | Diagnóstico

O diagnóstico pode ser realizado pela ultrassonografia a partir da 16ª semana de gestação por meio da avaliação dos ventrículos laterais. É medido o átrio ventricular (Figura 95.3), obtido a partir de um corte axial do crânio fetal. Nesse plano, o átrio deve ser medido no nível do *glomus* do plexo coroide e apresenta valor médio de 7,6 mm (variação de 0,6 mm)

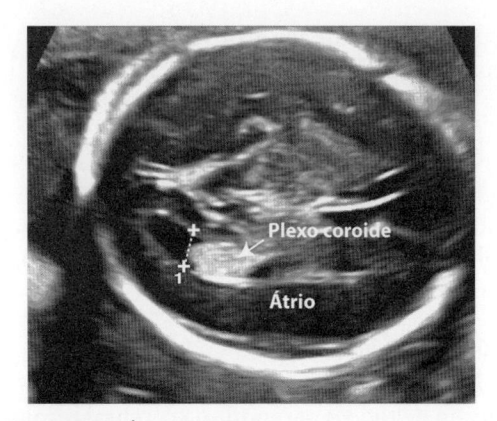

**Figura 95.3** Átrio de aspecto normal (estrutura entre *calipers*). Em seu interior nota-se uma estrutura ecogênica que corresponde ao plexo coroide (*seta*).

e medidas acima de 10 mm caracterizam a ventriculomegalia (Figura 95.3).

Essa forma de avaliação do ventrículo tem a vantagem de ser facilmente reprodutível, com baixas taxas de falso-positivos e independe da idade gestacional. O plexo coroide normalmente aparece próximo à parede medial ou interna do átrio. Nas hidrocefalias, observa-se seu distanciamento da parte interna levando ao aspecto de gota pendente (Figura 95.4).

A ressonância magnética nuclear fetal pode auxiliar na caracterização do sistema nervoso central. Deve-se proceder à avaliação morfológica fetal e à ecocardiografia, procurando-se evidenciar alterações em outros órgãos ou sistemas fetais. O cariótipo fetal pode ser obtido por meio de amniocentese ou cordocentese,

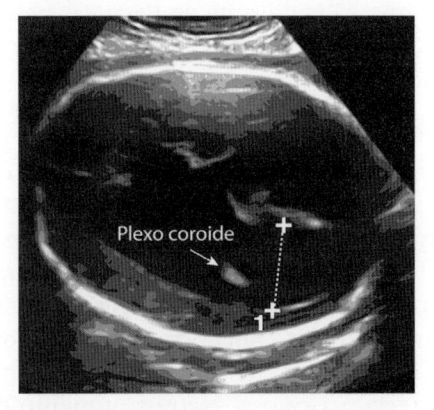

**Figura 95.4** Dilatação importante dos ventrículos laterais. Os *calipers* delimitam o átrio. Plexo coroide (*seta*) aparece longe da parede medial.

sendo importante fator prognóstico no caso das hidrocefalias.

## • Diagnóstico diferencial

Como diagnóstico diferencial da hidrocefalia, devem ser consideradas hidranencefalia, holoprosencefalia e agenesia de corpo caloso, como descrita a seguir.

### Hidranencefalia

Nesse tipo de alteração congênita, há a destruição de todo o parênquima cerebral resultante de obstrução vascular em nível de carótidas, permanecendo intactos o tronco cerebral e as estruturas posteriores (cerebelo e cisterna magna). O perímetro cefálico geralmente está abaixo do limite inferior da normalidade em decorrência da destruição cortical e apresenta prognóstico reservado.

### Holoprosencefalia

Ocorre uma alteração na divisão cerebral com fusão dos tálamos e fusão completa dos ventrículos laterais na sua porção anterior (holoprosencefalia alobar) ou separação incompleta dos ventrículos laterais (forma semilobar e lobar). Geralmente há alterações faciais de linha média (cicloplia, hipotelorismo, probóscide ou narina rudimentar que se projeta acima da órbita, narina única e fenda lábio-palatina). Em cerca de 50% dos casos há associação com a trissomia do cromossomo 13 (síndrome de Patau) e, nesses casos, há malformações múltiplas, com prognóstico fechado.

### Agenesia de corpo caloso

Há o aparecimento da colpocefalia ou dilatação da parte posterior dos ventrículos laterais (átrios e corno posterior), mas mantendo dimensões normais dos cornos anteriores e do 3º ventrículo. Na avaliação ultrassonográfica com cortes sagitais é possível observar a ausência do corpo caloso e da artéria pericalosa. Não há aumento da pressão intracraniana nesses casos e, na ausência de outras malformações, não há

alterações neuromotoras, o nível de cognição é normal e alguns casos são associados a convulsões.

## ▶ Acompanhamento pré-natal

As pacientes devem ser avaliadas a cada 1 ou 2 semanas para verificar o grau e a possível expansão da dilatação ventricular. O parto pode ser antecipado quando houver aumento importante do perímetro cefálico para evitar dificuldades na extração do crânio fetal.

Em função das associações a outras alterações, devem ser sugeridos ao casal:

- cariótipo fetal por amniocentese ou cordocentese
- ecocardiografia fetal
- ressonância magnética fetal. A ressonância magnética nas malformações do sistema nervoso central pode acrescentar informações para melhor compreensão do caso
- sorologias para citomegalovírus, rubéola, toxoplasmose, adenovírus.

Raramente há associação a polidrâmnio. Quando há essa alteração, deve-se levantar a hipótese de atresia esofágica. Quando o estômago é visualizado, deve-se considerar atresia do esôfago com fístula traqueoesofágica, mais frequente no coto distal. Outras anomalias associadas podem cursar com polidrâmnio, como a hérnia diafragmática (comum em trissomias do cromossomo 18) e os defeitos de fechamento do tubo neural, como a raquisquise.

Em casos bem avaliados e quando há hidrocefalia isolada como malformação fetal, é possível a colocação de um *shunt* ventriculoamniótico, procurando diminuir a pressão intracraniana geralmente elevada e, assim, possibilitar o melhor desenvolvimento do córtex cerebral. Por meio de um trocarte inserido no útero materno, é colocado um cateter que comunica o ventrículo lateral à cavidade amniótica, promovendo a descompressão do cérebro fetal. Este é um procedimento realizado em poucos centros com resultados pouco animadores. Com o desenvolvimento da ultrassonografia e a introdução da ressonância magnética, são excluídos casos como a holoprosencefalia e a hidranencefalia, que já apresentam prognóstico reservado e não são beneficiados com esse procedimento. Após um seguimento a longo prazo, com a seleção dos casos, observou-se quociente de inteligência acima de 70 em 76% dos fetos submetidos à derivação. Há risco de ruptura de membranas em cerca de 5% dos casos e saída do cateter de sua posição em 10%.[4]

## ▶ Parto

Nos casos com átrio menor que 12 mm, é possível o parto normal. Em casos em que há aumento muito importante dos ventrículos laterais com macrocrania, a realização do parto pré-termo deve ser considerada para evitar trauma materno-fetal.

É proposto o parto normal em casos de malformações múltiplas com mau prognóstico, principalmente se houver associação a alterações cromossômicas. Nos casos de macrocrania com diâmetro biparietal acima de 100 mm, pode ser necessária a cefalocentese. Esse procedimento pode ser efetuado por via vaginal quando a paciente está na fase ativa de trabalho de parto e cervicodilatação com mais de 7 cm (suficiente para, ao toque, identificar a fontanela), com uso de agulha de raquianestesia 18 a 20 gauge.

Nos fetos em apresentação pélvica e em pacientes sem dilatação cervical, a cefalocentese pode ser realizada por via abdominal guiada pela ultrassonografia, utilizando a agulha de raquianestesia 20 gauge. A punção é realizada na região entre os ossos parietal e occipital com retirada de 100 a 300 m$\ell$. A necessidade de retirada de mais líquido depende do diâmetro biparietal final.

Nos casos com prognóstico favorável, o parto cesáreo mostra benefício no resultado perinatal (em especial na prevenção da hemorragia intracraniana) quando há estenose de aqueduto com aumento do perímetro cefálico e sem outras malformações sistêmicas importantes.

## ▶ Considerações finais

- A hidrocefalia deve ser vista como um quadro complexo, em que, na maioria dos casos, há associação de malformações de outros órgãos. É importante o aconselhamento genético para elucidar problemas semelhantes, principalmente na hidrocefalia ligada ao cromossomo X
- Uma avaliação ultrassonográfica adequada deve ser realizada para evidenciar outras alterações dentro e fora do sistema nervoso central. O cariótipo fetal é um exame importante, assim como a ecocardiografia fetal. A ressonância magnética é um exame útil para a complementação do exame ultrassonográfico
- O prognóstico cognitivo é variável e depende das alterações associadas no sistema nervoso central e do grau de dilatação ventricular. Geralmente os quadros de obstrução do aqueduto de Sylvius não ligado ao cromossomo X e sem etiologia infecciosa têm prognóstico melhor. Do mesmo modo, há bom prognóstico em casos de mielomeningocele
- A via de parto obedece à conduta obstétrica com ressalva aos casos de mielomeningocele, nos quais as condições devem ser individualizadas, procurando proteger a lesão dos traumas mecânicos do canal de parto. A macrocrania é um importante dado para definição da idade gestacional, da realização do parto e sua via.[5,6]

## ▶ Referências bibliográficas

1. Kirkinen P, Serlo W, Jouppila P *et al*. Long-term outcome of fetal hydrocephaly. J Child Neurol. 1996; 11:189-92.
2. Cinalli G, Spennato P, Nastro A *et al*. Hydrocephalus in aqueductal stenosis. Childs Nerv Syst. 2011; 27:1621-42.

3. Oi S. Diagnosis, outcome, and management of fetal abnormalities: fetal hydrocephalus. Childs Nerv Syst. 2003; 19:508-16.

4. Cavalheiro S, Moron AF, Almodin CG *et al.* Fetal hydrocephalus. Childs Nerv Syst. 2011; 27:1575-83.

5. McCurdy CM Jr, Seeds JW. Route of delivery of infants with congenital anomalies. Clin Perinatol. 1993; 20:81-106.

6. Laye MR, Moore BC, Kosek MA *et al.* Fetal macrocrania: diagnosis, delivery and outcomes. J Perinatol. 2009; 29:201-4.

# 96 Espinha Bífida

*Wagner Jou Hisaba | Fernanda Borges Hisaba*

## ▶ Introdução

A espinha bífida faz parte de um grupo de malformações denominado defeitos do tubo neural (DTN), que também inclui a anencefalia e a encefalocele. Essas malformações apresentam muitas características em comum na sua embriologia, na etiologia e na prevenção já citadas no Capítulo 94, *Anencefalia*.[1] Apresenta frequência de 1 para cada mil nascidos vivos e, após os programas de enriquecimento dos alimentos com ácido fólico e orientação nutricional periconcepcional, tem-se observado diminuição de sua incidência na população mundial. Ao contrário da anencefalia, que apresenta caráter letal em todos os casos, a espinha bífida aberta apresenta sobrevida de 80% dos casos até 1 ano de idade e sobrevida de 45% em pacientes com mais de 30 anos.

A espinha bífida poder ser classificada em:

- espinha bífida fechada: há falha de fechamento da coluna em sua porção posterior, mas não há exteriorização das meninges ou do conteúdo medular, sendo recoberto por pele; nesse caso não há repercussão neurológica e em alguns casos pode ocorrer instabilidade vesical
- espinha bífida aberta (EBA): há falha de fechamento da coluna sem a formação do seu arco posterior, mas com saída da meninge (quadro denominado meningocele) ou saída da meninge com conteúdo medular (quadro denominado mielomeningocele); em alguns casos, há a destruição da meninge e de parte das raízes nervosas e o prognóstico neurológico é mais reservado e denominado raquisquise.

Em mais de 90% dos casos ocorre dilatação dos ventrículos laterais do cérebro em decorrência da descida do cerebelo pelo forame magno que leva à alteração da drenagem liquórica. A associação da EBA com a descida do cerebelo e a alteração da fossa posterior do cérebro é também conhecida com síndrome de Arnold-Chiari tipo 2. Dessa maneira, a espinha bífida apresenta um espectro clínico amplo e variável que depende dos seguintes fatores:

- tipo de material que se exterioriza pelo defeito de fechamento da coluna
- nível da lesão (quanto mais alto o local de abertura, pior o prognóstico neuromotor)
- dilatação dos ventrículos laterais
- pé torto congênito.

## ▶ Aspectos patogênicos

Os aspectos embriológicos, etiológicos e epidemiológicos são semelhantes aos defeitos do tubo neural e já foram abordados no Capítulo 94, *Anencefalia*. Há correlação gênica e deficiência de ácido fólico no período periconcepcional em sua etiologia. Há correlação epidemiológica também em pacientes submetidas às cirurgias para redução gástrica, obesidade, hipertermia materna no 1º mês de gestação e uso de ácido valproico (risco de 2% para aparecimento de EBA).

A EBA, em especial os casos de Arnold-Chiari tipo 2, representa, segundo conceitos mais atuais, uma pan-encefalia, ou seja, uma alteração generalizada de todo o cérebro fetal em associação ao defeito de fechamento da coluna e que ocorre durante a formação embrionária com 4 a 5 semanas após a concepção. Isso pode explicar algumas alterações estruturais associadas à EBA: agenesia de corpo caloso (até 20% dos casos), microcefalia (cerca de 30 a 40% dos casos), heterotopias (massa cinzenta fora de sua localização habitual), microgiria (diminuição dos giros cerebrais) e dilatação dos ventrículos laterais que podem levar ao aumento da pressão intracraniana. Esses aspectos anatômicos levam a crer que apenas a tração do cerebelo inferiormente com alteração da drenagem do liquor não pode explicar toda a fisiopatologia da EBA.

Quando há alterações estruturais em outros órgãos além do cérebro, observa-se a associação da EBA com alterações cromossômicas (12 a 16% dos casos), destacando-se as trissomias dos cromossomos 13 e 18. A trissomia 21 não apresenta relação significativa com a EBA. Entretanto, na ausência de malformações associadas, as aneuploidias são encontradas em apenas 2% das mielomeningoceles. Desse modo, na EBA como malformação única, não há a necessidade de pesquisa cromossômica fetal. Algumas síndromes gênicas estão relacionadas com a EBA, tais como as síndromes de Roberts (autossômico-recessiva) e Jarcho-Levin (autossômico-recessiva).

Acredita-se que a exposição do conteúdo medular e meníngeo ao líquido amniótico possa promover importantes alterações histológicas nesses tecidos. O processo inflamatório tissular induz à lesão dos nervos e, consequentemente, pode promover as alterações neuromotoras inferiores. Esse postulado fisiopatológico inspirou a terapia cirúrgica intrauterina da mielomeningocele.

Do ponto de vista epidemiológico e preventivo, existe uma diferença entre os defeitos de abertura altos (cervical, torácico e lombar alto) e os defeitos de abertura mais inferiores (lombar baixo e sacral). Enquanto os defeitos de abertura mais superiores são mais frequentes no sexo feminino (razão de 4 mulheres para cada homem), observa-se maior predomínio do sexo masculino nas lesões mais inferiores (2 homens para cada mulher). Do ponto de vista preventivo, há menor recidiva de DTN em prole posterior nos casos com abertura mais alta e quando se utiliza o ácido fólico no período periconcepcional. Esse efeito benéfico do ácido fólico é pouco significativo nas lesões mais baixas.[2]

## ▶ Aspectos clínicos

Em vista de um amplo espectro clínico, várias questões devem ser levadas em consideração para que sejam adotadas condutas e/ou intervenções adequadas em termos de seguimento antenatal, planejamento do parto e assistência pós-natal.

### • Diagnóstico

O diagnóstico da EBA pode ser realizado a partir da 15ª semana de gestação pela ultrassonografia, na qual se caracteriza a falha de fechamento da coluna (não são identificadas as lâminas posteriores das vértebras) com saída de material meníngeo e/ou medular. Deve-se ressaltar que, quanto menor a idade gestacional, maior a chance de erro de diagnóstico de EBA. Dessa maneira, a sensibilidade da ultrassonografia para seu diagnóstico varia de 40 a 100%, com maiores taxas de identificação da lesão em centros especializados e com idade gestacional acima de 20 semanas (Figura 96.1).

Dois achados ultrassonográficos do crânio fetal auxiliam no diagnóstico da EBA: o sinal do "limão" e o sinal da "banana". O sinal do "limão" caracteriza-se pela convergência dos ossos frontais em aspecto de limão (Figura 96.2). No sinal da "banana" (Figura 96.3), o cerebelo é tracionado para trás, formando uma imagem semelhante a uma banana, e representa a tração do cerebelo pelo forame magno. Esses sinais são encontrados em 95 a 98% dos fetos com EBA até a 24ª semana e, depois dessa idade gestacional, o crânio pode assumir forma de

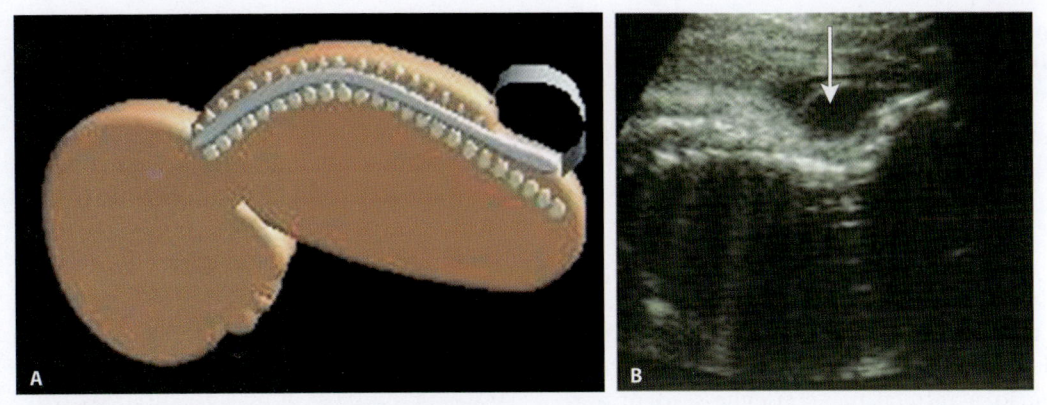

**Figura 96.1** Caracterização da espinha bífida aberta em um corte longitudinal. Em **A**, um esquema mostra a falha de fechamento da coluna com exteriorização das membranas meníngeas. Em **B**, demonstra-se a saída das meninges (*seta*). (Imagem ultrassonográfica do acervo pessoal do Dr. Wagner Jou Hisaba.)

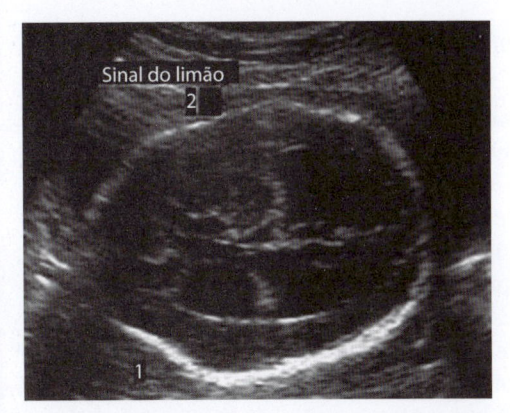

**Figura 96.2** Sinal do "limão". Há retração dos ossos frontais e dilatação dos ventrículos laterais. (Imagem ultrassonográfica do acervo pessoal do Dr. Wagner Jou Hisaba.)

um crânio normal e o cerebelo pode não ser identificado, indicando maior descida pelo forame magno.

Não é bem esclarecido o motivo do sinal do "limão". Uma das possíveis explicações é a retração *ex vacum* da parte frontal do crânio em função da descida do cerebelo para o forame magno. A identificação desses dois sinais sugere um defeito de fechamento da coluna, devendo-se procurá-lo de maneira minuciosa durante o exame ultrassonográfico.

Em 90% dos casos há dilatação dos ventrículos laterais, caracterizada pelo aumento dos átrios e do 3º ventrículo. A microcefalia

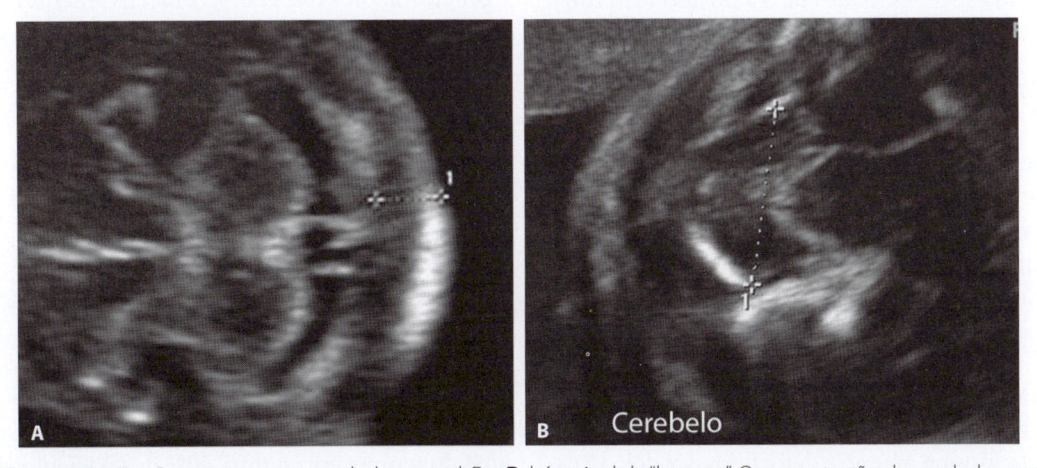

**Figura 96.3** Em **A**, mostra-se um cerebelo normal. Em **B**, há o sinal da "banana". Ocorre a tração do cerebelo para o forame magno inicialmente pela sua porção posterior mediana, com aspecto de banana. (Imagens ultrassonográficas do acervo pessoal do Dr. Wagner Jou Hisaba.)

é outro achado que ocorre em cerca de 50% dos casos e não tem caráter prognóstico. Em decorrência da alteração da inervação dos membros inferiores, há pé torto congênito em 40 a 50% dos casos.[3]

### • Diagnóstico diferencial

A EBA tem, como diagnóstico diferencial, o teratoma sacrococcígeo de aspecto cístico. Nesse caso, há massa cística na parte inferior da região sacral fetal, mas consegue-se identificar a parte óssea que fecha toda a coluna. Outros dados importantes são ausência de dilatação dos ventrículos laterais e ausência de deslocamento do cerebelo inferiormente nos teratomas.

### • Prognóstico

Várias questões estão envolvidas na qualidade de vida dos recém-nascidos acometidos pelo problema. Discutiremos a seguir os aspectos mais importantes.

#### Sobrevida

Há sobrevida de 70 a 80% em 1 ano, 65% em 5 anos, 50% em 26 anos e 45% em 30 anos. A apneia do sono é a principal causa de morte no 1º ano de vida. As causas urológicas foram responsáveis por aproximadamente 40% dos óbitos entre as idades de 5 a 30 anos em função de insuficiência renal.

#### Malformação de Arnold-Chiari

A malformação de Arnold-Chiari (ou simplesmente Chiari II) é uma alteração complexa, caracterizada por alterações do tronco cerebral (rombencéfalo), da medula cervical e da junção craniovertebral, levando a hidrocefalia, e ocorre em aproximadamente 80 a 90% dos pacientes com mielomeningocele.

Observam-se deslocamento do tronco cerebral e do 4º ventrículo para o canal medular cervical superior, deslocamento do cerebelo pelo forame magno e deformidades dos ossos nesse nível (occipício e coluna cervical alta). A hidrocefalia subsequente é resultante da obstrução ao fluxo do líquido cefalorraquidiano no 4º ventrículo (forames de Lushcka e Magendie ou aqueduto de Sylvius) e que pode ocorrer em 45 a 75% dos casos.

Aproximadamente um terço das crianças com 5 anos apresentam disfunções do tronco cerebral e um terço desses pacientes vão a óbito. Os sintomas aparecem nos 3 primeiros meses de vida em 5 a 30% dos casos. Esses sintomas incluem: estridor, paralisia do nervo laríngeo com consequente acometimento das cordas vocais, períodos de apneia e aspirações. Dificuldades para alimentação e deglutição estão presentes em 60 a 70% dos pacientes com a sequência de Chiari II.

#### Inteligência

Cerca de 70% dos adultos jovens apresentam inteligência normal (quociente de inteligência [QI] entre 80 e 137). Todos os pacientes que não necessitam de derivação ventriculoperitoneal apresentam QI normal. Cerca de 80% dos pacientes submetidos a apenas uma derivação apresentaram QI normal. Em relação aos pacientes submetidos à revisão dessa cirurgia, o valor de QI normal cai para 60%. A função intelectual apresenta correlação inversa com o nível da lesão. Níveis torácicos apresentam valores de QI inferiores enquanto crianças com lesão lombar ou sacral mostram perspectivas de inteligência maiores (60 e 80%, respectivamente).

#### Alterações motoras

Noventa por cento dos pacientes com lesões toracolombares, 45% com lesão em nível lombar e 17% em nível sacral tornam-se dependentes de cadeiras de rodas. A deambulação sem nenhum apoio é possível em 55% dos indivíduos com lesões sacrais, 7% daquelas com alterações lombares e nenhum dos pacientes com acometimento toracolombar.

A maior parte dos pacientes deambula sem aparelhos na maior parte do tempo (75 a 100%); 15% conseguem deambular de 25 a 50% do tempo; entretanto, 40% dos pacientes necessitam de cadeira de rodas. Quando analisado o nível de lesão, 90% dos pacientes com lesão sacral deambulam 100% do seu tempo. Noventa por cento dos adultos jovens deambulam 75 a 100% do tempo com lesão em nível L5 e apenas 55% quando o nível é em L4. Em lesões acima de L3, nenhum paciente deambula mais que 50% de seu tempo.

### Bexiga neurogênica

A incontinência urinária está presente em 95% das crianças com espinha bífida. Essa disfunção decorre de inadequada resistência uretral ao fluxo, bexiga hipotônica, pequena capacidade da bexiga ou do somatório desses fatores. A infecção urinária é comum e é uma das principais causas de morbidade e mortalidade.

### Disfunção neurogênica intestinal

Muitas crianças com mielodisplasia apresentam incontinência fecal por acometiment6o dos segmentos S2-S4. Em lesões acima de L2, o tônus do esfíncter anal é mantido apesar da falta de sensibilidade retal. Disfunções da inervação autônoma do cólon e do reto promovem alterações da mobilidade intestinal, resultando em constipação intestinal ou diarreia.[4]

## ▶ Conduta na gestação e no parto

Veja, a seguir, alguns procedimentos que devem ser adotados na gestação e no parto.

### • Avaliação fetal e seguimento pré-natal

Na ausência de outras malformações associadas, não é necessário o cariótipo fetal. Na presença de outras anomalias, principalmente as alterações cardíacas complexas, sugere-se a realização de amniocentese para o estudo do cariótipo fetal. A ecocardiografia fetal é recomendada para melhor avaliação fetal. A ressonância magnética é útil para o estudo das alterações do sistema nervoso central relacionadas com a EBA, tais como a agenesia de corpo caloso, as heterotopias, as alterações dos giros e a avaliação da fossa posterior (tronco e cerebelo).

É aconselhável que a família seja encaminhada a um neurocirurgião para melhor abordagem multidisciplinar perinatal.

As consultas para a avaliação materna podem ser realizadas a cada 3 ou 4 semanas. Não há risco de polidrâmnio em decorrência da EBA, diferentemente da anencefalia. Para a avaliação da dilatação dos ventrículos laterais, é aconselhável o monitoramento a cada 2 semanas.

### • Parto

Quando há dilatação progressiva da hidrocefalia com formação de macrocrania, pode-se antecipar o parto entre 34 e 37 semanas, sempre pesando os riscos e os benefícios da prematuridade. Nos casos de dilatação não progressiva ou quando há progressão discreta, sem levar à macrocrania, pode-se aguardar até o termo para a realização do parto.

Estudos retrospectivos registraram preservação da função motora quando o parto é realizado por cesárea, principalmente quando realizada fora do trabalho de parto e sem ruptura das membranas, porém a via de parto parece não afetar o prognóstico.

### • Intervenção fetal

Recentemente, um grande ensaio norte-americano denominado MOMS (Management of Myelomeningocele Study Trial) demonstrou benefícios da cirurgia intrauterina para a correção da mielomeningocele. Por meio de uma histerotomia é feita a abordagem direta do fechamento da coluna fetal. Sua principal complicação, em decorrência da manipulação uterina, é a prematuridade. No ensaio MOMS, os partos foram realizados em idades gestacionais superiores a 37 semanas em 21% dos casos. Em 13%, os partos foram realizados com menos de 30 semanas. A ruptura espontânea das membranas ocorreu em 46% dos casos; o trabalho de parto espontâneo, em 38%; e a incidência de oligoâmnio foi de 21%.

O grande impacto das cirurgias fetais foi a diminuição ou até a reversão da herniação do tronco cerebral pelo forame magno. Desse modo, a necessidade de derivações foi menor nesses pacientes quando comparados ao grupo-controle histórico. No estudo MOMS,[5] a necessidade de derivação para dilatação ventricular até 12 meses de vida foi observada em 40% das crianças submetidas à correção intrauterina e em 80% no grupo com correção da meningomielocele após o nascimento. A proporção de crianças sem herniação do tronco cerebral foi maior no grupo com abordagem intrauterina (36%) em comparação com o grupo com cirurgia pós-natal (4%). Da mesma maneira, no grupo com intervenção pré-natal há menos pacientes (25%) com herniação moderada a grave em comparação com o outro grupo (67%).

Há melhora observada também na parte neuromotora. No estudo MOMS, crianças do grupo da cirurgia intrauterina apresentaram nível funcional motor dois ou mais segmentos acima que o esperado para o nível anatômico em comparação com o grupo de cirurgia pós-natal (32 *versus* 12%). As crianças do grupo de intervenção pré-natal também demonstraram menor necessidade do uso de órteses ou outros aparatos de apoio para deambulação (42 *versus* 21%). Houve melhora dos índices de cognição em crianças submetidas à cirurgia antenatal. As conclusões do estudo ponderam sobre os riscos e benefícios associados à evolução pós-natal e ao risco de prematuridade e morbidade materna, além dos relacionados com a experiência do grupo em realizar o procedimento.

## ▶ Considerações finais

- A espinha bífida aberta apresenta um espectro clínico amplo e, para orientação do casal quanto ao prognóstico, devem ser levantados os seguintes pontos:
  - tipo de lesão: espinha bífida fechada (sem repercussão clínica importante com possível instalação de bexiga neurogênica) e espinha bífida aberta, que pode ocorrer sob a forma de meningocele (melhor prognóstico), mielomeningocele e raquisquise
  - local de abertura: quanto mais alta a lesão, pior o prognóstico neurológico
  - hidrocefalia
  - pé torto
- Em função da dilatação ventricular é importante realizar seguimento a cada 1 a 2 semanas para avaliar a necessidade de antecipação do parto e evitar a macrocrania
- O parto deve ser realizado preferencialmente em hospitais terciários para a correção da mielomeningocele logo após o nascimento e colocação de derivação ventriculoperitoneal em casos de dilatação ventricular
- Existe a possibilidade da cirurgia de correção intrauterina da mielomeningocele, mas esse procedimento ainda é restrito a poucos locais. Ainda assim devem ser ponderados os riscos e benefícios
- É importante a orientação da prevenção de DTN em próxima gestação pelo uso de ácido fólico mesmo em casos com abertura mais inferior nos quais a resposta não é tão satisfatória.

## ▶ Referências bibliográficas

1. van Allen MI. Multisite neural tube closure in humans. Birth Defects Orig Artic Ser. 1996; 30:203-35.
2. Padmanabhan R. Etiology, pathogenesis and prevention of neural tube defects. Congen Anom. 2006; 46:56-67.
3. Adzick NS, Walsh DS. Myelomeningocele: prenatal diagnosis, pathophysiology and management. Semin Pediatr Surg. 2003; 12:168-74.
4. Adzick NS. Fetal myelomeningocele: natural history, pathophysiology, and in-utero intervention. Semin Fetal Neonatal Med. 2010; 5:9-14.
5. Adzick NS, Thom EA, Spong CY *et al.* A randomized trial of prenatal *versus* postnatal repair of myelomeningocele. N Engl J Med. 2011; 17:993-1004.

# 97 Malformações Cardíacas Fetais

*Enoch Quinderé de Sá Barreto* |
*Herbene José Figuinha Milani* | *Karina Kadjen Haratz*

## ▶ Introdução

A primeira descrição sobre avaliação ultrassonográfica do coração fetal foi realizada por Winsberg, em 1972.[1] Em função das limitações tecnológicas da época, foi necessário quase uma década para se realizar a descrição dos parâmetros ultrassonográficos normais de crescimento e morfologia do coração fetal. Só a partir de então foi possível obter o diagnóstico pré-natal de anormalidades e malformações cardíacas.[2] Avanços significativos ao longo das duas últimas décadas aumentaram a capacidade de detectar grande parte das lesões cardiovasculares no período pré-natal, associadas ou não a cromossomopatias.[3]

Para as mais graves malformações cardíacas, a descompensação intrauterina dita as repercussões e o prognóstico fetal. Todavia, em alguns casos, essa descompensação só ocorre ao nascimento, com a mudança do padrão de circulação fetal. Um rastreamento cardíaco fetal intrauterino possibilita a triagem das pacientes que devem ser encaminhadas a serviços de referência.

## ▶ Aspectos etiopatogênicos

Patologias cardíacas estão hoje entre as mais frequentes malformações encontradas nas gestações, com uma incidência média de 9 por mil nascidos vivos.[4–6]

No Brasil, nascem aproximadamente 30 mil recém-nascidos portadores de cardiopatias por ano. Destes, cerca de metade apresenta malformações mais graves e necessita de tratamento no primeiro ano de vida. Existem vários fatores que podem aumentar o risco destas malformações, conforme apresentado na Tabela 97.1.

A International Society of Ultrasound in Obstetrics and Gynecology (ISUOG) publicou em 2006 um protocolo de rastreamento com diretrizes para avaliação cardíaca fetal no 2º trimestre de gravidez.[7] Esta linha foi reforçada nos últimos anos,[8] reservando a realização de ecocardiografia fetal por especialista a casos de indicações precisas. Essa recomendação do American Institute of Ultrasound in Medicine (AIUM) esteve em consenso com o American College of Obstetricians and Gynecologists (ACOG) e a Society for Maternal-Fetal Medicine (SMFM), com endosso do American College of Radiology (ACR) em publicação de 2010.[9,10]

O diagnóstico das cardiopatias pode mudar a história natural por meio do tratamento intrauterino de algumas situações como taquiarritmias, realizando estabilização clínica e melhorando o prognóstico perinatal.

■ **Tabela 97.1** Gestações sob risco de doença cardíaca fetal.

| Fatores de risco maternos | Fatores de risco fetais | Fatores de risco familiares |
| --- | --- | --- |
| Doença cardíaca materna (2 a 18%) <br> Distúrbios metabólicos: <br>   Anticorpos anti-Ro ou anti-La <br> Exposição a teratógenos: <br>   Talidomida (10% se tomada 20 a 35 dias após a concepção) <br>   Lítio (7%) <br>   Álcool (25% com a síndrome alcoólica fetal) <br>   Anticonvulsivantes (p. ex., valproato, fenitoína) <br>   Ácido retinoico | Arritmias cardíacas fetais <br> Defeitos extracardíacos: <br>   Anomalias cromossômicas <br>   Lesões estruturais (p. ex., onfalocele, patologia renal) <br>   Síndromes e associações <br>   Hidropisia não imunológica (20 a 30% de risco) <br>   Polidrâmnio <br> Gestação gemelar (inclusive a síndrome de transfusão feto-fetal e gêmeos acárdicos) | Doenças genéticas, síndromes gênicas e cromossômicas <br> Síndromes mendelianas, como esclerose tuberosa, síndrome de Noonan, síndrome de Di George/velocardiofacial (22q11.2 na maioria), síndrome de Holt-Oram, síndrome de Ellis van Creveld <br> Doença cardíaca paterna (1,4 a 4%) <br> Criança/feto previamente afetado (1 a 4%) |

## ▶ Método de triagem das cardiopatias

A avaliação anatômica deve contemplar, rotineiramente, a identificação das quatro câmaras cardíacas (ventrículos e átrios, direitos e esquerdos) com vias de saída e entrada dos ventrículos (Figura 97.1).

A avaliação das quatro câmaras cardíacas é obtida no nível do tórax fetal, localizado no quadrante anterior esquerdo (Figura 97.2), ocupando entre 30 e 50%. O eixo cardíaco deve estar ao redor de 45° com o eixo anteroposterior para esquerda, com simetria e proporção entre as câmaras (Figura 97.3). Devem-se observar a integridade dos septos (Figura 97.4), a implantação mais apical da valva tricúspide e o forame oval.

A avaliação das vias de saída e entrada do ventrículo esquerdo é obtida alinhando-se o feixe sonoro entre o ventrículo esquerdo e o ombro direito do paciente com uma angulação de aproximadamente 45° (Figuras 97.5 e 97.6 A e B). Deve ser caracterizada a continuidade da parede posterior da aorta com o folheto anterior da valva mitral e da parede anterior da aorta com o septo interventricular. Em secção imediatamente acima é possível observar o cruzamento em 45° com a artéria pulmonar. Em secção longitudinal é possível visualizar a caracterização da aorta descendente e sua relação com o arco aórtico e com o arco ductal (Figura 97.7).

A avaliação da via de saída do ventrículo direito é realizada alinhando-se o feixe sonoro entre o ventrículo direito e o ombro esquerdo do paciente com uma angulação de aproximadamente 45° (Figura 97.8 A e B). Deve-se caracterizar a aorta em posição central envolvida pelo coração direito e átrio esquerdo. O tronco pulmonar pode ser visualizado longitudinalmente, dando origem aos ramos das artérias pulmonares e ducto arterial.

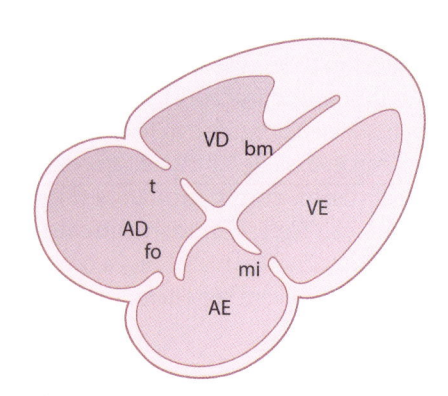

**Figura 97.1** Desenho esquemático das quatro câmaras cardíacas. AD = átrio direito; AE = átrio esquerdo; VD = ventrículo direito; VE = ventrículo esquerdo; bm = banda moderadora; t = valva tricúspide; mi = valva mitral; fo = forame oval.

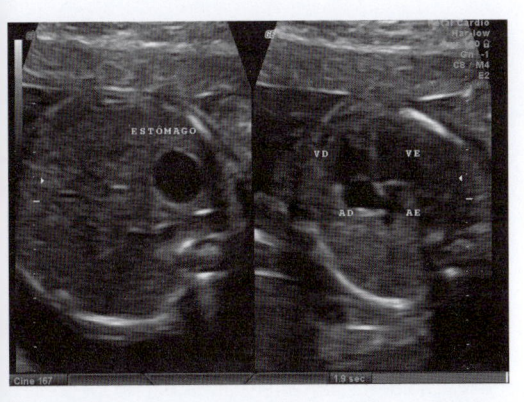

**Figura 97.2** Avaliação da posição cardíaca em hemitórax esquerdo. As imagens são de um feto em posição pélvica com dorso à esquerda, estando o estômago corretamente localizado à direita na primeira foto e o coração em posição concordante.

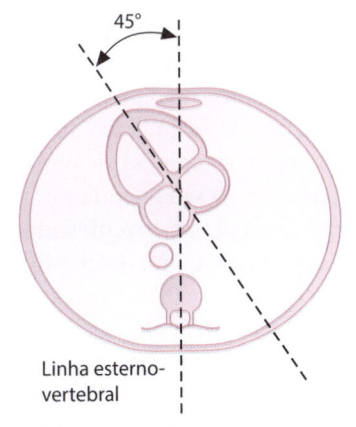

**Figura 97.3** Diagrama ilustrativo de avaliação do eixo cardíaco que deve estar ao redor de 45° com o diâmetro anteroposterior do tórax fetal.

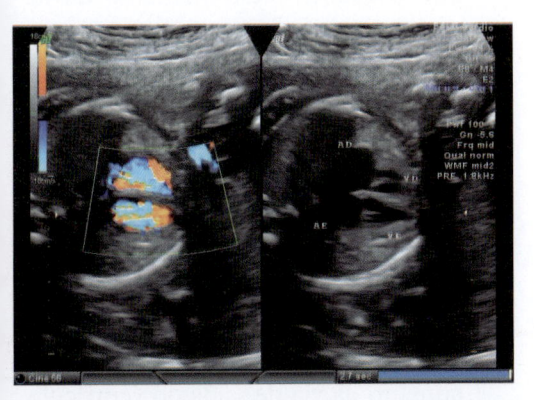

**Figura 97.4** Avaliação da integridade do septo interventricular à imagem em modo B e ao estudo Dopplerfluxométrico colorido.

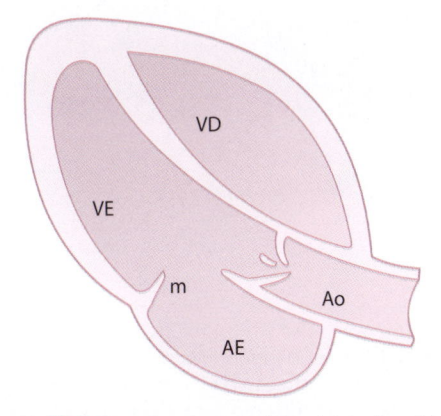

**Figura 97.5** Desenho esquemático da via de saída do ventrículo esquerdo; VD = ventrículo direito; Ao = aorta; m = valva mitral; AE = átrio esquerdo.

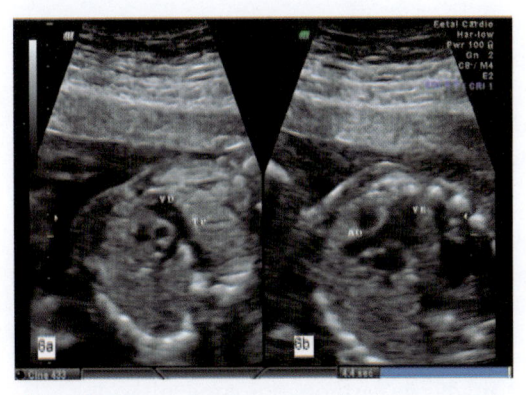

**Figura 97.6** Imagem ultrassonográfica das vias de saída ventriculares. **A.** Via de saída do ventrículo direito. **B.** Via de saída do ventrículo esquerdo. VD = ventrículo direito; TP = tronco da artéria pulmonar; AO = artéria aorta; VE = ventrículo esquerdo.

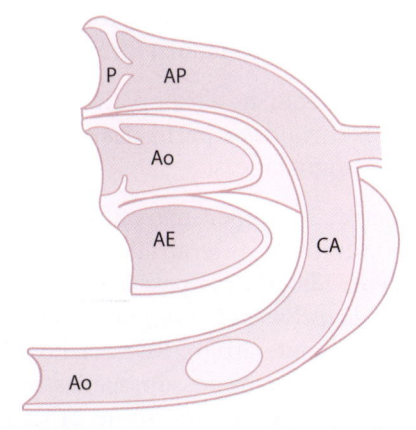

**Figura 97.7** Desenho esquemático da relação do tronco pulmonar (AP), do canal arterial (CA; arco ductal) e da aorta (Ao) longitudinal. P = valva pulmonar; AE = átrio esquerdo.

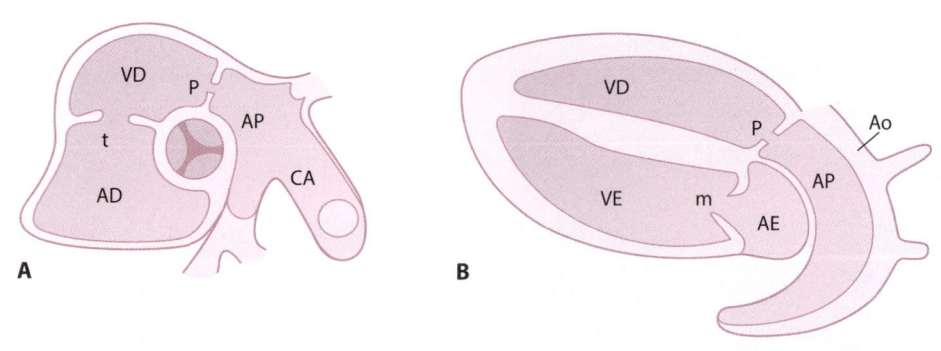

**Figura 97.8** Desenho esquemático da via de saída do ventrículo direito. **A.** Eixo curto da via de saída do ventrículo direito com demonstração da bifurcação da artéria pulmonar e relação desta com artéria aorta. **B.** Eixo longo da via de saída do ventrículo direito. AD = átrio direito; VD = ventrículo direito; p = valvas pulmonares; AP = artéria pulmonar; CA = canal arterial; VE = ventrículo esquerdo; m = valva mitral; AE = átrio esquerdo; Ao = artéria aorta.

Os batimentos cardíacos fetais devem ser predominantemente regulares, variando entre 110 e 160 por minuto. Episódios esporádicos de irregularidades ou extrassístole podem não ter significado clínico.

## ► Malformações cardíacas

As malformações podem ser divididas em:[11]

- cardiopatias estruturais, geralmente chamadas de cardiopatias congênitas
- cardiopatias funcionais, por falência muscular cardíaca ocasionada por agressão infecciosa, distúrbio metabólico ou de causa idiopática
- anomalias do ritmo cardíaco, como irregularidades, bradi ou taquiarritmias.

Didaticamente, as cardiopatias também podem ser divididas a partir das características ultrassonográficas:

- cardiopatias de hiperfluxo pulmonar:
  - comunicação interatrial: tradicionalmente identificada pela não visualização do *ostium primum* (porção inferior do septo interatrial). Esse defeito pode associar-se a cromossomopatias, sendo a trissomia do cromossomo 21 a mais frequente
  - comunicação interventricular: descontinuidade do septo interventricular que

pode variar em tamanho e localização, sendo mais frequente em porção perimembranosa. O fluxo entre as câmaras torna-se importante após o nascimento, em consequência do hiperfluxo pulmonar
  - persistência do canal arterial: não há como prever os canais que permanecerão patentes na vida neonatal
  - defeito do septo atrioventricular: também conhecido como defeito do coxim endocárdico. Essa malformação envolve comunicação atrial do tipo *ostium primum*, comunicação interventricular em via de entrada e valva atrioventricular única. Apresenta associação à trissomia do cromossomo 21
- cardiopatias obstrutivas esquerdas:
  - estenose aórtica: estreitamento valvar aórtico que pode levar, consequentemente, a espessamento muscular e dilatação do ventrículo esquerdo
  - coarctação da aorta: diagnóstico difícil na vida intrauterina, ocorrendo mais frequentemente em porção ístmica
- cardiopatias obstrutivas diretas:
  - tetralogia de Fallot: cardiopatia formada por comunicação interventricular (CIV) perimembranosa, cavalgamento da aorta sobre o septo interventricular, estreitamento da via de saída do ventrículo direito e redução do calibre das artérias pulmonares

- estenose pulmonar: graus leves e moderados podem passar despercebidos ao passo que graus elevados levam à hipertrofia acentuada do ventrículo direito
- cardiopatias complexas: cardiopatias mais raras e com pior prognóstico, necessitando, muito frequentemente, de correção cirúrgica na vida pós-natal:
  - transposição dos grandes vasos
  - hipoplasia do coração esquerdo
- tumores cardíacos: são raros, tendo como principal representante o rabdomioma, de caráter predominantemente benigno, localizando-se preferencialmente no ventrículo direito. Pode associar-se à esclerose tuberosa.

# ▶ Considerações finais

- A relevante incidência atual das malformações cardíacas torna obrigatório o conhecimento mínimo importante para a prática obstétrica
- Muitos recém-nascidos cardiopatas não mudam o desfecho obstétrico e a via de parto, mas o local de nascimento pode ser crucial em alguns casos
- Por isso, acredita-se que o obstetra deve ter um conhecimento mínimo das patologias e interpretar os laudos dos exames realizados durante a gravidez, encaminhando os casos que necessitem de avaliação e seguimento em centro terciário
- É preciso lembrar da ocorrência de 30 mil casos de cardiopatias ao ano no Brasil, sabendo que a saúde pública deve preparar-se para treinar profissionais e capacitar os serviços de referência.

# ▶ Referências bibliográficas

1. Winsberg F. Echocardiography of fetal newborn heart. Invest Radiol. 1972; 7:152-8.
2. Allan D, Crawford DC, Anderson R *et al*. Spectrum of heart disease detected echocardiographically in prenatal life. Br Heart J. 1985; 54:523-26.
3. Devore GR. Genetic sonography: the historical and clinical role of fetal echocardiography. Ultrasound Obstet Gynecol. 2010; 35:509-21.
4. Paladini D, Russo M, Teodoro A *et al*. Prenatal diagnosis of congenital heart disease in the Naples area during the years 1994-1999: the experience of a joint fetal-pediatric cardiology unit. Prenat Diagn. 2002; 22:545-52.
5. Wong SF, Chan FY, Cincotta RB *et al*. Factors influencing the prenatal detection of structural congenital heart diseases. Ultrasound Obstet Gynecol. 2003; 21:19-25.
6. Cuneo BF, Curran LF, Davis N *et al*. Trends in prenatal diagnosis of critical cardiac defects in an integrated obstetric and pediatric cardiac imaging center. J Perinatol. 2004; 24:674-8.
7. International Society of Ultrasound in Obstetrics and Gynecology. Cardiac screening examination of the fetus: guidelines for performing the "basic" and "extended basic" cardiac scan. Ultrasound Obstet Gynecol. 2006; 27:107-13.
8. Salomon LJ, Alfirevic Z, Berghella V *et al*. On behalf of the ISUOG Clinical Standards Committee. Practice guidelines for performance of the routine mid-trimester fetal ultrasound scan. Ultrasound Obstet Gynecol. 2011; 37(1):116-26.
9. Lee W, Allan L, Carvalho JS *et al*. For the ISUOG Fetal Ecocardiography Task Force. ISUOG consensus statement: what constitutes a fetal echocardiogram? Ultrasound Obstet Gynecol. 2008; 32:239-42.
10. Lee W, Drose J, Wax J *et al*. For the AIUM Fetal Ecocardiography Task Force. AIUM Practice Guidelines for the performance of fetal echocardiography. Acesso em: 2011 Jun 15. Disponível em: http://www.aium.org/publications/guidelines/fetalEcho.pdf.
11. Pastore AR, Cerri GG. Ultrassonografia em ginecologia e obstetrícia. 2 ed. Rio de Janeiro: Revinter, 2010.

# 98 Anomalias do Trato Urinário Fetal

*Jurandir Piassi Passos*

## ▶ Introdução

O desenvolvimento dos aparelhos de ultrassonografia, com resolução de imagem cada vez melhor, e da dopplerfluxometria, associado ao contínuo desenvolvimento das pesquisas nas áreas de fisiologia e embriologia, viabilizou, ao longo do tempo, melhor conhecimento do período de formação e diferenciação dos diversos órgãos e sistemas humanos.

Dentre esses, o trato urinário chama a atenção, pois apresenta alterações estruturais em 3 a 4% dos nascidos vivos.[1-3]

## ▶ Fundamentos embriológicos

O desenvolvimento do sistema urinário tem início por volta do 21º dia de gestação, com o aparecimento dos nefrótomos e dos ductos pronéfricos primários, que se desenvolvem no sentido craniocaudal, ou seja, à medida que as porções mais caudais se diferenciam, as mais craniais regridem e desaparecem.

Os túbulos formados nas regiões mais caudais são denominados túbulos mesonéfricos, e sua unidade funcional se caracteriza pelo glomérulo vascular, cuja cápsula é contígua ao túbulo mesonéfrico contornado, rodeado por rede capilar, e que desemboca no ducto néfrico primário, o qual passa a ser denominado ducto mesonéfrico, ou ducto de Wolff.

Por volta da 4ª semana de gestação, ocorre a ligação do ducto de Wolff à cloaca e inicia-se o desenvolvimento do broto uretérico, o qual, ao fim da 5ª semana de gestação, começa a crescer no sentido craniocaudal e é responsável pela indução do blastema metanefrogênico na formação do rim definitivo, ou metanefro, cujo desenvolvimento se estende até a 36ª semana.

A localização inicial do rim é a pelve embrionária, porém ocorre migração cranial e lateral deste, em decorrência, principalmente, do crescimento da porção caudal do embrião, até se alojar, em definitivo, como no adulto, por volta da 11ª semana. Simultaneamente à migração renal, ocorre formação da bexiga e da uretra, por meio de diferenciação da porção superior do seio urogenital e, por um mecanismo ainda não esclarecido, ocorre a ligação da bexiga com os ureteres na região denominada trígono vesical.

É importante salientar que os ureteres inicialmente apresentam-se como estruturas sem lúmen interior, e, a partir da 6ª semana, começam a sofrer canalização em seu terço médio que se estende tanto cranial quanto caudalmente. As junções ureteropélvica e ureterovesical são as últimas a se canalizar, o que pode levar a quadros fisiológicos temporários de hidronefrose ou hidroureteronefrose na demora da abertura dessas regiões. Todo esse desenvolvimento do trato urinário envolve processos de diferenciação, regressão e modificações teciduais induzidas que acabam facilitando a ocorrência de falhas e o aparecimento de malformações.[4,5]

## ▶ Aspectos ultrassonográficos

A visualização do sistema urinário por meio da ultrassonografia transvaginal começa a ser possível a partir da 11ª semana gestacional, sendo a bexiga o primeiro órgão evidenciado. Só é possível visualizar os rins ao redor da 13ª semana.

Pela técnica transabdominal, os rins começam a ser identificados a partir da 14ª semana gestacional, sendo possível observá-los em 90% dos fetos avaliados só a partir da 20ª semana menstrual e, em 95% dos exames, por volta da 22ª semana.

Os rins apresentam forma elíptica quando vistos em corte longitudinal, e circular ao corte transverso. Seu comprimento corresponde, aproximadamente, ao de 4 a 5 corpos vertebrais e, com o desenvolvimento fetal, a deposição de gordura retroperitoneal favorece sua visualização. O parênquima renal apresenta ecotextura levemente homogênea e hipoecoica, podendo-se identificar em seu interior as pirâmides renais. Na gestação de termo, o parênquima renal mede de 8 a 10 mm. Durante toda a gravidez, a razão entre a circunferência renal e a circunferência abdominal permanece relativamente constante em 0,27 a 0,30.

Já a relação entre o diâmetro anteroposterior da pelve renal e do rim varia conforme a idade gestacional e pode servir como meio de se avaliar o risco de desenvolvimento de hidronefrose congênita pós-natal. Vista isoladamente, a pelve renal, quando observada em corte transverso, deve ter um diâmetro de até 5 mm. Valores entre 5 e 9 mm, sem a presença de cálices arredondados, muito provavelmente são de aspecto fisiológico. Valores acima de 10 mm são frequentemente associados ao quadro de hidronefrose.

Os ureteres, em ausência de patologias, não são observáveis aos exames ultrassonográficos de rotina. A bexiga apresenta enchimento e esvaziamento a cada 30 a 45 min, o que pode ser percebido no exame ultrassonográfico por meio do aumento e da diminuição de seu volume.[6-8]

## ▶ Fisiologia

A produção de urina pelo feto vai se elevando no decorrer da gravidez, atingindo volume de 51 m$\ell$/h no termo. Os principais elementos encontrados na urina fetal são: sódio, potássio, cálcio, ureia, creatinina, fosfato e proteínas. O sódio apresenta concentração urinária decrescente no decorrer das semanas de gestação, fenômeno consequente ao amadurecimento do sistema tubular renal e ao aumento de sua reabsorção. O mesmo ocorre com o fosfato. O potássio e o cálcio apresentam concentração urinária constante durante todo o período gestacional. A ureia apresenta concentração urinária cerca de três vezes maior do que a plasmática e essa relação permanece constante durante todo o período da gestação. A excreção da creatinina depende quase exclusivamente da função placentária, não sendo significativa a função renal fetal para sua homeostase.

Essa dosagem é utilizada, principalmente, na avaliação pré-operatória de casos com lesões obstrutivas do trato urinário, e orientam o médico quanto à possibilidade de se realizar cirurgia de derivação intrauterina, por meio de *shunt* vésico ou nefroamniótico, com o intuito de preservar a função renal fetal.

Com relação às proteínas, a $\beta_2$-microglobulina é a proteína mais bem estudada e seus níveis são considerados fatores preditivos da manutenção da função urinária fetal.

Responsável em grande parte pela formação do líquido amniótico, algumas alterações do sistema urinário podem acarretar alterações em seu volume. A diminuição da produção de líquido amniótico acarreta redução da altura uterina e "enluvamento" do feto pelo útero, sinais que servem como alerta e podem ser associados a malformações do trato urinário fetal.

Diversas são as alterações encontradas nesse sistema, como duplicações ureterais, rim pélvico, rim em ferradura, agenesias, hipoplasias, displasias e anomalias obstrutivas.

A hidronefrose é a enfermidade mais comum do trato urinário fetal, com incidência entre 1:200 e 1:1.000 nascidos vivos, além de ser a principal causa de massa abdominal no período neonatal. Seu diagnóstico baseia-se na visualização de dilatação da pelve renal, observada em corte transverso, e cuja medida exceda 10 mm.

Apesar de ser uma entidade de diagnóstico relativamente comum, ela representa, na verdade, o achado ultrassonográfico de diversas anomalias, como obstrução da junção ureterovesical (OJUV), da junção ureteropélvica (OJUP), da uretra (OU) e refluxo vesicoureteral (RVU).

Além de representar um grupo de afecções relativamente frequentes, as malformações do trato urinário estão relacionadas com maior risco de óbito neonatal, principalmente quando são lesões bilaterais e estão associadas a oligoidrâmnio. Podem estar associadas a outras malformações e constituir uma das causas mais frequentes de insuficiência renal na infância e na adolescência e de hipertensão arterial, entre outras.

Apesar de ter maior importância na primeira infância e adolescência, o RVU é outra anomalia comum do trato urinário e merece ser apresentada neste momento por ser um diagnóstico diferencial de outras alterações do trato urinário fetal. O RVU ocorre em 0,4 a 1,8% dos nascidos vivos, porém, quando avaliado nos casos de infecções do sistema urinário na infância, esse índice eleva-se a 1/3 das meninas brancas e a 10% das meninas negras que apresentam quadro de infecção do trato urinário (ITU) com risco de recorrência familiar em torno de 30 a 35%.

A dilatação ureteral fetal, com ou sem dilatação pielocalicial, é o achado principal dessa afecção ao ultrassom, porém o diagnóstico diferencial com lesões obstrutivas do trato urinário, principalmente a obstrução da junção ureterovesical, é difícil e só pode ser confirmado no período pós-natal quando estudos de uretrocistografia miccional, mapeamento renal com DMSA ou DTPA e cistograma por isótopo radioativo podem evidenciar o refluxo. O RVU é classificado em cinco tipos, com base

■ **Tabela 98.1** Graduação da hidronefrose fetal após 20 semanas.

| Grau | Tamanho da pelve renal | Dilatação dos cálices |
|------|------------------------|-----------------------|
| I | < 10 mm | Fisiológica |
| II | 10 a 15 mm | Cálices normais |
| III | > 15 mm | Pequena dilatação |
| IV | > 15 mm | Dilatação moderada |
| V | > 15 mm | Dilatação acentuada |

no grau de dilatação da pelve e dos cálices renais (Tabela 98.1).

O prognóstico geralmente é bom, com resolução espontânea do quadro em 1,65 ano a partir do diagnóstico para refluxos de grau II e de 1,97 ano para o grau III. Após 5 anos, 90% dos casos com RVU variando entre os graus I e III já estarão espontaneamente curados. Graus mais elevados de refluxo podem necessitar de correção cirúrgica, que consiste na reimplantação do ureter na parede vesical.

## ▶ Agenesia renal bilateral

A agenesia renal bilateral (ARB) é a forma mais grave das anormalidades de desenvolvimento do trato urinário fetal. Sua incidência varia de 0,1 a 0,3 caso por mil nascimentos, sendo, em geral, de etiologia desconhecida, provavelmente multifatorial, com fator de recorrência estimado entre 3,5 e 5,9%. Pode ocorrer de isoladamente ou como parte de uma síndrome ou alteração genética (Tabela 98.2).

A ausência dos rins e a consequente incapacidade de produzir urina fazem com que haja grande diminuição do volume de líquido amniótico, o qual, por sua vez, acaba determinando alterações morfológicas fetais hoje denominadas "sequência de Potter", que se caracteriza por hipoplasia pulmonar, deformidade de membros e fácies típica. A hipoplasia pulmonar acarreta incapacidade respiratória acentuada e é, na maioria das vezes, a grande responsável pelo óbito neonatal.

■ **Tabela 98.2** Alterações genéticas e síndromes associadas à agenesia renal bilateral.

| Alterações cromossômicas | Doença autossômica dominante | Doenças autossômica recessivas | Doenças não mendelmianas |
|---|---|---|---|
| Síndrome do marcador familiar | – | Síndrome de Fraser | Associação VATER |
| Síndrome *cat's eye* | Síndrome brânquio-otorrenal | Síndrome cérebro-oculofaciesquelética | Síndrome hipotalámo-hamartoma |
| Síndrome 4p | – | Síndrome acrorrenomandibular | – |

As alterações de membros incluem pé torto congênito, *genu varum*, posições anormais das mãos e displasia de quadril, enquanto as alterações da face se caracterizam por implantação baixa das orelhas, nariz em "bico de papagaio", micrognatia e prega de pele no canto dos olhos. O diagnóstico ultrassonográfico caracteriza-se pela não visualização dos rins, não repleção vesical e oligoâmnio acentuado. Apesar de a produção urinária iniciar-se por volta da 9ª semana gestacional, esta só começa a ter papel importante no volume do líquido amniótico a partir da 14ª semana, fazendo com que a ARB seja mais frequentemente diagnosticada após esta idade gestacional.

A dificuldade técnica do exame, decorrente do oligoâmnio, associada à pequena experiência do profissional, pode levar à mensuração das glândulas suprarrenais como sendo o parênquima renal, o que retarda o diagnóstico. A dopplerfluxometria colorida, com intuito de se identificar as artérias renais, pode auxiliar no diagnóstico de ARB.

Outra técnica que pode ser utilizada para auxiliar no diagnóstico ultrassonográfico é a infusão de líquido na cavidade amniótica (amnioinfusão), que, melhorando o índice de líquido amniótico (ILA) e, consequentemente, a visualização ultrassonográfica, favorece a confirmação do acometimento fetal por esta anomalia.

Dos fetos com ARB, 24 a 38% evoluem para aborto e 47% com crescimento uterino retardado. A incidência de prematuridade atinge cerca de 60% e essa anomalia é incompatível com a vida.

## ▶ Ectopia renal cruzada e rim pélvico

A ectopia renal cruzada (ERC) ocorre em aproximadamente 1:7.000 nascimentos, enquanto o rim pélvico (RP) é encontrado em 1:2.000 necropsias fetais. Ambas as patologias são de bom prognóstico e o diagnóstico é feito com a identificação de dois rins ipsilaterais no caso da ERC ou de um rim na pelve fetal no quadro de RP. As ectopias renais têm sido relacionadas com outras malformações, como uropatias obstrutivas, RVU, alterações cardiovasculares, esqueléticas, gastrintestinais e ginecológicas.

### ▪ Uropatias obstrutivas

As uropatias obstrutivas caracterizam-se por obstruções parciais ou totais do trato urinário, levando, consequentemente, a dilatações a montante do local obstruído. Essas dilatações podem comprometer parte do trato urinário fetal ou todo ele, bem como podem, ou não, levar a alterações funcionais renais. As mais comuns são OJUP, OU e OJUV.

Dentre essas, as OJUP são as mais comuns, correspondendo a aproximadamente 50% de todas as malformações do trato urinário fetal e a 80% das hidronefroses congênitas.

A prevalência das uropatias obstrutivas é desconhecida, embora tenha sido estimada em 1 a cada 6 mil nascidos vivos, e sua detecção pré-natal, por meio de exames subsidiários, chega a atingir índices de 84 a 97%.

## Obstrução ureteropélvica

A OJUP ocorre em 1 a 5 para cada mil nascimentos, com uma razão de 2:1 para os recém-nascidos do sexo masculino, sendo unilateral entre 60 e 90% dos casos e com resolução espontânea, no período neonatal, em 10% destes. A etiologia parece ser consequente a válvulas, bandas, angulação, segmento ureteral com alteração funcional muscular (adinâmico) ou inserção anormal do ureter.

Atualmente são classificadas em dois tipos, dependendo da etiologia da obstrução. São classificadas como do tipo I aquelas em que a obstrução é decorrente de defeito primário na ligação do ureter à pelve renal, seja por estenose, inserção anômala, hipoplasia de segmento ureteral, ou cruzamento com vaso sanguíneo (vasos anômalos), enquanto as do tipo II caracterizam-se por obstrução decorrente da angulação da inserção do ureter na pelve renal, em função do dolicoureter, secundário a RVU.

De ocorrência esporádica, a OJUP apresenta relatos de incidência familiar, bem como correlação com aneuploidias em 5% dos casos, podendo estar associada, em cerca de 19% das vezes, a outras anomalias, como doença de Hirschsprung, malformações cardiovasculares, defeitos do tubo neural, atresia esofágica, ânus imperfurado, micrognatia e síndome adrenogenital, fazendo com que a avaliação do cariótipo fetal esteja sempre indicada nos casos de OJUP.

É unilateral em torno de 70% das ocorrências e, quando bilateral, o comprometimento é assimétrico e a obstrução grave, rara. Nos casos de obstrução unilateral, à ultrassonografia se evidencia dilatação da pelve renal, dos infundíbulos e dos cálices, sendo a razão entre os diâmetros da pelve e do rim maior do que 50%.

Essas dilatações dependem do grau de obstrução e, em alguns casos, pode atingir grande volume a ponto de criar um cisto abdominal gigante, sem parênquima renal reconhecível (Figura 98.1).

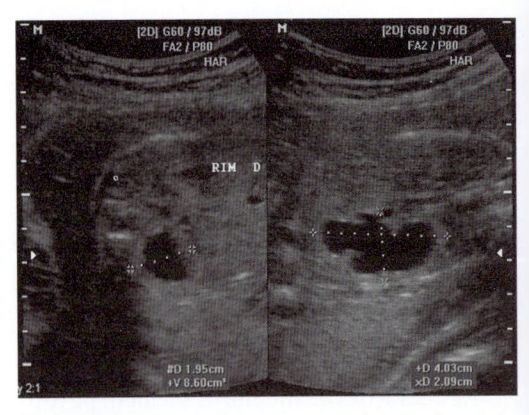

**Figura 98.1** Hidronefrose ocasionada por obstrução da junção ureteropélvica.

O ureter não é observável e a bexiga tem enchimento normal, em decorrência da produção urinária pelo rim contraposto. Nos casos de OJUP bilateral grave, a bexiga e os ureteres não são evidenciados, há oligoidrâmnio associado e a dilatação pielocalicial é bilateral.

As lesões unilaterais têm bom prognóstico e seu tratamento intraútero ou a antecipação do parto só devem ser realizados se a dilatação interferir no desenvolvimento pulmonar, provocando hipoplasia, ou para prevenir algum tipo de distocia na hora do parto.

Nas obstruções bilaterais, a conduta de antecipar o parto ou optar pelo tratamento intraútero depende do grau de obstrução e das repercussões no feto.

## • Obstrução ureterovesical

É uma entidade mais rara, ocorrendo em aproximadamente 1:10.000 gestações, sendo a segunda causa de hidronefrose no feto e no recém-nascido.

Ocorre secundariamente à disfunção muscular da porção distal do ureter, presença de válvulas ureterais, ou duplicação do sistema coletor renal. A duplicação ureteral é a causa mais comum dos quadros de OJUV, e caracteriza-se por apresentar o polo superior renal drenando para um ureter em "fundo cego" (ureterocele), enquanto o polo inferior, patente, tende a ser associado a algum grau de RVU.

A OJUV apresenta risco maior de associação com agenesia renal contraposta, doença renal multicística e doença de Hirschsprung. É mais observada no sexo masculino, frequentemente de forma unilateral (principalmente do lado esquerdo), e em 15 a 25% acomete de forma bilateral. É considerada de incidência esporádica, apesar de haver relatos de recorrência familiar.

A dilatação ureteral pode ou não ser acompanhada de dilatação pielocalicial, dependendo do grau e do tempo de obstrução, bem como deve ser diferenciada dos quadros de RVU.

Ao ultrassom, identifica-se o ureter dilatado, acompanhado ou não de dilatação do trato urinário a montante, e, nos casos de duplicação ureteral, nota-se que o polo superior renal apresenta característica hidronefrótica ou displásica enquanto o polo inferior está normal.

A dilatação ureteral é considerada leve quando seu diâmetro é menor do que 1 cm, moderada entre 1 e 1,5 cm, e acentuada acima de 1,5 cm. O prognóstico fetal depende do grau de obstrução, se a lesão é bilateral ou se há outras anomalias associadas ou não.

### Válvula de uretra posterior

É a causa mais comum da obstrução uretral, ocorrendo exclusivamente no sexo masculino, pela formação de uma membrana na uretra prostática durante as 6ª e 8ª semanas de gestação.

Outras causas de obstrução uretral são estenose ou agenesia uretral, persistência da cloaca e a síndrome megabexiga-microcólon-hipoperistaltismo intestinal (MMIH), sendo esta última de incidência maior no sexo feminino, de etiologia desconhecida e normalmente fatal.

Pode estar associada em 23% das vezes com anormalidades cromossômicas, dentre as quais as trissomias do 13, 18 e 21, e a outras alterações do trato urinário em 20 a 25% das vezes, sendo as mais comuns criptorquidismo, hipospadias e duplicações uretrais.

Os achados ultrassonográficos dependem do grau de obstrução e do tempo de evolução. Pode ser suspeitado a partir do encontro de megabexiga, megaureter bilateral e hidronefrose, observando-se ou não a uretra dilatada, o chamado sinal do "dedo de luva", ou "imagem de fechadura".

A elevada distensão vesical pode levar a sua ruptura, e/ou ao desenvolvimento de cistos paranéfricos. A mortalidade neonatal gira em torno de 32 a 50%.

As doenças obstrutivas do trato urinário fetal, ao contrário de outras, podem ser tratadas no período gestacional, principalmente quando o acometimento é bilateral e a lesão progressiva aumenta o risco de óbito ao nascimento.

O tratamento pode ser feito por cirurgias "a céu aberto" ou endoscópicas, punções de repetição e as denominadas percutâneas. Este último tipo caracteriza-se pela derivação da área obstruída para a cavidade amniótica, por meio de *shunts*, utilizando-se, para isso, cateteres do tipo duplo *pig tail*, que são inseridos no local de dilatação do trato urinário através de orientação ultrassonográfica contínua.

Nos casos de grande dilatação pielocalicial, antecedendo a realização de cirurgia fetal, é necessário avaliar se a função renal ainda está preservada. Para tanto, os parâmetros mais utilizados são: sódio < 100 mg/d$\ell$ (ou < 100 nmol/$\ell$), cálcio < 8 mg/d$\ell$ (ou < 2 nmol/$\ell$), cloro < 90 nmol/$\ell$, osmolaridade < 200 mOsm/$\ell$, $\beta_2$-microglobulina < 4 mg/$\ell$ (ou < 508 nmol/$\ell$) e proteína total < 20 mg/$\ell$.

É importante salientar que a $\beta_2$-microglobulina e o sódio são considerados os principais indicadores da preservação da função renal fetal, visto que o sódio representa a atividade da alça de Henle enquanto a $\beta_2$-microglobulina indicaria a preservação da porção proximal (filtração glomerular e túbulo proximal), além de representar o melhor parâmetro prognóstico da manutenção da função renal pós-natal.[9,10]

## ▶ Doença renal cística

A doença renal cística consiste em uma série de enfermidades que se caracterizam pelo aparecimento de diversas lesões císticas no parênquima renal e estão associadas a outras anomalias do trato urinário, principalmente às lesões obstrutivas. Normalmente se apresentam como lesões unilaterais, sem predileção por um ou outro lado, e acometem o sexo masculino em uma razão de 2:1. São relacionados três tipos de etiologia: causas genéticas, obstrutivas e sindrômicas.

Os cistos que caracterizam essa doença podem apresentar diferentes tamanhos, e terem ou não comunicação com glomérulo, ducto coletor ou cálice. Essa doença é subdividida em quatro tipos:

- tipo I: doença renal policística ou rim policístico do tipo infantil
- tipo II: rim multicístico
- tipo III: doença renal policística ou rim policístico do tipo adulto
- tipo IV: rins císticos em decorrência de lesões obstrutivas.

A doença de Potter tipo I, ou rim policístico do tipo infantil, tem incidência entre 1:6.000 e 1:16.000 nascidos vivos. Trata-se de uma anomalia autossômica recessiva, portanto com risco de recorrência em 25%. Está associada, frequentemente, a cistos em outros órgãos, como fígado e pâncreas, bem como a outras afecções, dentre as quais se destacam a síndrome de Meckel-Gruber. Por ser capaz de se manifestar em diferentes fases da vida, o seu diagnóstico pode, às vezes, ser feito apenas na fase adulta, porém em 90% das vezes é de manifestação perinatal.

Seu diagnóstico é feito observando-se, no exame ultrassonográfico, rins hiperecogênicos, aumentados em volume bilateralmente, com aspecto de "favo de mel", cujos cistos apresentam um tamanho aproximado de 1 a 3 mm. Esta hiperecogenicidade ocorre em função dos inúmeros túbulos coletores ectasiados que proporcionam grande número de interfaces e inviabilizam a diferenciação corticomedular renal.

O oligoâmnio ou mesmo anidramnia podem estar presentes, dependendo do grau de falência renal. Na ocorrência de oligoâmnio, hipoplasia pulmonar pode estar associada.

A displasia renal multicística ou tipo II de Potter é o tipo mais comum de displasia renal. Embora de etiologia desconhecida, parece ocorrer em virtude de processos obstrutivos precoces ou da incapacidade do blastema mesonéfrico em desenvolver os néfrons no período de embriogênese.

Apesar de ser um fenômeno esporádico, pode estar relacionada com outras anomalias, como síndrome de Meckel-Gruber (autossômica recessiva) ou de Apert (autossômica dominante).

Quando o acometimento é unilateral, o lado esquerdo é o mais afetado, e em 20 a 45% desses, o rim contraposto apresenta malformação associada, destacando-se a agenesia renal (10%) e as OJUP e OJUV.

A presença de doença cromossômica varia de 2 a 4% quando se trata de anomalia fetal isolada, chegando a 33 a 44% nos casos que apresentam malformações associadas, como alterações cardiovasculares, do trato gastrintestinal, fenda palatina, hérnia diafragmática, entre outras.

A doença renal multicística é subclassificada em tipo IIa quando há aumento do volume renal, e em IIb, quando os rins apresentam-se de volume normal ou reduzido.

O diagnóstico ultrassonográfico (Figura 98.2) é caracterizado pela observação de imagens císticas de diferentes volumes (imagem em "cacho de uva"), de localização normalmente periférica. Se for de incidência bilateral, haverá oligoidrâmnio grave, assim como a imagem vesical não poderá ser obtida.

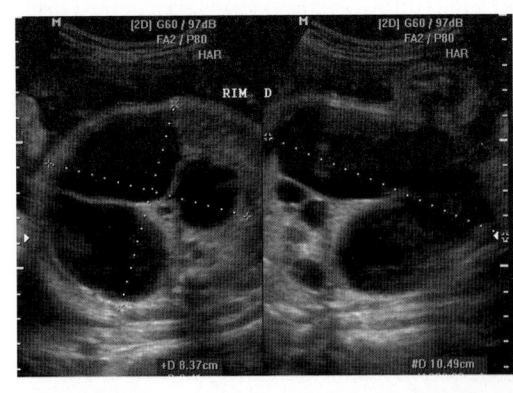

**Figura 98.2** Rim multicístico fetal ou tipo II de Potter.

O prognóstico fetal depende do grau de comprometimento da função renal, se a afecção é uni ou bilateral e se há associação a outras anomalias ou não.

A doença de Potter tipo III, ou rim policístico do tipo adulto, tem herança autossômica dominante, com localização do gene mutante no cromossomo 16, e apresenta risco de recorrência em torno de 50%.

Caracteriza-se pelo surgimento de cistos de grande volume, em decorrência da dilatação progressiva dos túbulos coletores e de outros segmentos do néfron. Normalmente se manifesta na fase adulta e o diagnóstico intrauterino é, por isso, esporádico.

A doença de Potter tipo IV é decorrente dos quadros obstrutivos do trato urinário, estando principalmente correlacionada com a válvula de uretra posterior em fetos do sexo masculino.

Modelos experimentais têm evidenciado que o processo de fibrose intersticial, que ocorre nesse tipo de displasia, está relacionado com a proliferação intersticial de fibroblastos, e a displasia acentuada leva à irreversibilidade do quadro.

As obstruções podem ser tratadas com as derivações para a cavidade amniótica, como anteriormente citado, porém uma vez estabelecida a perda de função renal, esta não será restabelecida.

O achado ultrassonográfico, frequentemente, é o córtex com cistos de pequeno volume em sua periferia e a região medular apresentando aumento de sua ecogenicidade, associado a quadro obstrutivo do trato urinário fetal.

## ▶ Síndromes associadas a anomalias do sistema urinário fetal

Apesar de não serem alterações restritas ao trato urinário, a síndrome de *prune belly*, a síndrome de Meckel-Gruber e a síndrome MMHI, entre outras, apresentam como constituinte necessário para sua identificação a ocorrência de malformação neste sistema.

A síndrome de *prune belly* caracteriza-se pela hipoplasia congênita da musculatura da parede abdominal associada a dilatação e hipotonicidade vesical, hidronefrose, além de criptorquidia bilateral.

Essa afecção apresenta uma incidência de 1:35.000 a 1:50.000 nascidos vivos, sendo mais frequente no sexo masculino em razão de 9:1. Pode estar associada a outras anomalias, como: cardíacas (10%), ânus imperfurado, gastrosquise e torção esplênica. Alterações cromossômicas, do tipo trissomias do 18, 21 e 13, monossomia X, deleção 6q e trissomia parcial 1q, podem estar presentes nos fetos acometidos por essa síndrome.

O diagnóstico baseia-se nos achados ultrassonográficos de distensão da parede abdominal, dilatação do trato urinário e criptorquidia bilateral.

A síndrome de Meckel-Gruber é autossômica recessiva com alteração no gene 17q21-q24 e apresenta a associação clássica de defeito do tubo neural, principalmente encefalocele, displasia cística renal e polidactilia. Pode estar associada ainda a outras anomalias do sistema nervoso central, do pescoço, dos membros, do fígado e dos genitais.

O diagnóstico ultrassonográfico depende da confirmação da associação das lesões descritas anteriormente e o prognóstico geralmente é fechado, com a maior parte dos nascidos vivos sobrevivendo apenas algumas horas ou, no máximo, semanas. Os óbitos são decorrentes, principalmente, de alterações do sistema nervoso central ou do quadro de insuficiência renal.

## ▶ Tumores renais

Os tumores renais congênitos são raros, sendo o nefroma mesoblástico o mais comum deles. Considerado um harmatoma solitário, o nefroma mesoblástico apresenta evolução normalmente benigna e seu tratamento consiste em nefrectomia pós-natal. Pode estar associado a polidrâmnio, porém essa associação não apresenta uma razão nítida.

Ao ultrassom aparece como uma grande massa solitária, predominantemente sólida, retroperitoneal, que se origina no rim normal adjacente e não pode ser separada deste. Não dispõe de uma cápsula bem definida e pode conter áreas císticas. O prognóstico neonatal em geral é bom.

## ▶ Referências bibliográficas

1. Carlson BM. O sistema urogenital. In: Carlson BM. Embriologia humana e biologia do desenvolvimento. 1 ed. Rio de Janeiro: Guanabara Koogan, 1996. pp. 314-42.
2. Reddy PP, Mandell J. Ureteropelvic junction obstruction: prenatal diagnosis and therapeutic implications. Urol Clin N Am. 1998; 25(2):171-80.
3. Callan NA, Blakemore K, Park J *et al.* Fetal genitourinary tract anomalies: evaluation, operative correction, and follow-up. Obstet Gynecol. 1990; 75(1):67-74.
4. Patten RM, Mack LA, Wang KY *et al.* The fetal genitourinary tract. Radiol Clin North Am. 1990; 28:115-30.
5. Housley HT, Harrison MR. Fetal urinary tract abnormalities: natural history, pathophysiology and treatment. Urol Clin N Am. 1998; 25(1):63-73.
6. Pope JC, Brock JW, Adams MC *et al.* How they begin and how they end: classic and new theories for the development and deterioration of congenital anomalies of the kidney and urinary tract. J Am Soc Nephr. 1999; 10(9):2018-28.
7. Nicolaides KH, Cheng HH, Snidjers RJ *et al.* Fetal urine biochemistry in the assessment of obstructive uropathy. Am J Obstet Gynecol. 1992; 166(3):932-7.
8. Daïkha-dahmane F, Dommergues M, Muller F *et al.* Development of human fetal kidney in obstructive uropathy: correlations with sonography and urine biochemistry. Kidney Int. 1997; 52:21-32.
9. Coplen DE, Hare JY, Zderic SA *et al.* 10-year experience with prenatal intervention for hydronephrosis. J Urol. 1996; 156:1142-5.
10. Schedl A. Renal abnormalities and their developmental origin. Genetics. 2007; 8:791-802.

# 99 Malformações da Parede Abdominal Fetal

*Herbene José Figuinha Milani | Enoch Quinderé de Sá Barreto*

## ▶ Introdução

A parede abdominal é formada por quatro dobras de tecido ectomesodérmico, sendo duas dobras laterais, uma superior e uma caudal. O crescimento dessas dobras está completo por volta da 5ª e 6ª semanas de gestação. Ocorre migração dessas dobras laterais, superior e caudal em direção central, terminando na região umbilical. Falhas nesse mecanismo resultarão em alguns defeitos, dependendo do tipo de dobra afetada:

- as dobras laterais estão relacionadas com o aparecimento da onfalocele
- a dobra superior, com o desenvolvimento de *ectopia cordis*
- a dobra caudal, com a ocorrência de extrofia vesical.

Em decorrência do avanço e da disseminação da ultrassonografia na propedêutica da gestação, os diagnósticos de defeitos abertos da parede abdominal do feto passaram a ser possíveis no período pré-natal. Essa possibilidade despertou o interesse dos obstetras que, em conjunto com outros profissionais (especialistas em medicina fetal, cirurgiões pediátricos, neonatologistas), passaram a intervir na história natural dessas anomalias a fim de garantir melhores prognósticos perinatais.

A demonstração da inserção do cordão umbilical e da bexiga, assim como da integridade da parede abdominal anterior, faz parte de um padrão ultrassonográfico exigido pelo American Institute of Ultrasound in Medicine e pelo American College of Radiology, sendo necessária para o correto diagnóstico das anomalias da parede abdominal fetal.[1]

As anomalias da parede abdominal compreendem aproximadamente 15% das anomalias detectadas no período antenatal. As principais malformações que acometem a parede abdominal anterior do feto são: onfalocele, gastrosquise, extrofia vesical, síndrome do cordão curto (síndrome de *body-stalk*) e síndrome da banda amniótica.

Tendo em vista o fato de terem maior incidência, a onfalocele e a gastrosquise serão abordadas com mais detalhes.

## ▶ Onfalocele

A onfalocele é um defeito da linha mediana da parede abdominal anterior que ocorre em virtude de uma alteração da fusão das dobras laterais, resultando em herniação das estruturas intra-abdominais na base do cordão umbilical. O conteúdo abdominal é recoberto pelo peritônio parietal, pela membrana amniótica e pela geleia de Warthon.

A incidência da doença é de aproximadamente 1:5.000, com risco de recorrência menor que 1% em gestações subsequentes. Pode estar associada às seguintes anomalias:

- pentalogia de Cantrell: onfalocele, hérnia diafragmática anterior, defeito esternal, *ectopia cordis* e malformações cardiovasculares

- síndrome de Beckwith-Wiedemann: onfalocele, macroglossia e gigantismo, podendo também incluir nefromegalia, *nevus* facial, hepatomegalia, anomalias do lobo auricular, hemi-hipertrofia e policitemia neonatal
- síndrome da linha média inferior: onfalocele hipogástrica com fístula vesicointestinal, ânus imperfurado, extrofia vesical e espinha bífida
- anomalias cardíacas: apresentam taxa de 30 a 50% (defeito septoatrial e ventricular, tetralogia de Fallot)
- anomalias cromossômicas: incidência varia em torno de 8 a 67%, sendo a trissomia do 18 a mais comum, seguida das trissomias do 13 e do 21, monossomia X, triploidias
- outras malformações: incidência de até 54%, sendo principalmente as malformações osteoarticulares, renais, do sistema nervoso (espinha bífida, hidrocefalia) e as cloacais, de difícil diagnóstico.

O diagnóstico da onfalocele, em geral, é simples de ser realizado. Caracteriza-se por defeito da linha média da parede abdominal anterior, com saco herniário com conteúdo visceral na inserção do cordão umbilical, de tamanho variável (2 a 12 cm), podendo ou não ter fígado no interior. À ultrassonografia, o cordão umbilical é identificado na porção apical do saco herniário e os órgãos abdominais herniados são recobertos por uma membrana (âmnio e peritônio), que continua com o cordão umbilical (Figura 99.1).

Cerca de 20% dos fetos podem apresentar suspeita diagnóstica a partir de 11 semanas, porém deve-se sempre descartar a herniação fisiológica que pode ocorrer até a 12ª semana. O polidrâmnio pode estar associado em até 1/3 dos casos e a alfafetoproteína está elevada no soro materno em cerca de 2/3 deles.

Após o diagnóstico, todos devem ser encaminhados para centros terciários, nos quais se realizam consulta de aconselhamento genético, pesquisa do cariótipo fetal e de outras malformações associadas por meio da ultrassonografia genético-fetal e do ecocardiograma

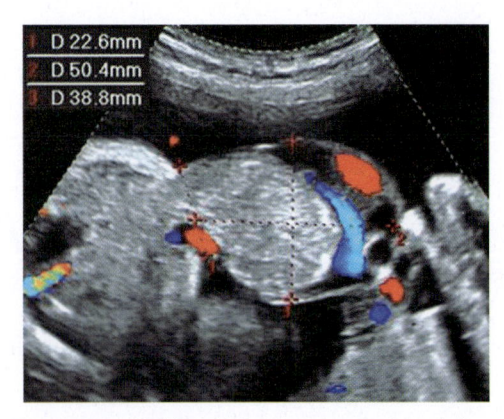

**Figura 99.1** Onfalocele. Corte transversal do abdome fetal evidenciando herniação de conteúdo abdominal (fígado), recoberto por uma membrana. Note que o cordão umbilical se insere no ápice do defeito.

fetal, pois o prognóstico da onfalocele depende diretamente da presença e da gravidade das anomalias associadas. Quando isolada, a sobrevida pode chegar a 94%, porém com altas taxas de mortalidade nos casos em que há malformações cardíacas complexas associadas e/ou alterações cromossômicas.

Com relação ao parto, nas onfaloceles isoladas, cujo prognóstico é favorável, o parto deve ser realizado o mais próximo do termo, em centros terciários, abrangendo equipe multiprofissional, seguindo-se os princípios obstétricos, dando preferência à cesárea no intuito de evitar traumatismos (ruptura do saco herniário) e infecção. O parto normal pode ser proposto quando o feto apresentar, além da onfalocele, cariótipo anormal e/ou outras malformações associadas que piorem consideravelmente o prognóstico perinatal.

Casos extremamente graves podem associar-se à ruptura do saco herniário e apresentam prognóstico reservado dependendo dos órgãos em exposição (Figuras 99.2, 99.3 e 99.4).

## ▶ Gastrosquise

A gastrosquise é um defeito da parede abdominal anterior, em nível paraumbilical, acompanhado de exteriorização dos órgãos abdominais, principalmente alças intestinais, ficando

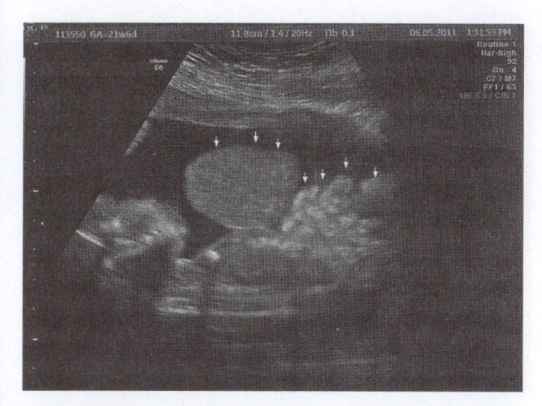

**Figura 99.2** Onfalocele rota com exposição de fígado e alças para cavidade amniótica.

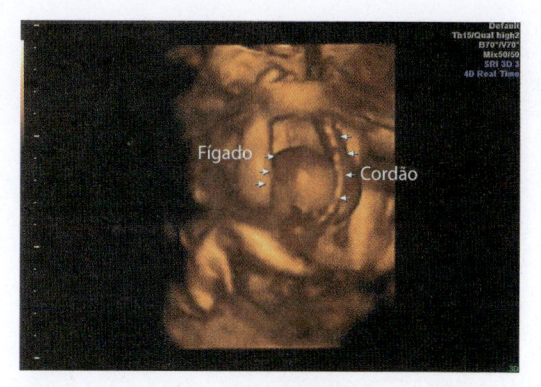

**Figura 99.4** Reconstrução tridimensional renderizada com exposição de fígado à cavidade abdominal e inserção do cordão umbilical no defeito.

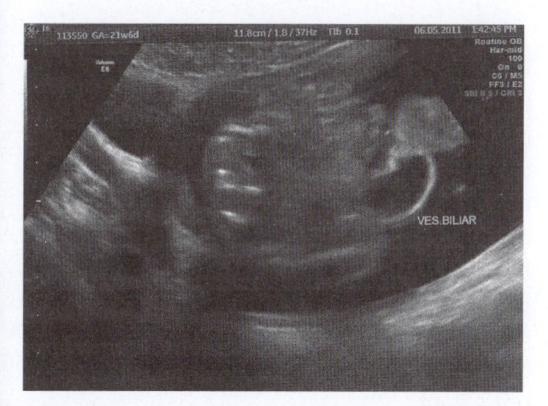

**Figura 99.3** Onfalocele rota com visualização de vesícula biliar na cavidade amniótica.

em contato direto com o líquido amniótico (não há membrana envolvendo o órgão herniado). Sua incidência varia em torno de 1:10.000 a 1:15.000.

Existem duas teorias que tentam explicar a origem da gastrosquise. A primeira seria que a gastrosquise surge a partir de uma alteração embrionária do vaso vitelínico direito (oclusão da artéria onfalomesentérica direita), com fechamento incompleto dos folhetos laterais, associada a intestino curto com rotação deficiente. Outra teoria proposta aponta para o comprometimento vascular da parede abdominal, resultante da involução anormal da veia umbilical direita, levando à isquemia e ao defeito no ectoderma e mesoderma.

Quanto à etiologia, pode estar relacionada com tabagismo, abuso de drogas e idade materna inferior a 20 anos. Não foram evidenciadas maiores correlações com outras anomalias, porém é frequente a associação a malformações intestinais (atresias).

O diagnóstico caracteriza-se pela protrusão das alças e dos demais órgãos intra-abdominais, sem a proteção do peritônio recobrindo o conteúdo exteriorizado (o intestino flutua livremente na cavidade amniótica) (Figuras 99.5 e 99.6).

O defeito ocorre geralmente no lado direito do cordão umbilical e mede entre 2 e 5 cm. A inserção do cordão umbilical na parede abdominal encontra-se normal. É exteriorizado invariavelmente o intestino delgado, podendo estar acompanhado do intestino grosso e, poucas vezes, do estômago. A herniação do fígado e do trato geniturinário é rara. Observa-se elevação dos níveis séricos maternos de alfafetoproteína em 100% dos casos.

A gastrosquise raramente se associa a outras anomalias. Em apenas 5% dos casos pode estar associada a anomalias cromossômicas. Quanto a outras malformações, as principais são gastrintestinais (atresias e más rotações do intestino, hérnia diafragmática), cardíacas (defeito do septo atrial e *ectopia cordis*) e faciais (fendas labiais e palatinas).

Na maioria das vezes, o diagnóstico de gastrosquise não é difícil, sendo importante sua diferenciação com ruptura de onfalocele. Um dos principais parâmetros no acompa-

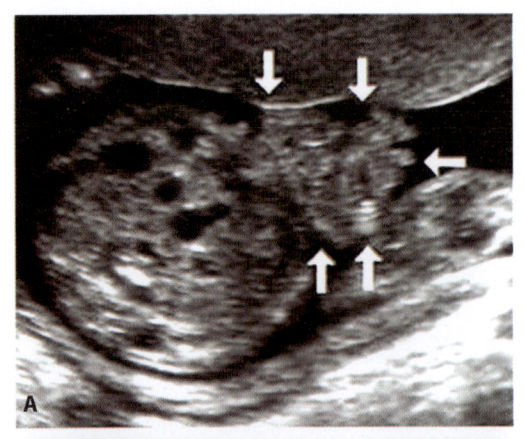

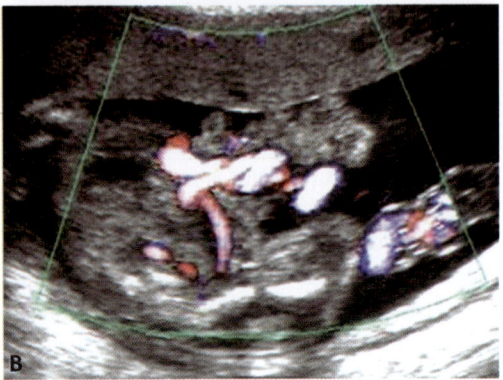

**Figura 99.5** Em **A**, observa-se a exteriorização das alças intestinais sem a proteção do peritônio (*setas*). Em **B**, verifica-se a inserção do cordão umbilical à direita do defeito na parede abdominal anterior.

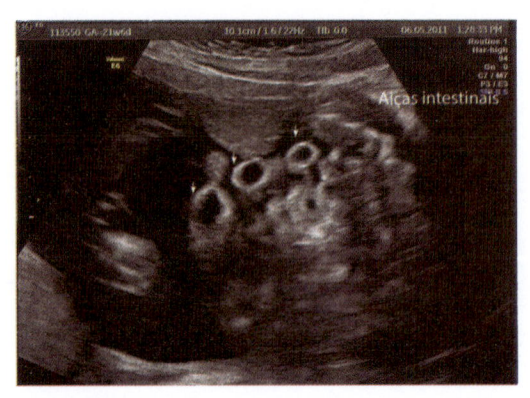

**Figura 99.6** Exposição de alças intestinais no conteúdo abdominal.

nhamento ultrassonográfico é a observação do aspecto das alças intestinais, que pode evidenciar sinais de comprometimento vascular ou complicações obstrutivas.

Após o diagnóstico de gastrosquise, deve-se encaminhar a gestante para acompanhamento em serviço terciário, com realização de consulta de aconselhamento genético, ultrassonografia genético-fetal e ecocardiograma para pesquisa de anomalias associadas. O cariótipo fetal deve ser oferecido apenas para os casos de gastrosquise com anomalias associadas. O acompanhamento com ultrassom seriado dos órgãos eviscerados é de extrema importância nos resultados perinatais.

Não existe consenso em relação à melhor via de parto e as revisões sistemáticas mostram não haver melhorias significativas para o prognóstico fetal com a cesárea.[2] Entretanto, dependendo das condições do serviço de assistência ao parto, o nascimento eletivo possibilita assistência e programação cirúrgica em tempo hábil e rápido. Existe consenso de que sinais ultrassonográficos de sofrimento de alça intestinal com dilatação do lúmen e afilamento da parede beneficiam-se da resolução da gestação por via alta.[3-5]

## ▶ Referências bibliográficas

1. Nielsen LB, Bang L, Norgaard-Pedersen B. Prenatal diagnosis of omphalocele and gastroschisis by ultrasonography. Prenat Diagn. 1985; 5:381-6.
2. Lewis DF, Towers VC, Garite TJ *et al.* Fetal gastroschisis and omphalocele: is cesarean section the best mode of delivery? Am J Obstet Gynecol. 1990; 163:773-5.
3. Takahashi CH, Moron AF. Malformações da parede abdominal. In: Moron AF. Medicina fetal na prática obstétrica. 1 ed. São Paulo: Santos, 2003. pp. 203-6.
4. Neto CN, Souza ASR. Defeitos congênitos da parede abdominal. In: Santos LC, Figueiredo SR, Souza ASR *et al.* Medicina fetal. 1 ed. Rio de Janeiro: Medbook, 2008. pp. 371-85.
5. Nyberg DA, Fitzsimmons J, Mack LA *et al.* Chromosomal abnormalities in fetuses with omphalocele: significance of omphalocele contents. J Ultrasound Med. 1989; 8:299-308.

# Parte 7
# Gravidez e Intervenções Cirúrgicas

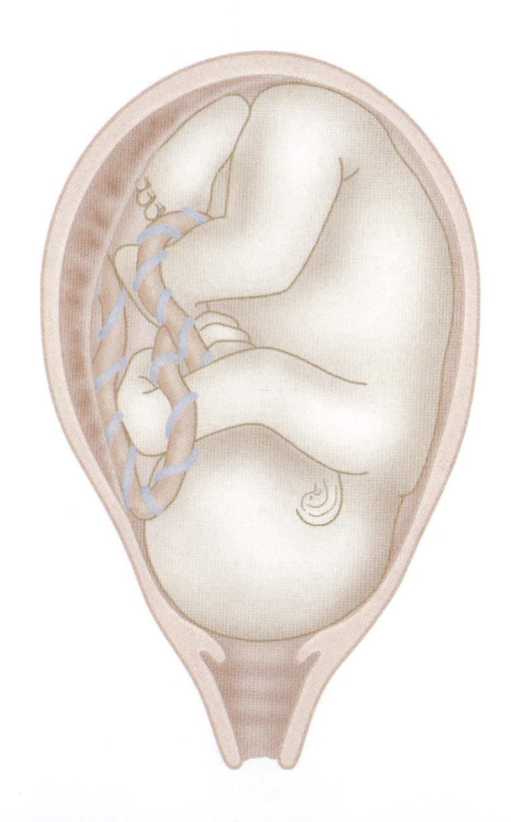

# 100 Abdome Agudo Não Obstétrico na Gravidez

*Paulo Roberto Corsi*

## ▶ Introdução

A gravidez não altera significativamente a prevalência de afecções abdominais. Com raras exceções, a frequência das urgências cirúrgicas é a mesma nas pacientes grávidas e não grávidas.

Nas afecções abdominais agudas, o diagnóstico é dificultado pelas alterações fisiológicas da gravidez, pela necessidade de diagnóstico diferencial com afecções próprias da gestação e por pequenas limitações à utilização de alguns exames complementares. A pouca experiência do cirurgião com as alterações da gravidez e a pouca intimidade do obstetra com as causas não obstétricas de abdome agudo também contribuem para a angústia da equipe médica no diagnóstico preciso.

Na avaliação inicial é importante estabelecer se os sintomas são relacionados ou não com a gravidez, e se o problema é cirúrgico. Em caso de dúvida, é mais importante o exame clínico repetido que os exames complementares. Quando a dúvida persistir, a laparoscopia diagnóstica e até mesmo a laparotomia exploradora devem ser consideradas, sendo estas de menor gravidade que uma afecção cirúrgica despercebida.

No 1º trimestre da gravidez, a avaliação pode estar dificultada por náuseas, vômitos, pirose, dores abdominais, alteração do apetite e distúrbios intestinais que podem ser próprios da gravidez.

No 3º trimestre, os sinais clássicos de abdome agudo podem estar mascarados por alterações de posições das vísceras abdominais. Ocorre também o relaxamento dos músculos da parede abdominal. A consequência direta é a menor evidência de defesa muscular, principalmente no final da gravidez e no puerpério.

Dentre as alterações fisiológicas são comuns discretos aumentos nas frequências respiratória, cardíaca e temperatura corpórea. Em geral, ocorre diminuição do tônus gastrintestinal, o que provoca atraso no esvaziamento gástrico e certo grau de constipação intestinal.

Os exames laboratoriais de importância no diagnóstico do abdome agudo que sofrem alterações são: o hemograma, que pode apresentar queda do hematócrito, ficando em torno de 32 a 34%, e a hemoglobina pode cair até 1,0 g; a contagem dos leucócitos pode chegar a 12.000/m$\ell$ e a hemossedimentação estar acelerada.

Nas situações caracterizadas como emergência, em que a radiografia é importante para o diagnóstico, devem-se tomar os cuidados necessários para tentar diminuir os efeitos deletérios das irradiações sobre o feto, mas sua utilização não está contraindicada.

O ultrassom tem grande valia no abdome agudo para se avaliar o feto, localizar a placenta e realizar o diagnóstico da causa do abdome agudo. Em geral, pode substituir as radiografias, exceto em algumas situações que serão analisadas posteriormente.

A correção da hipovolemia e a oferta de oxigênio devem ser as prioridades do tratamento, pois o útero pode estar com seu fluxo bastante reduzido, ocasionando sofrimento para o feto mesmo com a mãe em boas condições hemodinâmicas.

O abdome agudo cirúrgico pode ser dividido em quatro grupos: inflamatório, perfurativo, vascular e hemorrágico. O trauma abdominal pode causar qualquer desses tipos de abdome agudo, entretanto é considerado outra afecção. A seguir serão discutidos os principais aspectos do diagnóstico dos tipos de abdome agudo e suas principais causas.[2,3]

# ▶ Abdome agudo inflamatório

A caracterização deste tipo de afecção é feita por uma série de parâmetros:

- tempo decorrido entre o início dos sintomas e a chegada ao serviço de emergência varia geralmente entre 24 e 72 h
- dor inicialmente leve, insidiosa, mal localizada que se acentua e se localiza progressivamente
- febre e/ou sinais de toxemia
- quadro de peritonite localizada ou difusa
- hemograma com leucocitose e/ou desvio à esquerda; elevação da velocidade de hemossedimentação (VHS) e da proteína C reativa (PCR)
- ultrassom abdominal com líquido na cavidade e íleo adinâmico. O exame de ultrassom está sempre indicado na gestante com suspeita desse tipo de abdome agudo, já a radiografia, apenas em algumas exceções.

Várias são as causas de abdome agudo inflamatório, porém, pela sua frequência três afecções merecem destaque: apendicite aguda, colecistite aguda e pancreatite aguda.

## • Apendicite aguda

É a principal complicação abdominal extrauterina durante a gravidez, cuja incidência é de 1:1.000, variando de 1:500 a 1:3.000 gestações. Pode aparecer em qualquer idade, mas é mais comum abaixo dos 30 anos, tanto nas pacientes grávidas quanto não grávidas. Incide mais frequentemente no começo da gravidez, não havendo evidências de que a gravidez seja um fator predisponente.[4]

O quadro clínico é o mesmo das pacientes não grávidas, principalmente no 1º trimestre. Como consequência do crescimento do útero, existe o deslocamento do apêndice para cima e para o lado. Raramente o apêndice está fixo e o deslocamento pode não ocorrer. No 1º trimestre da gravidez a dor ocorre no quadrante inferior direito em 90% dos casos. Já no 2º trimestre ocorre em 75% e, no 3º, em apenas 37%, sendo a dor mais frequente no quadrante superior ou difusa. Ao exame físico geralmente encontra-se taquicardia e hipertermia menor que 38,5°C. A dor localizada é o sinal mais importante. Os sinais de irritação peritoneal são pouco frequentes nas gestações avançadas, em decorrência do relaxamento da musculatura.

Os exames complementares têm pouca importância no diagnóstico. Leucocitose de 16.000/m$\ell$ com desvio à esquerda é significativa e o exame de urina é importante para o diagnóstico diferencial.

No 1º trimestre deve-se realizar o diagnóstico diferencial com a gestação tubária. No 2º trimestre a diferenciação importante é com pielonefrite aguda e no 3º é com a colecistite aguda.

O ultrassom abdominal total também pode afastar as outras afecções, diagnosticar apendicite aguda e localizar a posição do apêndice para facilitar o acesso cirúrgico.

Com relação ao tratamento, a conduta expectante não deve superar 6 h, quando houver suspeita. A laparotomia branca, ou laparoscopia diagnóstica, é menos maléfica para a mãe e o feto que a peritonite grave em função do retardo no diagnóstico.

Em pacientes em início de trabalho de parto, deve-se realizar a apendicectomia e deixar que ocorra o parto vaginal, posteriormente. Tem sido proposta a "aceleração" do parto quando estiver próximo, realizando-se a apendicectomia posteriormente. Deve-se realizar a cesárea concomitantemente apenas em casos de peritonite generalizada, por causa da probabilidade de morte fetal em consequência do quadro séptico.

O prognóstico é mais grave que na paciente não grávida. A morte fetal está relacionada com a gravidade da doença, não variando com o período gestacional. As causas que agravam o prognóstico são o atraso no diagnóstico e a perfuração, que ocorre mais precocemente e com frequência 2 a 3 vezes maior. Isso se deve ao aumento da vascularização da pelve, da drenagem linfática e ao alto nível de hormônios circulantes, justificando o processo inflamatório mais intenso. O crescimento uterino deslocando o delgado e o epíploon para o abdome superior impede que essas estruturas bloqueiem o apêndice inflamado, piorando sua evolução.

## Colecistite aguda

Não há evidências do aumento da sua incidência durante a gravidez, sendo em média 1:6.500 gestações, embora se aceite que ela predisponha ao aparecimento de cálculos na vesícula biliar.

Os sintomas são pouco alterados pela gravidez e, em 70%, dos casos ocorre no 2º trimestre. No puerpério é comum um quadro clínico mais grave. A icterícia costuma ser de causa hepatocelular, sendo a doença calculosa responsável por menos de 6% das ictéricas nas grávidas. Ao exame físico, a dor à palpação com resistência muscular é o mais comum. A vesícula pode estar palpável em 30% dos casos.

O exame ultrassonográfico é o método ideal de diagnóstico, pois avalia a existência ou não de cálculos, a distensão vesicular, a espessura da parede e se há líquido em torno da vesícula.

A apendicite aguda é a afecção que mais causa confusão diagnóstica. Deve-se considerar também pielonefrite e pancreatite aguda.

De modo geral, a colecistite aguda é de tratamento cirúrgico, porém passível de tratamento clínico, pois muitos doentes evoluem bem. Quando a opção é o tratamento clínico, a cirurgia é realizada em aproximadamente 10% dos casos em função de: falha no tratamento clínico com persistência da dor e da febre; vesícula distendida; sinais de irritação peritoneal ou icterícia obstrutiva. Tem sido descrita a utilização da videolaparoscopia para realização da colecistectomia em gestantes, com excelentes resultados e sem interferência na evolução da gestação.

## Pancreatite aguda

A incidência da pancreatite aguda varia de 1:1.000 a 1:11.500 gestações, sendo mais frequente na primigesta que na multípara. Ocorre mais no final da gestação ou no puerpério.

Comprovadamente não existe qualquer fator no ciclo gravídico-puerperal que desempenhe papel importante na etiopatogenia da moléstia. A maioria dos casos é constituída por pancreatite de causa biliar relacionada com cálculos, mas outros fatores têm sido referidos, entre eles o aumento dos valores séricos de gordura neutra, fosfolipídios e colesterol.

O quadro clínico não é alterado pela gravidez, porém, é bastante variado dependendo da forma anatomopatológica, que varia de edematosa a necro-hemorrágica. Os principais sintomas são dor e vômito. No 1º trimestre este último pode ser confundido com hiperêmese gravídica. O exame complementar mais utilizado é a amilasemia, que se mostra elevada. O ultrassom também é extremamente importante, pois pode confirmar o diagnóstico e sugerir a causa da pancreatite, pela observação de cálculos na vesícula e/ou no colédoco.

Os principais diagnósticos diferenciais são úlcera péptica, gastrenterites, apendicite aguda e colecistite aguda.

O tratamento de escolha é o clínico. O tratamento cirúrgico fica reservado para a necrose pancreática com infecção ou hemorragia. Na coledocolitíase, destaca-se o papel da endoscopia que pode retirar o cálculo e realizar a papilotomia.

Nas formas graves, o prognóstico é reservado e a mortalidade fetal e materna pode chegar a 20%. Este índice não tem se alterado apesar dos novos métodos de tratamento.

## ▶ Abdome agudo perfurativo

Sua caracterização é feita por uma série de parâmetros:

- tempo de aparecimento curto
- dor intensa, de início súbito com disseminação rápida
- frequente toxemia associada
- sinais evidentes de peritonite
- radiografia com pneumoperitônio.

A única causa de abdome agudo perfurativo que deve ser considerada é a úlcera péptica, cuja incidência também é pequena. Durante as primeiras fases da gravidez, 88% das pacientes têm melhora dos sintomas preexistentes por diminuição da acidez, o que reduz a possibilidade de complicações.

No último trimestre e no puerpério, a acidez gástrica tende a aumentar possivelmente em função do hormônio lactogênio. Nesse período também se sobrepõem os efeitos psicológicos do estresse do parto e os níveis de corticoides aumentam de duas a três vezes além do normal e os níveis de histaminase começam a cair. A toxemia gravídica agrava as manifestações ulcerosas, principalmente o sangramento, relacionadas com alterações hematológicas.

O quadro clínico pode ser típico ou ser mascarado pela gravidez. O abdome em tábua raramente ocorre. O principal exame complementar é a radiografia de tórax, que revela pneumoperitônio. O diagnóstico diferencial deve ser feito com a apendicite aguda, a pancreatite e o descolamento prematuro da placenta.

A úlcera péptica perfurada é uma condição abdominal grave, e o tratamento é o mesmo estabelecido para a não grávida. Deve-se evitar a cesárea ao mesmo tempo.

## ▶ Abdome agudo obstrutivo

A caracterização deste tipo de afecção é feita pelos seguintes parâmetros:

- tempo de chegada variável
- dor em cólica
- vômitos
- parada da eliminação de gases e fezes
- distensão abdominal
- exame físico: hipovolemia, distensão, peristaltismo visível, timpanismo, ruídos hidroaéreos aumentados e com timbre metálico
- radiografia: distensão de alças intestinais e níveis líquidos.

É raro o aparecimento de obstrução intestinal durante a gravidez. Tem-se verificado o aumento recente da sua incidência provavelmente pelo aumento das laparotomias, atingindo até 1:3.600 gestações.

As aderências intestinais são responsáveis por mais de 80% dos casos de obstrução intestinal e são desencadeadas pela compressão das alças pelo útero aumentado de volume, ocorrendo principalmente em três períodos: quando o útero entra na cavidade abdominal (4º e 5º mês); quando a cabeça do feto encaixa na pelve (8º e 9º mês) e com a rápida involução do útero (puerpério).

O quadro clínico é o mesmo apresentado pelas pacientes não grávidas, porém nos primeiros meses deve-se fazer o diagnóstico diferencial com os vômitos da hiperêmese gravídica. A ausência de outros parâmetros afasta a hipótese de obstrução. O diagnóstico sindrômico geralmente é fácil e a utilização de radiografias do abdome traz uma importante contribuição.

O tratamento é o mesmo que das pacientes não grávidas, tendo-se maior preocupação com a oxigenação, reposição volêmica e correção dos distúrbios hidreletrolíticos. A conduta cirúrgica depende do achado intra-operatório.

## • Pseudo-obstrução do cólon | Síndrome de Ogilvie

É uma complicação observada no pós-parto, particularmente pós-cesárea, caracterizada por achados físicos e radiológicos semelhantes ao de uma obstrução intestinal mecânica baixa, mas sem causa orgânica. Esta pseudo-obstrução colônica foi primeiramente descrita por Ogilvie, em 1948, que a atribuiu à desnervação do cólon por doença metastática.

Mais de 1/3 dos casos relatados na literatura ocorreram em mulheres no puerpério. Pode estar associada a trauma ou a outras doenças. Por evoluir não raramente para cura espontânea, frequentemente não é reconhecida, embora seja de fácil identificação quando lembrada. Por esse motivo, sua frequência deve ser superior à estimada.

A etiopatogenia é desconhecida. Ogilvie[1] sugeriu que a interrupção da inervação simpática deixaria o parassimpático sem oposição, o que resultaria em contração espástica de partes do cólon, levando à obstrução. Essa hipótese sofreu algumas modificações e acredita-se que a inervação sacral parassimpática, via nervos lombares dos segmentos S2 ao S4, deixe o cólon distal atônico, causando obstrução funcional. Outras hipóteses têm surgido mais recentemente, como isquemia transitória do cólon, ação das prostaglandinas, de hormônios gastrintestinais, das toxinas bacterianas, entre outras.

Geralmente se manifesta a partir do 3º dia pós-operatório, comprometendo mais o ceco e o transverso. As manifestações clínicas são distensão abdominal, dor, náuseas e vômitos. Embora a interrupção do trânsito faça parte do quadro clínico, em mais de 40% dos casos os pacientes continuam eliminando fezes ou gases. Ao exame físico, chamam a atenção a distensão e o desconforto abdominal. Ao iniciar-se a isquemia do ceco, aparece dor em fossa ilíaca direita acentuada pela palpação. Quando ocorre a perfuração, o quadro clínico de peritonite é evidente e o estado geral apresenta rápida deterioração.

Radiologicamente observa-se distensão do intestino grosso, sem ar no delgado quando a válvula ileocecal for continente. O exame contrastado do cólon ou a colonoscopia excluem obstrução determinada por causa orgânica. Deve-se tomar cuidado de não insuflar muito o cólon, o que pode precipitar a perfuração. O diagnóstico precoce é importante, pois essa síndrome pode funcionar como uma obstrução em alça fechada, podendo se complicar com a temida perfuração do ceco, cuja mortalidade é superior a 50%.

O tratamento inicial é conservador, com tentativa de descompressão por sonda nasogástrica e retal, além de cuidados de hidratação, e correção dos distúrbios metabólicos. É importante também a interrupção do uso de narcóticos, corticosteroides e substâncias inibidoras da motilidade intestinal. A resolução costuma ocorrer em 3 a 6 dias.

A estimulação intestinal por fármacos parassimpaticomiméticos como a prostigmina deve ser evitada pelos riscos de aumento da pressão intraluminal. Pelo mesmo motivo os clisteres não devem ser realizados. A cisaprida tem obtido bons resultados em casos isolados.

A intervenção fica reservada para os casos que não respondem à terapêutica clínica realizada por 48 a 72 h, ou que apresentem dilatação exagerada do ceco. Nesses casos a descompressão deve ser procedida com métodos endoscópicos ou cirúrgicos.

O prognóstico é excelente quando o diagnóstico é feito precocemente e a descompressão endoscópica é efetiva. Nesses casos, a mortalidade é extremamente baixa ou mesmo inexistente. São considerados fatores prognósticos desfavoráveis: idade avançada, diâmetro cecal superior a 14 cm e demora na instituição do tratamento.

# ▶ Abdome agudo hemorrágico

Sua caracterização é feita pelos seguintes dados:

- tempo decorrido entre o início dos sintomas e chegada ao serviço
- quadro clínico de choque hemorrágico
- ao exame do abdome, sinais discretos de irritação peritoneal
- hemograma: anemia e hematócrito baixo
- ultrassom ou radiografia do abdome: líquido na cavidade
- punção ou lavagem peritoneal: sangue.

As principais afecções são representadas pela ruptura espontânea de fígado e alguns aneurismas vasculares. A ruptura do músculo reto anterior do abdome, embora não seja causa de abdome agudo hemorrágico, pode ser confundida.

O primeiro caso de ruptura espontânea de fígado foi descrito por Abercrombie, em 1844, sendo seguido por vários outros. É uma complicação rara durante a gravidez. Os prováveis fatores predisponentes são as alterações bruscas das pressões abdominais, como vômito, convulsões na toxemia, parto, ruptura de abscesso, hepatomas, hemangiomas ou pequenos traumas. Outras afecções podem causar ruptura hepática durante a gravidez, como sífilis, malária, doenças infecciosas, doença do trato biliar e anomalias vasculares. Sua etiologia também tem sido atribuída a coagulação intravascular disseminada (CIVD), pré-eclâmpsia e eclâmpsia.

As gestantes mais comumente afetadas são as multíparas no último trimestre de gravidez. Contudo, 15% podem aparecer nas primeiras 24 h de puerpério. Ocorre geralmente no lobo direito, atingindo 75%; no lobo esquerdo, 14%; e em ambos, 11%.

O quadro clínico clássico é de dor de início súbito, localizada na região epigástrica ou quadrante superior direito, às vezes com irradiação para o ombro direito, náuseas, vômitos, associados a quadro clínico de hipotensão arterial.

O exame complementar mais importante é a ultrassonografia. Também podem ser realizadas a lavagem peritoneal ou a tomografia computadorizada.

O tratamento consiste em controle do choque e laparotomia imediata. Deve ser realizada a cesárea, por ser alta a mortalidade materna com frequente associação a pré-eclâmpsia. O prognóstico é ruim, o índice de mortalidade materno é de 70% e o fetal, de 77%.

A ruptura do músculo reto abdominal está intimamente relacionada com a contração brusca. Na gestante, ocorre particularmente por ocasião do trabalho de parto. Manifesta-se por meio de dor abdominal súbita, localizada no nível da bainha do reto com sinais de hemorragia e tumor palpável. Ocorre geralmente abaixo da cicatriz umbilical, e é duas vezes mais frequente à direita. Pode provocar irritação peritoneal, o que dificulta o diagnóstico.[5]

## ▪ Indicações de cesárea em caso de abdome agudo

Basicamente, a indicação de cesárea está condicionada à idade gestacional, à vitalidade fetal e ao tipo de lesão. É indicada:

- como medida para evitar a morte fetal nas grávidas com feto viável:
  - nos casos de hemorragia grave e de difícil controle
  - nos processos inflamatórios com sepse materna intensa
  - nas neoplasias complicadas, quando o risco materno e fetal é muito grande
  - na coagulopatia progressiva
- após a ocorrência do óbito materno com feto vivo
- em gestações avançadas com feto vivo ou morto:
  - como tempo primário da realização do ato cirúrgico principal. O volume uterino dificulta o acesso ao órgão doente.

## ► Considerações finais

- Clinicamente não existem diferenças significativas entre o abdome agudo da gestante e o da não grávida
- As modificações do ciclo gravídico-puerperal diminuem a importância de alguns exames subsidiários
- A caracterização do tipo de abdome agudo constitui o passo inicial para o diagnóstico
- A sistematização dos parâmetros e da avaliação do abdome agudo geralmente torna possível o diagnóstico sindrômico
- Morbidade e mortalidade altas estão relacionadas com diagnóstico e tratamento tardios
- O diagnóstico etiológico é de importância relativa, pois o que interessa é a conduta terapêutica
- Dependendo do estádio da gravidez, impõe-se o emprego de incisões amplas
- A cesárea pode ser realizada visando salvaguardar a vida do feto, ou então facilitar o ato cirúrgico principal.

## ► Referências bibliográficas

1. Corsi PR, Neme RM, Rodrigues FFO. Síndrome de Ogilvie: revisão bibliográfica. J Bras Ginecol. 1995; 105:387-91.
2. Corsi PR, Rasslan S, Oliveira L *et al.* Trauma in pregnant women: analysis of maternal and fetal mortality. Injury. 1999; 30:239-43.
3. Corsi PR. Abdome agudo não obstétrico. In: Piato S (ed.). Complicações em obstetrícia. Manole: Barueri, 2009. pp. 717-32.
4. Dalaqua M, Corsi PR. Apendicite aguda na gestação. Arq Med Hosp FCMSCSP. 2006; 51:4-9.
5. Nunes TA. Abdome agudo na gravidez e puerpério. In: Savassi Rocha PR, Souza C (eds.). Abdome agudo. Rio de Janeiro: Guanabara Koogan, 1982. p. 551.

# 101 Histerectomia Puerperal

## ▶ Introdução

A histerectomia (HT) consiste na exérese parcial ou total do útero. Pode ser realizada em todas as fases da gestação, mas este capítulo concentra-se na prática da HT puerperal.

As indicações mais comuns na prática clínica para a realização do procedimento são: abortamento infectado, ruptura uterina, atonia uterina decorrente de diversas causas como descolamento prematuro da placenta e acretismo placentário.

Não é raro que, após a recuperação, pacientes apresentem sangramento cíclico mensal, ainda que em menor quantidade que o fluxo menstrual habitual, decorrente de área de endométrio remanescente que continua a responder aos estímulos hormonais da mulher no menacme.

Antes de descrever sua técnica, convém discorrer sobre suas indicações em condições específicas.

## ▶ Ruptura uterina

Diante da afecção, duas condutas são pertinentes. A primeira é a correção da área afetada mantendo a matriz. Nos casos de ruptura extensa frequentemente associada à atonia uterina, a HT é a escolha após a hemostasia necessária.

## ▶ Aborto infectado ou endometrites

Podem se correlacionar com procedimentos inseguros para o esvaziamento uterino ou infecções após ruptura das membranas ou corioamnionite. Em geral, a utilização de antibióticos de largo espectro é capaz de controlar o foco infeccioso. Porém, em algumas circunstâncias, o corpo uterino constitui-se em abscesso, sendo necessária a realização de remoção cirúrgica. Nessas situações o procedimento tende a ser especialmente delicado em função da fragilidade dos tecidos, dificultando a dissecção e ligadura das estruturas.

## ▶ Atonia uterina

É adotada quando os recursos recomendados para sua correção não conseguirem resposta clínica (ocitocina, ergonovina, prostaglandinas, sutura compressiva tipo B-Lynch). A escolha do procedimento é sempre tarefa difícil, mas é preferível indicá-la em condições de equilíbrio hemodinâmico, visando reduzir os riscos maternos.

## ▶ Descolamento prematuro da placenta

A infiltração de sangue decorrente do fenômeno, caracterizada como útero de Couvelaire, impede a contração uterina adequada.

Acrescente-se ainda que, quanto maior é sua gravidade clínica, maior é o risco de associação a coagulopatia de consumo, resultando em situação especialmente grave que exige atenção imediata.

## ▶ Placenta prévia e acretismo placentário

A área do segmento inferior não tem capacidade funcional plena para promover o miotamponamento. Assim, a área da inserção placentária pode manter sangramento difuso de difícil correção. Após tentativas frustradas de sutura local ("captonagem"), a decisão pela retirada do útero muitas vezes precisa ser considerada. Quando há acretismo placentário, a invasão profunda do trofoblasto resulta em grave hemorragia que necessita correção. A tentativa de sutura local, em geral, não é eficaz e resulta no agravamento das condições hemodinâmicas. Dependendo da área do acretismo, é necessário realizar HT total, pois a invasão pode ter atingido o colo, mantendo o sangramento mesmo após a retirada do corpo uterino. Nessas ocasiões, o auxílio de cirurgião vascular é de extrema importância, pois este pode cateterizar as porções arteriais das quais emergem as artérias uterinas e insuflar temporariamente um balão, diminuindo o aporte sanguíneo na região. Esse procedimento é considerado bem-sucedido apenas após a ligadura das artérias que aportam do infundíbulo pélvico, responsáveis pela irrigação do corpo uterino.

## ▶ Técnica da histerectomia

Considerando que na maioria das vezes o problema está localizado no corpo uterino, o procedimento preferencial é a HT subtotal. Cumpre salientar que, quando adotada, a HT total é de execução mais difícil em vista das dificuldades de identificação dos limites do colo, resultando em maior tempo operatório, maior perda sanguínea, maior risco de lesões ureterais e de encurtamento vaginal.[1,2] Os tempos do procedimento subtotal podem assim ser descritos:

- caso possível, a exteriorização do corpo uterino pode facilitar o procedimento, expondo as estruturas mais craniais. Em face da intensa vascularização uterina, convém redobrar os cuidados nas ligaduras, utilizando ligaduras duplas nas extremidades que permanecerão
- pinçamento dos ligamentos uterovarianos e das trompas com pinças de Kocher, colocando uma delas rente à parede uterina e a outra justaposta de modo a manter pequeno espaço onde se realiza a secção. As ligaduras são feitas com poliglactina 0 ou categute 0 simples. Caso julgue necessário, as ligaduras podem ser reforçadas com ligaduras de algodão 2-0 (Figura 101.1)
- pinçamento do ligamento redondo com pinças Kocher e ligadura com poliglactina 0 ou categute 0 simples. Procede-se do mesmo modo do lado oposto (Figura 101.2)
- inicia-se a dissecção do peritônio visceral. Em geral, quando é feita a ligadura dos ligamentos e da tuba, é possível delaminar com tesoura de dissecção o peritônio visceral em direção ao segmento. Caso não seja possível, deve-se proceder à abertura do mesmo na área da reflexão vesicouterina começando pela face anterior, estendendo-se até os ligamentos redondos. Em geral, não há a necessidade de descolamento vesicouterino extenso para a HT subtotal. A seguir abre-se o peritônio posterior do segmento inferior (Figuras 101.3 e 101.4)
- a ligadura das artérias uterinas se faz com pinças de Faure, colocadas justapostas com espaço para a incisão. A ligadura deve ser feita com ponto de poliglactina 0 ou categute 0 simples, com reforço na porção em que irá permanecer, procedendo dessa maneira no lado oposto. Algumas vezes esse procedimento necessita de repetição em face da vascularização existente no local

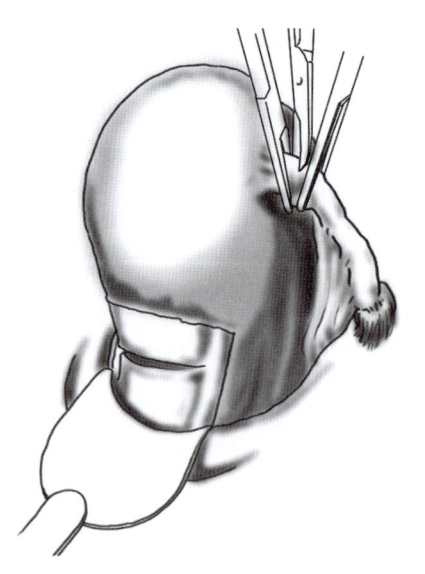

**Figura 101.1** Detalhe da ligadura da tuba uterina esquerda.

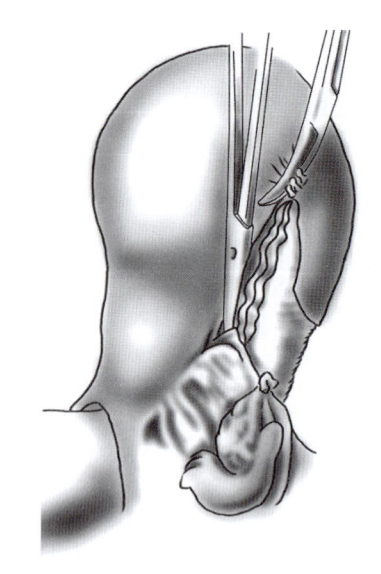

**Figura 101.3** Detalhe da dissecção do peritônio visceral.

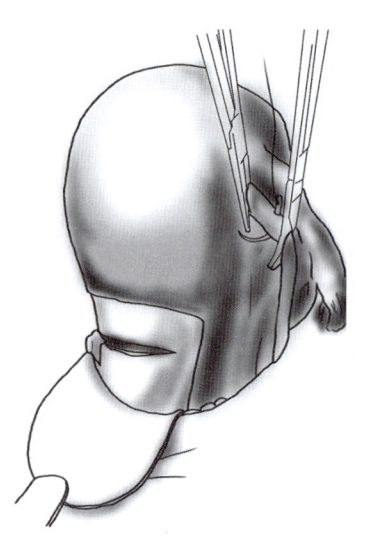

**Figura 101.2** Detalhe da ligadura do ligamento redondo.

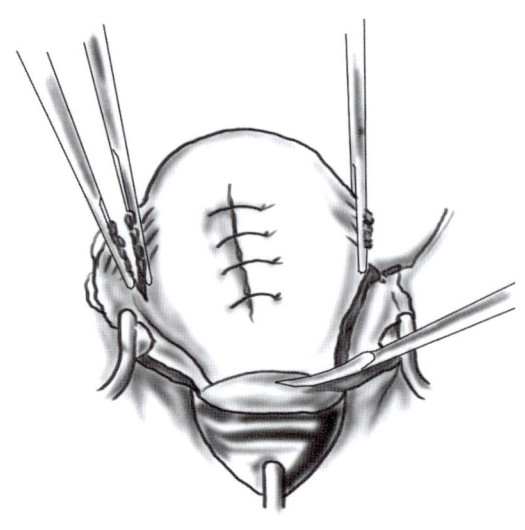

**Figura 101.4** Abertura do peritônio visceral na porção anterior.

- protegendo a bexiga da face anterior do útero com válvula, procede-se ao pinçamento da porção uterina com pinça de Pozzi, utilizada para tração e apresentação da área onde se inicia a amputação, sendo esta feita logo acima dos ligamentos uterossacros. A amputação segue contornando todo o corpo uterino até seu destacamento.

Na medida em que a secção avança, o coto do segmento remanescente deve ser pinçado nos ângulos e nas bordas com pinças de Allis a fim de facilitar a hemostasia e a sutura a ser realizada (Figura 101.5)
- extirpado o útero, procede-se à ligadura de vasos sangrantes e inicia-se a sutura do segmento com poliglactina 0 ou categute 0

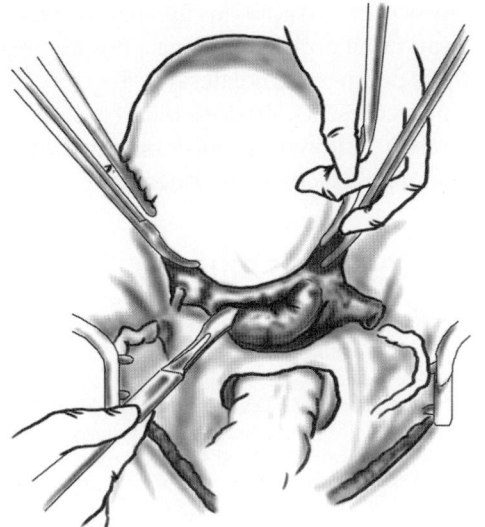

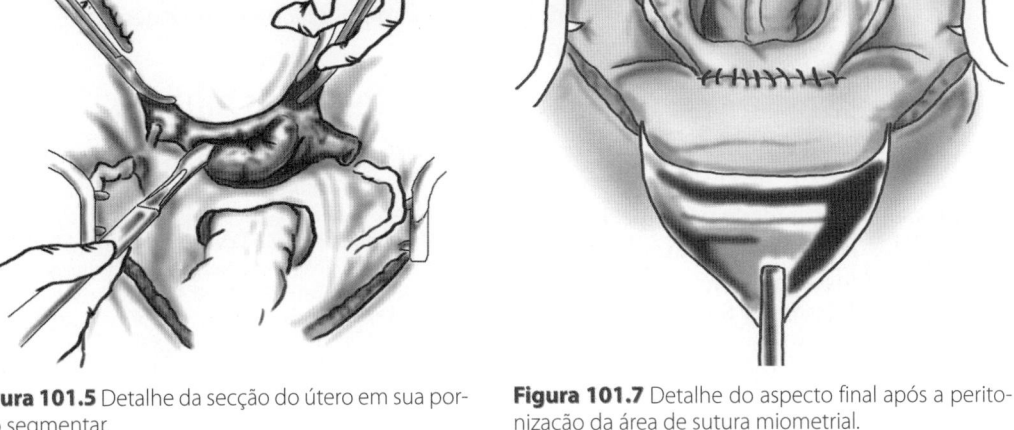

**Figura 101.5** Detalhe da secção do útero em sua porção segmentar.

**Figura 101.7** Detalhe do aspecto final após a peritonização da área de sutura miometrial.

simples em pontos separados. Os cotos dos ligamentos redondos podem ser fixados nesta área (Figura 101.6)

• terminada a sutura, procede-se à revisão da hemostasia e à sutura contínua do peritônio visceral com poliglactina 00 ou categute 00 simples recobrindo a área suturada (Figura 101.7)

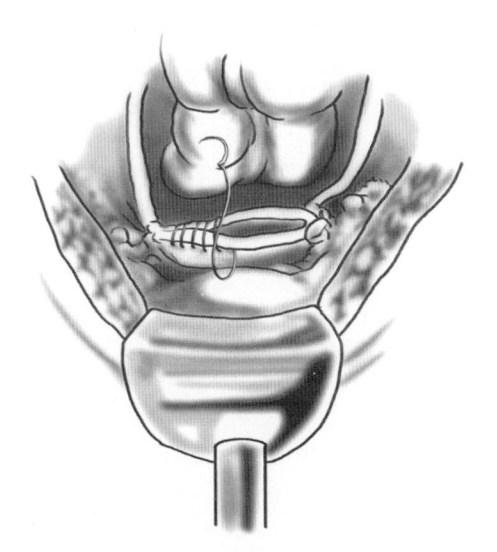

**Figura 101.6** Detalhe da sutura da porção uterina segmentar remanescente.

No caso de HT total, os tempos são assim descritos:

• aberto o peritônio na reflexão vesicouterina, a bexiga deve ser descolada até o limite do colo uterino. Esse tempo exige cuidado em vista dos riscos de lesão vesical. Nem sempre é fácil identificar o limite do colo esvaecido. Nessas situações, é possível introduzir o dedo indicador pela incisão no útero de modo a reconhecer esse limite. A seguir, a luva contaminada deve ser trocada

• os ligamentos uterossacros podem ser pinçados bilateralmente por meio de pinçamento com Faure e ligados por transfixação com poliglactina 0 ou categute 0. Os fios não devem ser cortados, mas sim reparados para posterior fixação na vagina suturada

• os ligamentos cardinais são ligados a seguir com a mesma técnica utilizada para os posteriores. O pinçamento sempre deve ser o mais próximo possível do útero, reduzindo os riscos de lesões ureterais. Os fios não são cortados, mas sim reparados para posterior fixação na cúpula vaginal

- após revisão da hemostasia e eventual pinçamento e liberação adicional, apreende-se a porção anterior da vagina, logo abaixo do limite do colo. Abre-se a vagina com bisturi e utiliza-se tesoura para que seja circundada totalmente e para extirpar o útero. As bordas vaginais devem ser reparadas à medida que são liberadas com pinças de Allis. Após a retirada do útero, é clássico o embrocamento da porção vaginal exposta com antisséptico, evitando que o produto se espalhe na cavidade peritoneal
- as bordas da vagina são suturadas em pontos separados de poliglactina 0 ou categute 0. Após a revisão da hemostasia, deve-se proceder à fixação dos ligamentos uterossacros na porção mediana e dos cardinais nas porções mediolaterais
- procede-se à cobertura da área de sutura com o peritônio visceral em sutura contínua com poliglactina 0 ou categute 0.

## ▶ Referências bibliográficas

1. Guariento A, Delascio D. Histerectomia. In: Obstetrícia operatória Briquet. São Paulo: Sarvier, 1979. pp. 247-54.
2. Cunningham FG, Leveno KJ, Bloom SL *et al.* Cesarean delivery and peripartum hysterectomy. In: Williams obstetrics. 23 ed. New York: McGraw-Hill, 2010. pp. 544-64.

# 102 Tratamento Cirúrgico do Abortamento

*Nelson Sass | Cristião Fernando Rosas*

## ▶ Introdução

Ainda que se verifique uma tendência gradativa na utilização de métodos farmacológicos para o tratamento do abortamento retido, na prática clínica prevalece o uso de intervenções cirúrgicas para o esvaziamento uterino. Os métodos mais utilizados são a curetagem mecânica e a aspiração uterina, com o auxílio de equipamentos elétricos ou manuais, e a aspiração manual intrauterina (AMIU).

## ▶ Curetagem uterina

Para sua realização, são necessários:

- valvas (afastadores) ou espéculo vaginal
- pinça de Pozzy ou Allis longa
- histerômetro
- velas de Hegar
- pinça de abortamento de Bonnaire
- curetas de Winter
- material para assepsia e limpeza (p. ex., clorexidina, gazes, compressas pequenas).

## ▪ Técnica

Para a realização do procedimento, uma das principais vantagens da anestesia intravenosa é a rápida recuperação da paciente. No entanto, principalmente em função dos riscos relacionados com a aspiração de conteúdo gástrico, costuma ser utilizada raquianestesia. A posição da paciente é a de litotomia, sendo realizadas a assepsia externa e a colocação de campos estéreis. Após a instalação da anestesia, deve-se proceder à assepsia vaginal, preferencialmente com clorexidina aquosa. A seguir, deve-se realizar toque vaginal visando reconhecer a posição, o volume, a mobilidade do útero e a permeabilidade do colo.

Na sequência, deve-se expor o colo utilizando valvas vaginais ou espéculo de tamanho suficiente e realizar pinçamento do lábio anterior com Pozzi ou Allis (Figura 102.1). Após leve tração, que visa retificar o útero, deve-se introduzir cuidadosamente o histerômetro. Esse tempo tem como objetivo definir a extensão da cavidade uterina e da introdução da pinça de abortamento e curetas.

Definida a medida com o histerômetro (Figura 102.1), é indicado, caso necessário, dilatar progressivamente o canal cervical com velas de Hegar. Para tanto, deve-se iniciar com

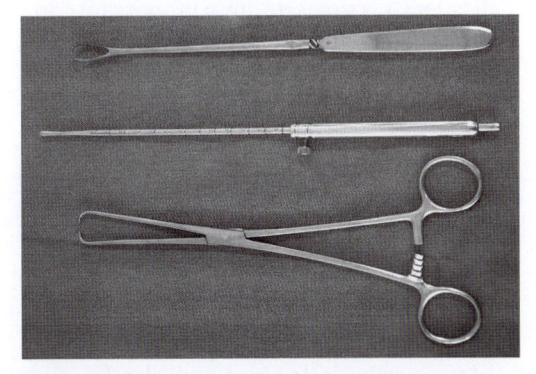

**Figura 102.1** Cureta fenestrada, histerômetro e pinça de Pozzi.

vela de menor calibre (em geral número 6), introduzindo com delicadeza e mantendo por algum tempo de maneira a viabilizar a acomodação do canal. Retire a vela e aplique a seguir a de número imediatamente superior e assim sucessivamente. De modo geral, a partir do número 10 a 12, é possível ter acesso satisfatório à cavidade.

Os restos de maior volume podem ser retirados com pinça de abortamento, que deve ser introduzida fechada, procedendo a sua abertura e fechamento na cavidade, visando ao pinçamento de restos e trazendo-os para o exterior. Após se certificar de que não há mais estruturas de maior volume, a curetagem propriamente dita deve ser iniciada.

Introduz-se a cureta até o fundo, tomando o cuidado de não avançar além da medida definida na histerometria. Inicia-se a raspagem cuidadosa, de cima para baixo, começando pela face anterior, depois posterior e, por fim, as bordas laterais e os cornos uterinos. Na medida em que a raspagem for feita, os restos apreendidos devem ser exteriorizados, armazenados e enviados para a realização de estudo anatomopatológico. Na raspagem inicial são utilizadas curetas com maior diâmetro, passando gradativamente para instrumentos com fenestras menores.[1]

A curetagem uterina excessiva pode ter efeitos colaterais indesejáveis, tais como a formação de sinequias uterinas ou mesmo a destruição total do endométrio. Para evitar esses problemas, a raspagem deve ser feita com delicadeza. Os sinais de que a limpeza foi completa são a parada do sangramento e saída de sangue "vermelho rutilante e espumoso".

Após a finalização da curetagem, deve-se realizar a histerometria final para atestar a redução do volume uterino. Na sequência, retira-se a pinça fixada no lábio anterior, assegurando-se de que não haja sangramento nessa região decorrente de lesão vascular inadvertida. Caso isso ocorra, pode ser necessário aplicar um ponto hemostático no lábio anterior com fio absorvível.

Após a retirada da pinça, indica-se conferir se não há gazes ou pequenas compressas no interior da vagina. A limpeza final deve ser feita com clorexidina aquosa. Retire as valvas ou espéculo.

A recuperação pós-operatória costuma ser tranquila, sendo possível liberar a dieta o mais rapidamente possível e, eventualmente, utilizar analgésico como a dipirona em vista da sensibilidade local decorrente da manipulação. Com exceção dos casos infectados, não há razões para se utilizarem antibióticos.

## ▶ Aspiração elétrica

Segue os mesmos preceitos da curetagem mecânica em termos de preparo para a abordagem da cavidade uterina. Uma vez que o canal possibilite a introdução da cânula, a aspiração de cada face deve ser iniciada com movimentos de entrada e saída. Define o fim do procedimento a parada do sangramento e da saída de restos. Após o término, envia-se o material coletado para estudo anatomopatológico.

## ▶ Aspiração manual intrauterina

Para o esvaziamento uterino, utiliza-se um sistema composto por um aspirador a vácuo acoplado a cânulas de plástico semiflexíveis de diferentes calibres (3 a 12 mm de diâmetro). Quando necessária, a dilatação do colo é feita por dilatadores compostos de material plástico. O mecanismo de AMIU é uma seringa com capacidade de 60 m$\ell$, que dispõe de um aparato de produção de pressão negativa em seu interior (Figura 102.2).

A realização do procedimento pode ocorrer em ambulatório e sob anestesia local (paracervical). Após a verificação da dimensão da permeabilidade do canal cervical e da histerometria, deve-se introduzir a cânula até a cavidade uterina, assegurando-se de que o calibre selecionado se ajuste ao máximo no canal cervical, possibilitando a manutenção da pressão negativa em seu interior, com consequente aspiração do conteúdo.

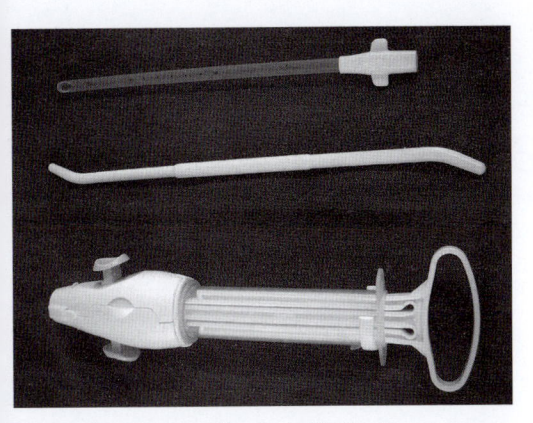

**Figura 102.2** Material para AMIU. Seringa com mecanismos de formação de vácuo, dilatador plástico e sonda plástica com ponta romba nº 8.

Em seguida, deve-se efetuar o travamento da seringa, acoplar à cânula e destravar o dispositivo que controla o vácuo, de modo a aspirar o conteúdo. Dependendo da quantidade, pode ser necessário repetir a manobra quantas vezes forem necessárias até completar o esvaziamento. Ao final, pela sensação transmitida na cânula é possível perceber a regularidade e aspereza das paredes da cavidade uterina, a saída de sangue vermelho rutilante e espumoso, assim como ocorre na curetagem mecânica. Em função do vácuo no interior, deve-se tracionar a parede uterina. Pacientes sob anestesia local muitas vezes queixam-se de cólicas, sinal que sugere o término do procedimento.

A técnica de AMIU tem se mostrado eficaz e apresenta menor risco de complicações em relação à curetagem mecânica,[2] porém não deve ser utilizada em gestações com mais de 12 semanas ou quando a dilatação cervical for superior a 12 mm, por causa da dificuldade da manutenção do vácuo.

## ► Referências bibliográficas

1. Guariento A, Delascio D. Tratamento cirúrgico do abortamento. In: Guariento A, Delascio D. Obstetrícia operatória Briquet. São Paulo: Sarvier, 1979. pp. 253-64.
2. Brasil. Ministério da Saúde. Secretaria de Políticas de Saúde. Área Técnica de Saúde da Mulher. Parto, aborto e puerpério: assistência humanizada à mulher. 1 ed. Brasília: Ministério da Saúde, 2001. p. 199.

# 103 Ligadura Tubária

*Nelson Sass*

## ▶ Introdução

Método de esterilização humana artificial mais utilizado na prática clínica, a ligadura tubária consiste em impedir a fecundação por meio da obstrução da tuba uterina por intervenção cirúrgica. Existem várias técnicas descritas para este fim, mas este capítulo focalizará aquelas nas quais se utiliza cirurgia convencional.

O planejamento reprodutivo é direito de todo cidadão brasileiro. A esterilização voluntária feminina tem critérios regulamentados pela Lei Federal nº 9.263 de 12/01/1996, na qual estão incluídos artigos e parágrafos específicos sobre sua realização durante o parto. A necessidade de realização do procedimento na prática suscita dúvidas frequentes. Por isso, considera-se importante destacar alguns itens da Lei Federal nº 9.263 de 12/01/1996,[1] reproduzidos a seguir em sua redação original:

Capítulo I

Art. 1º O planejamento familiar é direito de todo cidadão, observado o disposto nesta Lei.
[...]
Art. 3º O planejamento familiar é parte integrante do conjunto de ações de atenção à mulher, ao homem ou ao casal, dentro de uma visão de atendimento global e integral à saúde.
Parágrafo único – As instâncias gestoras do Sistema Único de Saúde, em todos os seus níveis, na prestação das ações previstas no *caput*, obrigam-se a garantir, em toda a sua rede de serviços, no que respeita a atenção à mulher, ao homem ou ao casal, programa de atenção integral à saúde, em todos os seus ciclos vitais, que inclua como atividades básicas, entre outras:

I – a assistência à concepção e contracepção;
II – o atendimento pré-natal;
III – a assistência ao parto, ao puerpério e ao neonato;
IV – o controle das doenças sexualmente transmissíveis;
V – o controle e prevenção do câncer cervicouterino, do câncer de mama e do câncer de pênis.
[...]
Art. 9º Para o exercício do direito ao planejamento familiar serão oferecidos todos os métodos e técnicas de concepção e contracepção cientificamente aceitas e que não coloquem em risco a vida e a saúde das pessoas, garantida a liberdade de opção.
Parágrafo único – A prescrição a que se refere o *caput* só poderá ocorrer mediante avaliação e acompanhamento clínico e com informação sobre os seus riscos, vantagens, desvantagens e eficácia.
Art. 10º Somente é permitida a esterilização voluntária nas seguintes situações:
I – em homens e mulheres com capacidade civil plena e maiores de 25 anos de idade ou, pelo menos, com dois filhos vivos, desde que observado o prazo mínimo de sessenta dias entre a manifestação da vontade e o ato cirúrgico, período no qual será propiciado à pessoa interessada acesso a serviço de regulação da fecundidade, incluindo aconselhamento por equipe multiprofissional, visando desencorajar a esterilização precoce;
II – risco à vida ou à saúde da mulher ou do futuro concepto, testemunhado em relatório escrito e assinado por dois médicos.
§ 1º É condição para que se realize a esterilização o registro de expressa manifestação da vontade em documento escrito e firmado, após a informação a respeito dos riscos da cirurgia, possíveis efeitos colaterais, dificuldades de sua reversão e opções de contracepção reversíveis existentes.
§ 2º É vedada a esterilização cirúrgica em mulher durante os períodos de parto ou aborto, exceto nos casos de comprovada necessidade, por cesarianas sucessivas anteriores.

[...]

§ 4º A esterilização cirúrgica como método contraceptivo somente será executada através da laqueadura tubária, vasectomia ou de outro método cientificamente aceito, sendo vedada através da histerectomia e ooforectomia.

§ 5º Na vigência de sociedade conjugal, a esterilização depende do consentimento expresso de ambos os cônjuges.

§ 6º A esterilização cirúrgica em pessoas absolutamente incapazes somente poderá ocorrer mediante autorização judicial, regulamentada na forma da Lei.
[...]

Art. 13. É vedada a exigência de atestado de esterilização ou de teste de gravidez para quaisquer fins.

Em vista de controvérsia quanto à permissão de efetuar o procedimento de laqueadura tubária durante o parto, exceto nos casos de comprovada necessidade, por cesarianas sucessivas anteriores, o Conselho Regional de Medicina do estado de São Paulo recebeu a consulta nº 67.890/97 e emitiu parecer[2] aprovado na 2.027ª reunião plenária realizada em 24/10/97 e homologada na 2.030ª reunião plenária em 28/10/97. Na sequência, transcreve-se parte do parecer que se posiciona a favor da realização do procedimento em pacientes portadoras de condições clínicas que possam comprometer o prognóstico materno:

[...] Porém, acreditamos que a interpretação da Lei permita que tal procedimento seja realizado durante o parto. A explicitação da Lei refere-se às laqueaduras tubárias em casos de cesarianas de repetição. Ora, tal permissão se deve ao fato de que em gravidez subsequente ocorram riscos inerentes às más condições uterinas: ruptura do útero, acretismo placentário, dificuldades cirúrgicas, lesões vesicais e/ou intestinais. Tais percalços colocam em risco a vida da paciente.

Ora, Senhores Conselheiros, o que ocorrerá em gestante ou parturiente acometida de estágios avançados de doenças crônicas como diabetes melitus, cardiopatia, hipertensão, citando as mais frequentes? Há, igualmente, o risco materno grave. Tais patologias, em estágios avançados, pioram acentuadamente o prognóstico materno. Em situações outras, ocorrem mortes maternas.

Em tais situações, após uma avaliação detalhada do clínico (endocrinologista, nefrologista, cardiologista) em conjunto com a equipe obstétrica, decidir-se-á pela esterilização cirúrgica. Uma vez decidida, esclarecido suficientemente o casal, a laqueadura tubária poderá ser praticada. Deve ficar claro e bem esclarecido que, se a laqueadura não for efetuada durante o procedimento do parto (durante uma operação cesariana ou laqueadura periumbilical nos casos de parto transpélvico), implicará em ocorrências futuras possíveis e previstas. A mulher deverá internar-se algum tempo depois do parto, redundando em uma nova internação; a mulher deverá passar por novo processo anestésico; a mulher, muitas vezes, atribulada com seus afazeres domésticos e/ou profissionais, não tem tempo para ficar no hospital; e, o pior, muitas vezes procura o Serviço tempos depois com uma nova gravidez. Nesta última possibilidade, em casos avançados das patologias citadas, aparece a indicação de abortamento terapêutico, mercê do risco de complicação ou de morte materna.

Diante do exposto, o bom senso indica que o procedimento de esterilização seja efetuado durante o trabalho de parto ou no puerpério. Portanto, nada mais justo do que fazer um protocolo de cada caso. Neste documento estará a decisão da equipe médica (obstetra, clínicos, cardiologista, nefrologista etc.) avalizando e indicando a esterilização. Constará da documentação o consentimento informado da mulher e do companheiro.

Finalizando, concluímos que o procedimento de laqueadura tubária, em portadoras de patologias graves, pode ser realizado durante o parto.

# ▶ Técnicas cirúrgicas

A realização da ligadura tubária no parto ou puerpério pode ser feita durante a cesárea ou quando realizado parto vaginal, tendo-se acesso à cavidade peritoneal por incisão periumbilical ou por laparotomia. Apesar de exigirem técnica relativamente simples, os riscos de hemorragia ou formação de extensos hematomas na região não são desprezíveis, exigindo muita atenção no momento do pinçamento da tuba e na revisão final do procedimento.

Existem várias técnicas descritas, mas o foco aqui será na técnicas de Pomeroy e de Parkland.

## ▪ Técnica de Pomeroy

Apreende-se a tuba na transição do terço proximal e médio utilizando-se pinça de Allis de modo a produzir uma angulação. Liga-se com fio absorvível (categute 0 simples ou poliglactina 0). A alça acima da ligadura deve ser seccionada de modo a se obterem duas extremidades separadas (Figura 103.1).

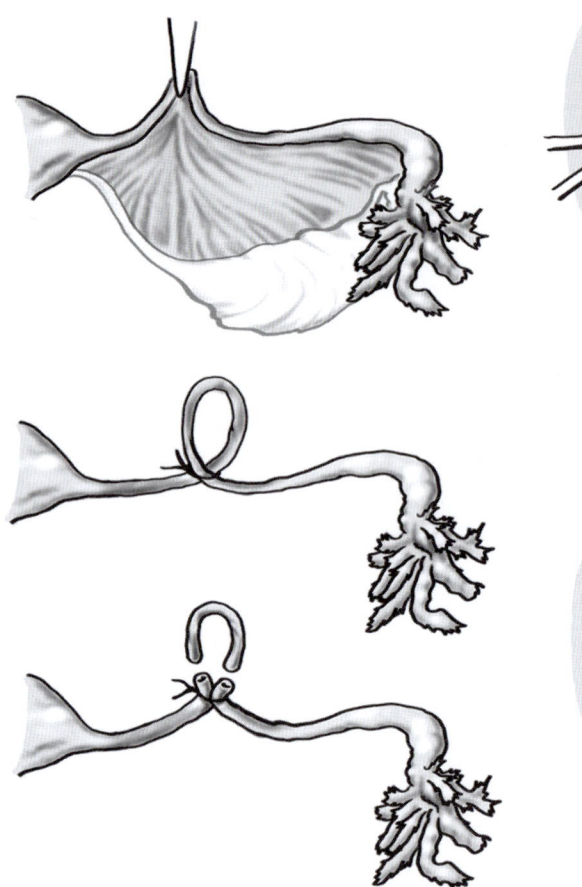

**Figura 103.1** Método de Pomeroy para ligadura tubária.

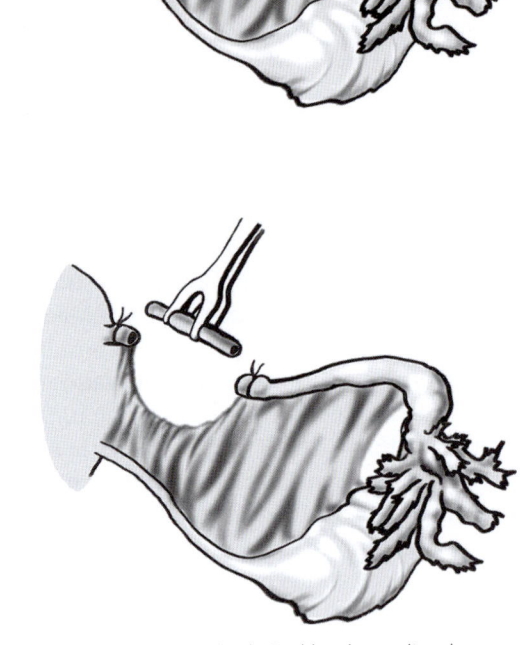

**Figura 103.2** Método de Parkland para ligadura tubária.

## ▪ Técnica de Parkland

Apreende-se a tuba na transição do terço proximal e médio utilizando-se pinça de Allis de modo a produzir uma angulação. Utilizando-se pinça Kelly de ponta fina, deve-se divulsionar e perfurar o ligamento largo próximo à borda inferior da tuba, evitando englobar estruturas vasculares. Pela abertura, deve-se pinçar a tuba uterina com pinças Kelly ou Kocher delimitando cerca de 2,0 cm entre as duas extremidades e seccionar a porção da tuba delimitada entre o pinçamento. Ligam-se os cotos tubários proximal e distal com fio absorvível (categute 0 simples ou poliglactina 0), de modo a obter duas extremidades separadas (Figura 103.2).

## ▪ Limitações do método

Embora a ligadura tubária possa ser considerada um método de alta eficácia, existe a possibilidade, ainda que remota, de gravidez subsequente. Excluídas as falhas inerentes à má técnica utilizada, é possível afirmar que fatores biológicos são capazes de facilitar a recanalização espontânea e viabilizar nova gravidez. São descritos na literatura[3] percentuais de falhas acumuladas ao longo dos anos; em 10 anos pode acometer 1,8% novas gestações. Esse aspecto deve ser ressaltado por ocasião do aconselhamento e deve ser explícito no documento em que a paciente e seu cônjuge (quando for o caso) registram seu consentimento para a realização do método.

Alguns métodos cirúrgicos parecem ser mais eficientes que outros. A cauterização do coto tubário após a ligadura, por exemplo, parece reduzir as taxas de recanalização, apesar de não ser capaz de excluir esta possibilidade por completo. O American College of Obstetricians and Gynecologists (ACOG)[4] concluiu que a ocorrência de nova gestação após a ligadura tubária pode ocorrer independentemente de falha técnica.

Também deve ser destacado que diante de paciente com antecedente de ligadura tubária na qual o diagnóstico de gravidez se faz presente, deve ser redobrada a atenção para a hipótese de gravidez ectópica em vista de eventual dificuldade de progressão do ovo pela recanalização tubária.

## ► Referências bibliográficas

1. Presidência da República. Subchefia de assuntos jurídicos. Lei 9263 de 12/01/1996. Disponível em www2.prsc.mpf.gov.br/conteúdo;serviços/plan-assite/orientações-e-tabelas-1/planejamento-familiar. pdf. Acessado em 26/04/2013.

2. Cremesp consulta 67890/97. Disponível em www.portalmedico.org.br/pareceres/crmsp/1997/67890_1997. Acessado em 26/04/2013.

3. Sterilization. In: Cunningham FG, Leveno KJ, Bloom SL *et al*. Williams obstetrics. New York: McGraw-Hill, 2010. pp. 698-704.

4. American College of Obstetrics and Gynecologists. Benefits and risks of sterilization. Practice Bulletin no. 46. 2003.

# 104 Inversão Uterina

*Karina de Falco Martins*

## ▶ Introdução

A inversão uterina é a eversão do corpo uterino, que pode ou não se exteriorizar na vulva.[1] Pode ser comparada a uma sacola da qual se puxa o fundo para fora, de maneira que o forro passa a constituir a parte externa. Então a serosa passa a ser a mais profunda e a mucosa exterioriza-se.[2] Uma revisão de casos[3] relatou incidência de inversão uterina aguda após um parto vaginal de 1/3.737, e após a cesárea, de 1/1.860.

Do ponto de vista etiológico, a inversão pode ser classificada como tocogenética e ginecológica (oncogenética, idiopática e *post-mortem*). Quanto ao aspecto anatômico relativo ao grau de inversão, podem assim ser classificadas:

- I grau: pequena depressão que pode passar despercebida, mas capaz de originar hemorragias puerperais
- II grau: a cavidade uterina é ocupada pelo próprio corpo do órgão, sendo diagnosticada pelo toque vaginal
- III grau: o corpo uterino ultrapassa o orifício externo do colo, mas o órgão mantém-se dentro da vagina
- IV grau: inversão do corpo e do colo, podendo ser intra ou extravaginal
- V grau: formas complicadas de prolapso de colo e vagina.

Com relação à instalação clínica, são classificadas em agudas (quando decorrem poucas horas do acidente), subagudas (após vários dias da ocorrência) e crônicas (semanas, meses ou anos do acidente).[2]

## ▶ Aspectos etiopatogênicos

Alguns fatores predisponentes são inserção fúndica da placenta, atonia uterina, acretismo placentário, cordão curto, anomalias congênitas e fraqueza da parede uterina na zona de inserção placentária em decorrência de endometrite, multiparidade ou curetagens.[2] Entretanto, as maiores causas de inversão uterina ainda estão relacionadas com a iatrogenia no que se refere à tração do cordão com a placenta ainda aderida, à expressão abdominal (manobra de Credé) e à extração manual da placenta.

Alguns casos ocorrem espontaneamente quando há anormalidade na musculatura ou inervação uterina, explicando também os casos recorrentes.[2]

Alguns fármacos utilizados antes ou durante o parto podem favorecer a ocorrência de inversão, tais como: sulfato de magnésio, por sua ação antagônica ao cálcio, elemento fundamental para a contratilidade muscular; ocitocina, em decorrência do esgotamento das fibras miometriais; e alguns anestésicos inalatórios por promoverem relaxamento da musculatura uterina.

## ▶ Aspectos clínicos

A paciente queixa-se de dor intensa decorrente do estiramento de ligamentos, peritônio visceral e parietal e agravada pelas contrações

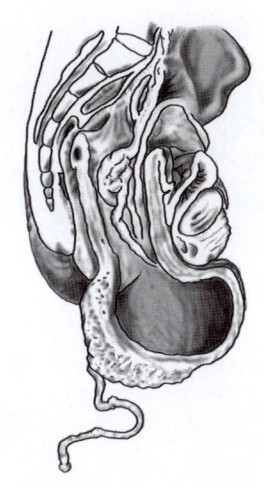

**Figura 104.1** Inversão total do útero com placenta aderida.

uterinas. A perda sanguínea abundante e constante, muitas vezes com comprometimento hemodinâmico, é um sinal clínico importante.

Nas inversões completas, observa-se o corpo uterino evertido e a superfície endometrial "porejando" sangue espumoso na área correspondente à inserção placentária (Figura 104.1).

Já nas inversões parciais ou incompletas, quando a inspeção externa não identifica o útero, a palpação abdominal por outro lado não identifica o corpo uterino ou apenas percebe alguma resistência hipogástrica. O toque vaginal comprova corpo uterino intravaginal, como tumoração mole e depressível.[1] Fazem parte do diagnóstico diferencial o mioma submucoso e o pólipo endometrial.

## ▶ Aspectos terapêuticos

A conduta nos casos da inversão aguda é a reposição uterina imediata, sendo necessária a utilização de anestesia e, eventualmente, hemotransfusão em vista da perda sanguínea acentuada. Nos casos em que a placenta permanece aderida, é recomendável a retirada prévia da mesma para facilitar a reposição do órgão e não correr o risco de enfrentar uma retenção placentária. Entretanto, diante de hemorragia intensa, prefere-se reposicionar o útero e depois retirá-la manualmente. Quando houver acretismo placentário, a histerectomia se impõe logo após o reposicionamento do útero.

A manobra utilizada para recolocar o útero em posição é denominada taxe, e consiste em pressionar a porção central do corpo uterino evertido para cima em direção ao abdome, vencendo a resistência do anel de constrição do colo, sempre de maneira lenta e contínua (Figura 104.2).

Não tendo sucesso, passa-se à taxe lateral ou periférica, introduzindo-se a mão espalmada em um dos ângulos do anel de estrangulamento e deslizando os dedos, procurando pressioná-lo, lateral e progressivamente, para cima (Figura 104.3).

Antibioticoterapia deve ser introduzida em função do risco de extensa manipulação e perda sanguínea. Cefalosporina de primeira geração ou clindamicina associada à gentamicina podem ser alternativas iniciais.

Algumas vezes pode auxiliar a taxe o uso de agentes relaxantes do miométrio como terbutalina, sulfato de magnésio, ritodrina e anestésicos halogenados como halotano, isoflurano e nitroglicerina.[3]

Finalmente, após o útero já ter sido recolocado, introduzem-se ocitócitos e/ou ergotaminas para manutenção da contração uterina e parada da perda sanguínea.

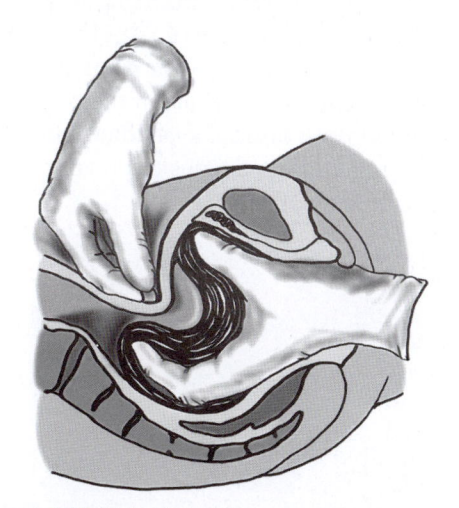

**Figura 104.2** Manobra de taxe central para correção da inversão uterina aguda.

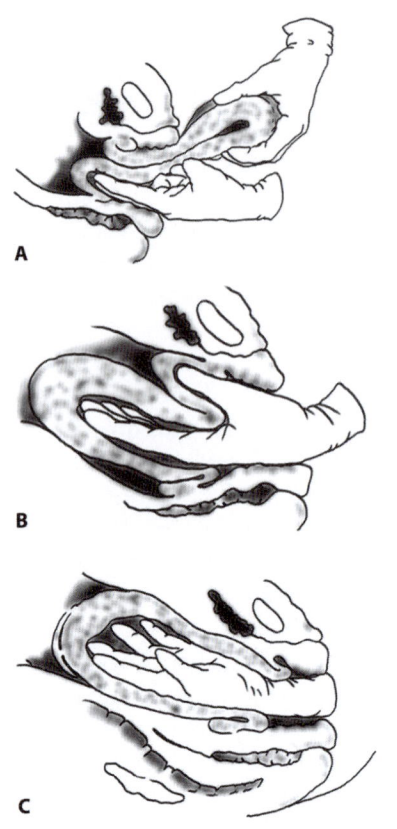

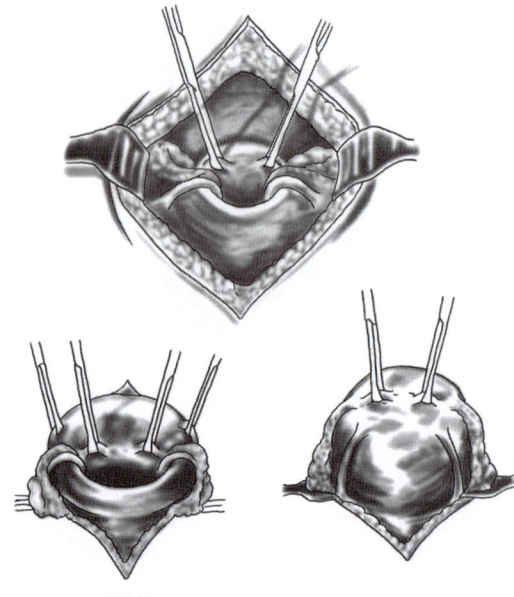

**Figura 104.4** Manobra de Huntington: pinçamento sucessivo e elevação do corpo uterino em direção à cavidade abdominal.

**Figura 104.3** Manobra de taxe lateral para correção da inversão uterina aguda.

Caso as manobras vaginais não tenham sucesso, geralmente em decorrência de um anel de constrição, a laparotomia torna-se obrigatória.[4] A técnica de escolha é a de Huntington por via abdominal, que consiste no pinçamento sucessivo da matriz uterina por meio do funil de inversão, em direção à cavidade abdominal, conseguindo-se a reposição do órgão aos poucos (Figura 104.4).

## ► Referências bibliográficas

1. Neme B. Fisiopatologia da dequitação. In: Neme B. Obstetrícia básica. 2ª ed. São Paulo: Sarvier, 2000. pp. 777-80.
2. Camano L, Souza E. Inversão uterina tocoginecológica. In: Camano L, Sousa E, Sass N *et al.* Guias de medicina ambulatorial e hospitalar UNIFESP/Escola Paulista de Medicina: Obstetrícia. 1 ed. Barueri: Manole, 2003. pp. 341-5.
3. Szymanski LM, Bienstock JL. Complicações do trabalho de parto e do parto: Inversão uterina. In: Manual de ginecologia e obstetrícia do John Hopkins. 3 ed. Porto Alegre: Artmed, 2009. pp. 137-8.
4. Hemorragia obstétrica. In: Cunningham G, MacDonald PC, Gant NF *et al.* Williams obstetrícia. 20 ed. Rio de Janeiro: Guanabara Koogan, 2000. pp. 673-4.

# 105 Traumas Maternos Extragenitais

*Mario Augusto S. Bueno Piotto | Nelson Sass*

## ▶ Introdução

Neste capítulo serão discutidas algumas condições traumáticas em órgãos extragenitais associadas a procedimentos obstétricos ou a condições patológicas específicas e as alternativas terapêuticas para cada situação.[1,2]

## ▶ Ruptura ou hematoma do músculo reto abdominal

As lesões desse músculo podem ser associadas ao esforço durante o parto ou a compressões inadequadas nessa região. Outros fatores como tosse ou vômitos podem precipitar rupturas com extensão variável. Essa ruptura pode ser complicada pela formação de hematoma decorrente de lesão em artéria epigástrica ou um de seus ramos.

O diagnóstico é feito a partir de queixa de dor abdominal de intensidade variável, em geral localizada, mas que pode ser referida como difusa. Na história clínica, tosse ou outro fator traumático no parto pode auxiliar na possibilidade diagnóstica. Nos casos de hematomas extensos, sinais de comprometimento volêmico ou descoramento das mucosas podem estar presentes.

No exame local destaca-se área dolorosa à palpação, que pode se estender ao quadrante correspondente do lado lesado, podendo ser evidenciada tumoração sensível ao toque. O ultrassom pode subsidiar o diagnóstico ao identificar o hematoma localizado entre as bainhas anterior e posterior.

O tratamento pode ser expectante, utilizando-se analgésicos nos casos de lesões de pequenas dimensões ou pequenos hematomas sem sinais de progressão. Caso contrário é necessário realizar exploração cirúrgica da área afetada, esvaziamento do hematoma e ligadura do vaso sangrante. A colocação de dreno pode ser útil para o controle pós-operatório.

## ▶ Traumas das vias urinárias

Em vista das relações anatômicas do trato urinário com o genital, os riscos de lesões decorrentes da instrumentalização do parto por fórcipe ou durante a cesárea não são desprezíveis. Discutiremos as situações mais frequentes e as formas de correção de eventuais problemas.

### ▪ Bexiga

Ocorre com mais frequência durante a cesárea, durante a abertura da parede, principalmente em pacientes com cirurgias pregressas. Ainda que excepcional, pode ser associada à aplicação do fórcipe. Para reduzir o risco nessas circunstâncias, o esvaziamento vesical deve preceder a aplicação do instrumento, sendo recomendável a sondagem de alívio de modo rotineiro antes da aplicação de fórcipe de rotação (Kielland). Hematúria após parto difícil pode ser indício de lesão e deve ser observada com cautela.

A fístula vesicovaginal de origem tocogenética é ocorrência rara nos dias atuais e tem como fator predisponente a compressão cefálica por tempo prolongado da bexiga contra a pelve óssea em partos obstruídos. O diagnóstico não é feito de imediato, pois tradicionalmente sua instalação clínica demora cerca de 7 dias para ocorrer, dependendo do destacamento da área necrótica. Porém pode ocorrer fístula em virtude de trauma imediato, sendo a saída de urina identificada já no pós-operatório imediato.

A correção da fístula necessita do concurso de especialista na área urológica que atue isolando as estruturas e reparando de maneira adequada a lesão. Pacientes com correção bem-sucedida devem ser submetidas a cesárea em gestação futura.

Em relação à lesão da bexiga durante a cesárea, o cirurgião deve ter em mente essa possibilidade e proceder com cuidado redobrado diante de aderências nessa área. Na dúvida, a palpação do balão de sonda de demora pode auxiliar a identificação da área lesada. Feito o diagnóstico, deve-se reparar as bordas da bexiga e proceder à sutura em pontos separados extramucosos com poliglactina 3-0 ou categute cromado 3-0. A seguir, a sutura deve ser recoberta com sutura contínua utilizando os mesmos fios. A paciente deve permanecer com sonda vesical de demora por 7 dias, além de cobertura antibiótica, cefalosporina de primeira geração (2,0 g/dia) ou nitrofurantoína 300 mg/dia durante 7 dias.

### ▪ Ureter

Anastomoses terminoterminais (ureteroureterais) são indicadas quando a secção total ou a laceração está acima do cruzamento dos vasos ilíacos. Quando a anastomose está abaixo desse ponto o melhor tratamento é a técnica de reimplantação do ureter na bexiga (ureterovesical)

A melhor técnica para anastomose ureteroureteral é pela secção e espatulação das pontas, deixando a sutura com menor tensão.

Na reimplantação ureterovesical, uma das técnicas é mobilizar a bexiga para cima, realizar uma abertura (incisão ampla com exposição do trígono vesical) e formar um túnel submucoso com aproximadamente 20 mm no qual o ureter é suturado em circunferência, fixando-o com proteção. É importante salientar que, independentemente da técnica ou do lugar da sutura, o cateter duplo J deve ser posicionado. Os fios utilizados em suturas da via urinária devem sempre ser absorvíveis, 3-0 ou 4-0.

## ▶ Traumas intestinais

Traumas e lesões intestinais são raros em obstetrícia, e o importante é fazer o diagnóstico oportuno realizando a correção no próprio ato operatório. Diversas técnicas para fechamento podem ser utilizadas, dependendo do local, da extensão e de sua característica. Os fios mais utilizados para o fechamento são o polipropileno 3-0 e a poliglactina 3-0.

No intestino delgado, traumas de pequena extensão podem ser corrigidos com sutura por pontos simples e separados, não necessitando de qualquer cuidado especial. Em lesões extensas, deve-se considerar a ressecção da região com anastomose terminoterminal utilizando grampeador linear ou por sutura manual.

O trauma do cólon é mais grave que o do intestino delgado. A flora do cólon é mais numerosa, contendo bactérias com grande potencial patogenético. O sucesso de tratamento do trauma do cólon depende do reparo da lesão e do controle da possível infecção. A realização da sutura, assim como no intestino delgado, depende da localização e da extensão. A sutura primária tem sido amplamente utilizada, com resultados satisfatórios, sendo complementada ou não com colostomia protetora. Importante também lembrar que antibioticoterapia profilática e dreno na cavidade abdominal ajudam no seguimento dessas pacientes.

## ► Traumas osteoarticulares

As áreas mais afetadas se localizam na bacia óssea. As chances de lesão são ampliadas pelo relaxamento das sinostoses decorrente da embebição gravídica.

### • Disjunção da sínfise púbica

Pode ser considerada entidade rara nos dias atuais, mas alguns fatores podem facilitar sua ocorrência. O principal fator predisponente é o afrouxamento da sinostose pela embebição gravídica, agravada por fatores nutricionais.

Quanto aos aspectos que podem resultar na separação da sínfise, destacam-se a aplicação incorreta de fórcipe, com elevação intempestiva dos cabos, elevando o polo cefálico e pressionando a região. Isso também pode ocorrer no desprendimento do ombro impactado, elevando-se o ombro superior com força excessiva contra o púbis. O parto taquitócito ou a excessiva abdução das coxas no parto podem ser fatores de risco.

O diagnóstico se faz a partir da queixa de dor no espaço interpúbico, na região lombar com irradiação para as coxas. No exame físico é possível identificar a separação da sínfise. Quando ocorre no parto, é possível ouvir um "estalo", referido pela paciente e identificado pelo operador, devendo-se verificar se não existe mais resistência pélvica para a saída do feto.

A paciente exibe dor importante para fletir ou estender o membro inferior sobre o quadril, pois a formação de hematoma retrossinfisário pode acarretar retenção urinária. A radiografia pode não oferecer maior informação, uma vez que nem sempre se verifica afastamento significativo do púbis.

### • Tratamento

O tratamento fica a cargo do ortopedista, que deve aplicar compressão circular na bacia visando aproximar o púbis, coaptar e facilitar a adesão da sinostose. Após a redução, aplica-se aparelho gessado em decúbito lateral. Nos casos crônicos, pode ser necessária a fixação cirúrgica.

A recidiva não é comum, principalmente quando se levam em conta os fatores etiológicos pregressos, sendo possível novo parto vaginal. Nos casos de correção cirúrgica, a cesárea parece ser a melhor indicação.

### • Lesões no cóccix

Durante o período expulsivo, a progressão do feto pode acarretar luxação ou fratura do cóccix, determinando queixa clínica de dor que piora nas posições nas quais essa área é comprimida. O toque retal pode identificar desvio local ou dor.

Em geral, o quadro pode ser controlado com medicação sintomática como calor local, analgésicos e anti-inflamatórios. A necessidade de retirada cirúrgica do cóccix é excepcional.

## ► Referências bibliográficas

1. Guariento A, Delascio D. Traumas maternos. In: Obstetrícia operatória Briquet. São Paulo: Sarvier, 1979. pp. 281-315.
2. Cunningham FG, Leveno KJ, Bloom SL *et al.* Normal labor and delivery. In: Williams obstetrics. 23 ed. New York: McGraw-Hill, 2010. pp. 374-409.

# 106 Traumas Maternos Genitais

*Nelson Sass*

## ▶ Introdução

O trato genital feminino pode sofrer lesões decorrentes da mecânica do parto, de distocias associadas ou da necessidade de instrumentalização do parto. Neste capítulo serão discutidas as principais situações vivenciadas na prática clínica e as possibilidades para sua correção.

## ▶ Ruptura de cicatriz de cesárea

A ruptura da cicatriz tem como principais fatores de risco o tipo de incisão e o número de cicatrizes, porém alguns elementos podem interagir de modo a facilitar sua ocorrência no parto, como sobredistensão uterina, uso de ocitocina, uso de misoprostol, leiomiomas e parto obstruído. Pode ser classificada em completa, ou seja, quando acomete todas as camadas do útero; e incompleta, quando apenas o endométrio e o miométrio estão comprometidos.

Não é comum ocorrer na gestação, porém deve ser suspeitada em gestantes que apresentem dor abdominal de início súbito que pode se acentuar progressivamente caso se associe a sinais de sangramento interno e/ou vaginal.

O parto é o momento em que há maior chance de o evento ocorrer, sendo possível classificar as rupturas em iminente e conformada.[1]

### ▪ Ruptura iminente

Relaciona-se com sinais premonitórios similares aos descritos para ruptura uterina, sendo os descritos por Bandl os de maior valor, ou seja, a distensão do segmento inferior e a elevação do anel de Bandl à altura da cicatriz umbilical, possibilitando a identificação de duas regiões distintas: uma inferior, constituída de parede uterina adelgaçada envolvendo o polo fetal; e outra superior, mais espessa, correspondente ao corpo uterino. A associação do retesamento dos ligamentos redondos constitui a síndrome de Bandl-Frommel. Essas características relacionam-se com parto obstruído e taquissistolia, eventualmente, tem relação com o uso inadequado de ocitocina. A conduta nesta situação é a cesárea de urgência.

### ▪ Ruptura confirmada

A paciente refere dor súbita, intensa e frequentemente descreve a sensação de que algo se rompeu em seu ventre. Na sequência, costuma-se observar parada das contrações uterinas, mas na dependência da fase do parto, pode permanecer até sua ultimação, principalmente nas rupturas incompletas. Nas rupturas completas o quadro pode ser dramático, incluindo a passagem do feto para a cavidade abdominal e grave hemorragia (ver Capítulo 34, *Ruptura Uterina*). Não há grande comprometimento geral na maioria dos casos de ruptura incompleta e os sintomas locais são mínimos, podendo, porém, evoluir para hematoma mais ou menos volumoso. O obstetra deve ficar atento à possibilidade em pacientes sob efeito de anestesia, pois sinais de ruptura podem ser mascarados.

Algumas parturientes podem referir dor localizada na área correspondente à cicatriz, possível indício de problemas, devendo ser observadas com cautela. A deiscência da cicatriz pode ocorrer de modo silencioso e progressivo, constituindo a ruptura silenciosa de Mikulicz-Radecki.

O tratamento das rupturas completas segue os preceitos do Capítulo 34. Nas incompletas, a necessidade de intervenção deve ser avaliada caso a caso. A revisão rotineira da área de cicatriz de pacientes assintomáticas por meio de exploração digital parece não trazer vantagens clínicas. Porém, devem ser avaliadas e observadas com cautela em pacientes que se encaixem nesse quadro. A detecção de separação na área da cicatriz, desde que assintomática, não exige conduta adicional. A revisão da cavidade e da área da cicatriz deve ser considerada diante de sangramento anormal, podendo exigir laparotomia e sutura.

## ▶ Lacerações do colo uterino

Provavelmente são as lesões mais comuns. Podem se estender para o segmento inferior e produzir grandes hematomas interligamentares. As principais causas relacionadas são edema do lábio anterior, esforços prematuros no período expulsivo, rigidez consequente a procedimentos pregressos, dilatação incompleta e trauma direto por aplicação incorreta de fórcipe. As lesões produzidas por prolongada compressão, acarretando escaras e fístulas, são eventos raros na obstetrícia atual.[2,3]

O diagnóstico é feito pela observação de sangramento genital que não se reduz apesar da contração uterina eficiente e que pode não estar presente no caso de expansão em direção ao ligamento largo. Por meio de valvas vagi-

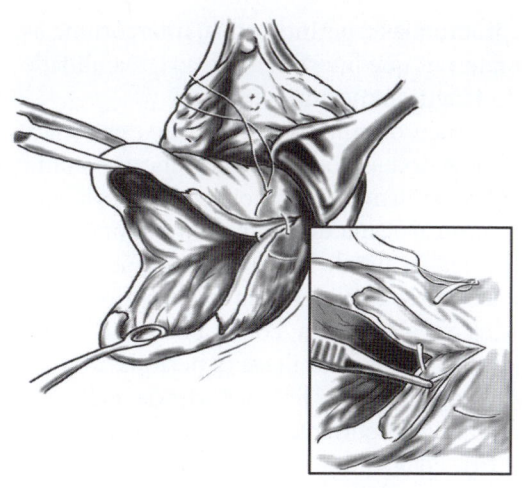

**Figura 106.1** Apreensão dos lábios anterior e posterior do colo e aplicação de pontos separados.

nais, a inspeção do colo detecta sangramento ativo e laceração. Aplicando pinças cervicais do tipo De Lee nos lábios anterior e superior, é possível identificar com precisão a extensão da lesão e a área sangrante.

O tratamento é feito por sutura em pontos separados, utilizando categute 00 simples ou poliglactina iniciando na porção mais cranial, onde geralmente tem origem o sangramento, e avançando progressivamente de cima para baixo (Figura 106.1). O procedimento deve ser feito bilateralmente até obter fenda cervical simétrica e que viabilize o escoamento da loquiação.

O prognóstico é bom, não havendo necessidade de mudanças na rotina puerperal (exceto em pacientes com complicações associadas à lesão), nem de retorno diferenciado ou revisão pós-operatória do procedimento.

## ▶ Hematoma vulvovaginal

Caracteriza-se por coleção sanguínea que pode se formar no tecido celular perivaginal, nos grandes lábios e no períneo, logo depois do parto. Pode ocorrer de forma espontânea ou ser resultante de trauma por hiperdistensão do anel vulvar, parto taquitócico ou instrumental e por hemostasia inadequada no reparo de episiotomia ou perineotomia. Intercorrências maternas que interferem na coagulabilidade do sangue aumentam seu risco.

De acordo com sua localização e extensão, os hematomas podem ser classificados como vulvares, quando limitados aos grandes lábios; e perineais, quando acometem a aponeurose perineal, podendo limitar-se a porções superficiais ou se estender para trás em direção ao ânus e região glútea, com a possibilidade de avançar para fossas ilíacas e peritônio.

O diagnóstico é feito a partir da queixa de dor muito importante na região acometida. Ao exame nota-se tumoração arroxeada, não flutuante nem pulsátil e muitas vezes com aumento progressivo visível. No caso de tumores vaginais ou em área de sutura, a palpação digital delicada intravaginal identifica a tumoração. O comprometimento geral depende do volume de sangue acumulado. A anemia aguda associada sugere extensão muito maior do que a observada externamente.

O tratamento tem como elementos norteadores de conduta a extensão e o comprometimento materno. Em hematomas de pequeno volume e localizados, a melhor conduta é expectante, aliviando o desconforto da paciente com analgésicos, anti-inflamatórios e antibióticos para que se reduza o risco de infecção secundária. Nos casos de grande extensão ou progressão, há necessidade de abertura do tumor, esvaziamento e ligadura das áreas sangrantes. Em casos de difícil exploração ou grande extensão, é possível embolizar os vasos sangrantes por angiografia, contando com o auxílio de cirurgião vascular.

## ▶ Lesões na região clitoridiana

Essa região é muito vascularizada e pode causar hemorragias importantes. O diagnóstico é feito de imediato e pode se confundir com lesões na parede vaginal anterior.

Para sua correção, utiliza-se a cateterização da uretra para facilitar a delimitação da área sangrante a ser suturada e evitar trauma uretral adicional. Utilizam-se pontos em "U" com agulha não traumática e categute 000 ou poliglactina 000.

## ▶ Rupturas perineais

As rupturas perineais ocorrem na proporção direta de assistência inadequada, não sendo levadas em consideração características individuais do parto e das condições da região. As operações ampliadoras (episiotomia e perineotomia), ainda que não devam ser realizadas rotineiramente, podem reduzir o risco de lesões extensas.

São classificadas de acordo com sua extensão em três graus: primeiro, quando atingem a mucosa e a fúrcula; segundo, quando atingem o plano muscular e aponeurótico; terceiro, quando atingem o esfíncter do ânus e o reto. O diagnóstico ocorre de imediato e exige correção efetiva para cada situação, por meio de técnicas cirúrgicas específicas.

Na ruptura de primeiro grau, aplicam-se pontos simples com categute 00 ou poliglactina 00 na área. Essas medidas costumam ser necessárias em pacientes que não foram submetidas à episiotomia, mas que exibem lacerações superficiais da mucosa vaginal e do períneo.

A ruptura de segundo grau exige a aproximação dos planos profundos, conforme ilustrado nas Figuras 106.2 a 106.6. Nos pontos profundos deve-se utilizar categute 0 simples ou poliglactina 00. Da mesma maneira que se repara a episiotomia ou a perineotomia, que são "rupturas" iatrogênicas, o reparo inicia-se preferencialmente com a sutura contínua simples do plano mucoso até a transição com a pele. Dependendo da extensão da lesão e do sangramento, pode ser necessária a reparação inicial a partir dos planos mais profundos. A fáscia e o plano muscular são aproximados com pontos separados, camadas sobrepostas até atingir o plano celular subcutâneo. Esse plano é aproximado em pontos separados e a sutura da pele é finalizada com pontos separados de categute 00 simples (Figuras 106.2 a 106.6).

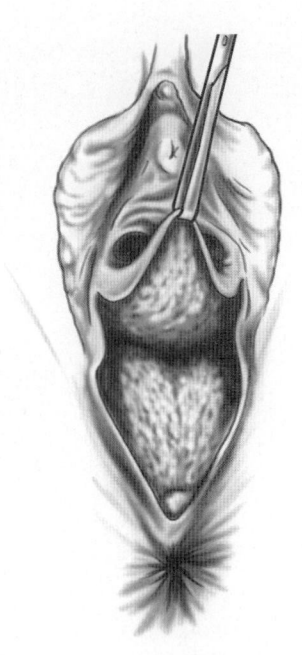

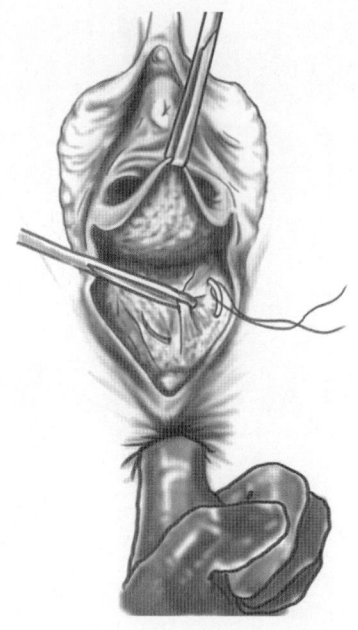

**Figura 106.2** Note a extensão da lesão que se aproxima, mas não atinge o reto nem o esfíncter do ânus. Após a hemostasia necessária, a área é exposta pelo auxiliar de modo a visualizar os planos anatômicos que devem ser reparados.

**Figura 106.3** Utilizando pinça de dente ou Allis, a fáscia sobre o reto é gradativamente aproximada com pontos separados. O dedo no interior do reto pode facilitar a identificação dos planos e reduzir o risco de transfixar a estrutura.

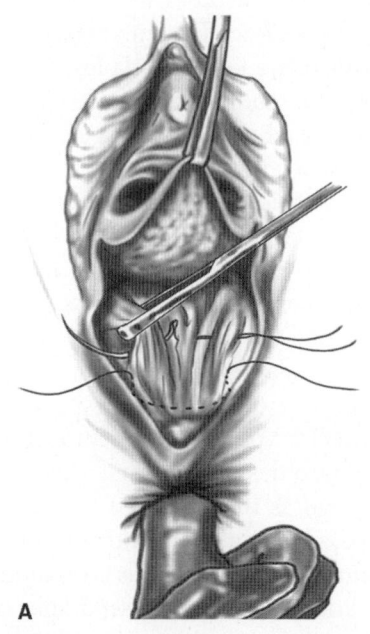

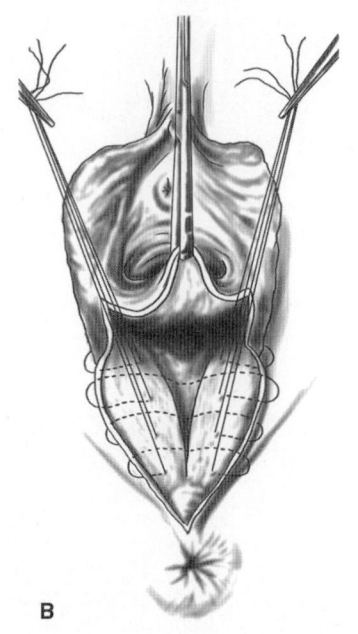

A

B

**Figura 106.4** Após a aproximação da fáscia, o plano muscular pode ser aproximado (**A**). Antes de finalizar esse tempo, os pontos são reparados para que se proceda à reconstrução da vagina (**B**).

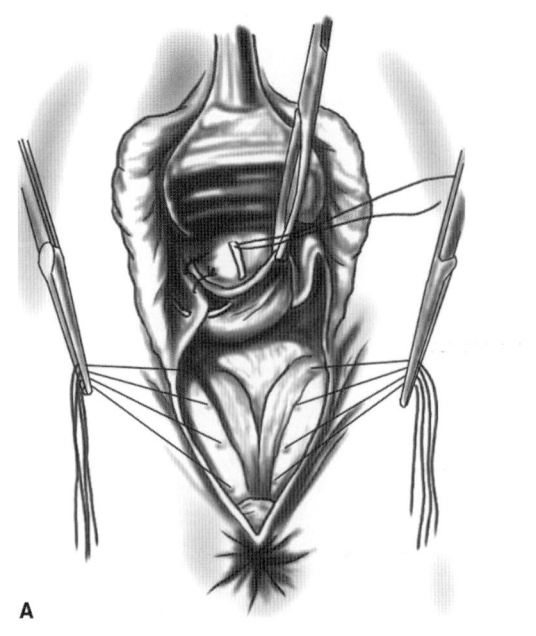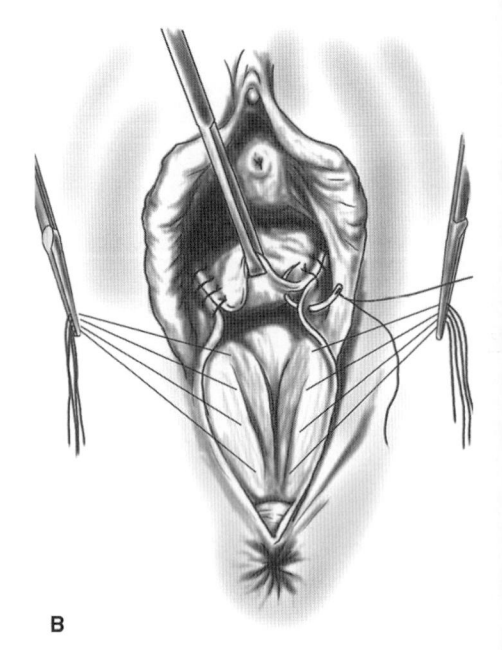

**A**                                        **B**

**Figura 106.5** Inicia-se nesta etapa a sutura vaginal em pontos contínuos até que a fúrcula seja refeita (**A**), cessando esta etapa na transição cutaneomucosa (**B**).

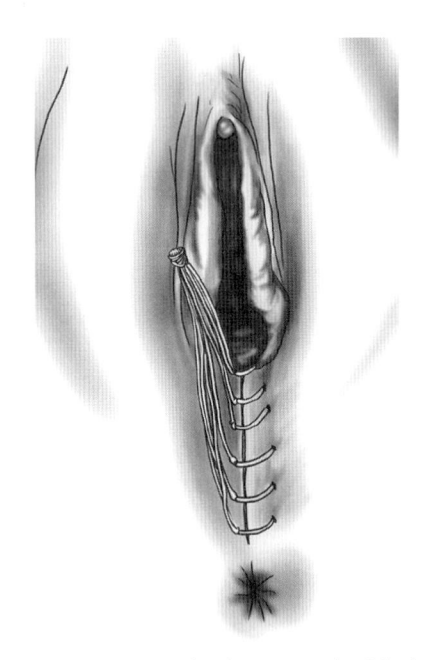

**Figura 106.6** A sutura do plano muscular é finalizada e a sutura da pele é feita em pontos separados de categute 0 simples. Após a finalização, o toque retal deve ser realizado visando identificar pontos transfixados no reto. Caso seja positivo, a sutura deve ser desfeita e os pontos devem ser retirados, em vista dos riscos de infecção e fístulas.

Nos casos de ruptura de terceiro grau é preciso que o reto e o esfíncter anal sejam adequadamente reparados, evitando complicações futuras, como infecções, fístulas e incontinência de gases e fezes. O ponto mais importante é reconhecer a extensão da lesão e planejar seu reparo, sendo fundamentais a hemostasia inicial e a limpeza da área eventualmente contaminada por fezes.

Devem-se identificar inicialmente os limites da lesão retal e eventual ruptura do esfíncter externo do ânus. A sutura extramucosa do reto deve ser feita com pontos separados de poliglactina 000 ou categute 000 cromado. A área suturada deve ser recoberta com pontos contínuos utilizando o mesmo fio, abrangendo a fáscia perirretal e o septo retovaginal. A extensão dessa sutura não deve atingir o ânus (Figuras 106.7 e 106.8).

O passo seguinte é individualizar as bordas do esfíncter externo do ânus utilizando pinças Allis. Por meio de pontos separados de poliglactina 00 ou categute cromado 00, esse plano deve ser reaproximado de modo a refazer o contorno anal, verificando-se neste tempo a manutenção do tônus do esfíncter decorrente da correta aproximação. Finalizando esta etapa, caso julgue necessário, devem-se aplicar um ou dois pontos de reforço (Figuras 106.9 a 106.11).

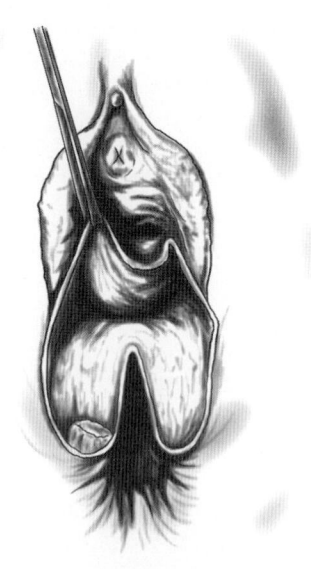

**Figura 106.7** Note que lesão atinge o esfíncter externo do ânus. Após a hemostasia necessária, a área é exposta de modo a visualizar os planos anatômicos a serem reparados.

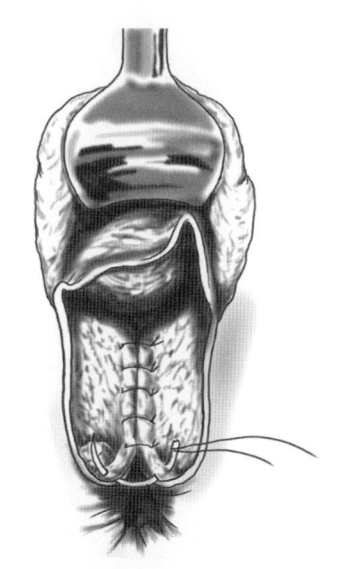

**Figura 106.8** Sutura extramucosa reparando o reto até o ânus.

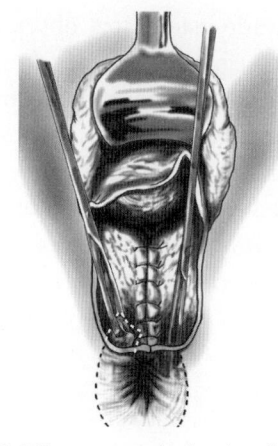

**Figura 106.9** Pinçamento das bordas afastadas do esfíncter do ânus.

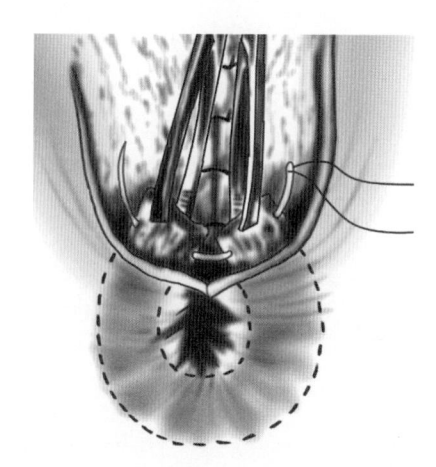

**Figura 106.10** Aproximação das extremidades do músculo.

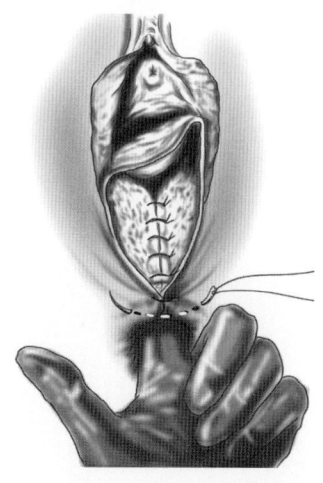

**Figura 106.11** Ponto de reforço no esfíncter. O dedo no canal anal auxilia a verificação de pontos no canal.

Finalizando esta etapa, observa-se uma ruptura do segundo grau, sendo necessária a aproximação dos planos musculares, subcutâneo e pele, utilizando técnica já descrita. Para reduzir o risco de trauma na área reparada, é conveniente prescrever uma dieta laxante e rica em fibras, facilitando o esvaziamento intestinal na primeira semana após o procedimento.

## ► Referências bibliográficas

1. Guariento A, Delascio D. Traumas maternos. In: Obstetrícia operatória Briquet. São Paulo: Sarvier, 1979. pp. 281-315.
2. Cunningham FG, Leveno KJ, Bloom SL *et al.* Normal labor and delivery. In: Williams obstetrics. 23 ed. New York: McGraw-Hill, 2010. pp. 374-409.
3. DeLee JB, Greenhil JP. Acidentes do parto. Traumatismos do canal do parto. In: Tratado de obstetrícia. 9 ed. Rio de Janeiro: Guanabara Koogan, 1950. pp. 770-816.

# Parte 8
# Epidemiologia

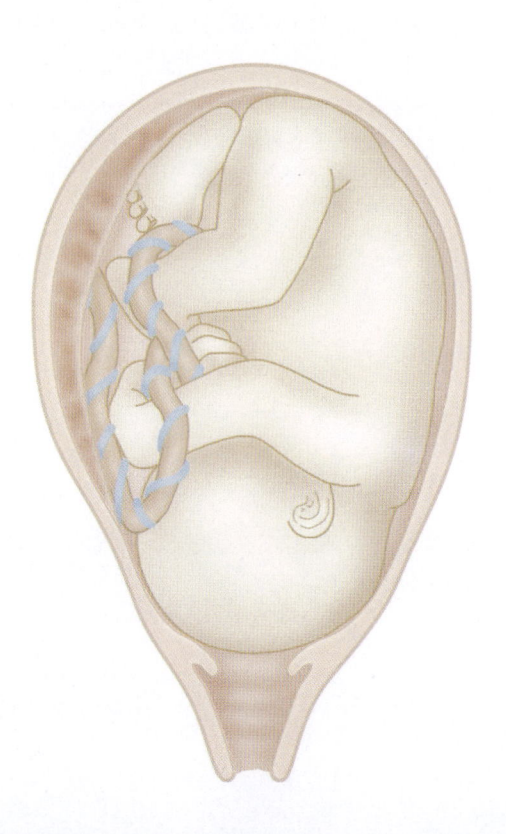

# 107 Indicadores de Saúde Materno-infantil | Terminologia Técnica

*Nelson Sass*

## ▶ Introdução

As definições em saúde materno-infantil e utilizações de coeficientes ou razões são importantes para a produção de indicadores que possibilitem o monitoramento da qualificação da assistência prestada e a geração de informações de cunho epidemiológico com importância relevante para definir prioridades.[1]

As informações mais utilizadas e que refletem as condições de saúde de uma população são geradas a partir de estatísticas de mortalidade. A padronização também tem relevância por tornar possível a comparação dos resultados entre locais diversos. As definições mais importantes e os coeficientes mais utilizados são descritos a seguir.

## ▶ Abortamento

É a expulsão ou extração de embrião ou feto morto, com idade gestacional de até 22 semanas completas, pesando menos de 500 g ou medindo menos de 25 cm. Considera-se também qualquer outro produto de gestação de qualquer peso e especificamente designado, por exemplo, mola hidatiforme, independentemente da idade gestacional, podendo ser espontâneo ou provocado.

## ▶ Óbito ou morte fetal

É a morte de um produto da concepção antes da completa extração ou expulsão do corpo da mãe, independentemente da duração da gestação; a morte é indicada pelo fato de que após a separação, o feto não respira nem apresenta qualquer outra evidência de vida, tal como batimento cardíaco, pulsação do cordão umbilical ou movimentos dos músculos voluntários. Segundo a Organização Mundial da Saúde (OMS), as mortes fetais podem ser classificadas de acordo com o tempo de gestação:

- perdas fetais precoces: menos de 20 semanas
- perdas fetais intermediárias: 20 a 27 semanas
- perdas fetais tardias: 28 semanas ou mais.

## ▶ Natimorto

É o nascimento de um feto que pesa 500 g ou mais e que não tem evidências de vida ao nascer. Para comparação internacional, nos coeficientes de natimortalidade e mortalidade perinatal, são utilizadas as perdas fetais tardias, ou de maneira prática, os natimortos que pesaram 1.000 g ou mais ao nascer. Segundo a 10ª revisão da Classificação Internacional de Doenças (CID-10),[2] devem ser consideradas perdas fetais a partir da 22ª semana.

## ▶ Nascido vivo

É o produto da concepção que depois de expulso ou extraído completamente do corpo da mãe, independentemente da duração da gestação, respira ou demonstra qualquer outro sinal de vida, como batimentos cardíacos, pulsações do cordão umbilical ou movimentos efetivos dos músculos de contração voluntária, tenha sido ou não ligado o cordão e esteja ou não desprendida a placenta.

## ▶ Óbito neonatal

É a morte infantil que ocorre nos primeiros 28 dias de vida (idade 0 a 27 dias). Aquela que ocorre nos primeiros 7 dias de vida (0 a 6 dias) é denominada morte neonatal precoce; do 8º dia de vida até completar o 28º dia (idade 7 a 27 dias), morte neonatal tardia. As mortes que ocorrem a partir do 28º dia de vida até completar 1 ano (idade 28 a 365 dias) são denominadas mortes infantis tardias ou pós-neonatais.

## ▶ Mortalidade materna

É a morte de uma mulher durante a gestação ou dentro de um período de 42 dias após o seu término, independentemente de duração ou localização da gravidez, decorrente de qualquer causa relacionada com ou agravada pela gravidez ou por medidas tomadas em relação a ela, porém não decorrentes de causas acidentais ou incidentais (morte materna não obstétrica). As mortes maternas são divididas em: mortes obstétricas diretas, indiretas e quase perda (*near miss*).

**Mortes obstétricas diretas.** São aquelas resultantes de complicações obstétricas na gravidez, parto ou puerpério, decorrentes de intervenções, omissões, tratamento incorreto ou de uma cadeia de eventos resultantes de quaisquer das causas mencionadas anteriormente.

**Mortes obstétricas indiretas.** São aquelas resultantes de doenças existentes antes da gravidez ou de doenças que se desenvolveram durante a gravidez, não decorrentes de causas obstétricas diretas, mas que foram agravadas pelos efeitos fisiológicos da gestação. A CID-10 recomenda a definição de morte materna com o limite de 42 dias, mas propõe a definição de morte materna tardia como aquela que ocorreu após 42 dias, porém com menos de 365 (um ano) após o término da gestação.

**Quase perda (*near miss*).** No estudo da morbidade materna, o conceito *near miss* ou quase perda refere-se às situações ameaçadoras à vida, nas quais mulheres que apresentam complicações potencialmente letais durante a gravidez, partos ou puerpério, sobrevivem apenas pelo acaso ou pelo cuidado hospitalar.

## ▶ Período perinatal

Começa quando se completa a 22ª semana (154 dias) de gestação e termina quando completados 7 dias após o nascimento.

## ▶ Período neonatal

É o período que vai do nascimento até o momento em que a criança completa 28 dias. Para o cálculo de alguns indicadores, são utilizadas as fórmulas a seguir.

Taxa de mortalidade neonatal:

$$\frac{\text{Nº de mortes de crianças de 0 a 27 dias de vida}}{\text{Nº de nascidos vivos na mesma área e ano}} \times 1.000$$

Taxa de mortalidade neonatal precoce:

$$\frac{\text{Nº de mortes de crianças de 0 a 26 dias de vida}}{\text{Nº de nascidos vivos na mesma área e ano}} \times 1.000$$

Taxa de natimortalidade:

$$\frac{\text{Nº de perdas fetais tardias}}{\text{Nº de nascidos vivos + nº de perdas fetais tardias}} \times 1.000$$

Taxa de mortalidade perinatal:

$$\frac{\text{Perdas fetais tardias + mortes de crianças com menos de 7 dias}}{\text{Nº de perdas fetais tardias + Nº de nascidos vivos}} \times 1.000$$

Para comparações internacionais, podem-se utilizar perdas fetais a partir de 28 semanas. A CID-10 recomenda o cálculo utilizando as perdas fetais a partir de 22 semanas, ou seja, a soma das perdas fetais intermediárias e tardias. O cálculo pode ser feito das duas maneiras, desde que seja informado o critério adotado.

Razão de mortalidade materna:

$$\frac{N^{\circ}\text{ de mortes maternas em dada área e ano}}{N^{\circ}\text{ de nascidos vivos na mesma área e ano}} \times 100.000$$

## ► Referências bibliográficas

1. OPAS. Organização Pan-Americana de Saúde. Fonte de dados e definições utilizadas em saúde materno-infantil. Série HPM-CDR-SM 94-1P. Washington, 1994.
2. Centro Colaborador da OMS para a Classificação de Doenças em Português. Classificação Estatística Internacional de Doenças e Problemas Relacionados à Saúde (CID-10). Disponível em http://www.datasus.gov.br/cid10/V2008/cid10.htm. Acessado em 27/04/2013.

# 108 Atestado de Óbito

*Nelson Sass*

## ▶ Introdução

O atestado de óbito é um documento oficial que serve como prova de morte de um indivíduo, atendendo a duas finalidades básicas: cumprir as exigências legais e servir de fonte de informação para as estatísticas de saúde. É dever do médico preencher os campos sob sua responsabilidade de maneira minuciosa e auxiliar os envolvidos em seu preenchimento de modo a assegurar que as informações e os eventos relacionados com a morte sejam registrados da maneira mais apurada possível, colaborando com a fidedignidade e qualificação das estatísticas vitais.[1-4]

## ▶ Itens que compõem a declaração de óbito

A declaração de óbito (DO) é composta por vários blocos de informações cujo preenchimento costuma ser compartilhado pela equipe administrativa e pelo médico. Os campos I, II e III são fundamentalmente destinados à identificação.

O campo IV deve ser preenchido preferencialmente pelo médico. Os campos V e VI são obrigatórios e devem contemplar com a melhor fidedignidade possível as causas relacionadas e doenças envolvidas de acordo com o Código Internacional de Doenças (CID). Ainda em relação à qualidade do preenchimento, o campo 37 (óbito de mulher em idade fértil) deve ser foco especial em Obstetrícia, pois essa informação é fundamental para o registro e a investigação de morte materna (Figura 108.1).

Tanto as informações gerais quanto os campos relacionados com as causas devem ser preenchidos de forma legível, assim como os dados do médico que assinou a DO, pois se trata de documento oficial, cujo responsável é o médico. Não existem razões para que este se omita do preenchimento alegando receio de envolvimento em questões éticas e legais relacionadas com a ocorrência. O documento evidentemente tem destino legal e epidemiológico, mas o médico que assina o documento não fica em posição de fragilidade perante a ocorrência. Para elucidação de dúvidas sobre informações prestadas, o médico pode ser contatado pelos órgãos competentes.

## ▶ Definição da causa básica

Cabe ao médico, a partir das informações originadas pela clínica e pelos exames subsidiários, definir a sequência de eventos que culminaram no óbito. A partir desse raciocínio clínico é possível preencher corretamente este item da DO.

Neste tópico registra-se a causa básica, que é definida como a doença ou lesão inicialmente responsável pela sucessão de eventos mórbidos que culminou na morte ou as circunstâncias do acidente ou violência que produziu a lesão fatal. Assim, a causa básica é a origem de uma série de problemas ou complicações, sendo a última delas a responsável direta pelo óbito.

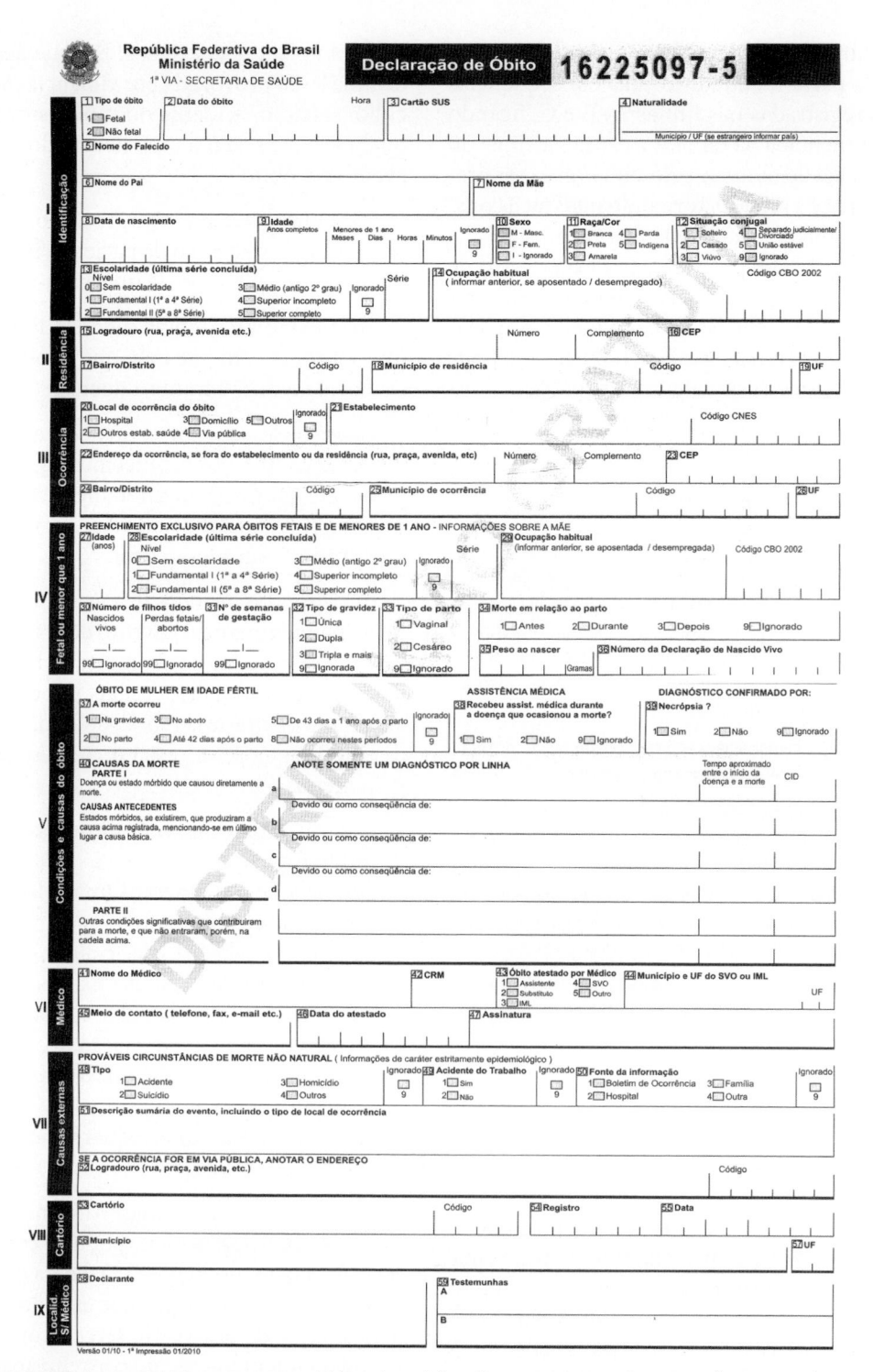

**Figura 108.1** O campo V deve ser preenchido pelo médico. Deve-se ter atenção especial no preenchimento do campo 37. Campos da DO relacionados com a identificação. O campo IV deve ser preenchido preferencialmente com auxílio do médico.

A causa básica deve ser registrada na linha D da parte I, enquanto suas consequências são registradas nas linhas A, B e C, ficando documentada na linha A a causa terminal ou imediata do óbito. A primeira linha a ser preenchida é a linha D, tornando mais fácil construir a melhor sequência dos eventos.

A parte II é reservada para o registro de outras condições clínicas presentes que favoreceram o desfecho fatal, mas não tiveram relação causal com a morte. O boxe *Exemplos de causa básica* ilustra algumas situações.

---

### Exemplos de causa básica

**Exemplo 1**

Paciente de 33 anos, com 39 semanas de gestação, internada com edema generalizado, convulsões tipo grande mal e pressão arterial de 160 × 100 mmHg. Na evolução permaneceu inconsciente, sendo identificada hemorragia cerebral extensa na tomografia cerebral. Após cesárea, evoluiu para coma profundo e óbito.

- *Parte I:* hemorragia cerebral, eclâmpsia e doença hipertensiva específica da gravidez
- *Parte II:* parto cesáreo e gravidez de 9 meses.

**Exemplo 2**

Paciente de 28 anos, gestante de 33 semanas, portadora de estenose mitral. Durante a gestação apresentou insuficiência cardíaca que evoluiu para edema agudo de pulmão e óbito.

- *Parte I:* edema agudo do pulmão, insuficiência cardíaca e estenose mitral
- *Parte II:* gestante de 7 meses.

---

## ▶ Definições de morte

A morte é juridicamente definida como "o desaparecimento permanente de todo sinal de vida, em um momento qualquer depois do nascimento, ou desaparecimento de todos os sinais de vida ou cessão das funções vitais sem a possibilidade de ressuscitar".[2]

**Óbito por causa natural.** É aquele cuja causa básica é uma doença ou um estado mórbido.

**Óbito por causa externa.** É o que decorre de uma lesão provocada por violência (homicídio, suicídio, acidente ou morte suspeita), qualquer que seja o tempo decorrido entre o evento e o óbito.

**Óbito hospitalar.** É a morte que ocorre no hospital após o registro do paciente, independentemente do tempo de internação.

**Óbito sem assistência médica.** É o óbito que sobrevém em paciente que não teve assistência médica durante a doença.

**Causa básica da morte.** É a doença ou lesão desencadeadora dos acontecimentos patológicos que conduziram diretamente à morte, ou as circunstâncias do acidente ou violência que produziram a lesão fatal.

Em vista dos avanços da ciência médica e principalmente com o advento do transplante de órgãos, a definição de morte tem sofrido algumas modificações. A mais importante é a inclusão da morte cerebral, definida a partir de critérios que devem estar presentes durante pelo menos 6 h:

- coma profundo; falta de estímulos externos muito intensos
- ausência de movimentos musculares e de respiração espontâneos
- ausência de reflexos, exceto alguns reflexos espinais ocasionais: pupilas fixas e dilatadas, falta de movimento ocular com os movimentos da cabeça e irrigação dos ouvidos com água fria, falta de reflexo da córnea e faríngeo
- eletroencefalograma requerido como de valor confirmatório.

Segundo Laurenti e Jorge,[2] o diagnóstico de morte cerebral deve ser feito por uma comissão específica para este fim, em razão da possibilidade de erros ou mesmo de atitude dolosa para ablação de órgãos em seres humanos.

Independentemente do conceito adotado, diante da morte, o médico tem o dever de fornecer o atestado de óbito, preenchendo a DO com os elementos que lhe couberem.[2]

# ▶ Outras definições

Para se preencher adequadamente a DO, é necessário compreender alguns termos importantes, como os apresentados a seguir.

## ▪ Mortalidade materna

É a morte de uma mulher durante a gestação ou dentro de um período de 42 dias após o seu término, independentemente de duração ou localização da gravidez, decorrente de qualquer causa relacionada com ou agravada pela gravidez ou por medidas tomadas em relação a ela, porém não decorrentes de causas acidentais ou incidentais (morte materna não obstétrica). As mortes maternas são divididas em:

- mortes obstétricas diretas: resultantes de complicações obstétricas na gravidez, no parto ou no puerpério, decorrentes de intervenções, omissões, tratamento incorreto ou de uma cadeia de eventos resultantes de quaisquer das causas anteriormente mencionadas
- mortes obstétricas indiretas: resultantes de doenças existentes antes da gravidez ou de doenças que se desenvolveram durante a gravidez, não decorrentes de causas obstétricas diretas, mas agravadas pelos efeitos fisiológicos da gestação.

A 10ª revisão da CID recomenda a definição de morte materna com o limite de 42 dias, mas propõe a definição de morte materna tardia como sendo aquela ocorrida após 42 dias, porém com menos de 365 dias (1 ano) após o término da gestação.

Quando da ocorrência de morte materna, é fundamental que, além da definição da causa básica, os campos relacionados sejam preenchidos, pois são de grande valia na apuração de um importante indicador de saúde pública comumente subnotificado.

## ▪ Perdas fetais

Em Obstetrícia, diante da expulsão de produtos da concepção sem vida, costumam-se ter dúvidas se haveria a necessidade do sepultamento e da emissão da DO. Para resolver esse impasse, é necessário ter em mente algumas definições, como as mostradas a seguir.

**Perdas fetais precoces.** São as perdas de produto gestacional com menos de 20 semanas. Nesses casos, o fornecimento de atestado de óbito não é obrigatório. Aqui o produto pode ser incinerado no hospital ou entregue para coleta hospitalar adequada. Em casos excepcionais, os pais podem manifestar o desejo de sepultar fetos com menos que 500 g, produtos em geral de abortamentos tardios. Não existe impedimento para a emissão da DO para que haja sepultamento, sendo registrada no campo 37 da parte V a gestação com menos de 22 semanas.

**Perdas fetais intermediárias.** São as perdas de produto gestacional com idade de 20 a 27 semanas, com peso superior a 500 g até 1.000 g, e comprimento mínimo de 25 cm.

**Perdas fetais tardias.** São as perdas do produto gestacional com 28 ou mais semanas de gestação, peso mínimo 1.000 g e 35 cm medidos do ponto mais alto da cabeça até os calcanhares. São considerados cadáveres e como tal, passíveis de atestado e registro civil, para posterior enterramento, sendo obrigatório o fornecimento da DO.

Quanto às perdas intermediárias, é recomendável que o médico forneça o atestado de óbito, respondendo no campo 31 a idade gestacional. Muitas vezes a idade gestacional é muito difícil de ser definida, de maneira que perdas fetais com 500 g ou mais devem ser consideradas cadáveres e receber a DO para posterior enterramento.

## ▪ Nascidos vivos

São os produtos da concepção que, depois de expulsos ou extraídos completamente do corpo da mãe, respiram ou dão sinal de vida, tal como batimentos cardíacos, pulsação do cordão umbilical ou movimentos efetivos de contração voluntária, quer tenha ou não sido cortado o cordão umbilical e esteja ou não desprendida a placenta.

Se, por qualquer motivo, incluídas as precárias condições de vida que possa apresentar, o recém-nascido vier a morrer após o nascimento, será considerado cadáver, devendo ser fornecida a DO independentemente do peso ou da idade gestacional.

### • Responsabilidade médica na declaração de óbito

É da competência do médico, nos termos da legislação em vigor, o fornecimento do atestado de óbito, preenchendo o impresso "Declaração de Óbito", fornecido pelo Ministério da Saúde e disponível em todos os hospitais e cartórios de registro civil.

Alguns artigos do atual Código de Ética Médica (Resolução CFM 1.931/2009) referem-se especificamente à DO:[1]

É vedado ao médico:

[...]
Art. 83 – Atestar óbito quando não o tenha verificado pessoalmente, ou quando não tenha prestado assistência ao paciente, salvo, no último caso, se o fizer como plantonista, médico substituto ou em caso de necropsia e verificação médico-legal.
Art. 84 – Deixar de atestar óbito de paciente ao qual vinha prestando assistência, exceto quando houver indícios de morte violenta.

Em caso de morte não natural, isto é, aquela que sobrevém em decorrência de um acidente ou qualquer tipo de violência (causas externas), o enterramento somente pode ser feito após necropsia realizada pelo Instituto Médico Legal (IML). Assim, se houver evidência ou mesmo suspeita de morte não natural, o atestado deve ser feito pelo IML.

Em relação ao fornecimento dos atestados nos casos de morte natural, devem ser observadas as seguintes situações:

• paciente hospitalizado ou não, com médico assistente, cabe a este médico a elaboração da DO

• paciente hospitalizado, sem médico assistente, está sob os cuidados da instituição hospitalar. Assim, qualquer médico do hospital – no caso, o que estiver de plantão – deve fornecer o atestado. Nesse caso, deve ser documentado que a causa da morte foi estabelecida mediante consulta ao prontuário hospitalar

• se o paciente falece sem assistência médica ou embora esta tenha existido e a causa que levou ao óbito não esteja bem definida, os atestados devem ser fornecidos pelo Serviço de Verificação de Óbito (SVO), instituição que tem por finalidade a determinação da realidade da morte, bem como a sua causa, desde que natural.

## ▶ Considerações finais

Em quais situações a DO deve ser emitida?

• em todos os óbitos (natural ou violento)
• quando a criança nascer viva e morrer logo após o nascimento, independentemente da duração da gestação, do peso do recém-nascido e do tempo que tenha permanecido vivo
• no óbito fetal, se a gestação teve duração igual ou superior a 20 semanas, ou o feto com peso igual ou superior a 500 g, ou estatura igual ou superior a 25 cm.

Em quais situações a DO não deve ser emitida?

• no óbito fetal com gestação de menos de 20 semanas ou peso menor que 500 g, ou estatura menor que 25 cm
• peças anatômicas amputadas. Nos casos de peças anatômicas retiradas por ato cirúrgico ou de membro amputado, o médico deve elaborar um relatório em papel timbrado do hospital descrevendo o procedimento realizado. Este documento deve ser levado ao cemitério, caso o destino da peça venha a ser o sepultamento.

► **Referências bibliográficas**

1. Conselho Regional de Medicina do Estado de São Paulo. Código de Ética Médica. São Paulo: Cremesp, 2009.
2. Laurenti R, Jorge MHPM. O atestado de óbito. 3 ed. São Paulo: Centro da OMS para classificação de doenças em português, 2001.
3. Ministério da Saúde. Declaração de óbito: documento necessário e importante. Brasília: Ministério da Saúde/Conselho Federal de Medicina, 2006.
4. Organização Pan-Americana da Saúde. Fonte de dados e definições utilizadas em saúde materno infantil. Washington: OMS, 1994.

# Parte 9
# Apêndices

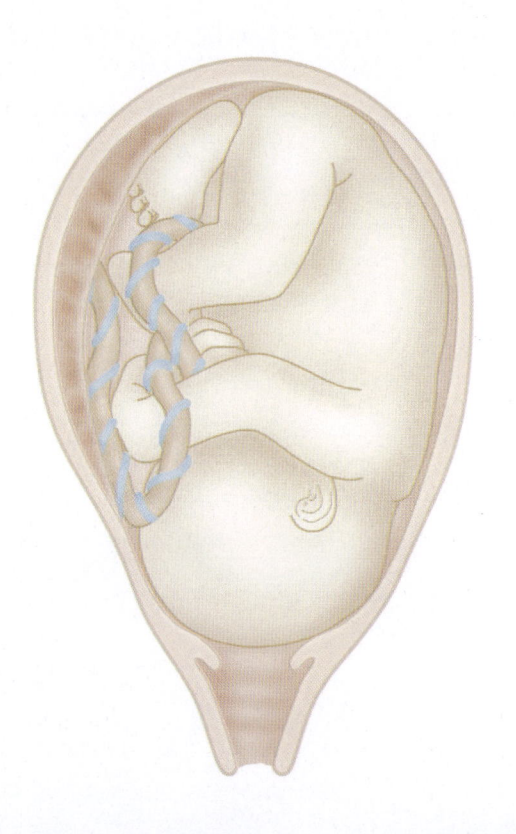

# 109 Fundamentos Éticos

*Cristião Fernando Rosas*

*Ethica est ars bonun faciens operatum et operantem.* (Ética é hábito, arte, de fazer o bem, que torna bom aquilo que é feito e quem o fez.) – Platão, 428 a.C.

## ▶ Introdução

É na especialidade da obstetrícia que se acumulam o maior número de denúncias e processos contra a má-prática médica. Situações de plena normalidade transformam-se rapidamente em graves quadros patológicos, colocando em teste a habilidade do obstetra. Muitos fatores e processos envolvidos na reprodução humana podem colocar em risco a saúde do binômio materno-fetal, expondo o profissional a uma chance maior de erros, já que este trabalha simultaneamente com duas vidas. Infelizmente, em algumas vezes o que se vê nesses insucessos é a antítese da obstetrícia, que vem do verbo latino *obstare*, que significa "estar ao lado". Entretanto, grande parte das querelas entre médicos e suas pacientes decorrem da falta de comunicação empática e de boa relação médico-paciente.

Desse modo, a reversão desse lamentável quadro só pode ser feita com uma prática mais humanizada e baseada nas melhores evidências científicas, e nos preceitos técnicos e éticos que norteiam a profissão.

## ▶ O obstetra e a mulher | Uma relação especial

Poucas são as especialidades médicas que se deparam com questões relacionadas com a intimidade e a privacidade das pessoas e cujos profissionais se colocam diante de tantos dilemas éticos e bioéticos. No caso da obstetrícia, os médicos lidam com o descarte de embriões, o útero de aluguel, o aborto, a contracepção, a esterilização cirúrgica, a cesárea a pedido, entre outras, que são situações potencialmente conflituosas na relação médico-paciente. Muitas vezes, essas situações destacam-se pelas limitações éticas ou bioéticas, legais, sociais, culturais, morais e econômicas. Os obstetras deparam-se em sua prática com muitos desafios relacionados com um dos mais importantes períodos do ciclo vital: a vida reprodutiva (e pós-reprodutiva) feminina, que, além dos aspectos biológicos, envolve os sociais, culturais, de gênero e outros.

Ao obstetra apresenta-se a possibilidade de acompanhar e tratar a mulher em todos os seus ciclos de vida, passando pela adolescência até o climatério. Entretanto, é durante a gestação e o parto, momento clímax da vida reprodutiva da mulher, que ocorrem as mais profundas e enriquecedoras experiências e trocas entre o médico e sua paciente. Durante a assistência obstétrica é imprescindível estabelecer uma boa interação médico-paciente, adotando-se uma atitude de expectativa diante de um processo reprodutivo fisiológico, mas também atenta e vigilante aos preceitos da técnica obstétrica, mantendo sempre a capacidade de intervenção ágil e oportuna, respeitando-se os preceitos éticos da beneficência, não maleficência e autonomia.

## ▶ Vitimização institucional

Infelizmente, ainda se observa a persistência de uma prática obstétrica de valorização negativa, reprovável e culpabilizante do exercício da sexualidade e dos direitos reprodutivos, ao ponto de algumas vezes desqualificar a mulher no seu direito de tomar decisões com base em outro direito: o da informação. A vitimização institucional passa pelo abuso de poder do profissional em omitir informações que impeçam a tomada de decisões conscientes por parte das mulheres, até a prática de procedimentos médicos-cirúrgicos sem o consentimento pós-informado da paciente.

É preciso que cada profissional tenha consciência de que, por intermédio de sua ação ou omissão, os direitos sexuais e reprodutivos da mulher são respeitados ou violados, influenciando os resultados e os indicadores de saúde reprodutiva.

## ▶ Conceito de ética médica e bioética

Deontologia deriva do grego, em que *deontos* significa "dever", e *logos*, "estudo", portanto, deontologia é um conjunto de deveres. Há, ainda, a diceologia, voltada para os direitos. Portanto, a deontologia e a diceologia médicas são os estudos dos deveres e dos direitos dos médicos que, em conjunto, constituem a ética médica. A ética representa a reflexão que confere valores aos atos comportamentais humanos; é o estudo do comportamento humano visando à sua valorização, ou seja, atribuem-se significado e valores aos atos com a finalidade de se avaliar o que é bom e o que é mau. O ser humano nasce sem juízo de valores e os adquire durante a vida com os ensinamentos dos pais, nas suas experiências vividas e na postura da comunidade em que está inserido.

Desse modo, as regras éticas são fruto de algum consenso com relação a dilemas éticos mais comuns em determinada comunidade. Por esse motivo, as regras éticas são mutáveis, evolutivas e variáveis com o pensamento humano ao longo do tempo e de acordo com o grupo social no qual são discutidas.

Já a bioética é parte da ética, direcionada às questões referentes à vida humana, e também se baseia em valores culturais, religiosos e pessoais, que interferem na reflexão sobre os dilemas bioéticos atuais, como, aborto, eutanásia, clonagem, células-tronco etc. A bioética está alicerçada sobre cinco pilares ou princípios básicos: a não maleficência, a beneficência, a justiça, o segredo médico e a autonomia.

### ▪ Não maleficência

O princípio da não maleficência estabelece que a ação do médico deve sempre causar o menor prejuízo possível ao paciente. Ou seja, não prejudicar, não provocar danos, ou agravos à saúde do paciente. Baseia-se no aforismo hipocrático *Primun non nocere* ("em primeiro lugar, não faça mal"), com objetivo de reduzir os efeitos indesejáveis das ações terapêuticas.

### ▪ Beneficência

Este princípio estabelece a busca contínua do bem maior. Determina que a ação médica deve incorporar a benevolência, isto é, a técnica deve ser usada com o sentimento de filantropia ou de amor ao ser humano. O médico deve ter como base as melhores técnicas e evidências possíveis, que assegurem ser o ato benéfico. É a maximização dos efeitos benéficos.

### ▪ Justiça

O princípio da justiça estabelece a equidade como condição essencial da Medicina. Determina que a imparcialidade deve nortear os atos médicos, impedindo que aspectos discriminatórios socioculturais, econômicos ou outros interfiram na relação médico-paciente.

### ▪ Segredo médico

A observância do sigilo médico constitui-se em uma das mais tradicionais características da profissão. O segredo médico é um tipo de segredo profissional, relacionado com informações vindas do paciente, e depositadas e confiadas ao médico, que só as pode revelar em situações muito especiais, como dever legal, justa causa ou autorização expressa do paciente. Revelar o segredo sem justa causa ou dever legal, causando dano ao paciente, além de ser um ato antiético é crime, capitulado no artigo 154 do Código Penal brasileiro.

A justa causa abrange toda a situação que possa ser utilizada como justificativa para a prática de um ato excepcional, fundamentado em razões legítimas e de interesse coletivo, ou seja, uma razão superior relevante a um estado de necessidade. Como exemplo de justa causa para a revelação do segredo médico, pode-se citar o caso de um paciente portador de uma doença contagiosa incurável de transmissão sexual que se recusa a informar e proteger seu parceiro sexual do risco de transmissão ou, ainda, que deliberadamente pratica o sexo a fim de contaminar outras pessoas.

O dever legal se configura quando compulsoriamente o segredo médico tem de ser revelado por força de disposição legal expressa que assim determine, como atestado de óbito, notificação compulsória de doenças etc. Outra situação específica de revelação de segredo médico por dever legal é a comunicação de crime de ação pública, especialmente os ocasionados por arma de fogo ou branca, e as lesões corporais que apresentem gravidade. Nesse caso, a comunicação deve ser feita à autoridade policial ou do Ministério Público da cidade em que se procedeu ao atendimento, observando a preservação do paciente.

Vale lembrar que o médico não está obrigado a comunicar à autoridade um crime pelo qual seu paciente possa ser processado. O dever de manutenção do segredo médico decorre da necessidade do paciente em ter que confiar irrestritamente no médico para que o tratamento se estabeleça de melhor maneira possível e com a menor possibilidade de agravo à saúde.

Neste sentido, o médico não pode revelar à autoridade, por exemplo, um aborto inseguro ou clandestino/criminoso, pois isso enseja um procedimento criminal contra a sua paciente.

## ▪ Autonomia

Este princípio determina que as pessoas têm o direito de decidir sobre as questões relacionadas com o seu corpo e a sua vida, mostrando que as condutas médicas devem ser autorizadas pelo paciente. Para que se considere o paciente um ser autônomo, é preciso que ele tenha capacidade de tomar decisões e responsabilidade. Os obstetras precisam observar a vulnerabilidade feminina, solicitando expressamente sua escolha e respeitando sua decisão, de maneira que o médico é obrigado a dar todas as informações sobre o diagnóstico, o tratamento proposto e o prognóstico ao paciente para sua decisão.

A Federação Internacional de Ginecologia e Obstetrícia (FIGO), por intermédio de seu comitê para assuntos éticos da reprodução humana e saúde da mulher, produziu vários documentos para estimular o debate entre os seus afiliados.

Em 1994, o referido comitê estabeleceu o seguinte marco de referência ética para os obstetras:

- as mulheres tendem a ser vulneráveis por circunstâncias sociais, culturais e econômicas. No passado, as relações médico-paciente e os cuidados com as mulheres foram, com frequência, dominados pelo paternalismo
- o princípio da autonomia enfatiza o importante papel da mulher na tomada de decisões com respeito aos cuidados de sua saúde. Os médicos devem observar a vulnerabilidade feminina, solicitando expressamente sua escolha e respeitando suas opiniões
- quando for solicitada decisão relativa a cuidados médicos, as mulheres devem receber informação completa sobre as várias opções terapêuticas disponíveis, incluindo seus riscos e benefícios
- quando um médico não for capaz ou não desejar praticar um ato por motivos extramédicos, ou contrários aos ditames de sua consciência, deve fazer todo o possível para oferecer uma referência adequada

- em função da natureza íntima dos cuidados obstétricos e ginecológicos, existe a necessidade de se proteger a confidencialidade da paciente
- além de oferecer cuidados ginecológicos e obstétricos, os profissionais têm a responsabilidade de considerar o bem-estar da mulher e sua satisfação psicológica
- ao oferecer cuidados de saúde à mulher, o princípio da justiça requer que todas sejam tratadas com igual consideração a despeito de sua situação socioeconômica.

## ▶ Algumas palavras sobre imperícia, imprudência e negligência

"Não é imperito quem não sabe, mas aquele que não sabe aquilo que um médico, ordinariamente, deveria saber; não é negligente quem descura alguma norma técnica, mas quem descura aquela norma que todos os outros observam; não é imprudente quem usa experimentos terapêuticos perigosos, mas aquele que os utiliza sem necessidade." – Argumentação do Procurador-geral da Corte de Apelação de Milão, Itália[1]

## ▶ Direitos sexuais e reprodutivos

"A Saúde Reprodutiva é um estado de completo bem-estar físico, mental e social em todas as matérias concernentes ao sistema reprodutivo, suas funções e processos e não a simples ausência de doença ou enfermidade. A Saúde Reprodutiva implica, por conseguinte, que a pessoa possa ter uma vida sexual segura e satisfatória, tendo a capacidade de reproduzir e a liberdade de decidir sobre quanto e quantas vezes deve fazê-lo. Está implícito nesta última condição o direito de homens e mulheres de serem informados e de terem acesso aos métodos eficientes, seguros, aceitáveis e financeiramente compatíveis de planejamento familiar, assim como a outros métodos de regulação de fecundidade a sua escolha e que não contrariem a Lei, bem como o direito de acesso a serviços apropriados de saúde que propiciem às mulheres as condições de passar em segurança pela gestação e parto, proporcionando aos casais uma chance melhor de ter um filho sadio." – Conferência Internacional sobre População e Desenvolvimento, Programa de Ação

Os direitos sexuais e reprodutivos tiveram origem na Declaração dos Direitos Humanos, em 1948, sendo referendados como direitos humanos inalienáveis a partir da Conferência Mundial sobre População e Desenvolvimento (Cairo, 1994) e da Conferência Mundial sobre a Mulher (Beijing, 1995).

A Federação Brasileira de Ginecologia e Obstetrícia (Febrasgo), sociedade científica responsável por promover orientações científicas sobre a conduta de seus associados, para efetivar na prática médica a garantia dos direitos sexuais e reprodutivos, adotou os seguintes princípios éticos:

Carta de princípios éticos da Febrasgo sobre direitos sexuais e reprodutivos dirigida à prática dos tocoginecologistas (Febrasgo, 2010):

1º) Homens e mulheres, para o pleno exercício dos direitos humanos sexuais e reprodutivos fundados na dignidade de sua condição humana, devem ser tratados com respeito à sua liberdade, à sua autonomia e à sua autodeterminação individual, (a) para que possam exercer o seu direito de desfrutar de uma vida sexual plena, que seja satisfatória, saudável, segura, sem discriminação, sem coerção e sem violência, e (b) para que seja reconhecida a sua capacidade de decidir sobre o controle de sua fecundidade, sobre a oportunidade da gravidez, sobre a quantidade de filhos que pretendam ter e sobre o espaçamento entre eles.

2º) Todos os recursos científicos, no âmbito público e privado, devem ser garantidos e disponibilizados para que homens e mulheres efetivamente exercitem seus direitos sexuais e reprodutivos.

3º) O pleno exercício dos direitos sexuais e reprodutivos implica também o reconhecimento e a garantia dos seguintes direitos:

(a) *o direito à vida*, para que nenhuma mulher seja exposta a risco desnecessário em virtude de gravidez, parto ou abortamento inseguro, quando cumpre os requisitos determinados pela legislação, podendo a gestante, inclusive, tomar a decisão final quanto à interrupção da gestação diante de um prognóstico ominoso para ela;

(b) *o direito à liberdade, à segurança pessoal e a uma vida livre de violência*, para que nenhuma mulher seja submetida à gravidez, esterilização ou abortamento forçado;

(c) *o direito à igualdade e a uma vida livre de toda forma de discriminação*, inclusive no que diz respeito à vida sexual e reprodutiva, para que a todas as mulheres e homens seja garantida a necessária e eficaz proteção em face de qualquer violência, abuso ou exploração sexual, tortura ou intolerância por orientação sexual;

(d) *o direito à informação e à educação*, incluindo informação sobre sexualidade que promova a liberdade de decisão e igualdade de gênero, garanta o acesso à informação completa sobre os benefícios, riscos e efetividade de todos os métodos de regulação da fertilidade e prevenção de doenças, possibilitando, assim, decisões com base em um consentimento livre e informado;

(e) *o direito à liberdade de pensamento*, para que homens e mulheres não sejam submetidos a interpretações restritivas de ideologias religiosas, crenças, filosofias e costumes, instrumentalizadas para controlar a sexualidade, para estabelecer pauta de conduta moral no âmbito da sexualidade e para limitar o exercício de quaisquer direitos nas áreas da saúde sexual e reprodutiva;

(f) *o direito à privacidade*, para que todos os serviços de atenção à saúde sexual e reprodutiva garantam a confidencialidade;

(g) *o direito de decidir casar-se ou não e de planejar e formar uma família*, para que seja efetivamente assegurado o planejamento familiar no âmbito do atendimento global e integral à saúde, com a adoção de ações de regulação da fecundidade que garantam direitos iguais de constituição, limitação ou aumento da prole pela mulher, pelo homem ou pelo casal;

(h) *o direito de decidir ter filhos e quando tê-los*, para que seja garantido o acesso a métodos anticoncepcionais, à gestação e ao parto seguro;

(i) *o direito à proteção e cuidado com a saúde*, para que seja garantido o acesso pleno aos serviços de saúde de mais alta qualidade possível e a não sujeição a práticas que sejam prejudiciais à saúde; e

(j) *o direito aos benefícios do progresso científico*, para que seja garantido o acesso pleno às novas tecnologias de saúde, seguras, efetivas e aceitáveis.

4º) Aos homens cabe a responsabilidade pessoal e social, em face de seu próprio comportamento sexual e de sua fertilidade, pelos efeitos que acarretam para a saúde e o bem-estar de suas companheiras e filhos.

5º) Às mulheres deve ser assegurado o direito a:

(a) uma vida sexual livre de violência, coação ou risco de adquirir doença e gravidez não desejada;

(b) o controle individual de sua própria fecundidade;

(c) o exercício da maternidade sem riscos desnecessários de doença e morte;

(d) interrupção da gravidez nos casos legalmente autorizados ou admitidos pelo sistema jurídico;

(e) disponibilizados serviços que devem ser mantidos para o exercício desses direitos e

(f) garantido o direito às informações sobre os seus direitos e os serviços que os assegurem.

6º) O pleno exercício dos direitos sexuais e reprodutivos, em sua complexidade, exige:

(a) a adoção de políticas públicas que assegurem elevado padrão de saúde sexual e reprodutiva,

garantindo-se o acesso a informações, meios e recursos seguros e disponíveis, bem como ao progresso científico;

(b) a promoção da equidade entre os sexos, bem como a modificação de padrões socioculturais para a eliminação de preconceitos e práticas consuetudinárias baseadas na ideia de inferioridade e superioridade de qualquer dos sexos, ou em função de estereótipos de homens e mulheres.

7º) Aos associados e às associadas da Febrasgo, ginecologistas e obstetras, caberá reconhecer, compreender e respeitar os princípios éticos desta carta, atuando, na prática de suas atividades, para garantir materialmente a sua efetiva e plena aplicação.

## ► Considerações éticas e legais da interrupção da gravidez prevista em lei

No Brasil,[2] o aborto voluntário ou provocado é considerado ato criminoso e detalhado no Código Penal nos artigos 124 a 127. Já o aborto legal ou permitido por lei é explicitado no artigo 128 do mesmo código, em situação bem caracterizada de exclusão de antijuridicidade, cujo texto é:

Art. 128 – Não se pune o aborto praticado por médico: Se não houver outro meio de salvar a vida da gestante. Se a gravidez for resultante de estupro e o aborto for precedido do consentimento da gestante e, quando menor ou incapaz, de seu representante legal.

Os critérios e procedimentos obrigatórios pela legislação e as recomendações éticas a serem observados para interrupção da gravidez nos casos previstos em lei são os citados a seguir.

### • Aborto na gravidez por estupro | Aborto sentimental

A Lei Penal estabelece que apenas o termo de consentimento para interrupção da gestação decorrente de estupro é exigência jurídica no Brasil, entretanto, a Portaria nº 1.508/2005 – GM/Ministério da Saúde regulamenta o dispositivo legal e "dispõe sobre o procedimento de justificação e autorização da interrupção da gravidez nos casos previstos em Lei, no âmbito do Sistema Único de Saúde – SUS". Essa portaria[3,5,7] estabelece as condições necessárias e obrigatórias a serem seguidas para adoção de qualquer medida de interrupção de gravidez no Brasil, excetuando-se os casos que envolvem riscos de morte à mulher. Compõem-se de cinco fases a serem registradas no formato de termos arquivados anexos ao prontuário médico.

Termos e documentos obrigatórios para interrupção da gravidez por estupro:

- Termo de Relato Circunstanciado do evento, realizado pela própria gestante, assinado por ela ou, quando incapaz, por seu representante legal, bem como por dois profissionais do serviço. Nele deve constar a data e hora aproximada da ocorrência, tipo e forma da violência, descrição dos agentes de conduta e identificação de testemunhas se houver
- Parecer Técnico, após detalhada anamnese, exame físico geral e ginecológico, avaliação do laudo ultrassonográfico e demais exames complementares que porventura houver, analisando a compatibilidade entre a idade gestacional, a data do estupro e o laudo ultrassonográfico. Paralelamente, a mulher recebe atenção e avaliação da equipe multiprofissional (enfermeira, psicóloga, assistente social), que registram suas avaliações em documentos específicos
- Termo de Aprovação de procedimento de interrupção da gravidez decorrente de estupro, assinados por no mínimo três integrantes da equipe multiprofissional, não podendo haver desconformidade com a conclusão do Parecer Técnico
- Termo de Responsabilidade, assinado pela gestante ou, quando incapaz, por seu representante legal, no qual deve constar advertência expressa sobre a previsão dos crimes de falsidade ideológica (art. 299 do Código Penal) e de aborto (art. 124 do Código Penal), caso não tenha sido vítima de violência sexual
- Termo de Consentimento Livre e Esclarecido, no qual deve constar, em linguagem acessível, os desconfortos e riscos, os procedimentos a serem adotados quando da intervenção médica, o modo de acompanhamento e assistência, a garantia de sigilo, exceto quando em caso de requisição judicial. Deve ainda, conter declaração expressa sobre a decisão voluntária e consciente de interromper a gravidez.[4,5]

Todos os documentos devem ser assinados pela mulher ou, quando incapaz, por seu representante legal, e registrados em duas vias, uma para a gestante e outra para ser arquivada no prontuário médico.

São recomendações éticas para a interrupção da gravidez decorrente de estupro:

- atendimento com equipe multiprofissional
- deve-se orientar a paciente a tomar as providências policiais e judiciais cabíveis, mas caso ela não o faça, não lhe pode ser negado o abortamento
- esclarecê-la sobre as alternativas legais quanto ao destino da gestação e sobre as possibilidades de atenção nos serviços de saúde
- informá-la da possibilidade de interrupção da gravidez decorrente de estupro
- do mesmo modo e com mesma ênfase, devem ser esclarecidas do direito e da possibilidade de manterem a gestação até o seu término, garantindo-se os cuidados pré-natais apropriados
- nesse caso, também devem receber informações completas e precisas sobre as alternativas após o nascimento, que incluem permanecer com a criança e inseri-la na família, ou proceder com os mecanismos legais de doação
- a palavra da mulher que afirma ter sofrido violência deve ter credibilidade ética e legal, devendo ser recebida como presunção de veracidade
- o objetivo do serviço de saúde é garantir o exercício do direito à saúde e seus procedimentos não devem ser confundidos com os procedimentos reservados à polícia ou à justiça
- devem-se observar as recomendações elencadas na Norma Técnica: Prevenção e Trata-

mento dos Agravos Resultantes da Violência Sexual contra Mulheres e Adolescentes, do Ministério da Saúde,[2] quanto ao limite da idade gestacional de até 20 semanas, a ser observada para a interrupção por estupro, além de técnicas cirúrgicas e medicamentosas cientificamente recomendadas

- a decisão pela realização do abortamento em gestação decorrente de estupro cabe aos serviços de saúde, não sendo necessária a obtenção de autorização judicial
- a lei penal brasileira não exige alvará ou autorização judicial para a realização do abortamento em casos de gravidez decorrente violência sexual. O mesmo cabe para o boletim de ocorrência policial e para o laudo do exame de corpo de delito e conjunção carnal, do Instituto Médico Legal. Embora esses documentos possam ser desejáveis em algumas circunstâncias, a realização do abortamento não está condicionada à sua apresentação
- Código Penal brasileiro, artigo 20, 1º, estabelece que "é isento de pena quem, por erro plenamente justificado pelas circunstâncias, supõe situação de fato que, se existisse, tornaria a ação legítima". Se todas as cautelas procedimentais foram cumpridas pelo serviço de saúde e verificar-se, posteriormente, a inverdade da alegação, somente a gestante, em tal caso, responderá criminalmente.

## Aborto no risco de morte materna | Aborto terapêutico

São recomendações éticas para a interrupção da gestação no risco de morte materna:

- avaliação de, no mínimo, dois profissionais (idealmente três), devendo, necessariamente, um deles ser clínico geral ou especialista na patologia que está motivando a interrupção
- o prontuário médico deve conter as justificativas médicas detalhando o risco materno. O preenchimento completo do prontuário médico da paciente é obrigatório por toda a

equipe, devendo ser registradas as opiniões e avaliações

- ter clareza de que a interrupção da gestação é a única e a mais adequada maneira de preservar a saúde da gestante
- ter a anuência e/ou consentimento livre e esclarecido assinado pela gestante ou por seus familiares, salvo se isto não for possível, em situações de eminente risco de vida
- ter apoio e acompanhamento de uma equipe multiprofissional, especialmente de psicólogos, tendo em vista que a gestação é desejada
- em situações especiais, a exemplo de coma, choque, câncer, quimioterapia, radioterapia, a conduta deve ser individualizada e discutida com a equipe médica e multidisciplinar
- não é necessário autorização judicial, nem laudo do Instituto Médico Legal, boletim de ocorrência, nem comunicação ao Conselho Regional de Medicina.

## Aborto por anomalia fetal | Aborto seletivo

Mesmo não estando prevista nas possibilidades legais do Código Penal brasileiro, tem sido possível a interrupção da gestação por anomalia grave incompatível com a vida extrauterina mediante autorização judicial.

Dentre as causas mais frequentes está a anencefalia. Entretanto, toda e qualquer patologia fetal incompatível com a vida tem sido objeto de autorização judicial. Em um levantamento de 263 autorizações judiciais, as causas mais frequentes de autorizações judiciais foram: anencefalia (104), malformações congênitas múltiplas (39), malformações do sistema urinário (34), anomalias ósseas (17) e erros de fechamento da linha média (10).

A síndrome de Down (trissomia do cromossomo 21), patologia frequentemente diagnosticada ainda no 1º trimestre, por ser compatível com a vida extrauterina não tem justificativa para obtenção de autorização judicial para a interrupção.

Malformações fetais com chance de sobrevida não têm embasamento legal para a interrupção da gestação, salvo nos casos que envolvam risco de morte materna consequente à patologia fetal.

A malformação fetal que mais comumente tem sido levada à decisão dos tribunais brasileiros é a anencefalia, cujo diagnóstico é 100% seguro por meio da ultrassonografia realizada por volta da 12ª semana de gravidez. Há graves repercussões para a saúde reprodutiva da mulher que se vê forçada a prosseguir com a gestação de feto anencéfalo, como a maior frequência de complicações maternas (p. ex., hipertensão arterial e aumento do volume de líquido amniótico – polidrâmnio). A ocorrência de polidrâmnio eleva o risco de complicações na gravidez, favorecendo o surgimento de alterações respiratórias, podendo ainda ocorrer hemorragias por descolamento prematuro da placenta e no pós-parto por atonia uterina. A literatura médica reconhece que o sofrimento psíquico gerado pela gestação de um feto anencefálico pode promover quadro de estresse pós-traumático de longa duração.

### Recomendações diante de anomalia fetal incompatível com a vida

O diploma legal da Medicina estabelece no Capítulo V – Relação com pacientes e familiares, que é vedado ao médico:

> Art. 34 – Deixar de informar ao paciente o diagnóstico, o prognóstico, os riscos e os objetivos do tratamento, salvo quando a comunicação direta possa lhe provocar dano, devendo, nesse caso, fazer a comunicação a seu representante legal.

Dessa maneira, é dever do médico dar todas as informações necessárias à mulher ou ao casal diante de um diagnóstico tão ominoso para ela. Por meio de boa interação e acolhimento, com informações claras e precisas, é possível auxiliar a paciente e o casal na tomada de decisões.

O Comitê de Aspectos Éticos Relativos à Reprodução Humana e Saúde da Mulher, instituído pela Federação Internacional de Ginecologistas e Obstetras (FIGO), concluiu que o parto de um feto portador de graves malformações pode acarretar prejuízos físicos e mentais à mulher e à família, considerando como antiético negar ao casal progenitor a possibilidade de evitar essa situação, e recomenda que, nos países em que essa prática é legalmente aceitável, deve ser oferecida a antecipação terapêutica do parto sempre que malformação congênita incompatível com a vida seja identificada durante a avaliação pré-natal.

Em caso de decisão por manutenção da gravidez, são recomendados:

- acolhimento e acompanhamento multidisciplinar em serviço de pré-natal de alto risco
- informação à gestante ou ao casal sobre a gravidade da patologia, de maneira que não reste dúvida quanto à inviabilidade fetal, e sobre os riscos maternos envolvidos durante a gestação
- acompanhamento da gestante por equipe multiprofissional (médico, psicólogo, enfermeiro) ao longo de todo o processo do pré-natal até o parto e puerpério.

Em casos de decisão por interrupção da gravidez, são recomendados:

- Relatório técnico (parecer psicológico), quando disponível, atestando a capacidade mental plena e de decisão da gestante, o grau de sofrimento psíquico e concordante com o desejo da gestante
- um ou mais exames de ultrassonografia morfológica, assinado por dois médicos detalhando os achados no organismo fetal, com laudo atestando tratar-se de anencefalia ou outra malformação fetal grave irreversível incompatível com a vida extrauterina
- Relatório técnico (parecer médico) atestando o diagnóstico da patologia, o prognóstico fetal e os riscos de agravo à saúde física e mental, e o risco de morte materna
- elaboração pela gestante de petição ao judiciário solicitando autorização judicial para a interrupção da gestação por tratar-se de feto com graves malformações fetais incompatíveis com a vida extrauterina, acompanhado dos pareceres médico, psicológico

(se houver) e dos laudos ultrassonográficos, bem como da referência bibliográfica anexa

- orientação para retorno urgente ao serviço, assim que estiver de posse da autorização judicial para a interrupção da gravidez
- assinatura do termo de consentimento pós-informado para interrupção da gravidez
- o esclarecimento à mulher deve ser realizado em linguagem acessível e dele devem constar:
  - os desconfortos e riscos possíveis à sua saúde e prognóstico fetal
  - quais os procedimentos devem ser adotados quando da realização da intervenção médica; e orientação sobre a possibilidade da realização de indução do óbito fetal (feticídio) antes do início dos procedimentos de indução do aborto ou da antecipação terapêutica do parto
  - o modo de acompanhamento e assistência, bem como os profissionais responsáveis
  - a garantia do sigilo que assegure sua privacidade quanto aos dados confidenciais envolvidos, exceto quanto aos documentos subscritos por ela em caso de requisição judicial
  - declaração expressa sobre a decisão voluntária e consciente de interromper a gravidez, assinado ou identificado por impressão datiloscópica pela gestante ou, se for incapaz, também por seu representante legal
  - realizar o procedimento de interrupção da gravidez com a melhor técnica disponível de acordo com a idade gestacional e o quadro clínico
  - no momento da alta, agendar consulta de revisão puerperal com obstetra e psicólogo (se disponível).

Não cabe objeção de consciência nas seguintes situações de abortamento:

- necessidade de abortamento por risco de vida para a mulher
- abortamento juridicamente permitido, na ausência de outro médico que o faça e quando a mulher puder sofrer danos ou agravos à saúde em razão da omissão do médico
- atendimento de complicações derivadas de abortamento inseguro, por se tratar de casos de urgência.

## ▪ Aborto inseguro (provocado) ou criminoso

O aborto inseguro é o realizado sob condições de risco e sem os necessários cuidados de assepsia e de antissepsia, como nas introduções de sonda uterina, agulhas de tricô e outras substâncias sem orientação médica. O aborto inseguro realizado em condições de risco representa uma importante causa de morte materna nos países em que a legislação é restritiva. Estima-se que sejam realizados quase 1 milhão de abortos por ano no Brasil.

Somente com uma boa interação e confiança na relação médico-paciente pode-se ter certeza do acesso a todas as informações necessárias e que às vezes são mascaradas pelo medo da paciente de ser discriminada ou descuidada em seu tratamento ou, ainda pior, temor de ser denunciada à polícia, já que o aborto provocado teve o seu consentimento e ela pode responder criminalmente.

## ▪ Sigilo médico em situação de abortamento

Diante de um abortamento, seja ele natural ou provocado, o médico não pode comunicar o fato à autoridade policial ou mesmo judicial, por estar diante de uma situação típica de segredo médico. Como já mencionado anteriormente, o médico só pode revelá-lo em situações muito especiais, como dever legal, justa causa ou autorização expressa do paciente. Revelar o segredo fora dessas prerrogativas é crime, por poder ensejar procedimento criminal contra a paciente. Vale ressaltar que se o abortamento foi praticado contrariamente à vontade da paciente, o médico deve buscar o seu consentimento, ou de seu responsável legal, para comunicar o crime.

No que diz respeito à terapêutica do abortamento, o profissional deve estar devidamente capacitado para o manejo das técnicas instrumentais, para a resolução dos abortamentos por técnicas aspirativas, para a aspiração manual intrauterina ou medicamentosa. Além disso, o profissional deve discutir com a paciente os procedimentos a serem adotados, obter sua autorização para o manuseio uterino e, ainda, oferecer aconselhamento pós-aborto, o que inclui orientação e planejamento reprodutivo.[8-10]

## ▶ Aspectos éticos e legais da esterilização cirúrgica

Pelo fato de a esterilização cirúrgica ser um método contraceptivo de caráter definitivo, devem-se considerar a possibilidade de arrependimento da mulher e o pouco acesso da população às técnicas de reversão tubária.

Dessa maneira, antes da escolha de um método contraceptivo permanente, vários fatores, e não só a eficácia e segurança, devem ser analisados.[11] Acolhimento do casal, informação, aconselhamento e consentimento esclarecido são obrigatórios antes de uma esterilização cirúrgica.

A regulamentação da esterilização cirúrgica por meio da Lei nº 9263/96 estabeleceu no seu artigo 10 os critérios e as condições obrigatórias para a execução da laqueadura tubária.

São critérios obrigatórios para realização da esterilização cirúrgica:

- homens e mulheres, em capacidade civil plena e maiores de 25 anos de idade ou com pelo menos dois filhos vivos, desde que observado o prazo mínimo de 60 dias entre a manifestação da vontade e o ato cirúrgico, período no qual se propicia à pessoa interessada acesso ao serviço de regulação da fecundidade, incluindo aconselhamento por equipe, visando desencorajar a esterilização precoce

- casos de risco à vida ou à saúde da mulher ou do futuro concepto, testemunhado em relatório escrito e assinado por dois médicos
- a esterilização cirúrgica, como método contraceptivo, só pode ser executada por laqueadura tubária, vasectomia ou outro método cientificamente aceito, sendo vedada por meio de histerectomia ou ooforectomia
- é obrigatório constar no prontuário médico o registro da expressa manifestação da vontade em documento escrito e firmado. Após informação dos riscos da cirurgia, devem ser esclarecidos os possíveis efeitos colaterais, dificuldade de reversão e opções de contracepção reversíveis existentes
- é vedada a esterilização cirúrgica em mulher durante os períodos do parto, aborto ou até o 42º dia do pós-parto ou aborto, exceto nos casos de comprovada necessidade, por cesarianas sucessivas anteriores ou quando a mulher for portadora de doença de base e a exposição a segundo ato cirúrgico ou anestésico representar maior risco para a sua saúde. Nesse caso, a indicação deve ser testemunhada em relatório escrito e assinado por dois médicos
- não se considera a manifestação da vontade expressa durante a ocorrência de alterações na capacidade de discernimento por influência de álcool, drogas ilícitas, estados emocionais alterados ou incapacidade mental temporária ou permanente
- na vigência de sociedade conjugal, a esterilização depende do consentimento expresso de ambos os cônjuges
- a esterilização cirúrgica em pessoas absolutamente incapazes só pode ocorrer mediante autorização judicial
- é obrigatório o preenchimento de ficha de registro individual de notificação de esterilização, que deve ser encaminhada ao SUS juntamente com a cópia a ser arquivada junto ao prontuário da paciente
- os estabelecimentos hospitalares interessados em realizar esterilização cirúrgica devem se credenciar junto ao SUS.

# ▶ Referências bibliográficas

1. CREMESP (Conselho Regional de Medicina do Estado de São Paulo). Manual de Ética em Ginecologia e Obstetrícia. Considerações sobre a responsabilidade médica. Disponível em: http://www.cremesp.org.br/?siteAcao=Publicacoes&acao=detalhes_capitulos&cod_capitulo=52. Acessado em 27/04/2013.

2. Brasil. Ministério da Saúde. Gabinete do Ministro. Portaria nº 1.508, de 01 de setembro de 2005. Dispõe sobre o Procedimento de Justificação e Autorização da Interrupção da Gravidez nos casos previstos em lei, no âmbito do Sistema Único de Saúde-SUS. Brasília: Diário Oficial da União; Poder Executivo, 2005. Seção 1:124-5.

3. Brasil. Ministério da Saúde. Secretaria de Atenção à Saúde. Departamento de Ações Programáticas Estratégicas. Norma Técnica: Prevenção e Tratamento dos Agravos Resultantes da Violência Sexual contra Mulheres e Adolescentes. 3 ed. Brasília: Ministério da Saúde, 2010.

4. Brasil. Ministério da Saúde. Secretaria de Atenção à Saúde. Departamento de Ações Programáticas Estratégicas. Norma Técnica: Atenção Humanizada ao Abortamento. 2 ed. Brasília: Ministério da Saúde, 2010.

5. Colás OR, Andalaft Neto J, Rosas CF *et al*. Aborto legal por estupro: primeiro programa público do país. Bioética. 1994; 2(1):81-5.

6. Conselho Federal de Medicina (Brasil). Resolução nº 1931 de 17 de setembro de 2009. Aprova o Código de Ética Médica. Brasília: Diário Oficial da União; Poder Executivo, 2009. Seção I, pp. 90-2, retificado em 13 de outubro de 2009.

7. Federação Brasileira das Associações de Ginecologia e Obstetrícia – FEBRASGO. Manual de Orientação a Violência Sexual e Interrupção da Gestação Prevista por Lei. FEBRASGO, 2010.

8. International Federation of Gynecology and Obstetrics. Committee for the Ethical Aspects of Human Reproduction and Women's Health. Ethical aspects concerning termination of pregnancy following prenatal diagnosis. Int J Gynaecol Obstet. 2008; 102(1):97-8.

9. International Federation of Gynecology and Obstetrics. Recommendations on ethical issues in obstetrics and gynecology by the FIGO Committee For Ethical Aspects of Human Reproduction and Women's Health. London: FIGO, 2000.

10. Rosas CF (coord.). Ética em ginecologia e obstetrícia. Cadernos CREMESP, 2 ed. São Paulo: Conselho Regional de Medicina do Estado de São Paulo, 2002.

11. Rosas CF. Laqueadura tubária: aspectos médicos e ético-legais. In: Aldrighi JM, Petta CA. Anticoncepção: aspectos contemporâneos. São Paulo: Atheneu, 2005. pp. 171-86.

# 110 Atendimento à Mulher Vítima de Violência Sexual

*Cristião Fernando Rosas*

## ▶ Introdução

A violência contra a mulher pode ser entendida como uma relação de forças que convertem as diferenças entre os sexos em desigualdade.

A Convenção de Belém do Pará define como violência contra a mulher "qualquer ato ou conduta baseada no gênero, que cause morte, dano ou sofrimento físico, sexual ou psicológico à mulher". Reafirmando a importância da questão, a IV Conferência Mundial sobre Direitos da Mulher, em Beijing, reiterou que a violência contra a mulher constitui obstáculo para que se alcancem a igualdade, o desenvolvimento e a paz.[1,2]

No Brasil, a Lei nº 12.015/2009 alterou o Título VI da Parte Especial do Decreto-Lei nº 2.848/1940 – Código Penal, e o artigo 1º da Lei nº 8.072, de 25 de julho de 1990,[3] que dispõe sobre os crimes hediondos, nos termos do inciso XLIII do artigo 5º da Constituição Federal,[3] passando a ser considerados crimes sexuais as situações que atentem "contra a dignidade sexual, a liberdade sexual, e introduzindo-se o conceito de vulnerabilidade sexual, além de considerar crime qualquer forma de exploração sexual".

O estupro passou a ser tipificado no artigo 213 com a seguinte redação: "constranger alguém, mediante violência ou grave ameaça, a ter conjunção carnal ou a praticar ou permitir que com ele se pratique outro ato libidinoso."

Entende-se por violência o emprego de força física suficientemente capaz de sobrepujar a resistência da vítima. A grave ameaça configura como promessa de efetuar tamanho mal, capaz de impedir a resistência da vítima. A conjunção carnal corresponde exclusivamente ao coito vaginal e o ato libidinoso diverso da conjunção carnal inclui todas as situações diferentes da penetração vaginal, como mordidas, sucção das mamas, manobras digitais eróticas e a penetração anal ou oral. A lei, portanto, considera agora o antigo atentado violento ao pudor incluído na tipificação do estupro. Alguns outros artigos da Lei nº 12.015/2009 devem ser considerados por sua prevalência, tais como o artigo 217-A, que tipifica o estupro de vulnerável: "ter conjunção carnal ou praticar outro ato libidinoso com menor de 14 (catorze) anos." Com essa mesma interpretação de vulnerabilidade, também para "quem pratica as ações descritas no *caput* com alguém que, por enfermidade ou deficiência mental, não tem o necessário discernimento para a prática do ato, ou que, por qualquer outra causa, não pode oferecer resistência".

A lei tipifica ainda como crimes sexuais a satisfação de lascívia mediante presença de criança ou adolescente, o favorecimento da prostituição ou outra forma de exploração sexual de vulnerável, o tráfico de pessoas com fim de exploração sexual, o assédio sexual e o rufianismo. Embora não sejam os únicos, o estupro e o estupro de vulnerável constituem os tipos de crimes sexuais mais frequentes e com que o médico tem mais probabilidade de se deparar em sua prática cotidiana.

É importante destacar que, segundo o artigo 13 do Estatuto da Criança e do Adolescente,[4] os profissionais de saúde têm o dever de denunciar os casos de que tenham conhecimento, suspeitos ou confirmados, fundamentando-se em evidências consistentes e sustentáveis.[5-7] A denúncia deve ser feita ao Conselho Tutelar ou à Vara da Infância e da Juventude local, sem prejuízo de outras medidas legais. É importante salientar a obrigatoriedade da notificação dos casos de violência sexual ao sistema de vigilância epidemiológica por meio de formulário próprio.

## ▶ Violência sexual como problema de saúde pública

A violência sexual (VS) é um fenômeno universal que acomete, indistintamente, mulheres de todas as classes sociais, etnias, religiões e culturas, tendo incidência variável em diferentes países ou regiões.

A prevalência é maior em grupos de maior vulnerabilidade, como crianças em abandono, adolescentes e deficientes mentais.

A subnotificação, reflexo da relutância e do constrangimento da mulher em denunciar o ocorrido, decorre de inúmeros fatores; teme-se o interrogatório policial, o atendimento do Instituto Médico Legal, a divulgação pela imprensa e a ameaça de vingança do agressor. A mulher teme, principalmente, não ser acreditada. No meio obstétrico, admite-se que apenas entre 10 e 20% dos casos que realmente acontecem cheguem ao conhecimento das autoridades competentes.

As consequências biopsicossociais são difíceis de mensurar, embora afetem a maioria das vítimas e suas famílias. Na esfera emocional, a VS produz efeitos intensos e devastadores,

muitas vezes irreparáveis. Para a saúde, os danos do abuso sexual são expressivos, com particular impacto sobre a saúde sexual e reprodutiva. A gravidez, decorrente do estupro, destaca-se pela complexidade de reações e sentimentos que provoca tanto na vítima como na sociedade. Geralmente é encarada como uma segunda violência, intolerável para a maioria das mulheres. Para completar o preocupante quadro, grande parte das sobreviventes de VS é infectada por doenças sexualmente transmissíveis (DST), como AIDS, somando-se graves consequências físicas e emocionais.

## ▶ Recomendações para a assistência à vítima

A assistência a esse modo de violência reveste-se de especial importância por transcender a área da saúde em função das repercussões psicológicas e sociais que acarreta. Muitas mulheres abandonam a escola, o emprego e a família em decorrência de sentimentos de culpa, atribuindo a si mesmas as responsabilidades da ocorrência. As consequências emocionais são tão intensas e complexas quanto as médicas, sendo necessária uma abordagem multiprofissional integrativa e capacitada. São premissas básicas para a atenção à violência:

- atender as demandas e necessidades da mulher
- atitude compreensiva e solidária
- escutar ativamente a pessoa
- estabelecer um trato digno, respeitoso, neutro e empático
- expressar compreensão da magnitude e da transcendência
- não ser inquisitivo
- evitar comentários, atitudes, juízos de valor ou ações que causem nova vitimização
- não restringir o atendimento a situações de emergência
- atuar sempre com os princípios bioéticos de autonomia, beneficência, não maleficência, justiça e equidade.

São princípios gerais para a atenção à violência:

- adequado acolhimento, trato digno e não discriminatório
- facilitar expressão de sentimentos
- garantir a confidencialidade
- crer na vítima
- comunicação empática.

O atendimento é dividido, basicamente, em três situações:

- atendimento imediato: até 5 dias da VS
- atendimento ambulatorial: após 5 dias da VS
- atendimento da mulher gestante decorrente de estupro.

## • Pacientes que chegam imediatamente após violência sexual ou até 5 dias após

O primeiro contato, seja ele no setor de emergência ou no ambulatório, é essencial para se garantir a confiança da vítima e adesão ao obrigatório seguimento. Pela natureza da ocorrência e das repercussões médicas e psicossociais, uma equipe multiprofissional capacitada é o ideal em termos de assistência especializada. O consentimento informado é fundamental para a realização dos procedimentos desse tipo de atenção.

São necessidades imediatas da mulher em situação de VS:

- apoio psicológico
- tratamento das lesões físicas genitais e extragenitais, se houver
- prevenção contra a gravidez indesejada
- profilaxia e tratamento precoce de DST/HIV
- informação e orientações legais sobre seus direitos
- assistência social.

Nesse primeiro atendimento é preciso distinguir quais são as ações médicas para proteger a mulher agredida (médico-psicossociais) e as ações médico-legais (para identificação do agressor).

### História clínica

Uma boa descrição dos fatos deve incluir características do crime, tipo de violência, tipo de constrangimento (uso de força física, grave ameaça, coerção, ameaça com armas), descrição do agressor ou agressores (se eram conhecidos ou de seu relacionamento), e o local e a hora aproximada do crime. Ainda, se houve uso voluntário de drogas ou foi se drogada. Deve-se perguntar o que a vítima fez depois da violência: banhou-se, lavou a área genital, fez ducha vaginal, removeu ou inseriu algo na vagina, mudou de roupa ou se tomou algum medicamento.

É muito importante a avaliação do estado de saúde (se estável ou crítica), das condições psicoemocionais e se a violência foi recente ou tardia. Também deve ser feito o levantamento dos antecedentes tocoginecológicos, como a data da última menstruação, se usava método anticonceptivo, data da última relação consentida e se atualmente está ou não grávida. Outra informação importante é saber se a vítima é vacinada contra a hepatite B e o tétano. Para esse atendimento não se requer especialista, sendo suficientes para manejo da crise apenas uma boa técnica de comunicação verbal e apoio emocional.

### Exame físico

Explicar, informar e ter o consentimento antes de qualquer procedimento. Se disponíveis, evidências forenses devem ser coletadas. Recomenda-se fazer desenhos de corpo de frente ou de costas e descrever o mais detalhada e completamente possível (se houver) as lesões cortocontusas, equimoses, hematomas, arranhaduras, queimaduras etc. Deve-se anotar o tipo, o tamanho e a forma das lesões, o tipo de bordas, a profundidade, a orientação e as características (se recentes ou antigas).

### Exame ginecológico

Deve ser realizada uma descrição minuciosa das lesões encontradas. Deve-se ter atenção para coleta de material da vagina em papelfiltro, se possível estéril (disponível no local de atendimento), que deve ser secado e guardado em envelope estéril e anexado à ficha própria para esses casos juntamente com o material coletado para ser posteriormente encaminhado pela enfermeira da equipe como evidência forense (em cadeia de custódia). Caso a mulher, após informação e esclarecimento, decida fazer a denúncia e o exame sexológico no IML imediatamente após a consulta, devem-se evitar procedimentos ginecológicos capazes de prejudicar o futuro exame pericial e a coleta de material. Na sequência, deve-se anotar o diagnóstico de acordo com a Classificação Internacional de Doenças (CID-10). Ultima-se o atendimento com as recomendações médicas e de seguimento.

## Contracepção de emergência

Caso estejam expostas à gravidez, as pacientes devem receber no hospital um dos esquemas a seguir:

- a 1ª opção é o levonorgestrel – 1,5 mg por comprimido. Deve-se prescrever um comprimido o mais rapidamente possível (preferencialmente dentro das 12 h após a relação), pois sua eficácia está diretamente relacionada com a precocidade de seu uso. Esse medicamento pode ser prescrito até o 5º dia após a relação sexual desprotegida

- outra opção, caso não esteja disponível o levonorgestrel, mas com eficácia menor, são contraceptivos orais à base de 50 µg de etinilestradiol, na dosagem total de 4 comprimidos (total de 200 µg), sendo 2 na hora e dois após 12 h.

A absorção da anticoncepção de emergência pelo epitélio da vagina oferece níveis semelhantes aos da absorção pela via oral, tanto para o levonorgestrel como para o método de Yuzpe. A via vaginal pode ser utilizada em situações especiais, como em casos de inconsciência da mulher decorrente de traumatismos graves ou de vômitos em até 2 h após a ingestão.

Não se recomenda que a decisão de uso da contracepção de emergência (CE) seja condicionada a testes laboratoriais de gravidez. Em caso de falha da AE não há evidências de aumento de risco de anomalias fetais.

## Profilaxia de doenças sexualmente transmissíveis não virais

A profilaxia de DST não virais, como sífilis, gonorreia, donovanose, clamídia, micoplasma, ureaplasma, cancroide, linfogranuloma venéreo, tricomonas e vaginose bacteriana, deve ser instituída preferencialmente até 5 dias após a violência, de acordo com os esquemas apresentados na Figura 110.1.

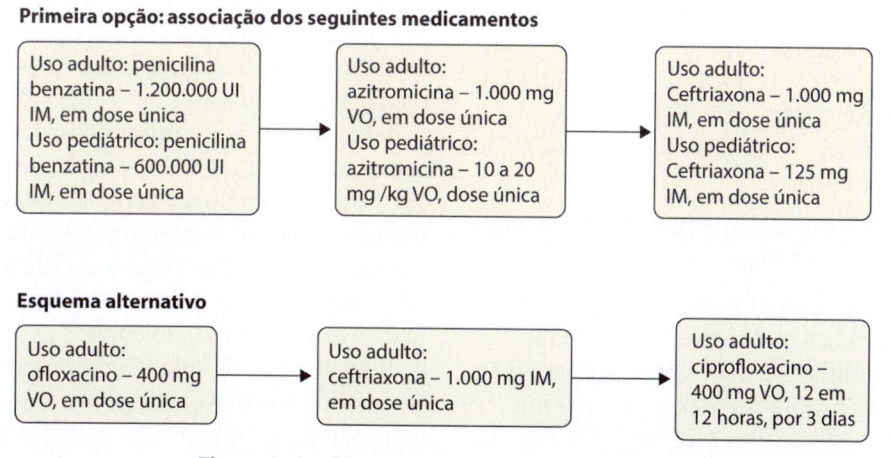

**Primeira opção: associação dos seguintes medicamentos**

Uso adulto: penicilina benzatina – 1.200.000 UI IM, em dose única
Uso pediátrico: penicilina benzatina – 600.000 UI IM, em dose única →
Uso adulto: azitromicina – 1.000 mg VO, em dose única
Uso pediátrico: azitromicina – 10 a 20 mg /kg VO, dose única →
Uso adulto: Ceftriaxona – 1.000 mg IM, em dose única
Uso pediátrico: Ceftriaxona – 125 mg IM, em dose única

**Esquema alternativo**

Uso adulto: ofloxacino – 400 mg VO, em dose única →
Uso adulto: ceftriaxona – 1.000 mg IM, em dose única →
Uso adulto: ciprofloxacino – 400 mg VO, 12 em 12 horas, por 3 dias

**Figura 110.1** Primeira opção e esquema alternativo.

## Profilaxia da infecção pelo HIV

Deve ser utilizada após rigoroso aconselhamento às pacientes e ser iniciada até 72 h após a VS, pelo risco específico de contágio pelo HIV de 0,8 a 2,7%. Deve ser oferecida quando ocorrer penetração vaginal ou anal, com ou sem ejaculação. Ocorrendo sexo oral exclusivo não existem evidências que assegurem necessidade de uso de antirretrovirais, mesmo com ejaculação dentro da cavidade oral. A profilaxia deve ser oferecida após consentimento informado sobre os riscos, os efeitos colaterais e as possíveis complicações do tratamento.

A medicação anti-HIV deve ser iniciada em até 72 h, prescrita para 4 semanas e ministrada em esquema tríplice, sendo oferecida pelo serviço de pronto-atendimento em quantidade inicial para 5 dias, tempo suficiente para a paciente ter acesso ao restante da medicação e continuar sob vigilância de uso desses antirretrovirais em um CRDST/AIDS. A dose em menores deve ser adequada ao peso, e deve-se prescrever antieméticos ou protetores da mucosa gástrica, caso seja necessário. Mulheres que estejam amamentando devem suspender o aleitamento durante a profilaxia antirretroviral (ARV) e até 6 meses após a violência. Essas mulheres devem ser monitoradas na 1ª e 3ª semanas de uso de ARV com hemograma, transaminase glutâmico-oxalacética (TGO), transaminase glutamicopirúvica (TGP) e amilase.

Esquema tríplice em mulheres adultas:

* zidovudina (AZT) – 300 mg VO 12/12 h, no café e jantar
* lamivudina (3TC) – 150 mg VO 12/12 h, no café e jantar
* lopinavir/R – 133,3 mg/33,3 mg VO 12/12 h, no café e jantar.

Esquema tríplice em crianças e adolescentes com menos de 45 kg:

* zidovudina (AZT) – 90 a 180 mg/m$^2$/dose VO a cada 8 h. Xarope: 1 mℓ = 10 mg
* lamivudina (3TC) – 4 mg/kg/dose VO a cada 12 h. Solução oral: 1 mℓ = 10 mg
* lopinavir/R – 10 a 12 mg/kg; 2,5 a 3 mg/kg VO a cada 12 h.

## Profilaxia de hepatite B

Deve ser realizada preferencialmente na instituição que prestou o primeiro atendimento, em situações de desconhecimento do *status* vacinal da mulher

* imunização ativa: vacina anti-hepatite B – aplicar IM em deltoide, em 0, 1, 6 meses após a VS
* imunização passiva: imunoglobulina humana anti-hepatite B – aplicar IM em glúteo 0,06 mℓ/kg IM, dose única (prescrever e encaminhar para um centro de referência; pode ser administrada até 3 dias após a VS). A gravidez e a lactação não contraindicam a imunização.

## Orientação sobre direitos legais

Além do protocolo de atendimento médico, todas as pacientes devem ser orientadas sobre seus direitos legais, sobre os benefícios do registro do boletim de ocorrência (apesar de não ser obrigatório) e, em nenhuma hipótese, devem ser encaminhadas ao Instituto Médico Legal sem serem previamente examinadas e sem anotar o atendimento detalhadamente na ficha padronizada, com as medidas profiláticas instituídas. Este atendimento inicial, além de registrar a ocorrência, é uma informação valiosa para a avaliação médico-forense (perícia indireta).

Deve-se informar a paciente sobre o risco potencial de uma gestação decorrente de estupro mesmo após o uso de CE, e orientá-la a retornar para teste de gravidez se houver atraso menstrual de 7 dias.

Todas as pacientes atendidas devem ser agendadas para retorno ao ambulatório de VS, para seguimento médico-psicossocial. Em todas as situações de atendimento, devem-se notificar o Conselho Tutelar e a Promotoria da Infância e Juventude os casos de menor de idade em situação de violência.

Ressalte-se que toda VS é de notificação obrigatória ao serviço de vigilância epidemiológica do município por meio de formulário específico.

## • Pacientes que chegam mais tardiamente ou após 5 dias da ocorrência

Devem ser atendidas no pronto-atendimento ou no ambulatório e orientadas sobre seus direitos e encaminhadas para o ambulatório de VS para exames e acompanhamento médico, psicológico e social. As pacientes devem ser submetidas a exames para DST/HIV em períodos oportunos.

Gestantes com até 12 semanas podem solicitar a interrupção da gravidez (se menor de idade deve ser solicitado pelo responsável legal), havendo protocolo específico para esse atendimento.

Gestantes com mais de 12 semanas têm acesso ao pré-natal personalizado, acompanhado por psicólogos e assistentes sociais, e podem entrar em um programa de doação do recém-nascido para adoção.

Controles laboratoriais de seguimento:

- para sífilis (lues): coleta imediata, após 6 semanas, e 3 meses da VS (VDRL)
- para HIV: coleta imediata, após 6 semanas, 3 meses e 6 meses da violência (anti-HIV)
- para hepatite B e C coleta imediata, após 3 meses, e 6 meses (sorologias – hepatite B, C)
- para HPV: colpocitologia oncológica, colposcopia após 4 meses
- para vaginites: bacterioscopia de secreção vaginal – admissão e em 3 meses; exame a fresco de secreção vaginal – admissão e em 2 semanas
- pesquisa endocervical para clamídia e *Neisseria*: admissão e em 3 meses
- cultura para herpes simples: se houver áreas ulceradas vulvovaginais
- controle quinzenal de função hepática para as pacientes que utilizam o esquema tríplice de profilaxia do HIV – TGO, TGP, bilirrubinas, gamaglutamil transferase (GGT).

### Fluxo de atendimento

As pacientes podem chegar ao serviço espontaneamente ou serem encaminhadas por outros serviços. Após o primeiro atendimento, todas devem ser encaminhadas para o ambulatório específico dentro dos 7 dias seguintes, para acompanhamento.

No ambulatório, são atendidas sequencialmente por médicos, enfermeiros, psicólogos e assistentes sociais, evitando ter de vir em dias diferentes para tais atendimentos.

Após a alta médica, as pacientes podem continuar o atendimento psicológico e social pelo período necessário para sua readaptação social.

## • Atendimento à mulher gestante decorrente de estupro

Mais da metade dos casos de VS ocorre durante período reprodutivo da vida da mulher, embora a taxa de gravidez decorrente do estupro varie entre 1 e 5%. A Lei nº 2.848, artigo 128 do Código Penal brasileiro, estabelece que não se puna o aborto praticado por médico quando não há outro meio de salvar a vida da gestante ou se a gravidez resulta de VS. Nos casos de gravidez decorrente de estupro, somente o médico pode praticar o abortamento e o consentimento da gestante, ou de seu representante legal, é imprescindível.

A Portaria nº 1.508/2005 – GM/MS, que "dispõe sobre o procedimento de justificação e autorização da interrupção da gravidez nos casos previstos em Lei, no âmbito do Sistema Único de Saúde – SUS", estabelece as condições necessárias e obrigatórias a serem seguidas para adoção de qualquer medida de interrupção de gravidez no Brasil, excetuando-se os casos que envolvem riscos de morte da mulher. Compõem-se de cinco fases que devem ser registradas no formato de termos arquivados anexos ao prontuário médico.

### Termos obrigatórios para interrupção de gravidez por estupro

Os termos apresentados a seguir são obrigatórios para interrupção da gravidez em caso de estupro.

**Termo de relato circunstanciado do evento.** Deve ser realizado pela própria gestante, assinado por ela ou, quando incapaz, por seu representante legal, bem como por dois profissionais do serviço. Nesse termo devem constar a data e a hora aproximada da ocorrência, o tipo e a forma de violência, a descrição dos agentes de conduta e a identificação de testemunhas, se houver.

**Parecer técnico.** Deve ser feito após detalhada anamnese, exame físico geral e ginecológico, avaliação do laudo ultrassonográfico e demais exames complementares que porventura houver, analisando a compatibilidade entre a idade gestacional, a data do estupro e o laudo ultrassográfico. Paralelamente, a mulher recebe atenção e avaliação da equipe multiprofissional, que registra suas avaliações em documentos específicos.

**Termo de aprovação de procedimento de interrupção da gravidez decorrente de estupro.** Deve ser assinado por, no mínimo, três integrantes da equipe multiprofissional, não podendo haver desconformidade com a conclusão do parecer técnico.

**Termo de responsabilidade.** Deve ser assinado pela gestante ou, quando incapaz, por seu representante legal, no qual consta advertência expressa sobre a previsão dos crimes de falsidade ideológica (Art. 299 do Código Penal) e de aborto (Art. 124 do Código Penal), caso não tenha sido vítima de VS.

**Termo de consentimento livre e esclarecido.** Nele devem constar, em linguagem acessível, os desconfortos e riscos, os procedimentos a serem adotados quando da intervenção médica, a forma de acompanhamento e assistência, a garantia de sigilo, exceto quando em caso de requisição judicial. Deve, ainda, conter declaração expressa sobre a decisão voluntária e consciente de interromper a gravidez.

Todos os documentos devem ser assinados pela mulher ou, quando incapaz, por seu representante legal, sendo registrados em duas vias, uma para a gestante e outra para ser arquivada no prontuário médico.

A decisão pela realização do abortamento cabe aos serviços de saúde, não sendo necessária a obtenção de autorização judicial ou da requisição de cópia do laudo do Instituto Médico Legal, nem a exigência do boletim de ocorrência, embora este seja recomendável, já que um crime hediondo foi cometido, sendo um direito da mulher proceder à denúncia.

É fundamental que esteja claro que o abortamento em casos de VS é um direito, e não uma obrigação da mulher. O médico, diante de uma gestante por estupro, deve expor todas as alternativas, incluindo o direito à interrupção da gravidez, observados os critérios já abordados, considerando-se com igual ênfase a possibilidade de manter a gestação até seu termo e permanecer com a criança ou entregá-la para adoção.

## ▶ Referências bibliográficas

1. Brasil. Ministério da Saúde. Secretaria de Políticas de Saúde. Área Técnica Saúde da Mulher, Norma Técnica: Prevenção e tratamento dos agravos resultantes da violência sexual contra mulheres e adolescentes. Brasília: Ministério da Saúde, 2010.
2. Brasil. Ministério da Saúde. Secretaria de Políticas de Saúde. Área Técnica Saúde da Mulher, Norma Técnica: Atenção humanizada ao abortamento. Brasília: Ministério da Saúde, 2010.
3. Brasil. Lei nº 12.015, de 7 ago de 2009. Altera o Título VI da Parte Especial do Decreto-Lei nº 2.848, de 7 de dezembro de 1940 – Código Penal, e o art. 1º da Lei nº 8.072, de 25 de julho de 1990, que dispõe sobre os crimes hediondos, nos termos do inciso XLIII do art. 5º da Constituição Federal e revoga a Lei nº 2.252, de 1º de julho de 1954, que trata de corrupção de menores. [on-line]. [Acessado em: 13 set. 2011.] Disponível em: http://www.planalto.gov.br/ccivil_03/_Ato2007-2010/2009/Lei/L12015.htm.
4. Presidência da República. Casa Civil. Estatuto da Criança e do Adolescente. Disponível em http://www.planalto.gov.br/ccivil_03/leis/L8069.htm. Acessado em 27/04/2013.
5. Mariscal JDO. Propuesta de estándares regionales para la elaboración de protocolos de atención integral temprana a víctimas de violencia sexual. In: Orozco LT (ed.). Comité de Derechos Sexuales y Reproductivos de la Federación Latinoamericana de

Sociedades de Obsetrícia y Ginecologia – FLASOG. Lima: FLASOG, 2011.

6. Mariscal JDO. Buenas prácticas para la atención de la violência sexual contra las mujeres. Orozco LT (ed.). Comité de Derechos Sexuales y Reproductivos de la Federación Latinoamericana de Sociedades de Obstetrícia y Ginecologia – FLASOG. Lima: FLASOG, 2010.

7. Federação Brasileira das Associações de Ginecologia e Obstetrícia (FEBRASGO). Manual de violência sexual e interrupção da gestação prevista por lei. São Paulo: Ponto, 2004.

8. Rosas CF (coord.). Ética em ginecologia e obstetrícia. Cadernos Cremesp. São Paulo: Conselho Regional de Medicina do Estado de São Paulo, 2002.

# Índice Alfabético

Pré-impressão, impressão e acabamento

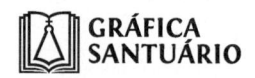

**GRÁFICA
SANTUÁRIO**

grafica@editorasantuario.com.br
www.editorasantuario.com.br

Aparecida-SP

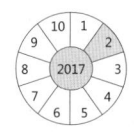